Manual do Residente
do Colégio Brasileiro de Cirurgiões

Manual do Residente
do Colégio Brasileiro de Cirurgiões

EDITORES

TCBC Roberto Saad Junior
TCBC Luiz Carlos Von Bahten

COEDITORES

TCBC Pedro Éder Portari Filho
TCBC Paulo Roberto Corsi
TCBC Luiz Gustavo de Oliveira e Silva
TCBC Renato Abrantes Luna
TCBC Marcio Valle Cortez
TCBC Helácio Feitosa de Castro Filho
TCBC Jorge Pinho Filho
TCBC Reni Cecilia Lopes Moreira
TCBC Leonardo Emilio da Silva
TCBC Flavio Daniel Saavedra Tomasich
ECBC Elizabeth Gomes dos Santos
TCBC Fernando Bráulio Ponce Leon P. de Castro
TCBC Ricardo Breigeiron
TCBC Helio Machado Vieira Jr.
TCBC Guilherme de Andrade Gagheggi Ravanini
TCBC Rodrigo Felippe Ramos
TCBC Maria Isabel Toulson Davisson Correia
TCBC Dyego Sá Benevenuto
TCBC Edivaldo Massazo Utyiama
ECBC Savino Gasparini Neto

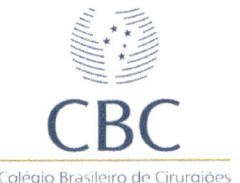
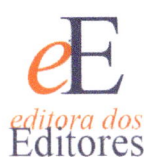
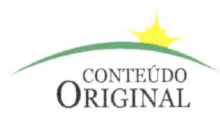

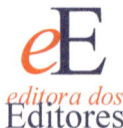

Manual do Residente do Colégio Brasileiro de Cirurgiões
Roberto Saad Junior | Luiz Carlos Von Bahten

Produção editorial
Projeto gráfico
Diagramação
PRESTO | Catia Soderi

© 2021
Todos os direitos reservados. Nenhuma parte deste livro poderá ser reproduzida, sejam quais forem os meios empregados, sem a permissão, por escrito, das editoras. Aos infratores aplicam-se as sanções previstas nos artigos 102, 104, 106 e 107 da Lei nº 9.610, de 19 de fevereiro de 1998.

Impresso no Brasil
Printed in Brazil
1ª impressão – 2022

Dados Internacionais de Catalogação na Publicação (CIP)
Angélica Ilacqua CRB-8/7057

Manual do residente do Colégio Brasileiro de Cirurgiões / editores: Roberto Saad Junior, Luiz Carlos Von Bahten ; coeditores: Pedro Éder Portari Filho...[et al]. -- São Paulo : Editora dos Editores, 2022.

Bibliografia
ISBN 978-65-86098-94-5

1. Cirurgia 2. Residência médica I. Saad Junior, Roberto II. Von Bahtten, Luiz Carlos III. Portari Filho, Pedro Éder IV. Colégio Brasileiro de Cirurgiões.

22-4352   CDU 617

Índices para catálogo sistemático:
1. Cirurgia

Sobre os Colaboradores

ADHEMAR MONTEIRO PACHECO JR.
Professor Adjunto da Faculdade de Ciências Médicas da Santa Casa de São Paulo. Professor Assistente do Grupo de Fígado, Vias Biliares e Pâncreas do Departamento de Cirurgia da santa Casa de São Paulo.

ADONIS NASR
TCBC – Cirurgião Geral, Aparelho Digestivo e Trauma; Professor do Departamento de Cirurgia da UFPR e PUCPR; Doutor em Clinica Cirurgica pela USP.

ADRIANA GONÇALVES DAUMAS PINHEIRO GUIMARÃES
Membro Titular do Colégio Brasileiro de Cirurgiões - CBC

Membro Titular da Sociedade Brasileira de Coloproctologia

Professor convidado do programa de Mestrado Multiprofissional em Cirurgia (PPGRACI) da Universidade Federal do Amazonas- UFAM

Professor Doutor Associado da Disciplina de Clínica Cirúrgica I da Universidade Nilton Lins

Sócia do ICEA- Instituto de Cirurgia do Estado do Amazonas

ALESSANDRA M. BORGES
TCBC

Especialista pelo Colégio Brasileiro de Cirurgiões

Especialista pelo Colégio Brasileiro de Cirurgia Digestiva

Área de Atuação em Nutrição Parenteral e Enteral pela Sociedade Brasileira de Nutrição Parenteral e Enteral – SBNPE/BRASPEN

Mestre e Doutora em Clínica Cirúrgica pela Universidade Federal do Paraná

Pós-Graduação em Nutrologia pela ABRAN

Coordenadora Clínica da EMTN CEPON - Centro de Pesquisas Oncológicas de Florianópolis

Coordenadora Clínica da EMTN do Hospital Baía Sul - Florianópolis

Ex-Presidente da Sociedade Paranaense de Nutrição Parenteral e Enteral 2012/13

ALEXANDRE FERREIRA DE OLIVEIRA
Vice-presidente Setor IV do CBC (MG, BA e ES), Presidente da Sociedade Brasileira de Cirurgia Oncológica (SBCO) 2019-2021, Doutor em Cirurgia pela USP, Professor Associ-ado 3 de Oncologia da UFJF.

ÁLVARO ANTÔNIO BANDEIRA FERRAZ
Mestre e Doutor pela Universidade Federal de Pernambuco

Professor Titular do Departamento de Cirurgia da Universidade Federal de Pernambuco

Professor Livre-Docente da Universidade de São Paulo - Ribeirão Preto

Chefe do Serviço de Cirurgia Geral do Hospital das Clínicas da UFPE.

ANDRÉ DE MORICZ
Professor Adjunto, Chefe Grupo de Fígado, Vias Biliares e Pâncreas. Departamento de Cirurgia da Santa Casa de Misericórdia de São Paulo.

Titular do Colégio Brasileiro de Cirurgiões (TCBC).

Membro Titular do Colégio Brasileiro de Cirurgia Digestiva (CBCD)

Member of International and American Hepato-Pancreato-Biliary Association (AHPBA e IHPBA).

Membro Associado da Sociedade Brasileira de Cirurgia Oncológica Membro da (SBCO).

Member of European Society of Surgical Oncology (ESSO).

ANDRÉ GUSMÃO CUNHA

Chefe do Departamento de Anestesiologia e Cirurgia da FMB/UFBA. Professor Adjunto de Urgência e Emergência da FMB/UFBA, Professor Adjunto de Clínica Cirúrgica da UNEB. Supervisor do Programa de Residência Médica em Cirurgia Geral da FTC. Mestre e Doutor em Imunologia pelo PPGIm/ICS/UFBA. Fellow do Colégio Americano de Cirurgiões (FACS), Titular do Colégio Brasileiro de Cirurgiões (TCBC), Titular da Sociedade Brasileira de Atendimento Integrado ao Traumatizado (SBAIT).

ANDRÉ ROSSETTI PORTELA

Oficial Médico

Preceptor da RM em cirurgia geral do HPM-BH-MG

Coordenador da residência médica em cirurgia oncológica do Instituto Mario Penna

Cirurgião Oncológico do Hospital Alberto Cavalcanti -FHMIG-MG

TCBC , TSBCO, TCBCD, TSOBRACIL

ANTONIO CARLOS ACCETTA

Professor Adjunto de Cirurgia Geral da Faculdade de Medicina da UFF

Cirurgião Oncológico do Serviço de Cirurgia AbdominoPelvica do Instituto Nacional do Câncer (INCA)

Mestrado em Cirurgia pela UFRJ

ANTÔNIO JOSÉ GONÇALVES

Professor titular - livre Docente do Departamento de Cirurgia da Irmandade e da Faculdade da Santa Casa de São Paulo.

Chefe da Disciplina de Cirurgia de Cabeça e Pescoço

Membro Titular do Colégio Brasileiro de Cirurgiões e da Sociedade Brasileira de Cirurgia de Cabeça e Pescoço.

ARNO VON RISTOW

Cirurgião Vascular e Endovascular. Membro Titular da Academia Nacional de Medicina. Professor Coordenador do Curso de Pós-Graduação em Cirurgia Vascular e Endovascular da PUC-Rio. Diretor Científico do Centervasc-Rio. Cirurgião Vascular da Rede D'Or/ São Luiz, Rio de Janeiro.

ARTUR PACHECO SEABRA

Especialista em Cirurgia Geral

MBA Executivo Gestão em Saúde

Chefe de Serviço Cirurgia Geral Hospital Moinhos de Vento – Porto Alegre –RS

Gestor Médico Área Cirúrgica Hospital Moinhos de Vento – Porto Alegre – RS

Coordenador Programa de Fellowship em Cirurgia Geral Hospital Moinhos de Vento – Porto Alegre – RS

Professor pós-graduação Faculdade de Ciências da Saúde Moinhos de Vento

Membro da Câmara Técnica Segurança do Paciente do Conselho Regional de Medicina do Rio Grande do Sul 2010-2015

ÁTILA VARELA VELHO

Doutor em Cirurgia pela Universidade Federal do Rio Grande do Sul – UFRGS.

Professor Fundador da Disciplina de Medicina de Urgência e Trauma da Universidade Federal de Ciências da Saúde de Porto Alegre - UFCSPA.

Professor Coordenador do Centro de Ensino e Treinamento em Saúde - CETS.

Advanced Trauma Life Support (ATLS) State Faculty of the American College of Surgeons - ACS.

Fellow of the American College of Surgeons – FACS.

Membro Titular do Colégio Brasileiro de Cirurgiões - TCBC.

BERNARD COSTA FAVACHO

Cirurgião Geral – Hospital Ophir Loyola – Belém- Pará.

Cirurgião do Aparelho Digestivo da Santa Casa de São Paulo.

Pós Graduando do Grupo de Cirurgia Hepatobiliopancreática da Santa Casa de São Paulo.

CARLOS DE ALMEIDA OBREGON

Graduação em Medicina pela Universidade Federal de Uberlândia (UFU)

Residência em Cirurgia Geral e Cirurgia do Aparelho Digestivo pela Faculdade de Medicina da Universidade de São Paulo (FMUSP).

CARLOS EDUARDO BASTIAN DA SILVA

Cirurgião Geral e do Trauma

Cirurgião do serviço de Cirurgia Geral e do Aparelho Digestivo do Hospital São Lucas da Pontifícia Universidade Católica do Rio Grande do Sul

Membro do Colégio Brasileiro de Cirurgiões, da Sociedade Brasileira de Cirurgia Minimamente Invasiva e Robótica e da Sociedade Brasileira de Atendimento Integrado ao Traumatizado.

CARLOS WALTER SOBRADO JÚNIOR

Mestre e Doutor Cirurgia pela FMUSP

Professor Assistente Doutor Disciplina Cirurgia do Aparelho Digestivo e Coloproctologia

Ex-Presidente da SBCP - Sociedade Brasileira de Coloproctologia.

CARMEM CECÍLIA GUILHON LÔBO

Formada na Faculdade de Medicina da Universidade Federal do Ceará (UFC), residências em Cirurgia Geral e Coloproctologia no Hospital Universitário Wálter Cantídeo da UFC, TCBC, Membro Titular da Sociedade Brasileira de Coloproctologia, Membro do GEDIIB (Grupo de Estudos de Doença Inflamatória Intestinal do Brasil) e membro do ECCO (European Crohn and Colitits Organisation).

CARMEN RUTH MANZIONE NADAL

Membro Titular do Colegio Brasileiro de Cirurgiões-CBC

Membro Titular da Sociedade Brasileira de Coloproctologia

Doutora em Cirurgia pela Santa Casa de São Paulo

Relatora da Comissão de Aperfeiçoamento em Ensino sa Sociedade Brasileira de Coloproctologia

CAROLINE PETERSEN DA COSTA FERREIRA

Pós graduando do Departamento de Cirurgia da Santa Casa de São Paulo

CELSO DE CASTRO POCHINI

Professor Assistente Doutor do Grupo de Esofago e do Serviço de Emergência da Faculdade de Ciências Médicas da Santa Casa de São Paulo.

CLEINALDO DE ALMEIDA COSTA

Reitor da Universidade do Estado do Amazonas.

Doutor em Clínica Cirúrgica, pela Faculdade de Medicina da Universidade de São Paulo – FMUSP em 2008.

Titular do Colégio Brasileiro de Cirurgiões.

Título de Especialista em Cirurgia Vascular pela SBACV/AMB em 2003.

Professor da Disciplina Clínica Cirúrgica II – Cirurgia Vascular e Coordenador das Disciplinas de Cirurgia de Emergência e Trauma e de Telemedicina e Telessaúde da Universidade do Estado do Amazonas – UEA.

Membro do corpo docente permanente do Programa de Pós-Graduação stricto sensu em Cirurgia, na modalidade Mestrado Profissional, da Universidade Federal do Amazonas.

Responsável pelo Núcleo ATLS Manaus, Amazonas.

Membro da Sociedade Brasileira de Atendimento Integrado ao Trauma – SBAIT.

Membro da Sociedade Panamericana de Trauma – SPT.

DANIEL CESAR

Cirurgião Oncológico do Instituto Nacional de Câncer-INCA

Mestre em Cirurgia Minimamente Invasiva pela Universidade Federal do Estado do Rio de Janeiro - UNIRIO

Membro Titular da Sociedade de Cirurgia Minimamente Invasiva e Robótica-SOBRACIL

Membro Titular da Sociedade Europeia de Cirurgia Oncológica - ESSO

Membro Titular da Sociedade de Cirurgia Oncológica - SBCO

DANIEL MARQUES DE FIGUEIREDO LEAL

Cirurgião Vascular e Endovascular pela SBACV. Professor Assistente do Curso de Pós-Graduação em Cirurgia Vascular e Endovascular da PUC-Rio. Cirurgião do CENTERVASC-Rio. Cirurgião Vascular da Rede D´Or/São Luiz, Rio de Janeiro.

DANILO GAGLIARDI

Professor Adjunto Doutor do Grupo de Esofago da Faculdade de Ciências Médicas da Santa Casa de São Paulo.

DIEGO CARRÃO WINCKLER

Graduação em Medicina pela Universidade de Passo Fundo/RS

Residência em Cirurgia Geral pelo Hospital de Pronto Socorro de Porto Alegre

Residência em Cirurgia do Trauma pelo Hospital de Pronto Socorro de Porto Alegre

Residência em Urologia pelo Hospital Governador Celso Ramos/SC

Professor das Disciplinas de Técnica Cirúrgica, ATLS e Urologia da Faculdade de Medicina da Universidade de Passo Fundo/RS

Membro da Sociedade Brasileira de Urologia e European Urological Association

Membro da Sociedade Brasileira de Atendimento Integrado ao Traumatizado e Panamerican Trauma Society

Membro Adjunto do Colégio Brasileiro de Cirurgiões

DYEGO SÁ BENEVENUTO

Cirurgião Geral e do aparelho Digestivo

Membro Titular do Colégio Brasileiro de Cirurgia Digestiva

Membro Titular da Sociedade Brasileira de Cirurgia Bariátrica e Metabólica

Membro Titular da Sociedade Brasileira de Cirurgia Minimamente Invasiva e Robótica

Especialista em Cirurgia Geral - C.B.C.

Especialista em Cirurgia do Aparelho Digestivo - CBCD

Habilitação e Certificação pela AMB e CBCD em Cirurgia Oncológica do Aparelho Digestivo

Certificado da área de Atuação em Cirurgia Bariátrica e Metabólica

Proctor de treinamento em Cirurgia Robótica - Rede D`or São luiz

Membro do Diretório Nacional do C.B.C 2020/2021

Membro da Comissão de Cirurgia Minimamente Invasiva e Robótica do CBC

Vice Presidente Sudeste da Sociedade Brasileira de Cirurgia Minimamente Invasiva e Robótica- SOBRACIL.

EDIVALDO MASSAZO UTYIAMA

Vice Presidente do Setor VI do C.B.C.

Professor Titular da Disciplina do departamento de Cirurgia da FMUSP.

EDUARDO NACUR SILVA

Fellow do Colégio Americano de Cirurgiões- FACS.

Coordenador da III Clínica Cirúrgica da santa Casa de Belo Horizonte.

ELIZABETH GOMES DOS SANTOS

Cirurgiã. FELLOW ACS, Membro da Associação de Masters Surgeons Educators em Medicina do ACS.Mestre e Doutora em Medicina- UFRJ.

ESDRAS MARQUES LINS

Cirurgião Vascular. Professor Associado Doutor da Universidade Federal de Pernambuco - UFPE. Chefe do Serviço de Cirurgia Vascular do Hospital de Clínicas da UFPE.

EVERSON LUIS DE ALMEIDA ARTIFON

Professor Livre-docente pelo Departamento de Cirurgia da FMUSP

Professor Livre-docente pelo Departamento de Anatomia e Cirurgia da FMRP-USP

Docente e Orientador Permanente do Programa de Pós-graduação do Dpto de Cirurgia da FMUSP

Gestor Hospitalar pela EAESP-FGV

FABIO HENRIQUE DE CARVALHO

TCBC

Mestre em Clínica Cirúrgica pela UFPR

Cirurgião Geral do Hospital do Trabalhador - Curitiba

Professor Adjunto do Departamento de Cirurgia da UFPR

Professor Adjunto da Universidade Positivo

1º Secretário da SBAIT

ACBC - Cirurgião Geral e Coloproctologista, Professor do Departamento de Cirurgia da UFPR e Da Universidade Positivo – PR, Mestre em Clinica Cirurgica pela UFPR.

FERNANDO BRÁULIO PONCE LEON DE CASTRO

Membro Titular do Colégio Brasileiro de Cirurgiões

Membro Titular da Sociedade Brasileira de Uxolaprarocospia e Robótica (SABACIL)

Mestre em Ciências Cirúrgicas pela Universidade Federal do Rio de Janeiro (UFRJ)

Professor Substituto do Departamento de Cirurgia da Universidade Federal do Rio de Janeiro (UFRJ)

Fellow of the American College of Surgeons

FERNANDO LUIZ DIAS

MD, PhD, FACS, TCBC

Chefe do Serviço de Cirurgia de Cabeça e Pescoço do Instituto Nacional do Câncer.

Professor Titular da Disciplina de Cabeça e Pescoço.

Escola Médica de Pós Graduação da Pontifícia Universidade Católica do Rio de Janeiro.

FLAVIO ANTONIO DE SÁ RIBEIRO

Professor Titular de Cirurgia do Instituto de Pós Graduação Carlos Chagas

Professor Adjunto de Cirurgia da FCM / UERJ

Professor Adjunto de Cirurgia da Faculdade de Medicina UNESA

Cirurgião do HFB/MS

Doutor e Mestre em Cirurgia pela UFRJ

Membro Titular do CBC

Membro da ESSO

Conselheiro da CREMERJ eleito para o periodo 2018 - 23, eleito pelos pares conselheiros Diretora Tesoureiro

FLÁVIO DANIEL SAAVEDRA TOMASICH

Professor Associado IV do Departamento de Cirurgia da Universidade Federal do Paraná.

Coordenador da Disciplina de Técnica Cirúrgica e Cirurgia Experimental I e II do Depar-tamento de Cirurgia da Universidade Federal do Paraná.

Titular do Colégio Brasileiro de Cirurgiões. TCBC-PR

2 Vice-presidente Nacional do Colégio Brasileiro de Cirurgiões. (2022-23)

Presidente da Comissão de Cirurgia Minimamente Invasiva e Robótica do Colégio Bra-sileiro de Cirurgiões. (2022-23)

Titular do Serviço de Cirurgia Geral do Serviço de Cirurgia do Hospital do Trabalhador.

Titular do Serviço de Cirurgia Abdominal do Hospital Erasto Gaertner.

FLÁVIO EDUARDO NÁCUL

Médico Intensivista, Hospital Universitário da Universidade Federal do Rio de Janeiro e Hospital Pró-Cardíaco, Rio de Janeiro - RJ

Fellowship em Medicina Intensiva pela Lahey Clinic & Tufts University, Boston - EUA

Médico intensivista titulado pela AMIB

Doutor em Medicina pela Universidade do Estado do Rio de Janeiro

Ex-Presidente da Sociedade de Terapia Intensiva do Estado do Rio de Janeiro

Representante da Sociedade Europeia de Terapia Intensiva nas Américas do Sul e Central

FLAVIO POLA DOS REIS

Médico Cirurgião Torácico pelo Instituto do Coração do Hospital das Clínicas da Faculdade de Medicina da Universidade de São Paulo

Especialista em Transplante de Pulmão pelo Instituto do Coração do Hospital das Clínicas da Faculdade de Medicina da Universidade de São Paulo

FREDERICO BRUZZI DE CARVALHO

Residência em Clínica Médica no Hospital João XXIII, da FHEMIG.

Especialista em Medicina Intensiva pela AMIB.

Mestre em Infectologia e Medicina Tropical pela UFMG.

GISELE DUARTE

Médica formada pela Universidade Federal de Santa Catarina (UFSC) Presidente da Associação Brasileira das Ligas Acadêmicas de Cirurgia Capítulo Santa Catarina (ABLAC-SC) Ex-Presidente da Liga Acadêmica do Trauma da UFSC

GIULIANO GIOVA VOLPIANI

Coordenador do Serviço de Cirurgia Vascular do Hospital São Luiz Gonzaga - SP.

Médico Assistente do Serviço de Cirurgia Vascular e Endovascular do Hospital da Santa Casa de São Paulo.

GLEYDSON CESAR DE OLIVEIRA BORGES

Mestre em Cirurgia e Especialidades Cirúrgicas pela Universidade de Barcelona – Espanha

Mestre do Capitulo Ceará do Colégio Brasileiro de Cirurgiões (2020/2021)

Membro Titular do Colégio Brasileiro de Cirurgiões –CBC, Membro Titular da Sociedade Brasileira de Cirurgia Minimamente Invasiva e Robótica – SOBRACIL

Membro Adjunto da Sociedade Brasileira de Cirurgia Bariátrica e Metabólica – SBCBM

Professor Titular e Coordenador do Internato do Curso de Medicina do Centro Universitário Christus – UNICHRISTUS

Coordenador do Serviço de Cirurgia Geral e do Aparelho Digestivo da Santa Casa de Misericórdia de Fortaleza.

GUILHERME DE ANDRADE GAGHEGGI RAVANINI

Professor Assistente do Departamento de Cirurgia da Escola de Medicina e Cirurgia - UNIRIO

Mestre em medicina - UNIRIO

Especialista em Cirurgia Geral pelo CBC

Especialista em Cirurgia Oncológica pela SBCO

GUILHERME HENRIQUE BACHIEGA SANTOS

Graduação em medicina pela Universidade de Mogi das Cruzes

Residência médica em Cirurgia Geral no Hospital Estadual Vila Alpina

Residência médica em Cirurgia do Aparelho Digestivo no Hospital Santa Marcelina

GUILHERME HUMERES ABRAHÃO

Mestre pela Cirurgia da FCMSCSP.

HAMILTON PETRY DE SOUZA

Professor Adjunto Escola de Medicina PUCRS

Membro Emérito CBC e SBAIT

Fellow American College of Surgeons(ACS)

Membro Surgical Infection Society(SIS)

Doutor em Cirurgia

HEITOR MARCIO GAVIÃO SANTOS

Membro Titular do Colégio Brasileiro de Cirurgiões e atual Acessor do Núcleo Central – RJ

Membro da Sociedade Brasileira de Hérnia

Fellow do Americans Hernia Society (AHS)

Responsável pelo Centro de Hérnias Abdominais do Hospital São Lucas – RJ

HELÁDIO FEITOSA DE CASTRO FILHO

Professor do Departamento de Cirurgia da Faculdade de Medicina da Universidade Fede-ral do Ceará.

Membro Vitalicio do Conselho Consultivo Superior do Colégio Brasileiro de Cirurgiões.

Presidente da Federación Latinoamericana de Cirugía - FELAC (2021-2023).

HELIO MACHADO VIEIRA JR.
Cirurgião Geral

Especialista em Cirurgia Geral. Possui Título de Área de Atuação em Cirurgia do Trauma pela AMB/CBC.

Membro Titular do Colégio Brasileiro de Cirurgiões

Membro Titular da Sociedade Brasileira de Atendimento integrado ao Trauma (SBAIT)

Fellow do American College of Surgeons

Coordenador Médico do Centro de Trauma do CHN – Complexo Hospitalar de Niterói

HELVYA ROCHELLE TÁVORA MINOTTO
Cirurgiã Geral e de Videolaparoscopia.

Mestre em Ciências da Saúde

Coordenadora do Serviço de Clínica Cirúrgica do Hospital Lotty Íris.

Professora Adjunta do Curso de Medicina da UFRR

Membro do Colégio Brasileiro de Cirurgiões.

HENRIQUE CUNHA MATEUS
Cirurgião do Aparelho Digestivo.

Pós Graduando do grupo de Cirurgia do Fígado, Vias Biliares e Pâncreas da Santa Casa de São Paulo.

Assistente do Serviço de Emergência da Santa Casa de São Paulo.

Chefe de Clínica Cirúrgica do Hospital São Luiz Gonzaga.

IGOR EDUARDO CAETANO DE FARIAS
Graduação pela Universidade de Brasília. Residência em Cirurgia Geral pelo Hospital Regional da Asa Norte. Residência em Cirurgia Torácica pela Santa Casa de Misericórdia de São Paulo.

ISADORA MORONE
Cirurgiã geral pelo HUCFF - UFRJ

Cirurgiã plástica pelo HUCFF - UFRJ

Título de especialista em cirurgia plástica reconhecido pela SBCP

Membro Adjunto do CBC

IVAN TRAMUJAS DA COSTA E SILVA
(in memorian)

Professor-associado Doutor do Departamento de Clínica Cirúrgica da Faculdade de Medicina da Universidade Federal do Amazonas

Docente Permanente do Mestrado Profissional em Cirurgia da Faculdade de Medicina da Universidade Federal do Amazonas Titular do Colégio Brasileiro de Cirurgiões

Titular da Sociedade Brasileira de Coloproctologia

IVES UCHÔA DE AZEVEDO
Mestre pela Universidade Federal do Pará

Professor do internato em cirurgia da Universidade Federal do Pará

Supervisor do progama de residência em cirurgia geral do Hospital Universitário João de Barros Barreto-HUJBB

Titular do Colégio Brasileiro de Cirurgiões

Titular do Colégio Brasileiro de Cirurgia Digestiva

JERÔNIMO LIMA
Doutor em Administração pela Universidade do Vale do Rio dos Sinos. Conselheiro, consultor, instrutor e palestrante em empresas de classe mundial. Escritor, ensaísta e pesquisador acadêmico. Presidente da Associação Brasileira de Consultores. CEO do Instituto Brasileiro de Competição Analítica.

JOÃO ALÉSSIO JULIANO PERFEITO
Professor Adjunto Doutor da Disciplina de Cirurgia Torácica do Departamento de Cirurgia da UNIFESP/EPM.

JOÃO CARLOS ARANTES JUNIOR
Médico formado pela UFJP

Mestrado em Mastologia pela UFRJ

Doutorado em Mastologia, Ginecologia e Obstetrícia pela UNESP

Professor associado de Ginecologia pela UFJP

JOÃO HENRIQUE FELICIO DE LIMA
Graduação em Medicina pela Universidade Federal do Paraná – UFPR

Residência Médica em Cirurgia Geral no Hospital de Clínicas – UFPR

Residência Médica em Cirurgia do Aparelho Digestivo no Hospital de Clínicas – UFPR

Titular do Colégio Brasileiro de Cirurgia – CBC

Titular do Colégio Brasileiro de Cirurgia Digestiva – CBCD

Titular da Sociedade Brasileira de Endoscopia Digestiva – SOBED

Titular da Sociedade Brasileira de Cirurgia Bariátrica e Metabólica – SBCBM

Mestre em Clínica Cirúrgica pela Universidade Federal do Paraná – UFPR

Doutor em Clínica Cirúrgica pela Universidade Federal do Paraná – UFPR

Professor Adjunto do Departamento de Cirurgia do Hospital de Clínicas – UFPR

Mestre do Colégio Brasileiro de Cirurgiões – Capítulo do Paraná no Biênio 2018/2019

JOÃO VICENTE BASSOLS

Membro emérito do CBC

Mestre em Medicina-Cirurgiã UFRGS

Ex Mestre do Capitulo do CBC-RS

Ex Presidente da Associação Brasileira de Cirurgia Pediátrica (CIPE)

Coordenador da CETE (Comissão de Ensino e Título de Especialista) da CIPE

Instrutor e diretor dos cursos do ATLS e PHLS

Especialista pela AMB em Cirurgia Geral, Pediátrica e do Trauma

JORDANA BRETAS DE AQUINO

Residência em Cirurgia Geral no Hospital Universitário São José (Faculdade de Ciências Médicas de Minas Gerais)

Especialização em Mastologia no Hospital Felício Rocha

Título de especialista em Mastologia pela Sociedade Brasileira de Mastologia

JORGE PINHO FILHO

MD,FACS,TCBC

Diretor da Clinica Jorge Pinho- Oncologia Cabeça e Pescoço. Vice Presidente do Colégio Brasileiro de Cirurgiões. Membro da Sociedade Brasileira de Endocrinologia e Metabologia – Pernambuco.

Membro da Latin American Thyroid Society- LATS

Fellow American College of Surgeons

JOSÉ ANTONIO DIAS DA CUNHA E SILVA

Membro titular Sociedade Brasileira de Coloproctologia

Membro titular Sobracil

Mestre em Cirurgia pela UNIRIO

Médico Coloproctologista do Hospital Universitário Antônio Pedro

JOSÉ CESAR ASSEF

Prof. Adjunto do Dep. de Cirurgia da FCMSCSP

Coordenador Médico do PSC da ISCMSP

TCBC

JOSÉ GUIDO CORRÊA DE ARAÚJO JÚNIOR

Mestre e Doutor pela Universidade Federal de Pernambuco

Professor Adjunto do Departamento de Cirurgia da Universidade Federal de Pernambuco

Titular Especialista do Colégio Brasileiro de Cirurgia Digestiva.

JOSÉ GUSTAVO PARREIRA

Cirurgião geral e do aparelho digestivo

Área de atuação em Cirurgia do Trauma pelo Colégio Brasileiro de Cirurgiões

Professor Adjunto do Departamento de Cirurgia da Faculdade de Ciências Medicas da Santa Casa de São Paulo

Mestre e doutor em cirurgia pela FCMSCSP

Membro Titular do CBC - SP

Membro Titular da Sociedade Brasileira de Atendimento Integrado ao Traumatizado (SBAIT)

Médico do Servide Emergência da Irmandade da Santa Casa de Misericórdia de São Paulo

JOSE JORGE PINHEIRO GUIMARÃES

Graduado em Medicina pela Universidade Federal Fluminense, no Estado do Rio de Janeiro, em

1978. Especialista em Cirurgia Geral pelo Colégio Brasileiro de Cirurgiões, por concurso (1981).

Membro Titular do Colégio Brasileiro de Cirurgiões, a partir de 1986.

Mestre em Ciências da Saúde pelo Programa de Pós-Graduação Stricto Sensu da Universidade

Federal do Amazonas, a partir de agosto de 2012.

Professor Assistente da Disciplina de Clínica Cirúrgica I da Escola de Ciências da Saúde da

Universidade do Estado do Amazonas.

Preceptor do Internato de Cirurgia Geral, da Escola de Saúde da Universidade do Estado do

Amazonas.

Coordenador do Programa de Residência Médica em Cirurgia Geral, na Fundação Hospital

Adriano Jorge - Manaus/AM, no período de janeiro à novembro de 2019.

JOSÉ MARCUS RASO EULÁLIO

Professor Adjunto da Universidade Federal do Rio de Janeiro

Mestre e doutor em cirurgia pela Universidade Federal do Rio de Janeiro

JOSÉ MAURO DA SILVA RODRIGUES

Chefe do Departamento de Cirurgia e Coordenador da Área de Cirurgia Geral e Trauma Faculdade de Ciências da Pontifícia Universidade de São Paulo

Ex-Presidente da SBAIT - Sociedade Brasileira de Atendimento Integrado ao Traumatizado

TCBC - Titular do Colégio Brasileiro de Cirurgiões

Membro da SPT - Sociedade Panamericana de Trauma

Membro da ESTES - European Society of Trauma and Emergency Surgery

Membro da ISS - International Society of Surgery

JULIANA OMINELLI
- Residência em Oncologia Clínica no Instituto Nacional do Cancer (Inca)
- Médica Oncologista da Pesquisa Clínica do INCA
- Médica Oncologista do Grupo Oncoclínicas

LARISSA MACHADO E SILVA GOMIDE
- ACBC - Cirurgiã Geral pela Universidade de Brasília (UnB/ HUB). Residente de Cirurgia do Aparelho Digestivo pela Universidade Federal do Paraná (HC- UFPR)

LAURA BATISTA DE OLIVEIRA
- Presidente Liga Acadêmica de Cirurgia Geral e do Aparelho Digestivo (LACAGE) Universidade Federal de Santa Catarina (UFSC)
- Acadêmica Universidade Federal de Santa Catarina (UFSC)
- Estagiária Instituto Catarinense de Cirurgia do Aparelho Digestivo (ICCAD)

LEONARDO EMÍLIO DA SILVA
- Mestre e Doutor em Cirurgia da Faculdade de Ciências Médicas da Santa Casa de SP
- Professor Adjunto da Faculdade de Medicina da Universidade Federal de Goiás.

LISIEUX EYER DE JESUS
- Cirurgiã Pediátrica, Hospital Universitário Antônio Pedro, UFF/RJ.
- Cirurgiã Pediátrica Hospital Federal dos Servidores do Estado, MS/RJ.
- Membro titular Colégio Brasileiro de Cirurgiões e Associação Brasileira de Cirurgia Pediátrica.
- Doutora em Ciências Cirúrgicas (UFRJ/RJ). Ex-Research Fellow Universidade de Toronto, Departamento de Urologia Pediátrica, The Hospital For Sick Children.

LUÍS ARNALDO SZUTAN
- Professor adjunto departamento de cirurgia, coordenador do grupo HPB do departamento de cirurgia da Santa Casa de São Paulo.

LUIZ BENICIO DANTAS JÚNIOR
- Pós graduando latus sensu – HPB Departamento de Cirurgia da Santa Casa de São Paulo.

LUIZ CARLOS VON BAHTEN
- Prof. Associado IV Depto Cirurgia UFPR (Universidade Federal do Parana); Prof. Titular Clinica Cirurgica PUCPR (Pontificia Universidade Catolica do Parana); Fellow ACS (American Collegue Surgeon), Presidente Nacional em exercicio do CBC (Colegio Brasileiro de Cirurgioes)

LUIZ GUSTAVO DE OLIVEIRA E SILVA
- Coordenador do Programa de Cirurgia Bariátrica e Metabólica do Hospital Federal de Ipa-nema. MS/RJ
- Mestre em Cirurgia Abdominal pela UFRJ
- Membro Titular do Colégio Brasileiro de Cirurgiões e da Sociedade Brasileira de Cirurgia Bariátrica e Metabólica
- Fellow of the American College of Surgeons

LUIS ROBERTO MANZIONE NADAL
- Mestre em Ciência Cirúrgica pela Escola Paulista de Medicina - UNIFESP
- Médico do Serviço de Cirurgia Geral e Oncológica do Hospital do Servidor Público Estadual de São Paulo
- Cirurgião do Hospital Israelita Albert Einstein
- Membro Titular do Colégio Brasileiro de Cirurgiões
- Membro Titular do Colégio Brasileiro de Cirurgia Digestiva

MARCELO AUGUSTO FONTENELLE RIBEIRO JUNIOR
- Professor Livre Docente
- Chairman Division of Trauma, Burns, Critical Care and Acute Care Surgery - Sheikh Shakhbout Medical City - Mayo Clinic Abu Dhabi UAE

MARCIO BOTTER
- Professor Assistente - Doutor do Departamento de Cirurgia da FCM Santa Casa de São Paulo
- Chefe da Disciplina de Cirurgia Torácica da FCM Santa Casa de São Paulo

MARCIO EDUARDO DE SOUZA PEREIRA
- Cirurgião Geral formado pela UFMS – Hospital Maria Aparecida Pedrossian
- Pós Graduado em Cirurgia Minimamente Invasiva pelo Instituto Jaques Perissat
- Titular Especialista em Cirurgia Geral pelo CBC - Colégio Brasileiro de Cirurgiões
- Titular em Cirurgia Laparoscópica pela Sobracil – Sociedade Brasileira de Cirurgia Minimamente Invasiva e Robótica
- Titular em Cirurgia Bariátrica pela SBCBM – Sociedade Brasileira de Cirurgia Bariátrica e Metabólica

MARCIO VALLE CORTEZ
- Mestrado pela Universidade Estadual do AM
- Professor adjunto de Clínica Cirúrgica UNL
- Membro titular Sociedade Brasileira de Cirurgia Bariátrica e Metabólica

Membro titular do Colégio Brasileiro de Cirurgia Digestiva.

Membro Titular da Sociedade Brasileira de Cirurgia Videolaparoscopia.

MARCUS VALADÃO

Membro Titular do CBC

Membro Titular da SOBRACIL

Membro Titular da SBCO

Mestre em Cirurgia Gastrointestinal pela UNIFESP

Doutorado em oncologia pelo INCA

Coordenador do Grupo de câncer Colorretal do INCA

MARIA ISABEL TOULSON DAVISSON CORREIA

Professora Titular do Departamento de Cirurgia da UFMG.

Médica da Eterna, Rede Mater Dei e

Hospital SEMPER.

MARIANA KUMAIRA FONSECA

Especialista em Cirurgia Geral e do Trauma pelo Hospital de Pronto Socorro de Porto Alegre – RS

Fellow em Cirurgia Minimamente Invasiva do Hospital Moinhos de Vento – RS

MATEUS PICADA CORREA

Cirurgião Vascular. Professor de Cirurgia Vascular da Universidade de Passo Fundo e Universidade Meridional, Passo Fundo, RS. Membro Titular da SBACV e da SOBRICE.

Cirurgião Vascular e Endovascular (SBACV/AMB);

Ecografista Vascular e Radiologista Intervencionista (CBR/AMB).

Cirurgião Vascular do INVASC – Instituto Vascular de Passo Fundo, Passo Fundo, RS;

Pós-Graduado em Cirurgia Vascular e Endovascular pela PUC-Rio.

MAURICIO ALVES RIBEIRO

Instrutor mestre da FCMSCSP, Médico assistente do Grupo de Cirurgia HPB e do Serviço de emergência Depto de Cirurgia da ISCMSP

MAURÍCIO ANDRADE AZEVEDO

Doutor (PhD) em Cirurgia pela Faculdade de Ciências Médicas da Santa Casa de São Paulo

Mestre (MsC) em Gastrocirurgia pela Escola Paulista de Medicina de Universidade Federal de São Paulo

Membro Titular do Colégio Brasileiro de Cirurgiões e atual Tesoureiro do Capítulo São Paulo

Fellow do American College of Surgeons (FACS)

Médico Assistente do grupo de Gastrocirurgia da Universidade Federal de São Paulo (UNIFESP)

Professor Assistente da Universidade Federal Nove de Julho (UNINOVE)

Membro da Sociedade Brasileira de Hérnia

NICHOLAS TAVARES KRUEL

Cirurgião Bariátrico e do Aparelho Digestivo

Corpo Clínico Instituto Catarinense de Cirurgia do Aparelho Digestivo (ICCAD)

Fellow American College of Surgeons (FACS)

Membro Titular Colegio Brasileiro de Cirurgia (CBC), Colégio Brasileiro de Cirurgia Digestiva (CBCD) e Sociedade Brasileira de Cirurgia Bariátrica e Metabólica (SBCBM)

Professor Clínica Cirúrgica Universidade do Sul de Santa Catarina

NICOLAU FERNANDES KRUEL

Professor de Cirurgia da UF§C e UNISUL Doutorado em Clinica Cirurgica pela FMRP USp Emerito do colegio Brasileiro de cirurgioes e da sBAlr Fellow do American College of Surgeons

PAULO MANUEL PÊGO FERNANDES

Professor Titular da Disciplina de Cirurgia Torácica da FMUSP;

Diretor da Divisão de Cirurgia Torácica do Instituto do Coração (InCor) HCFMUSP;

Coordenador do Programa de Pós-Graduação em Cirurgia Torácica e Cardiovascular;

Chefe do Departamento de Cardiopneumologia da FMUSP;

Membro do Conselho Diretor do InCor HCFMUSP;

Secretário do Conselho Consultivo da Associação Brasileira de Transplante de Órgãos - ABTO (biênio 2020-2021).

Presidente da Associação Brasileira de Transplante de Órgãos - ABTO (biênio 2018-2019).

PAULO ROBERTO CORSI

Professor de Técnica Cirúrgica da Faculdade de Ciências Médicas da Santa Casa de São Paulo

Mestre e Doutor em Clínica Cirúrgica

Presidente do Capítulo Brasileiro do Colégio Americano de Cirurgiões

Ex-Presidente do Colégio Brasileiro de Cirurgiões

PEDRO ANTÔNIO MUFARREJ HAGE

Doutor em Oncologia e Ciências Médicas pela Universidade Federal do Pará (UFPA)

Membro Titular do Colégio Brasileiro de Cirurgiões – Capítulo Pará (TCBC-PA)

Professor Adjunto do Internato Clínica Cirúrgica I – UFPA

Professor do Internato de Urgência e Emergência e da Disciplina Habilidades Cirúrgicas II do Centro Universitário do Estado do Pará (CESUPA)

Preceptor dos Programas de Residência Médica em Cirurgia Geral e Cirurgia do Aparelho Digestivo HUJBB UFPA

PEDRO AUGUSTO CONSALTER

Médico pela PUCRS

Residente de Neurocirurgia pela UFFS/HCPF.

Universidade Federal de fronteira do Sul/Hospital de Clínicas de Passo Fundo

PEDRO CARLOS MUNIZ DE FIGUEIREDO

Membro Titular do Colégio Brasileiro de Cirurgiões. Fellow do American College of Surgeons.

Professor-auxiliar da Escola Bahiana de Medicina e Saúde Pública.

Especialista em Cirurgia Geral pelo Colégio Brasileiro de Cirurgiões.

PEDRO ÉDER PORTARI FILHO

Professor Adjunto de Cirurgia da Escola de Medicina e Cirurgia da Universidade Federal do Estado do Rio de Janeiro .

Chefe do Serviço de Cirurgia Geral do Hospital Universitário GFfree e Guinle- Unirio/EBSERH

PEDRO GUIDO SARTORI

Pós-Graduando em Cirurgia Vascular e Endovascular pela PUC-Rio.

PEDRO HENRIQUE ESTEVES GONÇALVES

Cirurgia Geral – Hospital Universitário Clementino Fraga Filho.

Cirurgia de Cabeça e Pescoço do Instituto Nacional do Câncer

PHILLIPE ABREU REIS

Médico - Universidade Federal do Paraná

Cirurgião Geral - FMB-Universidade Estadual Paulista

Cirurgião Oncológico - Hospital Erasto Gaertner

Mestre em Cirurgia - FCM-Santa Casa de São Paulo

Doutor em Ciências da Saúde - FCM-Santa Casa de São Paulo

Pós-doutorado em Câncer de Fígado e Transplante Abdominal - University of Toronto

Cirurgião Robótico – Florida Hospital Nicholson Center

Especializando em Cirurgia de Transplantes Abdominais – University of Miami Surgical Oncology Consultant for Innovating Health International - Haiti

PRISCILA FLORÊNCIO

Cirurgiã Geral do Hospital dos Servidores do Estado de Pernambuco.

Membro Titular da Sociedade Brasileira de Cirurgia de Cabeça e Pescoço.

RAFAEL ALENCASTRO BRANDÃO OSTERMANM

Professor de Cirurgia do Trauma na Faculdade de Medicina da UNESC - Criciúma/SC

Membro titular especialista do CBC

Membro titular especialista do CBCD

Membro titular especialista da SOBED

Mestre em Biologia Molecular pelo PPG- UNESC

Instrutor do Programa ATLS - POA

RAFAEL JOSÉ ROMERO GARCIA

Supervisor da Residência em Cirurgia do Aparelho Digestivo do Hospital Universitário João de Barros Barreto – EBSERH/UFPA

Coordenador do Centro Estadual de Referência para Doenças do Fígado – Santa Casa do Pará

Membro Titular do Colégio Brasileiro de Cirurgia Digestiva

Membro Adjunto do Colégio Brasileiro de Cirurgiões

RAFAEL MASSAO DA SILVA NAGATO

Mestre pela UNIRIO

Chefe do serviço de cirurgia geral do Hospital Federal da Lagoa

Membro titular do CBC

Membro do American College of Surgeons

Membro da European Society of Endocrine Surgery

Membro da British Society of Endocrine and Thyroid Surgeons

RENATO ABRANTES LUNA

Cirurgião do Hospital Federal do Estado do Rio de Janeiro

Professor Assistente da Escola de medicina e Cirurgia da UNIRIO

Mestre em Cirurgia Videoendoscópica

TCBC, TSBCBM, ASBMS.

RENATO DE OLIVEIRA

Médico Assistente da Disciplina de Cirurgia Torácica do Departamento de Cirurgia da UNIFESP/EPM.

RENI CECÍLIA LOPES MOREIRA

Membro Titular Especialista do Colégio Brasileiro de Cirurgiões

Membro Titular Especialista da Sociedade Brasileira de Cirurgia Oncológica

2017-2019 - MBA Gestão em Saúde - Fundação Getúlio Vargas

Fellow do Colégio Americano de Cirurgiões - FACS

Diretora Técnica do Hospital Mário Penna - Instituto Mário Penna - outubro de 2015 a janeiro de 2017.

Diretora Técnica e Gerente Médica do Hospital Luxemburgo - Instituto Mário Penna - desde janeiro de 2017.

Coordenadora da Equipe de Cirurgia Oncológica, Geral e Coloproctologia do Instituto Mário Penna (Hospitais Mário Penna e Luxemburgo) desde junho de 2000 .

Membro Titular da Sociedade Brasileira de Cancerologia (2010). 2014 e 2015 - Primeira

Membro da SSO - Surgical Society Oncology - desde maio 2016

Mestre do Capítulo de Minas Gerais do Colégio Brasileiro de Cirurgiões - 2016-2017

RICARDO ANTÔNIO CORREIA LIMA

Mestre e Doutor em Cirurgia Geral pela Universidade Federal do Rio de Janeiro

Professor Associado do Departamento de Cirurgia Geral da Universidade Federal do Estado do Rio de Janeiro – Responsável pela Disciplina de Medicina Intensiva

Membro Titular do Colégio Brasileiro de Cirurgiões

Especialista em Medicina Intensiva pela AMIB

Fellow do American College of Surgeons

Fellow do American College of Critical Care Medicine

Coordenador do CTI do Hospital Samaritano

RICARDO BREIGEIRON

Cirurgião Geral e do Trauma

Professor Adjunto Escola de Medicina PUCRS

Membro Titular CBC

Membro Titular SBAIT

Coordenador da Residência em Cirurgia Geral e do Trauma- HPS PoA

Preceptor da Residência em Cirurgia Geral e do Aparelho Digestivo do HSL- PUCRS

Doutor em Clínica Cirúrgica

RICARDO TADASHI NISHIO

Mestre em Cirurgia .

Professor Instrutor da Faculdade de Ciências Médicas da Santa Casa de São Paulo.

Membro Titular do Colégio Brasileiro de Cirurgiões (TCBC)

ROBERTA RIGO DALCIN

Doutora em Cirurgia pela FAMED/UFRGS

Cirurgiã Geral e de Trauma

Preceptora da Residência Médica de Cirurgia Geral e de Trauma do HPS/POA

Vice-Diretora SBAIT cap. RS

ACBC – Colégio Brasileiro de Cirurgiões

ROBERTO GONÇALVES

Cirurgião Torácico. Mestre e Doutor pela Faculdade de Ciências Médicas da Santa Casa de São Paulo.

Membro Titular do Colégio Brasileiro de Cirurgiões, Sociedade Brasileira de Atendimento Integrado ao Traumatizado, Sociedade Brasileira de Cirurgia Torácica e Sociedade Brasileira e Sociedade Paulista de Pneulologia e Tisiologia.

Membro da Câmara Técnica de Medicina de Urgência do CREMESP.

ROBERTO SAAD JUNIOR

Livre Docente do Departamento de Cirurgia da Faculdade de Ciências Médicas da Santa Casa de São Paulo.

Professor Titular da Disciplina de Cirurgia de Tórax.

RODRIGO ALTENFELDER SILVA

Doutor, Professor Adjunto do Departamento de Cirurgia da Faculdade de Ciências Médicas da Santa Casa de São Paulo

RODRIGO FELIPPE RAMOS

Professor Adjunto do Departamento de Cirurgia Geral e Especializada da Universidade Federal do Estado do Rio de Janeiro (UNIRIO)

Professor das Disciplinas de Cirurgia I e II da Universidade Estácio de Sá.

Doutor e Mestre pela Universidade Federal de São Paulo (UNIFESP)

Fellow do American College of Sivjeans

Membro Titular do Colégio Brasileiro de Cirurgiões (CBC)

RODRIGO OTÁVIO ARAÚJO

Cirurgião Oncológico do INCA - HC1

Chefe da Seção de Pronto Atendimento - HC1

Mestre em Oncologia - INCA

Título de Especialista em Cirurgia Geral - AMB

Título em Especialista em Cirurgia Videolaparoscópica - AMB

Certificação em Cirurgia Robótica - Plataforma DaVinci - Intuitive Surgical

TCBC - FACS - SSO - IANS

RONE ANTONIO ALVES DE ABREU

Professor da Disciplina de Técnica e Clínica Cirúrgica da Faculdade de Medicina da UNITPAC – Araguaína/TO.

Médico Coordenador do Programa de residência médica em Cirurgia Geral do Hospital de Referência de Araguaína/UNITPAC.

Membro Titular da FBG, SOBED, CBCD e TCBC/TO.

Mestre e Doutor em Gastroenterologia Cirúrgica pela Universidade Federal de São Paulo/UNIFESP.

RONE FONTOURA ABREU

Acadêmico do curso de Medicina da UNITPAC/Araguaína-TO.

SAMIR RASSLAN

Professor Titular Senior do Departamento de Cirurgia da Faculdade de Medicina da Universidade de São Paulo.

SANDRO SCARPELINI

Professor associado do departamento de cirurgia e anatomia da FMRP-USP, Coordenador da Divisão de Cirurgia de Urgência e Trauma da Unidade de Emergência do HCFMRP-USP

SAVINO GASPARINI NETO

Chefe do Serviço de Cirurgia Geral do Hospital Municipal Miguel Couto (Rio de Janeiro), 1987/2009.

Emérito do Colegio Brasileirode Cirurgiões (ECBC)- Presidente 2018/2019
Fellow of the American College of Surgeons (FACS)- Governador 2014/2019
Laureado de la Facultad de Medicina de Verona como Médico -Chirurgo - (Italia)- 1992
Membro Emérito da Sociedade Brasileira de Atendimento Integrado ao (SBAIT)
Membro da Sociedade Panamericana de Trauma (SPT)
Membro da European Society for Trauma and Emergency Surgery (ESTES)

SIDNEY ROBERTO NADAL

Mestre, doutor e livre docente em cirurgia geral pela Faculdade de Ciências Médicas da Santa Casa de São Paulo.

Membro titular do Colegio Brasileiro de Cirurgiões e da Sociedade Brasileira de Coloproctologia.

Ex presidente da Associação de Coloproctologia do Estado de São Paulo (gestão 2006-2008)

Ex-mestre do capítulo de São Paulo do Colégio Brasileiro de Cirurgiões. (gestão 2016-2018)

Presidente da Sociedade Brasileira de Coloproctologia. (gestão 2019-2021)

Ex supervisor da equipe técnica de proctologia do Instituto de Infectologia Emilio Ribas.

SILVANIA KLUG PIMENTEL

Cirurgiã do aparelho digestivo, ex-surgical fellow Mayo Clinic, Rochester,USA, mestre e doutora pela UFPr e Professora do Departamento de Cirurgia da UFPR, ex-fellow em Educação e Ensino Médico NYU, USA.

TCBC – Cirurgião Geral, Aparelho Digestivo, Professora do Departamento de Cirurgia da UFPR e Doutora em Clinica Cirúrgica pela UFPR.

TALITA MAGALHÃES BERNARDO

Cirurgiã Geral – Hospital Público Regional de Betim Osvaldo Rezende Franco – Betim- Minas Gerais.

Pós Graduanda do grupo de Cirurgia Hepatobiliopancreatica da Santa Casa de são Paulo.

TERCIO DE CAMPOS

Doutor em medicina

Presidente da SBAIT (Sociedade Brasileira de Atendimento Integrado ao Traumatizado)

Professor Adjunto da Faculdade de Ciências Médicas da Santa Casa de São Paulo

Professor do internato de Urgências e Emergências da Universidade Anhembi Morumbi

Membro Titular do Colégio Brasileiro de Cirurgiões

Fellow of The American College of Surgeons

TEREZA CRISTINA BERNARDO FERNANDES

Graduada em Medicina pela Universidade Federal de Juiz de Fora

Especialista em Cirurgia Geral e Bariátrica pelo Colégio Brasileiro de Cirurgiões e Associação Médica Brasileira

Membro Titular do Colégio Brasileiro de Cirurgiões

Professora assistente de Cirurgia de Faculdade de Medicina de João de Fora – Universidade Presidente Antônio Carlos

Pós graduação em Acreditação e Qualidade de Serviços de Saúde pela TELUMA/Ciências Médicas.

Pós graduação em Gestão em Saúde pelo Instituto de Ensino e Pesquisa Israelita Albert Einstein

THAIS TAPAJOS GONÇALVES

Cirurgiã Geral e Cirurgiã do Aparelho Digestivo

Título de Especialista em Cirurgia Geral pelo Colégio Brasileiro de Cirurgiões

Membro Titular do Colégio Brasileiro de Cirurgiões – Capítulo Pará (TCBC-PA) Preceptora dos Programas de Residência Médica em Cirurgia Geral e Cirurgia do Aparelho Digestivo do Hospital Universitário João de Barros Barreto (HUJBB) - UFPA Vice-supervisora do Programa de Cirurgia Geral do HUJBB - UFPA

VALÉRIA VIEIRA DA SILVA COUTINHO

Residente de Cirurgia do Hospital das Clínicas Luzia de Pinho Melo, Mogi das Cruzes.

VALTER CASTELLI JÚNIOR

Professor Adjunto da Disciplina de Cirurgia Vascular e Endovascular da Faculdade de Ciências Médicas da Santa Casa de São Paulo.

Médico Assistente do Serviço de Cirurgia Vascular e Endovascular do Hospital da Santa Casa de São Paulo.

Doutor em Medicina.

VERA LÚCIA MOTA DA FONSECA

Ginecologista – HUCFF – UFRJ, Chefe setor Patologia do Trato Genital Inferior – HUCFF, Professora Disciplina Saúde da Mulher e Gestante Universidade Estácio de Sá, Presidente Comissão de Residência SGORJ, Membro Titular da Academia de Medicina do RJ, Membro Conselho Editorial da FEMINA.

VICENTE DORGAN NETO

Professor adjunto da Faculdade de Ciências Médica da Santa Casa de São Paulo

Médico chege de Clínica adjunto do Departamento de Cirurgia da Santa Casa de Misericórdia de São Paulo

Mestre e Doutor pela Faculdade de Ciências Médicas da Santa Casa de São Paulo

Especialista em Cirurgia Torácica pela Sociedade Brasileira de Cirurgia Torácica

VICTOR KALIL FLUMIGNAN

Aluno do Programa de Pós-graduação (Doutorado) do Departamento de Cirurgia da FMUSP

Cirurgião geral pelo HCLPM / Universidade de Mogi das Cruzes

Endoscopista pelo Hospital Santa Marcelina, São Paulo

WALKIRIA CIAPINA HUEB

Professora Instrutora da Disciplina de Cirurgia Vascular e Endovascular da Faculdade de Ciências Médicas da Santa Casa de São Paulo.

Médica Assistente do Serviço de Cirurgia Vascular e Endovascular do Hospital da Santa Casa de São Paulo.

Mestre e Doutora em Medicina.

YASMIN SALES MEDEIROS

Professora Instrutora da Disciplina de Cirurgia Vascular e Endovascular da Faculdade de Ciências Médicas da Santa Casa de São Paulo.

Médica Assistente do Serviço de Cirurgia Vascular e Endovascular do Hospital da Santa Casa de São Paulo.

Mestre e Doutora em Medicina.

Das quatro grandes áreas da Medicina de acesso direto aos Programas de Residência Médica, a Cirurgia Geral sempre tem sido a segunda escolha, vindo depois da Clínica Médica, seguida pela Ginecologia e Pediatria, sendo que o número de candidatos por vaga varia de acordo com a Instituição.

Segundo o Professor Edmundo Vasconcelos, Professor Titular de Cirurgia da Faculdade de Medicina da Universidade de São Paulo, no século passado, um dos ícones do seu tempo, "A cirurgia é talvez a mais difícil das especialidades exigindo conhecimento amplo e variado de inúmeras Disciplinas que só compridamente o tempo consegue saborear. Ninguém é um cirurgião antes de um longo período de atividade, apenas uma vocação em marcha".

De acordo com o American Board of Surgery "o Cirurgião Geral tem sua formação baseada no treinamento, conhecimento e experiência relacionada ao diagnóstico, avaliação pré-operatória, cuidados pós-operatórios, incluindo o tratamento de complicações de várias áreas".

A Residência é uma etapa fundamental na formação do médico, para que ele tenha condições de exercer a sua atividade profissional de forma adequada. É um recurso institucionalizado em termos mundiais e considerado a forma mais eficiente de aprofundar os conhecimentos em determinado campo da Ciência Médica (Sampaio SAP – Estudo Fundap – SP, 1984). Foi introduzida no final do século XIX por William Halsted, Professor de Cirurgia e William Osler, Professor de Clínica Médica, no Hospital da Universidade de Johns Hopkins em Baltimore, nos Estados Unidos, com a participação dos Professores William Welch, de Patologia e de Howard Kelly, de Ginecologia da mesma Instituição. No Brasil teve início em 1944 no Hospital do Servidor Público Estadual do Rio de Janeiro e no Hospital das Clínicas da Faculdade de Medicina na Universidade de São Paulo.

A Residência como proposta desde o princípio, consiste em treinamento em tempo integral, sob supervisão permanente, com o ensino administrado pelo corpo docente, com o residente tendo responsabilidade no cuidado do doente e participação em pesquisa, havendo um sistema piramidal na progressão do estágio. O objetivo é preparar o médico para atuar na prática clínica.

A Residência Médica é sem dúvida a fase mais importante da formação, período no qual o médico deve ter o compromisso total e exclusivo com o investimento na sua diferenciação intelectual. Esta fase deve definir a sua trajetória e leva a profundas reflexões:

- A Residência atendeu as minhas expectativas?
- Os meus sonhos foram correspondidos?
- Eu cumpri corretamente com meus compromissos?
- Estou apto para exercer a minha atividade profissional?
- O que eu poderia ou deveria ter feito e não fiz?
- Quais são as minhas opções?
- Qual é o meu futuro?

O Sistema Halstediano baseado na Residência produziu gerações e gerações de hábeis cirurgiões, mas o desenvolvimento de novas tecnologias está modificando este sistema. Vivemos um "admirável mundo novo" na Medicina e na Cirurgia em particular. A tecnologia teve um impacto fantástico no diagnóstico, tratamento e prevenção de doenças.

A Organização Mundial de Saúde afirma que 50% do que fazemos hoje não fazíamos há 30 ou 40 anos. Desde o advento das intervenções minimamente invasivas, a prática cirúrgica não é mais a mesma, sendo que são necessárias mudanças na atitude, no treinamento e formação do cirurgião. O Professor Adib Jatene chamava a atenção para o conflito entre a enorme tecnologia incorporada e a formação de um médico com habilidades que têm que ser aprendidas. Por outro lado, assistimos a uma tendência crescente na adoção da "medicina defensiva" e uma fragmentação da prática profissional em especialidades progressivamente mais restritas.

É importante ressaltar que as conquistas e os avanços tecnológicos mudam os paradigmas mas não mudam a essencialidade e a estrutura moral da Cirurgia. A relação médico - doente e os princípios éticos sedimentados ao longo de décadas, serão sempre mantidos. A educação médica, a ciência básica associada à ciência clínica e o ensino à beira do leito não devem ser alterados na sua essência e fundamentos pelas conquistas da tecnologia.

O Professor Carlos Pellegrini, ex-Presidente do American College of Surgeons salienta que "as mudanças culturais na sociedade afetam a forma como os Cirurgiões tratam os doentes e a educação cirúrgica deve se adaptar para produzir um profissional capaz de enfrentar as mudanças, dando ênfase na formação humanística".

As Escolas Médicas e as Entidades Cirúrgicas devem ter a preocupação com a formação de um Cirurgião que atenda as necessidades da Sociedade, exercendo sua atividade com profissionalismo, ética e respeito.

O Colégio Brasileiro de Cirurgiões, entidade maior da Cirurgia Brasileira, no caminho dos seus 93 anos de existência, tem demonstrado uma preocupação constante com a formação, atualização e diferenciação do Cirurgião. Ao longo da sua história o nosso CBC tem procurado cumprir com os seus objetivos através de Reuniões, Cursos, Congressos, Livros, Publicações e Intercâmbios com outras Entidades.

O livro " Manual do Residente" tendo como editores principais os Professores Roberto Saad Jr. e Luiz Carlos Von Bahten, ex Presidente e atual Presidente do Diretório Nacional respectivamente, vem ao encontro dos princípios defendidos pelo CBC. Este livro tem 47 capítulos, distribuídos em três partes: Aspectos Metabólicos e Nutricionais, Trauma e Temas Gerais, todos apresentados por experientes e renomados colaboradores.

Os assuntos não estão voltados exclusivamente para o Cirurgião Geral, mas também para aqueles de outras Especialidades.

Tenho certeza de que este livro terá uma expressiva aceitação e utilização pois constitui uma valiosa contribuição. Que os cirurgiões já formados e especialmente os residentes, aproveitem esta obra que será também de grande valia na preparação para a conquista do título de especialista.

Eu agradeço o convite para prefaciar este livro que por vários motivos muito me honra. Primeiro por se tratar de uma produção do Colégio Brasileiro de Cirurgiões, entidade pela qual tenho enorme admiração por sua rica história e pelas expressivas figuras que conduziram seu destino. Segundo, por analisar temas que são de grande interesse desde o início de minha carreira como cirurgião. E finalmente porque tem como editores figuras cuja trajetória profissional e acadêmica tive oportunidade de acompanhar e testemunhar o respeito e o reconhecimento que recebem da nossa comunidade cirúrgica.

Mais do que honrado eu me sinto homenageado.

SAMIR RASSLAN, TCBC
Fevereiro 2022

Sumário

PRIMEIRA PARTE

1. Resposta Endócrina Metabólica ao Trauma 3
   Danilo Gagliardi
   Celso de Castro Pochini

2. Equilíbrio Hidroeletrolítico e Ácido-Base 7
   Everson Luis de Almeida Artifon
   Victor Kalil Flumignan
   Guilherme Henrique Bachiega Santos

3. Nutrição em Cirurgia 15
   Alessandra M. Borges

4. O Processo de Cicatrização de Feridas e suas Particularidades 23
   Fernando Bráulio Ponce Leon de Castro
   Isadora Morone

5. Infecções e Antibioticoterapia em Cirurgia 27
   Hamilton Petry de Souza
   Pedro Augusto Consalter
   Ricardo Breigeiron

6. Cuidados Pré e Pós-operatórios 33
   Pedro Éder Portari Filho
   Pedro Carlos Muniz de Figueiredo

7. Choque e Falência Múltipla de Órgãos 39
   Ricardo Antônio Correia Lima
   Flávio Eduardo Nácul

8. O Cirurgião Geral, o Residente de Cirurgia e o Centro de Terapia Intensiva 47
   Reni Cecília Lopes Moreira
   Eduardo Nacur Silva
   Frederico Bruzzi de Carvalho

9. Hemostasia – Controle do Sangramento..51
   José Gustavo Parreira
   José Cesar Assef

10. Avaliação do Risco Cirúrgico 63
    Átila Varela Velho
    Rafael Alencastro Brandão Ostermanm

11. Princípios Gerais de Cancerologia Cirúrgica 71
    Reni Cecília Lopes Moreira
    André Rossetti Portela

12. Transplante – Aspectos Gerais 77
    Flavio Pola dos Reis
    Paulo Manuel Pêgo-Fernandes

13. Ética e Profissionalismo 85
    Rodrigo Felippe Ramos

14. Segurança do Paciente Cirúrgico 91
    Artur Pacheco Seabra
    Mariana Kumaira Fonseca

15. Cirurgia Ambulatorial 99
    Flavio Antonio de Sá Ribeiro

SEGUNDA PARTE

16. Atendimento Inicial ao Politraumatizado 115
    José Mauro da Silva Rodrigues

17. Abordagem Inicial do Trauma Cranioencefálico e Raquimedular 121
    Marcelo Augusto Fontenelle Ribeiro Junior
    André Gusmão Cunha

18. Trauma Cervical 129
    Yasmin Sales Medeiros
    Tercio de Campos
    Antônio José Gonçalves

19. Trauma de Tórax 137
    Roberto Saad Junior
    Vicente Dorgan Neto
    Marcio Botter
    Roberto Gonçalves
    Samir Rasslan

20. Trauma Abdominal 147
    Helio Machado Vieira Jr.
    Savino Gasparini Neto

21. Trauma Pelviperineal Complexo 155
    Ricardo Breigeiron
    Carlos Eduardo Bastian da Silva

22. Trauma Vascular 163
    Valter Castelli Júnior
    Giuliano Giova Volpiani
    Walkiria Ciapina Hueb

23. Trauma das Vias Urinárias 175
    Diego Carrão Winckler

24. Trauma na Criança, na Gestante e no Idoso 183
    João Vicente Bassols
    Roberta Rigo Dalcin

25. Lesões Térmicas 207
    Nicolau Fernandes Kruel
    Gisele Duarte

TERCEIRA PARTE

26. Cirurgia da Tireoide e da Paratireoide 217
    Fernando Luiz Dias
    Jorge Pinho Filho
    Pedro Henrique Esteves Gonçalves
    Priscila Florêncio

27. Cirurgia da Adrenal 227
    Pedro Éder Portari Filho
    Guilherme de Andrade Gagheggi Ravanini
    Rafael Massao da Silva Nagato

28. Cirurgia da Mama 237
    Tereza Cristina Bernardo Fernandes
    Jordana Bretas de Aquino
    João Carlos Arantes Junior

29. Bases da Cirurgia Torácica 249
    João Aléssio Juliano Perfeito
    Marcio Botter
    Renato de Oliveira
    Igor Eduardo Caetano de Farias

30. Cirurgia das Hérnias da Parede Abdominal 265
   Heitor Marcio Gavião Santos
   Maurício Andrade Azevedo

31. Abdome Agudo não Traumático 277
   Adonis Nasr
   Silvania Klug Pimente
   Fabio Henrique de Carvalho
   Larissa Machado e Silva Gomide

32. Hemorragia Digestiva 289
   Nicholas Tavares Kruel
   Laura Batista de Oliveira
   Sandro Scarpelini

33. Hipertensão Portal 297
   Álvaro Antônio Bandeira Ferraz
   José Guido Corrêa de Araújo Júnior

34. Cirurgia do Esôfago 311
   Helvya Rochelle Távora Minotto
   Valéria Vieira da Silva Coutinho

35. Cirurgia do Fígado e Vias Biliares 319
   Luís Arnaldo Szutan
   Mauricio Alves Ribeiro
   Caroline Petersen da Costa Ferreira
   Luiz Benicio Dantas Júnior
   Guilherme Humeres Abrahão
   Henrique Cunha Mateus
   André de Moricz
   Adhemar Monteiro Pacheco Jr
   Bernard Costa Favacho
   Ricardo Tadashi Nishio
   Talita Magalhães Bernardo
   Ricardo Tadashi Nishio
   Rodrigo Altenfelder Silva

36. Cirurgia do Estômago 377
   Antonio Carlos Accetta
   Alexandre Ferreira de Oliveira

37. Cirurgia do Intestino Delgado 385
   Marcio Eduardo de Souza Pereira

38. Cirurgia do Colon Reto e Ânus 397
   Adriana Gonçalves Daumas Pinheiro Guimarães
   Carmen Ruth Manzione Nadal
   Marcus Valadão
   Carlos Walter Sobrado Júnior
   Carlos de Almeida Obregon
   Pedro Antônio Mufarrej Hage
   Thais Tapajos Gonçalves
   José Antonio Dias da Cunha e Silva
   Marcus Valadão
   Luiz Roberto Manzione Nadal
   Ives Uchôa de Azevedo
   Rafael José Romero Garcia

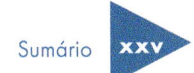

   Cleinaldo de Almeida Costa
   Ivan Tramujas da Costa e Silva
   Jose Jorge Pinheiro Guimarães
   Carlos Walter Sobrado Júnior
   Daniel Cesar

   Rodrigo Otávio Araújo
   Juliana Ominelli
   Sidney Roberto Nadal
   Carmem Cecília Guilhon Lôbo

39. Cirurgia do Pâncreas 435
   José Marcus Raso Eulálio
   Rone Antonio Alves de Abreu

40. Cirurgia do Baço 455
   Gleydson Cesar de Oliveira Borges

41. Bases da Cirurgia Vascular 461
   Mateus Picada Correa
   Arno von Ristow

42. Urgências e Emergências Ginecológicas para o Cirurgião Geral 481
   Vera Lúcia Mota da Fonseca

43. Princípios de Cirurgia Pediátrica 491
   Lisieux Eyer de Jesus

44. Cirurgia Minimamente Invasiva 499
   Phillipe Abreu Reis
   João Henrique Felicio de Lima
   Flávio Daniel Saavedra Tomasich

45. Cirurgia Bariátrica 509
   Heládio Feitosa de Castro Filho
   Marcio Valle Cortez

46. Cirurgia Metabólica 517
   Leonardo Emílio da Silva
   Luiz Gustavo de Oliveira e Silva

47. A Formação do Cirurgião como Líder de Equipe 527
   Luiz Carlos von Bahten
   Jerônimo Lima

Índice Remissivo 543

PRIMEIRA PARTE

Resposta Endócrina Metabólica ao Trauma

Danilo Gagliardi

Celso de Castro Pochini

Conjunto de perturbações causadas subitamente por um agente físico de etiologia, natureza e extensão variadas, podendo estar situadas em localizações diversas dos segmentos corpóreos. A resposta do organismo a um trauma ou estresse cirúrgico ocorre de forma harmônica e organizada, visando a restauração da homeostase e cura. Essa resposta desencadeia um processo inflamatório que gradativamente leva a uma recuperação das estruturas lesadas.[1]

Quando a reação inflamatória é exagerada, leva a um desequilíbrio da homeostase, acarretando descontrole da liberação hormonal, lesão orgânica e morte em alguns casos.[2] Inicialmente ocorre hipotensão, com redução do volume intravascular, aumento da resistência vascular periférica, de catecolaminas, do consumo de oxigênio e glicogênio hepático. Posteriormente ocorre retenção de água, aumento da permeabilidade vascular, redução da resistência vascular periférica, hiperglicemia e proteólise, levando a um estado de hipercatabolismo. Passado esse período, as funções vitais são restabelecidas em aproximadamente 4 dias.

Em alguns pacientes esse processo não se restabelece, desencadeando disfunção de órgãos. Podem ocorrer alteração do nível de consciência, hipoxemia, hipocapnia, hipoxia, acidose metabólica, hiperbilirrubinemia, intolerância periférica a glicose e aumento da ureia e creatinina plasmáticas.[3] Lesões de tecidos ou estruturas ósseas, decorrentes de traumas múltiplos, podem provocar a liberação de toxinas. Ocorre uma disfunção da membrana celular, com anormalidade no transporte ativo da Na/K-ATPase. Resultam em uma absorção descontrolada de água e sódio pela célula e perda de potássio.

A reposição com líquidos (solução salina balanceada) pode reduzir a insuficiência renal, mas pode aparecer insuficiência pulmonar (síndrome do desconforto respiratório agudo – SDRA). A reposição com fluidos não resulta na expansão de líquido extracelular esperada, contrariando o modelo de Starling.[4] A camada de glicocálice endotelial (EGL) é uma teia de glicoproteínas e proteinoglicanos que regulam a passagem de fluidos, eletrólitos, proteínas (albuminas, imunoglobulinas). Quando ela é lesada, esses últimos podem passar para o interstício, provocando edema e sequestro de fluido. O controle precoce da hemorragia, associado à restauração do volume intravascular com glóbulos vermelhos e soluções cristaloides, melhora os resultados.

Respostas cardiovasculares e neuroendócrinas oriundas do choque podem variar de um distúrbio pequeno com recuperação completa a um distúrbio profundo com disfunção de múltiplos órgãos e morte. Barorreceptores e quimiorreceptores do arco aórtco e átrio direito, sensíveis à concentração de oxigênio, gás carbônico e íons H+, promovem estímulo simpático e liberação de catecolaminas. Seu pico ocorre em 24 a 48 horas pela adrenal, levando a ativação dos receptores β1-adrenérgicos, com aumento da frequência, do inotropismo e cronotropismo cardíacos, resultando no aumento do consumo de oxigênio no miocárdio.[5,6]

A estimulação simpática também leva a ativação de receptores α1, vasoconstrição de arteríolas, aumento da resistência vascular periférica e vasoconstrição esplâncnica.[7]

As características endocrinometabólicas do hipermetabolismo incluem um aumento exagerado do gasto energético de base, do consumo de oxigênio (VO2), da produção de CO2 (VCO2), do débito cardíaco e do uso de nutrientes nobres como substrato.[8] As catecolaminas estimulam a glicogenólise hepática e a gliconeogênese para aumentar a glicose circulante nos tecidos periféricos. A hiperglicemia também funciona como uma carga osmótica endógena para reter e aumentar o volume intravascular. Também promovem a liberação de glucagon e a supressão da liberação de insulina.[9]

O choque estimula o hipotálamo e a hipófise, levando a liberação de ACTH (hormônio adrenocorticotrófico), resultando em liberação de cortisol pelo córtex da glândula adrenal. Cortisol, epinefrina e glucagon induzem o estado catabólico. Além disso, o cortisol estimula a quebra de proteínas musculares e a lipólise.[10] A redução do volume sanguíneo e o aumento da osmolaridade no hipotálamo, detectados pelos osmorreceptores, levam a hipófise a liberar também vasopressina e hormônio antidiurético. O ADH age no túbulo distal e ducto coletor do néfron, levando a um aumento da permeabilidade de água e reabsorção de sódio.[11] A vasopressina é um potente vasoconstritor mesentérico, pode contribuir para a isquemia intestinal e predispor a disfunção da barreira mucosa do intestino em estados de choque. Nessa fase, a expansão volêmica e o concentrado de hemácias são muito importantes. Quando o volume intravascular não é mantido, a extração de oxigênio é reduzida, ocorrendo redução da diferença alveoloarterial de oxigênio (desvio periférico – shunt).

Também ocorrem aumento do fluxo visceral e aumento da VO2. A VO2 e o débito cardíaco podem atingir valores máximos de 320 mL e 12 L/min, respectivamente. Se houver progressão para síndrome de disfunção de múltiplos órgãos, ocorre queda importante desses valores. O coeficiente respiratório ultrapassa 0,8 (QR = VCO2/VO2). Na fase final da respectiva síndrome, o QR pode ultrapassar 1, representando lipogênese. Gliconeogênese e formação de lactato e piruvato aumentam.

A monitoração da isquemia intestinal e posterior translocação bacteriana com perpetuação do quadro infeccioso é importante no trauma. A medida do pH intramucoso gástrico, através de tonometria gástrica, pode ser utilizada como parâmetro de oxigenação tecidual,[12] pois permite a intervenção adequada de líquidos e drogas vasoativas. A mensuração do pH intramucoso, associada à concentração do lactato sérico, pode ser utilizada como um indicador prognóstico, tendo sido observada uma maior mortalidade de pacientes críticos, sobretudo se o lactato sérico for persistentemente superior a 2 mEq/L e o pH intramucoso, inferior a 7,32.[13]

O valor normal de VO2 é de 180 a 300 mL/min. Calorimetria indireta é o método mais preciso de mensuração do VO2 (consumo de oxigênio), utilizado à beira do leito. Medida de produção de energia ao oxidar três nutrientes básicos (carboidratos, lipídeos e proteínas), por meio da quantidade de oxigênio consumido e dióxido de carbono produzido. O calorímetro pode ser conectado a um respirador. O consumo de oxigênio (VO2) e a produção de dióxido de carbono (CVO2) são medidos. O calorímetro efetua uma série de medidas: coeficiente respiratório e gasto energético de repouso.[14]

A estimulação β-adrenérgica e a diminuição da perfusão da artéria renal causam a liberação da renina nas células justaglomerulares. Isto promove a catalização do angiotensinogênio em angiotensina I e posteriormente conversão de angiotensina II. Esta estimula a secreção de aldosterona, levando a maior absorção de sódio e água em troca de potássio e H+ perdidos na urina. A oligúria em curto prazo no paciente em choque hipovolêmico é um sucesso, porém longos períodos de hipoperfusão renal resultam em depleção dos estoques de ATP, lesão renal aguda e insuficiência renal.

Embora a ativação pró-inflamatória seja uma característica central do choque séptico, a produção de citocinas ocorre no choque traumático também. O tecido danificado libera moléculas estimuladoras endógenas (DAMP).[15] Mediadores inflamatórios "toxicos" podem regular a função imunológica, o sistema de coagulação, metabolismo e expressão gênica celular.[16] Citocinas são polipeptídeos e glicoproteínas que também exercem função parácrina, com febre, leucocitose, taquicardia e taquipneia.

A ativação endotelial macrofágica promove a liberação de citocinas (interleucinas 6 e 8) e de fator de necrose tumoral. Sua ação é direta sobre a manutenção do eixo hipotálamo, hipófise e adrenal.[17] O fator de necrose tumoral é uma das primeiras citocinas liberadas pelos macrófagos e células T após estímulos prejudiciais. O TNF pode causar vasodilatação periférica, porém também ativa outras citocinas como interleucina 1 e 6, as quais apresentam atividade pró-coagulante, levando a um aumento dos fatores de coagulação. Promovem também a ativação de macrófagos e neutrófilos, aumentando o mecanismo de defesa do organismo. A neutralização de TNF em peritonite leva a um aumento da mortalidade; parece ser essencial no combate à infecção bacteriana.[18,19]

A elevação persistente de algumas citocinas como interleucina 1 e 6 no trauma grave foi relacionada à taxa de sobrevida de pacientes críticos.[20] O TNF contribui para a degradação da proteína muscular e caquexia. Foi demonstrado que, em níveis plasmáticos, o TNF (caquexina) estava elevado em casos de trauma e infecções graves.[21] Neutrófilos ativados geram e liberam enzimas proteolíticas (elastase, catepsina) e fator ativador de plaquetas, promovendo trombose microcirculatória e hipóxia regional. Marcadores plasmáticos de ativação dos neutrófilos (elastase) correlacionam-se à atividade fagocitária e correspondem à gravidade da lesão.[22]

A isquemia e reperfusão intestinal causam ativação de neutrófilos e lesão de órgãos. Essa se correlaciona com a irreversibilidade do choque e mortalidade. Sua redução está relacionada com menores sequelas após o choque hemorrágico. Leucócitos, plaquetas e células endoteliais promovem a perpetuação do quadro inflamatório. A resposta celular pode ser de adaptação, disfunção ou morte. A deficiência no fornecimento de oxigênio influi diretamente na fosforilação oxidativa (respiração celular), com diminuição desta e redução do fornecimento de ATP. As células mudam para glicólise anaeróbia através da quebra do glicogênio celular, reduzindo sua efetividade quanto ao fornecimento de energia.[23] O piruvato passa a ser convertido em lactato, levando a acidose metabólica. A redução de ATP compromete a síntese de enzimas e o reparo de danos ao DNA, com acúmulo de subprodutos metabólicos como radicais oxigênio, sendo esses tóxicos para as células. Ocorre diminuição da atividade da Na/K-ATPase, excreção de potássio e entrada de sódio.[24] Mitocôndrias e lisossomos sofrem ruptura, com destruição de neutrófilos e linfócitos, aumentando o risco de infecções.[25]

A adrenalina e noradrenalina liberadas promovem a glicogenólise hepática, gliconeogênese, cetogênese e degradação de proteínas do músculo esquelético. A primeira também induz a liberação de glucagon e inibição de insulina. Ocorre balanço negativo de nitrogênio e resistência à insulina durante o choque. Na perda da autorregulação endocrinometabólica, a glicose não é capaz de impedir a gliconeogênese e lipólise. Ocorre predominância do catabolismo muscular. O resultado final do desequilíbrio entre anabolismo e o catabolismo é o aumento sérico de ureia, creatinina, ácido úrico e amônia. O catabolismo proteico excede o anabolismo hepático. A administração de aminoácidos externos pode reduzir parcialmente essas alterações, porém, naqueles pacientes que, mesmo assim, não conseguem manter o pool de proteínas, a mortalidade eleva-se muito.[26]

▶ ▶ REFERÊNCIAS BIBLIOGRÁFICAS

1. Feliciano DV, Mattox KL, Moore EE. Trauma. 19th ed. Philadelphia: McGraw Hill; 2021. p. 239-266. Hill AG,
2. Hill GL. Metabolic response to severe injury. Br J Surg. 1998;85:884-890.
3. Cuthbertson DP. Post-shock metabolic response. Lancet. 1942;I:433-437.
4. Peitzman AB, Corbett WA, Shires GT 3rd, Illner H, Shires GT, Inamdar R. Cellular function in liver and muscle during hemorrhagic shock in primates. Surg Gynecol Obstet. 1985;161:419–424.
5. Carrara M, Bollen Pinto B, Baselli G, Bendjelid K, Ferrario M. Baroreflex sensitivity and blood pressure variability can help in understanding the different response to therapy during acute phase of septic shock. Shock. 2018;50(1):78-86.
6. Prabhakar NR, Joyner MJ. Tasting arterial blood: what do the carotid chemoreceptors sense? Front Physiol. 2014;5:524.
7. Aneman A, Eisenhofer G, Olbe L, et al. Sympathetic discharge to mes- enteric organs and the liver. Evidence for substantial mesenteric organ norepinephrine spillover. J Clin Invest. 1996;97(7):1640-1646.
8. Shoemaker W, Kram H. Oxygen transport measurements to evaluate tissue perfusion and titrate therapy: dobutamine and dopamine effects. Crit Care Med. 1991;16:672-688.
9. Preiser JC, Ichai C, Orban JC, Groeneveld AB. Metabolic response to the stress of critical illness. Br J Anaesth. 2014;113(6):945-954.
10. Annane D, Sebille V, Charpentier C, et al. Effect of treatment with low doses of hydrocortisone and fludrocortisone on mortality in patients with septic shock. JAMA. 2002;288(7):862-871.
11. Delmas A, Leone M, Rousseau S, Albanese J, Martin C. Clinical review: vasopressin and terlipressin in septic shock patients. Crit Care. 2005;9(2):212-222.
12. Russel JA. Gastric tonometry: does it work? Intens Care Med. 1997;23: 3-6.
13. Friedman G, Berlot G, Kahn RJ, Vincent JL. Combined measurements of blood lactate concentrations and gastric intramucosal pH in patients with severe sepsis. Crit Care Med. 1995;23:1184-1193.
14. Ferrannini E. The theoretical basis of indirect calorimetry. Metabolism. 1988;37:287-301.
15. Roumen RM, Redl H, Schlag G, et al. Inflammatory mediators in relation to the development of multiple organ failure in patients after severe blunt trauma. Crit Care Med. 1995;23(3):474-480.
16. Mollen KP, Anand RJ, Tsung A, Prince JM, Levy RM, Billiar TR. Emerging paradigm: toll-like receptor 4-sentinel for the detection of tissue damage. Shock. 2006;26(5):430-437.
17. Endo S, Inada K, Yamada Y, et al. Plasma endotoxin and cytokine concentrations in patients with hemorrhagic shock. Crit Care Med. 1994;22(6):949-955.
18. Akira S, Hirano T, Taga T, Kishimoto T. Biology of multifunctional cytokines: IL 6 and related molecules (IL 1 and TNF). FASEB J. 1990;4(11):2860-2867.
19. Echtenacher B, Mannel DN. Requirement of TNF and TNF receptor type 2 for LPS-induced protection from lethal septic peritonitis. J Endotoxin Res. 2002;8(5):365-369.
20. Gardlund B, Sjolin J, Nilson A, Roll M, Wickerts C, Wretlind B. Plasma levels of cytokines in primary septic shock in humans: correlation with disease severity. J Infect Dis. 1995;172:296-301.
21. Beutler B, Greenwald D, Hulmes JD, et al. Identity of tumor necrosis factor and the macrophage-secreted factor cachetin. Nature. 1985;316:552-554.
22. Moore EE, Moore FA, Franciose RJ, Kim FJ, Biffl WL, Banerjee A. The postischemic gut serves as a priming bed for circulating neutrophils that provoke multiple organ failure. J Trauma. 1994;37(6):881-887.
23. Marzi I, Bauer C, Hower R, Buhren V. Leukocyte-endothelial cell interactions in the liver after hemorrhagic shock in the rat. Circ Shock. 1993;40(2):105-114.
24. Bevington A, Brown J, Pratt A, Messer J, Walls J. Impaired glycolysis and protein catabolism induced by acid in L6 rat muscle cells. Eur J Clin Invest. 1998;28(11):908-917.
25. Hotchkiss RS, Schmieg RE Jr, Swanson PE, et al. Rapid onset of intestinal epithelial and lymphocyte apoptotic cell death in patients with trauma and shock. Crit Care Med. 2000;28(9):3207-3217.
26. Basile-Filho A, Suen VMM, Martins MA, Coletto FA, Marson F. Monitorização da resposta orgânica ao trauma e à sepse. Medicina (Ribeirão Preto). ;34: 5-17.

Equilíbrio Hidroeletrolítico e Ácido-Base

Everson Luis de Almeida Artifon

Victor Kalil Flumignan

Guilherme Henrique Bachiega Santos

INTRODUÇÃO

A compreensão do equilíbrio hidroeletrolítico e ácido-base é fundamental para a formação do cirurgião, que deve ser capaz de reconhecer suas principais alterações e tratá-las. Neste capítulo procuramos expressar de uma maneira simples e prática as principais situações com as quais o residente pode se deparar em seu dia a dia.

ÁGUA

O ser humano necessita de aproximadamente 1,5 a 2,0 L de água por dia para manter um balanço entre a perda pela evaporação, perdas externas pela urina e evacuação, assim como para a renovação de células. A principal perda de água pelo corpo é através da produção de urina. Geralmente um débito urinário de 0,5 mL/kg/h é suficiente para eliminar a dose diária do soluto. Já a perda por suor, respiração e fezes é estimada em 600-900 mL/24 h.

O cálculo da manutenção hídrica mínima diária pode ser realizado conforme a fórmula a seguir (exemplo de paciente com peso de 70 kg):

$$P\ (70\ kg) \times 0,5\ mL/kg/h \times 24\ h) + 750\ mL/24\ h = 1.590\ mL/24\ h$$

Geralmente, pode-se determinar a quantidade de água necessária para manutenção diária pelo volume de: 35 mL/kg/24 h (variando conforme a idade. Em idosos pode-se considerar 15 mL/kg/24 h devido à perda de musculatura). As necessidades hídricas, entretanto, variam e o volume deverá ser avaliado individualmente.

Fatores importantes a serem avaliados: débito urinário, ureia, creatinina, frequência cardíaca, pressão arterial, turgência cutânea e edema periférico.

Em relação à administração de fluidos e condição hemodinâmica dos pacientes, deve-se sempre estar atento aos excessos e faltas:

- **sinais de hipovolemia:** taquicardia, hipotensão, queda do débito urinário (< 0,5 mL/kg/h), sede, perda do turgor da pele e confusão mental;
- **sinais de hipervolemia:** taquipneia, taquicardia, edema periférico e edema pulmonar.

SÓDIO E POTÁSSIO

Quantidades mínimas necessárias de sódio e potássio: um adulto necessita de 1 a 2 mEq de Na^+, e de 0,5 mEq de K^+ por dia, por kg de peso.

Hiponatremia

Definição: é a concentração sérica de sódio menor que 135 mEq/L.

Classificação quanto à gravidade

Leve: > 130 mEq/L;
moderada: 120-130 mEq/L;
grave: < 120 mEq/L

Classificação quanto à etiologia

As hiponatremias podem ser *hipotônicas, isotônicas ou hipertônicas*, conforme sua *osmolaridade plasmática*.

Achados clínicos

Hiponatremia aguda: crises convulsivas, deficiência do estado mental, coma.

Hiponatremia crônica: fadiga, náuseas, tontura, confusão mental, letargia, cãibras, diminuição dos reflexos tendíneos.

Tratamento

Hipertônica: geralmente a correção da hiperglicemia é suficiente.

Isotônica: tratar o processo subjacente.

Hipotônica: ver algoritmo a seguir:

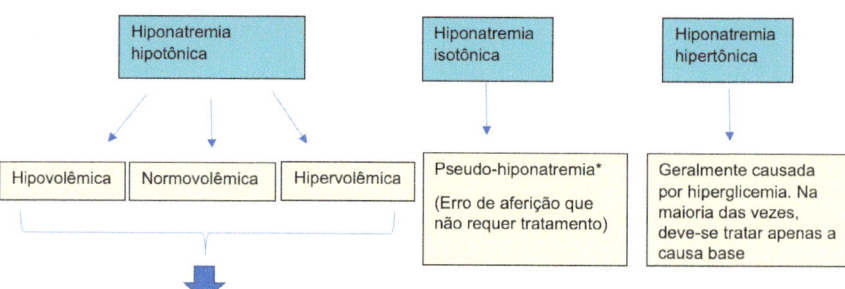

Osmolaridade plasmática: massa total de soluto dividida pelo volume total de solvente (p. ex.: sódio corporal total dividido pela água corporal total)

- **Hiponatremia hipotônica** → Hipovolêmica, Normovolêmica, Hipervolêmica
- **Hiponatremia isotônica** → Pseudo-hiponatremia* (Erro de aferição que não requer tratamento)
- **Hiponatremia hipertônica** → Geralmente causada por hiperglicemia. Na maioria das vezes, deve-se tratar apenas a causa base

1- **Hipovolêmica:** Geralmente associada a desidratação, a perda do sódio pode ser:
 - Renal: o sódio urinário é maior que 20 mEq/L. Exemplos: uso de diuréticos, acidose tubular renal, nefropatia perdedora de sal.
 - Extrarrenal: o sódio urinário é menor que 10 mEq/L. Exemplos: diarreia, vômitos e perdas para o terceiro espaço (trauma, pancreatite, queimaduras, entre outros).

2- **Normovolêmica:** Secreção inapropriada do hormônio antidiurético (SIHAD), deficiência de glicocorticoides, hipotireoidismo, insuficiência adrenal, polidipsia primária (psiquiátrica).

3- **Hipervolêmica:** Principalmente em estados edematosos, como ascite, edema de membros inferiores, ou até anasarca, consequentes a insuficiência cardíaca, cirrose hepática, síndrome nefrótica e insuficiência renal.

Principais medicamentos que podem levar a hiponatremia:

Diuréticos tiazídicos, antidepressivos, estabilizadores do humor, anticonvulsivantes, opioides, ciclofosfamida e vincristina

O que é pseudo-hiponatremia (hiponatremia isotônica)?

Ocorre em situações de hipertrigliceridemia e hiperproteinemia, devido a um erro em aparelhos de espectrofotometria de chama, que apenas detectam o sódio em sua fase aquosa

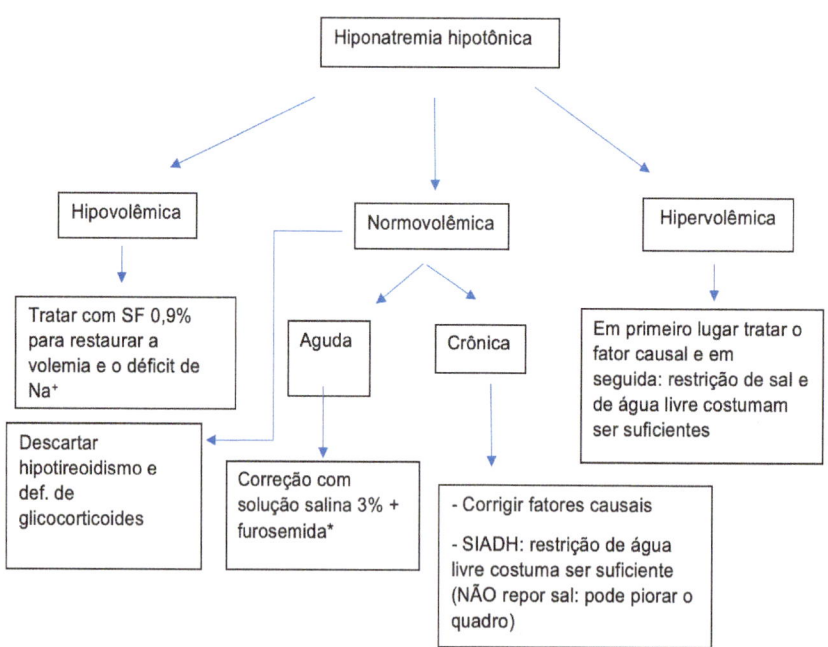

*Não aumentar a natremia mais que 3 mEq/L nas primeiras 3 horas e 10-12 mEq/L/dia a fim de ser evitar o desenvolvimento de mielinólise pontina central (MPC). Isso é muito importante em pacientes com Na^+ menor que 120 mEq/L por mais de 48 horas. MPC pode resultar em dano neurológico permanente.

Hipernatremia

Definição: é a concentração sérica de sódio maior que 145 mEq/L.

> - Na grande maioria das vezes a hipernatremia está relacionada a perda hídrica, que pode ser renal ou extrarrenal.
> - A sede é fator de proteção contra hipernatremia e alterações em seu mecanismo aumentam o risco de desenvolver hipernatremia
> - 95% das hipernatremias são crônicas.

Classificação quanto à etiologia-

Hipovolêmica: a grande principal causa. É resultado de um déficit de água livre que pode ser por perda renal, como no uso de diuréticos, ou extrarrenal, como em quadros de diarreia.

Hipervolêmica: em casos de exceção a hipernatremia pode decorrer da administração de sal em excesso, como por exemplo pela infusão de soluções cristaloides de maneira inadvertida ou devido à ingesta de excessiva de sal, como por exemplo, água do mar em grandes quantidades.

Pacientes com acesso a água e sem alteração nos mecanismos da sede provavelmente não desenvolverão hipernatremia.

> Situações a serem lembradas que têm alta suscetibilidade ao desenvolvimento de hipernatremia:
> - Pacientes intubados sem reposição adequada de água livre
> - Pacientes com diabetes insipidus
> - Idosos com déficit mental e acesso limitado à água

Achados clínicos

▶ Sinais de desidratação: taquicardia, hipotensão, perda do turgor da pele, mucosas secas. *Em pacientes com mecanismo da sede intacto, o primeiro sintoma será a sede.*

▶ Casos graves podem apresentar desde agitação, irritabilidade, letargia, até confusão mental e coma.

▶ Quadros agudos cursam em maior gravidade, podendo levar ao desenvolvimento de *trombose do seio cavernoso.*

Tratamento

▶ **Hipovolêmica:** deve-se corrigir o déficit de água livre.

▶ Pacientes instáveis, em choque: iniciar ressucitação com cristaloides.

▶ Após a estabilização deve-se calcular o déficit de água livre para realizar-se a reposição:

**Déficit de água livre =
0,6 x Peso (kg) x (Na+ sérico/140 − 1)**

▶ Em casos crônicos a administração deve ser lenta (taxa de correção da natremia: 0,5 mEq/L/h), devido ao risco de edema cerebral. Já nos agudos pode ser rápida (1,0 mEq/L/h).

▶ **Hipervolêmica:** deve-se suspender a administração de sódio associado à reposição de água livre. A associação de diuréticos tiazídicos e de alça pode ser uma opção no manejo desses casos.

Hipocalemia

Definição: é a concentração sérica de potássio menor que 3,5 mEq/L.

> A hipocalemia raramente ocorre em seres humanos saudáveis, recebendo dieta normal. As causas mais comuns são: diarreia, vômitos e o uso de diuréticos

Classificação quanto à gravidade

Classificação quanto à etiologia

**Leve: 3,1-3,5 mEq/L;
moderada: 2,5-3,0 mEq/L;
grave: < 2,5 mEq/L**

▶ **Perdas renais:** devidas ao uso de diuréticos (tiazídicos e de alça).

▶ **Perdas gastrointestinais:** vômitos, uso de sonda nasogástrica, diarreia crônica, preparo para colonoscopia, pseudo-obstrução colônica.

▶ **Influxo celular de potássio:** aumento da insulina, alcaloses (metabólica ou respiratória), hipotermia.

Achados clínicos

Geralmente ocorrem em concentrações séricas < 3,0 mEq/L e são musculares e cardíacas. Em casos mais graves podem ocorrer: fraqueza muscular, constipação, palpitação, síncope e desconforto respiratório.

Tratamento

▶ **Casos leves:** a reposição deve ser oral, normalmente por xarope de potássio a 6% (possui 12 mEq/L a cada 5 mL). A dose deve ser de 10-20 mEq/L 2-4 x/dia, não excedendo 200 mEq/L/dia.

▶ **Casos moderados:** nos casos moderados e graves a reposição deve ser endovenosa associada à oral. Moderados: 20 mEq/L/hora.

▶ **Casos graves:** a reposição deve ser de 40 mEq/L/hora.

Para a reposição endovenosa é recomendada a monitoração cardíaca, principalmente quando a velocidade infusão é igual ou maior a 40 mEq/L/hora.

Hipercalemia

Definição: É a concentração sérica de potássio maior que 5,5 mEq/L.

Classificação quanto à gravidade

Leve: 5,5-6,0 mEq/L;
moderada: 6,0-6,5 mEq/L;
grave: > 6,5 mEq/L

Etiologia

Muitas são as causas de hipernatremia, destacamos as principais:

- insuficiência renal (aguda e crônica);
- pseudo-hipercalemia: consequente à hemólise traumática durante a punção, em pacientes assintomáticos;
- acidose metabólica;
- trauma e rabdomiólise;
- deficiência de insulina associada a hiperglicemia;
- hipoaldosteronismo primário;
- medicamentos: betabloqueadores, intoxicação digitálica, diuréticos poupadores de potássio (p. ex., espironolactona).

Achados clínicos

São de grande relevância e, quando presentes, estão relacionados à maior gravidade do quadro. Podem haver fraqueza muscular progressiva, parestesia, palpitações e paralisia flácida. Alterações eletrocardiográficas podem estar presentes, como apiculamento da onda T e alargamento do QRS, BAVT de 1° grau, podendo evoluir para fibrilação ventricular.

Tratamento

Urgência hipercalêmica

- Pacientes com hipercalemia e sintomáticos e/ou com alteração de ECG
- Nível sérico de K > 6,5 mEq/L

↓

- Monitoração cardíaca contínua.
- Primeira medida a ser realizada: Cálcio endovenoso – estabiliza a membrana cardíaca, prevenindo arritmias – gluconato de cálcio a 10% – 10 mL + SG 5% 500 mL IV em 3 a 5 minutos.
- Solução polarizante (insulina com glicose): leva a internalização celular do potássio. Geralmente a dose é: 10 unidades de insulina regular + SG 50% 50 mL IV em bolus. Outra opção é a administração de 10 unidades de insulina regular + SG 10% 500 mL IV em 30 a 60 min.
- Bicarbonato de sódio: também leva a internalização celular do potássio – bicarbonato a 8,4% 150 mL + SG 5% 800 mL IV em 2-4 horas.

Remoção permanente do potássio corporal

- Hemodiálise: pacientes com insuficiência renal grave e hipercalemia.
- Diuréticos de alça – furosemida 40 mg IV.
- Resinas de troca – administradas por via oral ou retal, favorecem a transferência do potássio para o interior do cólon, facilitando sua excreção – poliestirenossulfonato de cálcio (Sorcal) 30-60 g VO 8/8 h.

Hipocloremia

Geralmente está associada a desidratação ou hipocalemia secundária a perdas gastrointestinais (p. ex., vômitos).

Quando temos um paciente com perda de ácido clorídrico importante, seja por vômitos ou sondagem gástrica, há um acúmulo de bicarbonato, promovendo uma alcalose metabólica.

A hipocloremia geralmente está associada a acidúria paradoxal, que abordaremos mais adiante.

Tratamento

Consiste na reposição de íons cloreto (soluções de cloreto de sódio) e ressuscitação volêmica, quando necessário reposição de potássio deve ser associada.

Hipercloremia

A principal causa de hipercloremia, em especial nos paciente pós operatórios, é a administração de grandes quantidades de soluções salinas.

Como achados clínicos teremos um paciente com acidose metabólica.

Tratamento

Consiste em diminuir o volume infundido de soluções salinas.

CÁLCIO

Hipocalcemia

Consiste em uma concentração sérica de cálcio menor que 8 mg/dL.

A hipocalcemia é uma complicação que surge, principalmente, em pacientes críticos e naqueles submetidos a cirurgias de tireoide e/ou paratireoide.

Os principais sintomas apresentados em quadros de hipocalcemia são a irritabilidade neuromuscular, que pode se manifestar com dormência perioral e de extremidades, podendo progredir para espasmos (sinais de Trousseau e Chvostek) e tetania em casos mais graves. Eletrocardiograficamente, pacientes com hipocalcemia podem apresentar um aumento do intervalo QT.

Tratamento

Nos pacientes assintomáticos, a simples reposição de cálcio oral pode ser suficiente, além de se investigar a causa base do distúrbio.

Já nos pacientes sintomáticos, deve-se avaliar se são sintomas moderados ou graves. Em sintomas moderados a reposição oral em altas doses pode ser uma opção. Já em pacientes com sintomas graves a reposição endovenosa é a terapia de escolha.

Hipercalcemia

Quando o paciente apresenta uma concentração sérica de cálcio maior que 10 mg/dL.

Este quadro pode aparecer em pacientes com hiperparatireoidismo primário, tireotoxicose, neoplasias (presente em 20-30% dos pacientes com câncer), doenças granulomatosas e medicamentosas.

Os principais sintomas apresentados são fadiga, confusão, náusea, desidratação e anorexia.

Tratamento

Consiste inicialmente em ressuscitação volêmica agressiva com solução isotônica e no uso de medicações que interrompam a atividade osteoclástica.

EQUILÍBRIO ÁCIDO-BASE

Introdução

Sabemos que os distúrbios do metabolismo hidroeletrolítico podem ser divididos em três tipos principais, são eles: distúrbios de volume, nos quais a água é o principal elemento; distúrbios de concentração, tendo como elemento fundamental o íon sódio; e os distúrbios de composição, em que o íon potássio e o equilíbrio ácido-base comandam as alterações mais significativas.

Para manter o controle deste equilíbrio ácido-básico, visando o adequado funcionamento do organismo, temos três pilares de sustentação: o dióxido de carbono, os íons fortes e os ácidos fracos.

Antes de prosseguirmos, faremos uma rápida revisão sobre alguns conceitos que utilizaremos ao longo do nosso capítulo.

Conceitos

- **Ácido**: é toda substância fornecedora de prótons.
- **Base**: é toda substância aceptora de prótons.
- **Ácido forte e base forte**: a força de um ácido e de uma base é determinada pelo grau de ionização do ácido e da base, respectivamente, ou seja, quanto mais ionicamente dissociado de um eletrólito, maior é a sua força.
- **Teoria dos tampões**: tampões são substâncias que, quando presentes em uma solução, mantêm constante o seu pH, quando um ácido forte ou uma base forte são adicionados a esta solução. Este sistema tampão é formado por duas partes: um ácido fraco e um sal deste ácido.
- **pH**: é o cologaritmo da concentração de H^+ em uma solução.

- Sabemos, então, que o organismo necessita de um meio ideal (homeostase) para que o seu metabolismo ocorra de maneira adequada. Dessa forma, é preciso manter um pH "ideal" para que esse maquinário possa trabalhar. Logo, para compreender esse mecanismo regulatório falaremos do equilíbrio ácido-básico.

O equilíbrio ácido-básico nada mais é do que o resultado normal dos processos de regulação da concentração de prótons, ou seja, é a manutenção do *turnover* dos íons H^+.

Ou seja, os processos metabólicos produzem íons de hidrogênio que são fixados ou tamponados e transportados para órgãos emunctórios (pulmão e rins), onde serão excretados na forma de CO_2 ou H^+.

Então, como pudemos ver até agora, o organismo precisa de um meio constante para a realização de suas reações metabólicas, e esse meio é regulado, dentre outros meios, pelo equilíbrio ácido-básico, equilibrando assim o pH para manter a homeostase. Mas e qual o valor desse pH? Como ele é calculado? Quais as formas de mantê-lo sob controle?

No corpo humano a faixa de normalidade varia de 7,35 a 7,45, podendo apresentar variações tanto para cima (alcalose) chegando até 7,8; quanto para baixo (acidose) com valores de até 6,8. Sabe-se que alterações de pH acima de 7,8 ou abaixo de 6,9 são condições incompatíveis com a vida, uma vez que promovem alterações diversas, em especial enzimáticas, que inviabilizam reações químicas essenciais.

Notem que o ser humano está mais adaptado (tolera) às variações mais amplas de pH para acidose, enquanto a elevação para alcalose apresenta uma faixa mais estreita.

A determinação do pH é dada através da reação de Henderson-Hasselbach: $pH = pK \times \log[HCO_3^- / (0,03 \times PCO_2)]$.

Entretanto, o valor do pH nada mais é do que uma informação isolada, que impede a completa visualização do contexto clínico do paciente. Dessa forma, para entender o que está acontecendo com o doente com quem vamos lidar, são necessárias outras informações sobre as condições respiratórias e metabólicas que irão determinar o valor de pH naquele momento.

Componente Respiratório

A primeira grandeza estudada como representante fidedigna do componente respiratório do equilíbrio ácido-básico foi a pressão parcial de gás carbônico (pCO_2) no sangue arterial.

Componente Metabólico

Uma série de componentes foi analisada para determinar qual o melhor componente metabólico do equilíbrio ácido-básico, sendo eles reserva alcalina (poder de combinação CO_2 no plasma), concentração de CO_2, base tampão, até que, analisando as diversas variáveis, chegamos ao excesso de base (*base excess*).

Excesso de Base (BE)

Nada mais é do que a diferença entre a base tampão de um paciente e a base tampão "normal", sendo seu valor teórico zero. Dessa forma, valores negativos de "BE" representam déficit de base (acidose) e valores positivos, excesso de base (alcalose).

Para o cálculo dessa diferença de base existem nomogramas, sendo o mais utilizado o de Siggaard-Andersen, o qual se projeta num plano o CO2 total do plasma, a concentração de HCO_3^-, o excesso de base, o pH e a pCO2.

Agora que já elucidamos o mecanismo de equilíbrio ácido-básico, vamos tratar de seus distúrbios, ou seja, quando temos uma diminuição de pH (acidose) ou um aumento do pH (alcalose).

Podemos classificar os desvios do equilíbrio ácido-básico em quatro prismas, são eles:

1. Etiologia:
    - respiratórios;
    - metabólicos.

2. Variação de pH:
    - para cima: alcalose;
    - para baixo: acidose.

3. Compensação:
    - compensados;
    - parcialmente compensados;
    - descompensados.

4. Número de alterações primárias:
    - simples;
    - mistos.

Equilíbrio Ácido-básico e sua Relação com Trauma Cirúrgico

O paciente cirúrgico sofre influência direta dos efeitos de sua doença e da agressão representada pelo trauma cirúrgico. Estas condições vão determinar a resposta orgânica ao trauma.

O metabolismo hidrossalino e o equilíbrio ácido-básico são afetados pelo traumatismo cirúrgico, uma vez que no período pós-operatório nós temos uma acentuada tendência a retenção de sódio e bicarbonato e aumento da excreção de potássio. Devemos considerar também que, durante a anestesia, a hiperventilação do paciente induz a alcalose respiratória. Ou seja, sabendo disto, todo paciente cirúrgico que apresente alcalose em seus exames pré-operatórios deve ser compensado previamente, a fim de se evitar uma piora da descompensação no período pós-operatório.

Alcalose

É definida, então, como aumento do pH do plasma.

Alcalose Metabólica

Pode ocorrer nas seguintes situações – excesso de agentes alcalinos ou por perdas de íons H^+. O pH está maior que 7,45 e a concentração de bicarbonato é maior que 26 mEq/L.

Um exemplo de alcalose por excesso de agentes alcalinos são as fístulas pancreáticas e biliares, complicações que podem ocorrer em cirurgias como gastroduodenopancreatectomias e derivações biliodigestivas. Nessas situações há uma dificuldade de excreção de bicarbonato de sódio pelos rins.

Enquanto exemplos de situações em que o paciente pode apresentar alcalose por perdas são a presença de vômitos, uso de sonda nasogástrica e pancreatite, situações clínicas em que há perda de volume associada podem cursar, dessa forma, com desidratação.

A perda de suco gástrico, seja por vômitos, seja por sonda, leva a uma alcalose com características específicas que remetem a essa causa para alteração do distúrbio do equilíbrio ácido-básico. A alcalose neste contexto apresenta-se como hipoclorêmica hipocalcêmica.

Quando paciente apresenta uma alcalose metabólica ocorre um fenômeno chamado acidúria paradoxal.

Como forma de compensar a desidratação, os rins tendem a reter mais Na^+, para isso aumentam a excreção de H^+ deixando, assim, a urina ácida.

Os principais sintomas que o paciente pode apresentar num quadro de alcalose metabólica são: fraqueza, apatia, tetania, coma, convulsões, bradpneia, além de alterações eletrocardiográficas com sinais de hipocalemia (onda T achatada ou invertida).

O tratamento da alcalose metabólica consiste inicialmente em cessar as perdas do paciente (perda de Cl^-) e repor volume com soluções isotônicas com suplementação de NaCl e K^+.

Alcalose Respiratória

Alteração comum a pacientes em ventilação mecânica, nos quais ocorre a hiperventilação. Fora do contexto de ventilação mecânica, ocorre nos quadros em que o paciente cursa com taquipneia, por exemplo, quadros pulmonares agudos (p. ex., tromboembolismo pulmonar) ou choque séptico, neste caso, sendo uma das primeiras alterações a serem notadas.

O tratamento consiste em formas de diminuir a frequência respiratória do paciente, permitindo deste modo que os níveis séricos de CO2 voltem ao normal.

Acidose

Alteração do equilíbrio ácido-básico em que o pH é menor que 7,35.

Acidose Respiratória

Ocorre quando aumenta a concentração sérica de CO2, seja por hipoventilação (depressão respiratória por medicamentos) ou por aumento na produção endógena de CO2.

Tabela 2.1. Distúrbios do equilíbrio ácido-básico

Distúrbio		pCO$_2$	HCO$_3$	pH	Compensação esperada
Acidose respiratória	Agudo	↑	Normal	< 7,35	1-4 mEq/L HCO$_3^-$ para cada aumento de 10 mmHg de pCO$_2$
	Compensado	↑	↑	7,35-7,4	
Alcalose respiratória	Agudo	↓	Normal	> 7,45	2-5 mEq/L HCO$_3^-$ para cada queda de 10 mmHg de pCO$_2$
	Compensado	↓	↓	7,4-7,45	
Acidose metabólica	Agudo	Normal	↓	< 7,35	pCO$_2$ esperada = 1,5(HCO$_3^-$) + 8
	Compensado	↓	↓	7,35-7,4	
Acidose respiratória	Agudo	Normal	↑	> 7,45	pCO$_2$ esperada = 0,7(HCO$_3^-$) + 20
	Compensado	↑	↑	7,4-7,45	

O *tratamento* consiste em aumentar a ventilação alveolar, por exemplo procedendo a intubação orotraqueal do paciente e deixando-o em ventilação mecânica como mecanismo compensatório. No caso de intoxicação medicamentosa, deve-se administrar os antídotos.

Acidose Metabólica

É resultado da perda de bases ou acúmulo de ácidos. É a situação mais comum na prática médica. Está relacionada a hipoperfusão tecidual (sepse, hipovolemia, diabetes descompensado).

O quadro de acidose metabólica secundário a acúmulo de ácidos está relacionado a quadros de insuficiência renal, em que não há a depuração adequada de íons H⁺, choque, grandes transfusões e reperfusão de tecidos previamente isquêmicos, por exemplo. Quando falamos em acidose metabólica por perda de bases, as situações clínicas mais frequentes são diarreia e as fístulas biliopancreáticas.

O *tratamento* da acidose metabólica consiste em corrigir os distúrbios metabólicos de base com as reposições hidroeletrolíticas pertinentes. A correlação dos distúrbios com as alterações na gasometria está descrita na Tabela 2.1.

▶ BIBLIOGRAFIA CONSULTADA

1. Cohn JN, Kowey PR, Whelton PK, Prisant LM. New guidelines for potassium replacement in clinical practice: a contemporary review by the National Council on Potassium in Clinical Practice. Arch Intern Med. 2000;160(16):2429-36. doi: 10.1001/archinte.160.16.2429. PMID: 10979053.
2. Curra MD, Tomasini FS, Seganfredo FB, Poli-de-Figueiredo CE. Acta méd (Porto Alegre). 2014;35:[8]. Gennari FJ. Hypokalemia. N Engl J Med. 1998;339(7):451-8. doi: 10.1056/NEJM199808133390707. PMID: 9700180.
3. Kaplan LJ, Kellum JA. Fluids, pH, ions and electrolytes. Curr Opin Crit Care. 2010;16(4):323-31. doi: 10.1097/MCC.0b013e32833c0957. PMID: 20613504.
4. Kovesdy CP. Management of Hyperkalemia: An Update for the Internist. Am J Med. 2015;128(12):1281-7. doi: 10.1016/j.amjmed.2015.05.040. Epub 2015 Jun 18. PMID: 26093176.
5. Margarido NF. Manual de Metabologia Cirúrgica. São Paulo: Ed Atheneu; 2009.
6. Morgan TJ. Clinical review: The meaning of acid-base abnormalities in the intensive care unit – effects of fluid administration. Critical care. 2005;9(2):204-11. doi: 10.1186/cc2946.Overgaard-Steensen C, Ring T. Clinical review: practical approach to hyponatraemia and hypernatraemia in critically ill patients. Crit Care. 2013;17(1):206. doi: 10.1186/cc11805. PMID: 23672688; PMCID: PMC4077167.
7. Sterns RH. Disorders of plasma sodium--causes, consequences, and correction. N Engl J Med. 2015;372(1):55-65. doi: 10.1056/NEJMra1404489. PMID: 25551526.
8. Townsend CM, Beauchamp RD. Sabiston – Tratado de Cirurgia. 2 Vol. 18ª ed. Philadelphia: Saunders Elsevier; 2010.

Nutrição em Cirurgia

3

Alessandra M. Borges

INTRODUÇÃO

Ao longo dos anos, o ato operatório evoluiu muito, entretanto alguns fatores não cirúrgicos podem influenciar fortemente o resultado pós-operatório. Muitas condutas perioperatórias, habitualmente empregadas e repassadas empiricamente ao longo de décadas, hoje mostram-se obsoletas à luz das evidências, devendo ser, portanto, abandonadas.[1] A exemplo disto temos a cultura de manter o paciente em jejum por horas antes e após o procedimento cirúrgico. Entretanto, no final do século 20, vários investigadores levantaram a hipótese de que a nutrição enteral precoce era viável, mesmo após grandes cirurgias abdominais, e geravam melhores resultados pós-operatórios como menor tempo de internação e diminuição na incidência de complicações.[2]

O estado nutricional prévio também demonstrou ter um grande impacto nas complicações pós-operatórias e no tempo de internação hospitalar, mesmo em cirurgias minimamente invasivas.[3] Infelizmente, a desnutrição perioperatória permanece amplamente subdiagnosticada e não tratada, apesar de 24-65% dos pacientes submetidos à cirurgia apresentarem risco de desnutrição ou desnutrição.[3]

Há mais de 50 anos, Studley documentou, pela primeira vez, a relação existente entre a perda de peso pré-operatória e o aumento da mortalidade pós-operatória. Naquele estudo envolvendo pacientes submetidos a operações por úlcera péptica, a mortalidade em pacientes com mais de 20% de perda de peso pré-operatória foi de 33,3%, em comparação com apenas 3,5% dos que não apresentavam perda de peso. Nos anos subsequentes, uma série de estudos investigou a relação existente entre desnutrição e alterações dos mecanismos imunológicos de defesa, estabelecendo claramente a relação existente entre desnutrição pré-operatória e aumento da morbimortalidade pós-operatória.[4]

Com o desenvolvimento de novas fórmulas de nutrição parenteral e enteral, associado ao aumento das pesquisas clínicas e experimentais, criaram-se novos conceitos na prática clínica que mudaram substancialmente o prognóstico. Como consequência, o uso da terapia nutricional tornou-se parte integrante do tratamento de diversas afecções cirúrgicas, e hoje o preparo pré-operatório vem ganhando cada vez mais força, tendo em vista os resultados demonstrados.

Neste capítulo iremos abordar as noções básicas da Terapia Nutricional Perioperatória.

DIFERENTES RESPOSTAS AO JEJUM

Existem vários fatores diferentes que contribuem para a resposta metabólica ao trauma perioperatório, incluindo imobilização, redução da ingestão oral, anestesia, dano ao tecido, subsequente ativação do sistema imunológico e alterações metabólicas.[5] Dentre eles, o jejum continua sendo um dos fatores mais impactantes, e para compreendermos melhor esse fato devemos saber diferenciar os tipo de jejum:

▶ **jejum prolongado:** é o jejum não complicado, em que a diminuição da ingestão alimentar resulta em diminuição da absorção de glicose, aminoácidos e gorduras no intestino. Neste caso, o fígado deixa de remover glicose do sangue portal e passa a produzir glicose a partir do glicogênio e de outros precursores glicogênicos, na tentativa de manter os níveis glicêmicos estáveis. As necessidades calóricas diminuem devido ao decréscimo fisiológico do metabolismo basal. A mobilização de gordura vai fornecer energia para os tecidos adaptados a utilizarem ácidos graxos ou corpos cetônicos como fonte calórica. Baixos níveis de insulina com níveis elevados de glucagon vão facilitar a liberação de glicose pelo fígado, gliconeogênese a partir de aminoácidos glicogênicos, degradação de aminoácidos cetogênicos, liberação periférica de ácidos graxos e aumento da produção de corpos cetônicos. A energia necessária para essas atividades metabólicas é oriunda principalmente da oxidação das gorduras, que constituem assim a principal fonte calórica durante o jejum. Como as proteínas são o principal substrato gliconeogênico durante o jejum, a sobrevida do indivíduo vai depender da capacidade adaptativa ao uso de corpos cetônicos como fonte calórica e de conservação da massa proteica. Clinicamente, a rápida perda de peso observada inicialmente diminui de forma gradativa. A proteólise ocorre não apenas no músculo esquelético periférico, mas também nas miofibrilas cardíacas[121] e nos músculos respiratórios.[95] Essa intensa proteólise acompanha-se de aumento da excreção urinária de ureia, além da perda de cálcio, potássio e magnésio. Ocorrem diminuição dos níveis séricos da albumina e de outras proteínas circulantes. As imunoglobulinas também diminuem com o jejum, e a imunidade celular torna-se deficiente, aumentando os riscos de infecção;[6]

▶ **resposta metabólica ao trauma:** é o jejum no paciente que sofreu algum trauma recente, complicado ou não por infecção sistêmica, que suscita no organismo resposta metabólica diversa daquela observada no jejum não complicado. Enquanto no jejum simples ocorre diminuição do metabolismo basal, este está marcadamente elevado após o trauma. Os mecanismos poupadores de nitrogênio são menos eficazes. O aumento do metabolismo basal é proporcional à extensão do trauma, refletindo-se por grande perda da massa corporal, especialmente muscular, desproporcional ao período de jejum. O balanço nitrogenado é normalmente bastante negativo no paciente com trauma grave, a menos que o paciente esteja recebendo terapia nutricional. Os pacientes hipercatabólicos caracterizam-se por apresentarem hiperglicemia persistente, refletindo a rápida mobilização do glicogênio hepático. Em pacientes nos quais o trauma é agravado por infecções, a liberação de citocinas como as interleucinas e o fator de necrose tumoral (TNF) e outras substâncias que são produzidas pelas bactérias e pelos tecidos infectados agem diretamente nos diversos órgãos ou indiretamente através do sistema nervoso central, e são responsáveis pela resposta neuroendócrina à infecção. Normalmente, quantidades adequadas de citocinas são essenciais para a atividade imunológica e antimicrobiana, cicatrização das feridas e resposta metabólica adequada ao trauma. Entretanto, o excesso de citocinas produz os seguintes efeitos deletérios: destruição tecidual local, lesão microvascular (extravasamento capilar), hipermetabolismo excessivo e insuficiência hemodinâmica que pode evoluir para choque (Tabela 3.1).[7]

Tabela 3.1. Diferenças da Resposta Metabólica ao Trauma

	Jejum	Trauma
Taxa metabólica	↓	↑↑
Reserva Energética	Conservada	Consumido
Proteína Corporal	Conservada	Consumida
Nitrogênio urinário	↓	↑↑
Perda de peso	Lenta	Rápida

INDICAÇÕES DE TERAPIA NUTRICIONAL

Segundo o conceito inicial clássico de Dudrick, a terapia nutricional está indicada naqueles pacientes que "não podem comer, não devem comer, não comem o suficiente ou não querem comer".[7] Pacientes desnutridos são mais suscetíveis a infecções e a desenvolver falências orgânicas.[2] Assim, se um período prolongado de jejum é inevitável, a terapia nutricional deveria ser iniciada prontamente, visando evitar o desenvolvimento de desnutrição. Nos pacientes gravemente desnutridos, a terapia nutricional é frequentemente obrigatória, e deve ser iniciada no pré-operatório.

Dessa maneira, a Terapia Nutricional (TN) está geralmente indicada para o paciente cirúrgico, com o objetivo de prevenir a desnutrição ou minimizar seus efeitos, além de proporcionar substratos para recuperação adequada. Recente análise multivariada mostrou que a TN é fator independente para diminuição de morbidade pós-operatória. A morbidade, a mortalidade e o tempo de internação são os principais parâmetros a serem considerados para avaliar a eficácia dos objetivos da TN no perioperatório.[8]

As necessidades nutricionais devem ser calculadas de maneira individualizada para cada paciente. O cálculo da necessidade calórica do paciente pode ser feito com precisão através da medida do gasto calórico com o uso da calorimetria indireta. No entanto, na prática clínica diária esta não é rotineiramente utilizada, frente ao alto custo do aparelho e às particularidades do teste. Atualmente, tem-se usado muito a chamada fórmula rápida de 25 a 30 kcal/kg/dia. As necessidades proteicas vão de 0,8 a 2,0 g/kg/dia (Tabela 3.2).[1,2,8] O peso usado para a estimativa das necessidades nutricionais deve ser o atual, exceto em pacientes obesos, nos quais se deve usar o peso ideal, ou em pacientes edemaciados, nos quais se pode usar o peso usual (prévio à enfermidade atual).

Tabela 3.2. Recomendações Nutricionais

	Aporte calórico kcal/kg/PC	Aporte proteico g/kg/PC
DITEN – 2011[8]	20-35 kcal/kg/d, sendo: - 20-25 kcal para pacientes críticos e - 30 a 35 kcal para cirurgias abdominais de grande porte	1,2 a 1,5 g de proteínas por kg de peso ao dia. Pacientes com nível alto de estresse podem receber até 2 g/kg/dia
ACERTO – 2017[1]	25 kcal/kg/d	1,5 g/kg/d
ESPEN – 2017[2]	25-30 kcal/kg/d	0,8-1,5 g/kg/d

kcal: quilocalorias; kg: quilograma; PC: peso corporal; g: gramas; d: dia.

VIAS DE ADMINISTRAÇÃO

Para se definir a via de administração utilizada para a Terapia Nutricional, deve-se inicialmente considerar a funcionalidade do trato gastrointestinal e o tempo em que o paciente estará impossibilitado de se alimentar adequadamente. Sempre tenha em mente que o método mais fisiológico de terapia nutricional é a ingestão oral voluntária de uma dieta balanceada. No entanto, nem todos os pacientes estarão aptos a utilizar esta via, sendo assim, alguma via alternativa deve ser providenciada, neste caso as vias mais comuns são a enteral e a parenteral. A seleção entre nutrição enteral ou parenteral vai depender do grau de integridade do trato digestivo, das necessidades nutricionais do paciente e do seu estado nutricional, da doença de base, das facilidades disponíveis no hospital e da experiência do médico.

Nutrição Enteral

Em pacientes nos quais o trato digestivo está íntegro, a nutrição enteral deve ser sempre utilizada. A nutrição enteral pode ser realizada pela utilização de suplementos orais, nos pacientes que preservam a capacidade de ingestão, ou com o auxílio de sondas posicionadas no estômago ou jejuno (Figura 3.1).

As soluções para uso em nutrição enteral podem ser classificadas em quatro grupos principais: as dietas artesanais, as dietas modulares, as dietas poliméricas e as dietas oligo/monoméricas. Além disto, existem dietas que se adequam a cada tipo de enfermidade:

- Dietas artesanais: dietas à base de alimentos naturais. São dietas que demandam grande manipulação e com isso apresentam risco aumentado de contaminação exógena, não sendo mais recomendadas rotineiramente.

- Dietas modulares: permitem que se administrem módulos definidos dos diversos macronutrientes, com um custo reduzido. Também são dietas que possuem risco aumentado de contaminação exógena, pela grande manipulação dos diversos módulos.

- Dietas poliméricas: as mais usadas, possuem os macronutrientes nas suas formas complexas e são apresentadas na forma líquida ou em pó. Em geral são completas e contêm todas as vitaminas e oligoelementos.

- Dietas oligo/monoméricas: constituídas por aminoácidos ou oligopeptídeos, glicose e monossacarídeos, di ou triglicerídeos, podendo ser utilizadas mesmo em pacientes com função intestinal comprometida, por serem parcialmente digeridas e consequentemente serem facilmente absorvidas.

As dietas específicas para determinadas doenças foram desenvolvidas para atender a pacientes em situações especiais, como na insuficiência hepática, no diabetes mellitus, ou quando as necessidades proteicas estão muito aumentadas, como é o caso dos pacientes hipercatabólicos.

Quando a via oral não está disponível ou é insuficiente, utilizamos a infusão das fórmulas enterais por meio de sondas nasogástrica, nasoentérica, de gastrostomia ou jejunostomia. A escolha da melhor via de acesso ao tubo digestivo vai depender de vários fatores: estado de consciência do paciente, função pulmonar, presença ou não de refluxo gastroesofágico, quantidade e estado funcional do intestino delgado e presença de operações prévias, especialmente ressecções gástricas. A infusão gástrica tem a vantagem de diluir soluções hiperosmolares ou retardar o seu trânsito, diminuindo os riscos de dumping ou de diarreia. A gastrostomia é frequentemente utilizada em pacientes com lesões de orofaringe ou de esôfago. É opção segura e eficaz em pacientes debilitados, em caráter temporário ou definitivo. A gastrostomia pode ser realizada mesmo com anestesia local, com morbidade bastante reduzida. A técnica cirúrgica mais utilizada é a gastrostomia a Stann, embora atualmente a maioria das gastrostomias seja feita por via endoscópica. As jejunostomias permitem acesso ao jejuno proximal, porção mais inferior do tubo digestivo, onde a administração de dietas enterais pode ser feita com segurança e eficácia. A técnica tradicionalmente empregada é a jejunostomia tipo Witzel, que consiste na tunelização da sonda por segmento de 10-15 cm de jejuno, fixando-se na parede abdominal.

As infusões podem ser mantidas de forma contínua – preferencialmente com o auxílio de bombas infusoras, ao longo de 24 horas ou de maneira intermitente, a cada 3 ou 4 horas. Quando se opta por administração intermitente, em geral, são feitas infusões de 50 a 300 mL, distribuídas ao longo do dia.

Recomenda-se o posicionamento adequado do paciente, normalmente reclinado a 30-45 graus durante todo o período de infusão da dieta.

Complicações da Nutrição Enteral

As complicações da nutrição enteral podem ser divididas em mecânicas, gastrointestinais e metabólicas. As complicações mecânicas são aquelas relacionadas com a presença da sonda. As mais frequentes são oclusão da sonda ou sua retirada acidental. Quando mal fixada, esta pode causar necrose da asa do nariz ou peritonite por extravasamento intraperitoneal nos casos de gastrostomia ou jejunostomia. As complicações gastrointestinais incluem diarreia, náuseas e vômitos, distensão abdominal, cólicas e refluxo gastroesofágico, o que pode levar à aspiração pulmonar.

Entre as complicações metabólicas, a mais grave é a desidratação acompanhada de uremia pré-renal. Essa complicação manifesta-se clinicamente por letargia progressiva até coma, resultante de hiperosmolaridade. A administração de volume adequado de água livre juntamente com a dieta previne essa complicação.[9]

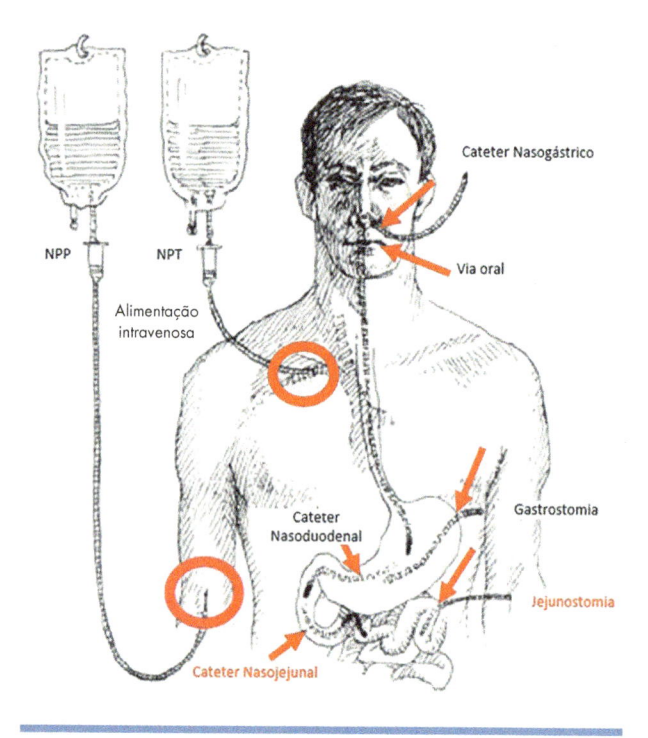

Figura 3.1. Vias de administração da terapia nutricional. Imagem adaptada da Internet.

Nutrição Parenteral

É a administração intravenosa de todos os nutrientes necessários para manter o estado nutricional de um indivíduo ou mesmo restaurar depleções nutricionais. Os cuidados de assepsia devem ser seguidos cuidadosamente durante o preparo das soluções, a obtenção da via de acesso e a manutenção do cateter. A escolha e o cuidado adequados com a via de acesso venoso são pontos fundamentais para minimizar os efeitos adversos e garantir o sucesso da terapia nutricional parenteral. A via de acesso venoso mais comumente utilizada é a punção percutânea infraclavicular de veia subclávia ou pela veia jugular interna. Hoje também são bastante utilizadas as veias periféricas para a infusão de nutrição parenteral. Nestes casos, a fórmula nutricional é menos hiperosmolar. Outra opção é a colocação de cateter longo, em veia central, através de acesso periférico. Este é denominado cateter central de inserção periférica, conhecido pela sigla em inglês PICC.

A solução de nutrição parenteral deve ser infundida lentamente no início e a velocidade da infusão aumentada progressivamente até serem atingidas as necessidades diárias. Esse procedimento é especialmente importante nos pacientes hipercatabólicos, que terão que se adaptar a altas infusões proteico-calóricas. Eletrólitos e glicemia devem ser monitorados diariamente no início da infusão. A relação caloria/nitrogênio deve ser mantida entre 100 e 200 calorias para cada grama de nitrogênio, de acordo com cada doente, prevenindo assim a utilização de proteína como fonte calórica.

Complicações da Nutrição Parenteral

As complicações da nutrição parenteral são normalmente agrupadas em três tipos principais: mecânicas, metabólicas e infecciosas.

Complicações Mecânicas

São mais comumente associadas à introdução do cateter, especialmente durante a punção da veia subclávia. As mais frequentemente relatadas são pneumotórax, hemo-hidrotórax e punção arterial acidental. Para evitar a embolia gasosa durante a punção, além da posição de Trendelenburg, é útil solicitar-se ao paciente que realize manobra de Valsalva no momento em que se remove a seringa e se introduz o cateter pela agulha. Essas complicações devem ser diagnosticadas e tratadas imediatamente. Para tanto, é importante o estudo radiológico de rotina após a introdução do cateter. Complicações mecânicas tardias associadas ao cateter incluem deslocamento, retirada acidental, migração com embolia e extravasamento do cateter. A incidência dos chamados acidentes de punção tende a diminuir com a maior experiência de quem a realiza.

Complicações Metabólicas

As mais frequentes são a intolerância à glicose e as alterações das provas de função hepática. Menos comumente se observam hipertrigliceridemia, hipoglicemia, deficiência dos ácidos graxos essenciais, hiperinsulinemia, aumento da norepinefrina sérica, hipercapnia e hipervolemia.

Complicações Infecciosas

A sepse é a mais temível complicação relacionada ao cateter.[9]

TERAPIA NUTRICIONAL PERIOPERATÓRIA

Inúmeros estudos têm demonstrado que o paciente desnutrido apresenta taxas de complicações pós-operatórias significativamente superiores em relação aos pacientes bem nutridos. Teoricamente, seria justificado o adiamento de cirurgia eletiva programada para que sejam ofertados nutrientes no pré-operatório por certo período de tempo, na expectativa de se reduzir a morbimortalidade associada à desnutrição.[2,5] Embora seja bem conhecida a associação entre desnutrição e resultados pós-operatórios adversos, a prescrição de terapia nutricional perioperatória conforme recomendam os guidelines, com o respaldo de importantes sociedades médicas, ainda é esquecida entre os cirurgiões.[1]

A principal dúvida existente paira sobre quais grupos de pacientes se beneficiariam da terapia nutricional. Os vários pesquisadores ao redor do mundo já realizaram publicações a esse respeito e os guidelines das principais sociedades de terapia nutricional do mundo, assim como as Diretrizes Brasileiras de Terapia e o Projeto ACERTO, concordam que a "terapia nutricional pré-operatória por via oral, enteral ou parenteral deve ser instituída aos pacientes candidatos a operação de moderado a grande porte, que apresentem risco nutricional moderado a alto, acessado por qualquer um dos métodos disponíveis", mesmo que isto implique em adiamento da data prevista da cirurgia em 5 a 10 dias.[1]

A terapia nutricional pré-operatória deveria ser utilizada para tratar a desnutrição e, se for efetiva, conseguirá reduzir complicações e mortalidade pós-operatórias ao diminuir as complicações relacionadas à desnutrição.

É importante ressaltar que, no pós-operatório, a maioria dos pacientes passa por um período variável de ingestão inadequada de nutrientes, porque a alimentação oral precoce após operações do trato digestivo é considerada indesejável ou inviável por causar náuseas, vômitos ou distensão abdominal, ainda que estudos recentes tenham mostrado o contrário.[1,2,8]

Abreviação do Jejum Pré-operatório

Um dos principais pilares defendidos por protocolos que visam melhorar a recuperação pós-operatória, como ERAS e ACERTO, a abreviação do jejum pré-operatório ainda tem um longo caminho a percorrer devido a resistências encontradas por cirurgiões, anestesistas e até pacientes. As principais sociedades de cirurgia, anestesia e nutrição do mundo defendem a redução do jejum pré-operatório como um dos fatores para otimizar a recuperação do paciente no pós-operatório.[1,2]

Os benefícios da redução do jejum pré-operatório estão na melhora de parâmetros metabólicos, especialmente com a redução da resistência insulínica, imunomodulação com menor reação inflamatória, e incremento da capacidade funcional no pós-operatório. Alguns estudos mostram ainda redução no tempo de internação em operações de grande porte; redução da ansiedade, sede e fome; e redução de náuseas e vômitos no pós-operatório[1].

Atualmente recomenda-se, para a maioria dos pacientes candidatos a procedimentos eletivos, jejum de sólidos de 6-8 h antes da indução anestésica. Líquidos contendo carboidratos (maltodextrina) devem ser ingeridos até 2 h antes da anestesia, exceto para casos de retardo no esvaziamento esofágico ou gástrico, ou em procedimentos de emergência.[1,8]

Mais recentemente, estudos analisaram a associação de fonte proteica a bebida com carboidratos utilizada o pré-operatório, que parece aumentar os benefícios associados à melhora da sensibilidade à insulina, capacidade funcional, maior produção de glutationa e menor reação inflamatória de fase aguda. Neste caso, recomenda-se que bebidas contendo carboidratos associados a fonte proteica (glutamina ou proteína do soro do leite) podem ser ingeridas até 3 h antes do procedimento anestésico com segurança.[1]

Realimentação Pós-operatória

A grande insegurança da equipe de cirurgiões, anestesistas e nutricionistas é quanto à liberação, nas primeiras 24 horas de pós-operatório, de dietas líquidas e sólidas para as cirurgias altas do aparelho digestório. O atraso no reinício da dieta por via oral ou enteral ainda é uma realidade em muitas unidades de cirurgia. Manter o paciente cirúrgico numa prescrição de "nada pela boca" por mais de 24 horas no pós-operatório de cirurgia digestiva, além de ser prejudicial, não tem evidência científica. A dieta precoce é definida como a oferta de nutrientes, por via oral ou enteral (nasoenteral ou ostomia) dentro das primeiras 24 horas após a cirurgia.[10] Uma revisão da Cochrane do início da nutrição enteral também não mostrou diferença no risco pós-operatório de complicações em pacientes alimentados precocemente (dentro de 24 h) e naqueles alimentados tardiamente. É importante ressaltar que eles mostraram que os pacientes que foram alimentados cedo tiveram um redução na mortalidade RR (0,41, IC 95% 0,18 a 0,93).[11]

Para os pacientes submetidos a cirurgia de pequeno porte, como as colecistectomias e herniorrafias (abertas ou videolaparoscópicas), a dieta via oral de consistência semilíquida a sólida (pastosa) pode ser liberada dentro das primeiras 6 a 12 horas de pós-operatório. Nas gastrectomias parciais, a liberação de dieta líquida é indicada nas primeiras 24 horas da operação. Para as colectomias totais ou parciais, a dieta líquida (chás, sucos, água) precoce tem grau de recomendação A e segurança confirmada por vários estudos e metanálises e diretrizes de nutrição em cirurgia.[10]

O racional para iniciar precocemente (12 a 24 horas) dieta via enteral ou oral de consistência líquida, no pós-operatório, é o retorno mais rápido da peristalse intestinal, com eliminação de flatos e fezes, diminuição do tempo de internação hospitalar e de complicações.[1,10]

Vários nutrientes como a arginina, glutamina, ácidos graxos ômega-3, isolados ou em combinação, têm sido demonstrados, em estudos clínicos e experimentais, como capazes de influenciar o estado nutricional, imunológico e diversos parâmetros inflamatórios. Por esse motivo, inúmeros estudos prospectivos e randomizados avaliaram os

Tabela 3.3. Recomendações Especiais

	Imunonutrição	Jejum Pré-operatório
DITEN – 2011[8]	Em operações de grande porte para ressecção de câncer, mesmo não havendo desnutrição grave, a TN pré-operatória com suplementos contendo imunonutrientes por 5 a 7 dias está indicada e também deve ser continuada no pós-operatório	Recomenda-se em operações eletivas tempo de jejum de 6 horas para sólidos e de 2 horas para líquidos claros contendo carboidratos
ACERTO – 2017[1]	Para pacientes de maior risco e submetidos a operação de grande porte, a terapia nutricional deve incluir imunonutrientes, tanto pelo uso de suplementos orais como por via enteral por 7 a 14 dias	Líquidos contendo carboidratos (maltodextrina) devem ser ingeridos até 2 h antes da anestesia. No caso de carboidratos + proteínas, devem ser ingeridos 3 h antes da anestesia
ESPEN – 2017[2]	Pacientes desnutridos submetidos a cirurgias de grande porte, especialmente por câncer	Líquidos claros até 2 horas antes da indução anestésica, contendo ou não carboidratos

resultados da chamada imunonutrição sobre os parâmetros citados. O uso de imunonutrientes tais como arginina, ácidos graxos ômega-3 e nucleotídeos, com ou sem glutamina, no pós-operatório precoce, diminui a incidência de complicações infecciosas. Estão associados a menores índices de complicações pós-operatórias, principalmente de natureza infecciosa, e a redução do tempo de permanência hospitalar.2,12 Uma metanálise de Waitzberg e cols., incluindo 18 estudos prospectivos e controlados que avaliaram o emprego de imunonutrição no pré-operatório, confirmou estes resultados. Os autores observaram redução de quase 50% no número de complicações infecciosas, redução na ocorrência de fístulas digestivas no pós-operatório e diminuição significativa da permanência hospitalar (Tabela 3.3).12

Nutrientes Específicos

▶ **Glutamina:** é o aminoácido mais abundante do espaço intracelular, encontra-se reduzida no músculo esquelético e no sangue em estados hipercatabólicos. Os enterócitos utilizam o esqueleto carbônico da glutamina como fonte de energia e excretam a amônia pela veia porta para a síntese de ureia e reincorporação pelo glutamato, formando novamente a glutamina. A glutamina está envolvida em uma variedade de processos biológicos, como funções anabólicas, regulação ácido-base no rim, e metabolismo da amônia. A suplementação de glutamina está associada a melhora da síntese de proteica, preservação da barreira intestinal, aumento da cicatrização de feridas, redução de estresse oxidativo, balanço de nitrogênio negativo, melhora de metabolismo da glicose e modulação do sistema imunológico.[5] De maneira geral, a suplementação de glutamina não demonstrou redução de mortalidade, mas sim redução do tempo de internação hospitalar.[4,5]

▶ **Ácidos graxos de ômega-3:** são moduladores potentes do sistema imunológico e inflamatório. Eles são incorporados à membrana celular influenciando a função e estrutura. Penetrando no citoplasma da célula, os ácidos graxos afetam a síntese de eicosanoides, citocinas e vários outros mediadores importantes.[5]

Dietas Enterais com Vários Nutrientes

São chamadas de fórmulas imunomoduladoras, por conterem mais de um dos nutrientes citados anteriormente. Estudos recentes têm demonstrado, de maneira consistente, vantagens com a utilização de nutrição enteral imunomodulada em relação às dietas convencionais, principalmente com redução das complicações infecciosas e do tempo de hospitalização. Esses resultados têm sido mais expressivos quando a nutrição enteral suplementada é iniciada no período pré-operatório.[1]

A maioria das evidências sugerindo que nutrientes específicos podem modular o curso clínico de pacientes submetidos a grandes operações foi produzida por meio de testes de fórmulas entéricas ou orais enriquecidas com arginina, ácidos graxos ômega-3 e ribonucleotídeos. A ESPEN recomenda o uso de fórmulas imunomoduladoras no perioperatório em pacientes desnutridos que serão submetidos a grande cirurgia de câncer."[5] Em recente metanálise sobre nutrição imunomoduladora pré-operatória em câncer gastrointestinal apenas, demonstrou-se uma significativa redução de complicações infecciosas e tendência a um período mais curto de internação.[13]

Pré, Pró e Simbióticos no Paciente Cirúrgico

Os probióticos, conforme definido pela Organização Mundial da Saúde, contêm microrganismos vivos que, quando administrados em quantidades adequadas, conferem um benefício à saúde do hospedeiro. Eles sobrevivem ao trânsito através do trato gastrointestinal, com a maioria de sua atividade sendo no cólon. Prebióticos são compostos de carboidratos, principalmente oligossacarídeos, que induzem o crescimento e/ou a atividade de gêneros bacterianos no cólon. Combinações de prebióticos e probióticos em uma única preparação são chamadas de simbióticas. A literatura atual sugere que as preparações multiespécies são mais eficazes devido à melhor sobrevivência da passagem gastroduodenal ou à maior capacidade de encontrar um nicho biológico. No entanto, até hoje a maioria espécies apropriadas de probióticos não foi descrita na literatura disponível. Diretrizes ESPEN recentes declararam que o uso de uma mistura multicepa probiótica específica pode ser benéfico para prevenção de bolsite em pacientes com colite ulcerativa que se submeteram a colectomia e com bolsa de anastomose ileoanal[5]. Os mecanismos de ação sugeridos incluem efeitos antimicrobianos diretos, bem como indiretamente ou excluindo competitivamente bactérias potencialmente patogênicas. Eles também alteram o microambiente intestinal, modificando o pH da mucosa, o que inibe ainda mais as bactérias patogênicas. Além disso, outros estudos mostraram que as bactérias probióticas podem dificultar o processo de resposta inflamatória, ao promoverem a produção de citocinas anti-inflamatórias.[5,14] Existem indícios de que o uso de simbióticos pode ajudar a reduzir a incidência de infecção pós-operatória em cirurgias colorretais.[14]

PRÉ-HABILITAÇÃO CIRÚRGICA

Mais recentemente, surgiu o conceito de pré-habilitação, que é definido como o processo de ampliação da capacidade funcional e psicológica do paciente para diminuir os potenciais efeitos deletérios de um estressor significativo, que é o próprio procedimento cirúrgico.[15] A ideia vem de uma intervenção multifatorial com exercícios físicos estruturados, otimização da nutrição, suporte psicológico, combate à anemia e interrupção de comportamentos negativos para a saúde (como fumo, consumo de bebidas alcoólicas e alguns medicamentos). Este modelo é defendido pelo American College of Surgeons e vem sendo implantado pelo Colégio Brasileiro de Cirurgiões – CBC.

Pacientes submetidos a cirurgias abdominais maiores, por neoplasias gastrointestinais, ginecológicas, hepatobiliares e pancreáticas podem, em especial, beneficiar-se da pré-habilitação. Esses pacientes são comparados a corredores de uma maratona e que, assim como os atletas, necessitam estar preparados para enfrentar o estresse provocado pela cirurgia, com o intuito de obter o melhor resultado esperado em longo prazo. Os objetivos da pré-habilitação são reduzir as complicações pós-operatórias, aumentar a velocidade da recuperação e melhorar a qualidade de vida dos pacientes.

É importante distinguir condicionamento pré-cirúrgico de programas de recuperação ampliada após a cirurgia, como o ERAS (Enhanced Recovery After Surgery) e o Projeto ACERTO, que empregam planos de cuidados intra e pós-operatórios com a intenção de acelerar a recuperação. Esses protocolos poderão incorporar a pré-habilitação, mas esta em si representa uma abordagem de recuperação cirúrgica mais abrangente. A pré-habilitação agrupa as medidas aplicadas no período pré-operatório com o objetivo de melhorar a desempenho funcional dos pacientes, na esperança de reduzir morbidade e mortalidade e acelerar a recuperação pós-operatória. A ideia da pré-habilitação é otimizar a saúde do paciente que será submetido a uma agressão controlada, que é a cirurgia.

Todas as medidas que promovam a melhora da saúde física e mental do paciente podem ser incluídas no processo de pré-habilitação.[15]

MENSAGEM FINAL

Hoje não se questionam mais os benfecios da Terapia Nutricional para se obter o melhor resultado pós-operatório. O grande desafio atualmente é a detecção precoce dos pacientes desnutridos ou em risco de desnutrição que serão submetidos a procedimentos cirúrgicos, pois a desnutrição pré-operatória está relacionada a internação prolongada, maiores complicações pós-operatórias, maior risco de reinternação e maior incidência de óbito pós-operatório.[16]

Todos os pacientes cirúrgicos, especialmente os oncológicos e os que serão submetidos a cirurgias de grande porte, devem seguir um processo de avaliação multidisciplinar para um manejo ideal, resultando num melhor resultado pós-operatório, como por exemplo com os resultados promissores dos programas de pré-reabilitação.

Devemos ter sempre em mente que a redução do índice de infecções e do tempo de internação resultarão em redução dos custos da internação global, favorecendo tanto os sistemas públicos quanto privados de saúde.[16]

PONTOS-CHAVE

▶ O estado nutricional prévio tem grande impacto nas complicações pós-operatórias e no tempo de internação hospitalar.

▶ A terapia nutricional está indicada naqueles pacientes que "não podem comer, não devem comer, não comem o suficiente ou não querem comer".

▶ A terapia nutricional no cirúrgico tem como objetivo prevenir a desnutrição ou minimizar seus efeitos, além de proporcionar substratos para recuperação adequada.

▶ Abreviação do jejum pré-operatório: de 6-8 h para sólidos antes da indução anestésica; líquidos contendo carboidratos (maltodextrina) devem ser ingeridos até 2 h antes da anestesia.

▶ Imunonutrição: pacientes desnutridos submetidos a cirurgias de grande porte, por 7-14 dias.

▶ Realimentação precoce pós-operatória: retorno mais rápido da peristalse intestinal, com eliminação de flatos e fezes, diminuição do tempo de internação hospitalar e de complicações.

▶ Pré-habilitação: é uma intervenção multifatorial: com exercícios físicos estruturados, otimização da nutrição, suporte psicológico, combate à anemia e interrupção de comportamentos negativos para a saúde (como fumo, consumo de bebidas alcoólicas e alguns medicamentos) visando melhorar os resultados pós-operatórios.

▶ Não negligencie o jejum prolongado – existem várias vias alternativas para alimentação além da via oral.

▶ REFERÊNCIAS BIBLIOGRÁFICAS

1. Aguilar-Nascimento JE, Salomão AB, Waitzberg DL, Dock-Nascimento DB, Correa MID, Campos ACL, et al., Comissão de Cuidados Perioperatórios do Colégio Brasileiro de Cirurgiões. Sociedade Brasileira de Nutrição Parenteral e Enteral (SBNPE). ACERTO – Guidelines of perioperative nutritional interventions period in elective general surgery. Rev Col Bras Cir. 2017;44(6):633-648. doi: 10.1590/0100-69912017006003.
2. Weimann A, Braga M, Carli F, Higashiguchi T, Hubner M, Klek S, et al. ESPEN guideline: clinical nutrition in surgery. Clin Nutr. 2017;36:623e50.
3. Sandrucci S, Cotogni P, Ponte BZ. Impact of Artificial Nutrition on Postoperative Complications. Healthcare. 2020;8:559. doi:10.3390/healthcare8040559.
4. Campos AC, Borges AM, Correia MID, Meguid MM, Waitzberg DL. Nutrição: Aspectos Gerais e Terapia Nutricional. In: Aparelho Digestivo Clínica e Cirurgia / Julio Coelho. 4ª ed. São Paulo: Editora Atheneu; 2005.
5. Lobo DN, Gianotti L, Adiamah A, Barazzoni R, Deutz NEP, Dhatariya K, et al. Perioperative nutrition: Recommendations from the ESPEN expert group. Clinical Nutrition. 2020;39:3211e3227.
6. Long CL, Spencer JR, Kinney JM, et al. Carbohydrate metabolism in man: Effect of elective operations and major injury. J Appl Physiol. 1971;31:110-116.
7. Didrick SJ, Wilmore DW, Vars HM, et al. Can intravenous feeding as the sole means of nutrition support growth in the child and restore weight loss in an adult? An affirmative answer. Ann Surg. 1969;169:974-984.
8. Nascimento JEA, Campos AC, Borges A, Correia MITD, Tavares GM. Terapia Nutricional no Perioperatório. In: Projeto Diretrizes, AMB – 2011.
9. Waitzberg DL, Castro M. Planejamento da Terapia Nutricional. In: Nutrição Oral, enteral e Parenteral na Prática. Dan L Waitzberg, ed. 4ª ed. São Paulo: Editora Atheneu; 2009.
10. Dock-Nascimento DB, Aguilar-Nascimento JE. Evolução Dietética no Pós-Operatório de Cirurgia Digestiva. In: Tratado de Nutrição e Metabolismo em Cirurgia. Campos ACL. Rio de Janeiro: Editora Rubio; 2013.
11. Andersen HK, Lewis SJ, Thomas S. Early enteral Nutrition within 24h of colorectal surgery versus later commencement of feeding for postoperative complications. Cochrane Database syst Rev. 2006;4:CD004080.
12. Waitzberg DL, Saito H, Plank LD, Jamieson GG, Jagannath P, Hwang TL, et al. Postsurgical infections are reduced with specialized nutrition support. World J Surg. 2006;30(8):1592-604.
13. Deftereos I, Kiss N, Isenring E, Carter VM, Yeung JMC. A systematic review of the effect of preoperative nutrition support on nutritional status and treatment outcomes in upper gastrointestinal cancer resection. European Journal of Surgical Oncology. 2020;46:1423e1434.
14. Polakowski CB. Impacto do uso de simbióticos no pré-operatório de cirurgia por câncer colorretal. Camila Brandão Polakowski. Curitiba, 2015. 64 f. Tese de Mestrado.
15. Gonçalves CG, Groth AK. Prehabilitation: how to prepare our patients for elective major abdominal surgeries? Rev Col Bras Cir. 2019;46(5):e20192267.
16. Correa MID, Castro M, Toledo DO, Farah D, Sansone D, Andrade TRM, et al. Nutrition Therapy Cost-Effectiveness Model Indicating How Nutrition May Contribute to the Efficiency and Financial Sustainability of the Health Systems. JPEN J Parenter Enteral Nutr. 2020;0:1-9.

O Processo de Cicatrização de Feridas e suas Particularidades

4

Fernando Bráulio Ponce Leon de Castro

Isadora Morone

FASES E SEUS PRINCIPAIS EVENTOS

A cicatrização consiste no processo de reparo que compreende uma sequência de eventos moleculares com a finalidade de restaurar o tecido lesado. Esse processo é dividido didaticamente em três fases que se sobrepõem de forma contínua e temporal: fase inflamatória, fase proliferativa e fase de maturação.

A fase inflamatória engloba a hemostasia e a resposta inflamatória em si. Ela se inicia no momento da lesão e prolonga-se por 3 a 4 dias. Com o ferimento, ocorre extravasamento sanguíneo, o qual preenche a área lesada com plasma e elementos celulares, especialmente plaquetas. A coagulação e a agregação plaquetária geram um tampão rico em fibrina que, além de parar o sangramento e formar uma barreira mecânica contra a invasão de microrganismos, organiza uma matriz provisória necessária para a migração celular. Além disso, ocorre a liberação de mediadores inflamatórios como o fator de crescimento derivado de plaquetas (PDGF, do inglês, *platelet-derived growth factor*) e o fator de crescimento transformador beta (TGF-β, do inglês, *transforming growth factor beta*). Nesta fase, pela ação das prostaglandinas ocorre vasodilatação e aumento da permeabilidade capilar e do fluxo sanguíneo, gerando aumento de líquido intersticial que resulta em edema local e aporte de neutrófilos e macrófagos no local da injúria.[5] Os neutrófilos atuam na fagocitose de corpos estranhos e agentes infectantes, na liberação de elementos bactericidas e no debridamento de tecido desvitalizado. Os macrófagos liberam mediadores inflamatórios que recrutam os fibroblastos e as células endoteliais e, com isso, exercem papel importante no desencadeamento da fase de proliferação.

A fase de proliferação inicia-se por volta de 3 dias após a lesão e estende-se até 21 a 30 dias após. Ela abrange três eventos principais responsáveis pelo reparo do tecido conjuntivo e epitélio: fibroplasia, neoangiogênese e epitelização. Esses eventos são desencadeados por mediadores liberados por plaquetas, neutrófilos e, principalmente, pelos macrógrafos da fase inflamatória. A fibroplasia ocorre com a chegada de fibroblastos na ferida e com a produção e deposição de componentes da matriz extracelular – colágeno, elastina, ácido hialurônico, fibronectina, glicosaminoglicanos, entre outros. O fibrinogênio do exsudato inflamatório transforma-se em fibrina, formando uma rede na qual os fibroblastos se acumulam em decorrência dos processos de migração por quimiotaxia e da sua proliferação por mitoses, ao que se segue intensa secreção de componentes proteicos do tecido cicatricial.[10] Os fibroblastos proliferam em um complexo mecanismo contrarregulatório, com uma fase de retardamento que precede a estimulação direta pelo fator de crescimento derivado do macrófago e por interleucina-1.

A neoangiogênese consiste na formação de vasos capilares a partir da proliferação dos brotos endoteliais[5] da periferia da lesão. Esse processo é dinâmico, finamente regulado por sinais presentes tanto no soro, quanto na matriz extracelular local[8] e envolve mediadores solúveis, interações célula-célula e célula-matriz extracelular, bem como forças biomecânicas.[9] A integração dos novos vasos com a matriz formada na fibroplasia origina o tecido de granulação[7,12]. Nesta fase do processo de reparo, inicia-se a reepitelização, que consiste na substituição das células epiteliais superficiais danificadas por queratinócitos que se multiplicaram nas bordas da ferida e nos anexos dérmicos.

A fase de maturação se inicia por volta de 21 dias após a lesão e dura por meses ou anos. Ela envolve a contração da ferida e a remodelação da cicatriz. Ela é a última fase do processo de cicatrização e a mais longa, tendo como elemento primordial a reorganização do colágeno com aumento de suas ligações cruzadas e da matriz que evoluiu durante semanas. Essa reorganização e o aumento na proporção do colágeno tipo I em relação ao tipo III são responsáveis pelo aumento da força de tensão e pela diminuição do tamanho da cicatriz e do eritema. Após 2 meses desse processo, a cicatriz pode atingir até 80% da força tênsil da pele intacta. Além disso, os fibroblastos se diferenciam em miofibroblastos que promovem a contração da ferida no sentido da periferia para o centro, remodelando a cicatriz.

É nessa fase que os elementos reparadores da cicatrização são transformados em tecido maduro de características bem diferenciadas[13]. Ocorre diminuição da atividade celular e do número de vasos sanguíneos, além de perda do núcleo dos fibroblastos, fenômenos que resultam na maturação da cicatriz[14]. Com a evolução do processo, acentua-se a deposição de colágeno e a maioria das células desaparece[15], observando-se a apoptose de fibroblastos e células endoteliais, formando finalmente o tecido cicatricial[16].

TIPOS DE CICATRIZAÇÃO

A cicatrização pode ocorrer de quatro formas diferentes, a depender da fase em que ela se encontra, do tempo de evolução e do resultado esperado.

Primeira intenção

Em procedimentos cirúrgicos, a aproximação dos bordos com suturas é feita logo após a confecção de uma ferida e, assim, as fases descritas são favorecidas e perduram por menos tempo. O tecido cicatricial fibrótico formado tende a ser menor e espera-se um resultado de boa qualidade e boa estética.

Segunda intenção

Nessa situação as bordas da ferida não são aproximadas e em decorrência da perda de continuidade ou por condições desfavoráveis à cicatrização, as fases são mais duradouras e predispõem uma qualidade inferior de cicatriz. Esse tipo de cicatrização pode evoluir durante o seu processo de maturação para hipertrofia, retrações e bridas.

Terceira intenção

Esse tipo também é descrito como primeira intenção retardada. Ela ocorre quando se opta pela aproximação dos bordos após alguns dias, visando melhorar as condições dos tecidos do entorno e obter um melhor resultado. Geralmente essa medida é tomada quando se trata de ferida infectada ou em área a ser receptora de enxertos ou retalhos, enquanto as condições sistêmicas estão sendo compensadas.

Reepitelização

Esse caso ocorre quando as lesões são superficiais e acometem a epiderme e, no máximo, estendem-se até a derme superficial. Os queratinócitos locais são responsáveis por se multiplicarem e se distribuírem até o fechamento completo, sem a formação de tecido cicatricial visível. As fases de cicatrização são encurtadas e o resultado estético tende a ser satisfatório.

CRONIFICAÇÃO DE FERIDAS

Alguns fatores podem interferir na evolução do processo de cicatrização e consequentemente no fechamento da ferida. Isso ocorre quando alguma das fases fisiológicas é prolongada ou postergada e, assim, instaura-se uma ferida crônica. Dentre esses fatores estão os que atuam localmente, como a insuficiência arterial, a pressão mantida de decúbito, as infecções de ferida e a presença de tecido desvitalizado ou corpo estranho. Já entre os fatores sistêmicos, destacam-se o tabagismo, o diabetes *mellitus*, a desnutrição, o uso de corticoides e a imunossupressão. Cada um desses fatores altera o mecanismo de cicatrização de uma forma diferente, mas todos são causas muito frequentes tanto de cronificação de feridas agudas quanto de deiscência e complicações de suturas cirúrgicas.

Dessa forma, para garantir que a cicatrização seja bem orquestrada, é importante evitar as possíveis causas de interferências nas suas fases e garantir um adequado preparo do leito. Para tal, é primordial manter a higienização para uma baixa concentração de microrganismos e retirada de corpos estranhos, implementar medidas de controle do edema e de exsudatos, além de realizar debridamento de tecidos desvitalizados, quando necessário. Com essas medidas, será estimulada a formação de tecido viável para a resolução da ferida.

▶ REFERÊNCIAS BIBLIOGRÁFICAS

1. Clark F. The molecular and cellular biology of wound repair. 2nd ed. Nova Iorque: Plenum Press; 1996.
2. Mendonça A, Ferreira A, Barbieri C, Thomazine J, Mazzer N. Efeitos do ultra-som pulsado de baixa intensidade sobre a cicatrização por segunda intenção de lesões cutâneas totais em ratos. Acta Ortop Bras. 2006;14(3):152-7.

3. Rocha Jr, Oliveira M, Farias R, Andrade R, Aerestrup L. Modulação da proliferação fibroblástica e da resposta inflamatória pela terapia a laser de baixa intensidade no processo de reparo tecidual. Anais Bras Dermat. 2006;81(2):150-6.
4. Barbul A, Brunicardi F, Seymour I, Schwarts D, Dun D, Andersen R. Schwartz's Surgery. 8ª ed. São Paulo; 2006. p. 25-78.
5. Arnold F, West D. Angiogenesis in wound healing. Pharm Therap. 1991;52(3):407-22.
6. Santoro M, Gaudino G. Cellular and molecular facets of keratinocyte reepithelization during wound healing. Experim Cell Res. 2005;304:274-86.
7. Frade M. Úlcera de perna: caracterização clínica e perfil imunoistopatológico do reparo tecidual na presença da biomembrana de látex natural da seringueira Hevea brasiliensis. Tese (doutorado) – Faculdade de Medicina de Ribeirão Preto – USP; 2003.
8. Risau W. Mechanisms of angiogenesis. Nature. 1997;386:671-4.
9. Papetti M, Herman I. Mechanisms of normal and tumor-derived angiogenesis. American Journal of Physiology. Cell Physiology. 2002;282:947-70.
10. Sarandy M. Avaliação do efeito cicatrizante do extrato de repolho (Brassica oleracea var. capitata) em ratos Wistar. Dissertação (Mestrado) – Universidade Federal de Viçosa; 2007.
11. Kumar V, Abbas A, Fausto N. Robbins e Cotran. Patologia – bases patológicas das doenças. 7ª ed. Rio de Janeiro: Elsevier; 2005. p. 31-90.
12. Werner S, Grose R. Regulation of wound healing by growth factors and cytokines. Physiol Rev. 2003;83:835-70.
13. Burger C. Telas de polipropileno e de submucosa de intestino de suíno na reparação de falhas na parede abdominal de ratos (Rattus norvegicus Albinus). Tese (doutorado) – Universidade Estadual Paulista, UNESP; 2014.
14. Vieira C, Magalhães E, Bajai H. Manual de condutas para úlceras neutróficas e traumáticas. Caderno reab Hanseníase. 2002;2:52.
15. Neligan P, Peter C. Cirurgia plástica: princípios. 3ª ed. Rio de Janeiro: Elsevier; 2015. p. 240-52.
16. Balbino C, Pereira L, Curi R. Mecanismos envolvidos na cicatrização: uma revisão. Brazil J Pharm Science. 2005;41(1):27-51.
17. Franz M. The biology of hernias and the abdominal wall. Hernia. 2006;10(6):462-71.

Infecções e Antibioticoterapia em Cirurgia

5

Hamilton Petry de Souza

Pedro Augusto Consalter

Ricardo Breigeiron

INTRODUÇÃO

Este capítulo tem por objetivo discutir as particularidades e o uso racional de antimicrobianos, tanto do ponto de vista profilático quanto terapêutico, no campo da cirurgia do aparelho digestivo, de situações traumáticas e de urgência não traumática. Ainda, de paciente adulto e imunocompetente.

Serão analisados tópicos como a escolha da droga, de forma genérica, o cuidado com a relação entre a dose do fármaco e o peso do paciente – com atenção aos pacientes com sobrepeso –, a necessidade de manutenção dos níveis séricos e tissulares do medicamento durante o ato cirúrgico (farmacocinética e farmacodinâmica); ainda, a tentativa de desencorajar o uso no pós-operatório, visto que é rara a necessidade de uso neste momento, considerando o acometimento de infecção no sítio cirúrgico (ISC).

Mesmo com métodos adequados, as infecções de sítio cirúrgico não são eventos raros na prática médica, daí a necessidade de discutir, ao longo deste capítulo, as linhas gerais e algumas particularidades do tratamento das ISC, destacando-se o uso racional de antibióticos.

HISTÓRICO

O abandono de teses empíricas até então vigentes, o surgimento de fatos novos e marcantes e diversos acontecimentos no século XIX revolucionaram os procedimentos cirúrgicos, permitindo muito do que se realiza hoje. Em 16 de outubro de 1846, em Boston, no *Massachusetts General Hospital*, o cirurgião John Collins Warren removeu um tumor da região cervical de um jovem de 17 anos que foi anestesiado com inalação de éter por William Thomas Green Morton, perenizando esta data na evolução da cirurgia. A partir deste momento, em crescente progresso, a anestesia passou a ser disponível, abrindo a possibilidade de se controlar a dor durante o ato cirúrgico e permitindo a realização de procedimentos como agora efetivados.[1] Pouco mais de 1 década após este feito, em 1860, Joseph Lister, professor catedrático de Cirurgia da Universidade de Glasgow, convivendo com a dura realidade da alta incidência de mortes causadas por processos infecciosos em pacientes submetidos à amputação de membros, por suas observações e testes, deduziu que a infecção ocorria pelo contato dos tecidos com o ar. Passou a aplicar seu "método de antissepsia": vaporizou ácido carbólico em procedimentos cirúrgicos, sobre os campos, compressas, instrumentos e seu entorno.[1] Anos após, em 1867, publicou no *Lancet (v 90, issue 2299, september 1867)*, "*On the antiseptic principle in the practice of surgery*". Suas impressões iniciais foram impactantes: os índices de infecção caíram de forma dramática e teve início a chamada "era da antissepsia cirúrgica" – "pré-listeriana e pós-listeriana". Desse modo, desde o século XIX, os procedimentos cirúrgicos passaram por progressos crescentes, que posteriormente, com o surgimento dos antibióticos, permitiram a inclusão, na prática médica, da antibioticoterapia e da profilaxia no manejo das ISC.

Já no século XX, em 1961 (*Surgery, v 50, issue 1, july, 1961*), Burke demonstrou e publicou a oportunidade, usando modelos em laboratório, do uso de antimicrobianos em determinado momento perioperatório, diminuindo a incidência de infecção de sítio cirúrgico. Estava criada a profilaxia. Na sequência, em atividades de pesquisa translacional, vários autores transpuseram as conclusões destes estudos experimentais para a área clínica, sendo Altemeier um dos expoentes. Nos anos 1990, estudo de Classen e cols., mostrou dados de pacientes em que antimicrobianos foram administrados até 2 horas antes da incisão cirúrgica e apresentaram incidência muito menor de infecções de sítio cirúrgico, quando comparados a pacientes que tiveram a antibioticoprofilaxia realizada em momento aquém de 2 horas ou após o procedimento cirúrgico. Atualmente, sabe-se que o tempo ideal de administração é de até 1 hora antes do procedimento, com encerramento em até 24 horas após (alguns estabelecem até 2 horas antes do procedimento).[2] A prescrição ou incapacidade em seguir esta sequência de tempo, antes da cirurgia, é uma das dificuldades mais frequentes no ambiente hospitalar, aumentando em até seis vezes a incidência de ISC.

A RACIONALIDADE NO USO DE ANTIMICROBIANOS E CONCEITOS

O uso abusivo de antibióticos é globalmente aceito como o maior culpado pelo aumento das infecções por alguns patógenos como, por exemplo, o *Clostridioides difficile* (anteriormente, *Clostridium*) e sua consequência, a "colite pseudomembranosa", com sua significativa morbimortalidade.[3] Ainda, pelo aumento das infecções por microrganismos multirresistentes, incluindo-se as "superbactérias", tão discutidas atualmente. Portanto, a discussão sobre infecções de sítio cirúrgico e seu tratamento torna-se extremamente relevante.

O *United States Centers for Disease Control and Prevention* (CDC) definiram, como infecção de sítio cirúrgico, o processo infeccioso que ocorre na ou próximo à incisão em até 30 ou 90 dias após o procedimento, dependendo da cirurgia realizada.[4] No caso de uso de próteses, o prazo vai até 1 ano da cirurgia. Desse modo, considera-se tanto a infecção da incisão em planos anatomicamente superficiais e profundos, bem como as infecções de órgão/espaço. Além de causar um grande impacto no processo saúde-doença do paciente, o acometimento infeccioso pós-cirúrgico é um problema que atinge até 5% das pessoas tratadas cirurgicamente, correspondendo até 38% das infecções nosocomiais – a infecção relacionada aos cuidados de saúde mais comum e com maior custo financeiro.[5] Os CDC propõem critérios que definem a infecção de sítio cirúrgico, sendo necessário ao menos um:

- exsudato purulento drenando do sítio cirúrgico;
- exame de cultura positivo coletado de líquido proveniente de sítio cirúrgico;
- sítio cirúrgico que é reaberto no contexto de ao menos um sinal clínico de infecção: dor, inchaço, eritema e calor;
- o cirurgião realiza o diagnóstico de infecção com evidência de secreção purulenta.

Confirmada a infecção, esta pode ser classificada conforme o espaço que acomete. Desse modo, podemos classificá-la em incisional ou em órgão/espaço. As primeiras, incisionais, ainda podem ser subdivididas em superficiais (envolvem somente pele e tecido subcutâneo) e profundas (tecidos moles profundos). As segundas, em órgão/espaço, acometem qualquer órgão/região anatômica, abertos/manipulados e que não sejam a incisão cirúrgica.[4] Os anos 1960 e adiante marcaram a proposta de uma "classificação de feridas/procedimentos", publicada (*Cruse Foord. Surg. Clin. North Am. v60, 1980*) que, mesmo sendo um fraco preditor de risco global para infecção, é amplamente utilizada, mesmo que originada há cerca de 60 anos. Para aprimorar sua predição, necessita-se analisar a técnica empregada na cirurgia, o estado de saúde do paciente, a duração do procedimento e outras variáveis. As diferentes feridas podem ser definidas em quatro tipos: limpas, limpas-contaminadas, contaminadas e infectadas.

Limpas: ferida operatória em que não se encontra um processo infeccioso e está previamente fechada. Por definição, tratos respiratório, gastrointestinal, genital e urinário não foram acessados durante o procedimento "limpo". A flora potencialmente virulenta tem baixa patogenicidade (p. ex., pele).

Limpas-contaminadas: procedimento em que uma víscera é acessada sob condições controladas (técnica e tática cirúrgica) e com ausência de contaminação grosseira. A flora endógena é predominantemente Gram-negativa e anaeróbia, com potencial virulência, sendo estes os alvos essencialmente de tratamento.

Contaminadas: procedimentos abertos com quebra da barreira estéril e com contaminação de microrganismos em uma cavidade previamente "limpa". Feridas com processo inflamatório não purulento (evidentemente) são classificadas nesta categoria. Ainda, conceitualmente, feridas traumáticas de até 4 horas de evolução se enquadram nesta categoria.

Infectadas: procedimentos realizados para controle de uma determinada infecção. Por exemplo, uma ressecção de cólon por uma diverticulite perfurada, com peritonite localizada ou difusa (graus III e IV de Hinchey). Feridas traumáticas com mais de 4 horas de evolução se enquadram nesta categoria, conceitualmente.[4] A natureza da infecção dependerá do procedimento, da localização da incisão e se alguma cavidade ou víscera for acessada durante o ato cirúrgico. Por exemplo, já que grande parte das ISC é causada por microrganismos da flora cutânea, deve-se suspeitar de patógenos Gram-positivos como *Staphylococcus epidermidis, S. aureus* e *Enterococcus* *spp*. Por outro lado, o sucesso de cirurgias intracavitárias pode ser dificultado por bactérias Gram-negativas como *Escherichia coli e Klebsiella spp*. ou por anaeróbios da faringe, do esôfago, trato gastrointestinal baixo e genital feminino.[1] Destaca-se que as floras biliar e pancreática são fundamentalmente Gram-negativas.

Portanto, com base na classificação do procedimento cirúrgico e na prevalência de determinados patógenos em sítios anatômicos específicos, a orientação terapêutica e profilática com o uso de antimicrobianos torna-se racional.

NDICAÇÕES E CONTRAINDICAÇÕES

As indicações e contraindicações do uso de antimicrobianos, considerando a classificação de procedimentos previamente citada e o contexto do atendimento ao paciente, se em situação eletiva, de urgência não traumática e vítimas de trauma, são o escopo deste artigo.

A profilaxia é a grande indicação para procedimentos tipo cirurgia limpa-contaminada. Exemplo em constante discussão é a profilaxia para procedimentos colorretais eletivos que, atualmente, possuem recomendação de profilaxia com cefalosporinas de segunda geração ou com cefazolina associada a metronidazol, sempre na dependência da definição do serviço de infecção da instituição. Exceção a esta regra de cirurgias limpas-contaminadas é a colecistectomia eletiva laparoscópica, já que metanálise recente demonstrou não haver benefício do fármaco em relação ao placebo para prevenção de ISC.[6] Porém, a antibioticoprofilaxia está indicada para procedimentos de vias biliares com alto risco (paciente com idade acima de 65-70 anos, diabetes *mellitus* ou com história recente de manipulação do trato biliar, colangite, pancreatite etc.).[2] Além disso, há forte recomendação para desencorajar o uso de antibióticos de forma sistemática no pós-operatório de pacientes submetidos a procedimentos limpos e limpos-contaminados, mesmo na presença de dreno.

A indicação de profilaxia é controversa até quando considerados procedimentos limpos. Embora exista indicação para administração profilática em procedimentos em tecido ósseo (p. ex., osteotomia, craniotomia e esternotomia), neurocirurgia e cirurgia oftalmológica, a indicação controversa reside nas cirurgias limpas de tecidos moles como mama, hérnias e procedimentos superficiais (estéticos ou não). Uma metanálise de ensaios randomizados controlados demonstrou benefício da profilaxia em procedimentos cirúrgicos de câncer de mama, mas não em procedimentos de hérnia inguinal, mesmo com o uso corriqueiro e sistemático, atual, de próteses. Dentro destas divergências de opiniões e de dados, alguns recomendam a profilaxia com cefazolina em cirurgias de hérnias inguinais não complicadas. Frise-se que os autores deste capítulo não indicam seu uso rotineiro neste tipo de cirurgia.

Em outro cenário, a infecção no paciente vítima de trauma é uma importante complicação e grande causa de morte. No contexto do paciente traumatizado que necessita de procedimento cirúrgico, o uso do antimicrobiano deve seguir os princípios básicos da profilaxia, isto é, cobertura empírica inicial e curta duração, salvo fato novo, com algumas particularidades. Como no paciente traumatizado a grande exposição aos patógenos ocorre no momento da quebra da barreira natural, que ocorre ainda no cenário do trauma, a profilaxia com antibiótico deve ser realizada na sala de emergência, logo que a indicação de reparo cirúrgico for estabelecida. Desse modo, respeita-se o princípio farmacológico básico de que é necessário nível de concentração de fármaco suficiente, sérico e tecidual, acima da concentração inibitória mínima (CIM), para diminuir os riscos de infecção. Depois da janela profilática, o uso dos antibióticos deve respeitar as orientações de uso terapêutico, caso os achados cirúrgicos evidenciem a necessidade de mudança para conduta terapêutica.[7] Sendo assim, quando critérios são confirmados para um processo infeccioso de sítio cirúrgico e não somente colonização das estruturas, a antibioticoterapia está indicada. Em um primeiro momento, a indicação e escolha do antibiótico são realizadas de modo empírico.[8] Esta prática, porém, deve ser cuidadosamente aplicada, visto que não só aumenta a incidência de patógenos multirresistentes e de falha terapêutica, como também aumenta a mortalidade como consequência direta do uso irracional. O primeiro deles, de grande importância para a redução de microrganismos multirresistentes, é a orientação terapêutica baseada em exames microbiológicos com antibiograma. Baseando-se neste fator de escolha, tem-se a orientação específica para o patógeno causador e sua resistência local, em determinado ambiente hospitalar, visto que patógenos semelhantes podem determinar capacidades de resistência diferentes quando analisados em ambientes de saúde distintos. Sendo assim, a escolha deve ser pautada em *guidelines* institucionais locais, pois são formulados tendo como base a resistência local. Além deste fator, outros devem ser analisados para a escolha correta: gravidade da doença, idade do paciente, estado imunológico, presença de disfunção orgânica, alergia ao fármaco, custos etc.

Portanto, a escolha do antimicrobiano deve seguir determinados fatores para que o prognóstico seja o melhor possível. A ideia central é "quanto menos, melhor", qualquer que seja a situação atendida, sendo a droga sempre um coadjuvante.

Em situações de urgência não traumática, isto é, nas síndromes abdominais agudas, há indicação de uso empírico de antimicrobianos quando definida a indicação de cirurgia. O transoperatório definirá a necessidade de mudança para esquema terapêutico (infecção óbvia, abscessos etc.) ou se uso por curto tempo, esquema análogo ao da profilaxia. A situação clínica do paciente, idade, comorbidades e outras variáveis influenciam nessa definição. Igualmente, se a infecção é comunitária (pressupondo flora não resistente ou selecionada) ou hospitalar (possibilidade real de microrganismos selecionados).

No momento de escolha do fármaco, a duração da terapia já deve ser planejada. Considerando os indicadores laboratoriais associados à evolução clínica, geralmente o tempo aceito para descontinuar a administração empírica de antimicrobianos é de até 5 dias;[7] após exames culturais negativos e boa evolução clínica do paciente, a manutenção da antibioticoterapia pode não ser justificada, visto que aumenta consideravelmente a probabilidade de resistência bacteriana, eventos alérgicos, infecções nosocomiais e toxicidade, bem como os custos hospitalares.

PRINCÍPIOS FARMACOLÓGICOS

Como citado anteriormente, há princípios farmacocinéticos e farmacodinâmicos que devem ser seguidos quando se cogita o uso de antimicrobianos na prática médica.

A farmacocinética compreende os conceitos de absorção, distribuição e metabolismo da droga. Desse modo, algumas variáveis podem influenciar na resposta ao medicamento e devem ser analisadas quando pensamos em profilaxia ou terapia. A dose administrada, uma variável que influenciará na farmacocinética, é alvo de constante discussão no contexto dos antimicrobianos, visto que sofrerá alteração conforme o fármaco utilizado, as características clínicas do paciente etc. Sabe-se, hoje, que a dose inicial profilática deve ser mais alta que a utilizada para terapia. Além disso, pacientes com peso > 120 kg devem receber dose ainda maior,[7] por conta das características lipofílicas dos fármacos e sua maior distribuição em tecido adiposo. Como exemplo disto, a cefazolina, uma cefalosporina de primeira geração largamente utilizada, tem sua dose recomendada pela *American Society of Health-System Pharmacists* como sendo mínima de 2 gramas, e para pacientes acima de 120 kg, 3 gramas.

Outra variável determinante de resposta eficaz do fármaco é o tempo de início da antibioticoprofilaxia antes da incisão cirúrgica. Como citado no início deste capítulo, o estudo de Classen e cols., nos anos 1990, definiu condutas e conceitos em profilaxia; demonstrou que pacientes submetidos a procedimento cirúrgico e que tiveram antimicrobianos administrados precocemente (mais de 2 horas antes da cirurgia) ou tardiamente (após 3 horas da incisão cirúrgica) tiveram maiores taxas de ISC (OR de 4,3 e 5,8, respectivamente). Portanto, demonstra-se a extrema importância do *timing* de administração em menos de 1 hora. Como será explicado posteriormente, o tempo entre a administração e a incisão deve corresponder ao período que o fármaco necessita para atingir a CIM (concentração inibitória mínima). Uma das maiores dificuldades é ajustar este *timing*. Para superar este fato, verificou-se que a dose inicial logo após a indução anestésica permite que quando da incisão se atinjam os níveis desejados. É fundamental que, quando ocorrer a incisão cirúrgica, o paciente apresente nível sérico e tecidual efetivos, acima da CIM.

Além dos conhecimentos acerca da dose e do tempo, há necessidade de considerar o repique do medicamento durante o ato cirúrgico. De modo primário, para que se tome tal conduta, deve-se considerar o tempo de cirurgia somado ao tempo entre a administração inicial e a incisão: ultrapassando duas vezes a meia-vida da droga, faz-se o repique. Por outro lado, sem considerar primariamente o tempo, em casos de perdas sanguíneas excessivas (> 1.500 mL), nova administração está indicada.[7,10] Porém, devem ser considerados outros fatores que alteram a farmacocinética da droga, como a função renal. Assim, pacientes com função renal prejudicada e, consequentemente, com excreção do medicamento diminuída, devem ter suas doses de início e de repique reajustadas.

Por fim, considera-se a duração da antibioticoprofilaxia. De modo geral, como citado anteriormente, não há evidências demonstrando benefício em prolongar o uso após a síntese dos tecidos; pelo contrário, há dados que demonstram aumento considerável na incidência de infecções por *C. difficile*, por exemplo. Desse modo, os princípios farmacológicos e farmacodinâmicos não sustentam seu uso em pós-operatório, visto que a janela profilática deixou de existir, considerando a maioria dos procedimentos. Uma boa orientação é o aforisma que diz que "o último ponto de pele marca o fim da profilaxia".

Os efeitos da farmacocinética da droga sobre os patógenos são dados pela farmacodinâmica – sua concentração local e o efeito antimicrobiano. Para isto, utiliza-se o conceito de concentração inibitória mínima (CIM), que possui importância única à compreensão do tema proposto neste capítulo. Por análises laboratoriais, define-se CIM de determinado antimicrobiano como sendo a mínima concentração sérica da droga que pode inibir o crescimento bacteriano. Desse modo, quanto menor a CIM, maior a sensibilidade do patógeno ao fármaco. Além disso, considerando o tempo que o fármaco leva para atingir a CIM, entende-se a preferência pelo uso em até 1 hora antes da incisão, por via intravenosa (IV); a biodisponibilidade, que é a porcentagem da droga que atinge a circulação sistêmica, um conceito farmacocinético, é a responsável pela escolha desta via.

Sendo assim, a profilaxia com antibióticos segue quatro princípios básicos:

segurança do medicamento considerando as características clínicas do paciente;cobertura, isto é, ser eficaz na supressão do crescimento de determinados patógenos;pouca dependência do agente profilático em caso de necessidade de antibioticoterapia posterior ao procedimento;administração ajustada e realizada no período de até 1 hora antes do procedimento e desencorajada no período pós-cirúrgico.

CONCLUSÃO

O assunto em discussão é por demais polêmico e controverso. Poucos temas são tão debatidos em eventos médicos no campo da cirurgia, terapia intensiva e infectologia. A comunidade médica ainda não percebeu a realidade da ameaça que as bactérias resistentes estão determinando aos pacientes. Poucos têm esta dimensão e muitos mantêm uma postura de niilismo e desconsideração.

A Organização Mundial da Saúde (OMS), recentemente, lançou editorial sobre o assunto enfatizando a importância desses tópicos. Em 17 de fevereiro de 2017, esta organização publicou sua primeira lista de "agentes patogênicos primários". Cita 12 famílias de bactérias que representam a maior ameaça à vida humana, na forma de microrganismos que passaram a apresentar resistência até mesmo a antibióticos mais recentes, estando na origem da maioria das infecções contraídas em nível hospitalar, em decorrência, principalmente do uso, mau uso e "superuso" de antimicrobianos. Segundo a publicação, estas bactérias, denominadas de "superbactérias" e multirresistentes, poderão matar até 10 milhões de pessoas por ano em 2050.[9,10] O risco é considerado crítico para três grupos: "as acinetobacter, as pseudomonas e as enterobactérias". Outros seis grupos estão entre os de prioridade elevada, como o *Staphylococcus aureus*, as salmonelas, o *Helicobacter pylori* e a própria e desconsiderada *Neisseria gonorrhoeae*. Três outros grupos são de prioridade moderada, como o *Streptococcus pneumoniae*, o *Haemophilus influenzae* e *Shigella sp*.

Conclui a OMS que "esta lista foi estabelecida para tentar orientar e promover a pesquisa/desenvolvimento de novos antibióticos, referindo-se às 12 famílias mais ameaçadoras para a saúde humana".

O presente trabalho não pretende esgotar o assunto nem ter todas as respostas para situação tão controversa; pretende, sim, destacar, mais uma vez, a importância e a gravidade do assunto e instar os médicos a se incorporarem a esta visão atual sobre o tema.

O sucesso terapêutico nas situações de infecção ou na sua possibilidade não passa, obrigatoriamente, pelo uso rotineiro, massivo e sistemático de antimicrobianos. De modo contrário a isto, o uso de antimicrobianos deve ser sempre coadjuvante, de maneira racional e equilibrada.

▶ REFERÊNCIAS BIBLIOGRÁFICAS

1. Townsend CM, Beauchamp RD, Evers BM, Mttox KL. Sabiston Textbook of Surgery: The Biological Basis of Modern Surgical Practice. 20th ed. Philadelphia: Saunders-Elsevier; 2019.
2. Bratzler DW, Dellinger EP, Olsen KM, et al. Clinical practice guidelines for antimicrobial prophylaxis in surgery. Surg Infect (Larchmt). 2013;14(1):73-156.
3. Britton RA, Young VB. Role of the intestinal microbiota in resistance to colonization by Clostridium difficile. Gastroenterology. 2014;146(6):1547.
4. Horan TC, Andrus M, Dudeck MA, et al. CDC/NHSN surveillance definition of health care-associated infection and criteria for specific types of infections in the acute care setting. Am J Infect Control. 2008;36(5):309.
5. Scott RD. The Direct Medical Costs of Healthcare-Associated Infections in U.S. Hospitals and the Benefits of Prevention. Atlanta: CDC; 2009.
6. Sanabria A, Dominguez LC, Valdivieso E, et al. Antibiotic prophylaxis for patients undergoing elective laparoscopic cholecystectomy. Cochrane Database Syst Rev. 2010;(12):CD005265.
7. Bravo Neto GP. Antibióticos no Trauma. In: Souza HP, Breigeiron R, Vilhordo DW. Doença Trauma – Fisiopatogenias, Desafios e Aplicação Prática. São Paulo: Atheneu; 2015. p. 441-456.
8. Souza HP, Breigeiron R, Vilhordo DW. Infecção em Cirurgia. Cavazzola LT, et al. Condutas em Cirurgia Geral. São Paulo: Artmed; 2008. p. 50-57.
9. World Health Organization. Global Priority List of Antibiotic-Resistant Bacteria to Guide Research, Discovery, and Development of New Antibiotics. 2017.
10. Souza HP, Consalter P. Manual de Técnica Operatória da Escola de Medicina PUCRS. Porto Alegre: Edipucrs; 2019.

Cuidados Pré e Pós-operatórios

6

Pedro Éder Portari Filho

Pedro Carlos Muniz de Figueiredo

INTRODUÇÃO

O cuidado a um paciente cirúrgico não se restringe ao ato operatório em si. Para uma cirurgia eletiva, ele pode ser compreendido como todo o período que vai desde o diagnóstico até a data da cirurgia e estende-se no pós-operatório imediato e tardio (este último, de duração variável conforme o porte da cirurgia) (Figura 6.1).[1]

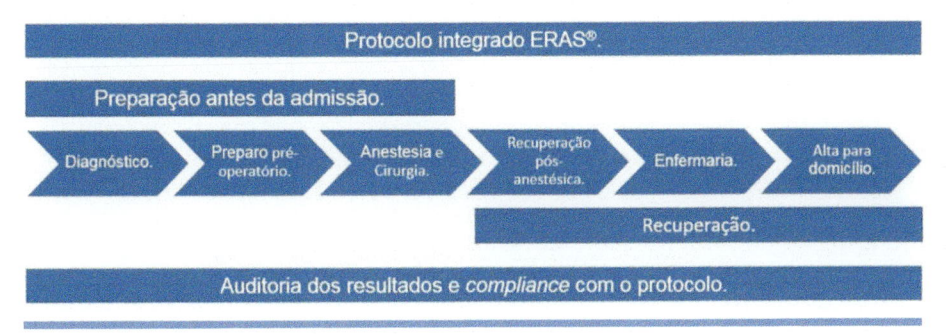

Figura 6.1. A jornada do paciente cirúrgico. (Adaptada[1]).

Protocolos multimodais como o ERAS®,[2] ACERTO®,[3] *Strong for Surgery*®[4] do *American College of Surgeons* e a sua tradução, Programa Impacto Positivo®,[5] que foi lançada pelo Colégio Brasileiro de Cirurgiões, reconhecem que a indicação de um procedimento cirúrgico eletivo pode ser uma oportunidade para o paciente ter suas doenças, que impactam no resultado cirúrgico, controladas ou tratadas. Assim, desnutrição, diabetes *mellitus*, tabagismo, anemia e outras mais devem ser investigadas e tratadas antes do paciente ser internado para uma cirurgia de médio ou grande porte.[5]

Outro aspecto que vem sendo enfatizado é a condição cardiovascular e a presença de sarcopenia em um indivíduo antes de uma cirurgia, tendo em vista que o estado inflamatório crônico gerado por uma doença (p. ex.: câncer, doenças inflamatórias intestinais), bem como a própria cirurgia, desencadeiam o catabolismo muscular e alteram significativamente a função cardiovascular, com consequências diretas na capacidade de recuperação de um indivíduo submetido a um procedimento cirúrgico.

Já nos períodos intra e pós-operatório, o cuidado com o volume de fluidos infundidos,[7] o controle da dor,[6] a profilaxia de náuseas e vômitos,[2] realimentação e a mobilização precoce[5] favorecem a recuperação mais rápida, reduzindo o tempo de internamento, bem como a morbidade relacionada a infecções.

O objetivo deste capítulo é apresentar medidas para serem adotadas no pré-operatório e no pós-operatório que contribuem para redução de complicações e aceleram a recuperação do paciente cirúrgico. A desnutrição tem um capítulo próprio neste manual. Assim, serão abordados neste capítulo os cuidados relacionados a diversos fatores modificáveis no período perioperatório.

PREPARANDO O PACIENTE PARA CIRURGIA

Rastreamento do diabetes mellitus

A prevalência do diabetes *mellitus* continua a aumentar entre a população mundial e já é bem reconhecido o impacto negativo que a hiperglicemia pode ter nos desfechos após uma cirurgia, principalmente relacionados à ocorrência de complicações infecciosas (infecção de sítio cirúrgico, pneumonia, infecção urinária). Assim, é encorajado que se estabeleçam orientações de rastreamento desta doença em um indivíduo que será submetido a um procedimento cirúrgico.[8]

Com base nesta premissa, pacientes que serão submetidos a cirurgias de médio e grande portes devem ser avaliados para diabetes, principalmente se há o diagnóstico prévio da doença, se a idade é superior a 45 anos ou se o IMC é maior que 30 kg/m² (Tabela 6.1).[4]

Tabela 6.1. Checklist para investigação de diabetes no paciente cirúrgico

Para todos os pacientes	Sim	Não
Diagnóstico prévio de Diabetes?		
Idade ≥ 45 anos?		
IMC ≥ 30 kg/m²?		

Adaptado do *checklist* do *Strong for Surgery*.[4]

Tabela 6.2. Marcadores laboratoriais do *diabetes mellitus*

Marcadores	Valores de alerta
Glicose em jejum	≥ 126 mg/dL
Hemoglobina glicada	≥ 6,5%
Teste de tolerância a sobrecarga de glicose	≥ 200 mg/dL
Em pacientes com sintomas clássicos ou em crise, qualquer valor de glicose elevada	≥ 200 mg/dL

Adaptada.[8]

Uma resposta afirmativa a qualquer uma destas perguntas acima implica na necessidade de se investigar a doença através de dados de anamnese e exame físico associados à dosagem dos marcadores sanguíneos (Tabela 6.2).

Para pacientes que tenham o diagnóstico de diabetes durante o preparo para uma cirurgia, é importante que eles sejam encaminhados para avaliação com endocrinologista e nutricionista, para que se avalie a eficácia do tratamento instituído ou mesmo a necessidade de se mudar a terapêutica.[5]

Para indivíduos diabéticos que usem insulina NPH para controle, é necessário reduzir a dose à metade ou mesmo a 1/3 no período perioperatório, substituindo-a por insulina regular. Aqueles que utilizam hipoglicemiantes orais devem ser orientados a suspender as medicações 24 horas antes do procedimento, também as substituindo pela insulina regular de ação rápida.

Outra medida importante é a redução do tempo de jejum pré-operatório, sendo sugerido que pacientes diabéticos, sempre que possível, sejam agendados para o primeiro horário da manhã e recebam líquidos claros contendo carboidrato (maltodextrina) até as 4 horas que antecedem a cirurgia, quando houver risco de gastroparesia diabética. Já nos pacientes sem alteração do esvaziamento gástrico, a abreviação de jejum será feita entre 2 a 3 horas antes da cirurgia.[5]

Os valores de referência para a glicemia capilar durante o período pós-operatório precoce são de 140 a 180 mg/dL, sendo que o mais importante nesta fase é evitar grandes variações nos valores, assim como a ocorrência de hipoglicemia.[8]

Rastreamento do tabagismo

O tabagismo está relacionado na patogênese de inúmeras doenças e, especificamente, relacionado com a recuperação pós-operatória. Este hábito reduz a capacidade de cicatrização dos tecidos, com pior vascularização e aumento subsequente do risco de deiscência de anastomoses e da ferida operatória.

Os pacientes que estão em preparo para um procedimento cirúrgico devem ser indagados quanto ao hábito e sobre a quantidade de cigarros consumidos. Eles devem ser encorajados a interromper o fumo, ou mesmo diminuir a carga tabágica no mínimo nas 4 semanas prévias à data programada da cirurgia. A melhor forma de se realizar este tratamento é encaminhar os pacientes a centros referenciados que sigam as diretrizes nacionais para tratamento do tabagismo[9].

Rastreamento e Tratamento da Anemia

A anemia é uma síndrome de variadas causas e que pode acompanhar os indivíduos que precisam de cirurgia. A anemia ferropriva pode ser ocasionada por neoplasia do trato digestório, como também pode ser secundária a alterações na anatomia do tubo digestivo ocasionadas por cirurgias prévias, (como no exemplo de um paciente que já tenha sido submetido a uma cirurgia bariátrica). Pacientes com insuficiência renal crônica podem ter anemia associada em decorrência da produção inapropriada de eritropoetina e doenças crônicas podem levar a uma alteração da produção de precursores de eritrócitos na medula óssea.

Contudo, independentemente da causa, a anemia traz consequências deletérias ao paciente que será submetido a tratamento cirúrgico, especificamente para cirurgias de médio e grande portes, onde o risco de sangramento é maior e que, caso ocorra, pode levar a uma falência aguda do transporte de oxigênio, situação que caracteriza o choque, no seu conceito atual.

Diante da premissa citada acima, é necessário realizar o rastreamento da presença de anemia nos pacientes que têm programação de tratamento cirúrgico eletivo de médio e grande portes e instituir medidas para melhorar os índices hematimétricos. Na presença de anemia microcítica com sinais de redução dos estoques de ferro, caracterizada por alta capacidade de ligação à transferrina e ferro sérico abaixo do valor normal, recomenda-se a reposição via oral e realização do controle do tratamento da anemia antes que a cirurgia seja realizada. Para déficits muito grandes pode ser necessário instituir o tratamento endovenoso com ferro, a fim de obter correção dos valores dos índices hematimétricos. Esta medida pode ser útil, igualmente, para aqueles indivíduos que têm anemia secundariamente à presença de uma doença crônica, mas a eficiência do tratamento é menor (Tabela 6.3). Para os indivíduos com insuficiência renal crônica, a referência ao especialista para o correto tratamento com eritropoetina pode ser indicada.[10]

CUIDADO NO INTRA E PÓS-OPERATÓRIO
Analgesia

A dor é um sintoma inerente ao período perioperatório, e não apenas desconfortável e limitante para o paciente, como ela, por si mesma, é um dos fatores desencadeantes da Resposta Endócrina e Metabólica ao Estresse.[11] A dor é um sintoma subjetivo, de difícil interpretação, mas estimula-se o uso de ferramentas que ajudem o cirurgião a mensurar a intensidade do sintoma e, assim, ajustar a terapia analgésica adequadamente. Além do escore de dor baseado em escala verbal ou visual analógica, algumas perguntas podem ajudar a estabelecer a gravidade do problema:

- O paciente consegue respirar profundamente ou tossir de forma eficaz?
- Ele pode levantar-se do leito e movimentar-se adequadamente?[11]

É necessário também avaliar a ocorrência de efeitos colaterais das drogas analgésicas em uso e se tais efeitos interferem negativamente na recuperação do indivíduo, e discutir com os anestesiologistas os tipos de analgesia que serão realizados. Anestesias combinadas podem ser mais eficientes em determinadas cirurgias, diminuindo tanto a dor quanto os estímulos aferentes ao sistema nervoso central, e serão mais bem discutidas mais à frente.

Tabela 6.3. Parâmetros para análise da anemia e tratamento

Estado dos estoques de ferro	Achados laboratoriais	Tratamento inicial	Tratamento adjuvante
Normal	Ferritina: 30-300 μg/L Saturação da transferrina: 20-50% Proteína C-reativa: < 5,0 mg/dL	Nenhum	Nenhum
Baixos estoques de ferro	Ferritina < 100 μg/L	Baixa dose de ferro oral: 40 a 60 mg/dia ou 80 a 100 mg/dias alternados	Infusão endovenosa de ferro (dose calculada)
Deficiência de ferro	Ferritina < 30 μg/L	Baixa dose de ferro oral: 40 a 60 mg/dia ou 80 a 100 mg/dias alternados	Infusão endovenosa de ferro (dose calculada)
	Ferritina: 30 a 100 μg/L Saturação de transferrina: 20 a 50% Proteína C-reativa: > 5,0 mg/dL	Infusão endovenosa de ferro (dose calculada)	Tratar a doença crônica de base Eritropoetina em casos selecionados (sem resposta a infusão EV de ferro somente)
Deficiência funcional de ferro	Ferritina: 100 a 500 μg/L Saturação da transferrina: < 20% Proteína C-reativa: > 5,0 mg/dL	Infusão endovenosa de ferro (dose calculada)	Revisar a dose de eritropoetina Checar a dosagem de vitamina B12 e ácido fólico
Sequestro de ferro	Ferritina > 100 μg/L Saturação da transferrina: < 20% Proteína C-reativa: < 5,0 mg/dL	Eritropoetina se houver anemia	Infusão endovenosa de ferro (dose calculada)

Adaptada.[10]

Não há uma droga analgésica perfeita, bem como não há evidência sobre medicações com baixo número necessário para tratar (NNT), pois tais estudos limitam-se a populações específicas de pacientes e com doses únicas de drogas utilizadas no período pós-operatório imediato.[6] Com estas premissas, o recomendado é o uso de uma estratégia multimodal que empregue variadas drogas analgésicas e diferentes formas de administração a fim de se obter um controle satisfatório da dor e redução dos efeitos deletérios de cada medicação em particular.

No Brasil, temos a dipirona (ou metamizol) como alternativa para o tratamento da dor pós-operatória. Ela é um derivado da pirazolona e é reconhecida como agente analgésico não anti-inflamatório e antipirético.[12] Em alguns países europeus e nos Estados Unidos esta substância foi banida pelo risco que foi reportado, em trabalhos dos anos 1970, de agranulocitose. Atualmente, sabe-se que esta é uma reação rara, ocorrendo em dois indivíduos a cada 10 milhões.

Outra medicação utilizada para o controle da dor leve a moderada é o acetaminofen ou paracetamol. A inclusão desta droga em protocolos de analgesia multimodal justifica-se pela capacidade de ela contribuir para que as doses de outras classes de medicamentos, como opioides, possam ser reduzidas.[6] O principal efeito colateral do acetaminofen é a hepatotoxicidade que está relacionada à dose diária empregada, geralmente > 4 g/dia.

Os anti-inflamatórios não esteroidais (AINE) são outra classe de medicações que podem ser empregadas para o alívio da dor pós-operatória e eles são endossados nas diretrizes ERAS®.[13] Esta classe de analgésicos está relacionada à ocorrência de alterações da função renal, sangramento gastrointestinal e aumento do risco de eventos tromboembólicos. Contudo, a magnitude destes efeitos colaterais ainda é incerta na literatura médica e, portanto, recomenda-se cautela no uso e na avaliação individualizada em cada caso.[6]

Os opioides são uma classe de medicamentos com propriedades analgésicas comprovadas e eles têm sido um dos pilares para o controle da dor pós-operatória de moderada a grande intensidade.[6] No entanto, há uma preocupação crescente com relação aos efeitos colaterais e, mais importante, com o desenvolvimento de dependência a estes medicamentos. Na avaliação pré-operatória cabe se interrogar ao paciente sobre o uso de medicamentos desta classe, a fim de ajustar o plano analgésico no pós-operatório.[4] Já no período após a cirurgia, se os opioides são empregados, isto deve ser feito pelo menor tempo possível, reduzindo-se a dose com a associação de outras classes de analgésicos. Cabe lembrar também dos efeitos colaterais sobre o sistema nervoso central capazes de provocar sedação e depressão da atividade ventilatória, efeitos potencializados caso benzodiazepínicos sejam utilizados concomitantemente.[6] Uma alternativa interessante para a analgesia pós-operatória imediata são os procedimentos para controle regional da dor, como o bloqueio epidural, a infusão intratecal e os bloqueios dos nervos da parede abdominal. As diretrizes ERAS® para cirurgia colorretal trazem a anestesia epidural como alternativa para a analgesia após procedimentos convencionais, enquanto não a recomenda para as cirurgias por videolaparoscopia.[13] Quando a cirurgia é realizada pelo método laparoscópico, as diretrizes ERAS® sugerem o emprego da via intratecal como alternativa para obtenção do controle adequado da dor. Por último, o bloqueio regional da transmissão da dor pelos nervos da parede abdominal no plano do músculo transverso (*transversus abdominal plain block* ou TAP *block*), bem como na bainha dos músculos retos do abdome, vem ganhando popularidade. Esta técnica depende do emprego de ultrassonografia ou pode ser realizada pela via laparoscópica e produz efeitos analgésicos, contribuindo para a redução da dose de opioides empregada.[6]

Balanço hídrico

O conceito do impacto da sobrecarga de líquido sobre o organismo é muito claro quando se pensa no sistema cardiopulmonar. Entretanto, o mesmo mecanismo que pode acarretar o edema pulmonar também age sobre o trato digestório, levando a edema da parede intestinal com subsequente atraso da recuperação da peristalse e aumento do tempo de internamento hospitalar.[14]

Baseando-se nesta premissa, os protocolos multimodais como o ACERTO® recomendam o controle estrito da infusão de líquidos no período perioperatório. Isto pode ser feito ainda no pré-operatório com a abreviação do jejum, permitindo a ingestão de líquidos claros e sem resíduos até as 2 horas que antecedem o procedimento cirúrgico, sem que isto cause maior risco de aspiração durante a indução anestésica.[3]

Durante o período do ato cirúrgico em si, o anestesista deve trabalhar com o conceito de infusão de líquidos guiada por metas hemodinâmicas e perfusionais específicas (que fogem ao escopo deste capítulo), mas que visam evitar uma sobrecarga de líquido e seus efeitos deletérios. No pós-operatório, em cirurgias de médio porte sem intercorrências, é possível manter o paciente sem a infusão de cristaloides e permitir a ingestão de líquidos tão logo o paciente esteja desperto o suficiente para a ingestão segura.[15] No caso de pacientes submetidos a cirurgias de grande porte e que requeiram cuidados intensivos, o mesmo conceito é aplicável, o grupo ERAS e o Projeto ACERTO recomendam que a hidratação pós-operatória seja realizada na faixa de 20 a 30 mL/kg de peso, de preferência com cristaloides balanceados (Ringer Lactato, Plasmalyte®). Há a necessidade de se restringir o uso de cristaloides, e as soluções de coloides sintéticos podem ser utilizadas tanto no intra como no pós-operatório em situações específicas. A introdução de dieta oral precoce tanto atua na parte nutricional como na hidratação, com benefícios sobre a perfusão da mucosa intestinal, manutenção da função motora do trato digestório e menor tempo de recuperação.[16]

Profilaxia e tratamento de náuseas e vômitos

A cirurgia e a anestesia estão relacionadas com a ocorrência de náuseas e vômitos que acarretam, por sua vez, desidratação, baixa ingestão oral e aumento do desconforto. Desta forma, a prevenção destes eventos é importante e deve ser levada em conta pelo cirurgião no período pós-operatório. Existe uma diversa gama de drogas que podem ser empregadas com este objetivo: antagonistas da serotonina (p. ex.: ondansetrona), antagonistas da dopamina (p. ex.: droperidol) ou mesmo corticoides (p. ex.: dexametasona). O efeito combinado destas classes é maior que o obtido com o uso de cada uma delas individualmente.[17] A preocupação em não hiper-hidratar o paciente é um procedimento importante na prevenção de náuseas e vômitos e deve ser sempre entendida como a melhor profilaxia para estas complicações.

CONCLUSÃO

Não é possível conceber o tratamento cirúrgico restringindo-se ao ato operatório em si. A atenção ao paciente que será submetido a uma cirurgia eletiva inicia-se no atendimento no consultório, não só com a correta indicação do procedimento, bem como na identificação de patologias que podem influenciar negativamente o desfecho pós-operatório. Tal atenção continua nas horas que antecedem a cirurgia, com medidas para reduzir o impacto do jejum sobre a resposta inflamatória que o próprio ato cirúrgico desencadeia. E a atenção continua com as medidas para obtenção do controle adequado da dor e aceleração da recuperação, com o cuidado na oferta de líquidos e na profilaxia ou tratamento de náuseas e vômitos pós-operatórios.

PONTOS-CHAVE

- Identificação e tratamento de doenças que influenciam no desfecho cirúrgico.
- Analgesia multimodal.
- Profilaxia e tratamento de náuseas e vômitos.
- Atenção ao balanço hídrico.

REFERÊNCIAS BIBLIOGRÁFICAS

1. Ljungqvist O. ERAS - Enhanced Recovery after Surgery: Moving Evidence-Based Perioperative Care to Practice. J Parenter Enter Nutr. 2014;38(5):559–66.
2. Gustafsson UO, Scott MJ, Schwenk W, Demartines N, Roulin D, Francis N, et al. Guidelines for perioperative care in elective colonic surgery: Enhanced Recovery After Surgery (ERAS®) Society recommendations. Clin Nutr [Internet]. 2012;31(6):783-800. doi: http://dx.doi.org/10.1016/j.clnu.2012.08.013.
3. De-Aguilar-Nascimento JE, Salomão AB, Waitzberg DL, Dock-Nascimento DB, Correa MITD, Campos ACL, et al. ACERTO guidelines of perioperative nutritional interventions in elective general surgery. Rev Col Bras Cir. 2017;44(6):633-48.
4. American College of Surgeons. Strong for Surgery [Internet]. [cited 2020 Dec 26]. Disponível em: https://www.facs.org/quality-programs/strong-for-surgery. Acesso em:
5. Colégio Brasileiro de Cirurgiões. Programa Impacto Positivo [Internet]. [cited 2020 Dec 26]. Disponível em:https://cbc.org.br/educacao-continuada/pip-programa-de-impacto-positivo/. Acesso em:
6. Small C, Laycock H. Acute postoperative pain management. Br J Surg. 2020;107(2):e70-80.
7. Manning MW, Dunkman WJ, Miller TE. Perioperative fluid and hemodynamic management within an enhanced recovery pathway. J Surg Oncol. 2017;116(5):592-600.
8. Sebranek JJ, Lugli AK, Coursin DB. Glycaemic control in the perioperative period. Br J Anaesth. 2013;111(Suppl.1).
9. Instituto Nacional de Câncer. Protocolo Clínico e Diretrizes Terapêuticas do Tabagismo [Internet]. [cited 2020 Dec 26]. Disponível em: https://www.inca.gov.br/publicacoes/relatorios/protocolo-clinico-e-diretrizes-terapeuticas-do-tabagismo. Acesso em:
10. Muñoz M, Acheson AG, Auerbach M, Besser M, Habler O, Kehlet H, et al. International consensus statement on the peri-operative management of anaemia and iron deficiency. Anaesthesia. 2017;72(2):233-47.
11. Nimmo SM, Foo ITH, Paterson HM. Enhanced recovery after surgery: Pain management. J Surg Oncol. 2017;116(5):583-91.
12. Andrade S, Bartels DB, Lange R, Sandford L, Gurwitz J. Safety of metamizole: a systematic review of the literature. J Clin Pharm Ther. 2016;41(5):459-77.
13. Gustafsson UO, Scott MJ, Hubner M, et al. Guidelines for Perioperative Care in Elective Colorectal Surgery: Enhanced Recovery After Surgery (ERAS®) Society Recommendations: 2018. World J Surg. 2019;43(3):659-695.
14. Lobo DN, Bostock KA, Neal KR, Perkins AC, Rowlands BJ, Allison SP. Effect of salt and water balance on recovery of gastrointestinal function after elective colonic resection: A randomised controlled trial. Lancet. 2002;359(9320):1812-8.
15. Aguilar-Nascimento JE, Bicudo-Salomão A, Caporossi C, Silva RM, Cardoso EA, Santos TP. Acerto pós-operatório: avaliação dos resultados da implantação de um protocolo multidisciplinar de cuidados peri-operatórios em cirurgia geral. Rev Col Bras Cir. 2006;33(3):181-8.
16. Makaryus R, Miller TE, Gan TJ. Current concepts of fluid management in enhanced recovery pathways. Br J Anaesth. 2018;120(2):376-83.
17. Gianotti L, Sandini M, Romagnoli S, Carli F, Ljungqvist O. Enhanced recovery programs in gastrointestinal surgery: Actions to promote optimal perioperative nutritional and metabolic care. Clin Nutr [Internet]. 2020;39(7):2014-24. doi: https://doi.org/10.1016/j.clnu.2019.10.023

Choque e Falência Múltipla de Órgãos

7

Ricardo Antônio Correia Lima

Flávio Eduardo Nácul

INTRODUÇÃO

Choque é uma condição clínica caracterizada por oferta inadequada de oxigênio aos tecidos com consequente hipóxia e disfunção celular. Quando não tratada adequadamente, evolui para a síndrome da disfunção orgânica múltipla (SDOM), definida como disfunção progressiva de dois ou mais órgãos, de maneira que a homeostase não pode ser mantida sem alguma intervenção[1].

DETERMINANTES DA OFERTA TECIDUAL DE OXIGÊNIO

A oferta tecidual de oxigênio (DO2) é a quantidade de oxigênio liberada para os tecidos através do sangue arterial por unidade de tempo. Ela é determinada por débito cardíaco, concentração de hemoglobina no sangue e saturação da hemoglobina pelo oxigênio. Hipóxia é a situação clínica caracterizada pela redução da DO2 nos tecidos e células. Pode ser isquêmica (débito cardíaco inadequado), anêmica (redução da hemoglobina) e hipoxêmica (redução da saturação de oxigênio) (Quadro 7.1).

Quadro 7.1. Fórmulas de DO_2 e CaO_2

$$DO_2 = DC \times CaO_2$$
$$CaO_2 = 1{,}34 \times Hb \times SaO_2$$

DO_2: oferta tecidual de oxigênio (mL/min); DC: débito cardíaco (L/min); CaO_2: conteúdo arterial de oxigênio; 1,34: volume de O_2 carreado por 1 g de Hb (constante de Heffner).

AVALIAÇÃO DA OXIGENAÇÃO TECIDUAL

Avaliação clínica

O paciente com choque geralmente apresenta hipotensão arterial, taquicardia, redução da consciência, extremidades frias e pálidas, diminuição da diurese e aumento no tempo de enchimento capilar. A apresentação clínica depende da causa e do tipo de choque. Eventualmente o paciente pode estar em choque sem demonstrar o quadro clínico característico. Esta situação, de diagnóstico mais difícil, é chamada de choque críptico, oculto ou compensado.

Avaliação laboratorial

A avaliação laboratorial do paciente inclui a medida da concentração do lactato plasmático, da saturação venosa de oxigênio, do cálculo do delta do CO2 e ainda a relação entre delta PCO2 e a diferença arteriovenosa do conteúdo de oxigênio.

Lactato

A hiperlactatemia pode ocorrer por diferentes mecanismos:

a. aumento da velocidade da via glicolítica, fenômeno secundário ao estresse do paciente grave, em que o aumento de produção de adrenalina estimula os receptores beta-adrenérgicos, com consequente aumento da velocidade da via glicolítica, levando ao excesso de produção de piruvato e lactato (hiperlactatemia por excesso de substrato);

b. anaerobiose, cenário em que a falta de oxigênio faz com que o metabolismo dos carboidratos seja desviado para a formação de lactato;

c. inibição da enzima piruvato-desidrogenase, responsável pela conversão de piruvato em acetil-CoA, reduzindo o metabolismo mitocondrial dos carboidratos e aumentando a produção de lactato; e

d. disfunção hepática, hiperlactatemia por disfunção hepática, já que o fígado é o principal órgão de depuração do lactato. Entre os vários mecanismos de hiperlactatemia, o aumento da velocidade da via glicolítica é o mecanismo mais importante de hiperlactatemia no paciente grave (Figura 7.1).

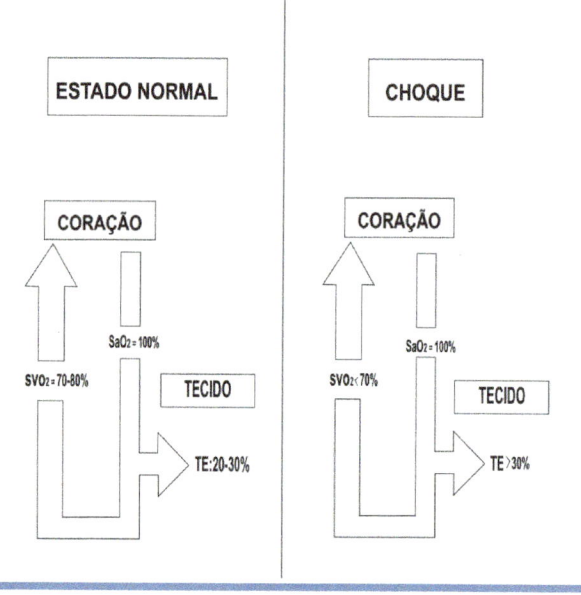

Figura 7.1. Observar o resumo do metabolismo dos carboidratos, em que a glicose é metabolizada em piruvato através da via glicolítica. Na presença de oxigênio, o piruvato pode penetrar na mitocôndria, e por ação da piruvato-desidrogenase (PDH) ser convertido em acetil-CoA, que por sua vez vai participar do ciclo de Krebs (CK) e da cadeia respiratória (CR), com consequente formação de ATP. Na ausência de oxigênio ou na inibição da PDH (ocorre na sepse e na redução da disponibilidade de tiamina), o piruvato é convertido em lactato. Depois de formado, o lactato é convertido em glicose no fígado.

Saturação venosa de oxigênio

A saturação venosa mista de oxigênio (SVO2) é medida no sangue coletado através de um cateter de artéria pulmonar, enquanto a saturação venosa central de oxigênio (SVcO2) representa a saturação de oxigênio medido no sangue coletado da veia cava superior junto à entrada para o átrio direito. Elas representam o balanço entre a DO2 e o consumo de oxigênio (VO2). Quando a DO2 está reduzida, a taxa de extração de oxigênio pelas células aumenta proporcionalmente, com o objetivo de manter o VO2 constante, fazendo com que a saturação venosa de oxigênio fique reduzida. Embora os valores da SvcO2 (valor normal > 70%) e SvO2 (valor normal acima de 65%) sejam um pouco diferentes, as tendências de ambas as medidas são semelhantes e na prática uma pode substituir a outra.

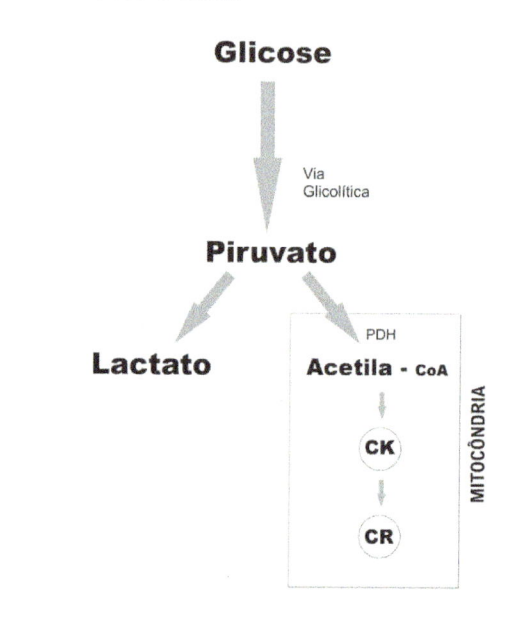

Figura 7.2. O sangue deixa o coração com uma saturação arterial próxima de 100%. Aproximadamente 25% do oxigênio são extraídos pelos tecidos, enquanto os demais 75% voltam ao coração através da circulação venosa. Nas situações de redução da oxigenação tecidual, a taxa de extração pelos tecidos aumenta, reduzindo a saturação venosa de oxigênio. SaO2: saturação arterial de oxigênio; TE: taxa de extração; SvO2: saturação venosa de oxigênio; SVO2: saturação venosa mista de oxigênio.

Delta PCO2

Consiste na diferença entre a PCO2 venosa (PvCO2) e arterial (PaCO2). Valores acima de 6 mmHg sugerem redução do fluxo sanguíneo e são um marcador de débito cardíaco inadequado (hipóxia isquêmica). O delta PCO2 não aumenta na hipóxia hipoxêmica e anêmica. No hipofluxo tecidual, o CO2 produzido pelo metabolismo celular acumula do território venoso, aumentando a diferença entre a PCO2 venosa e arterial.

Delta PCO_2 $CaO_2 - CvO_2$

Esta fórmula é equivalente ao quociente respiratório, onde o numerador corresponde à produção de CO_2 e o denominador, ao consumo de O_2. Como a produção de CO_2 normalmente é equivalente ao consumo de O_2, os valores normais desta relação são de aproximadamente 1. Na anaerobiose, a produção de CO_2 permanece constante, enquanto o consumo de oxigênio diminui, fazendo com que a relação ultrapasse o número 1. Geralmente, quando a relação é superior a 1,4 considera-se que o metabolismo seja anaeróbico. Esta fórmula é o melhor marcador de metabolismo anaeróbico entre os parâmetros apresentados.

CLASSIFICAÇÃO

Choque pode resultar de quatro mecanismos patológicos:

a. distributivo (sepse e anafilaxia);

b. hipovolêmico (hemorragias e grande queimado);

c. cardiogênico (infarto agudo do miocárdio, insuficiência cardíaca grave, doença valvular cardíaca avançada e miocardite); e

d. obstrutivo (embolia pulmonar, tamponamento cardíaco e pneumotórax hipertensivo).

EPIDEMIOLOGIA

O percentual de cada tipo de choque depende do hospital e da unidade onde a pesquisa foi realizada. Um estudo desenvolvido em um hospital universitário na Dinamarca demonstrou que entre os pacientes com choque, 27,2% apresentavam choque séptico, 23,4% choque distributivo não séptico, 14% choque cardiogênico, 30,8% choque hemorrágico e 0,9% choque obstrutivo.[2] Outro estudo mostrou que 36% dos pacientes apresentaram choque hipovolêmico, 33% tiveram choque séptico, 29%, choque cardiogênico e 2%, outras formas de choque.[3]

No estudo SOAP II, o choque séptico foi a causa mais frequente de choque, representando 62% dos casos, seguido por choque cardiogênico de 17% e choque hipovolêmico em 16%.[4] Em um ensaio randomizado multicêntrico europeu para estudar vasopressores em choque, o choque séptico foi visto com mais frequência em 62,2%, seguido por choque cardiogênico em 16,7% e choque hipovolêmico em 15,7%.[5]

Choque Distributivo

O choque distributivo se caracteriza por vasodilatação sistêmica e consequente hipovolemia relativa. Os exemplos mais importantes são o choque séptico e anafilático. O choque séptico (CS) tem alta incidência e letalidade, além de custos elevados, sendo a principal causa de mortalidade em unidades de terapia intensiva. É o principal exemplo de choque distributivo, sendo definido como a presença de sepse (aumento do escore SOFA ≥ 2 pontos) associada a concentração de lactato sérico ≥ 2 mmol/L e hipotensão arterial persistente, apesar da ressuscitação adequada do volume, necessitando de vasopressores para manter uma pressão arterial média ≥ 65 mmHg.

De fato, o CS é uma das causas mais comuns de internação, tanto nas populações adultas quanto pediátricas, e está associado a uma taxa de mortalidade significativamente alta. O choque anafilático, por sua vez é a forma mais grave de reação de hipersensibilidade, desencadeada por diversos agentes como drogas, alimentos e contrastes radiológicos. Os sinais e sintomas podem ter início desde minutos até algumas horas após a exposição ao agente. Manifestações clínicas são *rash* cutâneo, hipotensão arterial, hipersecreção brônquica e broncoespasmo. A avaliação e o tratamento imediatos são fundamentais para evitar a morte.

Choque Hipovolêmico

É o tipo de choque causado pela redução do volume sanguíneo. Pode ser dividido em hemorrágico e não hemorrágico, sendo que a forma hemorrágica pode ser relacionada ou não ao trauma. O choque hemorrágico não relacionado ao trauma pode estar associado ao uso de anticoagulantes, hemoptise maciça e hemorragia digestiva, por exemplo. O choque não hemorrágico pode ser secundário a perda de volume pelo trato gastrointestinal (diarreia, vômitos), pelos rins (excesso de diurético, estado hiperosmolar hiperglicêmico), perda para o terceiro espaço (pancreatite aguda, obstrução intestinal) e ainda queimaduras graves.

Choque Cardiogênico

O choque cardiogênico (CC) pode ser a manifestação mais grave de insuficiência cardíaca e complicação do infarto agudo do miocárdio (IAM), sendo mais comum em pacientes com IAM assoaciados a elevação do segmento ST (STEMI) do que naqueles não STEMI, ou secundário a arritmias cardíacas.

Choque Obstrutivo

O choque obstrutivo pode ser definido como uma redução do débito cardíaco secundária a um inadequado enchimento ventricular. As principais causas de choque obstrutivo são o tamponamento pericárdico, a embolia pulmonar maciça e o pneumotórax.

Monitoração hemodinâmica

Os pacientes em choque circulatório devem ser abordados com uma monitoração hemodinâmica básica que inclui a avaliação da oxigenação tecidual, como lactato, SVO2, *gap* da PCO2 e relação entre o *gap* da PCO2 e a diferença arteriovenosa do conteúdo de oxigênio (ver Avaliação da Oxigenação Tecidual, acima), instalação de uma linha arterial, da pressão venosa central e de um ecocardiograma. Caso o paciente não responda à terapêutica inicial ou apresente síndrome do desconforto agudo (SDRA) grave, está também indicada a utilização de um método de monitoração hemodinâmica avançada. Eles avaliam o débito cardíaco através da análise do contorno de pulso (Lidco Plus®, Lidco Rapid® Vigileo®, PiCCO® e Volume View /EV 1000®) ou da termodiluição pulmonar (cateter de artéria pulmonar).

Quando a medida do débito cardíaco é feita pela análise do contorno do pulso, ela pode ser não calibrada (Lidco Rapid® e Vigileo®) ou calibrada (diluição por lítio ou termodiluição transpulmonar), sendo a forma calibrada mais acurada. Quando a termodiluição transpulmonar é utilizada para calibrar a medida do débito pela análise do contorno do pulso (PiCCO® e Volume View/EV 1000®), também são fornecidos a água extravascular pulmonar e o índice de permeabilidade vascular pulmonar, parâmetros que podem ser muito úteis no paciente grave.

TRATAMENTO

Apesar do tratamento do choque depender do seu tipo e causa, o seu manejo geralmente inclui medidas como reposição volêmica e drogas vasopressoras.

Reposição volêmica

Pode ser realizada com cristaloides e coloides. Os cristaloides são solutos de baixo de peso molecular que se movimentam rapidamente nas soluções e que cristalizam. Duas horas após a sua administração intravenosa, apenas 20% permanecem no vaso. Por outro lado, os coloides são solutos de alto peso molecular, movimentam-se lentamente nas soluções e não cristalizam. Duas horas após a sua administração intravenosa, cerca de 100% permanecem no espaço intravascular, desde que a permeabilidade vascular dos capilares seja normal, fenômeno nem sempre presente em pacientes críticos. São exemplos de cristaloides o soro fisiológico (SF ou NaCl a 0,9%), Ringer lactato e Plasmalyte®, enquanto o principal representante dos coloides é a albumina, seja a 5% ou 20%. Embora a maioria dos estudos não demonstre diferença significativa na comparação entre cristaloides e coloides, recomenda-se que inicialmente a reposição volêmica seja realizada com cristaloides. Entre os cristaloides, devido à alta concentração de cloro no SF, que pode levar a acidose metabólica e disfunção renal, a maioria dos autores prefere utilizar soluções balanceadas (Ringer lactato e Plasmalyte®) (Tabela 7.1).

Drogas vasopressoras

Se a pressão arterial permanecer reduzida após reposição volêmica adequada, recomenda-se iniciar um vasopressor. O vasopressor inicialmente utilizado é a noradrenalina, catecolamina natural com propriedades predominantemente alfa-agonistas, produzindo potente efeito vasoconstritor arterial e venoso, com consequente aumento da pressão arterial, retorno venoso e débito cardíaco.

Quando a administração de noradrenalina ultrapassar valores de 0,3-0,5 µg/kg min, a maioria dos autores recomenda associar vasopressina, hormônio hipofisário com potente ação vasopressora. A vasopressina liga-se aos receptores V1 causando vasoconstrição pela contração do músculo liso vascular e aos receptores V2 renais, promovendo reabsorção de água. Em doentes com choque séptico que já estão utilizando noradrenalina, a vasopressina permite reduzir as doses de noradrenalina.

Tabela 7.1. Composição das principais soluções para reposição volêmica utilizadas no paciente grave

	SF	RL	Plasmalyte
Sódio (mEq/L)	154	130	140
Potássio (mEq/L)		4	5
Cálcio (mEq/L)		3	
Cloro (mEq/L)	154	109	98
Magnésio (mEq/L)			3
Lactato (mEq/L)		28	
Acetato (mEq/L)			27
Gluconato (mEq/L)			23
Osmolaridade (mOsm/L)	308	272	294
pH	5,5	6,7	7,4

SF: soro fisiológico; RL: Ringer lactato.

Drogas inotrópicas

Se o débito cardíaco (DC) for inadequado após a reposição volêmica adequada, está indicada a utilização de um agente inotrópico, sendo a dobutamina o representante padrão. Trata-se de um fármaco simpaticomimético sintético com ação beta. Através da estimulação beta-1, age no miocárdio aumentando a sua contratilidade, e através da sua ação beta-2 atua nos vasos produzindo vasodilatação. Como efeitos adversos pode produzir taquicardia, arritmias e hipotensão arterial, especialmente em pacientes hipovolêmicos.

Outro agente inotrópico é a milrinona, cujo mecanismo predominante de ação é a **inibição da enzima fosfodiesterase** do tipo III (PDE-3), aumentando os níveis de AMPc e facilitando a entrada de cálcio nos miócitos, com consequente aumento da contratilidade miocárdica. Na musculatura lisa vascular, produz vasodilatação. Provoca menos taquicardia que os fármacos catecolaminérgicos. A milrinona é preferida por muitos autores nos pacientes que usam agentes betabloqueadores e naqueles com hipertensão pulmonar e disfunção de ventrículo direito. Outra limitação são os pacientes com disfunção renal.

Antibióticos

Quando a infecção for a causa do choque, o rápido controle do foco infeccioso e o início da antibioticoterapia são fundamentais para o sucesso do tratamento. Quando utilizados de maneira inadequada, ocorre um significativo aumento da taxa de mortalidade. Veja a seguir as recomendações básicas para o uso de antibióticos (Quadro 7.2)

Quadro 7.2. Recomendações referentes ao uso de antibióticos na sepse segundo o Instituto Latino-Americano de Sepse (ILAS)

1.	Colha hemoculturas e culturas dos locais pertinentes ao foco em suspeita antes da administração da primeira dose de antimicrobianos. Atente-se para que a coleta da hemocultura não atrase o início da terapia antimicrobiana. A administração dos antimicrobianos deverá ser priorizada, pois faz parte do pacote da primeira hora de atendimento
2.	Administre a primeira dose de antimicrobianos o mais rapidamente possível, idealmente em até 1 hora após o diagnóstico
3.	Administre os antimicrobianos de amplo espectro, de preferência bactericidas/fungicidas, sem correção de dose para insuficiência renal ou hepática na primeira dose
4.	Reavalie o esquema escolhido assim que os resultados de cultura estiverem disponíveis
5.	Utilize tempo curto de tratamento sempre que possível
6.	Suspenda os antimicrobianos, caso seja afastada a hipótese de infecção

Ventilação mecânica

Pacientes com choque geralmente necessitam de intubação traqueal e ventilação mecânica protetora, o que significa volume corrente, pressão de platô e pressão de distensão baixas. Complicações da ventilação mecânica incluem pneumonia, volutrauma, barotrauma e lesão pulmonar induzida pela ventilação mecânica (VILI).

Hemotransfusão

A administração de concentrado de hemácias (CH) tem como objetivo otimizar a DO2 e o VO2 dos pacientes, sendo geralmente indicada quando os níveis de hemoglobina são inferiores 7 g/dL ou existe evidência de redução da oxigenação tecidual. O plasma contém todos os fatores de coagulação e geralmente é utilizado na presença de sangramento associado a coagulopatia. Mais recentemente, o concentrado protrombínico, produto que contém os fatores de coagulação vitamina K-dependentes, tem sido cada vez mais utilizado em substituição ao plasma. A transfusão de plaquetas deve ser utilizada nos pacientes com sangramento, antes de procedimentos cirúrgicos e na prevenção de sangramentos espontâneos quando associados a trombocitopenia grave.

O crioprecipitado contém fibrinogênio e está indicado em sangramento associado a hipofibrinogenemia. O concentrado de fibrinogênio pode substituir o uso do crioprecipitado. A transfusão de hemocomponentes pode apresentar como efeitos adversos imunossupressão, congestão circulatória, lesão pulmonar associada a transfusão (TRALI), transmissão de doenças, alergias e reações de incompatibilidade.

Corticoides

Apesar de controverso, a hidrocortisona em doses baixas (doses inferiores a 300 mg ao dia) é utilizada no CS quando ocorrer necessidade do uso de doses crescentes de aminas vasopressoras. A hidrocortisona pode ser utilizada em infusão contínua ou de maneira intermitente. Quando administrada de forma contínua, ocorre menor elevação e variabilidade da glicemia. Os estudos não comprovam que o uso de corticoide reduza a mortalidade dos pacientes com CS, mas concordam que seu uso reduz o tempo de choque.

ECMO (oxigenação por membrana extracorpórea)

É uma modalidade de suporte de vida com o uso de membrana extracorpórea que possibilita o suporte temporário à falência da função pulmonar ou cardíaca, refratárias ao tratamento clínico convencional. A modalidade venovenosa (ECMO-VV) é utilizada no contexto de insuficiência respiratória com função cardíaca preservada, enquanto aECMO venoarterial (ECMO-VA) é indicada para suporte cardíaco com função pulmonar preservada ou não. Na ECMO-VV, a cânula de drenagem é inserida em uma veia e a cânula de retorno em outra veia. Na ECMO-VA, a cânula de drenagem é inserida em um acesso venoso e a de retorno, em acesso arterial.

TRATAMENTO ESPECÍFICO

Além do suporte clínico, o tratamento específico é fundamental (Tabela 7.2).

Tabela 7.2. Tratamento específico de causas de choque

Causa	Tratamento específico
Choque séptico	Controle do foco, antibióticos
Choque anafilático	Afastar o agente causador da anafilaxia, corticoides, anti-histamínico, adrenalina
Hemorragia	Controle do sangramento
Grande queimado	Curativos, desbridamentos, enxertos
IAM	Angioplastia coronariana, trombolítico
TEP	Anticoagulação, trombolítico, trombólise mecânica
Tamponamento cardíaco	Pericardiocentese
Pneumotórax hipertensivo	Toracocentese

IAM: infarto agudo do miocárdio; TEP: tromboembolismo pulmonar.

É importante salientar que no paciente em pós-operatório devem ser pesquisadas causas relacionadas a complicações do ato cirúrgico, infecções relacionadas a ferida operatória, infecções relacionadas a complicações pelo uso de cateteres e sondas, complicações pulmonares por hipoventilação ou aspiração e contaminação do trato gastrointestinal por bactérias seletivas ou translocação bacteriana.

DISFUNÇÃO MÚLTIPLA DE ÓRGÃOS

A disfunção múltipla de órgãos (SDOM) foi descrita inicialmente em 1973, com a observação de que pacientes submetidos à cirurgia de correção de aneurisma de aorta roto frequentemente evoluíam para disfunções progressivas de órgãos e morte. A SDOM é definida como "a presença de função de mais de um órgão alterada em um paciente gravemente doente, de modo que a homeostase não pode ser mantida sem intervenção". O termo homeostase, criado pelo médico e fisiologista Walter Cannon e inspirado na ideia de meio interno fixo proposta por Claude Bernard, é utilizado para indicar a propriedade de um organismo de permanecer em equilíbrio, independentemente das alterações que acontecem no meio externo. A alostase, por outro lado, concebida por Peter Sterling e Joseph Eyer, refere-se aos mecanismos e ferramentas que garantem o estabelecimento e a manutenção da homeostase. Assim sendo, a homeostase é a estabilidade do sistema fisiológico que mantém a vida, enquanto a alostase é o ajuste orgânico com o objetivo de manter a homeostase. São exemplos de mecanismos alostáticos, alterações no eixo hipotálamo-hipófise-adrenal ou do sistema nervoso autônomo.

SDOM é mais comumente associada a sepse, CS, trauma, neoplasias e outras causas de resposta inflamatória sistêmica. A sua incidência exata é difícil de estimar porque não há consenso para a definição de disfunção de cada órgão. No entanto, existem vários mecanismos propostos para o desenvolvimento de SDOM, incluindo (1) hipóxia celular ou tecidual, (2) indução de apoptose celular, (3) translocação bacteriana, (4) desregulação do sistema imunológico e (5) disfunção mitocondrial. Embora a SDOM provavelmente resulte de uma combinação complexa desses fatores e outros ainda a serem identificados, evidências emergentes sugerem que a desregulação do sistema imunológico e a disfunção mitocondrial possam ter papel predominante (Tabela 7.3).

Tabela 7.3. Manifestações de SDOM

Órgão e Sistema	Manifestação
Neurológico	Rebaixamento da consciência
Cardiovascular	Uso de aminas vasopressoras e inotrópicas
Respiratório	Hipoxemia, necessidade de ventilação mecânica
Hematologia	Anemia, trombocitopenia e coagulopatia
Gastroenterologia	Íleo, distensão abdominal
Hepático	Hiperbilirrubinemia
Endocrinológico	Disglicemia importante
Renal	Oligúria, anúria, aumento da creatinina

Devemos ressaltar que o quadro de distensão abdominal e consequente íleo, quando não resolvido, pode gerar um cenário de hipertensão intra-abdominal caso a pressão neste compartimento ultrapasse valores acima de 12 mmHg. São descritos experimentalmente quadros de oligúria que não respondem a terapêuticas habituais, com pressões intra-abdominais acima de 15 mmHg. Quando se atingem valores acima de 20 mmHg e uma nova falência orgânica se instala, temos definido um quadro de síndrome do compartimento abdominal que leva a alterações hemodinâmicas, logo choque e alterações multiorgânicas precipitadas por apoptose precoce em diversos órgãos, alteração esta demonstrada experimentalmente.[6]

Finalmente, fica claro que um quadro patológico tão complexo deve ser tratado por uma equipe multidisciplinar, na qual, mesmo que aparente estar resolvido o quadro cirúrgico, o cirurgião não pode se furtar a participar dos processos decisórios, considerando o início de tudo ter sido num ato cirúrgico. Cada vez mais temos que estudar maneiras de interagir entre as equipes, e hoje temos a chamada Fatores Humanos (FH) como uma disciplina científica que estuda a inter-relação entre humanos, equipamentos e ambiente de trabalho. Os aspectos centrais dos FH, amplamente conhecidos como habilidades não técnicas (NTS), incluem três dimensões:

1. **cognitiva** (consciência da situação, tomada de decisão);
2. **interpessoais** (comunicação, trabalho em equipe, liderança) e
3. **recursos pessoais** (gerenciamento do estresse e da fadiga).

A consciência da situação é definida como a percepção dos elementos de um ambiente, enquanto a tomada de decisão é o processo de escolha em um cenário que ofereça múltiplas alternativas para atender às necessidades de uma determinada situação. A comunicação eficaz entre os membros da equipe é amplamente reconhecida como um dos fatores mais importantes nas equipes de alta qualidade. O trabalho em equipe é o processo de trabalhar com um grupo de pessoas para alcançar um objetivo. Os princípios que caracterizam uma equipe de saúde bem-sucedida incluem:

1. metas compartilhadas;
2. papéis claros;
3. comunicação eficaz;
4. processos e resultados mensuráveis e
5. liderança eficaz.

A liderança, por sua vez, pode ser definida como a capacidade de liderar uma equipe, considerando as necessidades particulares de cada membro da equipe, seguindo altos padrões de cuidados clínicos. Habilidades valiosas de liderança incluem a capacidade de delegar, inspirar e comunicar-se efetivamente. O desenvolvimento dos FH nas equipes é de fundamental importância para melhorar a segurança e qualidade dos serviços de saúde.

REFERÊNCIAS BIBLIOGRÁFICAS

1. Glazer JM, Rivers EP, Gunnerson KJ. Shock. In: O'Donnell JM, Nácul FE, eds. Surgical Intensive Care Medicine. New York: Springer; 2016. p. 61-79.
2. Holler JG, Henriksen DP, Mikkelsen S, Rasmussen LM, Pedersen C, Lassen AT. Shock in the Emergency Department; A 12 Year Population Based Cohort Study. Scand J Trauma Resusc Emerg Med. 2016;24:87.
3. Kheng CP, Rahman NH. The use of end-tidal carbon dioxide monitoring in patients with hypotension in the emergency department. Int J Emerg, 2012:5:31.
4. Vincent JL, Sakr Y, Sprung CL, et al. Sepsis in European intensive care units: results of the SOAP study. Crit Care Med. 2006;34:344-353.
5. De Backer D, Biston P, Devriendt J, et al. Comparison of dopamine and norepinephrine in the treatment of shock. N Engl J Med. 2010;362:779-789.
6. Lima R, Malbrain M, Pelosi P, et al. Early impact of abdominal compartment syndrome on liver, kidney and lung damage in a rodent model. Anaesthesiology Intensive Therapy. 2017;49(2):130-138.

O Cirurgião Geral, o Residente de Cirurgia e o Centro de Terapia Intensiva

Reni Cecília Lopes Moreira

Eduardo Nacur Silva

Frederico Bruzzi de Carvalho

O termo CTI- Centro de Terapia Intensiva agrega significados diferentes para pessoas diferentes. Os pacientes e/ou seus familiares sabem que estar no CTI significa a existência de um quadro grave que precisa de cuidados especiais para alcançar a melhoria da saúde. Administradores hospitalares e operadoras de saúde sabem que no CTI estão os pacientes mais graves que demandam mão de obra e infraestrutura especializadas e representam alto custo para ambos. Para os colaboradores, o CTI é o local onde trabalham para receber seus honorários e uma fonte de identidade e orgulho. O CTI é um ambiente único onde coexistem satisfação, alegria, aprendizado e frequentemente tensão e sofrimento.[1]

Apesar de toda evolução científica e tecnológica, as complicações relacionadas às doenças e seus respectivos tratamentos ainda se fazem presentes e proporcionam grandes preocupações.[2,3]

A origem e o desenvolvimento de setores hospitalares dedicados ao cuidado de pacientes graves evoluiu, ao serem agregadas técnicas de monitoração e suporte de disfunções orgânicas que incluem técnicas e competências anestésicas, cirúrgicas e clínicas em um centro de cuidados no hospital.[4]

O desenvolvimento da ventilação com pressão positiva por traqueostomia com bolsa-válvula, a desfibrilação, o uso de fluidos e drogas vasopressoras, a monitoração hemodinâmica utilizando acessos vasculares profundos, a sedação e analgesia avançada e prolongada são exemplos de competências que necessitaram de grande interface entre várias das especialidades 'tradicionais' que contribuíram para o desenvolvimento do que conhecemos como as Unidades de Terapia Intensiva atuais.[5]

Cerca de 40% dos pacientes em cuidados intensivos estão no pós-operatório imediato de intervenções primárias e/ou reabordagens cirúrgicas. As condições clínicas dos pacientes, o porte cirúrgico e o surgimento de complicações no peroperatório são as principais indicações de cuidados intensivos no pós-operatório.[6]

Conforme relatamos, o CTI é um local de alta complexidade de procedimentos e relacionamentos. A cordialidade entre o cirurgião, seus residentes e assistentes e o intensivista é essencial para o sucesso do tratamento dos pacientes. Cordialidade essa que deve ser estendida a toda a equipe multiprofissional.

Estamos diante de pacientes graves que demandam cuidados especiais. É necessário que o cirurgião e seus residentes se apresentem ao médico responsável pelo CTI – seja o horizontal ou o plantonista, conversem sobre as propostas e registrem sua evolução no prontuário do paciente. De fato, a comunicação é um dos maiores desafios no cuidado de pacientes graves, sendo que a sistematização da transferência de cuidados é associada a melhores desfechos clínicos.[7]

O vínculo estabelecido no período pré-operatório, principalmente no caso de cirurgias eletivas programadas, entre pacientes, familiares e cirurgião deve ser preservado. A permanência do paciente no CTI muitas vezes dificulta o contato pessoal entre cirurgião e família. Desta forma, já deve existir o acordo entre a equipe que operou o paciente e a equipe do CTI sobre a forma de dar as notícias. Não deve existir conflito entre as informações para evitar o aumento da ansiedade dos familiares. No momento da visita familiar e/ou boletim do CTI o intensivista deve explicar para a família que o cirurgião acompanha regularmente o paciente, discute o quadro clínico e as condutas futuras. Trata-se de uma relação de adição de competências e respeito entre Intensivista e Cirurgião. Ambos trabalham em prol do paciente e é importante que isso fique claro para a família.

O cirurgião geral estará presente no CTI principalmente em cinco momentos:

1. durante sua formação em cirurgia geral o residente faz o estágio obrigatório para aprender a lidar com os pacientes mais graves e para ganhar experiência no contato com outros profissionais no Hospital;
2. acompanhar a evolução pós-operatória dos seus pacientes definindo a conduta cirúrgica, seja nas evoluções esperadas ou nas complicações pós-operatórias;
3. atender chamados para realização de procedimentos cirúrgicos;
4. responder interconsultas e emitir parecer sobre pacientes do setor que não estão sob seus cuidados;
5. assumir, após a interlocução com o intensivista e definição da conduta, sempre em comum acordo, os cuidados cirúrgicos dos pacientes avaliados.

MATRIZ DE COMPETÊNCIA EM CIRURGIA GERAL

Conforme a Matriz de Competência Cirurgia Geral, é necessário que o médico residente aprenda a manejar aspectos importantes do controle clínico do paciente no Centro de Terapia Intensiva.

O objetivo do estágio é aprender a conduzir os pacientes cirúrgicos no pós-operatório imediato com a evolução esperada ou pacientes que tenham retornado ao CTI por complicação clínica ou cirúrgica no pós-operatório. Essa competência é desenvolvida através do aprendizado da reposição hídrica no paciente cirúrgico, com ênfase às alterações específicas do pós-operatório, do manejo de drogas vasoativas, indicações de antibioticoterapia de largo espectro, ventilação mecânica, manobras durante a parada cardiorrespiratória e avaliação do estado de consciência, verificação de intercorrências clínicas ou cirúrgicas em pacientes em terapia intensiva e sobre a definição de terminalidade da vida e cuidados paliativos.

Também faz parte do estágio a interface com outras especialidades médicas, equipe multidisciplinar e colaboradores das áreas de apoio.

O Quadro 8.1 indica os procedimentos básicos em Terapia Intensiva que deverão ser realizados pelo médico residente em seu primeiro ano. Cabe reforçar que são procedimentos também realizados frequentemente em unidades de internação e salas vermelhas das urgências.

Quadro 8.1. Competências a serem desenvolvidas pelos residentes no CTI

Admissão
Evolução
Alta
Transferência segura de cuidados
Passagem de plantão
Acesso venoso central
Drenagem torácica
Monitorização intra-arterial invasiva
Manejo de drogas vasoativas
Hidratação pós-operatória
Entubação orotraqueal
Traqueostomia

Acompanhamento da Evolução Pós-Operatória

É importante que cirurgiões e residentes entendam a dinâmica do CTI e, por ocasião de sua visita ao setor, respeitem as normas básicas de qualquer visita aos pacientes sob seus cuidados. Muito dos atritos e divergências são decorrentes de falhas de comunicação entre cirurgiões assistentes e intensivistas. Ao chegarmos ao CTI devemos nos identificar como cirurgiões assistentes responsáveis pelos pacientes, questionar sobre possíveis intercorrências e modificações das últimas horas. Feito isso, devemos proceder a lavagem das mãos, usar equipamentos de proteção individual, quando indicados, examinar e conversar, quando possível, com o paciente, lavar novamente as mãos e retornar para nova conversa com o intensivista.

Conforme normas do Conselho Federal de Medicina, todas as visitas devem ser registradas no prontuário do CTI.

É importante deixar claro com toda a equipe do CTI que o cirurgião que fez a indicação cirúrgica e operou o paciente é o responsável direto por ele. A equipe do CTI tem sua autonomia em decidir certos aspectos do tratamento, mas sempre deve discutir com o cirurgião responsável qualquer dúvida ou mudança de tratamento. Isso só é possível quando o cirurgião assume a responsabilidade e a definição sobre o tratamento, tem boa capacidade de discutir e ouvir opiniões diferentes e é presente com a regularidade indicada ao caso. A concordância neste aspecto contribui para praticamente acabar com as desavenças que ocorrem entre o cirurgião e o intensivista.

Atender Chamados para Realização de Procedimentos Cirúrgicos

Frequentemente, residentes e cirurgiões são chamados ao CTI para realização de procedimentos cirúrgicos. Antes do início do procedimento deverá ser assinado o Termo de Consentimento Informado para procedimentos invasivos. A assinatura deverá ser realizada pelo paciente quando estiver consciente ou por seu responsável quando ele não estiver em condições de responder.

É importante manter a postura profissional e respeitar as regras do setor. Todas as intervenções devem ser discutidas com os intensivistas presentes, pois o quadro clínico pode ter alterado. Os procedimentos realizados devem ser registrados em prontuário. Existem intervenções que são únicas, como por exemplo os acessos vasculares e traqueostomias, e após sua realização não exigem seguimento por parte dos cirurgiões. Outros procedimentos necessitam acompanhamento diário, como as drenagens torácicas em selo d'água, que devem ser acompanhadas até a retirada dos drenos.

Quando surgirem complicações decorrentes dos procedimentos realizados, é dever do cirurgião e residente acompanhar até a resolução do quadro. Novamente reforçamos a responsabilidade dos cirurgiões quanto aos atos realizados.

Nestes casos, o cirurgião age como um consultor e a decisão sobre o tratamento do paciente é do intensivista ou do médico de outra especialidade que seja o responsável pelo paciente. O cirurgião tem a autonomia de recusar o procedimento proposto, caso considere ser desnecessário ou danoso ao paciente. Neste caso, deve discutir a sua opinião com o paciente, quando possível, com a família e com o intensivista, mantendo a recusa ou decidindo fazer o procedimento. Assim a decisão definitiva será tomada com a participação de todos.

Responder Interconsultas e Emitir Parecer sobre Pacientes do Setor que não Estão sob seus Cuidados

Cirurgiões e residentes são chamados ao CTI para avaliação e emissão de pareceres sobre pacientes internados no CTI. Ao chegarem ao setor, cirurgiões e pacientes devem se apresentar ao intensivista, conhecer o caso clínico-cirúrgico e avaliar conjuntamente os exames e prosseguir para avaliação e exames dos pacientes. Feito isso, novamente conversar com intensivista, fazer o registro de sua avaliação e conduta.

Como se trata de um parecer, após a discussão e registro de sua avaliação, o cirurgião não precisa continuar acompanhando o paciente. Deve deixar isso bem claro e ficar disponível para ser chamado quando for necessário.

Acompanhamento de Interconsultas Solicitadas

Algumas interconsultas e pareceres não irão fechar a conduta a ser seguida, e nesse caso o cirurgião e seu residente deverão acompanhar o caso até a definição da conduta. Parece ser simples, mas não é. A falta de acompanhamento, pelo mesmo cirurgião, é causa frequente de atritos entre intensivistas, cirurgiões e pacientes ou seus familiares. A cada avaliação por novo cirurgião podem surgir visões diferentes, necessidade de realizar mais exames e gerar mais atrasos na tomada de decisão.

É importante deixar bem claro que o principal impacto de avaliações por cirurgiões diferentes recai sobre o paciente.

Ocasionalmente existem casos que são realmente complexos e a tomada de decisões é difícil, e que o cirurgião opta por chamar outro colega para auxiliar. Essa situação é diferente, pois não caracteriza abandono de responsabilidade, mas pelo contrário, demonstra zelo e cuidado do cirurgião interconsultor para com o paciente sob seus cuidados.

▶ REFERÊNCIAS BIBLIOGRÁFICAS

1. Kerlin MP, Costa DK, Kahn JM. The Society of Critical Care Medicine at 50 Years: ICU Organization and Management. Crit Care Med. 2021;49(3):391-405. doi: 10.1097/CCM.0000000000004830.
2. Pinho C, Grandini PC, Gualandro DM, Calderaro D, Monachini M, Caramelli B. Multicenter study of perioperative evaluation for noncardiac surgeries in Brazil (EMAPO). Clinics. 2007;62(1):17-22.
3. Saad IAB, Zambom L. Variáveis clínicas de risco pré-operatório. Rev Assoc Med Bras. 2001;47(2):117-24.
4. Grenvik A, Pinsky MR. Evolution of the intensive care unit as a clinical center and critical care medicine as a discipline. Crit Care Clin. 2009;25(1):239-50, x. doi: 10.1016/j.ccc.2008.11.001. PMID: 19268805.
5. Weil MH, Tang W. From intensive care to critical care medicine: a historical perspective. Am J Respir Crit Care Med. 2011 Jun 1;183(11):1451-3. doi: 10.1164/rccm.201008-1341OE. Epub 2011 Jan 21. PMID: 21257788.
6. Goldhill DR. Preventing surgical deaths: critical care and intensive care outreach services in the postoperative period. Br J Anaesth. 2005;95(1):88-94.
7. Abraham J, Meng A, Tripathy S, Avidan MS, Kannampallil T. Systematic review and meta-analysis of interventions for operating room to intensive care unit handoffs. BMJ Qual Saf. 2021;bmjqs-2020-012474. doi: 10.1136/bmjqs-2020-012474.

Hemostasia – Controle do Sangramento

9

José Gustavo Parreira

José Cesar Assef

INTRODUÇÃO

A hemorragia é uma causa frequente de mortes em vítimas de trauma.[1] No contexto das urgências não traumáticas, várias afecções também cursam com hemorragia, como a rotura de aneurismas de aorta, a gravidez ectópica rota, tumores hepáticos rotos, além dos casos de hemorragia digestiva como as úlceras pépticas e as varizes esofágicas hemorrágicas. A hemorragia pode fazer parte da vida do cirurgião como uma complicação de procedimentos cirúrgicos, incluindo os eletivos, em qualquer segmento corporal, tanto no período intraoperatório como no pós-operatório.

O curso *Advanced Trauma Life Support* (ATLS – 10ª ed.) classifica a hemorragia em quatro classes (Tabela 9.1).[2] Nos casos mais graves há hipoperfusão periférica (choque), acidose metabólica e possibilidade de evolução para resposta inflamatória sistêmica (mesmo após controle do sangramento). O pior cenário é o desenvolvimento de coagulopatia, frequentemente multifatorial, que é agravada pela hipotermia e hemodiluição.[1,2] A associação de acidose metabólica, hipotermia e coagulopatia é conhecida como "tríade letal", justamente pela alta mortalidade que determina (próxima a 40% dos casos).

Tabela 9.1. Classes de hemorragia segundo o ATLS 10ª ed.[2]

Parâmetro	Classe I	Classe II (Leve)	Classe III (Moderada)	Classe IV (Grave)
Perda aproximada de sangue	< 15%	15-30%	31-40%	> 40%
Frequência cardíaca	Normal	Normal / ↑	↑	↑ / ↑↑
Pressão arterial	Normal	Normal	Normal / ↓	↓
Pressão de pulso	Normal	↓	↓	↓
Frequência respiratória	Normal	Normal	Normal / ↑	↑
Débito urinário	Normal	Normal	↓	↓↓
Escala de Coma de Glasgow	Normal	Normal	↓	↓
Déficit de bases	0 a −2 mEq/L	−2 a −6 mEq/L	−6 a −10 mEq/L	<−10 mEq/L
Necessidade de hemotransfusão	Monitorar	Possível	Sim	Transfusão hemostática

A hemostasia é a base para o tratamento desta grave complicação.[2] Em uma situação de hemorragia grave, o principal objetivo é parar o sangramento o mais rápido possível. Paralelamente aos procedimentos para hemostasia, a reanimação volêmica deve ser realizada de maneira a prevenir e controlar a coagulopatia. Este modelo de "reanimação hemostática" mostrou ter melhores resultados em vítimas de trauma com hemorragia grave e potencialmente letal.

Desta forma, é de grande importância o estudo da hemostasia e do seu tratamento. Todo cirurgião terá que enfrentá-la algum dia. Este capítulo tem por objetivo trazer ao médico residente conceitos básicos sobre o assunto

HEMORRAGIA – FISIOPATOLOGIA

A perda de sangue além das capacidades adaptativas do organismo tem consequências. A hipovolemia diminui a pré-carga e, consequentemente, o débito cardíaco. A perda de hemácias diminui a capacidade de transporte de oxigênio. A associação destes fatores diminui a oferta de oxigênio aos tecidos o que, após a exaustão de mecanismos compensatórios, resultará em metabolismo anaeróbio, acúmulo de prótons e acidose metabólica. Se não corrigido, a morte celular segue esta sequência.

A hemorragia também pode depletar plaquetas e fatores de coagulação, o que determina coagulopatia.[1,3] A perda de calor, associada à incapacidade do organismo em produzi-lo, resulta em hipotermia. A coagulopatia em trauma é multifatorial, sendo agravada pela hipotermia e pela acidose metabólica.[3] Se a reanimação volêmica é feita de maneira não regrada, e com infusão de grandes quantidades de soluções cristaloides isotônicas não aquecidas, a coagulopatia pode também ser agravada pela hemodiluição. Com a evolução do quadro, a coagulopatia se instala e persiste mesmo após cessada a fonte inicial de hemorragia. O sangramento passa a ser difuso, pelo leito cirúrgico, feridas operatórias ou mesmo sítios de punção. A resposta inflamatória resultante da hipotensão prolongada, do choque e do seu tratamento pode resultar, em médio e longo prazos, em disfunções orgânicas, imunossupressão, desnutrição e morte. As soluções cristaloides podem ativar os neutrófilos, lesando ainda mais o endotélio, o que adiciona mais um fator grave na evolução.

Toda esta cascata é diretamente proporcional ao tempo que levamos para realizar a hemostasia, bem como a qualidade da reanimação volêmica que o paciente recebe. Mais uma vez chamamos a atenção para a necessidade de hemostasia precoce.

Reanimação hemostática

Os princípios mais atuais de reanimação em vítimas de trauma sugerem que o tratamento e a prevenção da coagulopatia devem ser observados como uma prioridade nas vítimas em choque hemorrágico.[3] Esta estratégia tem sido aprovada amplamente, inclusive em nosso País.[1-4]

Em pacientes com hemorragia de origem não traumática, podemos também traçar um paralelo, porém sem tanto suporte de literatura. Acreditamos que seja importante ter em mente alguns princípios de reanimação que podem fazer a diferença.

O primeiro objetivo, a maior prioridade, deve ser a hemostasia. Parar o sangramento é mais importante que a reposição volêmica. Podemos até entender que, eventualmente, a hemostasia não possa ser feita imediatamente e, a reanimação volêmica, sim. Contudo, isto não tira a importância da hemostasia, que deve ser realizada o mais precocemente possível.

Tendo dito isto, a reanimação "hemostática" tem alguns princípios, como a restrição de cristaloides isotônicos, hipotensão permissiva, o uso precoce de hemocomponentes, altas frações de plasma e plaquetas para cada concentrado de hemácia infundido, bem como a reposição de fibrinogênio quando necessário, além das medidas gerais como controle da hipotermia e reposição de cálcio. O uso de ácido tranexâmico ou outras drogas, como o complexo protrombínico e o fator VIIa recombinante, também são levados em consideração.[1-4]

Restrição de cristaloides isotônicos

Wang e cols., em 2014, publicaram uma revisão sistemática e metanálise das séries prospectivas randomizadas e de estudos observacionais sobre a reanimação liberal com cristaloides ou com volume restrito em vítimas de trauma.[5] A síntese dos resultados indica que a reanimação liberal com cristaloides pode estar associada a maior letalidade que a observada com estratégias restritivas. Kasotakis e cols., em 2013, analisaram 1.754 doentes observando que, quanto maior o volume de cristaloides infundido, maiores foram as frequências de síndrome do desconforto respiratório do adulto (SARA), de falência de múltiplos órgãos, de infecção de sítio cirúrgico e de corrente sanguínea, bem como de síndrome compartimental abdominal e de extremidades.[6]

A infusão de soro fisiológico, ou mesmo Ringer-lactato, deve ser muito criteriosa. Está justificada apenas em doentes em choque, com pulso radial fraco ou impalpável, e em alíquotas pequenas de 250 a 500 mL, observando a resposta com retorno do pulso radial a cada parcela infundida. Não é objetivo recuperar a pressão arterial antes da parada do sangramento, como veremos a seguir. Se há sangramento ativo, a hemostasia deve ser o tratamento, e não a infusão de soro. Se houver perda de muito volume, a oferta de oxigênio será recuperada com a administração de concentrados de hemácias.

Hipotensão permissiva

Bickell e cols., em 1994, estudaram 598 vítimas de trauma penetrante de tronco que tinham PAS < 90 mmHg no cenário pré-hospitalar.[7] Notaram que os que receberam "reposição volêmica postergada" (i. e., apenas após a hemostasia) apresentaram maior sobrevivência (70% vs.

62%; p = 0,04). Morrison e cols., em 2011, publicaram dados comparando a reanimação com objetivos diferentes de pressão arterial média (PAM).[8] Estes autores incluíram no estudo vítimas de trauma em choque hemorrágico que necessitaram de tratamento operatório, separando em dois grupos de acordo com os objetivos de reanimação: PAM 50 mmHg (PAM baixa) vs. PAM 65 mmHg (PAM alta). O grupo de PAM baixa apresentou menor necessidade de transfusões no período intraoperatório, além de uma menor letalidade no período pós-operatório precoce. Este grupo também teve menor tendência a desenvolver coagulopatia e morrer por esta causa no pós-operatório.

O conceito de hipotensão permissiva envolve a ideia de aceitar níveis mais baixos de pressão arterial enquanto o foco hemorrágico ainda não foi controlado. O objetivo do tratamento não deve ser recuperar a pressão arterial apenas, mas fazer a hemostasia o mais rápido possível. Contudo, a perfusão cerebral e coronariana precisa ser preservada. Nos casos de trauma cranioencefálico associado, a PA sistólica deve estar superior a 110 mmHg. Se houver perda dos pulsos periféricos, há necessidade de infusão criteriosa de volume.

Uso precoce de hemocomponentes e altas frações de plasma e plaquetas

Em ambiente militar, observou-se que a utilização de sangue total fresco foi associada a menor letalidade, tanto em 24 horas como em 30 dias após o trauma, quando comparada à terapia com hemocomponentes.[9] Contudo, no cenário civil são poucos os centros que ainda possuem sangue total disponível para transfusão. A maioria dos serviços que atendem traumatizados graves dispõe de bancos de sangue, que disponibilizam hemocomponentes, como concentrados de hemácias, plasma fresco e plaquetas. Também pelos dados já apresentados anteriormente, podemos inferir que a transfusão de concentrados de hemácias precocemente diminui a necessidade de cristaloides isotônicos e, portanto, está associada a melhores resultados de morbidade e letalidade.

John Holcomb e cols. desenvolveram o racional do *Damage Control Resuscitation* na área militar, e posteriormente trouxeram para o ambiente civil esta ideia, com uma publicação, em 2008, na qual avaliaram 466 vítimas de trauma que receberam mais de 10 U de CH em 24 h.[10] Demonstraram que a letalidade em 6 h, 24 h e 30 dias foi significativamente menor quanto maior a fração de plasma:CH. Neste estudo, questionaram os paradigmas então vigentes e propuseram a estratégia de reanimação com *endpoint* de atingir, o mais precocemente possível, a fração de uma unidade de CH para uma unidade de plasma, para uma unidade de plaquetas (1:1:1) também para o ambiente civil.

No modelo atual, a reanimação em pacientes com hemorragia potencialmente letal se inicia com a infusão de concentrados de hemácias tipo O (negativo se sexo feminino), associada a plasma fresco AB (preferencialmente disponibilizado em forma líquida na admissão). Estes hemocomponentes devem estar prontamente disponíveis na admissão e serão utilizados até que a correta tipagem seja realizada. Se o sangramento persiste, o protocolo de transfusão é ativado e as transfusões passam a ser de tipo específico com prova cruzada.

Cada serviço tem seu protocolo. Nos que dispõem de métodos específicos de avaliação de coagulação, como tromboelastograma (TEG) ou tromboelastometria rotacional (ROTEM), as transfusões são baseadas na necessidade de cada doente.[11] Por exemplo, se os achados do ROTEM sugerem falta de plaquetas, devemos transfundir apenas este hemocomponente. Se o problema é falta de fatores de coagulação, o paciente receberá plasma fresco, e assim por diante. Por outro lado, em nosso País estes exames raramente estão presentes em serviços de emergência. Desta forma, os protocolos aceitam transfusões com frações predefinidas de unidades de plasma e de plaquetas para cada unidade de concentrado de hemácias. A fração ideal, bem como a inclusão de plaquetas no protocolo, é uma escolha de cada serviço, sendo os mais aceitos (CH: plasma: plaquetas) 1:1:1, 2:1:1, 1:1 ou 2:1.

Contudo, não se pode menosprezar o papel das doenças infectocontagiosas transmissíveis pela transfusão, bem como outras complicações relacionadas às mesmas 69 (Tabela 9.2). Basicamente, deve-se balancear o risco de morte por hemorragia (diretamente relacionado à presença de coagulopatia) e os riscos de complicações relacionadas às hemotransfusões. A identificação dos traumatizados com hemorragia ativa e grave passa a ser um grande desafio. Por tal motivo, a recomendação para a transfusão de concentrados de hemácias permanece aberta, sendo indicada nos casos de "risco iminente de vida", o que permite a avaliação pessoal caso a caso.[4]

Drogas

Das drogas pesquisadas, o ácido tranexâmico (ATX) é o que encontra maior suporte na literatura. O estudo CRASH-2, prospectivo, randomizado, multicêntrico, envolvendo 274 hospitais em 40 países, com mais de 20 mil pacientes, foi um dos apoios mais importantes para a utilização empírica do ATX em vítimas de trauma com hemorragia.[12] O grupo de estudo recebeu ATX em dose de ataque de 1 g em 10 minutos e mais 1 g em 8 horas, enquanto o grupo-controle recebeu placebo. Os resultados demonstraram que o grupo que recebeu ATX teve uma menor letalidade em até 4 semanas do trauma (14,5% vs. 16,0%; risco relativo 0,91, 95% CI 0,85-0,97; p = 0,0035) e também uma menor letalidade por hemorragia (4,9% vs. 5,7%, risco relativo 0,85, 95% IC 0,76-0,96; p = 0,0077). Ker e cols., em 2015, publicaram uma revisão sistemática sobre o tema, disponível na biblioteca Cochrane.[13] Os autores recomendaram a utilização precoce (até 3 horas do trauma) do ATX em vítimas de trauma com hemorragia, pois sua análise demonstrou que esta prática diminui a letalidade sem aumentar eventuais complicações relacionadas à hipercoagulabilidade.

Tabela 9.2. Complicações das hemotransfusões – adaptada de McIntyre et al.[18]

Riscos	Por cada unidade de concentrado de hemácias transfundido	Por cada *pool* de plaquetas transfundido
Infecciosos		
Hepatite A	1 : 2.000.000	
Hepatite B	1 : 153.000	
Hepatite C	1 : 2.300.000	
HIV	1 : 7.800.000	
HTLV	1 : 4.300.000	
Contaminação bacteriana	1 : 50.000	1 : 1000
Sepse	1 : 250.000	1 : 250.000
Infecções parasitárias	1 : 4.000.000	
Não infecciosos		
Reação febril não hemolítica	1 : 300	1 : 20
Reação urticariforme	1 : 100	
Reação anafilática	1 : 40.000	
Reação transfusional hemolítica tardia	1 : 7.000	
Reação transfusional hemolítica aguda	1 : 40.000	
TRALI	1 : 5.000-10.000	
TACO	1 : 700	

HTLV: *Human T cell lymphotropic virus*; TRALI: *transfusional associated lung injury*; TACO: *transfusional associated circulatory overload*.

Novamente cabe o comentário da utilização do TEG ou de ROTEM. Nos serviços que dispõem destes exames, a utilização do ATX é baseada em dados objetivos da presença de fibrinólise.[1,11] A quantidade pode ser maior ou menor que o "padrão" do estudo CRASH-2, a depender da resposta observada. Como muitos hospitais não dispõem deste recurso na urgência, a dose utilizada é a do estudo CRASH-2, que também é recomendada no ATLS 10ª ed.

Hemostasia

Antes de começar...

Se você está à frente de um caso de hemorragia, precisa reconhecer a gravidade da situação. A demora no controle do foco hemorrágico é o maior desafio, pois atrasa a recuperação da oferta de oxigênio e agrava a coagulopatia. Outra armadilha é não identificar a necessidade de chamar auxílio, ou mesmo de algum material especial não disponível de imediato.

A confiança em demasia é a maior sombra do cirurgião. Quanto mais experientes ficamos, mais fácil é chamar ajuda. Portanto, faça uma sequência na sua mente, considerando os pontos a seguir:

- tenha em mente a história clínica do doente, as operações realizadas, as medicações em uso e as comorbidades;
- avalie a gravidade do caso e o grau de instabilidade hemodinâmica;
- identifique se há hemorragia ativa e se tem alto fluxo;
- avalie se há como fazer uma hemostasia imediata, temporária, até definir o próximo passo;
- assegure acesso venoso adequado, colete tipagem sanguínea, gasometria arterial com lactato e exames laboratoriais;
- ele pode estar em coagulopatia? Inicie o tratamento;
- há indicação cirúrgica imediata (operação ou reoperação)?
- considere a possibilidade de resolução endovascular;
- se houver dúvida, discuta o caso com um colega;
- uma vez em campo cirúrgico, considere:
  - chamar ajuda para enfrentar o desafio;
  - como fazer hemostasia temporária?
  - está em uma área de difícil acesso?

- qual o risco de lesões iatrogênicas?
- a via de acesso cirúrgica está permitindo avaliação adequada? Devo ampliar ou associar?
- qual a estratégia cirúrgica para controlar o sangramento?
- peça o material cirúrgico necessário;
- converse com o anestesiologista, explique a estratégia;
- mantenha em mente a possibilidade de controle de danos.

Enfim, é importante manter uma visão ampla, que permita acessar todos estes pontos, talvez outros adicionais, e não apenas "fixar" seu foco para o campo cirúrgico e a hemorragia, tentando desesperadamente conter algo sem planejamento.

Procedimentos básicos de hemostasia antes da operação

Existem algumas medidas que podem ser tomadas para a hemostasia antes mesmo da operação. A compressão extrínseca é o método inicial para hemostasia em qualquer situação em que os vasos estejam anatomicamente acessíveis (Figura 9.1).[1,2] Em casos de hemorragia em membros, a elevação do mesmo, associada a compressão extrínseca é frequentemente suficiente para o controle. Não recomendamos a tentativa de pinçamento e sutura de planos profundos sem a antissepsia, assepsia, anestesia, iluminação e exposição adequadas. Isto pode agravar ainda mais as lesões. Contudo, há casos de escalpes em que o controle da hemorragia é possível apenas com sutura hemostática (Figura 9.2). Caso o sangramento no membro esteja colocando a vida do paciente em risco e não for possível seu controle pela compressão simples, o emprego de torniquete é recomendado.[1,2]

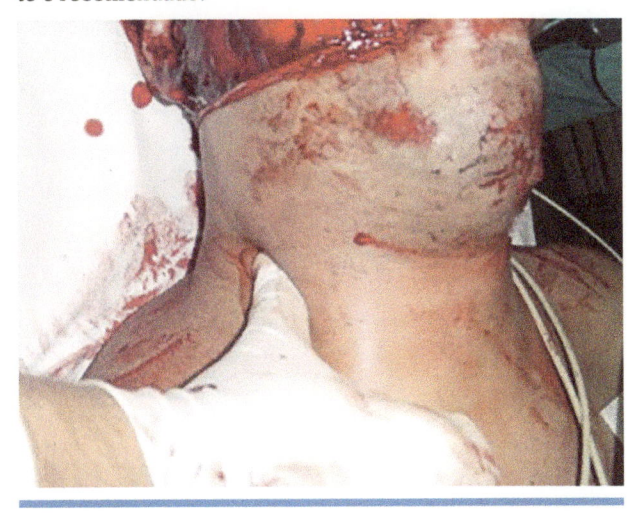

Figura 9.1. Compressão manual. Método inicial de hemostasia nas situações em que os vasos estejam anatomicamente expostos a pressão. Observe a compressão sobre o orifício de um projétil de arma de fogo em região cervical, controlando o sangramento de uma lesão de artéria carótida comum.

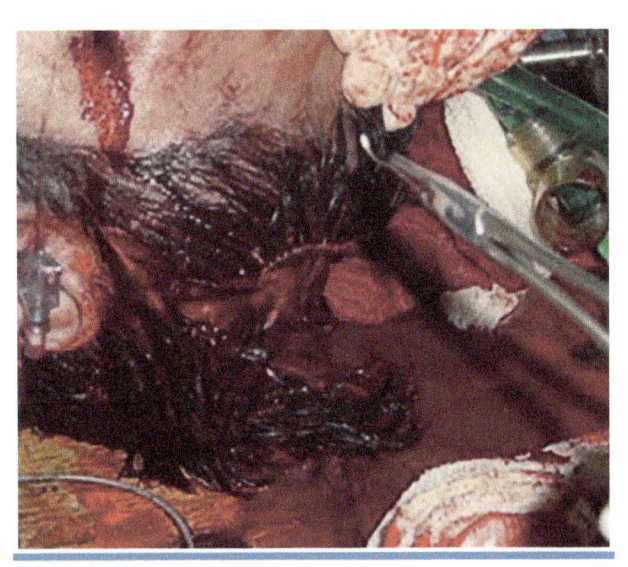

Figura 9.2. Sutura hemostática em couro cabeludo. Método de hemostasia nas situações em que o sangramento difuso não permite a identificação de um ponto único de sangramento.

Em vítimas de trauma, há situações específicas relacionadas ao sangramento de fraturas de ossos longos e fraturas de pelve. Acredita-se que uma fratura de fêmur pode ter um sangramento estimado de até 1,5 litro.[2] Já fraturas de pelve instáveis podem até ser causa de morte para o traumatizado, quando há hemorragia retroperitoneal grave. A hemorragia relacionada a fraturas de ossos longos pode ser diminuída com o simples alinhamento do membro na sala de admissão (Figura 9.3). Não há intenção de reduzir a fratura, mas apenas o alinhamento e imobilização. Já as fraturas de pelve instáveis podem ser imobilizadas com a aplicação de um lençol, ou algum dispositivo comercial, com objetivo de reduzir o volume pélvico e limitar a expansão do hematoma.[1,2] Importante ressaltar que o lençol deve ser aplicado sobre os trocânteres maiores do fêmur (Figura 9.4). Uma medida interessante de hemostasia temporária para sangramentos mais profundos é a insuflação de uma sonda de Foley no trajeto suspeito (Figura 9.5). Isto ocorre frequentemente em sangramentos cervicais ou de transição cervicotorácica.

Algumas vezes a exteriorização do sangramento se dá pelo dreno, posicionado em leito cirúrgico (Figura 9.6). Este sangramento pode ocorrer logo após o término da operação e, nestes casos, devemos pensar se o sangramento é realmente do leito cirúrgico ou do trajeto. Vale soltar a fixação e examinar diretamente. Contudo, muitas vezes o diagnóstico não pode ser feito e o paciente precisa ser reoperado, especialmente nos que se apresentam com instabilidade hemodinâmica.

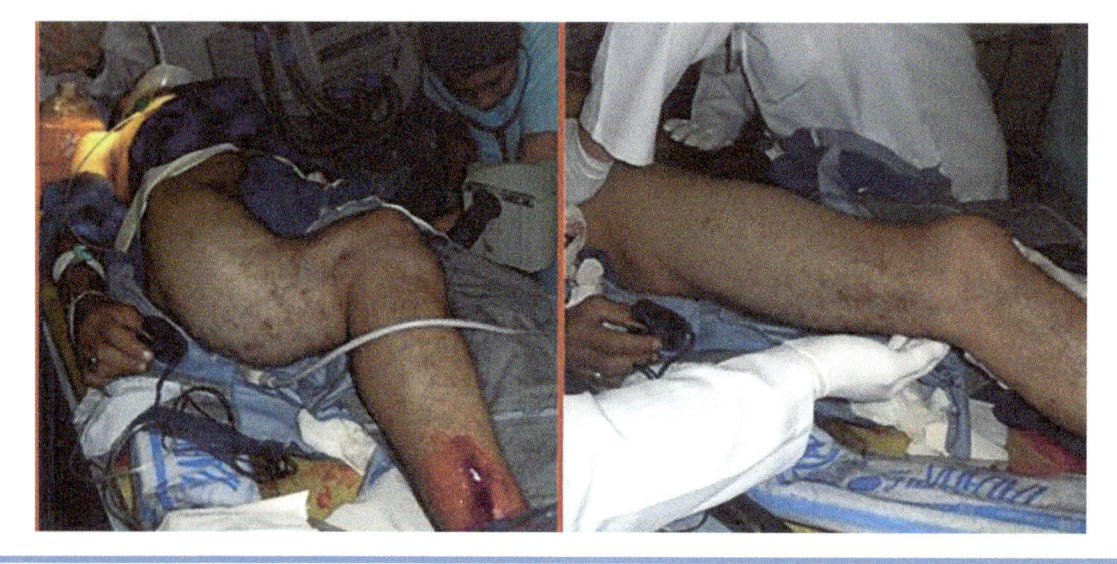

Figura 9.3. Alinhamento de fraturas de ossos longos. Método de hemostasia na sala de admissão. Não há o objetivo de redução da fratura, mas apenas alinhamento e imobilização do membro.

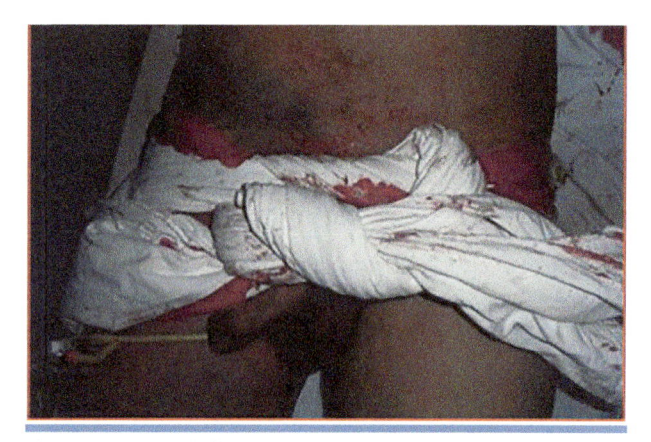

Figura 9.4. Imobilização da pelve com lençol. Método de diminuição do volume pélvico, limitando a hemorragia em vítimas de trauma com fraturas pélvicas complexas. Observe que o lençol deve circular a pelve ao nível dos trocânteres maiores do fêmur. Se houver pinças de campo (Backhaus) disponíveis, as mesmas podem auxiliar a segurar o lençol no local correto, sem necessidade de aplicar o nó. Também é importante não "passar" do limite de redução, fechando a pelve em excesso, pois isto pode lesar ainda mais os ligamentos, piorando a instabilidade.

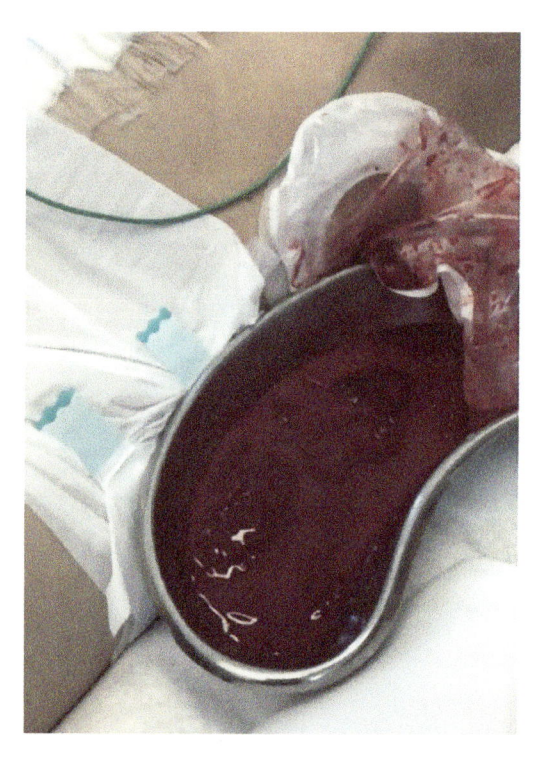

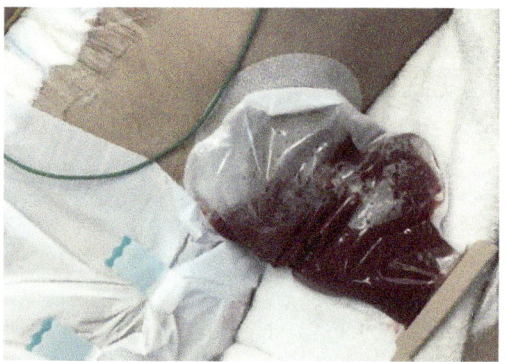

Figura 9.6. Sangramento pós-operatório exteriorizado pelo dreno abdominal. Note o sangramento vermelho vivo com coágulos.

Hemostasia Cirúrgica

Há várias opções cirúrgicas para controle da hemorragia. O primeiro passo é tentar um controle temporário, muitas vezes por compressão manual simples, ganhando tempo para raciocinar e pensar nas questões expostas acima. Esta hemostasia temporária pode ser feita por compressão, tamponamento com compressas ou mesmo insuflação de algum balão. No caso de uma lesão cardíaca, por exemplo, podemos insuflar o balão da sonda de Foley dentro da câmara cardíaca, tracionando o mesmo para a parede cardíaca, assim controlando o sangramento temporariamente.

Uma vez que haja controle temporário, avaliamos se a exposição está adequada. Caso negativo, podemos optar por chamar auxílio externo, ampliar a incisão ou mesmo estender para acessos combinados (Figura 9.7), solicitar melhor iluminação, afastadores adequados etc. O próximo passo é definir a causa do sangramento e a estratégia de abordagem.

Se for possível o controle proximal e distal dos vasos maiores que passam pela região, certamente teremos como limitar a hemorragia de maior monta no destamponamento. Isto não quer dizer, necessariamente, isolamento vascular com fitas cardíacas ou *vessel loops*. Há a possibilidade de montar "compressores" com pinças longas e gazes dobradas, que são posicionados para comprimir o trajeto vascular. Isto é uma alternativa muito boa em lesões venosas maiores, quando a tentativa de isolamento vascular pode gerar mais lesões ou mesmo piorar a lesão inicial.

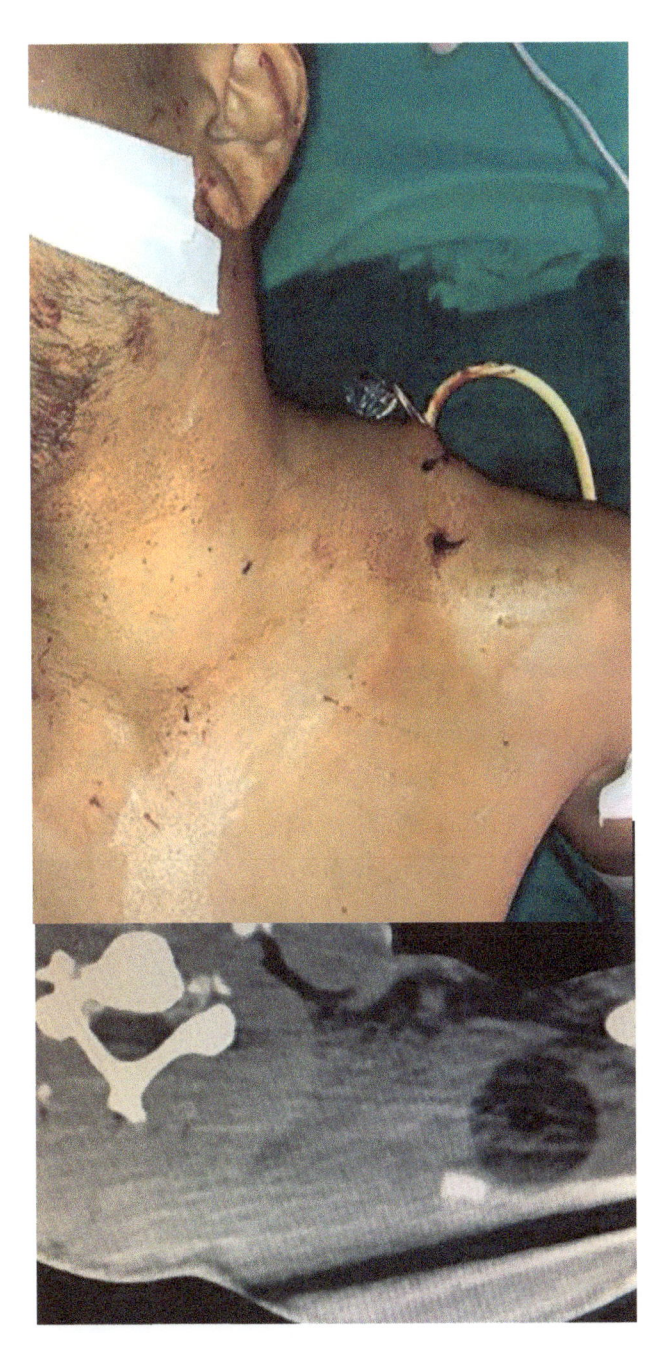

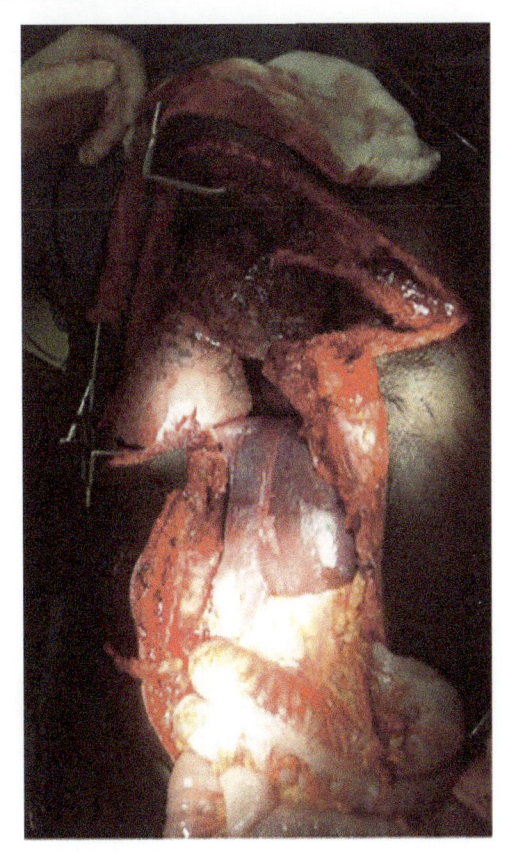

Figura 9.5. Sonda de Foley inserida em ferida em ferimento de arma branca com sangramento externo volumoso (A). Tomografia computadorizada mostrando Foley insuflado, com compressão vascular (B). Paciente foi operado na sequência, com identificação e tratamento de lesão de ramo do tronco tireocervical, provavelmente artéria cervical transversa. Imagens cedidas pelo Dr. Adenauer Marinho de Oliveira Góes Júnior.

Figura 9.7. Extensão do acesso cirúrgico. De uma laparotomia mediana para uma toracotomia direita, e desta para uma toracofrenolaparotomia D, para expor ferimento de veia cava retro-hepática com sangramento importante.

Nos casos em que há sangramento abdominal de grande volume e não conseguimos identificar a causa, podemos optar por comprimir digitalmente a aorta ao nível do hiato diafragmático. Se esta compressão se prolongar, pode-se posicionar uma pinça vascular na aorta ao mesmo nível. Esta manobra permite a diminuição da perda sanguínea, facilita a identificação do sangramento, permite um campo mais exsangue para dissecção e aumenta a perfusão cerebral e coronariana. A oclusão da aorta se torna essencial quando o paciente está *in extremis*, próximo à parada cardíaca. Pode ser feita tanto ao nível do hiato diafragmático como na aorta descendente, por toracotomia anterolateral esquerda (Figura 9.8). Atualmente, há também a opção de oclusão da aorta por introdução de um balão pela artéria femoral, que pode ser posicionado em nível da aorta torácica, proximal ao foco de hemorragia (*Ressuscitative Endovascular Ballon Oclusion of the Aorta* – REBOA).[14]

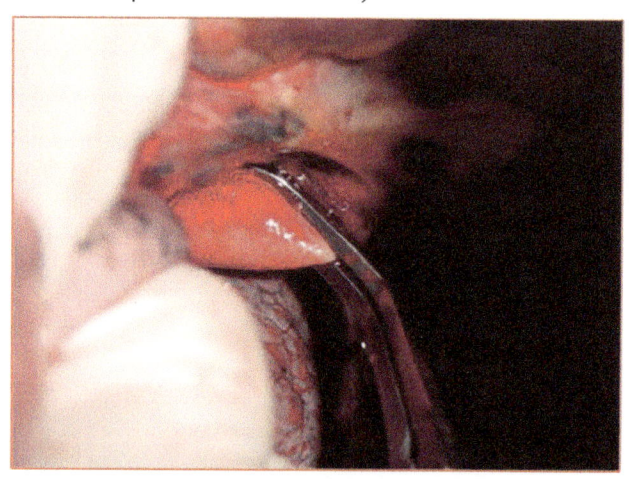

Figura 9.8. Posicionamento de pinça vascular na aorta torácica por toracotomia anterolateral esquerda.

O procedimento de escolha para hemostasia é a identificação do vaso que é o foco do sangramento, seguida da sua ligadura ou restauração. Na maioria das vezes, a ligadura dos vasos sangrantes é permitida. Contudo, há vasos cuja ligadura inadvertida seria muito prejudicial ao paciente. Nestes casos, o isolamento vascular e a identificação são necessários antes da ligadura. Suturas hemostáticas "às cegas" em região de vasos importantes trazem sempre o risco de lesões maiores, isquemia e mesmo piora do sangramento. Entretanto, podem ser realizadas, desde que estas premissas sejam observadas. Em lesões traumáticas de órgãos sólidos, as suturas hemostáticas são empregadas frequentemente para o controle da hemorragia, sempre após a identificação e ligadura de vasos maiores dentro do parênquima que podem cruzar a ferida.

A utilização de bisturi elétrico pode auxiliar no controle da hemorragia em órgãos parenquimatosos, preferencialmente no modo *spray*, com alta coagulação e corte zero. O bisturi de argônio é uma ferramenta interessante para áreas de sangramento difuso em órgãos parenquimatosos. Atualmente há várias pinças que utilizam energia para selar vasos de calibre razoável. São materiais utilizados para operações eletivas, tanto por videocirurgia como abertas. Se disponíveis, estes materiais podem auxiliar na hemostasia cirúrgica.

Um grande grupo de materiais utilizados para hemostasia é o formado por "hemostáticos" ou "selantes". Há diversas opções, de várias empresas, e que necessitam de treinamento prévio para seu uso. Em termos gerais, os hemostáticos funcionam em pacientes com coagulação preservada. Contudo, em casos de sangramento de moderado e alto fluxo, a aplicação destes materiais não é fácil. Já nos casos de hemorragias de baixo fluxo, os hemostáticos podem trazer vantagens. Deve-se também considerar complicações de alguns tipos de hemostáticos em forma líquida, que podem embolizar se houver lesão vascular maior na profundidade do órgão. Há casos em que orifícios ósseos mantêm sangramento de difícil controle. A cera óssea sempre deve estar em nossa mente como uma alternativa nesta situação.

Uma opção interessante de hemostasia temporária é o clampeamento do hilo do órgão. Em casos de sangramento importante em baço, rins e pulmão, podemos mobilizar este órgão e aplicar uma pinça vascular no seu hilo. Isto permite o controle do sangramento, avaliação mais detalhada da lesão e tratamento da lesão em região mais limpa. No caso do fígado, a oclusão da tríade portal é denominada manobra de Pringle, e também controla sangramentos hepáticos originados em ramos da artéria hepática e veia porta. Nas lesões hepáticas, a ligadura da artéria hepática própria pode ser usada (a oxigenação é mantida pela veia porta) para controlar sangramentos maiores, contudo encerrando a chance de angiografia seletiva posterior.

Nos casos de órgãos "ressecáveis", como baço, rim, pulmão, etc., a hemorragia decorrente de lesões maiores pode ser controlada pela ressecção do órgão. Deve-se sempre pesar o risco *versus* benefício desta decisão, pois pode haver consequências importantes. Há situações em que balões podem ser insuflados para hemostasia temporária. Exemplos são as lesões por projéteis de arma de fogo em órgãos parenquimatosos, ou mesmo sangramentos profundos paravertebrais. Importante ressaltar que a insuflação do balão pode causar lesões, observar se ele não está posicionado em local perigoso, como dentro do canal medular.

O tamponamento com compressas é um método muito utilizado para hemostasia de lesões hepáticas e retroperitoneais, entre outras (Figura 9.9). As compressas são posicionadas de maneira a formar vetores e ocupar espaços, comprimindo o parênquima e diminuindo o sangramento de áreas cruentas, mesmo em pacientes coagulopatas. O tamponamento pélvico pré-peritoneal é uma tática muito útil nas vítimas de trauma com fraturas complexas de pelve, e deve sempre ser lembrado nos instáveis hemodinamicamente sem outro foco de hemorragia além do retroperitônio.

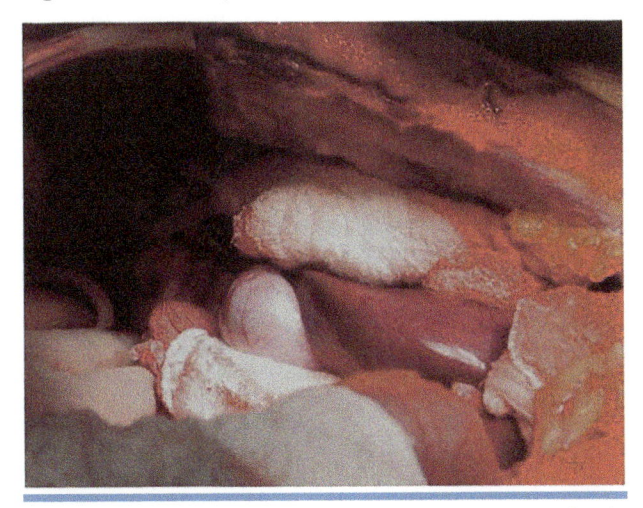

Figura 9.9. Tamponamento com compressas. Método importante de hemostasia temporária em situações de coagulopatia.

Cabe também comentar a alternativa de *shunts* vasculares. Nos casos em que o vaso lesado precisa ser reparado, mas não há condições fisiológicas para isto, a passagem de *shunts* é uma alternativa interessante e efetiva para conter o sangramento e manter o fluxo sanguíneo. São exemplos de vasos que não devem ser ligados: aorta, a. carótida comum, a. carótida interna, a. mesentérica superior, a.a. ilíacas externas, a. braquial e a. poplítea. Caso haja lesões nestes vasos e as condições clínicas não permitam o reparo completo, a passagem de *shunts* deve ser indicada. A veia porta e a veia cava inferior, na sua porção cranial às veias renais, também não devem ser ligadas. Nas lesões de veia cava retro-hepática, a passagem de *shunt* átrio-cava pode ser uma opção.

Há certamente outros métodos criativos de hemostasia descritos, como a utilização de "tachinhas" estéreis em sangramento de plexos venosos pré-sacrais, ou mesmo a embolização intraoperatória das a.a. ilíacas com coágulos, em pacientes com fraturas complexas de pelve. A criatividade e a improvisação são armas importantes nas mãos do cirurgião, desde que todas as consequências sejam avaliadas e ponderadas.

Controle de danos

Um marco para a compreensão da hemorragia grave foi o estudo de Stone e cols., em 1983,[15] no qual foram avaliados 31 doentes que desenvolveram coagulopatia intraoperatória. Em 14, mesmo frente ao desarranjo fisiológico, a operação transcorria até o final, com o tratamento definitivo. Destes, apenas um indivíduo sobreviveu (7,1%). No outro grupo, com 17 doentes, na presença de coagulopatia a operação era interrompida, mesmo que a proposta cirúrgica inicial não tivesse sido alcançada totalmente. Somente após a estabilização na unidade de terapia intensiva o doente era levado novamente ao centro cirúrgico e a operação, terminada. Onze (64,7%) doentes deste grupo sobreviveram, portanto uma diferença estatisticamente significativa. Estes autores propuseram uma mudança de paradigma. A prioridade do tratamento não mais se resumia ao procedimento cirúrgico em si, mas na correção dos distúrbios sistêmicos de oferta de oxigênio, temperatura e coagulação. Para alcançar tal objetivo, o mais importante era abreviar a operação rapidamente, utilizando métodos temporários de hemostasia e controle de contaminação.

O termo "controle de danos" é tradicionalmente conhecido na marinha americana, referindo-se a procedimentos rápidos e temporários utilizados para manter um navio flutuando mesmo frente a uma grande avaria. Na área médica, este termo surgiu em 1993, proposto por Rotondo e cols.,[16] definindo a conduta de abreviar a laparotomia na presença de acidose, coagulopatia e hipotermia, através de um controle parcial da hemorragia e contaminação, passando por um período de recuperação dos parâmetros fisiológicos em unidade de terapia intensiva e posterior reoperação programada. Apesar de não utilizar o termo "controle de danos", o exército norte-americano utilizava conceitos muito semelhantes durante os anos 1940, no que era chamada de *forward surgery*.

Atualmente sua aplicação ultrapassa os limites do trauma abdominal, sendo utilizado também para o tratamento de lesões torácicas, ortopédicas e mesmo no trauma vascular de extremidades[17]. São descritas laparotomias, cervicotomias, toracotomias, reparos vasculares e ortopédicos abreviados. Atualmente há vários "tempos" propostos para o controle de danos, contudo os principais continuam sendo os três descritos inicialmente para esta tática:

1. **operação abreviada**, através de controle temporário da hemorragia, contaminação e síntese temporária da parede. Neste primeiro momento, após a indicação do controle de danos o objetivo principal é alcançar o término da operação o mais rápido possível. Técnicas como tamponamento hepático com compressas, ligadura de cotos intestinais e laparotomias podem ser empregadas. Anastomoses intestinais, reparos vasculares complexos ou outros procedimentos que levam ao aumento do tempo operatório devem ser evitados;

2. **reanimação na Unidade de Terapia Intensiva (UTI)**, quando a volemia, acidemia, coagulopatia e hipotermia são corrigidas. Desta forma, quebra-se o ciclo vicioso e limita-se a perda sanguínea, fornecendo condições para a recuperação dos parâmetros fisiológicos.

Somente após a estabilização do doente, o próximo passo é dado.

3. **reoperação programada**, para o tratamento definitivo de todas as lesões, retirada das compressas e síntese da parede. Neste ponto, a cavidade é reavaliada, o trânsito intestinal é reconstituído e as compressas removidas.

É importante ressaltar que o Controle de Danos não é definido por novas técnicas operatórias, mas pelo conceito de interromper a operação antes que o choque hemorrágico alcance uma fase irreversível. Esta tática não terá efeito se a laparotomia for interrompida tardiamente. Para que haja bons resultados, sua indicação deve ser precoce.

Ressuscitative Endovascular Ballon Oclusion of the Aorta – REBOA

A reanimação através de insuflação de balão na aorta por via endovascular, tradicionalmente introduzida através de punção da artéria femoral, tem sido utilizada para o controle da hemorragia "não compressível" de tronco.[14] A aorta pode ser dividida em três regiões: zona I cranialmente ao tronco celíaco, zona II entre este e a saída da artéria mesentérica inferior e zona III, abaixo da saída deste vaso. O balão é insuflado na zona I na suspeita de hemorragia abdominal e na zona III nas hemorragias pélvicas (frequentemente associadas a fraturas complexas da pelve). Os estudos demonstram que as complicações (trombose e lesão vascular) na via de acesso são mais frequentes se o calibre deste cateter é maior (14F), e opções de menor diâmetro estão sendo mais usadas (7F). Contudo, em casos bem selecionados, esta estratégia tem mostrado bons resultados e vem ganhando adeptos.

Papel da radiologia invasiva e endovascular

Uma das alternativas mais importantes a serem consideradas para o controle hemorrágico é a via endovascular. Há uma gama de oportunidades, desde sua utilização em vítimas de trauma, como também naqueles com hemorragias de origem não traumática e nas pós-operatórias. São vários métodos de hemostasia, como embolização, insuflação de balões ou mesmo revascularização pela colocação de *stents* revestidos.

Em trauma, seu emprego pode ser exemplificado nas lesões traumáticas da aorta torácica e seus ramos, nas lesões hepáticas, esplênicas e renais, bem como nas hemorragias de origem arterial associadas às fraturas instáveis de pelve (Figura 9.10). Nas urgências não traumáticas, para a embolização de tumores hepáticos rotos, aneurismas de aorta ou viscerais rotos, entre outros exemplos. Também no controle da hemorragia no pós-operatório o método endovascular pode ser empregado, como no sangramento retroperitoneal após duodenopancreatectomia ou hepático, após hepatectomias.

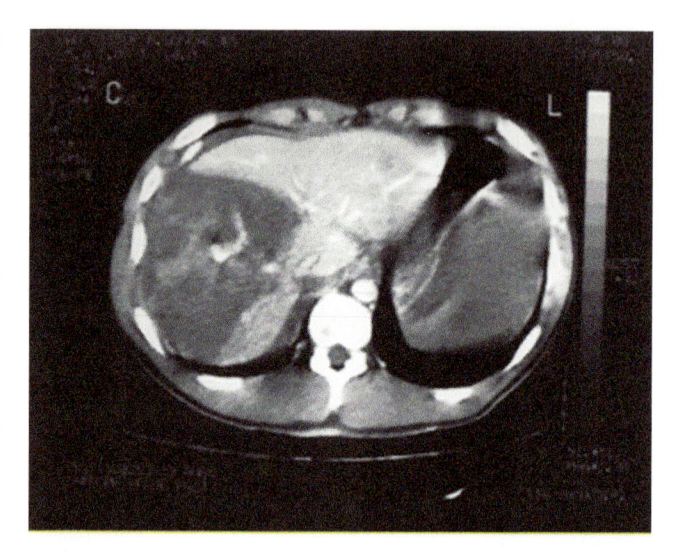

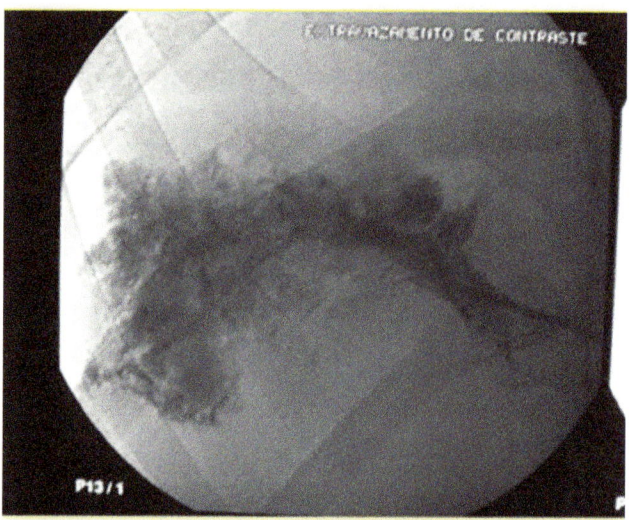

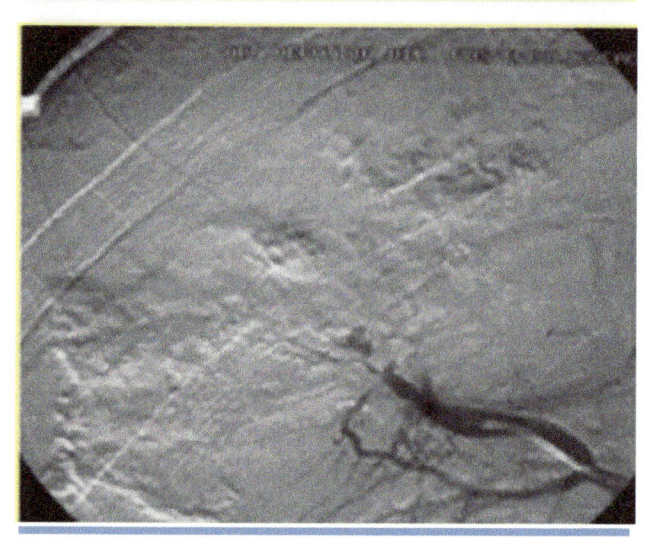

Figura 9.10. Hemostasia por técnicas endovasculares. Lesão hepática complexa, com *blush* observado na tomografia computadorizada (A), extravasamento de contraste na angiografia seletiva da a. hepática D (B). Após a embolização, observamos o controle sem mais extravasamento (C).

RESUMO

A hemostasia é um tempo obrigatório dos procedimentos cirúrgicos. Caso haja sangramento persistente, haverá consequências locais e sistêmicas. A maioria dos cirurgiões vai se deparar com alguns casos de hemorragia grave em sua vida. Há muitas estratégias cirúrgicas para que a hemostasia seja atingida. Contudo, apenas saber a parte técnica não é suficiente. É preciso entender a fisiopatologia da hemorragia e do choque hemorrágico para intervir corretamente. Focar a atenção no campo cirúrgico e tentar desesperadamente parar o sangramento não é a melhor opção. Há necessidade de equilibrar a pronta resposta com o planejamento tático de como abordar o foco hemorrágico e parar o sangramento.

▶ REFERÊNCIAS BIBLIOGRÁFICAS

1. Spahn DR, Bouillon B, Cerny V, Duranteau J, Filipescu D, Hunt BJ, et al. The European guideline on management of major bleeding and coagulopathy following trauma: fifth edition. Crit Care. 2019;23(1):98. doi: 10.1186/s13054-019-2347-3. PMID: 30917843; PMCID: PMC6436241.
2. American College of Surgeons Committe on Trauma. Advanced Trauma Life Support – ATLS 10th ed. 2018.
3. Giannoudi M, Harwood P. Damage control resuscitation: lessons learned. Eur J Trauma Emerg Surg. 2016;42(3):273-82. doi: 10.1007/s00068-015-0628-3. Epub 2016 Feb 4. PMID: 26847110; PMCID: PMC4886149.
4. Parreira JG, Marttos Júnior A, Collet e Silva FS, Rezende Neto JB, Assef JC, Carreiro PRL, et al. Reposição volêmica inicial intra-hospitalar em adultos vítimas de trauma em ambiente civil. Rev Col Bras Cir. Suplemento especial – Consensos do XXXI Congresso Brasileiro de Cirurgia. Disponível em: https://cbc.org.br/wp-content/uploads/2013/05/Consensos_2015.pdf. Acesso em:
5. Wang CH, Hsieh WH, Chou HC, Huang YS, Shen JH, Yeo YH, et al. Liberal versus restricted fluid resuscitation strategies in trauma patients: a systematic review and meta-analysis of randomized controlled trials and observational studies. Crit Care Med. 2014;42:954-61.
6. Kasotakis G, Sideris A, Yang Y, de Moya M, Alam H, King DR, et al. Aggressive early crystalloid resuscitation adversely affects outcomes in adult blunt trauma patients: an analysis of the Glue Grant database. J Trauma Acute Care Surg. 2013;74:1215-21.
7. Bickell WH, Wall MJ Jr, Pepe PE, Martin RR, Ginger VF, Allen MK, et al. Immediate versus delayed fluid resuscitation for hypotensive patients with penetrating torso injuries. N Engl J Med. 1994;331:1105-9.
8. Morrison CA, Carrick MM, Norman MA, Scott BG, Welsh FJ, Tsai P, et al. Hypotensive resuscitation strategy reduces transfusion requirements and severe postoperative coagulopathy in trauma patients with hemorrhagic shock: preliminary results of a randomized controlled trial. J Trauma. 2011;70:652-63.
9. Spinella PC, Perkins JG, Grathwohl KW, Beekley AC, Holcomb JB. Warm fresh whole blood is independently associated with improved survival for patients with combatrelated traumatic injuries. J Trauma. 2009;66(4 Suppl):S69-76.
10. Holcomb JB, Wade CE, Michalek JE, Chisholm GB, Zarzabal LA, Schreiber MA, et al. Increased plasma and platelet to red blood cell ratios improves outcome in 466 massively transfused civilian trauma patients. Ann Surg. 2008;248:447-58.
11. Gonzalez E, Moore EE, Moore HB, Chapman MP, Chin TL, Ghasabyan A, et al. Goal-directed Hemostatic Resuscitation of Trauma-induced Coagulopathy: A Pragmatic Randomized Clinical Trial Comparing a Viscoelastic Assay to Conventional Coagulation Assays. Ann Surg. 2016;263(6):1051-9. doi: 10.1097/SLA.0000000000001608.
12. Shakur H, Roberts I, Bautista R, et al.; CRASH-2 trial collaborators. Effects of tranexamic acid on death, vascular occlusive events, and blood transfusion in trauma patients with significant haemorrhage (CRASH-2): a randomised, placebo-controlled trial. Lancet. 2010;376(9734):23-32.
13. Ker K, Roberts I, Shakur H, Coats TJ. Antifibrinolytic drugs for acute traumatic injury. Cochrane Database Syst Rev. 2015;5:CD004896.
14. Ribeiro Junior MAF, Feng CYD, Nguyen ATM, Rodrigues VC, Bechara GEK, de-Moura RR, et al. The complications associated with Resuscitative Endovascular Balloon Occlusion of the Aorta (REBOA). World J Emerg Surg. 2018 May 11;13:20. doi: 10.1186/s13017-018-0181-6. PMID: 29774048; PMCID: PMC5948672.
15. Stone H, Strom P, Mullins R. Management of the major coagulopathy with onset during laparotomy. Ann Surg. 1983;197:532-535.
16. Rotondo M, Schwab WW, McGonival M, Phillips GR, Fruchterman TM, Kauder DR, et al. "Damage Control": An approach for improved survival in exsanguinating penetrating abdominal injury. J Trauma. 1993;35:375-382.
17. Parreira JG, Soldá S, Rasslan S. Controle de danos: uma opção tática no tratamento dos traumatizados com hemorragia grave. Arq Gastroenterol. 2002;39(3):188-97. doi: 10.1590/s0004-28032002000300010. Epub 2003 May 21. PMID: 12778312.
18. McIntyre L, Tinmouth AT, Fergusson DA. Blood component transfusion in critically ill patients. Curr Opin Crit Care. 2013;19:326-33.

Avaliação do Risco Cirúrgico

10

Átila Varela Velho

Rafael Alencastro Brandão Ostermanm

INTRODUÇÃO

Anualmente, uma em cada três pessoas são submetidas a cirurgias não cardíacas no mundo todo. Cerca de 6% desses pacientes acabam sofrendo eventos cardiovasculares que podem estar relacionados ao porte da cirurgia, à perda sanguínea durante o procedimento e a fatores inerentes ao paciente[1]. Importante ressaltar que esses episódios costumam ocorrer até 30 dias após a cirurgia.

Portanto, a avaliação de risco perioperatório sem impõe como pilar importante no cuidado do paciente cirúrgico. Neste capítulo, os autores abordam o tema mediante informações e dados atuais, sob a ótica do cirurgião geral.

EPIDEMIOLOGIA

A incidência de eventos cardiovasculares no transoperatório e pós-operatório está relacionada fundamentalmente ao porte da cirurgia e à presença de doenças preexistentes, e sua incidência varia conforme a literatura.[2]

Em estudo publicado em 2016, envolvendo um grande banco de dados de admissões em hospitais americanos, analisando o período entre 2004 e 2013, foi observada a incidência de 3% de ocorrências cardiovasculares e cerebrovasculares adversas, como mortalidade intra-hospitalar, mortes por todas as causas, infarto agudo do miocárdio e acidentes vasculares encefálicos.[3] Esses eventos foram mais comuns após cirurgias vasculares de maior porte, cirurgias torácicas e transplantes.

Da mesma forma, um estudo retrospectivo com 663.635 pacientes submetidos a cirurgias não cardíacas de maior porte demonstrou redução dos episódios adversos cardiovasculares de 7,4% para 1,4% com o uso de betabloqueadores no período perioperatório.[4]

MECANISMOS FISIOPATOLÓGICOS

Tomando os estudos citados como exemplo, é possível concluir que os pacientes com doença cardiovascular subjacente apresentam um risco aumentado de complicações cardíacas perioperatórias, o que se deve, basicamente, a duas razões:

- os pacientes com doença cardiovascular possuem alta incidência de doença coronariana associada e, nesses casos, a incidência de disfunção ventricular esquerda significativa (fração de ejeção < 40%) pode ser até cinco vezes maior em indivíduos que apresentam doença cerebrovascular e arterial periférica;
- fatores fisiológicos tais como *shunts* arteriovenosos, perda volêmica significativa, aumento da frequência cardíaca, diminuição do débito cardíaco no transoperatório, bem como picos hipertensivos secundários ao estresse metabólico, também contribuem para um mau desfecho pós-operatório.

Paradoxalmente, o estresse cirúrgico, que por um lado representa um mecanismo compensatório, com intuito de manter a homeostase, nos indivíduos com reserva orgânica comprometida pode acionar um gatilho metabólico contrário ao próprio organismo que pretende proteger. A produção aumentada de catecolaminas e cortisol, somada à liberação de citocinas pró-inflamatórias (TNF-alfa, IL-1, IL-6) e fatores ativadores de plaquetas, acaba por comprometer a função de órgãos-alvo e levar a estados de hipercoagulabilidade.[5]

Como é possível constatar na vivência diária com o paciente cirúrgico, os fatores de maior estresse metabólico estão as cirurgias de maior porte, mais longas, com perdas sanguíneas expressivas e quando há comorbidades de maior risco.

ABORDAGEM INICIAL

Anamnese e Exame Físico

A priori, todo o paciente que será submetido a cirurgia não cardíaca deve ter estimado o seu risco perioperatório.[6] Essa avaliação, no entanto, depende da circunstância em que se dará a cirurgia, se eletivamente ou em caráter de urgência, do porte da cirurgia e da presença de comorbidades de maior ou menor risco. A Tabela 10.1 mostra a relação entre risco cirúrgico e o porte do procedimento.

Tabela 10.1. Estratificação do risco cirúrgico pelo porte do procedimento

Risco baixo (< 1%)	Risco intermediário (1-5%)	Risco alto (> 5%)
Cirurgia de mama	Cirurgias intra-abdominais	Cirurgias de aorta ou vasculares de maior porte
Cirurgia oftalmológica	Endarterectomia carotídea	Ressecção adrenal
Procedimentos dentários	Cirurgia de cabeça e pescoço	Ressecções pulmonares
Herniorrafias	Cirurgia de joelho	Tx pulmonar ou hepático
Cirurgia de tumores cutâneos	Cirurgias torácicas	Revascularização de membros inferiores
	Tx renal	
	Cirurgia de coluna	

Fonte: adaptado de www.mayoclinicproceedings.org.

Pacientes com risco alto para eventos cardiovasculares podem ser avaliados de forma mais imediata quando necessitam se submeter a uma cirurgia de emergência, o que só eleva o risco de ocorrências indesejáveis e maus desfechos. O correto, sempre que possível e esgotando a menor margem de tempo existente, é que os pacientes considerados de risco alto, que apresentem IAM há menos de 60 dias, angina instável, insuficiência cardíaca descompensada, arritmias graves e doenças valvulares disfuncionais, sejam submetidos a uma avaliação prévia por especialistas.[6] Os casos que necessitam cirurgia de emergência, considerando uma situação que compromete agudamente a vida do indivíduo e cuja solução está no âmbito exclusivo da cirurgia, não permitem dispêndio de tempo com avaliações mais detalhadas, exigindo imediata abordagem operatória.

Nos demais casos, constituídos pela maioria absoluta dos pacientes, a avaliação de risco perioperatória deve ser realizada com todo o cuidado. A primeira avaliação é, em geral, realizada pelo médico de atenção primária, que além de fazer o diagnóstico da patologia cirúrgica realiza um mapeamento geral da condição clínica do paciente para o procedimento em questão.

No momento da avaliação clínica inicial o médico deve questionar sintomas como dor anginosa, dispneia, síncope, sopros, palpitações e histórico de doença cardiovascular isquêmica, hipertensão, diabetes, doença renal crônica.[7] A queixa de claudicação intermitente pode sinalizar doença arterial periférica. O achado de terceira bulha (B3) na avaliação pré-operatória está associado a risco alto de edema pulmonar, infarto do miocárdio ou morte de origem cardíaca.

A idade do paciente, analisada isoladamente, representa um fator de risco para complicações em geral. Em revisão envolvendo 50.000 pacientes, a mortalidade entre pacientes abaixo de 60 anos foi de 1,3% e entre indivíduos com mais de 80 anos foi de 11,4%.[8] Dessa forma, pacientes idosos merecem atenção mais cuidadosa na avaliação perioperatória.

Outro dado que merece atenção é a avaliação do *status* funcional. O *status* funcional, ou a capacidade de realizar atividades físicas diversas, é considerado um importante marcador de risco perioperatório.[6] As diretrizes do *American College of Cardiology* e da *American Heart Association* orientam que não há necessidade de testes adicionais se houver boa capacidade física. Considera-se boa capacidade física quando indivíduo tem capacidade de subir um lance de escadas, subir uma rua elevada, caminhar no plano em velocidade de 8 km/h ou realizar trabalho doméstico de moderado a intenso. Os indivíduos que apresentam limitações na execução dessas atividades necessitam de investigações complementares mais elaboradas. A Tabela 10.2 mostra, de forma prática e objetiva, como avaliar a capacidade funcional do paciente.

O uso de medicações é cada vez mais frequente e envolve cerca de 50 a 60% dos indivíduos que se submetem a procedimentos cirúrgicos. Os anti-inflamatórios não esteroides (AINEs) e anticoagulantes constituem as medicações com maior probabilidade de risco perioperatório, em razão do mais elevado risco de sangramento. O uso de hipoglicemiantes, antiepilépticos e antidepressivos tricíclicos também merece ser mapeado durante a avaliação clínica.

Tabela 10.2. Avaliação da capacidade funcional

Você consegue?	METs*
Cuidar de si mesmo, alimentar-se, vestir-se?	2,75
Caminhar cerca de 1-2 quadras?	2,75
Subir um lance de escadas?	5,50
Correr uma distância curta?	8,00
Fazer trabalhos leves em casa: juntar lixo ou lavar a louça?	2,70
Fazer trabalhos moderados em casa: aspirar o pó, varrer, carregar mantimentos?	3,50
Fazer trabalhos pesados em casa: esfregar o piso ou deslocar móveis pesados?	8,0
Participar de atividades esportivas moderadas: jogar boliche, dançar, jogar tênis?	8,0

Fonte: Adaptado de Cohn et al. Evaluation of cardiac risk prior to noncardiac surgery. UptoDate. Jul 21, 2020. *METs: Equivalente metabólico.

Surpreendentemente, a obesidade não representa fator de risco significativo para complicações pós-operatórias em geral, exceto para complicações pulmonares. Em uma coorte com 118.707 pacientes obesos submetidos a cirurgia geral não bariátrica, o excesso de peso não esteve significativamente associado à mortalidade pós-operatória, constituindo o fenômeno chamado *Obesity Paradox*. Os autores teorizam que o obeso possui um estado pró-inflamatório crônico, de baixo grau, que poderia representar uma vantagem fisiológica frente ao trauma cirúrgico. Por outro lado, o obeso possui um estado de hipercoagulabilidade que explicaria os índices maiores de trombose venosa profunda e embolia pulmonar.[9]

O uso de álcool e o tabagismo são fatores de risco para complicações pós-operatórias. A identificação, através de testes de triagem, e o encorajamento do paciente a suspendê-los antes da cirurgia representam medida salutar que reduz as ocorrências adversas, sobretudo pulmonares.[10] Para procedimentos de maior porte, torácicos e do abdome superior, é recomendável a suspensão do tabagismo ao menos 30 dias antes da cirurgia, a fim de promover algum grau de recuperação do sistema ciliar traqueobrônquico.

O exame físico deve focar o sistema cardiovascular abrangendo a aferição dos sinais vitais, ausculta cardíaca e pulmonar e a palpação abdominal. Sopros sistólicos podem indicar doença valvular mitral ou aórtica necessitando de investigação complementar. A avaliação dos pulsos arteriais periféricos (tibial anterior, poplíteos e femorais) e a pesquisa de edema nos membros inferiores são importantes nessa avaliação inicial.

Exames complementares

São inúmeras as publicações científicas e as diretrizes emitidas por sociedades e instituições oficiais que postulam uma abordagem mais seletiva em relação aos exames pré-operatórios.[11] Essa preocupação está ligada ao fato de que, com frequência, exames pré-operatórios são requisitados pelos pacientes ou prescritos sem qualquer vantagem clínica para indivíduos saudáveis. Um estudo retrospectivo com 2.000 pacientes mostrou que somente 0,22% dos indivíduos saudáveis apresentaram anormalidades que poderiam ter mudado a conduta médica.

Como regra geral, indivíduos saudáveis com menos de 40 anos não necessitam realizar exames laboratoriais, exceto se houver previsão de perda volêmica significativa na cirurgia. Nos pacientes hígidos com mais de 40 anos, esses exames estão indicados apenas nos casos de cirurgias não cardíacas de maior porte.[12] Provas de função renal devem ser solicitadas para aqueles indivíduos acima de 50 anos com doença renal crônica, com indicação de cirurgias de grande porte, com perspectiva de perda volêmica expressiva ou em uso de medicações nefrotóxicas.[13] Alguns escores usam 2,0 mg/dL de creatinina sérica como valor preditivo de complicações cardíacas pós-operatórias.[14] Cabe ressaltar que a falência renal também pode induzir complicações pulmonares e influir na mortalidade geral.[15]

A dosagem de eletrólitos não é recomendada, a menos que haja anormalidades bem definidas no equilíbrio hidroeletrolítico ou nos casos frequentes de idosos com reconhecido desinteresse pela ingestão hídrica. A frequência de anormalidades nesses exames é geralmente baixa. Entretanto, alguns autores sugerem que pacientes em uso de inibidores da enzima conversora da angiotensina (IECA), bloqueadores do receptor da angiotensina (BRA) e doença renal crônica estabelecida poderiam se beneficiar com a dosagem de sódio e potássio.

A medida da glicemia, da mesma forma, não está indicada para indivíduos saudáveis. A hiperglicemia assintomática em indivíduos não diabéticos nada interfere no risco cirúrgico. Entretanto, os indivíduos diabéticos, sobretudo aqueles com diabetes dependente de insulina, ainda que não estejam em um quadro de descompensação, são classificados como de risco alto para complicações e, por isso, merecem avaliação pormenorizada no pré-operatório.[16] Cuidado deve ser tomado também com o uso de hipoglicemiantes orais, a fim de evitar manifestações de relacionadas à hipoglicemia grave no período pós-operatório.

Os exames que avaliam a hemostasia também são objeto de debate. Alguns autores advogam que, se não há histórico de hematomas fáceis, sangramentos gengivais, provenientes dos tratos digestivo ou genitourinário, não há necessidade de exames que avaliem a coagulação sanguínea.[17]

Considerando as recomendações tradicionais dos Colégios Americano e Europeu de Cardiologia, o eletrocardiograma deve ser obtido em todos os pacientes com doença cardiovascular bem definida, arritmias e doenças valvulares, exceto nas cirurgias ambulatoriais de baixo risco. Indivíduos assintomáticos também podem realizar o eletrocardiograma, porém o benefício tem se mostrado duvidoso em estudos publicados nas últimas décadas.[6] Os achados eletrocardiográficos que merecem mais atenção e avaliação mais detalhada são: ondas Q, arritmias, elevação do segmento ST, indícios de hipertrofia ventricular, intervalo QT prolongado e bloqueio de ramo esquerdo.

O estudo radiológico do tórax não está indicado para todos os pacientes, ficando reservado para os tabagistas, para pacientes portadores de doenças cardiopulmonares e indivíduos com mais de 50 anos que necessitam ser submetidos a cirurgia vascular, abdominal ou torácica de grande porte. A radiografia também pode ser indicada para indivíduos com índice de massa corporal (IMC) acima de 40 kg/m². Uma metanálise realizada por Archer e cols. identificou somente 14 estudos radiológicos anormais capazes de mudar o manejo clínico num universo de 14.390 exames realizados.[18]

ESCORES DE AVALIAÇÃO DE RISCO CIRÚRGICO

Ao longo do tempo, inúmeros escores estudados buscam validação quanto ao seu poder de estimar com precisão o risco perioperatório. No entanto, a literatura aponta que os índices existentes, apesar de não apresentarem a acurácia desejada, superam o acaso na capacidade de predizer eventos, o que justifica seu emprego na avaliação perioperatória.[19]

Entre os índices de risco para desfechos desfavoráveis de origem cardiovascular, é possível destacar o Índice de Risco Cardíaco Revisado (*Revised Cardiac Risk Index* – RCRI), criado por Lee e cols., o índice desenvolvido pelo *American College of Physicians* (ACP) e o Estudo Multicêntrico de Avaliação Perioperatória (EMAPO), desenvolvido e validado por meio de estudos na população brasileira.[20-22] A Tabela 10.3 apresenta os parâmetros avaliados pelos dois principais índices. Todos têm vantagens e desvantagens, que devem ser consideradas durante sua utilização. Além disso, quando estimamos o risco, devemos levar em conta qual desfecho estamos prevendo: o algoritmo do ACP é utilizado para inferir sobre a ocorrência de IAM e óbito cardiovascular. Já o RCRI abrange uma estimativa do risco de ocorrência de IAM, edema agudo de pulmão, bloqueio atrioventricular total e parada cardiorrespiratória. O RCRI, amplamente validado na literatura, com acurácia mediana

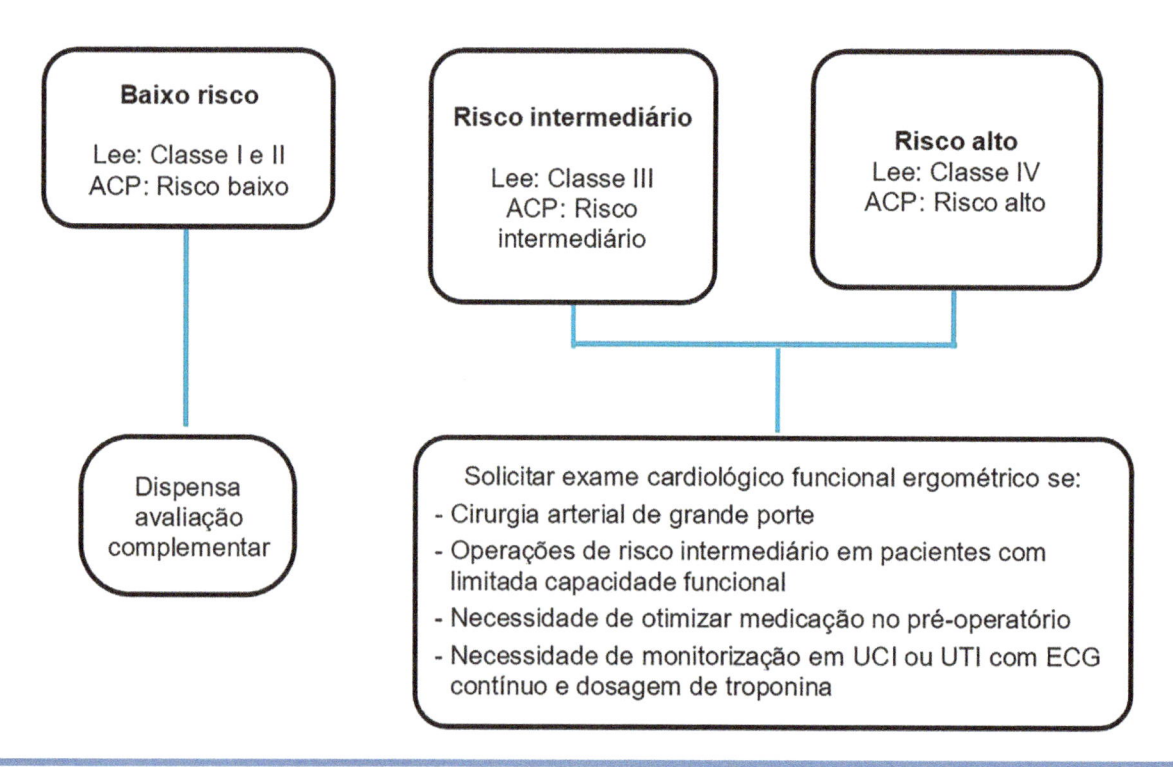

Figura 10.1. Fluxograma de avaliação de risco perioperatório utilizando os escores clínicos mais comuns. Fonte: Sociedade Brasileira de Cardiologia. Arq Bras Cardiol. 2017;109(3):1-104.

Tabela 10.3. Índices de avaliação de risco cirúrgico mais utilizados na prática clínica

Escore de Lee (RCRI)	Classes de risco	Escore da ACP	Pontuação*
Cirurgias intraperitoneais, torácicas ou vascular maior	I - Nenhuma variável risco 0,4%	IAM < 6 meses IAM > 6 meses	05 pontos 10 pontos
Doença coronária: onda Q, sintomática, uso de nitrato ou teste ergométrico +	II - Uma variável risco 0,9%	Angina Classe III Angina Classe IV	10 pontos 20 pontos
ICC: clínica, raios X de tórax	III - Duas variáveis risco 7%	EAP na última semana EAP uma vez ou mais	10 pontos 05 pontos
Doença cerebrovascular	IV - Três ou mais variáveis risco 11%	Estenose aórtica crítica	20 pontos
Diabetes em uso de insulina	-	Mais de 5 extrassístoles ventriculares por min.	05 pontos
Creatinina sérica pré-operatória > 2,0 mg/dL	-	PO2 < 60 ou PCO2 > 70 K < 3, Ureia > 107 ou Creatinina > 3,0 Paciente restrito ao leito	05 pontos
-	-	Idade acima de 70 anos	05 pontos
Variáveis de Eagle e Vancetto			
Idade acima de 70 anos	Histórico de IAM	Ondas Q no ECG	Diabetes
Histórico de ICC	Histórico de angina	HAS com hipertrofia ventricular significativa	-

Fonte: adaptado de Sociedade Brasileira de Cardiologia. Arq Bras Cardiol. 2017;109(3):1-104. *Pontuação: > 20 pontos: Risco alto/risco acima de 15%; 0 a 20 pontos: avaliar o número de variáveis de Eagle e Vanzetto presentes, a fim de discriminar entre risco baixo e intermediário. Na presença de uma variável no ACP, o risco é baixo; acima de duas variáveis no ACP o risco é intermediário e varia de 3 a 15%. EAP: edema agudo de pulmão; ICC: insuficiência cardíaca congestiva; IAM: infarto agudo do miocárdio; HAS: hipertensão arterial sistêmica.

na predição de eventos em operações não cardíacas em geral, tem menor precisão nos casos de pacientes submetidos a operações vasculares arteriais da aorta e revascularizações periféricas.[24] A Figura 10.1 demonstra o fluxograma de avaliação de risco perioperatório considerando os dois escores mais utilizados.

Quando o objetivo for a análise da estimativa de risco global, não relacionado apenas aos desfechos de morbimortalidade cardiovascular, é possível utilizar um recurso recentemente desenvolvido pelo *American College of Surgeons* (ACS), conhecido como ACS NSQIP® *Surgical Risk Calculator*.[23,24]. Esta ferramenta foi produzida com dados de mais de 1 milhão de cirurgias em 393 hospitais norte-americanos, apresentando boa acurácia na predição de eventos desfavoráveis naquela população. Este índice contempla, além do tipo específico de procedimento cirúrgico a ser adotado, 21 variáveis clínicas que fornecem uma estimativa de risco de oito desfechos diferentes. Por outro lado, este recurso apresenta limitações devidas à presença de variáveis de determinação subjetiva que podem levar a diferentes interpretações.

Esta proposta também carece de validação externa em outras populações.

Um sistema tradicional, talvez o primeiro a ser utilizado, é o Sistema de Classificação do *status* Físico da ASA (*American Association of Anesthesiologists*), que está em uso há mais de 60 anos. O objetivo do sistema é avaliar e comunicar as comorbidades médicas pré-anestésicas de um paciente. Como em outros sistemas, a classificação *ASA* sozinha não consegue estimar de forma acurada os riscos perioperatórios, mas usada com outros fatores, como por exemplo a idade, o tipo de cirurgia e o nível de condicionamento físico, pode ser útil na identificação de riscos perioperatórios.[25]

As definições e os exemplos mostrados na Tabela 10.4 são as diretrizes para o médico. Para melhorar a comunicação e as avaliações em uma instituição específica, os departamentos de anestesiologia podem optar por desenvolver exemplos específicos da instituição para complementar os exemplos aprovados pela ASA.[25]

A atribuição de um nível de classificação de *status* físico é uma decisão clínica baseada em vários fatores. Embora a

Tabela 10.4. Classificação ASA, da Sociedade Americana de Anestesiologia

Classificação	Definição	Exemplos (entre outros)
ASA I	Paciente com saúde normal	Saudável, não fumante, uso eventual de álcool
ASA II	Paciente com doença sistêmica leve	Doenças leves sem limitações substantivas. Fumante atual, bebedor social de álcool, diabetes ou hipertensão bem controlada
ASA III	Paciente com doença sistêmica grave	Limitações funcionais substantivas. Uma ou mais doenças moderadas a graves. Diabetes ou hipertensão mal controlada, DPOC, obesidade mórbida, hepatite ativa, abuso de álcool, marca-passo implantado e doença renal avançada. História de IAM, AVC, doença arterial coronária ou colocação de *stents* há mais de 3 meses
ASA IV	Paciente com doença sistêmica grave, em tratamento constante	História de IAM, AVC, doença arterial coronária ou colocação de *stents* há menos de 3 meses. Isquemia cardíaca contínua ou disfunção valvular grave, redução grave da fração de ejeção, choque, sepse, coagulação intravascular disseminada, doença respiratória aguda ou doença renal avançada
ASA V	Paciente moribundo, sem expectativa de vida sem a cirurgia	Aneurisma abdominal ou torácico roto, trauma grave, sangramento intracraniano com efeito de massa, isquemia mesentérica secundária a patologia cardíaca significativa ou disfunção de múltiplos órgãos ou sistemas

Fonte: Adaptado de American Society of Anesthesiologists guidelines25. https://www.asahq.org/standards-and-guidelines/asa-physical-status-classification-system.

classificação do estado físico possa ser determinada inicialmente em vários momentos durante a avaliação pré-operatória do paciente, a atribuição final dessa classificação é feita no dia do cuidado da anestesia pelo anestesiologista, após avaliar o paciente.[25]

Todos os índices de risco apresentam vantagens e limitações e, devido à grande diversidade de opções, é possível concluir que nenhum deles constitui uma ferramenta precisa, isenta de erros. É recomendável ter em mente que o índice de risco escolhido deve ser complementar e nunca um substituto da avaliação clínica cuidadosa realizada pelo cirurgião. Nem sempre existem dados ou evidências disponíveis na literatura capazes de abranger todas as situações, isso, com alguma frequência, vai determinar que certas avaliações tenham suas próprias peculiaridades, que não podem ser estendidas a todos os pacientes. Sempre que o julgamento clínico diferir do resultado da avaliação através de um índice, em particular se for considerado que está sendo subestimado o risco real, esta observação deve ser registrada no prontuário e o zelo com o paciente deve preponderar.

CONCLUSÃO

A avaliação do risco perioperatório é parte importante da avaliação do paciente cirúrgico, independentemente do porte da cirurgia, devendo ser realizada sempre que as circunstâncias permitirem. No entanto, avaliar o risco não significa cercar-se de inúmeros exames complementares. Em todos os casos, uma história bem colhida e um exame físico completo e criterioso fornecem os elementos essenciais capazes de evitar exames desnecessários, como ocorre na maioria dos casos, e para indicar com precisão os procedimentos auxiliares de diagnóstico e tratamento de que uma parcela menor de indivíduos carece, tão pormenorizada quanto for necessário, nesses casos. Não é demais salientar que o uso rotineiro de exames, às vezes com alto custo e com desgaste para o paciente, não contribui para aumentar a segurança do procedimento e, no mais das vezes, poderiam ser dispensáveis. O uso de escores clínicos complementa a avaliação pré-operatória emprestando maior precisão na análise de risco e mais segurança na realização da cirurgia, sobretudo no caso de doenças preexistentes de maior gravidade e cirurgias de maior porte.

▶ REFERÊNCIAS BIBLIOGRÁFICAS

1. Cohn SL, Fleisher LA, Pellikka PA. Evaluation of cardiac risk prior to noncardiac surgery. UptoDate. 2019.
2. Raslau D, Bierle DM, Stephenson CR. Preoperative Cardiac Risk Assessment. Mayo Clin Proc. 2020;95(5):1064-79.
3. Smilowitz NR, Gupta N, Ramakrishna H, Guo Y, Berger JS, Bangalore S. Perioperative Major Adverse Cardiovascular and Cerebrovascular Events Associated With Noncardiac Surgery. JAMA Cardiol. 2017;2(2):181-89.
4. Lindenauer PK, Pekow P, Wang K, Mamidi DK, Gutierrez B, Benjamin EM. Perioperative beta-blocker therapy and mortality after major noncardiac surgery. N Engl J Med. 2005;353(4):349-55.
5. Schneider GS, Rockman CB, Berger JS. Platelet activation increases in patients undergoing vascular surgery. Thromb Res. 2014;134:952-56.
6. Fleisher LA, Fleischmann KE, Auerbach AD, Barnason SA, Beckman JA, Bozkurt B, et al. 2014 ACC/AHA guideline on perioperative cardiovascular evaluation and management of patients undergoing noncardiac surgery: a report of the American College of Cardiology/American Heart Association Task Force on practice guidelines. J Am Coll Cardiol. 2014;64(22):e77.
7. Kristensen SD, Knuuti J, Saraste A, et al. SC/ESAGuidelines on non-cardiac surgery: cardiovascular assessment and management: The Joint Task Force on non-cardiac surgery: cardiovascular

assessment and management of the European Society of Cardiology (ESC) and the European Society of Anaesthesiology (ESA). Eur Heart J. 2014;35:2383-401.

8. Linn BS, Linn MW, Wallen N. Evaluation of results of surgical procedures in the elderly. Ann Surg. 1982;195(1):90-96.
9. Herrera FA, Yanagawa J, Johnson A, Limmer K, Jackson N, Savu MK. The prevalence of obesity and postoperative complications in a Veterans Affairs Medical Center general surgery population. Am Surg. 2007;73(10):1009-17.
10. Tønnesen H, Nielsen PR, Lauritzen JB, Møller AM. Smoking and alcohol intervention before surgery: evidence for best practice. Br J Anaesth. 2009;102(3):297-03.
11. Rusk MH. Avoiding Unnecessary Preoperative Testing. Med Clin North Am. 2016;100(5):1003-08.
12. Musallam KM, Tamim HM, Richards T, Spahn DR, Rosendaal FR, Habbal A, et al. Preoperative anaemia and postoperative outcomes in non-cardiac surgery: a retrospective cohort study. Lancet. 2011;378(9800):1396-02.
13. Turnbull JM, Buck C. The value of preoperative screening investigations in otherwise healthy individuals. Arch Intern Med. 1987;147(6):1101.
14. Lee TH, Marcantonio ER, Mangione CM, Thomas EJ, Polanczyk CA, Cook EF, et al. Derivation and prospective validation of a simple index for prediction of cardiac risk of major noncardiac surgery. Circulation. 1999;100(10):1043-52.
15. Mathew A, Devereaux PJ, O'Hare A, Tonelli M, Thiessen-Philbrook H, Nevis IF, et al. Chronic kidney disease and postoperative mortality: a systematic review and meta-analysis. Kidney Int. 2008;73(9):1069-73.
16. Grek S, Gravenstein N, Morey TE, Rice MJ. A cost-effective screening method for preoperative hyperglycemia. Anesth Analg. 2009;109(5):1622-29.
17. Chee YL, Crawford JC, Watson HG, Greaves M. Guidelines on the assessment of bleeding risk prior to surgery or invasive procedures. British Committee for Standards in Haematology. Br J Haematol. 2008;140(5):496-502.
18. Archer C, Levy AR, McGregor M. Value of routine preoperative chest x-rays: a meta-analysis. Can J Anaesth. 1993;40(11):1022-28.
19. Gilbert K, Larocque BJ, Patrick LT. Prospective evaluation of cardiac risk indices for patients undergoing noncardiac surgery. Ann Intern Med. 2000;133(5):356-59.
20. Lee TH, Marcantonio ER, Mangione CM, Thomas EJ, Polanczyk CA, Cook EF, et al. Derivation and prospective validation of a simple index for prediction of cardiac risk of major noncardiac surgery. Circulation. 1999;100(10):1043-49.
21. Guidelines for assessing and managing the perioperative risk from coronary artery disease associated with major noncardiac surgery. American College of Physicians. Ann Intern Med. 1997;127(4):309-12.
22. Palda VA, Detsky AS. Perioperative assessment and management of risk from coronary artery disease. Ann Intern Med. 1997;127(4):313-28.
23. Bilimoria KY, Liu Y, Paruch JL, Zhou L, Kmiecik TE, Ko CY, et al. Development and evaluation of the universal ACS NSQIP surgical risk calculator: a decision aid and informed consent tool for patients and surgeons. J Am Coll Surg. 2013;217(5):833-42.
24. 3ª Diretriz de Avaliação Cardiovascular Perioperatória da Sociedade Brasileira de Cardiologia. Arq Bras Cardiol. 2017;109(3):01-104.
25. American Society of Anesthesiologists. Approved by the ASA House of Delegates. ASA Physical Status Classification System. 2020. Disponível em: https://www.asahq.org/standards-and-guidelines/asa-physical-status-classification-system.

Princípios Gerais de Cancerologia Cirúrgica

11

Reni Cecília Lopes Moreira

André Rossetti Portela

INTRODUÇÃO

Parte relevante da atuação do cirurgião nas diversas especialidades será com pacientes oncológicos. Sendo o câncer a segunda causa de morte no mundo, a disciplina de Cirurgia Oncológica é indispensável na formação do Cirurgião Geral.

A abordagem do paciente oncológico deve ser norteada pela multidisciplinaridade, compreensão da biologia tumoral, seleção minuciosa, técnica refinada, pensamento racional, atenção individual e especializada.

O cirurgião deve ter em mente que a complexidade do câncer não permite que apenas o adestramento cirúrgico o tornará capacitado para tratar tal doença. O domínio do comportamento biológico dos diversos tumores é o preceito básico da disciplina. Um mesmo tipo histológico pode acometer órgãos diferentes, o que implicará em prognósticos e tratamentos distintos. Por outro lado, os mesmos órgãos, com a mesma neoplasia, em pacientes diferentes, poderão responder e evoluir de formas diversas, em função de outros fatores que não só a histologia tumoral. Portanto, o processo de seleção levará em consideração medidas objetivas como o estadiamento, a capacidade funcional, operabilidade, ressecabilidade e o estado nutricional, assim como a compreensão e a adesão do paciente ao tratamento proposto. Todas essas etapas deverão ser preferencialmente desenvolvidas em centros especializados, culminando com a realização do programa de tratamento proposto, que poderá ou não envolver cirurgia.[1,2]

Para tal, neste capítulo serão abordados conceitos, nomenclaturas e fundamentos que obrigatoriamente devem compor o armamentário do cirurgião que se propõe a lidar com o paciente oncológico.

RACIONAL

Diante da confirmação histológica da neoplasia, dá se início à sequência que resultará no tratamento proposto ao paciente. A investigação do estádio da doença e das condições clínicas e psicossociais do paciente é mandatória. Entre o diagnóstico e o tratamento, o cirurgião atuará como um líder que, junto à equipe multidisciplinar, deverá mitigar as angústias, motivar e demonstrar empenho ao paciente e seus familiares, além de promover a melhora nutricional e estimular a interrupção do álcool e tabaco. Ao fim desse processo, o tratamento será proposto e esclarecido ao paciente e familiares.

CONCEITOS

Estadiamento

O correto estadiamento da doença no momento do diagnóstico é fundamental para definição do prognóstico e do tratamento adequado. Cada neoplasia possui exames específicos para tal fim. Exames de imagens diversos, biópsias guiadas, biópsia sob visão direta (mediastinoscopia), laparoscopia e videotoracoscopia fazem parte dos recursos a serem usados nos variados tumores, sempre com o objetivo de se obter maior número de informações da doença. Um paciente com estadiamento inadequado pode ser privado de tratamento curativo ou submetido a terapêutica fútil. Existem diversas classificações tumorais, e de forma mais ampla, o sistema TNM é o mais utilizado. A uniformização do estadiamento é vital para a comparação de resultados de tratamentos propostos, realização de pesquisas, curvas de sobrevida, difusão de informações científicas pelo mundo, entre outros. De forma geral, o TNM é dividido em:

- T – tamanho do tumor primário e extensão para órgãos contíguos;
- N – número de linfonodos regionais acometidos;
- M – ausência ou presença de lesões em órgãos distantes.

Cada neoplasia possui sua classificação e suas particularidades descritas no manual do TNM. A classificação deverá ser acompanhada de letras minúsculas antecedendo o TNM. Exemplo: cT1aN0M0. As letras indicarão o modo e/ou a fase do tratamento. São elas:

- c – estadiamento baseado em achados clínicos, exames de imagem, biópsias e endoscopias;
- p – estadiamento após avaliação de peça operatória;
- yc – após neoadjuvância e terapêutica clínica;
- yp – após neoadjuvância e terapêutica cirúrgica;
- r – em casos de recorrência ou retratamento.

Os resultados dos fatores T, N e M derivarão no estádio ou estágio, que será de I a IV. O estádio I será de melhor prognóstico, enquanto os pacientes de estádio IV (metástase à distância) serão incuráveis em sua grande maioria.[3]

Marcadores tumorais

Os marcadores tumorais ou biomarcadores são macromoléculas mensuráveis no sangue, em tecidos tumorais e outros líquidos biológicos. Após o desenvolvimento neoplásico, pode ocorrer detecção ou alteração em suas concentrações. A mutação de células nativas no processo da carcinogênese, desencadeia a produção de antígenos, proteínas, enzimas e hormônios anteriormente não produzidos ou em quantidades insignificantes. Vale ressaltar que tais substâncias podem ser produzidas pelo tumor, assim como pelo próprio organismo em resposta à neoplasia. Diagnóstico precoce, determinação do sítio primário (origem do tumor), extensão e estadiamento da doença, acompanhamento da resposta terapêutica, detecção precoce de recidiva e baixo custo são características que, juntas, formariam o biomarcador ideal. Apesar da lista extensa de biomarcadores disponíveis, ainda não possuímos o marcador que reúna todas essas características. O PSA é o único indicado para rastreamento. Por outro lado, CEA (cólon e reto), CA 19.9 (pâncreas), CA 125 (ovário), dentre outros, são usados como marcadores de resposta terapêutica.

Por mais que o marcador ideal não esteja disponível, a solicitação antes do tratamento definitivo, guiada pelos *guidelines* das sociedades, associações e pelo manual do TNM, permite adicionar informações importantes e muitas vezes entender o prognóstico do paciente, assim como avaliar o sucesso da terapêutica instituída.[4,5]

Performance Status

A medida do *performance status* (PS) é ferramenta imprescindível na avaliação do paciente oncológico. As escalas de Zubrod (ECOG) e Karnofsky (KPS) são usadas para acompanhar a evolução clínica, o que nos permite definir os limites e o porte do tratamento proposto de forma objetiva (Tabela 11.1). Seus critérios englobam a funcionalidade do paciente, as limitações e o quão dependente este é para a realização das atividades de vida diárias. O controle de comorbidades, suporte nutricional, fisioterapia motora e respiratória podem com frequência melhorar o PS, tornando mais amplas as opções de tratamento do paciente oncológico. Tais medidas não ocorrem em momento diverso do estadiamento, e sim de forma simultânea, reforçando a necessidade da multidisciplinaridade e atenção especializada.[2]

Nutrição

A avaliação nutricional é ponto crucial na abordagem do paciente oncológico. Tal assunto é abordado com detalhes no Capítulo 3.

Disseminação

As neoplasias possuem um mecanismo de disseminação geralmente semelhante entre os mesmos tipos biólogos, tais informações nos ajudam a entender os achados do estadiamento e elaborar a melhor tática operatória. Interessante observar que o mesmo órgão pode ser sede de tumores distintos, como no caso do estômago (adenocarcinoma, GIST, linfoma etc.), da tireoide (papilar, folicular, anaplásico etc.), da pele (basocelular, melanoma, Merkel etc.), entre outros, onde as vias de disseminação podem alargar linfadenectomias, aumentar margens de segurança, ou seja, alterar o plano operatório. As vias de disseminação são:

hematogênica – durante o desenvolvimento das neoplasias, o acometimento da microvasculatura é um evento importante no aumento do aporte de nutrientes para o tumor. Invariavelmente ocorrerão eventuais desprendimentos celulares que resultarão em implantação à distância em outros órgãos. O órgão de predileção varia com a neoplasia, mas o fígado e o pulmão são órgãos frequentes de implantes de origem hematogênica. Tais eventos resultam em sua maioria na mudança do estadiamento do paciente, podendo a doença se tornar incurável;

linfática – o mecanismo da disseminação linfonodal de forma geral se assemelha ao hematogênico. Em algumas neoplasias, alguns linfonodos de cadeias de drenagem regional conseguem reter a doença, sendo denominados linfonodos sentinelas. Estes são importantes marcadores prognósticos e podem ser ressecados por técnicas linfocintilográficas e com o uso de radiotraçadores. Os exemplos são o melanoma e as neoplasias da mama. Tal comportamento não ocorre nos adenocarcinomas gástrico e colorretal, nos quais as metástases linfonodais são saltatórias, não sendo a biópsia do linfonodo sentinela uma técnica fiel;

continuidade – como já citado, a compreensão da biologia tumoral é essencial no manejo do câncer. As diversas formas de disseminação não ocorrem na mesma proporção. Determinados tumores raramente produzem metástases linfonodais e podem apresentar crescimento na parede do órgão e progredir para estruturas a montante ou a jusante. São exemplos: neoplasias de antro gástrico que progridem para o duodeno, e da junção esofagogástrica que invadem o esôfago. Atenção para o fato de que, na maioria das vezes, o TNM não classifica tais lesões como M1, ou seja, o paciente não será classificado como estádio IV, sendo usualmente candidato a procedimentos curativos.

contiguidade – o mecanismo é semelhante ao da disseminação por continuidade mas, no entanto, envolve um órgão adjacente que não tem continuidade com o de origem primária. Exemplo: neoplasia de fundo gástrico com invasão de cauda de pâncreas e baço;

implantes – as células desprendidas em cavidades livres (peritoneais e pleurais) podem se implantar, desenvolvendo novas lesões sólidas. Novamente, a compreensão da biologia dos diversos tumores permite entender e classificar o resultado de tal disseminação. Os pacientes com adenocarcinoma de pâncreas com implantes peritoneais são classificados como estádio IV. Contudo, as lesões ovarianas na mesma situação são classificadas como estádio III no TNM, impactando positivamente no prognóstico.

RESSECABILIDADE X OPERABILIDADE

Diante das informações anteriormente descritas, o cirurgião irá definir o melhor tratamento para o paciente respondendo a duas perguntas:

- A lesão é ressecável?
- O paciente é operável?

Ressecabilidade – tal critério leva em consideração a doença. Após o estadiamento, o cirurgião concluirá, a partir de critérios técnicos, se a doença pode ou não ser removida.

Operabilidade – nesse caso a avaliação é do paciente. Este pode possuir neoplasia ressecável, porém por questões funcionais, comorbidades, condição social e até religiosa se torna um paciente inoperável. Ou seja, tecnicamente a neoplasia não impõe restrições à ressecção, mas o paciente não suportará ou não irá aderir ao tratamento indicado.

Classificação das ressecções

Tumor residual (R) – Tal classificação tem forte impacto no prognóstico, sendo feita no peroperatório, quando as lesões macroscópicas são detectadas no leito de ressecção e, por motivos técnicos, não serão ressecadas. Já o acometimento microscópico será definido com o auxílio da anatomia patológica.

R0: ressecção macroscopicamente completa, com margens histologicamente negativas.

R1: ressecção com margens cirúrgicas microscopicamente comprometidas, sem invasão macroscópica.

R2: ressecção tumoral incompleta com margens macro e microscópicas comprometidas.

Modalidades Cirúrgicas

Curativa

Proposta operatória que tem como objetivo a ressecção R0, dita curativa, e a minimização de recidivas. Tais ressecções possuem padronizações com relação ao número mínimo de linfonodos ressecados e margens necessárias. É importante observar que cada órgão, respeitadas a histologia do tumor e suas características biológicas, poderá alterar tais padrões. O estômago é um exemplo interessante, pois o tratamento dispensado ao GIST não será igual ao adenocarcinoma intestinal, que não será semelhante ao adenocarcinoma difuso, resultando em técnicas ressectivas distintas.

Paliativa

Técnica em que o cirurgião realizará uma operação que não visa a cura, mas sim aliviar sintomas, dor, sangramentos e promover a melhoria da qualidade de vida. De forma geral, é realizada em pacientes com sintomas obstrutivos, sangramentos persistentes e tumores infectados. Os desvios de trânsito (*bypass*) como gastroenteroanastomose, derivações biliopancreáticas, estomas etc., são exemplos. Podemos citar as colectomias e antrectomias como condutas paliativas pertinentes para obstrução e sangramento. Importante ressaltar que tais ressecções não possuem margens e linfadenectomias padronizadas como as ressecções curativas, mas devem permitir ao cirurgião realizar uma anastomose ou um estoma com segurança.

Citorredutora

Alguns pacientes desenvolvem implantes metastáticos restritos a um compartimento do corpo, como lesões peritoneais sem lesão de vísceras maciças ou grandes tumorações que, após tratamento com quimioterapia e/ou radioterapia, apresentam remissão parcial ou estabilização da doença. Tais pacientes são candidatos a cirurgia de redução tumoral com o objetivo de aumentar sobrevida e melhorar a qualidade de vida. Em alguns casos, como o pseudomixoma peritoneal, doença exclusiva da cavidade celômica, a citorredução ótima seguida de quimioterapia hipertérmica é uma modalidade de tratamento curativa.

Técnica operatória

O primeiro passo é o planejamento cirúrgico, não há espaço para definir conduta ou conhecer o paciente na sala operatória. A exposição do plano terapêutico previamente ao paciente e aos familiares é compulsória, discussão de casos complexos em equipe ou *tumor board* são atitudes que melhoram sobremaneira o resultado terapêutico. Nessa etapa, os parâmetros do paciente e da doença (estadiamento, PS, ressecabilidade etc.) são avaliados em conjunto, culminando em uma proposta de ressecção curativa de tempo único, sempre que possível. No entanto, em alguns casos isso não será possível, o paciente poderá necessitar de procedimentos sequenciais em função de condições clínicas tais como obstruções, desnutrição grave, comorbidades sem controle etc. Um exemplo são os tumores colorretais, nos quais os pacientes podem se beneficiar de estomas e, em outro momento, já em condições clínicas melhores, ser submetidos a uma ressecção curativa.

No ato operatório, não cabem ao cirurgião condutas e atitudes intempestivas. A via de acesso, seja laparotômica, laparoscópica ou robótica, deve promover conforto e trânsito livre para ressecção. A peça operatória deve conter margens livres e linfadenectomia (quando indicada) padronizadas. Caso ocorra invasão de órgãos contíguos, a ressecção deverá ser em monobloco. O cirurgião deve ter em mente que a mutilação produzida pela ressecção não deve exceder o necessário para a cura e evitar recidivas. A reconstrução deve ser planejada previamente a fim de minimizar danos funcionais, sociais e psicológicos. O esmero na dissecção, rigor na hemostasia e cuidado no manuseio tecidual e tumoral são regras da boa prática em cirurgia oncológica. Sangramentos excessivos, lesões orgânicas inadvertidas, perfurações e secções tumorais aumentam a morbidade e pioram a qualidade de vida, além de diminuírem a sobrevida do paciente.

É frequente observar certo desdém por parte de alguns cirurgiões em relação às cirurgias paliativas. Os cuidados devem ser os mesmos. Vale lembrar que a grande maioria dos pacientes oncológicos com doença avançada não possui reserva funcional que permita enfrentar uma complicação cirúrgica.

TRATAMENTOS MULTIMODAIS

A cirurgia exclusiva nem sempre é possível ou será eficiente no tratamento das neoplasias. Reduzir o tamanho das lesões, controlar micrometástases e preservar órgãos são objetivos que podem ser alcançados quando se associa uma ou mais modalidades terapêuticas ao tratamento cirúrgico. Quimioterapia, radioterapia, iodoterapia, hormonioterapia, imunoterapia, entre outras, são acrescentadas em momentos variados do tratamento com o objetivo de se obter maior chance de cura, sobrevida livre de doença, preservação funcional e qualidade de vida.

Neoadjuvância – terapia instituída antes da realização de procedimento cirúrgico curativo.

Adjuvante – terapia instituída em complementação ao tratamento cirúrgico com intuito curativo.

Perioperatório – tal modalidade tem como princípio a realização de quimioterapia e/ou radioterapia antes e após o procedimento curativo. Os intervalos entre a terapia que antecede a cirurgia e o subsequente geralmente são curtos.

Paliativo – modalidade realizada em paciente que não possui proposta de tratamento curativo. Tem como intuitos: alívio de sintomas, controle da dor, melhora da qualidade de vida, aumento da sobrevida global e da sobrevida livre de doença.

Conversão – em alguns casos, pacientes que inicialmente são submetidos a quimioterapia e/ou radioterapia apresentam resposta clínica superior ao esperado. Esses, após o reestadiamento, apresentam evidências de remissão da doença que motivam a equipe assistente a conduzir o paciente a uma tentativa de ressecção curativa. Infelizmente, esses pacientes representam apenas um pequeno percentual dos pacientes em quimioterapia e/ou radioterapia paliativa.

CONCLUSÃO

O tratamento oncológico tem particularidades que devem ser respeitadas. O resultado do tratamento dependerá do acolhimento inicial do paciente por equipe treinada e hospital especializado, e deve ser planejado de forma minuciosa e multidisciplinar. O somatório desses elementos resultará em melhor prognóstico. O seguimento pós-cirúrgico será prolongado, tendo como objetivo detecção precoce de recidiva e mitigar possíveis sequelas decorrentes da doença.

PONTOS-CHAVE

- O tratamento do paciente oncológico deve ser realizado preferencialmente em hospitais especializados e por equipe multidisciplinar treinada.

- O estadiamento (TNM) é uma forma de definir a extensão da doença e os possíveis tratamentos.

- Os marcadores tumorais são auxiliares que podem ser úteis em alguns casos no diagnóstico, e/ou na extensão da doença e/ou no seguimento.

- A medida do *performance status* define a capacidade do paciente na execução de atividades diárias, o que pode ser extrapolado para a possibilidade de suportar o tratamento proposto.

- A disseminação poderá ser por via hematogênica, linfática, continuidade, contiguidade e implantes, uma forma não exclui a outra.

- Modalidades cirúrgicas são em geral curativas, paliativas e citorredutoras.

- Tratamentos multimodais: neoadjuvância, adjuvância, perioperatório, paliativo e conversão.

▶ REFERÊNCIAS BIBLIOGRÁFICAS

1. Cady B. Basic Principles in Surgical Oncology. Arch Surg. 1997;132:338-47.
2. Rodrigues MAG, Fonseca JGM. Cirurgia no Paciente Oncológico. In: Rodrigues MAG, Correia MITD, Rocha PRS. Fundamentos em Clínica Cirúrgica 2ª ed. Belo Horizonte: Folium; 2018:485-502.
3. Gress et al. Principles of Cancer Staging. In: Amin MB et al. AJCC Cancer Staging Manual. 8th ed. New York: Springer; 2017. p. 3-30.
4. Almeida JRC, Pedrosa NL, Leite JB, et al. Marcadores Tumorais: Revisão de Literatura. Revista Brasileira de Cancerologia. 2007;53(3):305-316.
5. Pizão PE, Araújo BCAB, Rinck Jr JA. Marcadores tumorais séricos: situação atual e perspectivas. In: Castro LP, Savassi-Rocha PR, Rodrigues MAG, Murad A. Tópicos em Gatroenterologia 12. Rio de Janeiro: Medsi; 2002. p. 57-80.

Transplante – Aspectos Gerais

12

Flavio Pola dos Reis

Paulo Manuel Pêgo-Fernandes

INTRODUÇÃO

Transplante é o processo de retirada de células, tecidos ou órgãos, chamados de enxerto, de um indivíduo, e a sua inserção em um indivíduo (geralmente) diferente. O indivíduo que fornece o enxerto é chamado de doador, e o que recebe é chamado de receptor. Se o enxerto é inserido em sua localização habitual anatômica, o procedimento é chamado de transplante ortotópico; se é inserido em um local diferente é chamado de transplante heterotópico. A transfusão é o transplante de células sanguíneas circulantes ou de plasma de um indivíduo para outro. O transplante entre espécies diferentes é chamado de xenotransplante. Na prática clínica, o transplante é utilizado para suprir um déficit funcional ou anatômico no receptor.

O ápice da realização médica por diversos motivos é o transplante de órgãos. Primeiramente, há necessidade de um time multidisciplinar dedicado no atendimento ao paciente. A base técnica cirúrgica é refinada, na qual a destreza e o perfeccionismo do cirurgião são fundamentais. Além do mais, no transplante ocorrem eventos imunológicos e inflamatórios que requerem uma abordagem complexa para a avaliação no pré-transplante, durante o ato operatório e nos cuidados após o procedimento.

HISTÓRICO

A ideia de transplante de órgãos e tecidos não é atual. Os primeiros relatos na literatura vêm da reconstrução de nariz e consequentemente, face, nos papiros egípcios e na Índia cerca de 2500 anos A.C. Na idade média, o milagre pelos Santos Gêmeos Cosme e Damião, que teriam praticado medicina por volta do ano 300 d.C. Um sacristão de Roma, que sofria de uma doença que consumia sua perna, sonhou que os santos haviam retirado o membro doente e colocado no lugar o de um escravo. Ao acordar, ele tinha uma nova perna saudável, de cor diferente da sua. Há descrições do uso de retalho no terço médio da face para tratar mutilação nasal, pelo cirurgião Gustavo Branca, na Catânia, Itália, por volta de 1442. Em 1597, o professor da Universidade de Bolonha, Gaspero Tagliacozzi (1545-1599), descreveu o método utilizado por Antonio Branca, no qual o paciente mantém por vários dias a face costurada ao braço por meio de um retalho no membro superior. O conceito do transplante estava tão vívido na sociedade, que a primeira ficção científica considerada é o livro "Frankenstein" (1823), cujo conceito é o transplante de diversos órgãos de diversos doadores.

No início dos anos 1900, o francês Alexis Carrel (1873-1944) e o norte-americano Charles Guthrie (1880-1963) desenvolveram técnicas de anastomose vascular, tornando possível o transplante de órgãos sólidos. Além do mais, introduziram o conceito de *patch* vascular nas artérias e o uso de solução de preservação. Diversos estudos experimentais foram realizados, até que, em 1954, Murray e Merrill realizaram o primeiro transplante renal intervivos entre gêmeos monozigóticos em Boston, o qual foi reconhecido mundialmente e ganhou o prêmio Nobel em 1990.

Em 1963, o cirurgião James Hardy, da universidade de Mississippi, nos Estados Unidos, realizou o primeiro transplante pulmonar em humanos, mas o paciente teve uma sobrevida de 18 dias. No mesmo ano, o médico Thomaz Starzl, da Universidade de Colorado, nos Estados Unidos, fez o primeiro transplante de fígado em humanos. Em 1967, Christian Barnard realizou o primeiro transplante cardíaco, na África do Sul, com uma sobrevida de 18 dias.

DOAÇÃO

O processo doação-transplante é complexo e consiste em uma série de passos ordenados de forma precisa, que transforma os órgãos de uma pessoa falecida em órgãos suscetíveis de serem transplantados. Inicia-se com a identificação de um potencial doador e finaliza com o transplante ou armazenamento dos diferentes órgãos ou tecidos removidos. Este processo pode durar até 72 horas, envolvendo diversos profissionais. No Brasil, pode ser realizado transplante intervivos em casos selecionados.

Os pré-requisitos para detectar potenciais doadores são: coma de causa definida em Escala de Coma de Glasgow 3 em ventilação mecânica. Estes potenciais doadores estão em unidades de terapia intensiva ou em salas de emergência em diversos serviços de saúde. Para detectar, pode ser realizado de duas formas:

- **administrativa**: controle diário das internações, laudos de tomografia computadorizada, notificações;
- **ativa**: contato diário com os coordenadores das unidades de terapia intensiva.

Após identificar um potencial doador, deve-se realizar o diagnóstico de morte encefálica, que é uma situação clínica irreversível do encéfalo, na qual o paciente se apresenta com coma arreativo, apneia e ausência de reflexos do tronco cerebral. Pela legislação brasileira e por resolução do Conselho Federal de Medicina são necessários dois testes clínicos com intervalo de tempo, dependendo da idade do potencial doador (6 a 48 horas), realizados por dois médicos, não envolvidos com equipes de transplante e um deles neurologista ou neurocirurgião. Além do mais, um teste complementar que comprove a inatividade encefálica, como Doppler transcraniano, angiografia cerebral ou eletroencefalograma.

A família do potencial doador pode designar um médico de sua confiança para acompanhar a realização dos exames e devem ser formalmente comunicados quando do diagnóstico de morte encefálica. A decisão sobre a doação é dos familiares. Podem autorizar a doação os parentes de primeiro ou segundo grau ou cônjuges, na presença de duas testemunhas.

A manutenção do potencial doador deve ser realizada em todo o processo, desde a identificação até o ingresso ao centro cirúrgico. A morte encefálica implica na imediata e progressiva deterioração de todas as funções orgânicas. Por isso, o monitoramento é fundamental: cardíaco, saturação de O2, pressão arterial, pressão venosa central, equilíbrio hidroeletrolítico, equilíbrio ácido-base, débito urinário e temperatura corporal.

Após a autorização da família, são solicitadas sorologias, material para imunologia (HLA), agendado horário no centro cirúrgico e comunicação com as outras equipes.

Após a remoção dos órgãos, o corpo deve ser encaminhado ao Instituto de Medicina Legal (IML) se a causa da morte encefálica for traumática, sempre com relatório cirúrgico e termo de doação.

TIPOS DE TRANSPLANTES

Transplante Renal

O tratamento da insuficiência renal crônica, em sua fase terminal, é realizado clinicamente, por meio de métodos dialíticos, ou cirurgicamente, como o transplante renal. Esta última opção é a melhor forma de tratamento, sobretudo no que se refere à qualidade de vida.

As principais causas de insuficiência renal crônica são diabetes *mellitus* (27%), doenças glomerulares (21%) e hipertensão arterial (20%). Em afro-americanos a principal causa é a nefroesclerose hipertensiva. Outras causas importantes incluem doença policística renal (7,6%), doença de Alport, nefropatia por imunoglobulina A, entre outras. Na população pediátrica é diferente, em 31% dos casos são urológicos.

Preparo do Receptor

A primeira preocupação antes da realização do transplante propriamente dito deve ser com a condição psicológica e o ambiente familiar do receptor, principalmente na população pediátrica. Os receptores e seus familiares devem ser avaliados de forma rotineira, no período que antecede o transplante, por assistentes sociais e psicólogos. O entendimento deles no programa de transplantes é fundamental para o sucesso.

O preparo inicial do transplante começa por uma via de acesso a diálise, uma vez que o não funcionamento imediato do enxerto pode ocorrer, sobretudo naqueles receptores de doadores cadáver.

Todo candidato deve ser extensamente investigado em relação ao trato urinário. Inicia-se com ultrassom para investigar uretero-hidronefrose, a espessura da parede vesical e a existência de resíduo urinário. Além do mais, realiza-se a ureterocistografia miccional e retrógrada em todos os pacientes com antecedente de problema urológico, receptores acima de 55 anos e naqueles que não urinam há mais de 5 anos. Nos casos relacionados a causas urológicas, o estudo urodinâmico é adicionado. Se há suspeita de lesão uretral, uma uretrocistoscopia é necessária. Nefrectomia prévia ao transplante pode ser necessária em casos cujo rim é fonte de infecção ou o rim tem tamanho aumentado que impossibilita a colocação do enxerto no retroperitônio.

Escolha do doador

Há possibilidade de transplante intervivos e com doador cadáver. O doador vivo apresenta várias vantagens. A primeira delas é a semelhança genética, menor tempo em diálise e possibilidade de realizar a cirurgia programada e com preparo prévio. Dessa forma, obtém-se melhor controle hidroeletrolítico e volêmico, tempo de isquemia menor, com consequente disfunção primária do enxerto menor. Deve-se atentar que a retirada de um órgão de um indivíduo sadio deve ser seguida de um cuidado especial, objetivando uma morbidade mínima e máxima segurança, além do aspecto psicológico, uma vez que há duas pessoas da mesma família internadas e submetidas a procedimento cirúrgico.

Em relação ao doador cadáver, exige-se que o doador tenha condições hemodinâmicas com pressão sistólica acima de 90 mmHg e diurese não inferior a 0,5 mL/kg/hora. Para tal, expansão volêmica e uso de drogas vasopressoras podem ser necessárias. Diuréticos ou manitol podem ser utilizados para estimular a diurese.

Técnica Cirúrgica – Implante

O transplante é realizado sob anestesia geral. Há necessidade de monitoração completa com pressão arterial invasiva e cateter venoso central. O uso de relaxante muscular é importante para as anastomoses vasculares e do ureter. A incisão realizada é oblíqua anterior ao ligamento inguinal arciforme via extrarretroperitoneal. A aponeurose é aberta em sua posição pararretal externa e o peritônio é rebatido medial e cefalicamente, expondo os vasos do retroperitônio. Nos homens, o cordão espermático é dissecado no nível do anel inguinal interno e deslocado medialmente com o peritônio. Na mulher, o ligamento redondo é dissecado e ligado. Não se tem por hábito a ligadura dos vasos epigástricos superficiais. Em casos de variação anatômica, utiliza-se a artéria epigástrica superficial para a reconstrução da artéria polar. Após a reperfusão, se a artéria epigástrica não for utilizada, é ligada para expor o implante ureteral na bexiga. A anastomose da veia se dá na veia ilíaca externa, que é isolada e dissecada desde a sua porção inguinal. Durante a dissecção, a ligadura dos linfáticos é importante para diminuir a ocorrência de linforreia ou linfocele. Quando se opta pela reconstrução com a artéria ilíaca interna, esta é dissecada de sua emergência até abaixo do ramo glúteo posterossuperior e ligada distalmente. A técnica empregada para o implante ureterovesical se faz extravesical (técnica de Gregoir). As anastomoses podem variar de local, a depender do local onde será implantado: à direita ou à esquerda.

Cuidados pós-operatórios

Após o procedimento, o paciente é encaminhado a UTI. Permanece com sonda vesical de demora por pelo menos 5 dias. Nos doadores cadáveres, sessões de hemodiálise no pós-operatório são necessárias. As tromboses vasculares apresentam uma incidência ao redor de 5%, que pode levar a perda do enxerto. Pacientes com doenças pró-trombóticas são mais propensos. As complicações urinárias são sempre decorrentes de isquemia do ureter distal e costumam se evidenciar após a retirada da sonda vesical. Os sintomas são: disúria, polaciúria, incômodo retropúbico e coleção retroperitoneal, se puncionar, há altos níveis de creatinina e potássio como urina. A cistografia evidencia o extravasamento, e se o vazamento for pequeno apenas na região vesical, a sondagem vesical é uma opção terapêutica.

Transplante Pulmonar

O transplante de pulmão é considerado atualmente uma opção de terapêutica viável em pacientes muito bem selecionados com doença respiratória avançada. Entretanto, isso levou décadas de estudos experimentais e clínicos para alcançar esse sucesso.

As indicações para o transplante pulmonar mais comuns são: doença pulmonar obstrutiva crônica (DPOC), fibrose pulmonar idiopática (FPI), fibrose cística (FC), enfisema devido à deficiência de alfa-1 antitripsina e hipertensão arterial pulmonar idiopática (HAPI). Estes diagnósticos representam 85% das indicações de transplante pulmonar no mundo inteiro. Os restantes 15% consistem em indicação de transplante para uma variedade de diagnósticos como sarcoidose, linfangioleiomiomatose (LAM), granulomatose de células de Langerhans, retransplante e outras bem menos frequentes.

A decisão de realizar transplante pulmonar unilateral, bilateral ou cardiopulmonar depende de inúmeros fatores, incluindo características do receptor (doença de base, idade, comorbidades), viés institucional, viabilidade de órgão e a urgência de se realizar o transplante. O transplante unilateral é uma boa opção para pacientes com baixa estatura, mais idosos, como os pacientes enfisematosos. O transplante bilateral é mandatório em doenças infecciosas como fibrose cística e bronquiectasias, pois o pulmão nativo pode infectar o pulmão transplantado. Quando o pulmão nativo já foi infectado com tuberculose ou bola fúngica, também é recomendado o transplante bilateral. Atualmente, os estudos mostram que pacientes com hipertensão arterial pulmonar têm maior benefício do transplante bilateral. O transplante cardiopulmonar é reservado para os pacientes com hipertensão arterial pulmonar com comprometimento das câmaras direita e esquerda.

Outra modalidade menos realizada é o transplante pulmonar lobar, indicada para os pacientes pediátricos, cujos doadores são os pais, tornando-se transplante intervivos. Contudo, as curvas de sobrevida mostram maior benefício no transplante pulmonar bilateral, apesar de ser uma cirurgia mais mórbida que o transplante unilateral.

Escolha do doador

O índice de aproveitamento dos pulmões diante do número de doações é baixo. Isso se deve ao fato de que, em contato direto com o ambiente através da ventilação invasiva, os pulmões sofrem constante agressão, estando vulneráveis às infecções. Também sofrem diretamente com as ressuscitações volêmicas, tornando-se congestos e edemaciados, piorando as trocas gasosas e, consequentemente, tornando-se inaptos para aceitação. De modo geral, esse baixo índice de aceitação reflete o mau estado em que se encontra a maioria das UTIs brasileiras e o sistema nacional de captação de órgãos, que por um lado vem conseguindo aumentar o número de doações a cada ano, mas por outro permanece com índices de aproveitamento baixos, se comparados aos modelos americano e espanhol.

A avaliação inicial inclui a história do doador, radiografia do tórax, que deve ser normal, gasometria arterial com relação pO2/FiO2 > 300, tipagem sanguínea e capacidade pulmonar total (CPT), e o *cross-matching* virtual negativo. A equipe da captação vai ao doador para avaliação *in loco* e, primeiramente, é realizada uma broncoscopia para checar se há variações anatômicas da via aérea e buscar sinais de broncoaspiração ou presença de grande quantidade de secreção purulenta. Neste momento, é realizado rotineiramente lavado broncoalveolar bilateral, para guiar antibioticoterapia a posterior.

Técnica Cirúrgica – Implante

Se a opção do transplante for unilateral, o paciente é posicionado em decúbito lateral e submetido a toracotomia posterolateral clássica. Nos transplantes bilaterais sequenciais, o paciente é posicionado em decúbito dorsal horizontal com os braços ao longo do corpo e realiza-se a toracotomia bilateral anterolateral com esternotomia transversal (tipo Clamshell). Se a utilização da CEC é certa, o transplante bilateral pode ser realizado por esternotomia mediana. No caso de um transplante bilateral, o pulmão menos funcionante é extraído primeiro. Essa decisão baseia-se na cintilografia de perfusão pulmonar, que indica o percentual relativo perfusional.

Prossegue-se com a pneumectomia, os ramos vasculares devem ser dissecados e ligados distalmente, a fim de preservar um coto longo para as anastomoses. O brônquio principal é grosseiramente dissecado, evitando a ressecção de todos os linfonodos que, em geral, lesiona a irrigação sanguínea, prejudicando a vascularização do enxerto. Inicialmente, realiza-se a anastomose brônquica através de sutura contínua com polipropileno 4-0 na porção membranácea. A porção cartilaginosa é suturada com pontos simples. Como alternativa, a anastomose brônquica pode ser realizada por meio de sutura contínua tanto na parede membranácea como na parede cartilaginosa com polipropileno 3-0. A artéria pulmonar proximal deve ser pinçada o mais proximalmente possível, a fim de permitir coto suficiente para uma anastomose segura. Utiliza-se fio inabsorvível monofilamentado (polipropileno 5-0) e a sutura é contínua. Em seguida, com uma pinça hemostática tipo Satinsky é clampeado o átrio esquerdo, as veias pulmonares são abertas e unidas, permitindo o início da anastomose venosa que é realizada no *cuff* atrial. Utiliza-se fio monofilamentado inabsorvível 4-0 (polipropileno) e a sutura também é contínua. Esta sutura não é completada antes da abertura da pinça da artéria pulmonar, para evitar embolia aérea.

A reperfusão do pulmão deve ser lenta e gradual e a pinça da artéria pulmonar é liberada aos poucos, por aproximadamente 10 minutos. Enquanto isso, ar e sangue são eliminados através da sutura incompleta do átrio. Permitimos um sangramento de aproximadamente 300 mL que, captado pelo sistema de autotransfusão, diminui a necessidade de transfusão sanguínea. A sutura venosa então é completada e a pinça hemostática do átrio esquerdo é retirada com a pinça arterial. O processo contralateral é idêntico, devendo sempre ser lembrado que o segundo pulmão permanece em isquemia fria. Instalamos dois drenos torácicos (36F) em cada cavidade pleural, localizados anterior e posteriormente, e o fechamento é feito após cuidadosa hemostasia. Ao término da cirurgia realizamos uma fibrobroncoscopia para aspiração e visualização da anastomose brônquica.

Cuidados pós-operatórios

Todos os pacientes são encaminhados à UTI ainda intubados e os cuidados ventilatórios não diferem muito de qualquer pós-operatório de cirurgia torácica. Radiografia de tórax imediata pode evidenciar sinais de lesão de isquemia-reperfusão, indicando a necessidade de otimizar os parâmetros ventilatórios. O momento ideal para extubação depende do nível de consciência do paciente e da troca gasosa, sendo preconizada a extubação precoce, se possível. Bom controle analgésico é fundamental para permitir adequado *clearance* traqueobrônquico. Rotineiramente todos os pacientes transplantados são acompanhados pelo grupo de dor, recebendo analgesia pela bomba de PCA. O balanço hídrico do paciente deve ser rigorosamente controlado, evitando-se o acúmulo no terceiro espaço. Antibioticoterapia profilática é instalada durante a operação e é baseada na cultura de secreção traqueal prévia ao transplante, e nas culturas de secreção brônquica tanto do doador como do receptor, além dos lavados broncoalveolares. A rejeição aguda não é comum na primeira semana, mas faz parte do diagnóstico diferencial de infiltrado pulmonar. A retirada dos drenos pleurais ocorre mediante baixo volume de drenagem, expansão pulmonar completa e ausência de fuga aérea. O aumento repentino do volume de drenagem pode ser indicativo de rejeição.

Transplante Hepático

O transplante hepático atualmente é a única terapêutica para doenças hepáticas terminais e também para hepatite fulminante, além de doenças nas quais um defeito genético afeta a produção de uma proteína essencial ao fígado.

As indicações para o transplante hepático são divididas em categorias:

- ▶ doenças não colestáticas: cirrose por vírus C, cirrose por vírus B, cirrose alcoólica, hepatite autoimune, cirrose criptogênica;
- ▶ hepatopatias colestáticas: atresia de via biliar, cirrose biliar primária, cirrose biliar secundária, colangite esclerosante primária;

- doenças metabólicas: deficiência de alfa1-antitripsina, doença de Wilson, esteato-hepatite não alcoólica, fibrose cística;
- hepatite fulminante;
- tumores: tumores malignos primários, tumores neuroendócrinos metastáticos;
- outras: síndrome de Budd-Chiari, doença veno-oclusiva, doença policística.

A gravidade da doença hepática é avaliada segundo a classificação de Child-Pugh (Tabela 12.1) e os pacientes são inscritos na fila do transplante quando a função hepática está irreversivelmente comprometida ou com sinais de complicações como hemorragia digestiva alta, ascite, encefalopatia. Atualmente, utiliza-se a escala MELD (*Model for End-Stage Liver Disease*) para avaliar a gravidade da hepatopatia. Na fórmula do MELD utiliza-se creatinina, bilirrubina e INR para calcular.

Tabela 12.1. Classificação de Child-Pugh

Critérios	Pontuação		
	1	2	3
Grau de encefalopatia	Ausente	I-II	III-IV
Ascite	Ausente	Fácil controle	Refratária
Bilirrubina sérica (mg/dL)	< 2	2-3	> 3
Cirrose biliar primária	< 4	4-7	> 7
Albumina sérica	> 3,5	2,8-3,5	< 2,8
Tempo de protrombina INR	< 1,7	1,7-2,3	> 2,3
Pontuação total: 5 e 6 Child A; 7 a 9 Child B; 10 a 15 Child C.			

Escolha do doador

O doador ideal deve ter peso e estatura compatíveis com os do receptor, função hepática normal e hemodinâmica estável. Durante a avaliação clínica geral verifica-se idade, antecedente de hipertensão arterial, diabete *mellitus*, tabagismo, etilismo, cirurgia prévia, uso de drogas ilícitas e comorbidades. Na avaliação intraoperatória verifica-se morfologia, coloração e perfusão do órgão. Em casos selecionados, a biópsia hepática pode ser necessária para diagnóstico diferencial de esteatose hepática.

Técnica Cirúrgica – Implante

A incisão clássica é subcostal bilateral com prolongamento longitudinal mediano em direção ao apêndice xifoide conhecido como "Mercedes". Após a abertura, o ligamento redondo é ligado e seccionado, além de aspirar a ascite. Os ligamentos falciforme, triangular esquerdo e hepatogástrico são seccionados. Prossegue-se com a hepatectomia total. Inicia-se com as estruturas do hilo hepático com isolamento e seccionando: artéria cística, ducto cístico e ducto hepático. Os ramos arteriais são ligados e seccionados em sua origem na gastroduodenal. O lobo direito é liberado pelos ligamentos triangular direitos, permitindo a liberação da glândula suprarrenal liberada até que a face lateral direita da veia cava retro-hepática esteja visível. O lobo esquerdo é puxado anterolateralmente, expondo a reflexão peritoneal até expor a face lateral esquerda da veia cava, sendo então esqueletizada. Neste ponto, são colocados clampes na veia porta e na veia cava supra-hepática e o fígado é removido. O uso de bisturi de argônio pode ser útil para revisão de hemostasia.

O transplante é feito através da anastomose terminoterminal da veia cava supra-hepática do doador para o receptor, seguida pela veia cava infra-hepática. Prossegue-se com a substituição da solução de preservação por Ringer lactato. Após este passo, inicia-se a anastomose da veia porta e o fígado é reperfundido. Neste ponto, o paciente pode apresentar síndrome de reperfusão, manifestada por bradicardia, acidose e hipotensão.

A anastomose arterial é terminoterminal com um tampão aórtico de Carrel da artéria celíaca do doador e um ramo tampão da artéria do receptor ao nível da bifurcação gastroduodenal. A anastomose do ducto hepático é terminoterminal, alguns serviços o deixam drenado.

Cuidados pós-operatórios

Após o procedimento os pacientes são encaminhados a UTI, geralmente com período curto de tempo para vigilância hemodinâmica, respiratória e renal. As complicações mais comuns no pós-operatório são:

- não funcionamento do enxerto, encontrado entre 2-5% dos casos, por causas multivariadas;
- hemorragia intra-abdominal devida à coagulopatia, com múltiplas anastomoses. Entretanto, após o procedimento a coagulopatia corrige-se espontaneamente. Caso haja necessidade de politransfusão, a revisão da hemostasia e retirada do coágulo se faz necessária;
- trombose vascular relacionada à anastomose vascular e ao tamanho dos vasos.
- fístula biliar relacionada à técnica cirúrgica e isquemia do ducto hepático.

Transplante Cardíaco

O transplante cardíaco é a escolha terapêutica da insuficiência cardíaca em fase avançada. A incidência da insuficiência cardíaca (IC) tem aumentado nas últimas décadas e diferentes fatores contribuem para isso: melhora do diagnóstico da doença; aumento dos sobreviventes do infarto agudo com o uso de trombolíticos; progresso constante da cirurgia cardíaca e aumento na expectativa de vida da população em geral. A IC é considerada atualmente um problema de saúde pública pela sua incidência e mortalidade, cujos índices são piores do que aqueles observados em muitas neoplasias.

Seleção dos receptores

O transplante cardíaco destina-se aos pacientes em IC com prognóstico de sobrevida inferior a 1 ano e sem possibilidade de recuperação com os métodos terapêuticos convencionais, clínicos ou cirúrgicos. Os pacientes devem apresentar fração de ejeção ventricular reduzida (FE < 35%) de etiologia isquêmica, dilatada, valvular, chagásica e outras, classe funcional III/IV (NYHA – *New York Heart Association*), catecolaminas séricas elevadas, hiponatremia, pressão capilar pulmonar elevada, índice cardíaco baixo, arritmias ventriculares incontroláveis com marca-passo ou desfibrilador e o consumo máximo de oxigênio (VO2máx) reduzido durante o exercício. Além do mais, deve-se excluir comprometimento de outros órgãos e sistemas, excluir neoplasias realizando rastreamentos de acordo com a idade e fatores de risco, acompanhamento psicológico, avaliação social. As contraindicações absolutas são: hipertensão arterial pulmonar elevada, neoplasias, insuficiência hepatorrenal, infecções ativas e condições psicossociais inadequadas. As contraindicações relativas são: idade maior de 70 anos, HIV, distúrbios de coagulação, obesidade, caquexia cardíaca.

Seleção de doadores

A seleção de doadores consiste em não ser restritiva devido à demanda dos receptores. Dessa forma, amplia-se a faixa etária dos doadores para 55 anos. O tempo de anóxia do coração não deve ultrapassar o limite de 4-6 horas.

Não se utilizam doadores com possibilidade de transmissão de doenças como Chagas, HIV, hepatites, HTLV, apesar de atualmente, estar em estudos a possibilidade de hepatite C, mas no momento ainda indisponível no Brasil. O uso de drogas vasoativas em altas doses e hipotensão arterial persistente são fatores de risco para o enxerto, portanto, deve-se utilizar doadores estáveis hemodinamicamente. Deve-se avaliar criteriosamente a utilização de coração de pacientes com trauma torácico e uso abusivo de álcool. A histocompatibilidade entre doador e receptor é avaliada pelo grupo sanguíneo ABO e o *cross-match*.

Técnica Cirúrgica – Implante

Será descrito a seguir o transplante ortópico, ou seja, a retirada do coração do receptor e o implante no mesmo local anatômico. É descrito transplante heterotópico, mas é reservado como exceção em casos de resistência vascular pulmonar elevada, grande desproporção entre receptor e doador, viabilidade do coração doador comprometido como o tempo prolongado de anóxia ou a possibilidade de recuperação do coração do receptor, como miocardite.

Para o implante, o paciente está posicionado em decúbito dorsal horizontal, e a incisão é a esternotomia mediana. Após dissecção dos vasos da base, instala-se a circulação extracorpórea bicaval, ou seja, drenagem venosa pela veia cava superior e veia cava inferior e retorno pela aorta. Após este passo, prossegue-se com a cardiectomia, ou seja, retirada do coração com manutenção dos cotos atriais para anastomose futura.

Nas cardiopatias congênitas, o transplante deve ser planejado previamente pelas variações anatômicas, além do mais, os pacientes geralmente têm cirurgia prévia. As anastomoses do transplante cardíaco são: átrio esquerdo com as cavas, aorta e artéria pulmonar.

Ao término do procedimento há decanulação da circulação extracorpórea, drenagem do pericárdio e mediastino, instala-se fio de marca-passo e procede-se o fechamento por planos.

Cuidados pós-operatórios

O receptor é sempre encaminhado à unidade de terapia intensiva. A avaliação hemodinâmica é realizada pela monitoração invasiva e a realização de ecocardiografia transtorácica. As complicações mecânicas do enxerto predominam na fase imediata à cirurgia e ocorrem em consequência do tempo de isquemia, da adaptação no sistema vascular do receptor, da cirurgia, além da associação desses fatores. A recuperação do coração denervado geralmente ocorre em 1 semana, sendo necessário o uso de droga vasoativa e vasodilatadores. No pós-operatório imediato, a disfunção do nó sinusal é a principal causa de bradiarritmia, seguida dos distúrbios atrioventriculares. A estimulação cardíaca artificial pode ser necessária.

Em pacientes imunossuprimidos, infecções são frequentes e a mediastinite é a mais temerária. Além do mais, infecções oportunistas podem ocorrer, como fúngicas ou por citomegalovírus.

O transplante cardíaco é um procedimento que aumenta a qualidade de vida dos pacientes, com uma sobrevida global de 65,2% em 5 anos.

PONTOS-CHAVE

- Transplante é o processo de retirada de células, tecidos ou órgãos, chamados de enxertos, de um indivíduo, e a sua inserção em um indivíduo (geralmente) diferente.

- O enxerto, quando implantado no local habitual, é chamado de ortópico e quando implantado em local diferente, heterotópico.

- Basicamente há dois tipos de doadores, aqueles em morte encefálica e intervivos.

- Só é permitida a doação de órgãos no Brasil, se a família permitir.

- Devido à complexidade do procedimento, a indução anestésica é completa com cateter venoso central, pressão arterial invasiva, e em casos selecionados a pressão da artéria pulmonar. No transplante pulmonar há o uso do tubo seletivo e da peridural.

- É indicado o transplante devido à insuficiência apenas do órgão a ser transplantado. Avaliação multiprofissional com serviço social e psicologia é necessária.

- Em todo transplante deve-se ter compatibilidade sanguínea e avaliar o *cross-match* entre doador e receptor.

- O transplante renal é o mais comum, geralmente o órgão é implantado na fossa ilíaca (heterotópico).

- Os transplantes hepático, cardíaco e pulmonar são implantados nos locais habituais (ortópicos).

- Após os procedimentos, os receptores fazem a recuperação em esquema de UTI.

- As principais complicações pós-operatórias estão relacionadas a anastomose vascular, como trombose ou estenose, à reperfusão do órgão, isquemia em local da anastomose e infecções.

- Atualmente, o transplante é o tratamento de doença terminal irreversível de um órgão e aumenta a sobrevida e qualidade de vida.

▶ BIBLIOGRAFIA CONSULTADA

1. Gama-Rodrigues JJ, Machado MCC, Rasslan S. Clínica Cirúrgica. São Paulo: Manole; 2008.
2. Garcia CD. Manual de Doação e Transplantes: Informações práticas sobre todas as etapas do processo de doação de órgãos e transplante. Porto Alegre: Libretos; 2017.
3. Klein AA, Lewis CJ, Madsen JC. Organ Transplantation: a clinical guide. New York: Cambridge University Press; 2011.
4. Townsend CR, Beauchamp RD, Evers BM, Mattox K. Sabiston Textbook of Surgery. 20th ed. Philadelphia: Saunders; 2017.
5. 5. Camargo PC, Teixeira RH, Carraro RM, Campos SV, Afonso Junior JE, Costa AN, et al. Lung transplantation: overall approach regarding its major aspects. J Bras Pneumol. 2015;41(6):547-53. doi: 10.1590/S1806-37562015000000100. PMID: 26785965; PMCID: PMC4723007.

Ética e Profissionalismo

Rodrigo Felippe Ramos

Ainda que tema crescente na área da Educação Médica, a Ética na atividade profissional do Residente de Cirurgia Geral ainda gera dúvidas e debates. Isto é fruto da ausência de uma abordagem mais holística no que se refere a disciplinas humanísticas durante o curso de Medicina, em especial a Ética. Não se pode cobrar uma postura ética de alguém se isto nunca lhe foi ensinado. Para que possamos entender melhor o assunto, é de suma importância abordarmos alguns conceitos sobre o tema.

CONCEITOS

Várias são as definições de ética, mas este ramo da filosofia pode ser conceituado como o saber que investiga e embasa os juízos qualificados e de valor de um indivíduo ou grupo social.[1,2]

Muitas vezes confundida com a moral, a ética é um saber filosófico, enquanto moral se refere à conduta comportamental da sociedade em seu cotidiano.[3,4] Em suma: a ética é o ramo da filosofia que embasa as práticas morais do comportamento. Da mesma forma, a ética é o princípio filosófico que serve de justificativa também para as leis, normas e o Direito de forma geral. Entretanto, enquanto a moral é voluntária, o Direito é compulsório. Desta forma, a ética também não deve ser confundida com a deontologia médica, que tem como objetivo o estabelecimento de regras para a prática médica. Do mesmo modo, ética não é uma condição inata e de caráter. Para que o indivíduo possa adquirir competências neste tocante, é necessário estudo, assim como em qualquer área do conhecimento.

O ramo da ética que estuda as dimensões morais das ciências da vida é chamado de Bioética.[5] Em outras palavras, a bioética é a ética da vida, como o cuidado à saúde, em um contexto multi e transdisciplinar.[5,6]

A Bioética, quando aplicada em seres humanos, tem como objetivo analisar os argumentos morais a favor e contra determinadas práticas humanas que afetam a qualidade de vida e o bem-estar das pessoas. A bioética apresenta diversas ramificações e abordagens, mas a que mais utilizamos na prática médica é a chamada de principialista,[7] baseada em quatro princípios: autonomia, justiça, beneficência e não maleficência.

A autonomia é a atuação livre de interferências dos outros, além de ser livre de limitações pessoais que obstam a escolha expressiva da intenção. Em suma, reflete-se na liberdade do paciente em decidir e principalmente participar do seu processo de cuidado à saúde. Um exemplo de aplicação do princípio de autonomia é o processo de consentimento livre e esclarecido, onde além de conhecer detalhes sobre seu tratamento ou participação em pesquisa, o paciente exerce seu direito de decidir sobre estas questões. Importante neste princípio é também reconhecer populações nas quais a autonomia é limitada (p. ex.: crianças, população carcerária, hierarquia etc.) e, portanto, maior atenção deve ser dada aos cuidados em saúde do ponto de vista ético.

O segundo princípio é o de justiça. Este se refere à igualdade de tratamento, dando a cada pessoa o que lhe é devido segundo suas necessidades. Para que este princípio possa ser aplicado, é importante uma visão mais holística acerca da população em questão, com uma maior compreensão de seu contexto e diferenças como sociais, econômicas e culturais. É imperativo compreender que existem populações com necessidades e vulnerabilidades diferentes e, portanto, necessitam de atenção particular e isonômica. É também a partir desse princípio que se fundamenta a chamada objeção de consciência, que representa o direito de um profissional de se recusar a realizar um procedimento, desde que esta negativa não se caracterize como omissão.

Beneficência significa "fazer o bem", ou seja, a balança risco/benefício de um tratamento e/ou pesquisa deve ter sempre saldo positivo. No caso de uma cirurgia, esta nunca pode agregar mais riscos ou possibilidades de sequelas do que o benefício esperado.

A não maleficência é um princípio análogo à beneficência, baseado no termo latino atribuído a Thomas Sydenham (1624-1689), *primum non nocere*.[8] Entretanto, esta analogia é bem mais antiga, tendo seu primeiro registro feito por Hipócrates (460 a.C.-377 a.C.), "o médico deve... ter dois objetivos, fazer o bem e evitar o mal". Entretanto, o curioso é que a Cirurgia, em particular, é a atividade médica onde inicialmente produzimos "mal" ao paciente pelo trauma operatório, para que o "bem" ou benefício possa advir do procedimento.

ÉTICA E CIRURGIA

A atividade cirúrgica apresenta algumas peculiaridades em relação às responsabilidades e expectativas a ela atribuídas. Desde a antiguidade o ato cirúrgico sempre foi considerado de extremo risco e com punições cabíveis àqueles que se aventuravam em tal atividade. O código de Amurabi, o mais antigo código de ética conhecido e que trata também sobre a atividade médica, previa punições corporais rigorosas apenas a insucessos em procedimentos cirúrgicos e não em tratamentos não invasivos. O juramento de Hipócrates, utilizado em cerimônias de colação de grau em Medicina, apresenta enorme relevância histórica, pois foi o primeiro código de ética médica centrado em valores relacionados ao cuidado do paciente. Entretanto, em uma de suas passagens de seu texto original, temos a seguinte frase: "não praticarei a talha, mesmo sobre um calculoso confirmado; deixarei essa operação aos práticos que disso cuidam".[9] Por ser tão arriscada, a Cirurgia, dentre outros motivos, só foi considerada uma parte da Medicina séculos depois, sendo até então exercida por práticos e barbeiros.

Quando um paciente morre em uma enfermaria clínica, a pergunta natural entre os médicos assistentes é "o que aconteceu?". Quando um paciente morre no pós-operatório, em contrapartida, a pergunta costuma ser "o que o cirurgião fez para levar a este desfecho?".[10] Um médico clínico é tão responsável pelo seu doente como o cirurgião. Entretanto, sua intervenção sobre o paciente é mais gradual e muitas vezes fisicamente imperceptível. Já o cirurgião produz cicatrizes e dor, em troca da expectativa mais imediata do paciente ter sua doença curada. Como dito por Charles Mayo "o cirurgião não deixa suas obrigações de lado quando deixa a sala de cirurgia".[10]

O residente em cirurgia mais atento pode observar como em geral os cirurgiões discutem casos de insucesso cirúrgico nas sessões clínicas. Normalmente são apontadas duas naturezas de falha: erro técnico e erro de julgamento. Em geral, os cirurgiões tendem a ser mais tolerantes com erros de natureza técnica em relação a erros de julgamento, pois há uma tendência a atribuir uma carga moral a tomadas de decisões que possam ser interpretadas como equivocadas ou errôneas.[11]

TREINAMENTO EM CIRURGIA

O ensino cirúrgico no campo operatório pode ser considerado um dilema ético por si só. Há o receio de que o residente, sobretudo os menos experientes, estejam praticando em *anima nobile*, podendo acarretar potencial prejuízo ao doente. Por outro lado, não treinar o residente para que ele tenha o melhor desempenho possível no futuro também é uma situação desfavorável do ponto de vista ético.[10] Conforme dito por Mayo: "Não há nada mais seguro que um paciente estar sob os cuidados de um médico comprometido em ensinar medicina. No intuito de ensinar medicina, o médico deve sempre ser um estudante".[12]

O médico residente deve se sentir parte da equipe, porém sua responsabilidade deve ser compartilhada em maior ou menor grau com seus preceptores, de acordo com seu nível de aprendizado. O aprendizado cirúrgico por etapas deve ser encorajado. O residente menos experiente deve inicialmente treinar suas habilidades cirúrgicas em simuladores, para então realizar procedimentos e tempos cirúrgicos de menor para maior complexidade de forma paulatina, sempre sob supervisão de um preceptor mais experiente. Do mesmo modo, sob seus cuidados devem estar pacientes menos críticos e de manejo clínico mais simples, até que o residente adquira conhecimento e confiança para lidar com situações mais complexas.

RELAÇÃO CIRURGIÃO X PACIENTE

Nenhuma palavra resume mais a relação entre um paciente e seu cirurgião do que confiança. Tal relação nunca deve ser vista como um mero contrato. Ainda que em pleno gozo de sua autonomia e partícipe nas decisões sobre seu tratamento, o paciente se encontrará invariavelmente inconsciente e vulnerável durante o ato operatório. Em contrapartida a esta confiança, o cirurgião será o agente que zela pelos interesses do paciente. Por tais motivos, o cirurgião deve sempre se ater aos seguintes princípios: priorizar, promover e proteger o bem-estar do paciente. Os interesses do cirurgião sempre devem estar em segundo plano em relação aos do paciente.[13]

O cirurgião comumente adota certos padrões morais e comportamentais em sua relação com o paciente, dependendo principalmente do contexto:[14]

- **padrão paternalista**: tal modelo, muitas vezes criticado, é baseado numa postura "passiva" do paciente em relação à tomada de decisões acerca de sua condição. Para o cirurgião muitas vezes tal postura é danosa, pois há uma tendência de ele assumir todos os "bônus", mas também todos os "ônus" do processo terapêutico, gerando muitas vezes um cenário de insalubridade emocional. Tal modelo, entretanto, é particularmente útil quando o paciente se encontra vulnerável ou impossibilitado de participar no seu processo de cura, como em emergências cirúrgicas;
- **padrão de decisões baseadas no consentimento**: este modelo é calcado no princípio ético de autonomia do paciente. O paciente é visto como copartícipe nas tomadas de decisão, através do conhecimento pleno de sua condição de saúde. Muito se tem falado do "empoderamento" do paciente no seu processo de cura. Muitas sociedades médicas e/ou científicas vêm promovendo tal abordagem, como por exemplo o *Strong for Surgery do American College of Surgeons*.[15] A limitação desta abordagem é justamente quando o paciente não possui condições de compreender sua situação clínica, como por exemplo, crianças e pessoas portadoras de necessidades especiais do ponto de vista mental ou cultural;
- **padrão de cirurgião como agente**: diferente do modelo paternalista, as decisões não estão exclusivamente centradas no cirurgião. Este participa como "agente" ou "advogado", zelando pelos interesses do paciente, buscando sempre ofertar ao paciente a melhor opção terapêutica. Entretanto, para o êxito deste modelo é necessário que o cirurgião tenha conhecimento das melhores opções para aquele paciente em especial e, sobretudo, que haja um elo de confiança sólido na relação médico-paciente;
- **padrão de decisão compartilhada centrada no cuidado**: este é um modelo baseado no respeito mútuo nos valores entre cirurgião e paciente. Ambos são abordados como "autoridades" no processo terapêutico. O cirurgião é visto quanto "autoridade" no que diz respeito à sua experiência e conhecimento sobre a moléstia que acomete aquele doente, enquanto o paciente é senhor de seu corpo e principal interessado em sua saúde. Neste modelo, não só as decisões são compartilhadas, mas também as responsabilidades advindas de tais decisões.

PROCESSO DE CONSENTIMENTO INFORMADO

Visto por muitos como mero contrato ou um óbice burocrático, o consentimento informado é uma etapa fundamental no cuidado em saúde. Antes, contudo, é importante ressaltar que o consentimento informado é um processo, em que o paciente toma conhecimento de sua condição clínica e dos riscos e benefícios que podem advir do tratamento proposto. O termo de consentimento livre e esclarecido (TCLE) é apenas o documento que celebra tal processo.

Uma vez o paciente consentindo com o tratamento, de forma alguma o cirurgião é desobrigado de suas responsabilidades em caso de insucesso no tratamento.

O processo de consentimento informado deve conter os seguintes elementos:[10]

- condições preexistentes nas quais o paciente apresente capacidade e liberdade em consentir com a terapia proposta. O termo deve ser não apenas assinado pelo paciente e cirurgião responsável, mas de preferência lido e discutido em voz alta. Caso o paciente apresente dúvidas ao dar tal consentimento, deverá ser ofertado (quando possível) tempo para ele pensar e deliberar com seus familiares;
- todas as informações necessárias devem ser ofertadas pela equipe cirúrgica, tal como estas devem ser completamente compreendidas pelo paciente;
- deve ser esclarecido que o consentimento não se trata de um termo de compromisso, podendo o paciente voltar atrás em sua decisão a qualquer momento.

RELAÇÃO STAFF X RESIDENTE

Tal qual a relação médico-paciente, a relação preceptor-residente também deve ter como pilar a confiança mútua. O objetivo de tal relação deve ter como foco a independência progressiva e pautada no mérito do médico residente.

Esta relação, por sua natureza específica, deve estar pautada em alguns princípios:[16]

- **objetivo**: as metas a serem alcançadas durante o Programa de Residência Médica devem ser claras e factíveis. Um erro muito comum entre preceptores é exigir do seu residente habilidades que ele possuirá depois de muitos anos de experiência. Da mesma forma, o médico residente deve entender que seu processo de aprendizado exige esforço e dedicação para alcançar tais metas, e que os resultados de tal esforço nem sempre são imediatos. Ambos devem constantemente discutir tais metas conforme a realidade do Serviço de Cirurgia;
- **comunicação**: o médico residente tem por direito estar ciente de seu desempenho (feedback) para que continue seu processo de aprendizado. De mesmo modo, deve sempre informar a seus preceptores suas necessidades e dificuldades para que estes possam lhe dar o devido suporte. Eventuais transgressões por parte dos residentes podem (e devem) ser apontadas com o devido rigor, mas nunca de forma violenta por parte dos preceptores, podendo configurar assédio moral. A base desta e de qualquer outra relação interpessoal é o respeito mútuo;
- **confiança**: este é um valor que não pode ser adquirido ou ofertado de forma compulsória ou voluntária. Deve ser conquistada aos poucos, não havendo fórmula específica para tal. Deve haver empatia entre preceptor e residente, sobretudo havendo compreensão do momento na carreira cirúrgica e na vida em que cada um se encontra. Empatia não é, ao contrário do que muitos pensam, colocar-se no lugar do outro, mas compreender e conectar-se com as necessidades alheias. Tanto

preceptor quanto residente devem compreender que o que os separa como pares é muitas vezes apenas questão de tempo. Para haver confiança é necessário que ambos adotem uma postura de honestidade e integridade moral;

- **processo**: é necessário que preceptor e residente entendam que o aprendizado é um processo, que demanda planejamento e execução gradual. É importante que o residente saiba quais etapas do seu aprendizado já venceu, assim como as vindouras. É importante ressaltar que cada um possui seu tempo para aprendizado, assim como cada preceptor possui sua abordagem e personalidade ao ensinar. Mas deve-se ressaltar que sempre deve haver planejamento e que as etapas de aprendizado devem ser claras ao residente;

- **progresso**: é importante o residente saber quais competências devem ser adquiridas ao longo do Programa. Desconhecer estas competências pode gerar frustração e às vezes até abandono do Programa. Cabe ao preceptor manter sempre o residente motivado;

- **retorno** (*feedback*): o residente deve sempre ser informado sobre quais competências foram adquiridas, assim como as suas dificuldades identificadas. Um aluno nunca pode melhorar se não lhe for dito com clareza e honestidade quais pontos necessitam ser trabalhados. É preciso maturidade por parte do residente em acolher elogios e críticas, assim como o preceptor deve ter sensibilidade para não desestimular ou gerar soberba.

EQUILÍBRIO ENTRE SUPERVISÃO E INDEPENDÊNCIA NO TREINAMENTO CIRÚRGICO

Uma das situações mais difíceis no ensino em Cirurgia é a exata compreensão do que o residente está apto a desempenhar sozinho. Enquanto delegar funções e responsabilidade ao residente menos experiente pode expor o paciente a riscos, o excesso de protecionismo por parte do preceptor pode gerar insegurança.

Existem publicações que associam a atuação de residentes sem supervisão adequada a eventos adversos.[17] Entretanto, tal exposição não é apenas potencialmente danosa ao paciente. Situações em que o residente é obrigado a tomar decisões ou realizar procedimentos os quais não se sente preparado podem gerar estresse excessivo. Não é incomum alguns residentes decidirem deixar o Programa por conta de culpa por insucessos, onde a responsabilidade por aquela situação deveria ser compartilhada com a equipe.

Por outro lado, o excesso de supervisão ou protecionismo pode gerar efeito semelhante. O residente cuja liderança, autonomia e independência não foram administradas durante o curso tende a se tornar um profissional inseguro ao término do seu curso.

O balanço entre supervisão e independência deve ser cuidadosamente avaliado pelo preceptor de forma individual, respeitando valores e particularidades de cada residente. Esta avaliação deve ser feita de forma não preconceituosa e desprovida de julgamentos inapropriados, que não sejam de natureza profissional e pedagógica.[18]

ABUSO DE AUTORIDADE

Infelizmente ainda existe a cultura de que a relação preceptor-residente é meramente hierárquica. Ainda que os Serviços de Cirurgia possuam uma chefia e que os Programas de Residência Médica possuam uma coordenação; a relação de aprendizado não deve ser pautada como exclusivamente de poder.

Em geral, o abuso de poder parte do preceptor, muitas vezes em um contexto de "barganha" com o conhecimento a ser passado para o residente ou em troca de permissão para realizar certos procedimentos. As situações mais comuns relatadas acerca de abuso de poder pelo preceptor são: assédio de várias naturezas, exigir que o residente realize tarefas que não o beneficiam (indireta ou diretamente) com benefício exclusivo do preceptor, desrespeito à carga horária estipulada pela Comissão Nacional de Residência Médica (CNRM) e apropriação intelectual.

Existem situações em que o abuso de poder parte do residente. As mais comumente observadas são: apropriação intelectual, deslealdade em não reconhecer o papel do preceptor, transgressão de regras e mau comportamento acerca das rotinas do Serviço, não reconhecer os esforços do preceptor em ensinar, adotando uma atitude de não engajamento, desrespeito a preceptores mais idosos, dentre outros.[10] Como dito anteriormente, a relação preceptor-residente deve ser pautada em confiança. O preceptor deve sempre tentar se colocar como referência, evitando o uso da autoridade e sempre buscando o respeito pelo exemplo. De outro lado, o residente deve sempre deixar claras suas necessidades de forma objetiva e madura, adotando sempre uma postura profissional. Ainda que não concorde com certas regras do Serviço e/ou Programa de Cirurgia, não tem o direito de transgredi-las. Quando necessário questioná-las, deve fazer de forma respeitosa e profissional.

Casos de assédio moral são inaceitáveis e devem ser sempre denunciados e levados às instâncias institucionais superiores.

PROFISSIONALISMO

Profissionalismo pode ser definido de forma bem resumida como um "contrato social" do indivíduo com sua atividade profissional.[19] Este contrato envolve em o indivíduo colocar suas habilidades e conhecimento para o bem da sociedade.

Existe uma clara distinção entre ética e profissionalismo. Profissionalismo envolve conhecimentos específicos acerca de determinada atividade profissional, enquanto ética trata de um termo mais genérico[10], e envolve também valores que dizem respeito à sociedade em geral.

Ainda que a atividade profissional médica esteja sujeita a determinadas regras contidas em referenciais éticos, como o Código de Ética Médica do Conselho Federal de

Medicina[20], o termo profissionalismo médico não pode ser visto como um epifenômeno de ética médica. A ética médica não pode ser caracterizada como boas maneiras e boas práticas profissionais, mas sim o eixo que norteia e promove tais comportamentos.[21] Além de conhecimentos e habilidades, o profissionalismo médico também envolve valores como altruísmo, respeito, honestidade, integridade, obediência, honra, excelência e engajamento.[21,22]

Algumas ferramentas têm sido propostas para a implementação de ensino do profissionalismo na carreira médica durante a graduação e residência médica.[23-25] Uma revisão sistemática utilizando o chamado *Core Professionalism Education Program* (COPEP) em cirurgia, recomenda que esta deva ser aplicada como forma de iniciação ao estudo do profissionalismo e residentes em Cirurgia.[26] Muito se tem falado a respeito de profissionalismo médico em mídias sociais.[27,28] Apesar de certas problemáticas acerca deste tema envolverem determinados conceitos éticos e deontológicos da profissão médica, como confidencialidade e publicidade médica, a inovação tecnológica e da informação expôs mais estas questões, exigindo do médico maior reflexão sobre tais assuntos. O cirurgião, sobretudo aquele em início de carreira, deve ter muito cuidado ao expor imagens de procedimentos cirúrgicos e/ou pacientes, assim como zelar pelo sigilo de dados clínicos que porventura possam ser compartilhados por mídias sociais.

A base do profissionalismo de qualquer cirurgião, mas sobretudo do residente em cirurgia, é colocar os interesses e necessidades do paciente acima de seus interesses profissionais e muitas vezes pessoais. É compreensível certa ansiedade do médico residente em aprender a realizar o maior número de cirurgias possíveis. Entretanto, tal necessidade nunca pode ser prioritária frente ao cuidado e respeito aos interesses do paciente. É imperativo sempre ter em mente, na atividade médica, quem está a serviço de quem.

▶ REFERÊNCIAS BIBLIOGRÁFICAS

1. Abbagnano N. Dicionário de Filosofia. 5ª ed. São Paulo: Martins Fontes; 2007.
2. Japiassú H, Marcondes D. Dicionário Básico de Filosofia. 3ª ed. Rio de Janeiro: Zahar; 2001.
3. Rego S, Palacios M, Schramm FM. O ensino da bioética nos Cursos de Graduação em Saúde. In: Marins JJN, Rego S, Lampert JB, Araújo JGC, orgs. Educação Médica em Transformação: instrumentos para a construção de novas realidades. São Paulo: Hucitec/ABEM; 2004. p. 165-185.
4. Vasconcelos FRP. O ensino ético e humanizado na Residência de Cirurgia Geral. Trabalho de Conclusão de Curso (Curso de Especialização em Educação e Promoção de Saúde). Faculdade de Ciências da Saúde, Universidade de Brasília. Brasília, p. 4.
5. Reich WT. Encyclopedia of bioethics. New York: Simon Schuster Macmillan; 1995.
6. Potter VR. Bioética: ponte para o futuro. São Paulo: Edições Loyola; 2016.
7. Beauchamp T, Childress J. Principles of biomedical ethics. Oxford: Oxford Press; 1979.
8. Smith CM. Origin and Uses of Primum Non Nocere — Above All, Do No Harm!. The Journal of Clinical Pharmacology. 2005;45(4):371-377.
9. Rezende JM. À sombra do plátano: crônicas de história da medicina. In: São Paulo: Editora Unifesp; 2009. p. 31-48. ISBN 978-85-61673-63-5. Disponível em: SciELO Books <http://books.scielo.org>. Acesso em:
10. Ferreres AR, Angelos P, Singer EA. Ethical Issues in Surgical Care. Chicago: American College of Surgeons; 2017.
11. Bosk CL. Forgive and Remember. Chicago: University of Chicago Press; 2003.
12. Proceedings of the Staff Meetings of the Mayo Clinic. Rochester: Mayo Clinic; 1927.
13. McCullough LB. John Gregory's Writtings on Medical Ethics and Philosophy of Medicine. Dordretch, The Netherlands: Kluwer Academic Publishers; 1998.
14. Barry MJ, Edigman-Levitan S. Shared Decision Making: the pinnacle of patient-centered care. N Engl Med. 2012;366:780-781.
15. Disponível em: https://www.facs.org/Quality-Programs/strong-for-surgery. Acesso em: 16 jan. 2021.Rombeau JL, Goldberg A, Jones CL. Surgical Mentoring: Building Tomorrow's Leaders. New York NY: Springer; 2010.
16. ACME Task Force on Quality Care and Professionalism. The ACGME 2011 Duty Hour standards: Enchancing Quality of Care, Supervision, and Resident Professional Development. Chicago IL: Acreditation Concil for Graduate Medical Education; 2011. Disponível em: https://www.acgme.org/Portals/0/PDFs/jgme-monograph[1].pdf. Acesso em: 17 jan. 2021.Buchanan AH, Michelfelder AJ. Balancing supervision and independence in residency training. AMA J Ethics. 2015;17(2):120-4.
17. Cruess SR, Cruess RL. Steiner Y. Linking the teaching of profissionalism to the social contract: a call for cultural humility. Med Tech. 2010;32:357-9.
18. Código de Ética Médica Resolução CFM nº 2.217, de 27 de setembro de 2018, modificada pelas Resoluções CFM nº 2.222/2018 2.226/2019. Disponível em: https://portal.cfm.org.br/images/PDF/cem2019.pdf. Acesso em: 21 jan. 2021.
19. Jones JW, McCullough LB, Richman BW. The Ethics of Surgical Practice: cases, dilemas and resolutions. New York, NY: Oxford Press; 2008.
20. Cohen JJ. Profissionalism in medical education, an American perspective: from evidence to accountability. Med Educ. 2006;40:607-17.
21. Cruess RL, Cruess SR, Yvone S. Teaching Medical Profissionalism. Cambridge, UK: University Press; 2009.
22. Hodges BD, Ginsburg S, Cruess R, Cruess S, Delport R, Hafferty, et al. Assesment of profissionalism: recomendations of Otawa 2010 Conference. Med Teach. 2011;33:354-63.
23. Parker M, Luke H, Zhang J, Wilkinson D, Peterson R, Ozolins I. The "pyramid of profissionalism": seven Years of experience with an integrated program of teaching, developing, and assessing profissionalism among medical students. Acad Med. 2008;83:733-41.
24. Büke AS, Öztürkçü, ÖSK, Yilmaz Y, Sayek Í. Core professionalism Education in Surgery: A Systematic Review. Balkan Med J. 2018;35:167-73.
25. Gholami-Kordkheili F, Wild V, Strech D. The Impact of Social Media on Medical Professionalism: A Systematic Qualitative Review of Challenges and Opportunities. J Med Internet Res. 2013;15(8):e184.
26. Chan WS, Leung AY. Use of Social Network Sites for Communication Among Health Professionals: Systematic Review. J Med Internet Res. 2018;20(3):e117.

Segurança do Paciente Cirúrgico

14

Artur Pacheco Seabra

Mariana Kumaira Fonseca

DESTAQUES

► A atividade de assistência cirúrgica, assim como toda e qualquer atividade humana, sempre envolverá riscos.

► Os protocolos de cirurgia segura procuram identificar os principais pontos críticos na assistência à saúde no período perioperatório para minimizar falhas e promover a qualidade dos serviços e a segurança dos pacientes.

► A Lista de Verificação de Segurança Cirúrgica (*checklist* cirúrgico), proposta pela Organização Mundial de Saúde, comprovadamente reduz complicações, salva vidas e promove confiança no sistema de saúde. Sua aplicação permite a realização do procedimento cirúrgico correto, no local correto e no paciente correto.

► A execução das etapas de segurança deve ser compromisso de todos os profissionais da saúde envolvidos em procedimentos cirúrgicos, trabalhando em conjunto para o benefício do paciente.

► A responsabilidade sobre a aplicação das ferramentas promotoras da segurança do paciente cirúrgico é, e sempre será, do cirurgião principal.

INTRODUÇÃO

A cirurgia é parte integrante e essencial na assistência à saúde. Estima-se que 313 milhões de operações sejam realizadas anualmente no mundo – uma para cada 22 pessoas, em média. O número e a complexidade das intervenções cirúrgicas estão em constante crescimento, acompanhando o aperfeiçoamento científico e tecnológico na área da saúde, além do aumento da expectativa de vida da população, responsável por uma maior incidência de diversas patologias, como doenças cardiovasculares, neoplasias e trauma. No entanto, esses avanços também propiciam aumento na ocorrência de erros devidos a falhas de segurança nos processos de assistência cirúrgica. Mesmo procedimentos considerados simples envolvem diversas etapas críticas, com grande potencial de erros e eventos adversos.

Eventos adversos são definidos de acordo com a Classificação Internacional de Segurança do Paciente, proposta pela Organização Mundial da Saúde (OMS), como incidentes que ocorrem durante a prestação de assistência à saúde que resultam em dano ao paciente. Em cirurgia, os eventos adversos compreendem intercorrências no ato anestésico-cirúrgico, complicações imediatas e tardias.

Classificam-se como *never events* ou eventos-sentinela, aqueles eventos adversos que podem resultar em dano grave, como incapacidade permanente ou óbito do paciente. Em pacientes cirúrgicos, procedimentos invasivos realizados em local errado, no indivíduo errado, ou mesmo o procedimento errado, eventos que resultem em retenção não intencional de corpo estranho ou em óbito de paciente classificação ASA (*American Society of Anesthesiologists*) 1 no intraoperatório ou pós-operatório imediato são considerados *never events* por autoridades sanitárias nacionais e internacionais.

Cerca de 2/3 de todos os eventos adversos em pacientes hospitalizados estão relacionados à assistência cirúrgica. Complicações pós-operatórias significativas são relatadas em 3-16% das intervenções, com taxa de mortalidade perioperatória ou incapacidade permanente de 0,4-0,8% nos países desenvolvidos, e de 5-10% nos países em desenvolvimento. Calcula-se que, anualmente, sete milhões de pacientes cirúrgicos sofram algum tipo de complicação, e que um milhão destes morra durante ou imediatamente após uma cirurgia.

Pelo menos metade dos eventos adversos em pacientes cirúrgicos são considerados evitáveis e, portanto, suscetíveis a medidas de prevenção. Os eventos-sentinela, em especial, constituem definidores de situações sempre evitáveis e servem como indicadores de qualidade do atendimento prestado por determinado serviço de saúde. Além de consequências catastróficas para o paciente e para o cirurgião, relatos recorrentes de cirurgias no paciente errado, erros de lateralidade cirúrgica e retenção inadvertida de corpos estranhos em pacientes atraem a atenção da mídia e abalam a confiança do público nos sistemas de saúde e seus profissionais.

Conceitos ligados à ocorrência de erros na atividade humana e o entendimento da diferença entre erro e dano são pouco conhecidos pelos profissionais da área da saúde. O desenvolvimento de ferramentas para administração do erro antes que ele cause um efeito no paciente não era rotina nas instituições de saúde, apesar de extensamente estudadas pela Engenharia de Segurança. A pirâmide de Heinrich (1931) descrita em estudo de acidentes na indústria, já definia uma correlação entre o número de falhas em processos e a proporção de lesões causadas pelas mesmas. Segundo Heinrich, para cada 300 acidentes ou eventos sem lesão, ocorrem 29 eventos com lesão não incapacitante e uma lesão incapacitante ou fatal. Ações que identifiquem os eventos sem lesão e trabalhem na prevenção de sua ocorrência irão, necessariamente, diminuir, na mesma proporção, a ocorrência dos eventos com lesão, transformando o processo, progressivamente, em mais seguro.

Nesse contexto, a segurança do paciente cirúrgico emerge como questão de alta prioridade para a saúde pública mundial, e tem sido foco de iniciativas para a adoção de práticas sistemáticas de atendimento durante o período perioperatório. Diversas ações estratégicas são continuamente propostas pelas autoridades sanitárias com o objetivo de antecipar a ocorrência de erros e melhorar a qualidade da assistência nos serviços de saúde em âmbito internacional.

HISTÓRICO

O trecho do juramento hipocrático "aplicarei os regimes para o bem do doente segundo o meu poder e entendimento, nunca para causar dano ou mal a alguém", datado do século V a.C., bem como o aforismo latino *primum non nocere* – ou "primeiramente, não cause dano" –, revelam que a percepção de que os cuidados em saúde não são isentos de falhas remontam à Antiguidade. Entretanto, os princípios de segurança do paciente não eram rotina nas instituições de saúde até recentemente, apesar de extensamente estudados e aplicados pelas áreas de engenharia de segurança, aviação civil e militar, indústrias nucleares, petrolíferas e de exploração de recursos naturais.

Considerado o marco de confluência do movimento internacional em prol da segurança do paciente, o relatório *Errar é humano: construindo um sistema de saúde mais seguro* (*To Err is Human: building a safer health system*), publicado pelo Instituto de Medicina dos Estados Unidos em 1999, foi o primeiro estudo contemporâneo a quantificar os danos causados pela assistência em saúde. Nesse trabalho, verificou-se que erros na prestação de assistência hospitalar ocupavam o oitavo lugar dentre as principais causas de óbito, e provocavam cerca de 98.000 mortes ao ano apenas nos Estados Unidos, o que superava o número de óbitos por acidentes automobilísticos, câncer de mama ou síndrome da imunodeficiência humana. Cerca de metade dos eventos adversos analisados relacionavam-se à assistência prestada por especialidades cirúrgicas.

Após o impacto dessa publicação, a 55ª Assembleia Mundial da Saúde (2002) emitiu um alerta sobre a importância do tema através da resolução WHA 55.18, *Qualidade da atenção: segurança do paciente*, solicitando envolvimento da OMS e seus Estados-membros. Em resposta a essa iniciativa, a OMS estabeleceu a Aliança Mundial para a Segurança do Paciente durante a 57ª Assembleia Mundial da Saúde (2004), com o propósito de coordenar programas de segurança do paciente com abrangência internacional. Temas prioritários e estratégias para prevenção de danos são selecionados a cada 2 anos, e abordados a partir de ações organizadas na forma de Desafios Globais para a Segurança do Paciente.

O Primeiro Desafio Global (2005-2006) focou na prevenção das Infecções Relacionadas à Assistência à Saúde (IRAS), envolvendo ações relacionadas à melhoria da prática de higienização das mãos em serviços de saúde, sob a máxima *Uma assistência limpa é uma assistência mais segura*. No biênio 2007-2008, o Segundo Desafio Global teve como objetivo promover a segurança do paciente cirúrgico, com o tema *Cirurgias seguras salvam vidas*. A iniciativa contempla quatro práticas definidas em consenso como padrões de qualidade para a cirurgia segura:

1. prevenção de infecções de sítio cirúrgico;
2. anestesia segura;
3. equipes cirúrgicas eficientes e
4. criação e mensuração de indicadores da assistência cirúrgica (Tabela 14.1).

Tabela 14.1. Programa "Cirurgias Seguras Salvam Vidas" (Segundo Desafio Global para a Segurança do Paciente) – Manual para Cirurgia Segura da Organização Mundial de Saúde (2008)

Recursos cirúrgicos e ambiente	
Pessoal treinado Água limpa Fonte de iluminação constante Sucção constante Oxigênio suplementar Equipamento cirúrgico em funcionamento e instrumentais esterilizados	
Prevenção de infecção do sítio cirúrgico	Lavagem das mãos Uso apropriado e sensato de antimicrobianos Preparação antisséptica da pele Cuidado atraumático da ferida Limpeza, desinfecção e esterilização do instrumental
Anestesiologia segura	Presença de profissional capacitado em anestesiologia Verificação da segurança de máquinas e medicamentos Oximetria de pulso Monitoração da frequência cardíaca Monitoração da pressão sanguínea Monitoração da temperatura
Equipes cirúrgicas eficientes	Melhora na comunicação Paciente, local e procedimento corretos Consentimento informado Disponibilidade de todos os membros da equipe Preparação adequada da equipe Planejamento do procedimento Confirmação das alergias do paciente
Mensuração da assistência cirúrgica	Asseguração da qualidade Revisão em dupla Monitoramento dos resultados

Esses quatro grupos de trabalho definiram dez grandes objetivos básicos e essenciais para a cirurgia segura (Quadro 14.1). Esses objetivos foram resumidos em uma Lista de Verificação de Segurança Cirúrgica (*checklist*) de uma única página, apresentada e discutida em detalhe adiante neste capítulo. Este instrumento reforça as práticas de segurança estabelecidas e assegura que todas as etapas do período perioperatório sejam empreendidas de maneira eficiente e segura.

A implementação do *checklist* cirúrgico foi avaliada em protocolo de pesquisa conduzido em oito locais-piloto ao redor do mundo, com características sociais, culturais e econômicas completamente diversas – Toronto (Canadá), Londres (Reino Unido), Amã (Jordânia), Manila (Filipinas), Auckland (Nova Zelândia), Nova Délhi (Índia), Ifakara (Tanzânia) e Seattle (Estados Unidos). Esta pesquisa resultou na publicação clássica *A surgical safety checklist to reduce morbidity and mortality in a global population* do *New England Journal of Medicine* (2009), que verificou uma redução de 47% dos óbitos (de 1,5% para 0,8%), 36% das complicações (de 11% para 7%), 50% das taxas de infecção e 25% na necessidade de reintervenção cirúrgica após a aplicação do protocolo. Diante desses achados, a campanha "Cirurgias Seguras Salvam Vidas" foi difundida internacionalmente e a implementação do *checklist* estimulada em todos os serviços de saúde.

No Brasil, o panorama não era diferente do restante do mundo. Em estudo publicado em 2009, a incidência de eventos adversos em três hospitais brasileiros foi de 7,6%, sendo 35% associados à assistência cirúrgica e pelo menos 2/3 evitáveis. A partir de 2010, iniciativas governamentais para melhorar a segurança do paciente nos serviços de saúde emergiram por meio de ações desenvolvidas pela Agência Nacional de Vigilância Sanitária (ANVISA) em parceria com a Secretaria de Atenção à Saúde (SAS/MS), a Fundação Oswaldo Cruz (FIOCRUZ), a Agência Nacional de Saúde Suplementar (ANS) e a Organização Pan-americana de Saúde (OPAS)/OMS, em consonância com os objetivos internacionais definidos pela Aliança Mundial para a Segurança do Paciente.

Em 2013, foi instituído o Programa Nacional de Segurança do Paciente (PNSP) pela Portaria nº 529. O programa definiu as principais estratégias de implementação de práticas seguras nos estabelecimentos de saúde. Destacam-se a implantação da gestão de risco e dos Núcleos de Segurança do Paciente, o desenvolvimento de um sistema de notificação de incidentes, a elaboração de protocolos e a promoção de processos de capacitação integrada e multiprofissional sobre o tema. Apesar desses avanços, a recém-instituída Política Nacional de Segurança do Paciente ainda enfrenta desafios para garantir uma prática assistencial cirúrgica segura em todo o País.

Quadro 14.1. Dez objetivos essenciais para a cirurgia segura – Manual para Cirurgia Segura da Organização Mundial de Saúde (2008)

1.	A equipe operará o paciente certo e o local cirúrgico certo
2.	A equipe usará métodos conhecidos para impedir danos na administração de anestésicos, enquanto protege o paciente da dor
3.	A equipe reconhecerá e estará efetivamente preparada para perda de via aérea ou de função respiratória que ameacem a vida
4.	A equipe reconhecerá e estará efetivamente preparada para o risco de grandes perdas sanguíneas
5.	A equipe evitará a indução de reação adversa a drogas ou reação alérgica sabidamente de risco ao paciente
6.	A equipe usará, de maneira sistemática, métodos conhecidos para minimizar o risco de infecção no sítio cirúrgico
7.	A equipe impedirá a retenção inadvertida de instrumentais ou compressas nas feridas cirúrgicas
8.	A equipe manterá seguros e identificará precisamente todos os espécimes cirúrgicos
9.	A equipe se comunicará efetivamente e trocará informações críticas para a condução segura da operação
10.	Os hospitais e os sistemas de saúde pública estabelecerão vigilância de rotina sobre a capacidade, o volume e os resultados cirúrgicos

CONCEITO

Segundo a OMS, a segurança do paciente é entendida como a redução do risco de dano desnecessário associado ao cuidado de saúde a um mínimo aceitável. Para tanto, iniciativas promovidas pela Aliança Mundial para a Segurança do Paciente definiram os objetivos essenciais para a assistência cirúrgica segura e os elementos-chave de segurança que devem ser verificados na rotina do centro cirúrgico, com o intuito de auxiliar as equipes na redução das ocorrências de danos ao paciente. O resultado é apresentado na forma de um Manual para Cirurgia Segura, que avalia em detalhe as evidências disponíveis e propõe protocolos de assistência perioperatória. O programa também elaborou a LVSC, ou *checklist* cirúrgico (Figura 14.1), uma ferramenta prática e simples contendo uma sequência de etapas críticas de segurança a serem avaliadas no período pré-operatório, durante a intervenção cirúrgica e na preparação correta para a assistência pós-operatória, minimizando os riscos evitáveis mais comuns.

A lista identifica os componentes essenciais de assistência nessas três etapas do procedimento cirúrgico:

1. Antes da indução anestésica (Entrada — *Sign in*);
2. Antes da incisão cirúrgica (Pausa cirúrgica — *Time out*); e
3. Antes da saída do paciente da sala cirúrgica (Saída — *Sign out*).

O protocolo para Cirurgia Segura deve ser aplicado em todos os estabelecimentos de saúde em que sejam realizados procedimentos diagnósticos ou terapêuticos que impliquem em incisão ou introdução de equipamentos endoscópicos no corpo humano, dentro ou fora de centro cirúrgico, por qualquer profissional de saúde. Em cada fase, uma única pessoa deverá ser responsável por conduzir a checagem dos itens. O coordenador da LVSC deve confirmar com o cirurgião, anestesiologista e demais membros da equipe se as tarefas foram verificadas e completadas antes de prosseguir para a próxima etapa. Em caso de inconformidade(s) de algum item, a

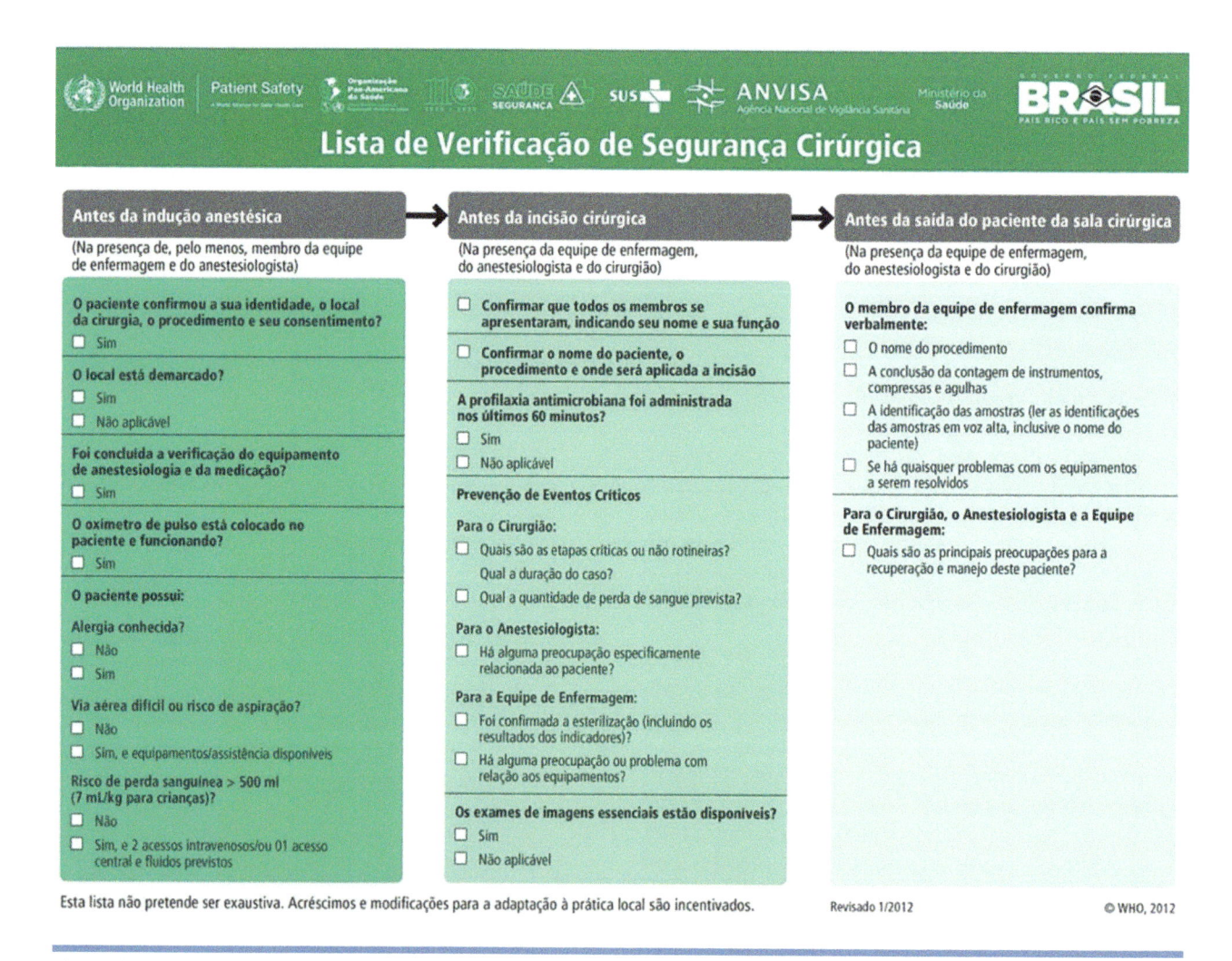

Figura 14.1. Lista de Verificação de Cirurgia Segura da OMS.

verificação deve ser interrompida e o paciente mantido na sala de cirurgia até a sua solução.

A lista de verificação compreende os seguintes itens:

Antes da indução anestésica — Sign in

Sete itens verificados pela equipe de enfermagem e anestesiologista quando da entrada do paciente na sala cirúrgica.

1. Confirmar verbalmente (com o próprio paciente, sempre que possível) sua identificação, o tipo de procedimento planejado, o sítio cirúrgico a ser operado e que o consentimento para cirurgia foi obtido. Os Termos de Consentimento Informados cirúrgicos e anestésicos devem ser assinados pelo paciente ou seu representante legal, após os devidos esclarecimentos feitos por médicos membros da equipe cirúrgica e anestésica, antes do encaminhamento do paciente para a sala cirúrgica.

2. Confirmar visualmente se a demarcação do procedimento e do local da cirurgia foi realizada, sobretudo nos casos que envolvam lateralidade ou múltiplas estruturas/níveis. Sempre que possível, essa identificação deve ser realizada com o paciente acordado e consciente, confirmando o local da intervenção. A demarcação deve ser realizada com caneta dermográfica, e permanecer visível após preparo da pele e colocação dos campos. Esta demarcação deverá ser feita pelo cirurgião responsável pela realização da cirurgia. O símbolo da demarcação deve ser padronizado pela instituição, evitando-se marcas ambíguas como "x", podendo ser utilizado, por exemplo, o sinal de alvo.

3. Solicitar ao anestesiologista a confirmação da verificação de segurança anestésica (inspeção formal do equipamento anestésico, medicamentos e avaliação do risco anestésico do paciente antes de cada caso). Um mnemônico útil para a equipe de anestesiologia é o ABCDE — exame do equipamento para vias Aéreas), *Breathing* (sistema para respiração, incluindo oxigênio e agentes inalatórios), suCção, Drogas e medicamentos, equipamentos e assistência de Emergência, conferindo disponibilidade e funcionamento do material.

4. Confirmar a conexão de um monitor multiparâmetro ou oxímetro de pulso ao paciente e seu funcionamento.

5. Revisar verbalmente com o anestesiologista se o paciente possui algum histórico de reação alérgica conhecido.

6. Revisar verbalmente com o anestesiologista se o paciente é reconhecido como tendo uma via aérea difícil (avaliada objetivamente de diferentes maneiras, como a escala de Mallampati, a distância tireomentoniana e a escala de Bellhouse-Doré) ou se existe situação de risco de aspiração durante a indução anestésica.

7. Revisar verbalmente com o anestesiologista se existe risco de perda sanguínea de meio litro ou mais (7 mL/kg em crianças), a fim de assegurar o reconhecimento e a preparação para esse evento crítico.

Antes da incisão cirúrgica — Time out

Nove itens verificados pela equipe de enfermagem, anestesiologista e pela equipe cirúrgica, já paramentada, após a indução anestésica e imediatamente antes da incisão da pele.

1. Solicitar a apresentação de cada membro da equipe pelo nome e função. As equipes que já estão familiarizadas podem confirmar que todos se conhecem, no entanto, novos membros devem se apresentar, incluindo médicos residentes, estudantes e outros colaboradores.

2. Confirmar verbalmente o procedimento cirúrgico correto a ser realizado, no paciente correto e no sítio correto.

3. Confirmar a administração de antimicrobianos profiláticos nos últimos 60 minutos antes da incisão cirúrgica. Se a antibioticoprofilaxia não foi administrada, deve ser aplicada imediatamente antes da incisão. Se os antibióticos profiláticos foram administrados há mais de 60 minutos, a equipe deve considerar a administração de uma nova dose.

4. Verificar com o cirurgião se existem etapas críticas ou inesperadas que podem resultar em eventos críticos, como perda sanguínea, danos ou outras morbidades importantes. Revisar ainda etapas que possam requerer equipamentos especiais, implantes ou preparações, e que esses materiais especiais/implantes já estejam disponíveis em sala cirúrgica. Solicitar uma estimativa de tempo cirúrgico.

5. Verificar com o cirurgião a quantidade de perda sanguínea prevista.

6. Verificar com o anestesiologista se existe alguma preocupação específica sobre o paciente, como risco para perdas sanguíneas, instabilidade hemodinâmica ou outra morbidade maior devida ao procedimento.

7. Verificar com a equipe de enfermagem as condições de esterilização dos instrumentais (incluindo indicadores de resultado). Qualquer discrepância entre o resultado esperado e os indicadores verificados deve ser comunicada a toda a equipe.
8. Verificar com a equipe de enfermagem se existem problemas ou preocupações com os equipamentos e infraestrutura.
9. Confirmar a necessidade e disponibilidade dos exames de imagem auxiliares para o procedimento.

Antes da saída do paciente da sala cirúrgica — Sign out

Cinco itens verificados pela equipe de enfermagem durante ou imediatamente após o fechamento da ferida, mas antes da remoção do paciente da sala de operação.

1. Confirmar verbalmente o procedimento realizado.
2. Concluir a contagem de gazes, compressas, agulhas e instrumentais. Se as contagens não forem devidamente coincidentes, a equipe deve ser alertada para tomar as medidas adequadas, como examinar os campos cirúrgicos, o lixo e a incisão ou, se necessário, obter imagens radiográficas.
3. Identificar e rotular corretamente as amostras e produtos biológicos obtidos durante o procedimento cirúrgico, incluindo descrição da amostra com indicação anatômica do local de origem e quaisquer outras indicações orientadoras.
4. Revisar problemas de funcionamento inadequado de equipamentos a serem reportados pela equipe, como forma de prevenir a reutilização dos mesmos antes que o problema seja resolvido.
5. Revisar o plano de cuidado pós-operatório e da recuperação pós-anestésica do paciente antes de sua remoção da sala de cirurgia, focando particularmente em questões anestésicas ou cirúrgicas que possam interferir nesta recuperação. O objetivo dessa etapa é a transferência eficiente e adequada de informação crítica para toda a equipe.

A princípio, essa ferramenta pode parecer, para alguns, incômoda e redundante. No entanto, sua aplicação como rotina institucional tem potencial para eliminar falhas com consequências desastrosas em procedimentos invasivos. De acordo com a OMS, o *checklist* cirúrgico padroniza as tarefas necessárias, funcionando como uma barreira para evitar falhas humanas e de memória. O instrumento facilita a coordenação da equipe cirúrgica por meio da criação de uma cultura de segurança na sala cirúrgica, possibilitando ações de controle de qualidade mais objetivas por parte dos gestores hospitalares, do governo e dos inspetores.

Esse protocolo, baseado no consenso de profissionais pertencentes às várias especialidades cirúrgicas, vem sendo apoiado por diversas associações médicas e organizações de saúde nacionais e internacionais. Atualmente, mais de 4.130 hospitais em 122 países se cadastraram como usuários do *checklist* da OMS. Sua aplicação é, desde o ano de 2004, exigência para obtenção da acreditação pela *Joint Commission on Accreditation of Healthcare Organizations* (JCAHO), entidade norte-americana que certifica serviços de saúde nos EUA, bem como pela *Joint Commission International* (JCI), que certifica os serviços de saúde fora dos EUA.

Apesar da eficácia comprovada das metas e do *checklist*, a efetiva implementação dos protocolos de cirurgia segura ainda representa um grande desafio. Para que a aplicação da LVSC seja realizada de maneira correta, é fundamental a capacitação e o treinamento das equipes médica e de enfermagem, uma vez que todos devem conhecer o instrumento e seus benefícios para incentivar o seu uso. No entanto, a adesão do corpo clínico ainda é apontada como um dos maiores obstáculos, pois alguns profissionais, por desconhecimento das estatísticas, consideram o *checklist* uma imposição burocrática ou perda de tempo.

O movimento pela segurança do paciente estimula mudanças na cultura do cuidado em saúde, em que o erro não é mais considerado resultado da incompetência da ação humana, mas sim, uma oportunidade para repensar os processos assistenciais, instituindo uma "cultura de segurança". A cultura de segurança do paciente é uma dimensão da qualidade em cuidados de saúde e se estabelece solidamente na razão direta do envolvimento das lideranças e sua compreensão como parte do topo das prioridades institucionais, tornando-se parte importante da cultura organizacional. O termo cultura de segurança foi utilizado inicialmente pela *International Atomic Energy Agency* (IAEA), quando publicou o *Safety Culture: a Report by International Nuclear Safety Advisory Group* (INSAG-4), sendo definida como o produto de valores, atitudes, percepções, competências e padrões de comportamento de grupos e indivíduos no âmbito de suas atividades.

Por fim, o monitoramento e a avaliação de resultados são fundamentais para a melhoria da assistência cirúrgica. Além de óbitos e eventos adversos, medidas de processo (como volume cirúrgico, percentuais de adesão às práticas recomendadas, indicadores de esterilização, entre outros) podem também ser incorporadas no sistema de avaliação, auxiliando na identificação das falhas de segurança. Para tanto, faz-se necessária a melhoria dos sistemas de notificação e sistematização de informação, bem como a organização de fontes de financiamento e fiscalização em cada esfera administrativa.

CONCLUSÃO

As diretrizes e práticas recomendadas pela OMS convergem os esforços globais para melhorar a segurança dos cuidados de saúde de pacientes cirúrgicos em todos os países signatários, estabelecendo uma ambiciosa agenda de cirurgia segura de abrangência internacional. A utilização do *checklist* cirúrgico é uma das várias estratégias para instituir uma cultura de segurança na rotina da equipe cirúrgica, garantindo a qualidade dos processos assistenciais e minimizando as complicações e mortalidade relacionadas ao ato cirúrgico.

PONTOS-CHAVE

- As questões de segurança do paciente afetam a saúde humana, a integridade profissional, o meio ambiente e a imagem das instituições de saúde.
- A Organização Mundial de Saúde coordena os programas de segurança do paciente, fomentando o desenvolvimento de políticas públicas e práticas nos países-membros. Iniciativas e programas de grande abrangência e aplicáveis em instituições com os mais variados perfis resultam em melhoria global da assistência à saúde.
- O desenvolvimento da Cultura de Segurança do Paciente nas instituições de saúde propicia melhoria contínua de processos, entendimento dos mesmos e prevenção de eventuais falhas que possam ter repercussão deletéria para os pacientes.
- A Lista de Verificação de Segurança Cirúrgica consiste em um conjunto de ações que abordam os pontos críticos do processo da assistência cirúrgica e funciona como última barreira na prevenção de erros que possam gerar dano ao paciente, objetivando que se realize a cirurgia correta, no paciente correto e no local correto.

▶ BIBLIOGRAFIA CONSULTADA

1. Anderson Oliver S, Davis R, Hanna GB, Vincent CA. Surgical adverse events: a systematic review. Am J Surg. 2013;206:2.
2. Andrade LEL, Lopes JM, Souza Filho MCM, et al. Patient safety culture in three Brazilian hospitals with different types of management. Ciên Saúde Colet. 2018;23(1):161-172.
3. Brasil. Agência Nacional de Vigilância Sanitária, Gestão de Riscos e Investigação de Eventos Adversos Relacionados à Assistência à Saúde. Brasília: Anvisa; 2017.
4. Brasil. Agência Nacional de Vigilância Sanitária. Assistência Segura: Uma Reflexão Teórica Aplicada à Prática Agência Nacional de Vigilância Sanitária. Brasília: Anvisa; 2017. Disponível em: http://www20.anvisa.gov.br/segurancadopaciente. Acesso em:
5. Brasil. Ministério da Saúde. Portaria 529 de 01 de abril de 2013. Documento de referência para o Programa Nacional de Segurança do Paciente. Brasília: Ministério da Saúde; 2014. Disponível em: http://bvsms.saude.gov.br/bvs/publicacoes/documento_referencia_programa_nacional_seguranca.pdf. Acesso em:
6. Haynes AB, Weiser TG, Berry WR, et al. A surgical safety checklist to reduce morbidity and mortality in a global population. N Engl J Med. 2009;360(5):491-9.
7. Heinrich HW. Industrial Accident Prevention: a scientific approach. New York: McGraw Hill; 1931.
8. International Atomic Energy Agency (INSAG). Safety Culture: A report by the International Nuclear Safety Advisory Group. Viena: INSAG; 1991. Safety Series No. 75-INSAG-4.
9. Manual de Implementação – Lista de Verificação de Segurança Cirúrgica da Organização Mundial da Saúde 2009 – Cirurgia Segura Salva Vidas; tradução de OPAS – Brasília: Organização Pan-Americana da Saúde, Agência Nacional de Vigilância Sanitária; 2014.
10. Meara JG, Greenberg SL. The Lancet Commission on Global Surgery Global surgery 2030: Evidence and solutions for achieving health, welfare and economic development. Surgery. 2015;157(5):834-5.
11. Mendes W, Martins M, Rozenfeld S, Travassos C. The assessment of adverse events in hospitals in Brazil. Int J Qual Health Care. 2009;21(4):279-84.
12. Reason J. Human error: models and management. BMJ. 2000;320(7237):768-70.
13. Röhsig V, Maestri RN, Parrini Mutlaq MF, Brenner de Souza A, Seabra A, Farias ER, et al. Quality improvement strategy to enhance compliance with the World Health Organization Surgical Safety Checklist in a large hospital: Quality improvement study. Ann Med Surg. 2020;55:19-23.
14. Seiden SC, Barach P. Wrong-side/wrong-site, wrong-procedure, and wrong-patient adverse events: Are they preventable? Arch Surg. 2006;141(9):931-9.
15. Weiser TG, Haynes AB, Molina G, et al. Size and distribution of the global volume of surgery in 2012. Bull World Health Organ. 2016;94(3):201-209F.
16. World Alliance for Patient Safety. World Health Organization. Surgical safety web map. 2010. Disponível em: http://maps.cga.harvard.edu/surgical_safety. Acesso em:

Cirurgia Ambulatorial

15

Flavio Antonio de Sá Ribeiro

INTRODUÇÃO

O modelo de atendimento existente em nosso País é focado no "Hospital", onde o usuário (pacientes e mídia em geral) e os gestores, tanto do setor público quanto do privado, não valorizam a atenção primária e descentralizada, nem tampouco a tão necessária hierarquização do atendimento; o resultado são emergências superlotadas, diagnósticos de doenças graves tardios, custos elevados e muito pouca resolução. Neste sistema, patologias consideradas "menos importantes", por não estarem relacionadas com iminência de morte, como hérnias, colelitíase, orificiais proctológicas, formam filas de anos de espera, competindo com pacientes mais graves; e por outro lado, quando conseguem acesso às enfermarias, resultam para o usuário em longos períodos de (inexplicável) internação. Urge que nosso sistema se descentralize, hierarquize e se desospitalize, para poder atender melhor, diagnosticar de forma mais precoce as doenças importantes e deixar o hospital realmente ao paciente que dele necessita. Neste esforço, a Cirurgia Ambulatorial tem relevante papel, abrindo espaço na instituição para internação de pacientes mais graves, permitindo o atendimento de patologias cirúrgicas importantes, com menor custo e maior conforto para os usuários.

A normatização para atividade e organização de unidades de cirurgia ambulatorial é encontrada em uma série de documentos oficiais produzidos pelo governo federal, como a resolução RDC nº 50 de 21 de fevereiro de 2002, e as diversas resoluções do Conselho Federal de Medicina (resoluções CFM nº 1.409/94 e CFM nº 1.802/2006; e ainda as resoluções do Conselho Regional de Medicina do Estado do Rio de Janeiro nº 180/2001 e nº 215/06 com seus anexos). Em relação às fontes internacionais, a Organização Mundial de Saúde e a *International Association for Ambulatory Surgery*, com sede na Bélgica, produzem grande quantidade de material normativo, gerencial e técnico-clínico para o planejamento e desenvolvimento de programas de cirurgia ambulatorial.

A Cirurgia Ambulatorial é classificada em tipos I, II, III e IV:

- a unidade tipo I, consultório médico, independente do hospital, realizando procedimentos cirúrgicos de pequeno porte, sob anestesia local, sem necessidade de internação.
- a unidade tipo II é caracterizada por também ser independente do hospital, realizar procedimentos de pequeno e médio portes, com condições de internação de curta permanência, em salas de cirurgia adequadas, devendo ainda contar com salas de recuperação e observação de pacientes; realiza procedimentos sob anestesia locorregional (com exceção de bloqueios subaracnóideo e peridural) com ou sem sedação; o pernoite, em situações de necessidade, será feito em unidade hospitalar (de retaguarda) previamente definida como unidade de apoio ao centro ambulatorial.
- a unidade tipo III apresenta todas as características do tipo II, mais a capacidade de realizar procedimentos sob anestesia locorregional e/ou mesmo anestesia geral,

com agentes de eliminação rápida, e necessidade de equipamentos de apoio e infraestrutura adequados para atendimento ao paciente. De acordo com estes parâmetros, a Policlínica Piquet Carneiro é considerada tipo III.

▶ a unidade tipo IV possui todas as características do tipo III, porém é unidade anexa a hospital geral ou especializado, que realiza procedimentos com internação de curta permanência, em salas cirúrgicas da unidade ambulatorial ou do centro cirúrgico (caso do Hospital Geral de Bonsucesso – HGB), compartilhando toda a infraestrutura da instituição hospitalar.

As cirurgias ambulatoriais de níveis III e IV são o foco do conteúdo deste capítulo, pelo impacto que representam, tanto no que se refere ao atendimento à demanda, quanto à racionalização dos custos; hoje, as instituições de saúde recebem pacientes com patologias mais complexas, trabalham com extremos etários e naturalmente dão preferência aos casos mais graves. Acompanhando esta demanda mais complexa, os hospitais investem em equipamentos e unidades pós-operatórias. As patologias cirúrgicas, como por exemplo as hérnias da parede abdominal, engrossam filas de espera. Grande parte destes casos tem impacto na força produtiva da população e acaba onerando ainda mais o sistema previdenciário do País.

Outro aspecto relevante, em função dos custos crescentes da medicina hospitalar, voltada para alta complexidade, é a significativa redução de gastos obtida com a transferência do tratamento destas patologias cirúrgicas de média e baixa complexidade, para o regime de hospital-dia ou ambulatorial.

Importante lembrar que a inflação dos custos em saúde é muito superior àquela medida no dia a dia normal, fruto da agregação ao "novo", dos custos de desenvolvimento tecnológico e do "impacto" da novidade no controle e no tratamento de múltiplas patologias. A "novidade" é logo transformada em "divisor de águas" e adquirida pelas instituições, sempre com gastos crescentes; neste contexto se faz necessário que se adotem condutas que:

▶ garantam o atendimento de patologias de grande demanda com impacto socioeconômico;

▶ permitam que este atendimento não concorra pelo leito ou vaga no centro cirúrgico com o paciente grave de alta complexidade.

Praticamente toda especialidade cirúrgica tem procedimentos que podem ser realizados de forma ambulatorial, sem necessidade de hospitalização.

Carlo Castoro e cols. publicaram, em 2007, na revista *European Observatory on Health Systems and Policies*, um volume exclusivo com recomendações da Organização Mundial de Saúde (OMS) para a prática da cirurgia ambulatorial. Nesta publicação eles definem os seguintes termos:

▶ *cirurgia-dia:* sinônimo de cirurgia ambulatorial;

▶ *centro de cirurgia-dia:* centro cirúrgico ambulatorial;

▶ *recuperação estendida:* permanência ou necessidade de permanência durante a noite;

▶ *estadia curta:* tratamentos que requerem internações de 24 a 72 horas;

▶ *paciente externo:* paciente tratado no hospital sem necessidade de permanência na instituição por mais de 24 horas;

▶ *paciente interno:* paciente internado na instituição;

▶ *procedimento em cirurgia-dia = procedimento em cirurgia ambulatorial:* procedimento cirúrgico em paciente externo com alta no mesmo dia.

A mesma publicação lista os procedimentos cirúrgicos que são recomendados pela OMS (Organização Mundial de Saúde) a serem realizados em cirurgia-dia (CD):

▶ catarata;
▶ miringotomia com inserção de tubo;
▶ amigdalectomia;
▶ rinoplastia;
▶ broncomediastinoscopia;
▶ remoção cirúrgica de dentes;
▶ esterilização feminina endoscópica;
▶ aborto legal;
▶ dilatação e curetagem uterina;
▶ histerectomia;
▶ cirurgia para cisto e retocele;
▶ artroscopias;
▶ retirada de implantes ósseos;
▶ reparo de deformidades dos pés;
▶ resolução cirúrgica da síndrome do túnel do carpo;
▶ cisto de Baker;
▶ contratura de Dupuytren;
▶ reparo do ligamento cruzado;
▶ operações em discos vertebrais (hérnias discais);
▶ segmentectomias mamárias ou retirada de pequenas lesões;
▶ mastectomias;
▶ colecistectomias laparoscópicas;
▶ cirurgias laparoscópicas antirrefluxo;
▶ hemorroidectomias;
▶ hérnia inguinal, umbilical e crural;
▶ circuncisão;
▶ orquiectomia e orquiopexia;
▶ vasectomia;
▶ colonoscopia com ou sem biópsia;
▶ retirada de pólipos colorretais;
▶ varizes;
▶ mastectomia redutora;
▶ abdominoplastia;
▶ cisto pilonidal.

A EXPERIÊNCIA DA POLICLÍNICA PIQUET CARNEIRO

A Universidade do Estado do Rio de Janeiro incorporou um centro de atendimento exclusivo ambulatorial, que já havia inicialmente sido administrado tanto pelo Ministério da Saúde quanto posteriormente pela Secretaria Municipal de Saúde, nomeando-o Policlínica Piquet Carneiro (PPC), trazendo programas de atendimento ambulatorial que antes funcionavam no interior do Hospital Universitário Pedro Ernesto, da mesma Universidade. Neste contexto, os Professores José Augusto Tavares da Silva e Ivan Mathias planejaram o Centro Cirúrgico Ambulatorial para realização de procedimentos sem internação, com utilização de anestesia geral, locorregional e local, e de forma concomitante criaram a Disciplina de Cirurgia Ambulatorial.

Todas as especialidades cirúrgicas foram convidadas a participar, sendo estabelecidos critérios básicos:

- procedimentos cirúrgicos que não invadam as grandes cavidades corporais;
- Hospital Universitário Pedro Ernesto como unidade de apoio de retaguarda, com leitos definidos para cada especialidade envolvida;
- procedimentos com utilização de anestesia geral ou locorregional sendo realizados pela manhã, até as 13 horas, para permitir observação mínima pós-operatória de 4 horas;
- obrigatoriedade da presença do cirurgião responsável no momento da alta do paciente;
- presença de um responsável pelo paciente, maior de idade, que permaneça na instituição até o momento da alta;
- obrigatoriedade de definição de um transporte adequado para o retorno do paciente ao seu lar;
- fácil comunicação com a unidade;
- fácil locomoção à unidade;
- condições de cumprir com os cuidados;
- nível intelectual e aceitação da proposta terapêutica pelo paciente;
- risco do paciente definido pré-operatoriamente como ASA I e II.

O funcionamento deste centro cirúrgico, em unidade independente do Hospital Universitário Pedro Ernesto, tinha como um dos objetivos aumentar os atendimentos em média e alta complexidade, vocação específica de uma unidade terciária, ao mesmo tempo em que criava, na PPC-UERJ, um espaço focado em baixa complexidade, com oportunidade de desenvolver atividades didáticas e de treinamento em serviço, tanto para o residente quanto para alunos de graduação (Figuras 15.1 a 15.7 e Tabela 15.1).

Tabela 15.1. Experiência da Policlínica Piquet Carneiro (PPC)

Especialidades	1999	2000	2001	2002	2003	Total
Oftalmologia	69	227	120	66	82	564
Cirurgia pediátrica (CIPE)	34	119	–	104	110	367
Vascular	5	47	–	–	35	87
Proctologia	–	2	11	5	4	22
Urologia	–	6	42	33	48	129
Geral (pequenas)	–	38	458	382	380	1.258
Plástica	–	–	–	–	13	13
Geral (hérnias)	–	61	–	93	94	248
Total	108	500	631	683	766	2.688

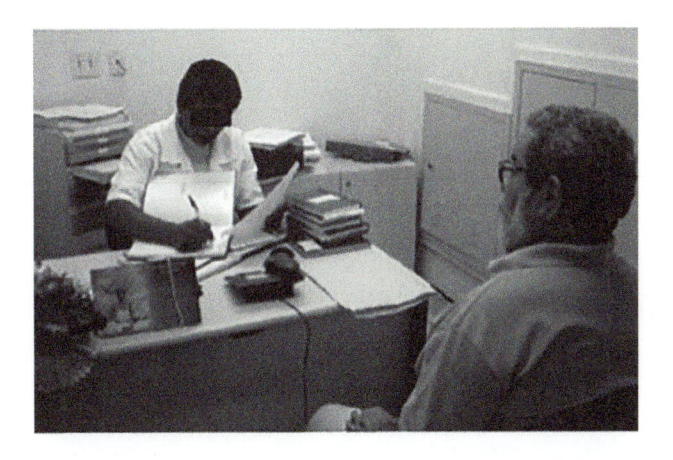

Figura 15.1. Admissão no Centro Cirúrgico Ambulatorial da PPC-UERJ.

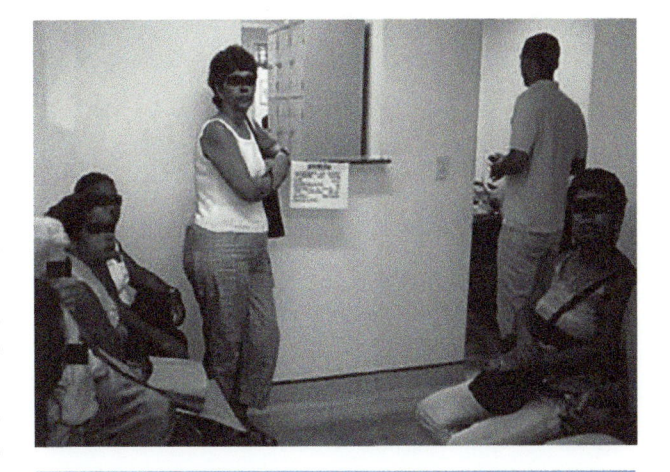

Figura 15.2. Sala de espera da PPC-UERJ, onde os acompanhantes esperam a alta dos pacientes.

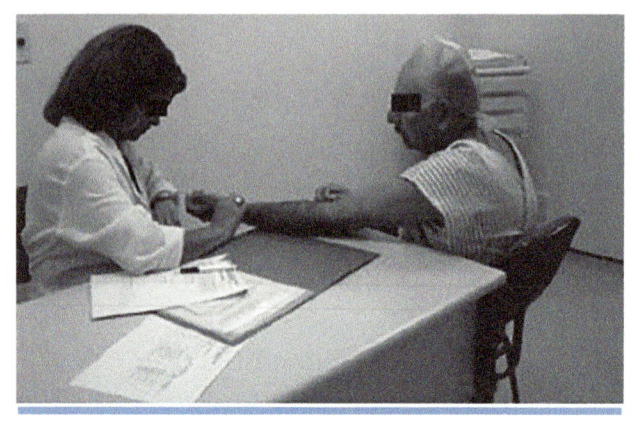

Figura 15.3. Admissão pela enfermagem, PPC-UERJ.

EXPERIÊNCIA DO HOSPITAL GERAL DE BONSUCESSO (HGB)

O HGB é um hospital federal orçamentário, vinculado ao Ministério da Saúde, sendo importante unidade terciária da cidade do Rio de Janeiro, focada na atividade cirúrgica de alta complexidade, como:

- cirurgia oncológica;
- vídeocirurgia avançada;
- transplantes;
- cirurgia de emergências e urgências.

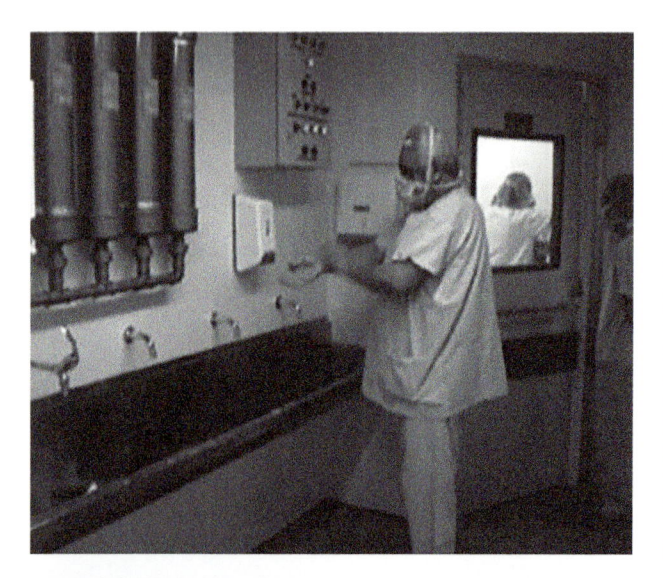

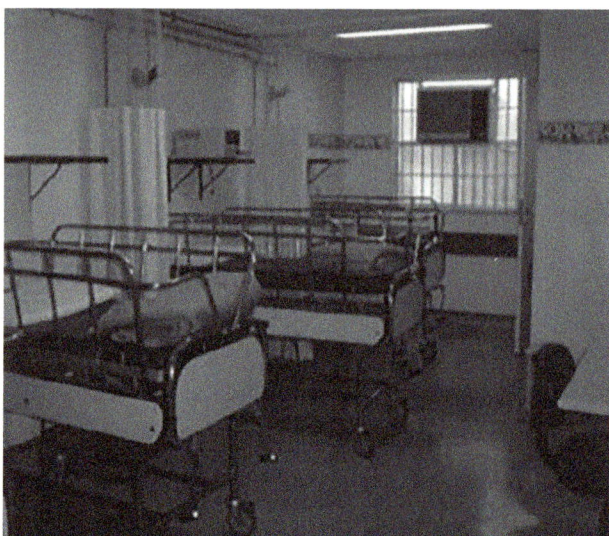

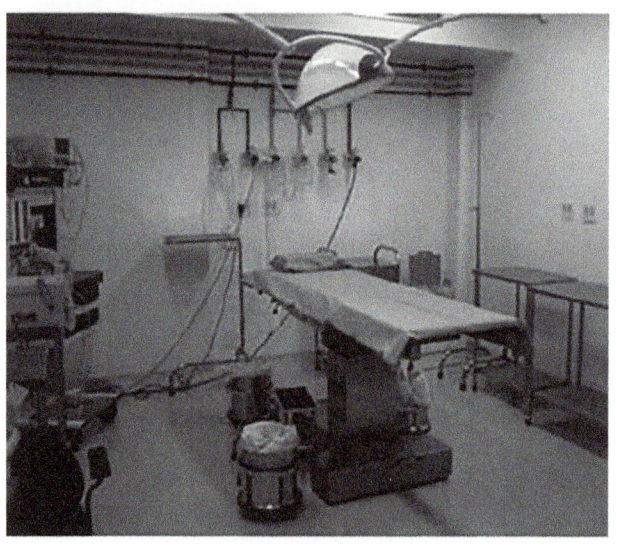

Figuras 15.4 e 15.5. Área restrita do Centro Cirúrgico com pias e sala de cirurgia, PPC-UERJ.

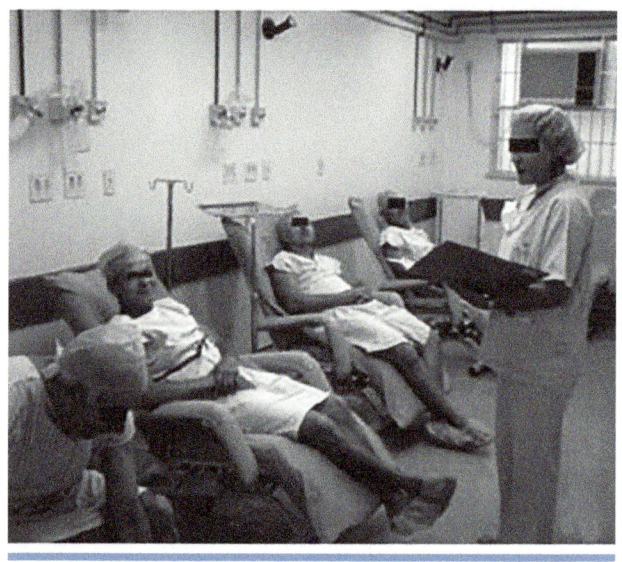

Figuras 15.6 e 15.7. RPA e sala de observação.

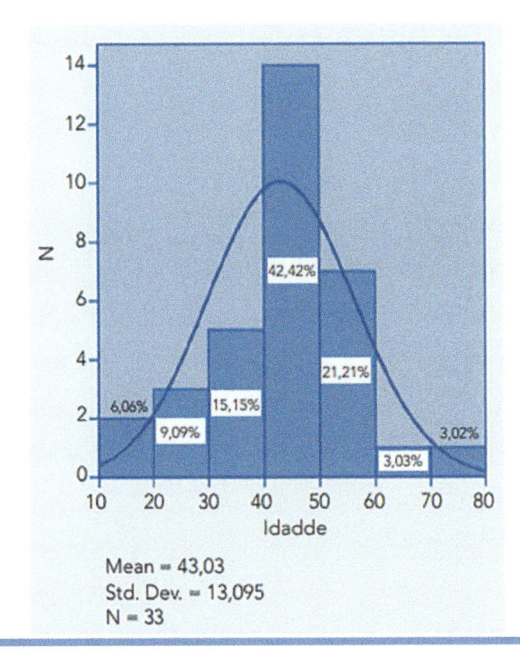

Figura 15.8. Variação por idade dos pacientes operados no programa do HGB.

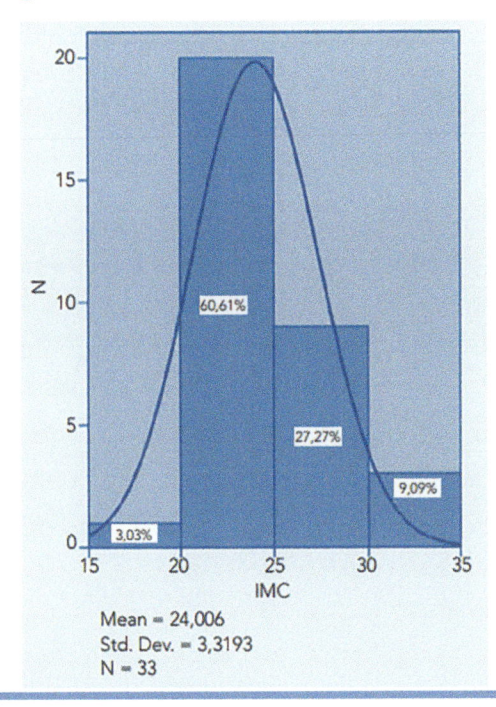

Figura 15.9. Distribuição dos pacientes operados pelo índice de massa corporal (IMC).

E, ao mesmo tempo, localiza-se no centro de uma região caracterizada como de enorme carência socioeconômica, com restrito acesso a saúde, educação e saneamento. Neste contexto, existe uma enorme demanda por atendimento de baixa e média complexidade, que sempre ficava em segundo plano, de forma corriqueira, diante de pacientes com patologias mais graves. A Primeira Clínica Cirúrgica do HGB, chefiada pelo Dr. Baltazar Fernandes, em consoante com a iniciativa do então diretor do Hospital, Dr. Victor Grabois, que havia criado o setor de Curta Permanência da Unidade, desenvolveu o projeto de Cirurgia das Hérnias da Parede Abdominal sem internação com anestesia local. Com este projeto, iniciado em 2004, passou-se de 24-28 hérnias operadas por ano para 150- 200 cirurgias/ano de hérnias da parede abdominal (Figuras 15.8 e 15.9).

O projeto significou o fim da fila de espera que era de 6 anos, e uma melhora significativa do treinamento cirúrgico do corpo de residentes e internos.

ORGANIZAÇÃO E DEFINIÇÃO DE FLUXO EM UMA UNIDADE DE CIRURGIA AMBULATORIAL

O paciente admitido em um programa de cirurgia ambulatorial deve ser avaliado de forma a se definir:

- presença de comorbidades associadas e o grau de controle e entendimento das necessidades do tratamento das mesmas – restringir a entrada no protocolo a pacientes classificados pré-operatoriamente com ASA I e II;

- identificar prontamente o responsável maior de idade que acompanhará o paciente no dia do procedimento, e que será também o responsável por acompanhá-lo a sua residência (em veículo individual, sem atropelos, com garantido conforto e segurança), bem como garantir que o paciente venha aos retornos programados;

- avaliar junto ao paciente sua condição habitacional, no que se refere ao restabelecimento de sua saúde, em função do procedimento cirúrgico programado;

- encaminhar o paciente para avaliação prévia ambulatorial, pelo anestesista;

- identificar e responsabilizar (por escrito), no dia do procedimento, o adulto responsável pelo paciente;

- admissão do paciente é feita pela Enfermagem e pelo Serviço Social;

- todas as etapas devem, de forma obrigatória e indiscutível, estar registradas em prontuário, o mesmo utilizado nas consultas em ambulatório;

- com a roupa trocada e os sinais vitais aferidos e anotados, o paciente deverá ser encaminhado para a sala de cirurgia;

- após o procedimento cirúrgico o paciente é encaminhado para recuperação pós-anestésica, onde ainda totalmente monitorado (capnógrafo, oxímetro e cardiógrafo) permanece até a plena recuperação sensorial e motora, quando se alimenta e passa à sala de observação;

- na sala de observação, tem seus sinais vitais aferidos de maneira contínua e seriada, bem como suas queixas anotadas. O paciente necessita deambular sem assistência e urinar, sem ajuda, para ser considerado em condição de alta;

- a alta é de inteira responsabilidade do cirurgião responsável pelo procedimento;

- o paciente, após troca de roupa, é encaminhado em cadeira de rodas ao seu transporte para sua residência;
- o paciente no momento da sua alta recebe por escrito: dia da volta (ambulatório), medicação a ser utilizada em casa, telefone e referência para situações de urgência – tudo escrito de forma clara, de preferência impressa;
- retorno ao ambulatório para acompanhamento pós-operatório.
- Critérios para admissão dos pacientes ao Programa de Cirurgia Ambulatorial:
  - pacientes classificados como ASA I ou ASA II;
- a idade do paciente não é relevante, sendo considerada, para uma melhor avaliação, a escala de *status performance* de Karnofsky – 100 a 80 (Tabela 15.2);
- entendimento da proposta terapêutica e aceitação da mesma pelo paciente;
- Índice de Massa Corporal (IMC) ideal inferior a 30 (dependendo da proposta terapêutica, aceitar até 40) (Tabelas 15.3 e 15.4);
- definir o responsável pelo paciente, maior de idade, para acompanhá-lo nas consultas, transportá-lo em conforto a sua residência no pós-operatório imediato e acompanhar sua convalescência em casa.

Contraindicações à Cirurgia Ambulatorial

- Asa > ii.
- Procedimentos extensos.
- Risco de sangramento.
- Necessidade de imobilização no pós-operatório.
- Analgesia prolongada no pós-operatório.

Tabela 15.3. Classificação do Estado Nutricional pelo Índice de Massa Corporal para Adultos

IMC (kg/m)	Diagnóstico
< 16	Desnutrição
16 a 16,99	Magreza Grau II
17 a 18,49	Magreza Grau I
18,5 a 24,99	Eutrófico
25 a 29,9	Pré-obeso
30-34,9	Obesidade Grau I
35-39,9	Obesidade Grau II
≥ 40 kg/m²	Obesidade Grau III

Fonte: OMS, 1998.

Tabela 15.2. Escala de Avaliação – Status Performance de Karnofsky

Capaz de levar adiante sua atividade normal, sem necessidade de cuidados especiais	• 100 Normal sem queixas, sem evidência de doença • 90 Capaz de realizar suas tarefas; sinais e sintomas discretos da doença • 80 Atividade normal com algum esforço; alguns sinais ou sintomas da doença
Incapaz para o trabalho, capaz de viver em sua casa e cuidar de si mesmo para suas necessidades pessoais, necessidade de assistência médica variada	• 70 Cuida de si mesmo; incapaz de realizar tarefas ou trabalho • 60 Requer assistência ocasional, mas é capaz de cuidar da maioria de suas necessidades pessoais • 50 Requer considerável assistência e frequente cuidado médico
Incapaz de cuidar de si, requer cuidado hospitalar ou institucional, doença pode evoluir rapidamente	• 40 Incapacitado; requer assistência e cuidado • 30 Severamente incapacitado; admissão hospitalar está indicada, morte não é iminente • 20 Muito doente; admissão hospitalar urgente; tratamento de suporte • 10 Moribundo, evolução rápida para o óbito • 0 Morto

Tabela 15.4. Classificação do Estado Nutricional pelo Índice de Massa Corporal para Idosos

IMC (kg/m)	Diagnóstico
< 22	Desnutrição grave
22 a 27	Eutrofia
> 27	Obesidade ou excesso de peso

Fonte: Lipschitz, 1994.

Critérios para Alta na Cirurgia Ambulatorial

O paciente necessita, para alta da instituição, inicialmente da avaliação do cirurgião ou dos cirurgiões responsáveis ou envolvidos no procedimento. É preciso explicar ao paciente e seu responsável, além da medicação necessária (redigida com clareza), qual é a referência para situações de urgência e emergência. O cidadão deve estar lúcido e orientado, ser capaz de se levantar sem auxílio e também, de forma autônoma, ser capaz de urinar e defecar. Não pode estar vomitando ou ainda necessitando e/ou solicitando analgesia a todo o momento; o curativo deve estar limpo, sem sinais de sangramento ativo. Os sinais vitais devem estar semelhantes aos da admissão. O paciente deve ser conduzido em cadeira de rodas até seu transporte, na saída da instituição.

Alguns trabalhos recentes procuraram evidenciar motivos ou situações nas quais a necessidade de internação (não programada) surge. Barros F. e cols., em trabalho publicado em 2008, relataram a experiência de seu serviço em Portugal, com mais de 6.000 casos operados em cirurgia ambulatorial, na tentativa de identificar fatores preditivos ou relacionados a internações não programadas; aqueles que foram significativos do ponto de vista estatístico foram:

- procedimentos em ginecologia;
- náuseas e vômitos;
- sangramento;
- dor severa;
- duração da anestesia acima de 120 minutos.

Neste trabalho, mais de 30% dos procedimentos eram de videolaparoscopia.

Em relação à anestesia geral, Ratcliffe A.T., estudante de medicina da Universidade de Leeds, em trabalho publicado em 2008, reviu 41 artigos considerados evidências de qualidade sobre anestesia geral e alterações cognitivas pós-operatórias e concluiu que:

- agentes inalatórios produzem melhor resposta cognitiva pós-operatória que agentes venosos;
- sevoflurano e desflurano devem ser considerados quando na cirurgia ambulatorial se deseja uma rápida recuperação cognitiva;
- desorientação pós-operatória pode ocorrer em pacientes na terceira idade, temporária ou progressiva, em procedimentos em cirurgia ambulatorial com anestesia geral, sem que seja possível determinar a causa.

MORTALIDADE EM CIRURGIA AMBULATORIAL

Keyes publicou, em 2008, revisão realizada pela *American Association for Acreditation of Ambulatory Surgery Facilities* sobre 1.141.418 procedimentos cirúrgicos realizados em múltiplos centros cirúrgicos ambulatoriais espalhados pelo território norte-americano, encontrando 23 óbitos, sendo 13 atribuídos, por laudo de necropsia, a embolia pulmonar, um caso apenas foi atribuído a complicações do procedimento operatório; o procedimento mais associado ao episódio tromboembólico é a abdominoplastia realizada em regime de hospital-dia.

Hérnias Inguinais

As cirurgias de tratamento para hérnias inguinais são realizadas de forma preferencial sem internação nos EUA desde os anos 1980, mais de 80% das hérnias inguinais são tratadas ambulatorialmente na América do Norte; na Europa também, de forma expressiva, temos entre 30 a 60% destes pacientes atendidos ambulatorialmente (Figura 15.10).

Tabela 15.5. Tabela de Pontuação para a Alta

	Pontos
Sinais vitais	
• < 20% dos valores pré-operatórios	2
• 20 a 40% dos valores	1
• > 40%	0
Deambulação e orientação	
• Bem orientado com andar firme	2
• Bem orientado ou andar firme	1
• Nenhuma	0
Dor, náuseas e vômitos	
• Mínimos	2
• Moderados	1
• Intensos	0
Alimentação e diurese	
• Líquido e urina	2
• Líquido ou urina	1
• Nenhuma	0
Sangramento	
• Mínimo	2
• Moderado	1
• Grave	0
9 o total dos pontos, alta	

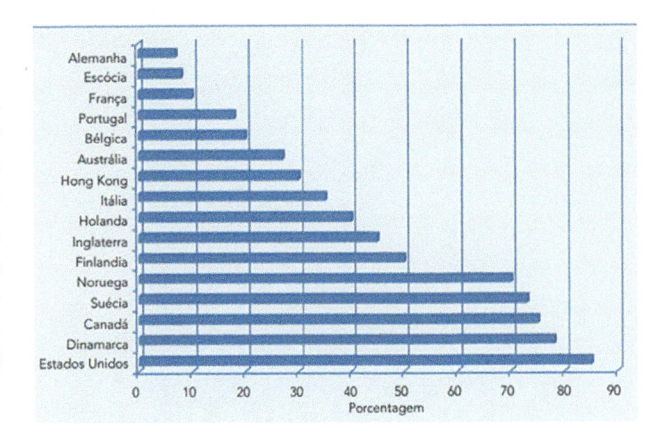

Figura 15.10. Percentual de hérnias inguinais operadas em regime de cirurgia ambulatorial (relatório OMS de 2007).

As hérnias inguinais podem ser operadas utilizando-se tanto a anestesia peridural ou raquidiana, ou ainda anestesia local (Tabela 15.6). A anestesia peridural ou a raquidiana permitem:

Tabela 15.6. Comparação entre Anestesia Local com Peridural ou Raqui, em Cirurgias de Hérnias Inguinais

	Anestesia local	Raqui e Peridural
Tempo de observação	1 a 2 horas	3 a 5 horas
Idade	Sem relação	Sem relação
IMC	Muito importante	Relativo
Avaliação psicoemocional	Muito importante	Relativa
Complicações	Cirúrgicas Anestésico local	Cirúrgicas Anestésico local Complicações da peridural ou da raqui
Tempo do procedimento	40 minutos a 1 h 20 minutos	40 minutos a 1 h 20 minutos

- conforto maior ao cirurgião;
- possibilitam o tratamento de hérnias bilaterais;
- não valorizam muito o IMC como fator restritivo exclusivo na seleção;
- por outro lado:
- necessitam de uma observação maior pós-operatória;
- somam, às complicações do procedimento cirúrgico, as complicações do procedimento anestésico escolhido.

O uso do anestésico local:

- restringe mais a clientela;
- tem necessidade de avaliação psicoemocional;
- controle rígido do IMC;
- restringe ainda o tratamento das hérnias bilaterais, que só podem ser tratadas na mesma cirurgia se, na resolução da primeira, utilizaram-se apenas menos de 50% do volume de solução anestésica preparado;
- permite um tempo de observação pós-operatório bem menor, podendo-se em um mesmo período de atividades, operar mais pacientes.

A opção técnica mais utilizada é a de Lichtenstein, seguida por Bassini e Ferguson, de acordo com a idade e/ou características da parede abdominal do paciente.

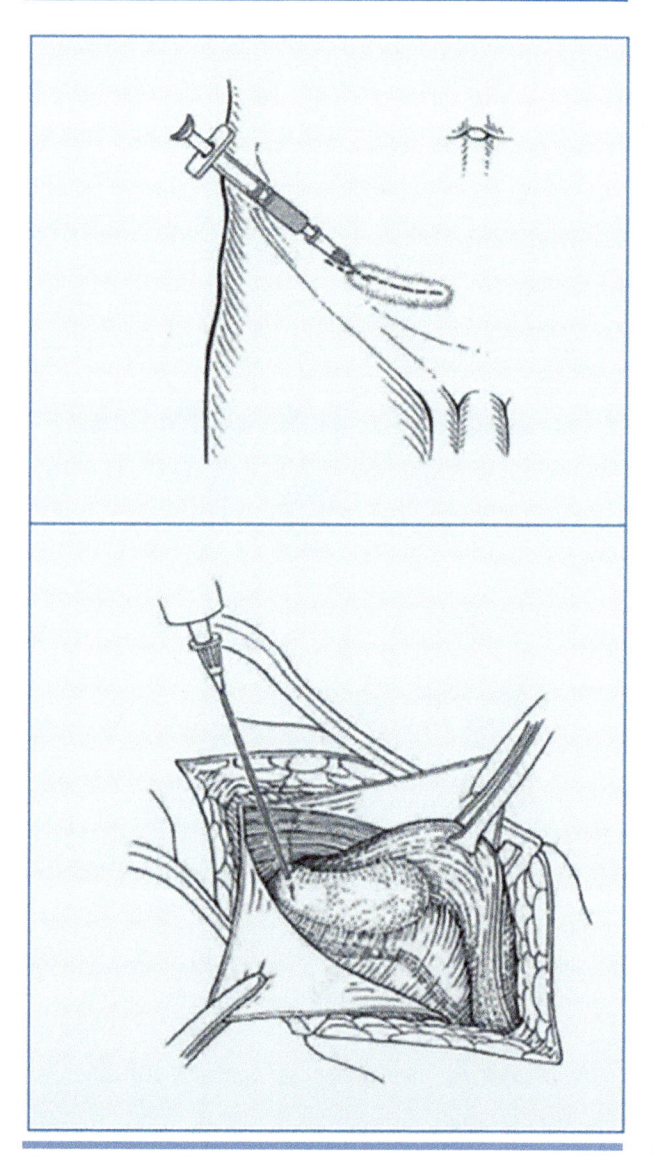

Figura 15.11. Início da técnica de Lichtenstein.

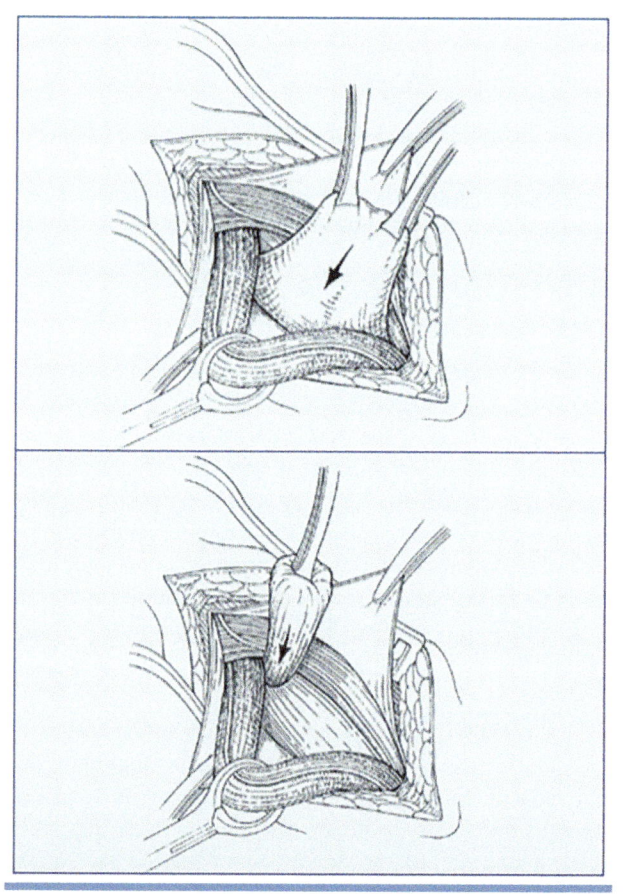

Figura 15.12. Isolamento do saco herniário na hérnia direta e na indireta.

Na Policlínica Piquet Carneiro e na Primeira Clínica Cirúrgica do Hospital de Bonsucesso, a técnica mais utilizada é a de Lichtenstein, preferida pela grande maioria dos serviços em razão da facilidade de padronização, rapidez com que é aprendida e reproduzida pelo corpo de residentes (Figuras 15.11 a 15.14 e Tabelas 15.7 e 15.8).

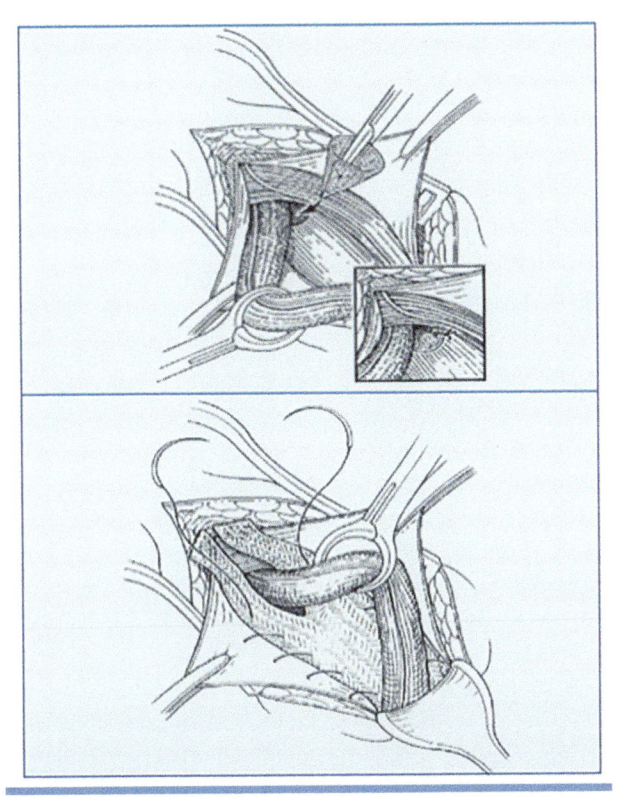

Figura 15.13. Nas hérnias indiretas, segundo preconiza Lichtenstein, proteção do orifício interno do canal inguinal com cone de tela de Marlex. Na figura ao lado, reforço da parede posterior com tela do mesmo material (hérnia direta ou indireta).

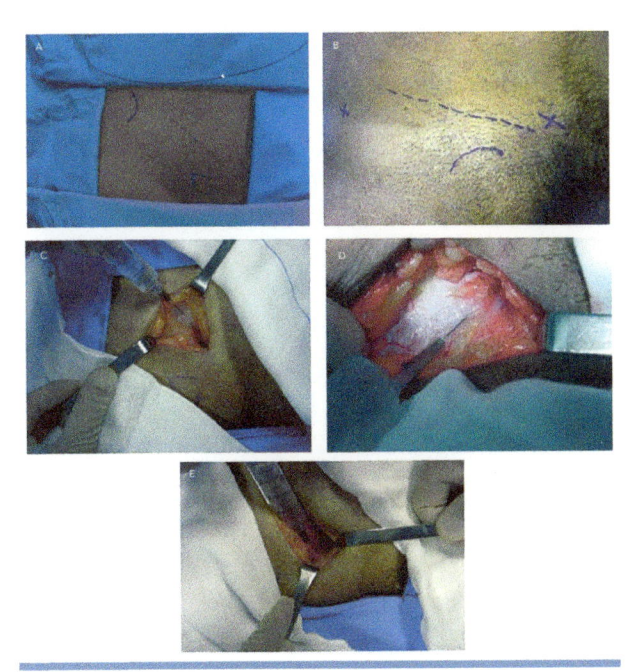

Figura 15.14. A e B. Marcação dos pontos na pele para início do procedimento com anestesia local, 10 mL na espinha ilíaca anterossuperior, 5 mL visando o anel profundo e inervação femoral superficial, 5 mL na incisão e 5 mL no púbis e anel externo. C e D. Aplicação de 5 mL diretamente sobre a aponeurose do oblíquo externo visando o cordão. E. Aplicação de 5 mL no púbis após a abertura da aponeurose do oblíquo externo.

Nos pacientes operados no HGB, pela Primeira Clínica Cirúrgica, apenas com anestesia local, na primeira consulta ambulatorial os pacientes são inquiridos sobre a evolução pós-operatória, onde sinalizam em uma escala de 1 a 10, a dor no pós, sendo o número 1 para ausência de dor e 10 para dor insuportável (Figura 15.15).

Tabela 15.7. Solução Anestésica

Lidocaína (2%)	20 mL (0,5%)	400/490 mg
Bupivacaína (0,5%)	20 mL (0,125%)	100/210 mg
Agua destilada	30 mL	
Bicarbonato de sódio (8,4%)	4 mL	
Adrenalina (1:20.000)	6 mL (1:200.000)	
Total = 80 mL		

Tabela 15.8. Sedação/Analgesia Venosa

Tenoxicam	20 mg
Dipirona	1 g
Meperidina	20-100 mg
Midazolan	ACM

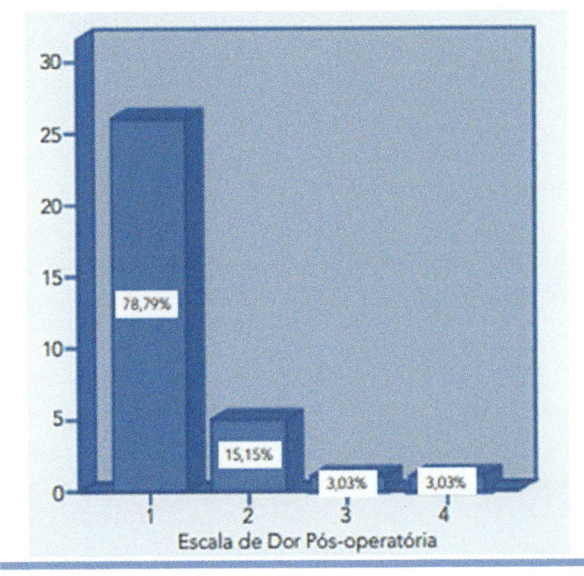

Figura 15.15. Resposta dos pacientes do HGB ao questionário de avaliação de dor pós-operatória.

Em relação ao paciente de maior idade, em trabalho realizado na Policlínica Piquet Carneiro, não foram encontrados problemas para tratar a hérnia inguinal de forma ambulatorial.

Em um período de 2002 até 2004 foram operados 101 pacientes com diagnóstico de hérnia inguinal e idade entre 40 e 80 anos (Figura 15.16), em regime de cirurgia ambulatorial, 23,76% na 5ª década, 25,74% na 6ª década, 28,71% na 7ª década e 21,78% na 8ª década; 97 do sexo masculino e quatro do feminino; 57 pacientes com hérnia inguinal direita (três do sexo feminino), 27 com hérnia inguinal esquerda (uma do sexo feminino) e 17 bilaterais. Das 17 hérnias bilaterais, três de pacientes na 5ª década, três pacientes na 6ª, seis na 7ª e cinco na 8ª. Das técnicas utilizadas, 79 utilizaram técnica de Lichtenstein (inclusive três do sexo feminino), sete utilizaram o PHS e 15, a técnica de Bassini (inclusive uma paciente do sexo feminino). A mortalidade foi zero e ocorreram seis complicações (5,94%); em apenas um caso houve necessidade de internação, ao 15º dia de pós-operatório, por aparecimento de fascite necrosante (paciente diabético com 71 anos); houve também duas recidivas em pacientes de 42 e 71 anos (1,98%) que utilizaram respectivamente as técnicas de Bassini e PHS. A cirurgia ambulatorial para tratamento da hérnia inguinal se mostrou segura e eficaz para ser utilizada de forma corriqueira em qualquer instituição, independente da idade do paciente.

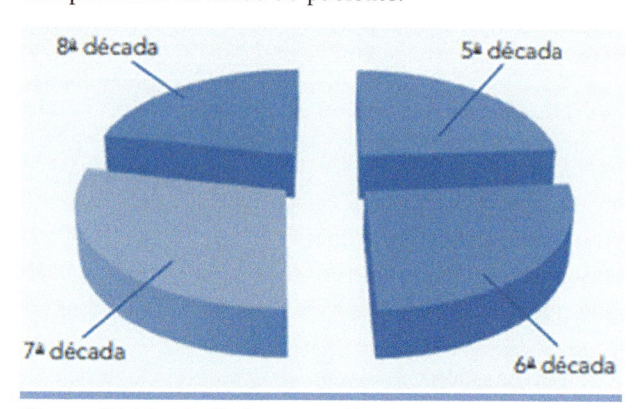

Figura 15.16. Distribuição por década (acima de 40 anos – 101 pacientes operados de 2002-2004).

Ruben, em um estudo clínico publicado em 2008, comparou as anestesias espinais, raquidiana e peridural, com a anestesia local para herniorrafias realizadas com a técnica de Lichtenstein; estudo que foi prospectivo e randomizado, de agosto de 2004 até junho de 2006, com 100 pacientes com tratamento primário de hérnias inguinais unilaterais. O grupo que utilizou a anestesia local teve menor queixa de dor pós-operatória (p = 0,021), e o tempo total do procedimento foi menor (p < 0,001); no grupo que utilizou as anestesias raquidiana e peridural houve um número maior de retenção urinária (p < 0,001) e um número maior de admissões noturnas (p = 0,004); o autor concluiu que para o tratamento primário de hérnias inguinais unilaterais a melhor opção é pela anestesia local.

Outras Hérnias

Hérnias de outras localizações, tais como crurais, perineais, de glúteos e lombares, também podem ser tratadas com segurança e eficiência da forma ambulatorial; tanto a Primeira Clínica Cirúrgica do HGB quanto a PPC-UERJ vêm tratando tais patologias, utilizando sempre os critérios de inclusão e exclusão previamente definidos no decorrer deste capítulo (Figuras 15.17 e 15.18).

Cirurgia Cervicofacial em Regime Ambulatorial

A cirurgia das patologias cervicais em regime de hospital-dia pode ser efetuada de maneira simples com anestesia local; a controvérsia na literatura existe em relação a quais procedimentos seriam seguros nesta modalidade de atendimento. A experiência adquirida na PPC-UERJ mostrou que cistos tireoglossos e cistos branquiais (Figura 15.19) podem e devem ser tratados com segurança com anestesia local, sem necessidade até de sedação ou internação; na mesma casuística não foram drenadas as feridas cirúrgicas.

A controvérsia na cirurgia de cabeça e pescoço ambulatorial se refere às tireoidectomias e paratireoidectomias, que não são consideradas por alguns autores procedimentos elegíveis para a cirurgia-dia em função do risco de:

- lesão nervosa permanente ou temporária (neurobraquixia);
- sangramento fora do pós-operatório imediato;
- alterações agudas do metabolismo do cálcio.

Em contradição a estes fatos, outro grupo de autores defende como perfeitamente exequível a tireoidectomia parcial em regime de curta internação ou hospital-dia.

Hurtado, em trabalho publicado em 2006, relatou sua casuística de parotidectomias; 42 casos realizados de forma ambulatorial, sem internação, tendo em um caso necessidade de internação e nova cirurgia por sangramento. Os tumores variavam em tamanho de 0,5 a 6 cm.

As cirurgias realizadas foram:

- dezesseis parotidectomias parciais;
- vinte e três superficiais;
- três parotidectomias alargadas.

O resultado histopatológico encontrado foi:

- adenoma pleomórfico em 76,19%;
- neoplasia maligna em 11,9%;
- outros tumores em 12%.

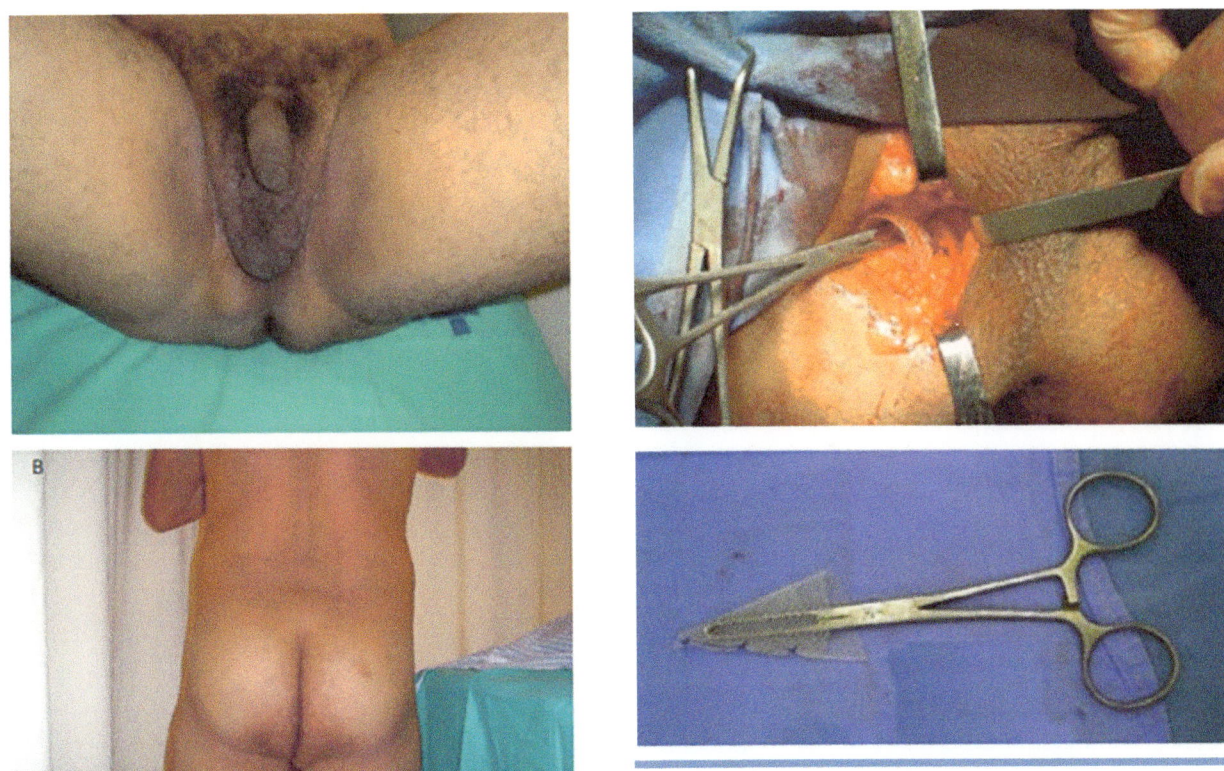

Figura 15.17. Hérnia perineal em homem de 55 anos, localizada à direita, abaixo da bolsa escrotal.

Figura 15.18. Após a redução do saco herniário, colocação de cone preparado com pedaço de tela de Marlex, fixado às estruturas ligamentares do períneo (três pontos de polipropileno).

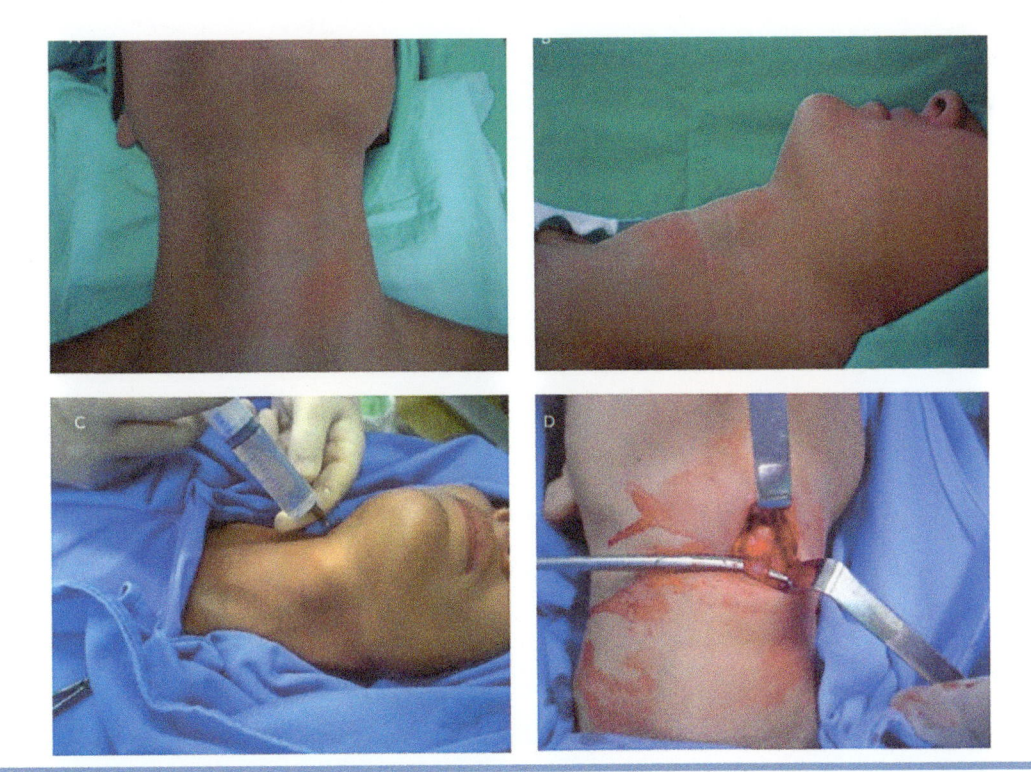

Figura 15.19. As quatro fotos mostram a cirurgia de um cisto branquial realizada na PPC-UERJ com anestesia local sem sedação; as duas primeiras identificam a localização da lesão, a terceira mostra a técnica de anestesia local da região cervical, com injeção de 5 mL de solução anestésica em cada extremidade lateral da região cervical, com mais 5 mL no local a ser seccionado, previamente à abertura da pele; durante o procedimento conversou-se tranquilamente com a paciente.

Cirurgias orificiais proctológicas

A cirurgia orificial proctológica pode ser sistematicamente realizada em ambulatório; hemorroidas, fissuras, plicomas, reforços e reconstruções esfincterianas, ressecções de tumores por via endoanal podem ser realizados com anestesia local, locorregional ou em situações escolhidas, até por anestesia geral, sem necessidade de internação (Figuras 15.20 e 15.21 e Tabelas 15.9 e 15.10).

Sobrado, em trabalho publicado em 2001 em revista nacional, relatou sua experiência com 503 pacientes operados com anestesia local, com bons resultados aferidos e uma economia significativa de custos, quando comparados aos pacientes internados.

Cirurgias Videolaparoscópicas

A abertura e o manuseio das grandes cavidades corporais em regime de cirurgia ambulatorial são evitados na maior parte dos programas existentes de cirurgia-dia, com exceção dos procedimentos de videocirurgia, que permitem com muita segurança atuar em cirurgia ambulatorial, experiência relatada por vários autores em múltiplas publicações de qualidade, de diversos centros espalhados pelo globo.

São realizados procedimentos videolaparoscópicos tais como:

- colecistectomias;
- fundoplicaturas;
- *Natural Orifices Transluminal Endoscopic Surgery* (NOTES);
- procedimentos ginecológicos;
- simpatectomias;
- procedimentos urológicos.

A própria OMS, em um manual lançado em 2007, preconiza estes procedimentos para serem realizados em regime de hospital-dia. O maior problema relacionado na literatura, que provoca a extensão da internação neste tipo de procedimento, é a dificuldade de controle de náuseas e vômitos pós-operatórios.

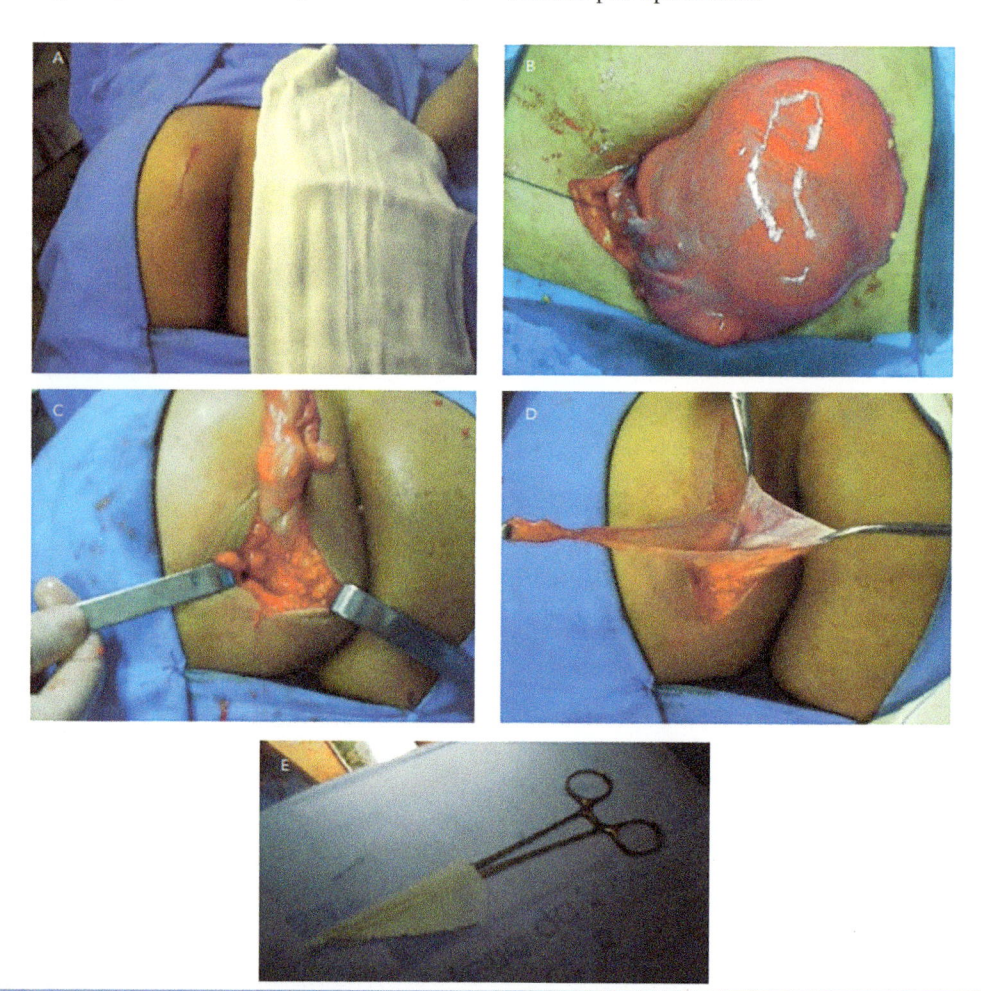

Figura 15.20. Hérnia glútea (glúteo esquerdo) com conteúdo intestinal, que foi facilmente reduzido, saco herniário aberto e ligado alto, e também colocação de pedaço de tela preparado em forma de cone, fixado às estruturas ligamentares e tendinosas por três pontos de polipropileno.

Tabela 15.9. Complicações Pós-operatórias Imediatas Encontradas no Grupo Tratado

Complicações Precoces	Nº de Pacientes (%)
Dor intensa	57 (11,3)
Sangramento	4 (0,8)
Retenção urinária	4 (0,8)
Infecção	3 (0,6)
Vômitos	3 (0,6)
Hematoma perianal	3 (0,6)
Fissura residual	2 (0,4)
Escapes fecais	2 (0,4)
Impactação fecal	2 (0,4)
Infecção necrosantes (Fournier)	1 (0,2)
Total	81 (16,1)

Tabela 15.10. Complicações Tardias

Complicações Tardias	Nº de Pacientes (%)
Plicoma residual	8 (1,6)
Mamilo hemorroidário residual	7 (1,4)
Recidiva de fístula perianal	4 (0,8)
Cicatriz hipertrófica	3 (0,6)
Estenose anal	2 (0,4)
Total	24 (4,8)

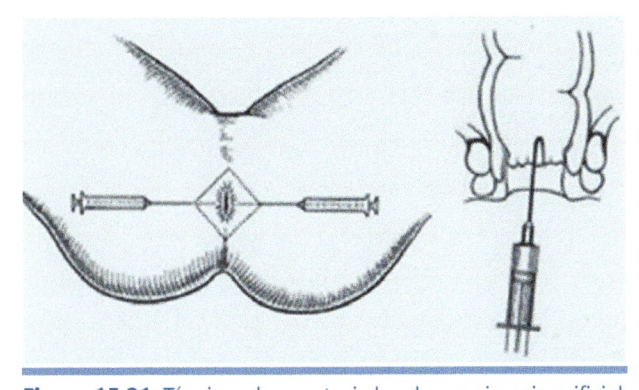

Figura 15.21. Técnicas de anestesia local para cirurgia orificial, bloqueio externo, lateral ao *ânus* e técnica de anestesia em anzol.

Tabela 15.11. Relação dos Diferentes Procedimentos Realizados com Anestesia Local

Operações	Nº de Pacientes (%)
Hemorroidectomia	170 (33,5)
Fistulotomia + curetagem	69 (13,5)
Incisão + curetagem (cisto pilonidal)	47 (9,2)
Excisão + cauterização de condiloma	39 (7,7)
Esfincterotomia lateral aberta	38 (7,5)
Segundo tempo fistulotomia	25 (5,0)
Esfincterotomia interna lateral subcutânea	23 (4,5)
Excisão de plicoma e papila hipertrófica	17 (3,3)
Biópsia excisional, lesão anal	17 (3,3)
Excisão de plicoma anal	11 (2,2)
Cerclagem anal	3 (0,6)
Ressecção de hidroadenite perianal	2 (0,4)
Excisão de lipoma perianal	2 (0,4)
Correção de estenose anal	2 (0,4)
Outras	13 (2,5)
Total	503 (100)

Cirurgia Bariátrica Ambulatorial

Watkins publicou, em 2008, sua experiência no tratamento da obesidade mórbida com utilização da banda gástrica, colocada por videocirurgia, em regime de cirurgia ambulatorial. Entre 2002 e 2007, foram submetidos à videocirurgia para colocação de banda gástrica, 2.411 pacientes. Destes pacientes, houve:

- um caso de conversão (0,04%);
- complicações em 10% dos pacientes;
- um óbito.

O autor conclui neste trabalho ser factível e segura a cirurgia bariátrica em regime ambulatorial, em pacientes selecionados. Recomenda ainda, *follow-up* rigoroso de acompanhamento pós-operatório, objetivando um diagnóstico mais precoce das possíveis complicações.

▶ BIBLIOGRAFIA CONSULTADA

1. Adelsdorfer CO, Slako MM, Klinger RJ, et al. Complicaciones postoperatorias de la serie prospectiva de pacientes con hernioplastia inguinal, em protocol de Hospitalización acortada Del Hospital Dr. Gustavo Fricke de Viña Del Mar. Rev Chilena de Cirurgia. 2007;59(6):436-442.

2. Amado TCF, Arruda IKG, Ferreira RAR. Aspectos alimentares, nutricionais e de saúde de idosas atendidas no Núcleo de Atenção ao Idoso. ALAN (Venezuela). 2007;57(4).
3. Barros F, Monteiro M, Matos ME, et al. Can we find predictive factors for unplanned overnight admission. Ambulatory Surgery Journal. 2008;14-1.
4. Castoro C, Bertinato L, Baccaglini U, et al. Policy Brief – Day Surgery: Making it Happen. European Observatory on Health Systems and Policies and Word Health Organization, 2007.
5. Chang SK, Tan WB. Feasibility and safety of Day surgery laparoscopic cholecystectomy in a university hospital using a standard clinical pathway. Singapore Med J. 2008;49(5):397-9.
6. Chirigliano GV, Noceti MC. Evaluación de una unidad de cirugia dia. Rev Panamericana Salud Publica. 2002;12(5):333-338.
7. Department of Health, UK. Day Surgery: Operational guide. August 2002.
8. Executive Committee of International Association for Ambulatory Surgery. Ambulatory (Day) Surgery – Suggested International Terminology and Definitions. Paris 27 set. 2003.
9. Gundzik K. Nausea and vomiting in ambulatory surgical setting. Orthop Nurs. 2008;27(3):182-8.
10. Hurtado SA, Postigo J, Sánches P, et al. Parotidectomia ambulatoria: experiencia en el Instituto Especializado de Enfermidades Neoplasicas. Acta Cancerol. 2006;34(1):22-24.
11. Kavanagh T, Hu P, Minogue S. Daycase laparoscopic cholecystectomy: a prospective study of post – discharge pain, analgesic and antiemetic requirements; Ir J Med Sci. 2008;177(2):111-5.
12. Keyes GR, Singer R, Iverson RE, et al. Mortality in outpatient surgery. Plast Reconstr Surg. 2008;122(1):245-50; discuss. 251-3.
13. Lemos P. Day Surgery – Development and Practice. International Association for Ambulatory Surgery. april 2006.
14. Ratcliffe AT. Cognitive function in the ambulatory setting. A literature review. Ambulatory Surgery Journal. 2008;14-2.
15. Sobrado CW, Nahas SC, Marques CF, et al. Cirurgia Ambulatorial sob anestesia local em proctologia: experiência e análise de resultados de 503 operações. Rev Brasileira de Coloprocto. 2001;21(4)228-23.
16. van Veen R, Mahabier C, Dawson I, et al. Spinal or local anesthesia in Lichtenstein repair: a randomized controlled trial. Annals of Surgery. 2008;247(3):428-433.
17. Watkins BM, Ahroni JH, Michaelson R, et al. Laparoscopic adjustable gastric banding in an ambulatory surgery Center. Surg Obes Relat Dis. 2008;4(3 Suppl):S56-62.

SEGUNDA PARTE

Atendimento Inicial ao Politraumatizado

16

José Mauro da Silva Rodrigues

DESTAQUES

1. A sequência correta de prioridades para avaliação de um paciente politraumatizado é:
   - preparação;
   - triagem;
   - avaliação primária com reanimação;
   - suplementação da avaliação primária;
   - reavaliação considerando a necessidade de transferência;
   - avaliação secundária;
   - suplementação da avaliação secundária;
   - reavaliação considerando a necessidade de transferência;
   - tratamento definitivo.

2. Pacientes politraumatizados devem ser avaliados por uma equipe multidisciplinar e a equipe deve ter um líder.

3. Os princípios da avaliação inicial, as diretrizes da avaliação primária e secundária, a reanimação e os cuidados no tratamento definitivo aplicam-se a todos os pacientes politraumatizados.

4. As armadilhas associadas à avaliação inicial no atendimento dos pacientes politraumatizados devem ser antecipadas para minimizar o seu impacto.

5. A identificação precoce dos pacientes que requerem transferência para um nível mais alto de atendimento melhora os resultados.

INTRODUÇÃO

O atendimento inicial ao paciente politraumatizado evoluiu muito nos últimos anos. Se os princípios básicos do Atendimento Inicial continuam os mesmos desde a universalização do ATLS – *Advanced Trauma Life Support* há mais de 50 anos, suas particularidades acompanharam o progresso da fisiopatologia relacionada com a agressão tecidual provocada pelos agravos devidos às causas externas de morbimortalidade.

O atendimento adequado passou a ser multiprofissional e multidisciplinar e o domínio das habilidades técnicas precisou ser completado com o domínio das habilidades comportamentais no trabalho em equipe, gerenciamento de tarefas, tomada de decisão e consciência da situação, que dependem da comunicação adequada entre os membros da equipe de atendimento ao trauma.

Essa é a proposta do ETC – *European Trauma Course*, e é assim que nós vamos sistematizar a atenção a essas vítimas.

EPIDEMIOLOGIA

O Trauma não pode ser considerado acidental. No trânsito, mesmo considerando que ninguém planeja o envolvimento com eventos que provoquem lesões e mesmo a morte, sabemos que sempre essas ocorrências são consequentes a falhas de comportamento das pessoas, pedestres ou condutores, ou falhas nos veículos e nas vias públicas.

Mais evidente ainda é a impossibilidade de imputar ao acaso a violência interpessoal, que atinge proporções gigantescas em nosso País, abrigando 13 das 50 cidades mais violentas do mundo. Vivemos uma guerra não declarada e o conhecimento da magnitude do problema, através de estudos epidemiológicos, deve servir para o planejamento e a implantação das ações de redução de danos.

Segundo dados da OMS – Organização Mundial de Saúde, morrem 15 mil pessoas por dia no mundo, vítimas de lesões traumáticas no trânsito ou consequentes a violência interpessoal. São 5.800.000 mortes por ano, o que representa 10% das causas gerais de óbito. Esse número é três vezes maior do que o número de mortes causadas pelas guerras. O trauma mata 32% mais que a malária, a tuberculose e a AIDS em conjunto.

Também no Brasil o trauma é um problema de saúde pública, com níveis endêmicos de ocorrência e prevalência. Quanto à idade das vítimas, podemos verificar que as causas externas são as principais causas de morte entre o primeiro ano e os 39 anos de idade, provocando uma enorme perda de anos potenciais de vida, principalmente para uma faixa da população economicamente ativa, com um impacto na comunidade da qual essas vítimas faziam parte e contribuindo para o agravamento das tragédias familiares.[1]

CONCEITOS
HABILIDADES COMPORTAMENTAIS

O atendimento ao trauma é um exemplo de trabalho em equipe, onde as habilidades técnicas individuais de cada membro precisam estar integradas com as habilidades comportamentais, para evitar falhas de comunicação ou atitudes pessoais inadequadas que podem provocar problemas graves.

A comunicação entre os membros da equipe de atendimento tem um papel fundamental nesse processo e deve ser estabelecida usando critérios bem definidos. Deve começar por uma reunião inicial, em que o primeiro passo é dado pela definição do Líder da equipe. Depois todos devem informar seu nome e suas habilidades técnicas, tomar conhecimento do caso e dos recursos necessários para o atendimento, ajudar o líder a criar um plano de conduta e também um plano alternativo.

Na avaliação inicial deve-se garantir que o que foi pensado seja dito, o que foi dito seja ouvido, o que foi ouvido seja entendido e o que foi entendido seja feito. Os melhores resultados são obtidos quando essa cadeia de comunicação é fechada pela confirmação verbal da execução das ordens.

Finalmente, deve haver uma reunião final para avaliar o serviço prestado, com a intenção de identificar eventuais falhas e assim aperfeiçoar os futuros atendimentos.[2]

As habilidades comportamentais podem ser agrupadas em quatro grupos:

1. Trabalho em equipe

Realizado por duas ou mais pessoas trabalhando em conjunto com o mesmo objetivo, possibilitando melhores resultados (Quadro 16.1). Esse trabalho precisa ser coordenado por um Líder da equipe, que deve possuir a habilidade de influenciar o grupo para atingir o objetivo definido. O termo "Líder de equipe" não deve ser pensado como superioridade hierárquica, pois se trata de atribuir a função de coordenação para um dos membros da equipe.[3]

2. Gerenciamento de Tarefas

É o processo de planejamento e priorização dos passos necessários para o atendimento e é de responsabilidade do Líder da equipe.

3. Tomada de decisão

De responsabilidade do Líder da equipe, que deve garantir que a cadeia de comunicação seja fechada, com a confirmação da execução da ordem. O líder deve avaliar juntamente com a equipe se os resultados esperados foram obtidos e se será necessário tomar uma decisão alternativa.

4. Consciência da Situação

Trata-se basicamente de identificar falhas, principalmente nas habilidades comportamentais, para antecipar problemas.

PROCEDIMENTO DE PAUSA

Se o paciente necessita de várias condutas durante a fase de reanimação, é importante que o Líder da equipe não perca a capacidade de processar as informações para a tomada de decisão mais adequada. Um procedimento muito útil é chamar a atenção de toda a equipe fazendo uma pausa para reavaliar o atendimento. Essa pausa pode economizar tempo perdido em ações desnecessárias e é conhecida como "10 segundos por 10 minutos" no ETC.

Quadro 16.1. Os quinze pontos do trabalho em equipe[3]

1.	Conhecer o ambiente de trabalho
2.	Antecipar o plano de atendimento
3.	Pedir ajuda rapidamente
4.	Exercer a liderança e o trabalho em equipe
5.	Distribuir o trabalho
6.	Mobilizar os recursos
7.	Comunicar com eficiência
8.	Usar todas as informações disponíveis
9.	Prevenir os erros de avaliação
10.	Confirmar as informações
11.	Usar anotações
12.	Reavaliar sempre
13.	Adotar os princípios do trabalho em equipe
14.	Manter o foco
15.	Definir dinamicamente as prioridades

HABILIDADES TÉCNICAS

A avaliação inicial do politraumatizado requer a rápida identificação das lesões e a rápida intervenção terapêutica com medidas para controlar as condições que colocam a vida em risco imediato.

A avaliação inicial inclui:

A – Preparação

B – Triagem

C – Avaliação inicial

1. Avaliação Primária
2. Reanimação
3. Suplementação
4. Avaliação secundária
5. Suplementação
6. Tratamento definitivo

A – Preparação

O Centro de Trauma

O local e os equipamentos necessários devem ser definidos por protocolos específicos. A sala de emergência deve estar próxima da entrada das ambulâncias e deve ter espaço suficiente para o trabalho da equipe de trauma, os materiais necessários devem estar acessíveis, a TC (tomografia computadorizada) deve estar ao lado da sala de emergência e deve haver uma sala de cirurgia próxima, assim como banco de sangue disponível.

A Equipe de Trauma

Todo centro de trauma deve ter uma equipe disponível para o atendimento, onde todos devem ter as habilidades técnicas e comportamentais necessárias. Idealmente devemos contar com quatro profissionais: um líder de equipe e um profissional para o atendimento das vias aéreas, outro para a respiração e outro ainda para a circulação.

O líder não participa diretamente do atendimento, faz a coordenação e toma as decisões de acordo com as informações recebidas dos outros membros da equipe. Os demais membros devem concentrar os seus esforços na sua área de atuação.

B – Triagem

No local do acidente, as vítimas deverão se classificadas de acordo com o tipo de tratamento necessário e os recursos disponíveis: vítima adequada para o hospital adequado.

Se o número de pacientes e a gravidade das lesões não excedem a capacidade de atendimento do hospital, deve-se tratar primeiro as vítimas mais graves. Se o número de pacientes e a gravidade das lesões excedem a capacidade de atendimento do hospital, deve-se atender primeiro os pacientes com mais chance de sobrevida, exigindo menos gasto de tempo, equipamento e pessoal.

A regulação médica faz a ponte entre a equipe pré-hospitalar e intra-hospitalar, recebendo a informação do local da emergência e distribuindo qualitativa e quantitativamente as vítimas aos locais disponíveis e mais bem preparados no momento para recebê-las, além de comunicar à equipe para que se prepare para a chegada da vítima.

C – Avaliação Inicial

Reunião inicial

É feita a escolha da equipe, com a definição do líder da equipe e a divisão das tarefas entre os demais membros. Analisando os dados informados pela Central de Regulação Médica, é feita uma previsão das necessidades de recursos. Os membros da equipe conferem os equipamentos e os materiais e alertam os serviços complementares, quando necessário.

1. Avaliação Primária

A avaliação primária inicia-se imediatamente após a chegada do paciente com um procedimento de avaliação rápida chamado de recepção em 5 segundos, onde o líder da equipe verifica a presença de:

- obstrução completa de vias aéreas;
- hemorragia externa maciça;
- parada cardíaca.

Esses três parâmetros podem fazer com que seja alterado o plano inicial. Em seguida são recebidas as informações da equipe pré-hospitalar com o protocolo ATMIST, que é um acrônimo em inglês para as informações do Atendimento Pré-hospitalar e inicia-se o atendimento, com a monitoração do paciente (Quadro 16.2).

Quadro 16.2. As informações do Atendimento Pré-hispitalar[4]

A – [*Age, Sex and history*] Idade, sexo e informações relevantes
T – [*Time of incident*] Tempo transcorrido
M – [*Mechanism of incident*] Mecanismo do trauma
I – [*Injuries suspected*] Lesões suspeitadas
S – [*Signs and symptoms*] Sinais e sintomas
T – [*Treatment given*] Tratamento recebido

O atendimento deve seguir os princípios consagrados pelo ATLS. Usa-se uma classificação conhecida como ABCDE do atendimento inicial ao trauma, onde a prioridade é dada para o agravo com maior risco de morte paciente (Quadro 16.3). O atendimento é simultâneo, com cada um dos membros da equipe trabalhando exclusivamente no item de sua responsabilidade, e cabe ao líder da equipe garantir que o atendimento progrida ordenadamente e sem saltos, na escala alfabética de atendimento.[5]

Quadro 16.3. O ABCDE da Avaliação Primária[5]

A – [*Airway*] Manutenção das vias aéreas com controle cervical
B – [*Breathing*] Respiração e ventilação
C – [*Circulation*] Circulação com controle da hemorragia
D – [*Disability*] Disfunção neurológica
E – [*Exposure*] Extremidades com controle do ambiente

A – Vias Aéreas com Controle Cervical

A prioridade para o paciente é verificar a permeabilidade das vias aéreas, que podem ser obstruídas por queda da base da língua na inconsciência, presença de corpos estranhos, restos alimentares, sangue ou ainda hematomas e edema de laringe por trauma direto ou inalação de gases quentes. O diagnóstico da permeabilidade das vias aéreas pode ser feito pela presença de resposta verbal adequada.

Procuram-se sinais de obstrução com a imediata visualização da orofaringe para a remoção de corpos estranhos ou aspiração das secreções. Nos indivíduos inconscientes iniciam-se as manobras para desobstruir a hipofaringe: elevação do queixo (*chin lift*) e protensão da mandíbula (*jaw thrust*) e utilização da cânula orofaríngea com oferta suplementar de oxigênio. Se a SO_2 estiver diminuindo ou não houver dúvida sobre a impossibilidade manter a permeabilidade das vias aéreas, deve-se estabelecer uma via aérea definitiva (presença de um tubo endotraqueal com o balonete insuflado e fixado corretamente) obtida pela intubação orotraqueal ou cirurgicamente por uma cricotireoidostomia. A intubação orotraqueal deve ser realizada com o auxílio de drogas.

Na manipulação das vias aéreas, todo cuidado deve ser tomado para evitar a movimentação excessiva da coluna cervical utilizando-se colares cervicais até a exclusão de qualquer lesão por meio de estudo radiológico ou avaliação clínica mais detalhada.

- Imobilize a coluna cervical.
- Providencie oxigênio suplementar.
- Avalie o estado de consciência e obtenha uma história AMPLA, quando possível (Quadro 16.4).
- Garanta a permeabilidade das vias aéreas com manobras de suporte básico ou avançado.
- Providencie analgesia adequada.

Quadro 16.4. A história AMPLA

A – Alergias
M – Medicamentos
P – Passado médico
L – Líquidos ingeridos
A – Ambiente

B – Respiração e Ventilação

A permeabilidade das vias aéreas não assegura uma respiração adequada. A troca de gases ao nível pulmonar é imprescindível para uma boa oxigenação e eliminação do CO_2. Uma boa ventilação envolve um adequado funcionamento dos pulmões, da parede torácica e do diafragma. Todos os pacientes devem receber oxigênio suplementar e a SO_2 deve ser monitorada.

O diagnóstico das lesões e/ou mau funcionamento do aparelho respiratório deve ser feito por meio de exposição completa do tórax e visualização da expansão adequada, simetria e presença de movimento paradoxal. A cianose, sinal de respiração inadequada, pode não estar presente nos pacientes com hemorragias volumosas. Na palpação, pesquisar crepitações nos arcos costais e enfisema subcutâneo. A ausculta permitirá verificar a presença e/ou ausência de murmúrio vesicular e a percussão poderá revelar a presença de ar (timpanismo) e sangue (macicez) no tórax, indicando a necessidade de drenagem em selo d'água. Frequência respiratória maior que 20 incursões por minuto também é sinal de alerta para comprometimento respiratório. O e-FAST – *extended Focused Assessment with Sonography for Trauma* pode confirmar os achados do exame físico, facilitando a tomada de decisão de drenar o tórax.

- Inspecione e palpe o pescoço.
- Avalie a respiração.
- Confirme se a monitoração do ECG e SO_2 está instalada e funcionando corretamente.
- Examine o tórax.
- Faça o e-FAST.
- Faça uma toracostomia digital e instale uma drenagem de tórax em selo d'agua, se necessário.
- Ajude os outros membros da equipe se nenhuma intervenção for necessária.

C – Circulação com Controle da Hemorragia

A hemorragia é causa de morte evitável. Na avaliação primária, o médico deve fazer o diagnóstico das alterações hemodinâmicas por intermédio do exame clínico e iniciar a imediata correção.

A coloração da pele acinzentada na face e esbranquiçada nas extremidades; o nível de consciência alterado pela má perfusão cerebral; a frequência cardíaca aumentada; a pressão arterial sistólica diminuída e a perfusão periférica com enchimento capilar maior que 2 segundos nos darão subsídios para caracterizar a presença e estimar o grau de hipovolemia.

Deve-se identificar e controlar a fonte da hemorragia. A hemorragia externa será controlada pela pressão direta sobre o ferimento e os torniquetes devem ser usados nas hemorragias das extremidades. As fontes de hemorragia interna devem ser pesquisadas com a avaliação da estabilidade da pelve e a realização do FAST – *Focused Assessment with Sonography for Trauma*. Diagnosticada a instabilidade hemodinâmica, a reanimação volêmica é iniciada com cristaloides aquecidos infundidos por dois acessos venosos periféricos calibrosos. A quantidade de cristaloides infundida não deve ultrapassar 1 L e a administração dos componentes do sangue irá depender da perda estimada e da avaliação do estado hemodinâmico. Havendo persistência da instabilidade, deve-se iniciar o Protocolo de Transfusão Maciça. Antes de iniciar a reposição volêmica, deve-se colher amostras de sangue para tipagem, provas cruzadas, exames hematológicos e bioquímicos necessários.

- Monitore a frequência cardíaca, pressão arterial e o enchimento capilar.
- Estanque as hemorragias externas.
- Estabeleça acesso vascular periférico e obtenha amostras de sangue.
- Examine o abdome, a pelve e os ossos longos.
- Faça a fixação da pelve se houver necessidade.
- Faça o FAST.
- Inicie a reposição volêmica com cristaloides e/ou componentes do sangue.
- Instale uma sonda de Foley.

D – Disfunção Neurológica

No final da avaliação primária, o estado neurológico é rapidamente avaliado verificando o nível de consciência e o tamanho das pupilas e sua reação. O uso de drogas e álcool pode diminuir o nível de consciência, mas a lesão cerebral deve sempre ser presumida. O rebaixamento do nível de consciência pode significar diminuição na oxigenação e/ou na perfusão cerebral por choque hemorrágico ou ser resultado de trauma direto no cérebro. Portanto, o tratamento do choque, da hipóxia e reavaliações posteriores são importantes antes de caracterizar lesão cerebral. A ECG – Escala de Coma de Glasgow é um método rápido e fácil de identificar o nível de consciência. Os pacientes com suspeita de lesão cerebral deverão ser avaliados e tratados pelo neurocirurgião e essa necessidade pode indicar uma transferência precoce do paciente.

- Calcule a ECG – Escala de Coma de Glasgow.
- Avalie a simetria e a reatividade das pupilas.
- Identifique, quando possível, as alterações de motricidade e sensibilidade.

E – Extremidades com Controle do Ambiente

O paciente deve ser totalmente despido e examinado em todos os seus segmentos corpóreos incluindo o dorso, tomando-se cuidado com a mobilização da coluna cervical. Deve-se prevenir a hipotermia mantendo o ambiente aquecido, utilizando-se cobertores e fluidos intravenosos aquecidos.

- Retire todas as roupas do paciente.
- Avalie o dorso com a manobra de rotação.
- Garanta a manutenção da temperatura corporal adequada.

2. Reanimação

A Avaliação Primária e a Reanimação são simultâneas. O papel do líder da equipe é supervisionar e guiar os demais membros durante a avaliação primária e a reanimação, e isso é garantido com uma boa comunicação entre todos os membros da equipe. Os membros da equipe devem comunicar as suas respectivas avaliações para o líder, que analisa esses dados e certifica-se de que todos estão cientes das prioridades do paciente. Eventuais alterações do plano de tratamento podem ser propostas.

A obstrução das vias aéreas, insuficiência respiratória, alterações hemodinâmicas e déficit neurológico implicam na execução de procedimentos imediatos de correção, pois esses agravos representam risco imediato de vida.

Deve-se considerar a eventual necessidade de transferência do paciente em função dos recursos disponíveis para o atendimento.

- Use o "PROCEDIMENTO DE PAUSA" para ter certeza de que todos os membros da equipe estão cientes das prioridades estabelecidas, principalmente quando surgir uma resposta inesperada.

► Garanta que todos os sinais vitais sejam constantemente reavaliados.

► Redistribua as funções para os membros da equipe, se necessário.

► Garanta que os exames radiológicos e laboratoriais mais importantes, assim como as intervenções necessárias, tenham sido providenciados.

► O líder da equipe é o responsável pela comunicação com os demais especialistas e pela transferência para outro serviço, quando necessário.

3. Suplementação

A monitoração do paciente faz parte da suplementação da avaliação primária e o resultado da reanimação é mais bem avaliado pela melhora quantitativa dos parâmetros fisiológicos, do que através da avaliação qualitativa realizada no exame primário. Portanto, alguns parâmetros podem ser úteis, informando dados atualizados das condições do paciente:

- ► monitoração eletrocardiográfica;
- ► uso de capnógrafo para confirmação da posição do tubo traqueal;
- ► oximetria de pulso;
- ► controle da pressão arterial;
- ► frequência ventilatória;
- ► gasometria arterial.

A sondagem vesical e gástrica deve ser considerada como parte da fase de reanimação. O débito urinário é um indicador da reposição volêmica do paciente. A sondagem gástrica reduz a pressão da câmara gástrica e diminui os riscos de aspiração. Devemos lembrar que a sonda vesical está contraindicada nos casos suspeitos de lesão de uretra e a sonda nasogástrica está contraindicada nos casos suspeitos de fratura de base de crânio.

Radiografias de tórax e pelve devem ser obtidas na sala de emergência. Essas radiografias podem colaborar para a identificação de lesões que ameaçam vida e indicar as medidas de controle.

O e-FAST auxilia no diagnóstico de pneumotórax ou das fontes de hemorragia interna.

4. Avaliação Secundária

A avaliação secundária não começa até que a primária (ABCDE) esteja concluída, que a reanimação esteja em andamento e a melhora dos sinais vitais e funções orgânicas do paciente tenham sido obtidas. A avaliação secundária é uma avaliação "da cabeça aos pés" do paciente e que se inicia com uma história completa () e exame físico, incluindo a reavaliação de todos os sinais vitais, e cada região do corpo deve ser completamente examinada.

5. Suplementação

Radiografias adicionais e exames especializados de imagem, como as tomografias e angiografias, podem ser feitos nesta fase, mas só depois de uma completa reavaliação e certeza da manutenção da estabilidade hemodinâmica. Havendo a necessidade de transferência, esses exames não devem provocar atrasos.

6. Tratamento Definitivo

É responsabilidade do líder da equipe providenciar o contato com a UTI ou o CC (centro cirúrgico) para garantir uma transferência apropriada. Deve-se minimizar o tempo na Sala de Emergência e os pacientes graves devem ser encaminhados para o tratamento definitivo o mais rápido possível.

Todo o atendimento deve ser documentado cronologicamente e deve haver confirmação entre quem anota e quem realizou os procedimentos, com a supervisão do Líder da Equipe. Na reunião final serão reavaliadas as condutas tomadas e as falhas devem ser discutidas para proporcionar uma nova oportunidade de aprendizado conjunto.

CONCLUSÃO

O atendimento inicial do paciente politraumatizado será melhor se for possível contar com uma equipe multidisciplinar competente que inclua um grupo de médicos bem treinados nas habilidades técnicas e comportamentais necessárias, trabalhando em uma sala de emergência equipada com todos os recursos técnicos necessários para estabilizar o paciente.

As respostas a todos os procedimentos realizados nos pacientes gravemente comprometidos são dinâmicas e a reanimação durante o atendimento inicial é um ciclo contínuo de avaliação, intervenção e reavaliação.

► REFERÊNCIAS BIBLIOGRÁFICAS

1. Ribeiro Jr. MAF. Fundamentos em Cirurgia do Trauma. Rio de Janeiro: Roca; 2016.
2. Manser T. Teamwork and patient safety in dynamic domains of healthcare: a review of the literature. Acta Anaesthesiol Scand. 2009;53:143-151.
3. European Trauma Council (ETCO). European Trauma Course. 4ª ed. 2018.
4. McSwain NE Jr., Salomone J, Pons P, et al., eds. PHTLS: Prehospital Trauma Life Support. 7th ed. St. Louis, MO: Mosby/Jems; 2011.
5. American College of Surgeons (ACS). Advanced Trauma Life Support. 10ª ed. Chicago, IL: American College of Surgeons; 2018.

Abordagem Inicial do Trauma Cranioencefálico e Raquimedular

17

Marcelo Augusto Fontenelle
Ribeiro Junior

André Gusmão Cunha

"Gostaria de ver o dia em que alguém sem mãos fosse nomeado cirurgião, pois a parte operatória é a menor parte do trabalho."
Harvey Cushing

INTRODUÇÃO

Segundo o DATASUS, 102.726 pessoas foram internadas com traumatismo intracraniano no Brasil em 2019, e 16.807 pessoas internaram com sequelas de eventos traumáticos no mesmo ano. Apesar de uma queda global da taxa de mortalidade por acidentes de transporte terrestre entre 1990 e 2015 no Brasil, neste mesmo período a taxa de mortalidade por acidentes de motocicleta aumentou 49,9%[1]. Essa epidemia de acidentes de motocicleta, juntamente com a violência interpessoal em nosso País, mantém alta a frequência das lesões por trauma cranioencefálico (TCE) e por trauma raquimedular (TRM) no Brasil.

FISIOLOGIA CEREBRAL

O paciente vítima de trauma cranioencefálico deve ser atendido inicialmente segundo as diretrizes do *Advanced Trauma Life Suport* (ATLS) e seguindo o ABCDE dos cuidados ao doente politraumatizado, sendo o estado neurológico avaliado na letra D[2]. Durante a avaliação inicial, o objetivo principal é prevenir a lesão cerebral secundária, já que esta está associada a um pior prognóstico do paciente. Portanto, deve-se garantir uma via aérea pérvia (A), ventilação eficaz (B), pressão arterial adequada (C) e redução da hipertensão intracraniana (D) visando a uma perfusão cerebral suficiente para manter sua oxigenação. A lesão cerebral primária é resultado de alterações provocadas diretamente pelo trauma, que ocorre em horas ou dias após o mesmo e se apresenta como lesões focais, como os hematomas, ou como lesões difusas, como o edema cerebral. O diagnóstico precoce através de tomografia computadorizada é fundamental para o encaminhamento do tratamento definitivo[3].

Seguindo esses princípios, deve-se, então, garantir uma pressão de perfusão cerebral (PPC) suficiente para atender às necessidades metabólicas cerebrais. A PPC é definida como a pressão arterial média (PAM) menos a pressão intracraniana (PIC), apresentando como valores normais entre 50 e 150 mmHg. Porém, no paciente com perda da autorregulação cerebral, a PPC não pode ser inferior a 60 mmHg, pois provoca isquemia, e nem ultrapassar 95 mmHg, pois causa maior edema cerebral, lembrando que os valores normais da PIC se encontram abaixo de 10 mmHg[4].

PPC = PAM – PIC

Onde:
PPC: perfusão cerebral;
PAM: pressão arterial média;
PIC: pressão intracraniana.

Portanto, qualquer valor que altere essa relação é prejudicial para a manutenção da PPC (p. ex., uma hemorragia intraparenquimatosa que aumente a PIC ou um choque hemorrágico que diminua a PAM, conforme demonstrado na Tabela 17.1). Como podemos depreender da Tabela 17.1, qualquer lesão que cause um efeito de massa pode aumentar a PIC e prejudicar a PPC; e se o paciente apresentar alguma fonte de sangramento que diminua a PAM, a PPC ficará em níveis muito baixos, fazendo com que ocorra a lesão cerebral secundária. Por isso, deve-se tratar agressivamente o choque hemorrágico antes de iniciar o tratamento do TCE.

Relação entre pressão de perfusão cerebral (PPC), pressão arterial média (PAM) e pressão intracraniana (PIC)

Tabela 17.1

Estado	PAM (mmHg)	PIC (mmHg)	PPC (mmHg)
Normal	90	10	80
Lesão com efeito de massa	90	30	60
Lesão com efeito de massa + choque hemorrágico	60	30	30

Se o paciente não se encontra em choque hipovolêmico, a própria autorregulação cerebral (se não houver lesão cerebral grave) atua na tentativa de manter a PPC, aumentando a PAM; esta é reconhecida como resposta de Cushing. Dessa maneira, pacientes com TCE associado a hipertensão arterial não devem ser tratados inicialmente com anti-hipertensivos, pois se trata de uma resposta fisiológica para a manutenção da PPC.

Hipoxia, hipocapnia provocando isquemia, hipercapnia provocando vasodilatação e edema cerebral são fatores importantes de lesão secundária. Na fase aguda do atendimento ao paciente com TCE grave, a hiperventilação temporária só tem lugar quando clinicamente se suspeita da iminência de herniação cerebral[2]. Assim, o principal tratamento inicial do TCE é garantir boa ventilação, oxigenação e manutenção da PAM, com controle da hemorragia. O objetivo mais importante é prevenir a lesão cerebral secundária.

PROPEDÊUTICA NEUROLÓGICA

A avaliação primária do estado neurológico (D) é focada nos sinais de hipertensão intracraniana (HIC). Nos casos de HIC descompensada, poderá ocorrer herniação cerebral com compressão do tronco cerebral, causando rebaixamento de nível de consciência, alterações das pupilas e sinais de lateralização, como hemiplegia, movimentos de decorticação e evolução para descerebração, que sugerem a iminência de evolução para morte encefálica por bloqueio ao fluxo sanguíneo cerebral, devido ao aumento exagerado da PIC. Portanto, na avaliação primária do atendimento inicial o exame do tamanho e da reação das pupilas, juntamente com a mensuração da escala de coma de Glasgow (ECG), são prioridades para orientar as condutas iniciais[2].

A averiguação de trauma raquimedular fica reservada para avaliação secundária, pois requer um exame físico minucioso e completo, e o paciente precisa estar com os sinais vitais normalizados. Além disso, mantendo o paciente com os devidos cuidados de imobilização, que são o colar cervical e os protetores laterais, será possível adiar o diagnóstico de eventuais lesões da coluna.

CLASSIFICAÇÃO DO TCE

O TCE é classificado na avaliação inicial do traumatizado de acordo com a escala de coma de Glasgow (ECG), que define a gravidade da lesão e orienta as condutas iniciais.

A somatória dos escores de cada área de avaliação (abertura ocular, resposta verbal, resposta motora) varia de 3 a 15; sendo assim, classifica-se o TCE, quanto à gravidade, do seguinte modo:

TCE leve: ECG 13 a 15
TCE moderado: ECG 9 a 12
TCE grave: ECG 3 a 8

É muito importante ressaltar que o nível de consciência e confusão mental do paciente que apresenta suspeita de intoxicação exógena deve ser considerado inicialmente como alterado devido ao TCE. São reconhecidos como diagnóstico de exclusão a confusão mental e a alteração do nível de consciência atribuídas ao etilismo ou a drogas ilícitas.

Recentemente, uma revisão da ECG foi publicada e o exame das pupilas foi incorporado no escore final com a subtração de um ponto a cada midríase não reativa. Esta nova escala ficou conhecida como Glasgow-P, com pontuação que varia de 1 a 15, e possui ótima relação com prognóstico do TCE[3].

CONDUTAS NA AVALIAÇÃO PRIMÁRIA

A admissão de um paciente com TCE na emergência deve objetivar: manutenção da homeostase cerebral com a estabilização do paciente, prevenção de HIC, manutenção da PPC e prevenção de lesão cerebral secundária[2].

Os pacientes com TCE leve poderão ser mantidos em observação e receber alta com segurança se não apresentarem alteração neurológica e mostrarem-se assintomáticos durante o período, com a tomografia de crânio sem alterações. Eles devem receber orientações quanto ao tempo de observação em domicílio, por 24 horas, e se possível na presença de um acompanhante. Já os pacientes com TCE moderado devem ser internados e solicitar uma avaliação precoce com a equipe de neurocirurgia para orientação e acompanhamento do caso.

Nos pacientes com TCE grave a conduta é semelhante à do TCE moderado, porém a obtenção de uma via aérea definitiva se torna prioridade já na avaliação primária, pois, devido ao nível de consciência reduzido, eles não apresentam reflexos. Assim, deve-se proteger a via aérea e garantir uma oxigenação adequada.

Em relação à manutenção da oxigenação, deve-se evitar a hiperventilação nas primeiras 24 horas, pois pode reduzir ainda mais a perfusão tecidual cerebral, que já está diminuída. Os parâmetros ventilatórios devem ser ajustados para a manutenção de PaO_2 de 80 mmHg, oximetria de pulso acima de 95% e PCO_2 em torno de 35 a 40 mmHg. Deve-se evitar pressão positiva expiratória final (PEEP) elevada, pois o aumento da pressão intratorácica diminui o retorno venoso, aumentando a PIC.

É necessário manter a PAM entre 80 e 100 mmHg com o intuito de estabilizar a PPC. O tratamento do choque hemorrágico é fundamental. Depois disso, em alguns casos é necessário utilizar fármacos vasoativos para alcançar o objetivo desejado.

O uso de tratamento hiperosmolar (manitol ou solução hipertônica) de maneira *profilática* ou *de horário* não é recomendado devido aos seus efeitos colaterais, como desidratação, hipotensão e insuficiência renal aguda pré-renal. Ele deve ter seu uso restrito aos casos evidentes de HIC (rebaixamento de conciência com bradicardia e hipertensão arterial) com sinais clínicos de herniação cerebral (midríase e lateralização) que já tenham restabelecido a volemia[2].

INDICAÇÕES DE TC DE CRÂNIO

A tomografia computadorizada (TC) é o método diagnóstico de escolha para os pacientes com suspeita de TCE, e é indicada para todos os que apresentam os tipos moderado e grave[2]. As indicações para os pacientes com TCE leve são demonstradas na Tabela 17.2[4].

A indicação de TC é liberal, independentemente da suspeita clínica.

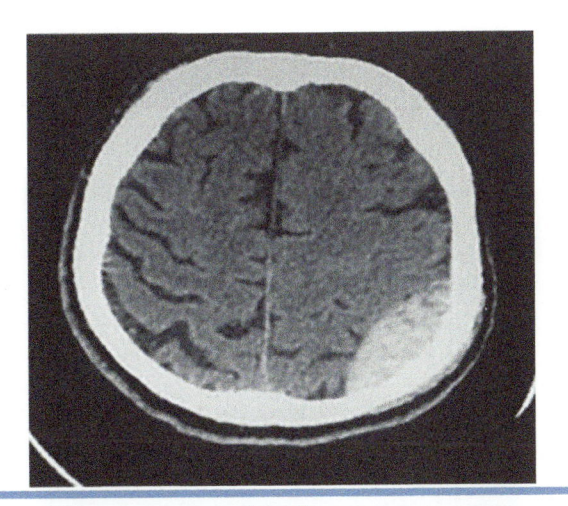

Figura 17.1. Hematoma epidural.

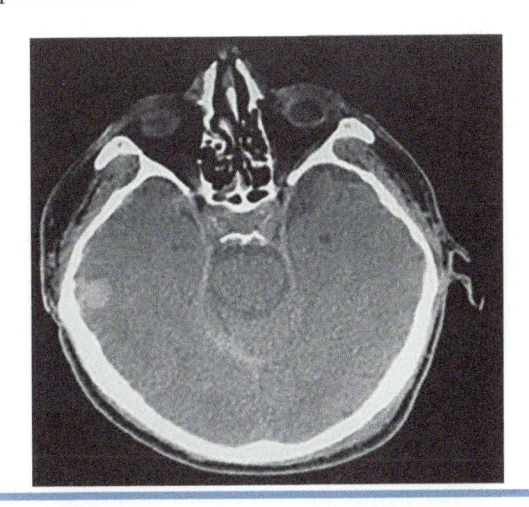

Figura 17.3. Hemorragia intraparenquimatosa.

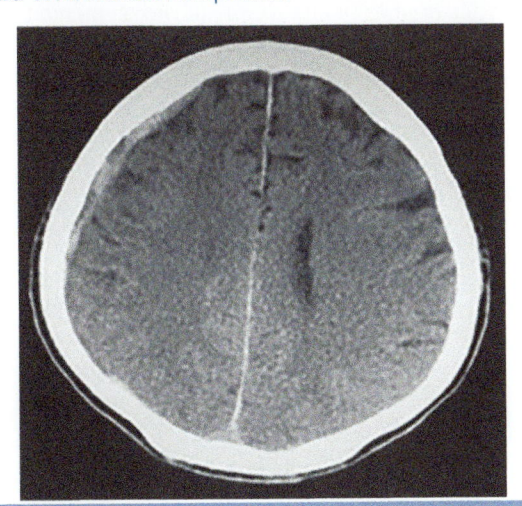

Figura 17.2. Hematoma subdural.

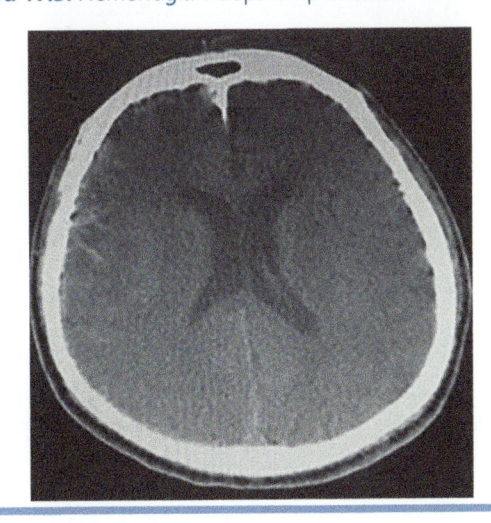

Figura 17.4. Hemorragia subaracnoide.

Tabela 17.2. Indicações de tomografia computadorizada (TC) para pacientes com trauma cranioencefálico (TCE) leve

ECG < 15 até 2 h após o trauma
Suspeita de fratura exposta ou afundamento
Sinal de fratura de base de crânio
Vômitos
Idade superior a 65 anos
Perda de consciência
Amnésia de mais de 30 min
Mecanismo de trauma perigoso

Os achados tomográficos podem incluir:

Hematomas intracranianos
Epidural (Figura 17.1)
Subdural (Figura 17.2)
Contusões cerebrais
Hemorragia intraparenquimatosa (Figura 17.3)
Hemorragia subaracnoide (Figura 17.4)
Lesão axonal difusa
Fratura de crânio
Afundamento
Alinhada
Pneumoencéfalo

NEUROPROTEÇÃO NA EMERGÊNCIA

Segundo diretrizes do *Brain Trauma Foundation*[5], o monitoramento da PIC seria indicado em todos os pacientes com TCE grave e com alterações tomográficas, e nos pacientes com TCE grave com TC normal que apresentam dois ou mais dos seguintes fatores: idade superior a 40 anos, postura patológica uni ou bilateral, ou pressão arterial sistólica < 90 mmHg. O tratamento para HIC deve ser iniciado com valores de PIC acima de 20 mmHg, após 10 minutos.

A analgossedação é muito importante para diminuir o consumo de O_2 e evitar elevações da PIC relacionadas com agitação e dor; logo, o objetivo é manter o paciente bem sedado com um escore de –5 na escala de RASS (*Richmond Agitation Sedation Scale*).

A profilaxia de convulsões não é recomendada rotineiramente, exceto em pacientes com sinais de alto risco para convulsões, que são: ECG < 10, contusão cerebral, hematoma subdural, hematoma epidural, hematoma intraparenquimatoso, afundamento de crânio, ferimento penetrante e presença de convulsões com menos de 24 horas do trauma. O fármaco de escolha é a fenitoína, na dose de 20 mg/kg, em 30 minutos, seguida de 100 mg a cada 8 horas.

TRAUMA RAQUIMEDULAR

Pacientes politraumatizados devem ser considerados e tratados como portadores de uma ou mais lesões espinais, independentemente da avaliação neurológica. Os segmentos mais atingidos são a região cervical e a transição toracolombar. Assim, a coluna deve ser devidamente protegida durante a avaliação primária e seu exame detalhado deve ser feito após a estabilização do paciente, na avaliação secundária[2].

ANATOMIA DA COLUNA VERTEBRAL

A coluna vertebral é formada por sete vértebras cervicais, 12 torácicas, cinco lombares, além do sacro e do cóccix. O forame vertebral é formado pela parede posterior do corpo vertebral e pela parede anterior do arco vertebral. A superposição dos vários forames vertebrais forma o canal medular, que abriga e protege a medula espinal.

A exposição e a mobilidade tornam a coluna cervical o segmento mais vulnerável. A coluna torácica tem movimentos mais limitados devido aos arcos costais e suas fraturas são menos frequentes e pouco associadas a lesões medulares, que são completas quando ocorrem. A coluna lombar é móvel e por isso mais vulnerável que a coluna torácica, principalmente na transição toracolombar.

A medula espinal divide-se em segmentos com raízes nervosas que emergem da medula ao nível de cada segmento. Cada raiz nervosa recebe informações sensitivas de áreas da pele denominadas dermátomos e, de modo similar, inerva um grupo de músculos denominados miótomos. Essas são considerações relevantes para a avaliação dos níveis de acometimento medular durante a avaliação física, presentes caso haja suspeita dessas lesões.

Dos muitos tratos medulares, apenas três são avaliados no exame físico: o trato corticoespinal (motor), localizado no segmento anterior da medula; trato espinotalâmico (sensibilidade superficial), localizado no segmento lateral; e a coluna dorsal (sensibilidade profunda), localizado no segmento posterior. As fibras motoras, oriundas do corno anterior, juntam-se às fibras sensitivas do posterior para formarem o nervo espinal.

Diagnóstico

A equipe incumbida de receber politraumatizados, potenciais portadores de trauma de coluna, deve estar permanentemente vigilante aos riscos advindos de mobilização ou imobilização inadequadas desses pacientes.

O atendimento pré-hospitalar é de grande importância para a avaliação inicial, assim como o reconhecimento e a prevenção de lesões adicionais durante o seu resgate e transporte para o local onde deverá receber o atendimento definitivo. Deve-se considerar sempre a hipótese de lesão da coluna vertebral, mantendo a imobilização do paciente até que esse tipo de lesão possa ser avaliado com segurança por meio do exame físico ou outros exames complementares, quando necessários[6].

Manifestações neurológicas ou agravamento da sintomatologia apresentada pelo paciente à entrada podem ser decorrentes de aumento do edema da medula, progressão de áreas de isquemia ou técnica inadequada de imobilização. A avaliação inicial deve ser feita seguindo os preceitos do ATLS, privilegiando, inicialmente, a investigação das vias aéreas e a estabilização da coluna cervical[2].

Ausência de alterações neurológicas, sintomas álgicos ou hipersensibilidade no trajeto da coluna indicam a inexistência de maiores lesões na coluna; no entanto, pacientes que se apresentarem rebaixados ou comatosos necessitarão de radiografias, devendo permanecer imobilizados durante todo o período de atendimento e realização de exames.

A associação entre hipotensão e bradicardia caracteriza o choque neurogênico, um choque distributivo que pode acometer lesõs medulares acima de T6. Nesses pacientes, há lesão das vias eferentes do sistema nervoso simpático medular com consequente vasodilatação e impossibilidade de elevação da frequência cardíaca. Faz-se necessário o rápido reconhecimento dessa condição e a diferenciação em relação ao choque hipovolêmico (causa mais comum de choque no trauma), no qual se espera encontrar hipotensão associada a taquicardia. A reposição de líquidos deve ser moderada no choque neurogênico, para não haver sobrecarga, e o uso cauteloso de substâncias vasopressoras deve ser considerado como opção terapêutica[2].

Em casos marcados pela perda do tônus muscular após lesão na medula, concomitante a perda de reflexos, deve-se cogitar a ocorrência de choque medular. Afinal, ainda que não se encontre "destruída", a medula apresenta-se sem qualquer função, por período de tempo indeterminado. O reflexo bulbocavernoso, testado por meio de estímulo na glande ou no clitóris e evidenciando contração do esfíncter anal, é de grande importância na avaliação dos pacientes com TRM que apresentam choque medular. Nessa situação, o paciente apresenta ausência total da sensibilidade e dos seus movimentos.

Dor local, podendo irradiar para membros, e incapacidade funcional acompanhada de espasmos da musculatura adjacente são sintomas possivelmente presentes nos pacientes com fratura da coluna vertebral sem lesões neurológicas.

O exame neurológico consiste na avaliação da sensibilidade, da função motora e dos reflexos. A área de sensibilidade do paciente é examinada no sentido craniocaudal, pela avaliação da sensibilidade à variação de temperatura, dolorosa e tátil. As lesões da medula espinal podem ser classificadas de acordo com o nível neurológico de lesão, a gravidade do déficit neurológico, o tipo de síndrome medular e a morfologia.

Em 1992, a ASIA (*American Spinal Injury Association*) publicou uma classificação neurológica e funcional que avalia os níveis de sensibilidade, a função dos grupos musculares e reflexos relacionados com as raízes. Essa classificação, cujo objetivo é definir o prognóstico, procura apontar com exatidão o nível neurológico da lesão e o grau do comprometimento funcional[7].

A avaliação neurológica é baseada na sensibilidade e na função motora, e tem uma etapa compulsória segundo a qual é determinado o nível da lesão neurológica, o nível motor e o nível sensitivo, obtendo-se números que, em conjunto, fornecem um escore. A outra etapa é opcional (avaliação da sensibilidade profunda, propriocepção, dor profunda) e não participa na formação do escore, mas acrescenta importantes informações na avaliação clínica dos pacientes.

O exame da sensibilidade é realizado por meio da avaliação da sensibilidade tátil e dolorosa do paciente, pesquisada nos 28 dermátomos, bilateralmente, atribuindo-se uma avaliação numérica de acordo com o achado clínico:

0: ausente
1: alterada
2: normal
NT (não testada)

A avaliação da função motora é realizada investigando-se ambos os lados dos músculos, denominados "músculos-chave", em dez pares de miótomos, e a força muscular deve ser graduada de acordo com a seguinte escala:

0: paralisia total
1: contração palpável ou visível
2: movimento ativo eliminado pela força da gravidade
3: movimento ativo que vence a força da gravidade
4: movimento ativo contra alguma resistência
5: normal
NT (não testada)

Os músculos selecionados para a avaliação e os níveis neurológicos correspondentes são:

C5: flexores do cotovelo
C6: flexores do punho
C7: extensores do cotovelo
C8: flexores do dedo (falanges média e distal)
T1: abdutores (dedo mínimo)
L2: flexores do quadril
L3: flexores do joelho
L4: dorsiflexores do tornozelo
L5: extensor longo dos dedos
S1: flexores plantares do tornozelo

Adicionalmente ao exame dos dez pares de miótomos mencionados, o esfíncter anal externo deve ser também examinado para se avaliar a sua capacidade de contração voluntária (sim ou não), que auxilia na diferenciação entre lesão incompleta ou completa.

A avaliação da gravidade é baseada na modificação da escala de Frankel, que foi feita pela ASIA e consiste em cinco graus de incapacidade:

Lesão completa: não existe função motora ou sensitiva nos segmentos sacrais S4-S5
Lesão incompleta: preservação da sensibilidade e perda da força motora abaixo do nível neurológico, estendendo-se até os segmentos sacrais S4-S5
Lesão incompleta: a função motora é preservada abaixo do nível neurológico, e a maioria dos músculos-chave abaixo do nível neurológico tem grau ≤ 3
Lesão incompleta: a função motora é preservada abaixo do nível neurológico, e a maioria dos músculos-chave abaixo do nível neurológico tem grau ≥ 3
Normal: sensibilidade e força motora normais

Quanto aos tipos de síndromes medulares mais comuns, podem estar presentes os seguintes[2]:

Síndrome central da medula: perda de força acentuada em extremidades superiores e graus variáveis de perda sensorial
Síndrome anterior da medula: paraplegia e dissociação da perda sensorial com perda de sensibilidade à dor e à temperatura. Tem o pior prognóstico dentre as lesões incompletas
Síndrome de Brown-Séquard: fruto da hemissecção da medula, em geral por trauma penetrante, com dano motor ipsilateral e perda da sensibilidade postural, associados a perda contralateral da sensibilidade térmica e dolorosa

Quanto à morfologia, lesões produzidas por traumas de coluna podem ser descritas como: fraturas, fraturas-luxações, lesões medulares sem anormalidades radiológicas e penetrantes podendo, ainda, cada uma delas ser classificada como instável ou estável[2].

Avaliação radiológica

A realização de exames radiológicos deverá suceder um exame clínico adequado e criterioso. Indicam-se radiografias a politraumatizados que apresentem os seguintes achados (um ou mais):

Dor em linha média cervical
Sensibilidade à palpação
Déficit neurológico relacionado com a coluna cervical
Alteração do nível de consciência
Suspeita de intoxicação
Mecanismo de trauma significativo que cause lesão que desvie a atenção

A coluna vertebral deve ser avaliada por meio de radiografias realizadas nos planos anteroposterior, lateral e transoral, para visualização e avaliação do odontoide. Em qualquer um dos casos apontados anteriormente, se disponível, a tomografia computadorizada (TC) axial com cortes finos desde o occipício até a vértebra T1, com reconstruções sagital e coronal, deverá ser realizada em detrimento da radiografia simples.

A utilização da TC de coluna cervical na investigação diagnóstica das vítimas de trauma contuso demonstrou eficácia ao identificar as lesões vertebrais e medulares, justificando-se seu emprego dentro dos critérios atualmente estabelecidos. A TC possibilita o diagnóstico de fraturas ocultas da região cervical, sendo também muito útil na avaliação da morfologia da fratura e da estabilidade do segmento lesado, na compressão de fragmentos da(s) vértebra(s) fraturada(s) e da compressão do canal vertebral (Figura 17.5).

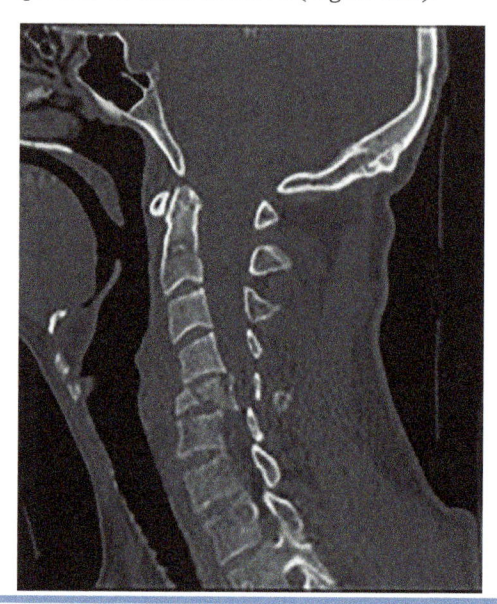

Figura 17.5. TC da região cervical com fratura vertebral.

A ressonância magnética tem auxiliado o diagnóstico dos TRM e, sempre que possível, deve ser utilizada na fase primária do diagnóstico, pois permite uma análise detalhada de contusões ou ruturas medulares, hematoma extradural, lesões de partes moles, ligamentos paraespinais, hérnias discais traumáticas e coleções líquidas.

Investigações radiográficas de coluna toracolombar utilizam-se de indicações semelhantes listadas para a coluna cervical. Na incidência anteroposterior, deve-se atentar para o alinhamento vertical dos pedículos, bem como para o espaço entre os pedículos de vértebras torácicas e lombares, que estará aumentado em casos de fraturas instáveis. Incidências laterais podem indicar subluxações, "fraturas por compressão" e de Chance. Se o paciente se apresentar estável, a TC poderá ser usada inicialmente como triagem. Visualização de fraturas de estruturas vertebrais posteriores e estimativa de grau de compressão do canal medular, em casos de fratura com explosão, são vantagens da TC.

TRATAMENTO

A imobilização, oferta de fluidos intravenosos, prescrição de medicações e transferência para serviço especializado, se necessário, configuram o tratamento inicial ao TRM[2]. Durante o atendimento, a imobilização do paciente deverá ser realizada superior e inferiormente à topografia suspeita de lesão de coluna, assim permanecendo até a verificação do quadro por estudo radiológico. Na dúvida, deve-se manter o colar cervical adequadamente posicionado. Apesar da necessdade de utilização do colar semirrígido, seu uso exclusivo pode não representar a estabilização completa desejada. Assim, o uso de pranchas rígidas longas é uma boa alternativa, de preferência com dispositivos adequados para apoio do polo cefálico.

Contudo, após a remoção do paciente do local onde ocorreu o trauma, o mesmo deverá ser retirado da prancha o mais breve possível. A mobilização, o rolamento ou a elevação do paciente deverão ser feitos em bloco, mantendo-se o "alinhamento anatômico neutro" da coluna vertebral. Mesmo na presença de déficits neurológicos (p. ex., paraplegia ou quadriplegia) essa conduta deve ser seguida, já que os déficits sensitivos tornam os pacientes mais propensos a produzirem úlceras por pressão.

A reposição de fluidos intravenosos deve ser realizada nos pacientes com suspeita de TRM de modo semelhante àquela feita em politraumatizados, durante a reanimação. É necessário suspeitar de choque neurogênico em caso de refratariedade após a administração de 1 litro. O uso de substâncias vasopressoras, monitoramento invasivo e sondagem vesical para monitoramento do débito urinário são estratégias possíveis na condução do caso.

Atualmente, não há evidências suficientes para afirmar que existem benefícios no uso de corticosteroides em TRM[2].

Nos casos em que há déficit neurológico ou fraturas vertebrais comprovadas, a transferência do paciente para centros especializados deverá ser providenciada. É primordial manter toda a imobilização da coluna, devido à hipótese de lesões potenciais não diagnosticadas, e evitar qualquer demora desnecessária.

PONTOS-CHAVE

Trauma Cranioencefálico

- Cuidado com pacientes sob efeito de álcool e drogas ilícitas – alteração no exame físico.
- Manter adequada PPC = PAM – PIC (normal 60-150 mmHg).
- Proteger via aérea no TCE grave (ECG < 8).
- Garantir boa perfusão tecidual, oxigenação, ventilação e manutenção da PAM e controlar hemorragias.
- Realizar avaliação da ECG e pupilas, e nos casos moderados e graves solicitar sempre avaliação do especialista.
- Solicitar TC de crânio como exame de eleição no TCE.
- Evitar as lesões secundárias.

Trauma Raquimedular

- Avalie o mecanismo do trauma, pacientes inconscientes devem ser considerados portadores de lesões até que as mesmas sejam excluídas, manter o paciente em posição neutra com proteção cervical.
- Diferenciar choque neurogênico e raquimedular, lembrando sempre que a principal causa de choque no trauma é hipovolêmica.
- Definir por meio do exame físico o nível neurológico e a gravidade das lesões.
- Caracterizar as três síndromes medulares: síndrome central da medula, anterior da medula e de Brown-Séquard.
- TC com cortes finos do occipício até T1 com reconstrução sagital e coronal para avaliação da coluna cervical é considerada o padrão-ouro para avaliação da coluna, podendo se estender o exame a outros segmentos da coluna conforme suspeita clínica.

▶ REFERÊNCIAS BIBLIOGRÁFICAS

1. Ladeira RM, Malta DC, De Morais Neto OL, De Mesquita Silva Montenegro M, Filho AMS, et al. Acidentes de transporte terrestre: Estudo Carga Global de Doenças, Brasil e unidades federadas, 1990 e 2015. Rev Bras Epidemiol. 2017;20:157-70.
2. Stewart R, Rotondo M, Henry S. Advanced trauma life support. ATLS 10th ed. 2018. 100-169 p.
3. Murray GD, Brennan PM, Teasdale GM, Murray GD, Teasdale GM, Cole E, et al. Simplifying the use of prognostic information in traumatic brain injury. Part 1: The GCS-Pupils score: an extended index of clinical severity. Ann Surg. 2018;128(June):188-94.
4. Stiell IG, Wells GA, Vandemheen K, Clement C, Lesiuk H, Laupacis A, et al. The Canadian CT Head Rule for patients with minor head injury. 2001;357:1391-6.
5. Carney N, Totten AM, O'Reilly C, Ullman JS, Hawryluk GWJ, Bell MJ, et al. Guidelines for the Management of Severe Traumatic Brain Injury, Fourth Edition. Neurosurgery. 2017;80(1):6-15.
6. Stiell IG, Wells GA, Vandemheen K, Clement C, Lesiuk H, Laupacis A, et al. The Canadian C-Spine Rule for Radiography in alert and Stable Trauma Patients. Crit Care. 2002;6(1):1841-8.
7. Furlan JC, Noonan V, Singh A, Fehlings MG. Assessment of impairment in patients with acute traumatic spinal cord injury: A systematic review of the literature. J Neurotrauma. 2011;28(8):1445-77.

Trauma Cervical

18

Yasmin Sales Medeiros

Tercio de Campos

Antônio José Gonçalves

▶ INTRODUÇÃO

Os traumatismos da região cervical destacam-se por sua alta complexidade e elevada morbimortalidade, tendo grande relevância nos atendimentos dos serviços de urgência. Representam cerca de 5 a 10% de todas as injúrias traumáticas,[1] sendo mais comuns no sexo masculino (88 a 92%), e entre adultos jovens, por volta dos 28 anos, refletindo uma maior exposição a situações de violência por esta população.[2]

Anatomicamente, o pescoço é uma região que contém uma grande quantidade de estruturas importantes – vasculares, respiratórias, digestivas e nervosas – em um espaço pequeno e confinado,[3] de maneira que ferimentos nessa região podem atingir diversas estruturas vitais, e onde a clavícula marca o limite entre o pescoço e o tórax.[4]

Uma das primeiras descrições de trauma cervical ocorreu na Ilíada, de Homero, quando Aquiles desferiu um golpe fatal de lança no pescoço de Heitor.

Ao longo da história, o manejo dessas lesões tem evoluído, o que melhorou a sobrevida. Desde 1522, no primeiro relato de abordagem ao trauma cervical, onde Ambroise Paré descreveu a ligadura da artéria carótida para o controle da hemorragia cervical causada por ferimento por baioneta,[5] mantendo-se esta como técnica de escolha até a Segunda Guerra Mundial, sendo então instituído o reparo vascular como tratamento.[6] Além disso, descobriu-se que a abordagem de *watch and wait* permite que muitas lesões passem despercebidas. Consequentemente, a exploração cirúrgica passou a ser a escolha até a década de 1990, quando essa conduta passou a ser questionada, pois muitas explorações não descobriam lesões.[7] A abordagem de lesões cervicais por zonas também foi estabelecida e, atualmente, tanto o manejo conservador em pacientes selecionados quanto o manejo "sem zona" estão sendo debatidos.[8]

A mortalidade destas lesões também diminuiu consideravelmente, de 15% na Guerra de Secessão até 3% nas situações civis atuais.

Diante disso, é imprescindível o conhecimento acerca da anatomia cervical, bem como o estabelecimento de uma adequada abordagem, a fim de diminuir complicações, sequelas e, assim, reduzir a mortalidade dos traumatismos cervicais.

ZONAS CERVICAIS

O conhecimento dos pontos de referência da superfície do pescoço é fundamental para a avaliação e o tratamento de suas lesões. Classicamente, a região cervical pode ser dividida anatomicamente em anterior e posterior. A região anterior (ou trígono anterior) é limitada pela borda inferior da mandíbula, pelo músculo esternocleidomastóideo e pela linha mediana anterior do pescoço. Já o trígono posterior tem como limites a face superior da clavícula, o músculo trapézio e o músculo esternocleidomastóideo.[9]

No entanto, a divisão craniocaudal em zonas cervicais, descrita por Monson em 1969, (Figura 18.1 e Tabela 18.1) é a mais utilizada atualmente para classificação das lesões cervicais[10], tendo em vista as implicações diagnósticas e de manejo relacionadas à localização da lesão.

De acordo com esta divisão, a zona I é a área entre as clavículas e a cartilagem cricoide, abrangendo os órgãos do desfiladeiro torácico. Esta zona contém estruturas vitais que incluem os vasos inominados, a origem da artéria carótida comum, os vasos subclávios e a artéria vertebral, o plexo braquial, a traqueia, o esôfago, o ápice do pulmão e o ducto torácico. Além disso, a exposição cirúrgica e o acesso podem ser difíceis nesta zona, devido à presença da clavícula e de estruturas ósseas da entrada torácica.

A zona II situa-se entre a cartilagem cricoide e o ângulo da mandíbula. Esta é a maior zona e a mais comumente lesada no pescoço, além de possuir acesso relativamente fácil para exame clínico e exploração cirúrgica. As estruturas nesta zona incluem as artérias carótidas comuns e suas bifurcações, artérias vertebrais, veias jugulares internas, laringe e traqueia cervical, esôfago cervical, medula espinal e o nervo vago.

A zona III está entre o ângulo da mandíbula e a base do crânio. As estruturas nesta zona incluem as artérias carótidas internas, artérias vertebrais, veias jugulares internas, faringe, medula espinal e os nervos facial, glossofaríngeo, vago, acessório espinal e hipoglosso. Devido à proximidade com a base do crânio, essa área é menos passível de exame físico e de difícil exploração durante a avaliação cirúrgica.[4,11]

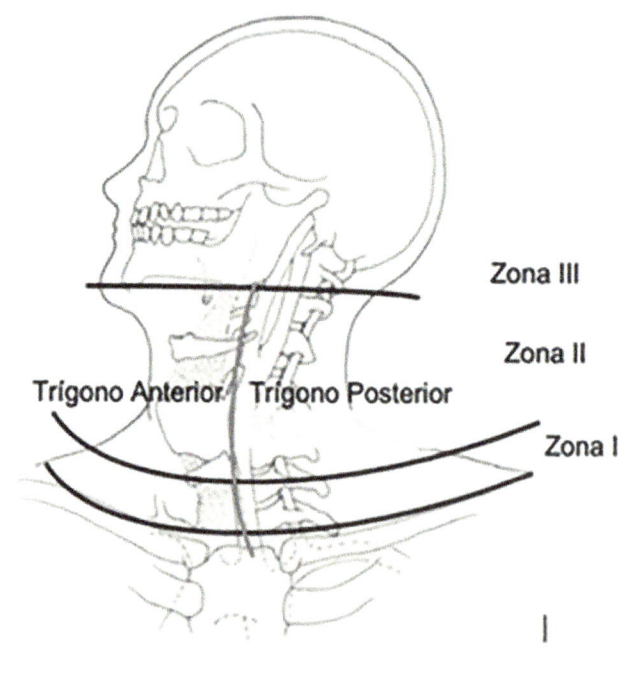

Figura 18.1. Zonas anatômicas do pescoço (adaptado de Monson et al., 1969).

Tabela 18.1. Zonas cervicais e suas estruturas (adaptada de Petrone et al., 2019)

Zona	Limites Anatômicos	Estruturas
I	Clavículas e esterno → cartilagem cricoide	Aa. vertebral e subclávia, Vv. inominada e jugular, medula espinal, nervo laríngeo recorrente e X par craniano, traqueia, esôfago e ducto torácico
II	Cartilagem cricoide → ângulo da mandíbula	Aa. carótida e vertebral, Vv. jugulares, medula espinal, nervo laríngeo recorrente e X par craniano, hipofaringe e esôfago
III	Ângulo da mandíbula → base do crânio	Aa. carótida e vertebral, Vv. jugulares, medula espinal, IX-XII nervos cranianos e tronco simpático

MECANISMOS DE TRAUMA E FORMAS DE APRESENTAÇÃO

Três mecanismos principais foram descritos no trauma cervical:

- trauma contuso: inclui acidentes com veículos motorizados e lesões esportivas. É importante atentar para a possibilidade de lesão oculta da coluna cervical, bem como apresentação tardia de lesões laríngeas, vasculares e do trato digestivo;

- trauma penetrante: a taxa de mortalidade para lesões penetrantes no pescoço chega a 10%, sendo a lesão vascular a causa mais comum de morte nesses casos. É definido como aquele cuja lesão ultrapassa o músculo platisma e, devido à presença de importantes estruturas neurovasculares e do trato aerodigestivo, requer investigação especial pela potencial gravidade. Os exemplos incluem ferimentos por armas de fogo e facadas, sendo estas últimas relacionadas à penetração de baixa energia;

- enforcamento ou estrangulamento: a pressão externa no pescoço causa hipóxia cerebral devido à obstrução venosa e arterial.[11,12]

Quanto à apresentação clínica, os pacientes podem apresentar sinais e/ou sintomas graves, moderados, leves ou mesmo ser assintomáticos, sem evidências de lesões à admissão. A presença e a intensidade dos sintomas pode variar de acordo com a zona do pescoço afetada.

Na zona I, uma lesão vascular pode levar a sangramento externo ou mesmo intratorácico. Já uma ferida penetrante na zona II pode causar ferimento traqueal comprometendo as vias aéreas e ocasionando hipóxia. Além disso, um grande hematoma decorrente de lesão vascular pode levar a compressão e posterior perda da patência das vias aéreas. Embora traumatismos na zona III sejam menos comuns, o sangramento pode ser secundário a uma lesão na artéria carótida interna na base do crânio.

Pacientes com sinais ou sintomas de leves a moderados podem referir queixas de rouquidão, disfagia e crepitação palpável, sugestivas de lesão na laringe, traqueia ou esôfago. Podem, ainda, apresentar sangramentos ativos ou um hematoma estável, inferindo lesão vascular. Já os pacientes assintomáticos não terão sinais ou sintomas de lesão das vias aerodigestivas, vasos cervicais, coluna vertebral ou medula.

O manejo do paciente leva em consideração seu estado clínico e hemodinâmico (vide tópico abaixo). Pacientes amplamente sintomáticos terão sua ressuscitação imediata realizada em sala de emergência ou centro cirúrgico. Pacientes com sintomas menos exuberantes passarão por uma avaliação diagnóstica referente ao sistema suspeito de lesão ou que englobe os sistemas aerodigestivo e vascular. Os pacientes assintomáticos têm alta, são internados para observação ou, em alguns centros, passam por uma avaliação radiológica, geralmente com tomografia computadorizada (TC) de pescoço.

ABORDAGEM DO TRAUMA CERVICAL

O manejo do trauma cervical hoje é ditado pela conduta seletiva, ou seja, a observação e os exames de imagem são fundamentais, porém continuamos operando de imediato traumas cervicais nos casos de risco de morte iminente, ou seja, hemorragia intensa externa, insuficiência respiratória aguda e cervicotomia traumática. Isto ocorre na minoria dos casos. Na tese de doutorado de um dos autores (AJG)[13], ocorreu em 10% dos casos. Assim, 90% dos casos devem ser observados e examinados clinicamente e com exames de imagem para afastar lesões que necessitem de tratamento operatório. O manejo também depende da zona afetada, do estado hemodinâmico do paciente e da presença de sinais clínicos, sejam eles "sinais maiores" (sangramento pulsátil ativo, hematoma em expansão, ausência de pulso carotídeo, sopro ou frêmito vascular, isquemia cerebral) ou "sinais menores" (história de sangramento no local, trauma em território vascular, pequeno hematoma não pulsátil).[8]

É importante, na admissão do paciente, a obtenção de algumas informações essenciais sobre o mecanismo de lesão. Isso deve incluir respostas às seguintes considerações:

- **Quando?** – Momento da lesão.
- **Onde?** – Localização da lesão e número de feridas (identificar se há lesões de entrada e saída), bem como sua extensão e proximidade de estruturas vitais.
- **Como?** – o tipo de agente utilizado no trauma, como arma de fogo, faca, colisão veicular etc.

Eventos relacionados: importante principalmente nos casos de trauma contuso. Avaliar se há indícios da presença de outras lesões associadas, como TCE, trauma de coluna cervical, entre outros.

Qualquer outra condição médica existente por parte do paciente.

Em relação ao exame físico, deve ser pesquisada a presença de hemorragia, hematoma, equimoses, edema ou qualquer distorção anatômica, bem como presença de estridor ou enfisema subcutâneo. A presença de certos achados fornece pistas para lesões vasculares e aerodigestivas clinicamente significativas.

Tendo em vista a presença de estruturas vitais nesta região, a avaliação inicial deve ser realizada seguindo o protocolo *Advanced Trauma Life Support* (ATLS)[14] do Colégio Americano de Cirurgiões. Da mesma forma, é utilizado o protocolo do *Definitive Surgical Trauma Care* (DSTC)[15], cujo Manual estabelece as diretrizes atuais para avaliação e tratamento desses pacientes.

As prioridades no tratamento de pacientes com traumatismo cervical são iguais às de qualquer outro paciente com risco de morte, ou seja, proteger as vias aéreas, manter a ventilação, controlar a hemorragia e tratar o choque. Ao mesmo tempo, deve-se verificar os sinais vitais a fim de definir o estado hemodinâmico do paciente. Pacientes com lesões no pescoço podem ter outras lesões com risco de vida que podem prevalecer. Assim sendo, os principais pontos de destaque na abordagem inicial do trauma cervical são, em consonância com o protocolo do ATLS:

a. *Airway* **(Via aérea):** como sempre, a prioridade é a estabilização das vias aéreas, mantendo a imobilização da coluna cervical enquanto houver preocupação com uma lesão desta. Até 10% dos pacientes com lesões penetrantes no pescoço podem apresentar comprometimento das vias aéreas, mesmo sem evidências à avaliação inicial. Portanto, seu controle precoce deve ser considerado, pois a presença de edema, a distorção anatômica e a formação de hematoma podem piorar rapidamente suas condições.

b. *Breathing* **(Respiração):** é importante avaliar a respiração e a existência de hemo/pneumotórax, especialmente com lesões penetrantes na zona I.

c. *Circulation* **(Circulação):** compressão simples e direta sobre as feridas abertas deve ser usada para controlar o sangramento inicialmente. Vale lembrar que nenhuma sondagem às cegas da ferida e nenhum clampeamento dos vasos deve ocorrer no departamento de emergência. É importante não ocluir ambas as artérias carótidas ou obstruir as vias aéreas do paciente e atentar para o destamponamento do hematoma, que pode ser ocasionado pela manipulação local.

O manejo adicional do paciente com trauma cervical depende, ainda, da zona anatômica afetada, o que determinará a melhor estratégia de avaliação e condução das lesões.

Zona I

As lesões nesta área apresentam alta taxa de mortalidade (12%)[16], pois podem acometer o mediastino, apresentando lesões intratorácicas ou da árvore traqueobrônquica. Até 1/3 dos pacientes com lesão significativa da zona I pode não manifestar sintomas no atendimento inicial, devendo ser examinados com angiografia e avaliação esofágica, se hemodinamicamente estáveis. Por se tratar de um exame invasivo, pode-se fazer uso do ultrassom Doppler para afastar lesões vasculares, reservando-se a angiografia para casos de achado positivo.

A zona I, ou transição cervicotorácica, exige que o pescoço e o tórax sejam avaliados. Deste modo, nos doentes estáveis, a angiotomografia ganhou um importante papel na avaliação destes doentes, por determinar a presença de lesões vasculares graves, assim como lesões do tórax.

Esta zona constitui área de difícil acesso cirúrgico; portanto, no caso de lesões vasculares, o uso de Radiologia Intervencionista é recomendado, quando disponível. Se o tratamento cirúrgico for necessário, geralmente são combinadas abordagens torácica e cervical, com realização de esternotomia média, toracotomia anterior, ressecção da clavícula ou da primeira costela. Em pacientes assintomáticos indica-se o manejo conservador, que consiste em observação por 24-48 h, suturas da ferida, além de profilaxia antitetânica e antibióticos, se necessário.

Zona II

Esta é a zona cervical mais frequentemente afetada. Por ser uma área de fácil acesso e com baixo risco de sequelas advindas da exploração cirúrgica, recomenda-se abordar cirurgicamente todos os pacientes sintomáticos, geralmente acessando esta área por cervicotomia paralela à borda anterior do músculo esternocleidomastóideo.

Os exames complementares como TC, angiografia, endoscopia digestiva e broncoscopia podem ser realizados nos doentes estáveis, naqueles oligossintomáticos ou com lesões múltiplas em outras zonas cervicais. No entanto, alguns estudos apontam não haver necessidade de exames complementares em pacientes assintomáticos, com taxas de lesões vasculares ocultas de 0,7% (semelhantes às da arteriografia), indicando manejo conservador seletivo[17].

Zona III

Nesta zona há potencial para lesão dos principais vasos do pescoço e dos nervos cranianos próximos à base do crânio, o que pode causar sequelas neurológicas centrais, como afasia, hemiparesia, coma, entre outros. Pacientes com lesões arteriais podem ser assintomáticos em sua apresentação inicial, e a exposição cirúrgica e o controle do sangramento neste local podem ser bastante difíceis.

Recomenda-se, portanto, a angiografia em pacientes estáveis, sendo muitas vezes possível o tratamento definitivo destas por radiologia intervencionista. Portanto, a lesão pode ser potencialmente tratada no mesmo ambiente em que o angiograma diagnóstico é feito.

Pacientes instáveis ou sintomáticos com evidências de lesões que requerem tratamento cirúrgico necessitam, por vezes, de abordagens agressivas para uma boa exposição, com incisão horizontal para expor a base do crânio. Já os pacientes assintomáticos podem ser observados clinicamente por 24-48 h.

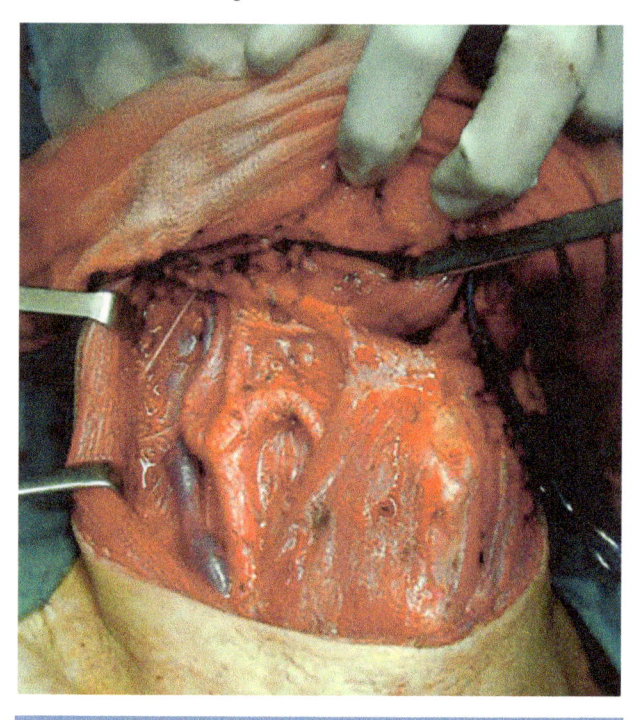

Figura 18.2. Exploração cirúrgica de paciente com ferimento cervical em zona III.

VIAS DE ACESSO

Na exploração cirúrgica do trauma cervical, é importante sempre esperar pelo pior cenário, e planejar a incisão para fornecer acesso ideal para controle do sangramento e/ou acesso imediato às vias aéreas. Com relação às vias de acesso, pode-se dividir em incisões simples e incisões combinadas.

A incisão mais anatômica e que respeita as linhas de força do pescoço é a transversa. Esta incisão é pouco mais trabalhosa e pode ser feita abaixo ou acima do platisma. No trauma pode ser feita abaixo deste músculo, com descolamento superior e inferior rente ao mesmo, o que vai expor de modo amplo todas as estruturas anatômicas do pescoço.

A incisão simples, mais frequentemente realizada nos ferimentos cervicais zona II e também zona III, é a cervicotomia realizada na borda anterior do músculo esternocleidomastóideo. Este acesso é rápido e permite uma boa exposição das principais estruturas que devem ser exploradas, tais como a artéria carótida, a veia jugular, a via respiratória superior e o esôfago, este último quando realizada do lado esquerdo. Esta incisão permite ainda seu prolongamento na parte superior do tórax, e ainda até o lado oposto.

As incisões combinadas são realizadas principalmente nos ferimentos zona I, onde estruturas torácicas vasculares devem ser exploradas. A exposição adequada é a chave para o tratamento adequado destas lesões e, deste modo, combinações entre toracotomias altas com prolongamento cervical podem ser úteis (Figura 18.3).

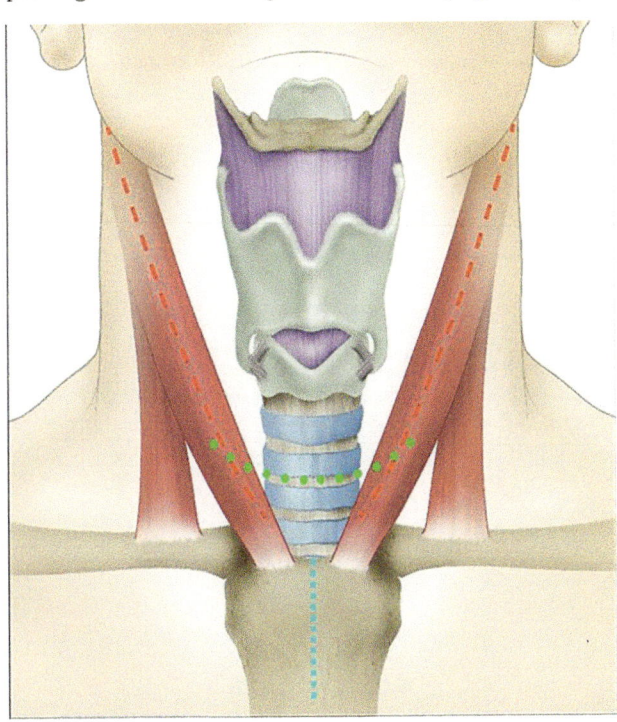

Figura 18.3. Incisões que podem ser utilizadas isoladamente ou em conjunto no trauma cervical. A cervicotomia longitudinal na borda do músculo esternocleidomastóideo em vermelho, a cervicotomia transversal de Kocher em verde, e a esternotomia superior em azul. Retirado de Herrera et al., 2020.[18]

BASES DO TRATAMENTO DAS PRINCIPAIS LESÕES (Figura 18.4)

Lesões Vasculares

As técnicas de reparo para trauma cervical não possuem diferença relevante, se comparadas àquelas usadas para outras lesões vasculares.

As lesões da zona III, na base do crânio, são de acesso extremamente difícil, complexas e devem ser exploradas com cuidado. Em algumas ocasiões, pode não ser possível o controle do coto distal de uma lesão da artéria carótida interna alta. Seu sangramento pode ser controlado temporária e permanentemente com a inserção de um cateter de Fogarty no segmento distal. O cateter é preso, seccionado e deixado no lugar. O controle de sangramento na zona III cervical deve ser realizado sempre que possível através de técnicas endovasculares devido à dificuldade do acesso cirúrgico e às vantagens do acesso por arteriografia, mesmo naquele doente que não esteja com suas condições hemodinâmicas completamente normais.

Os ferimentos da zona II são explorados por uma incisão geralmente feita ao longo da borda anterior do músculo esternocleidomastóideo, o controle proximal e distal do vaso sanguíneo deve ser obtido. Se o vaso estiver sangrando ativamente, pressão direta é aplicada ao local do sangramento enquanto o controle é obtido. Se não houver lesões que impeçam seu uso, a heparina pode ser administrada no tratamento de lesões carotídeas.

As decisões intraoperatórias são influenciadas pelo estado neurológico pré-operatório do paciente. Se o paciente não apresentar déficit neurológico antes da abordagem, o vaso lesado deve, de modo geral, ser reparado. Já o manejo dos pacientes com déficit neurológico pré-operatório é controverso. A reconstrução vascular deve ser realizada em pacientes com déficits leves a moderados, nos quais o fluxo retrógrado está presente, sendo a ligadura recomendada para pacientes com déficits graves e sem evidência de fluxo retrógrado no momento da operação.

Lesões vasculares da zona I na base do pescoço requerem tratamento agressivo, sendo frequentemente necessário toracotomia imediata para controle proximal inicial. Nos pacientes instáveis, a exposição rápida geralmente pode ser alcançada por meio de uma esternotomia mediana e uma extensão supraclavicular à direita, e toracotomia anterolateral esquerda para lesões contralaterais.

Lesões na veia jugular interna devem ser reparadas, se possível. Em casos graves que requerem desbridamento extenso, a ligadura é preferida, não sendo recomendada a realização de enxertos de interposição venosa.

Já lesões da artéria vertebral são geralmente identificadas no estudo angiográfico, com uma melhor abordagem feita por angioembolização. A exposição cirúrgica pode ser difícil e, se a lesão for encontrada durante a operação, a área deve ser tamponada e, em caso de controle do sangramento, o paciente deve ser transferido para a sala de radiologia para angiografia e embolização.

Como acontece com todas as lesões vasculares do pescoço, um complemento útil é ter um cateter Fogarty de tamanho 3 ou 4 disponível. Isso pode ser passado para o vaso a fim de obter controle oclusivo temporário.

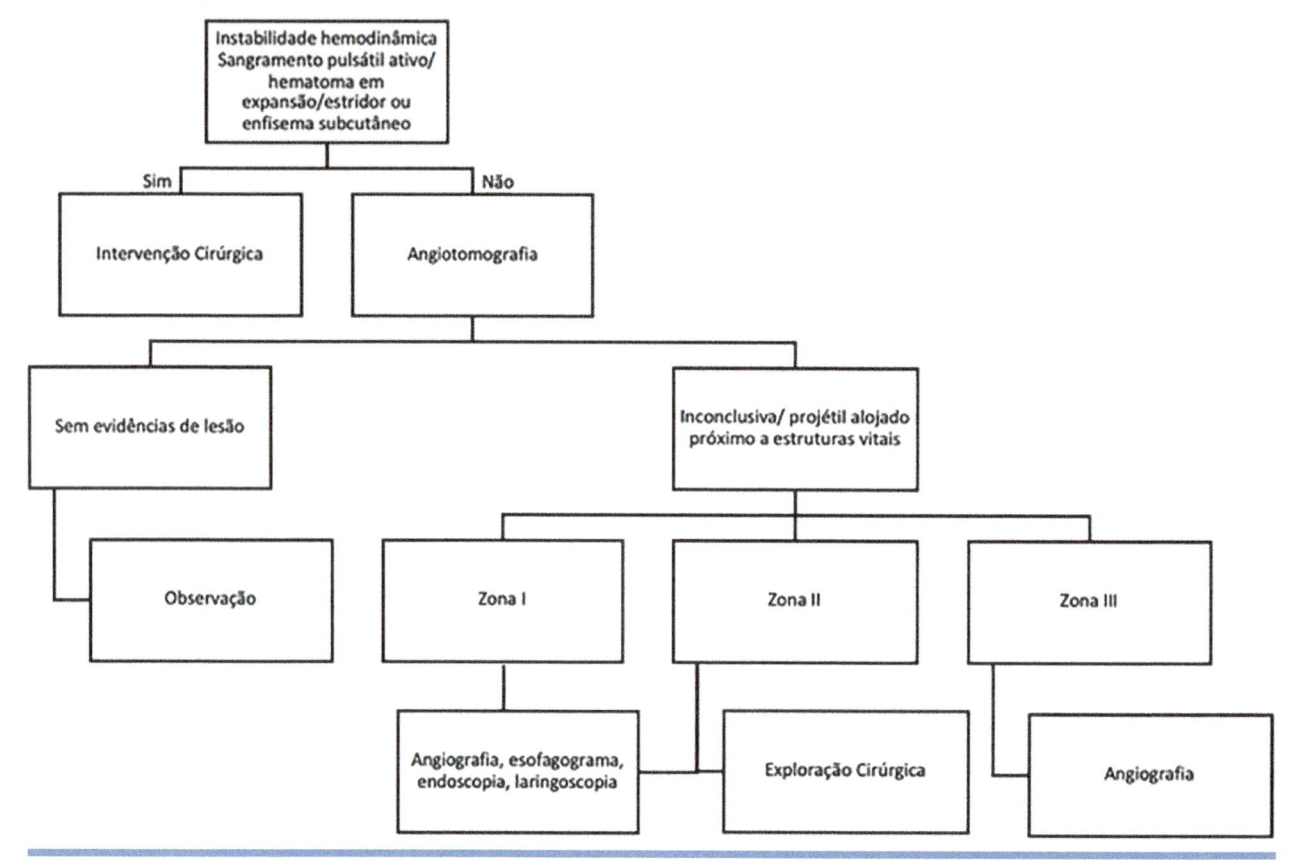

Figura 18.4. Algoritmo final.

Lesões Traqueais

As lesões da traqueia devem ser fechadas em uma única camada com suturas absorvíveis e recomenda-se a drenagem. Além disso, deve-se considerar a realização de traqueostomia como via aérea definitiva. Defeitos maiores podem exigir um retalho de fáscia.

Lesões Faríngeas e Esofágicas

Lesões de hipofaringe e esôfago cervical são de difícil diagnóstico pré-operatório, e geralmente não são percebidas na exploração do pescoço. As perfurações devem ser fechadas em duas camadas e amplamente drenadas. Para lesões esofágicas extensas que requerem ressecção e desbridamento, pode ser necessária a confecção de uma via alimentar, ou o posicionamento de uma sonda nasoenteral. A faringostomia para desvio pode ser considerada em alguns casos de lesões complexas.

As incisões de exploração do pescoço são fechadas em camadas após controle das lesões. A drenagem geralmente é indicada, a fim de prevenir hematomas e infecções.

Por fim, afirmamos que a conduta em operar ou não as vítimas de trauma no pescoço hoje é indicada de imediato apenas nas lesões com risco de morte iminente. Nas demais, a conduta de observar e fazer exames é a mais adequada.

As causas de morte, porém, estão muito mais relacionadas à lesão provocada do que à conduta tomada. Com a conduta seletiva, porém, evitamos um grande número de cervicotomias "brancas".

▶ REFERÊNCIAS BIBLIOGRÁFICAS

1. Nowicki JL, Stew B, Ooi E. Penetrating neck injuries: a guide to evaluation and management. Ann R Coll Surg Engl. 2018;100:6-11. doi: http://dx.doi.org/10.1308/rcsann.2017.0191.
2. Von Bahten LC, Duda JR, Zanatta PDS, Morais AL, Silveira F, Olandoski M. Ferimentos cervicais: análise retrospectiva de 191 casos. Rev Col Bras Cir. 2003;30(5):374-81. [cited 2010 Aug 31]. Disponível em: http://www.scielo.br/scielo.php?script=sci_arttext&pid=S0100-69912003000500008&lng=en.doi:10.1590/S0100-69912003000500008. Acesso em:
3. Cruvinel Neto J, Dedivitis RA. Fatores prognósticos nos ferimentos cervicais penetrantes. Braz j otorhinolaryngol. 2011;77(1):121-4.
4. Mattox KL, Feliciano DV, Moore EE. Trauma. 7ª ed. New York: McGraw-Hill; 2013.
5. Makins GH. Gunshot Injuries to the Blood Vessels. Bristol, England: John Wright and Sons, Ltd; 1919. Disponivel em E-Book: https://play.google.com/store/books/ details?id=V2oSAAAAYAAJ&rdid=book-V2oSAAAAYAAJ&rdot=1.
6. Lawrence KB, Shefts LM, McDaniel JR. Wounds of the common carotid arteries, report of seventeen cases from World War II. Am J Surg. 1948;76(1):29-37.

7. Thal ER, Meyer DM. Penetrating neck trauma. Curr Probl Surg. 1992;29(1):1-56.
8. Petrone P, Velaz-Pardo L, Gendy A, Velcu L, Brathwaite CEM, Joseph DK. Diagnóstico, manejo y tratamiento de las lesiones cervicales traumáticas. Cir Esp. 2019;97:249-500.
9. Moore KL, Daley IAF. Anatomia Orientada Para A Clínica. 7ª ed. Rio de Janeiro: Guanabara Koogan; 2014.
10. Monson DO, Saleta JD, Freeark RJ. Carotid vertebral trauma. J Trauma. 1969;9(12):987-99.
11. Alao T, Waseem M. Neck Trauma. [Updated 2021 Jul 8]. In: StatPearls [Internet]. Treasure Island (FL): StatPearls Publishing; 2021 Jan. Disponível em: https://www.ncbi.nlm.nih.gov/books/NBK470422/
12. Lourenção JL, Nahas SC, Margarido NF, Rodrigues Junior AJ, Birolini D. Ferimentos penetrantes cervicais: análise prospectiva de 53 casos. Rev Hosp Clin Fac Med São Paulo. 1998;53(5):234-41.
13. Gonçalves AJ. Ferimentos cervicais penetrantes – análise de 145 casos. Tese defendida na Faculdade de Ciências Médicas da Santa Casa de São Paulo para obtenção do título de doutorado, 1993.
14. ATLS. Advanced Trauma Life Support, Student Course Manual. 10th ed. The Committee on Trauma American College of Surgeons. Library of Congress Control Number: 2017907997 - ISBN 78-0-9968262-3-5, 2018.
15. Boffard KD. Manual of Definitive Surgical Trauma Care: Incorporating Definitive Anaesthetic Trauma Care. 5th ed. Boca Raton: CRC Press; 2019. doi: https://doi.org/10.1201/9781351012874.
16. Irish JC, Hekkenberg R, Gullane PJ, Brown DH, Rotstein LE, Neligan P. Penetrating and blunt neck trauma: 10-year review of a Canadian experience. Can J Surg. 1997;40(1):33-8.
17. Sekharan J, Dennis JW, Veldenz HC, Miranda F, Fykberg ER. Continued experience with physical examination alone for evaluation and management of penetrating zone 2 neck injuries: results of 145 cases. J Vasc Surg. 2000;32:483-9.
18. Herrera MA, Tintinago LF, Victoria Morales W, Ordoñez CA, Parra MW, Betancourt-Cajiao M, et al. Damage control of laryngotracheal trauma: the golden day. Colomb Med (Cali). 2020;51(4):e4124599. doi: 10.25100/cm.v51i4.4422.4599. PMID: 33795902; PMCID: PMC7968428.

Trauma de Tórax

19

Roberto Saad Junior

Vicente Dorgan Neto

Marcio Botter

Roberto Gonçalves

Samir Rasslan

▶ INTRODUÇÃO

O traumatismo torácico é responsável por 25% das mortes dos politraumatizados. A cada 100.000 mortes anuais nos Estados Unidos, 25% devem-se ao trauma torácico e finalmente 12% dos doentes com trauma torácico não conseguem sobreviver. Embora o tratamento destes doentes seja realizado de maneira relativamente simples, ainda assim a mortalidade continua alta. Destes doentes, 85% deles são tratados adequadamente com a drenagem da cavidade pleural e apenas 15% requerem um tratamento mais sofisticado como a toracotomia.[1]

As consequências mais frequentes de um traumatismo torácico são: hemotórax, pneumotórax ou ainda hemotórax + pneumotórax. Podemos afirmar que 60% dos traumatizados de tórax apresentam única e exclusivamente estas situações.[2]

A lesão pulmonar é a grande responsável por estes fenômenos e, como esta lesão cicatriza espontaneamente, basta a colocação de um dreno de tórax para permitir o rápido esvaziamento da cavidade pleural e a rápida expansão pulmonar para que em 2 a 3 dias o doente receba alta hospitalar.

Por outro lado, as lesões que requerem uma toracotomia para o seu tratamento felizmente são mais raras. Podemos, entretanto, afirmar que 80% delas são oriundas de lesões cardíacas e de grandes vasos torácicos, e neste contexto, ao atendermos um doente com trauma de tórax que chegue ao Serviço de Emergência com instabilidade hemodinâmica, teremos que focar nossa atenção para estas lesões.

Outras lesões que necessitam de toracotomia para o seu tratamento são de aparecimento muito pouco frequente no nosso Serviço (Santa Casa de São Paulo): ferimentos de traqueia ou brônquios, de ducto torácico, de esôfago e a presença de grande solução de continuidade da parede torácica, o chamado pneumotórax aberto.

Embora e apesar do grande avanço nos conhecimentos de fisiopatologia, adquiridos principalmente a partir de duas Grandes Guerras Mundiais, a guerra da Coreia e a do Vietnã, e de termos à disposição métodos adequados de tratamento, doentes portadores de traumatismos torácicos continuam a morrer por falta de um treinamento básico de quem os atende.

CLASSIFICAÇÃO DOS TRAUMATISMOS TORÁCICOS

Não é fácil ordenar os traumatismos torácicos, dada a pluralidade de aspectos por eles apresentada. No entanto, é fundamental, para que tenhamos clara compreensão do problema, definir o doente que chega ao Serviço de Emergência com traumatismo de tórax e o mais rápido possível, independente do diagnóstico exato dos órgãos e de suas lesões, classificá-los em um grupo e, a partir daí, estabelecer uma conduta adequada, isto é, a mais conveniente para aquele grupo.

Normalmente, a classificação adotada baseia-se nas características anatomopatológicas do trauma torácico e as respectivas lesões que as ocasionaram. Assim, vejamos: ferimentos e contusões. Os ferimentos são as lesões que provocam uma solução de continuidade na parede torácica. Poderão ser penetrantes ou não, conforme exista ou não lesão da pleura parietal. A contusão ou trauma fechado, mesmo não existindo solução de continuidade, é capaz de provocar lesões internas. Os ferimentos são divididos ainda em simples (zona periférica do pulmão), complicados (hemorragia pleural contínua, lesão de brônquio, corpos estranhos na pleura ou no pulmão) e complexos (transfixante do mediastino, toracoabdominal, toracotomia traumática) e as contusões, em torácica e toracoabdominal. As torácicas envolvem: esqueleto, pulmão, traqueia, esôfago, coração e grandes vasos. As toracoabdominais: a síndrome peritoneal e a evisceração traumática do diafragma.

Esta classificação, embora abrangente, não consegue transmitir ao leitor, de uma forma dinâmica, os fenômenos envolvidos. É uma classificação descritiva, pouco revela sobre a frequência, a gravidade e o prognóstico dos doentes. Em razão destes comentários, propusemos uma classificação dos traumatismos torácicos que transmite ao estudante, de uma maneira mais clara e objetiva, o tipo de doente que tratarão no Serviço de Emergência. Esta classificação se baseia na gravidade, frequência e no tratamento das lesões que se instalam após o trauma.

CLASSIFICAÇÃO PROPOSTA PARA OS TRAUMATISMOS TORÁCICOS

Doentes instáveis	Morte iminente: 10-15%
Doentes estáveis	Drenagem de tórax é o tratamento definitivo: 60-70%
	Drenagem de tórax não é o tratamento definitivo: 10-20%

DOENTES INSTÁVEIS, MORTE IMINENTE – GRUPO I

Estes doentes perfazem 10 a 15% dos que chegam ao pronto-socorro e são aqueles que necessitam de um tratamento imediato. Não há tempo para realização de exames subsidiários, o diagnóstico e a conduta dependem da experiência e argúcia do médico que atende. Eventualmente, quando as condições permitirem, o diagnóstico clínico poderá ser confirmado por meio de exames complementares. A insuficiência respiratória e/ou circulatória são as responsáveis pelo quadro dramático que se instala. Neste grupo incluímos a obstrução de vias aéreas, o pneumotórax aberto, o pneumotórax hipertensivo, o tórax flácido, o pulmão úmido e o tamponamento cardíaco.

Geralmente o sangramento pleural se origina de lesões situadas em vasos mediastinais (coração e vasos da base) ou sistêmicos (mamária, intercostal), portanto requerem toracotomia para o seu tratamento, além da reposição volêmica. O pneumotórax se origina de lesões traqueais ou brônquicas e ainda aqui a indicação operatória se impõe. Por outro lado, na presença de tórax flácido, pulmão úmido e obstrução das vias aéreas, apesar da gravidade do quadro clínico, a cirurgia não está indicada.

Em resumo, incluímos neste grupo todos os doentes que foram descritos por Ivatury, Shah, Ito e cols., em 1981,[3] ao classificarem as vítimas candidatas à toracotomia na sala de emergência: morto ao chegar, fatal, agônico e choque profundo.

Doentes estáveis cuja drenagem de tórax é o tratamento definitivo – Grupo II

Estes doentes perfazem 60 a 70% e são os que apresentam hemotórax, pneumotórax ou hemopneumotórax de médio ou grande volume. Não apresentam insuficiência respiratória ou circulatória, por isto são estáveis. A dispneia e a hipotensão poderão fazer parte da sintomatologia, quando presentes o pneumotórax ou o hemotórax de grande volume, porém o quadro clínico que se instala não é tão grave como no grupo de doentes descritos anteriormente.

A lesão pulmonar é a causa do derrame pleural neste grupo. Nestes doentes, portanto, a drenagem intercostal irreversível é sempre um tratamento definitivo, pois permite um rápido esvaziamento pleural, além de manter o pulmão expandido o tempo necessário para a cicatrização de sua lesão. A reposição volêmica e a sedação da dor estarão incluídas no tratamento, quando necessário.

Evidentemente neste grupo de doentes não cabe um tratamento clínico, nem tampouco uma indicação operatória, a solução definitiva será sempre a drenagem pleural.

Doentes estáveis cuja drenagem de tórax não é o tratamento definitivo – Grupo III

Perfazem 10 a 20% dos doentes. Este grupo é constituído por doentes portadores de lesões menos frequentes. São doentes inicialmente estáveis, mas que sem o tratamento adequado podem evoluir para a instabilidade. O hemotórax ou o pneumotórax podem estar presentes e ser de qualquer volume; a drenagem intercostal poderá ser temporariamente necessária, mas nunca será o tratamento definitivo, como aconteceu com o grupo previamente descrito; algumas vezes nem é mesmo necessária. Incluímos neste grupo as lesões de esôfago, do ducto torácico, do diafragma, alguns tipos de lesões brônquicas, as máscaras equimóticas, fraturas de costelas e os hematomas pulmonares.

Percebe-se que em certas situações o tratamento operatório estará indicado (ferimento de esôfago, diafragma etc.) e em outras o tratamento clínico (máscara equimótica, hematomas de pulmão etc.) é o mais adequado.

Acreditamos que esta classificação dos traumas torácicos seja mais útil, pois permite compreender de um modo bastante simples os fenômenos envolvidos nesta grave condição clínica. No Serviço de Emergência, ao definirmos a qual destes grupos um determinado doente pertence, teremos como consequência uma definição do seu provável diagnóstico, tratamento e prognóstico.

O ATLS (Advanced Trauma Life Support) e o Trauma de Tórax

O conhecido treinamento do ATLS e o seu conceito, sem dúvida alguma, trouxe acentuada melhoria no atendimento do doente politraumatizado em todo o território nacional.

A avaliação inicial, preconizada pelo método: preparação, triagem, exame primário, reanimação, exame secundário, monitoração e reavaliação contínuas e cuidados definitivos, deve ser seguida com rigor no tratamento destes doentes.

No exame primário, a sequência de prioridades de atendimento, definida pelo ATLS, deve ser religiosamente atendida:

1. vias aéreas e controle da coluna cervical;
2. respiração;
3. circulação;
4. avaliação neurológica;
5. exposição do doente, com devido cuidado com a hipotermia.

Esta sequência do atendimento é tida hoje como mandamento, e estes conhecimentos devem ser devida e exaustivamente praticados por aqueles que pretendem tratar o doente politraumatizado.

Especificamente no traumatismo torácico, o ATLS recomenda o seguinte:

Identificar e tratar os doentes com risco imediato de vida. Estão enquadrados nesta situação os doentes com:

1. obstrução das vias aéreas;
2. pneumotórax hipertensivo;
3. pneumotórax aberto;
4. hemotórax maciço;
5. tórax flácido com grave contusão pulmonar;
6. tamponamento cardíaco.

Identificar e tratar os doentes com risco potencial de vida. Estão enquadrados nesta situação os doentes com:

1. contusão pulmonar;
2. contusão miocárdica;
3. ruptura aórtica;
4. ruptura traumática do diafragma;
5. laceração traqueobrônquica;
6. laceração esofágica.

Estas lesões descritas pelo ATLS que têm o potencial de colocar em risco imediato ou com risco potencial de vida são felizmente pouco frequentes. Como já enfatizamos ao descrever a nossa classificação proposta para traumatismos torácicos, as lesões mais frequentes são "benignas" se adequadamente tratadas (doentes do Grupo II).

SITUAÇÕES MAIS FREQUENTES RESULTANTES DO TRAUMA TORÁCICO

Hemotórax

O hemotórax é a consequência mais comum de um trauma de tórax, seja ele penetrante ou fechado. O sangue coletado na cavidade pleural pode ser originário de quatro fontes: lesão do parênquima pulmonar, lesões de vasos sistêmicos (intercostais, mamários), lesões do mediastino (coração e vasos da base) e ferimentos toracoabdominais. Nestes últimos, existe a possibilidade de um sangramento, proveniente de uma víscera abdominal, ser aspirado para a cavidade pleural. O hemotórax admite várias classificações. Quanto ao volume, pode ser pequeno (300-350 mL), médio (350- 1.500 mL) ou grande (maior que 1.500 mL). Quanto à lateralidade: uni ou bilateral. Quanto ao próprio derrame: hemotórax ou hemotórax e pneumotórax associados. Quanto à evolução, pode ser estacionário ou progressivo, isto é, a coleção não aumenta com o passar do tempo ou é um sangramento contínuo. Quanto à tensão: normotenso ou hipertensivo. O hipertensivo sempre vem acompanhado de pneumotórax, pois é muito improvável, senão impossível, um doente chegar vivo com um hemotórax hipertensivo puro ao Serviço de Emergência. A condição de hemotórax hipertensivo é incompatível com a vida, nesta situação o doente morre antes de choque hemorrágico.

O diagnóstico do hemotórax traumático é fácil. O exame clínico e uma radiografia simples de tórax o identificam. A terapêutica tem duas finalidades: atuar no próprio hemotórax e atuar sobre a fonte de sangramento. Por ser a lesão do parênquima pulmonar responsável por mais de 90% dos casos de hemotórax, a drenagem intercostal é o tratamento definitivo, pois atua esvaziando a coleção de sangue e promovendo rápida expansão pulmonar, permitindo a cicatrização espontânea da lesão que ocasionou o sangramento. No restante dos doentes (10%), a toracotomia ou a laparotomia serão necessárias para reparar a fonte da hemorragia: vasos parietais ou órgãos abdominais e diafragma.

Pneumotórax

O ar ambiente poderá alcançar o espaço pleural após um trauma torácico, como consequências de: lesões de parede torácica, lesões do parênquima pulmonar ou do mediastino (esôfago, traqueia, brônquios)[4]. À semelhança do hemotórax, o pneumotórax também admite várias classificações. Quanto ao volume: pequeno, médio ou grande. É pequeno quando ocupa 1/3 da cavidade pleural ou menos; médio, quando ocupa entre 1/3 e 2/3 e grande quando ocupa mais do que 2/3. Quanto à lateralidade, uni ou bilateral. Quanto ao conteúdo: puro ou misto (pneumotórax e hemotórax). Quanto à evolução: estacionário ou progressivo. O progressivo poderá ser hipertensivo, quando ocorrer acúmulo do ar, sob pressão, no espaço pleural. É uma situação catastrófica porque poderá levar o doente à morte em segundos. A ação deverá ser rápida.

Outra modalidade de pneumotórax é o chamado "aberto ou aspirativo". É consequente a ampla comunicação entre a cavidade pleural e o meio ambiente. Este tipo de ferimento é raro em ambiente civil. Quando presente, provoca um ruído característico chamado traumatopneia, que traduz a passagem do ar através do ferimento, na inspiração. Este tipo de lesão resulta em distúrbio ventilatório grave devido ao equilíbrio rápido das pressões atmosférica e pleural, levando ao colapso ipsilateral e desvio do mediastino com todas as suas consequências. Nos traumatismos torácicos, o pneumotórax tem como origem lesões do parênquima pulmonar ou da parede do tórax em 90% dos casos. Lesões de esôfago, traqueia ou brônquio felizmente são raras. Tal qual no hemotórax, a maioria dos doentes é tratada com a colocação de um dreno intercostal. Não utilizamos punções pleurais para o esvaziamento de um pneumotórax pequeno, médio ou grande estabilizado. Estes procedimentos são dolorosos, pouco eficazes e favorecem infecção.

Se a punção for realizada de imediato, logo após o doente entrar no Serviço de Emergência, não terá qualquer validade, pois mesmo ao se conseguir a expansão pulmonar, quando a agulha for retirada, o pulmão se colapsará novamente, visto que a lesão pulmonar ainda não cicatrizou. A punção pleural só está indicada quando o pneumotórax é hipertensivo; nesta grave situação, é uma medida salvadora, no entanto provisória, pois deverá ser o mais rápido possível substituída pela drenagem intercostal. A toracotomia está indicada nos doentes nos quais o fluxo de ar pelo dreno intercostal não cessa no tempo esperado, desta maneira há de se suspeitar de lesões de traqueia, brônquio ou até mesmo do esôfago.

SITUAÇÕES FREQUENTES RESULTANTES DO TRAUMA TORÁCICO

Enfisema do Subcutâneo

É a presença de ar no tecido adiposo ou no tecido muscular, em qualquer região do organismo. A causa mais comum do enfisema subcutâneo é a lesão do parênquima pulmonar, isto é, o ar escapa da fístula produzida pelo trauma pulmonar, encontra solução de continuidade da pleura parietal e se infiltra através da massa muscular, localizando-se, por fim, no subcutâneo. Normalmente o enfisema, com esta etiologia, acompanha um pneumotórax, raras vezes o pneumotórax está ausente. Esta situação somente ocorre quando existem firmes aderências pleurais impedindo a formação do pneumotórax ou, ainda mais raramente, quando existem rupturas de bronquíolos perialveolares extrapleurais, quando o ar daí escapa encontra caminho menos resistente através do mediastino, e não o que é mais comum, para a cavidade pleural. Outras etiologias: lesões brônquicas, lesões traqueais, lesões esofágicas.

A extensão e o volume do enfisema não são proporcionais à sua gravidade. Eventualmente encontramos grandes enfisemas oriundos de simples lesões pulmonares, ou ainda pequenos enfisemas oriundos de lesões esofágicas que são obviamente mais graves. O seu diagnóstico é feito pela inspeção e palpação, que são características. Não causam dispneia ou insuficiência respiratória. Não há que se tratar do enfisema subcutâneo propriamente dito, pois este será totalmente reabsorvido em poucos dias, sem deixar sequelas, qualquer que seja a sua extensão. É o que acontece com a maioria deles. O mais importante é realizar o diagnóstico do foco do enfisema, este sim eventualmente necessitará de um tratamento operatório; se este foco for o pulmão, o tratamento será a drenagem pleural com o objetivo de permitir a expansão e cicatrização; se este foco for o brônquio, então a sutura através da toracotomia se impõe. A incidência do enfisema subcutâneo nos traumas torácicos é de 20 a 25%.

Enfisema do Mediastino

A presença de ar no mediastino configura o enfisema mediastinal ou o pneumomediastino. O compartimento mediastinal abriga vísceras que possuem conteúdo gasoso: esôfago, traqueia, brônquio e bronquíolos terminais que, por serem desprovidos de pleura visceral, abrem-se para o mediastino, ocorrendo lesões de alguma destas vísceras após um trauma torácico. O ar que delas escapa poderá se coletar no mediastino. O enfisema, por si só, não causa normalmente qualquer malefício para o doente, devemos estar atentos, isto sim, para realizar o diagnóstico da lesão da víscera que o ocasionou.

O mediastino funciona como um corredor para o escape de ar para a região cervical, ombros, parede torácica e região escrotal, de tal maneira que não ocorre hipertensão neste compartimento. Quando o escape de ar para o pescoço é difícil, devido a peculiariedades anatômicas individuais, ocorrerá acúmulo do ar, podendo aparecer o enfisema mediastinal hipertensivo, que é uma situação bastante rara, porém muito grave.[5] O enfisema do mediastino comprime os vasos da base e as próprias aurículas, levando ao choque cardiogênico, por impedir o retorno venoso, o que ocasiona um débito cardíaco baixo. Nestas circunstâncias torna-se imperioso um tratamento rápido e efetivo, o que se consegue realizando-se a mediastinotomia por via retroesternal, isto é, prover uma comunicação ampla entre o mediastino e o meio ambiente, o que possibilita o equilíbrio entre as pressões deste compartimento e o exterior, tirando-o da hipertensão.

Alargamento do Mediastino

O alargamento do mediastino, visualizado na radiografia simples do tórax anteroposterior em posição supina após um trauma fechado da caixa torácica, é um sinal de muita importância, pois pode significar que este doente é portador de ruptura de aorta ou de grandes vasos mediastinais.

Define-se alargamento do mediastino como aquele que apresenta um diâmetro igual ou maior que 8 cm. Segundo Mirvis e cols.,[5] este alargamento pode estar presente por diversas causas:

1. técnica inadequada de realização da radiografia de tórax;
2. presença de timo em crianças simulando alargamento mediastinal;
3. presença de vasos íntegros mas aumentados, em pessoas idosas;
4. doenças próprias do mediastino;
5. ruptura de pequenos vasos que não requerem tratamento operatório;
6. fraturas ósseas: esterno e vértebras torácicas;
7. sangramentos cervicais;
8. rupturas de grandes vasos mediastinais que necessitam de tratamento operatório.

Embora o alargamento do mediastino na radiografia simples de tórax não seja um sinal patognomônico de lesão de aorta, é obrigatória a indicação de aortografia (ou similares) para afastar possíveis lesões, pois nestas condições 15% dos doentes a apresentam.

Respiração Paradoxal

Como consequência de fraturas múltiplas de costelas em dois ou mais pontos ou mesmo do próprio esterno, a caixa torácica perde a sua continuidade, constituindo-se no tórax flácido ou tórax instável. Com a perda da continuidade surge a respiração paradoxal.

Durante a inspiração, a pressão negativa intrapleural e a pressão atmosférica fazem com que a porção da parede torácica que contém as fraturas afunde, e durante a expiração, quando a caixa torácica volta passivamente à sua posição de repouso, não é acompanhada pela porção com fraturas. Exatamente este movimento, contrário à fisiologia respiratória, é o que caracteriza a respiração paradoxal.

Por muito tempo, acreditou-se que a instabilidade da parede torácica neste tipo de trauma fosse a responsável pela insuficiência respiratória e a causa de mortes nestes doentes. Hoje, sabe-se que a dor e a contusão pulmonar que acompanham estes traumatismos são as grandes responsáveis pela gravidade do quadro clínico que se instala, e devem ser elas os objetivos do tratamento. Pouco relevante é o segmento instável do tórax flácido, por maior que seja a respiração paradoxal.[6]

SITUAÇÕES POUCO FREQUENTES RESULTANTES DO TRAUMA TORÁCICO

Pneumotórax Aberto

Toracotomia traumática ou ainda traumatopneia são também denominações do mesmo fenômeno. É uma situação em que existe uma lesão da parede do tórax que comunica amplamente a cavidade pleural com o meio ambiente, e isto acontece em 1% dos traumatismos em ambiente civil. Embora todos os ferimentos por arma de fogo ou arma branca tecnicamente produzam um pneumotórax aberto, pois criam através do próprio ferimento uma comunicação entre o meio ambiente e a cavidade pleural, estes não são classificados nesta categoria, visto que os tecidos da parede torácica rapidamente se justapõem, ocluindo a lesão.

É também chamado de aspirativo porque o ar inspirado provoca um ruído característico conhecido por traumatopneia. Este tipo de lesão resulta em um distúrbio ventilatório grave devido ao equilílbrio rápido das pressões atmosférica e intrapleural. Colapso do pulmão ipsilateral e o desvio do mediastino contribuem para a insuficiência respiratória que se instala. Soma-se ainda a estes fenômenos a dificuldade de expansão do pulmão contralateral, pois durante a inspiração cria-se uma competição entre o fluxo de ar traqueobrônquico e o fluxo de abertura pleurocutânea. A abertura da parede torácica, sendo maior que a abertura natural da glote, "rouba ar" e, portanto, impede um fluxo ideal para o pulmão contralateral.

O tratamento é, inicialmente, ocluir esta solução de continuidade com compressas, de modo que consigamos tornar esta lesão um pneumotórax fechado. A seguir, levamos o doente ao centro cirúrgico para o fechamento operatório do ferimento. Caso após a oclusão do ferimento apareça um pneumotórax hipertensivo, faz-se a drenagem intercostal antes de levá-lo à operação definitiva. Alguns autores preconizam o fechamento inicial destes ferimentos no pronto-socorro com o curativo de três pontas para exatamente prevenir o pneumotórax hipertensivo. Este curativo permite a saída de ar pelo ferimento, durante a expiração, e não permite a sua entrada durante a inspiração, o que de fato impediria o pneumotórax hipertensivo até o momento do tratamento definitivo.

Máscara Equimótica ou Asfixia Traumática. Síndrome de Perthes/Máscara Equimótica de Morestin

A asfixia traumática, é uma emergência médica causada por uma compressão intensa da cavidade torácica, causando refluxo venoso do lado direito do coração para as veias do pescoço e do cérebro. O acúmulo de sangue nos vasos sanguíneos provoca o seu extravasamento e o surgimento de petéquias puntiformes, que com o tempo se agrupam, surgem então as sugilações que se espalham, culminando com a máscara equimótica. Ao exame físico o paciente apresenta-se com congestão e hemorragia conjuntival e cianose de face, pescoço e parte superior do tronco.

Lesões de Órgãos Específicos

- Lesões da árvore traqueobrônquica.
- Lesões esofágicas.
- Lesões do ducto torácico.
- Trauma cardíaco.
- Ruptura traumática de aorta.
- Lesões dos grandes vasos mediastinais.
- Ruptura traumática do diafragma.
- Tórax instável.

São situações menos frequentes, porém graves. São estas lesões que propiciam todos os sinais e sintomas descritos neste capítulo. Estudar especificamente cada uma delas demandaria um livro inteiro, de modo que foge do objetivo do atual capítulo.

INDICAÇÕES DA VIDEOTORACOSCOPIA NO TRAUMA DE TÓRAX

Hemotórax, Pneumotórax e Hemopneumotórax

Os doentes que apresentam hemo, pneumo ou hemopneumotórax constituem 40 a 50% das vítimas de um trauma torácico.[8] O tratamento convencional deste grupo de doentes consiste em drenagem pleural. Em 90% dos casos a origem do problema é a lesão do parênquima pulmonar, sendo observado que, depois de 2 a 3 dias, o doente estará curado, pois este é o intervalo de tempo necessário para a cicatrização espontânea do tecido pulmonar, com consequente esvaziamento da cavidade pleural e expansão total do pulmão.

Por outro lado, persistindo drenagem de ar ou sangramento contínuo, a lesão responsável pela fístula ou hemorragia deverá ser tratada por meio de toracotomia, fato que ocorre em menos de 10% dos casos. Nestas situações a fonte de sangramento não é do parênquima pulmonar, e sim provavelmente de vasos sistêmicos (intercostal, torácica interna etc.).

Quando indicar então a videotoracoscopia?

Verificamos que indicar a videotoracoscopia rotineiramente nos doentes portadores de hemotórax ou pneumotórax não traz nenhuma vantagem. Acreditamos que inicialmente o tratamento deva ser sempre o convencional, isto é, a drenagem pleural.

Caso o sangramento seja persistente e o doente não apresente descompensação hemodinâmica, agora sim a videotoracoscopia pode ser de grande valia, pois poderemos resolver a hemorragia sem a realização de uma toracotomia. A videocirurgia localiza com eficiência e exatidão a origem do sangramento (faz o diagnóstico) e permite a sutura do mesmo (faz o tratamento). Nesta situação a videocirurgia evita uma toracotomia. Portanto, em doentes portadores de hemo, pneumo ou hemopneumotórax traumático o tratamento deve ser aquele que sempre fizemos: drenagem pleural. Em poucos doentes em que esta conduta não seja eficaz indicamos a videocirurgia. A videocirurgia neste contexto é um tratamento de exceção.

Ferimento da Transição Toracoabdominal

A transição toracoabdominial é uma área de difícil avaliação, especialmente no trauma penetrante, e em particular no que se refere ao diagnóstico de lesão diafragmática. Quando existe lesão de víscera abdominal, as suas manifestações clínicas levam à indicação cirúrgica e a lesão diafragmática acaba sendo um diagnóstico de achado operatório.

A lesão isolada do diafragma é caracterizada por sintomatologia frusta. Exame físico normal numa expressiva população de doentes e métodos diagnósticos rotineiros (imagem, lavagem peritoneal etc.) podem falhar em função da dificuldade na detecção de lesões pequenas.[8] Assim, dentre os recursos de diagnóstico a videocirurgia é um excelente método, seja por via toracoscópica ou laparoscópica. A desvantagem da toracoscopia é a impossibilidade, diante da lesão do diafragma, de descartar com segurança uma lesão de víscera abdominal associada. Isto em função da dificuldade da ótica e das pinças auxiliares passarem através do orifício diafragmático, principalmente se este for pequeno (como o é a maioria), o que pode implicar lesões abdominais despercebidas ou na necessidade, diante da dúvida, da associação da laparoscopia ou mesmo laparotomia.

A videolaparoscopia é um método que proporciona fácil visualização do diafragma e eventualmente permite até seu tratamento, bem como das demais lesões associadas. A desvantagem desta via de acesso é que somente 30% destes ferimentos apresentam lesões diafragmáticas e 70% não as apresentam. Sendo assim, estaríamos indicando em 70% das vezes uma laparoscopia "branca" e nestes doentes, caso tivéssemos indicado a toracoscopia, não estaríamos invadindo a cavidade peritoneal de modo desnecessário.[9]

Entre as opções da laparoscopia e da toracoscopia para o diagnóstico de lesões diafragmáticas nos ferimentos da transição toracoabdominal, aconselhamos o cirurgião a escolher o método com o qual está mais familiarizado. No entanto, preferimos a toracoscopia nos casos em que o ferimento está localizado no tórax, quando há derrame pleural, o que permitiria, além do diagnóstico, a aspiração e a limpeza da cavidade pleural, eventual hemostasia, se necessária, evitando-se até a drenagem pleural nos doentes sem lesão do diafragma. Se na avaliação for constatada lesão do diafragma, complementa-se o estudo com a videolaparoscopia. Quando os ferimentos são baixos na zona de transição e sem nenhuma manifestação clínica ou radiológica de comprometimento pleural, indicamos a videolaparoscopia.

De qualquer modo, a videocirurgia, até o momento, é o melhor método para realização do diagnóstico de lesão diafragmática nos doentes portadores de ferimentos da transição toracoabdominal. Indicamos este procedimento de forma rotineira no Serviço de Emergência da Santa Casa de São Paulo.

Corpo Estranho Intrapleural

A presença de um corpo estranho ou agente traumático "cravado" no tórax constitui uma situação rara. Frente a esta situação existem duas opções terapêuticas: a toracotomia de imediato, com a retirada do corpo estranho sob visão direta e correções das eventuais lesões, ou então a remoção às cegas associada à drenagem de tórax, observando-se a evolução, o que realmente não é recomendável. A conduta operatória inicial é mais segura e definitiva; no entanto, a videotoracoscopia representou em nossa experiência uma alternativa viável. Ela permite também a remoção sob visão direta, com inventário da cavidade. Identificada uma lesão grave ou sangramento acentuado, indica-se a toracotomia.

Muitos doentes com objetos que penetraram no tórax, principalmente na região precordial, morrem por exsanguinação, tamponamento ou extensa lesão miocárdica. A retirada de um corpo estranho sem condições adequadas pode levar a uma hemorragia grave e até mesmo fatal. Admite-se que o objeto "cravado" tampone a lesão e até evite o sangramento.

A toracoscopia permite evitar a toracotomia, que será realizada apenas nos casos em que existam lesões não passíveis de tratamento por videocirurgia.

Ferimento Transfixante do Mediastino

Os doentes admitidos com ferimentos transfixantes do mediastino e hemodinamicamente instáveis são de indicação imediata de toracotomia ou esternotomia. Dos estáveis, que constituem 40% do total, metade deles é de portadores de lesões que necessitam de reparo operatório.[10] Assim, é fundamental uma avaliação minuciosa no sentido de identificar ou excluir uma lesão intratorácica. Embora o Rx de tórax possa mostrar algumas imagens que sinalizam lesões mediastinais (alargamento e perda do contorno mediastinal, pneumomediastino, pneumopericárdio, presença de corpos estranhos – projéteis, arma branca ou fragmentos radiopacos), é um exame que tem baixa acurácia na avaliação mediastinal. Já a tomografia axial computadorizada com administração de contraste venoso fornece informações valiosas nos doentes estáveis, portadores de ferimentos transfixantes mediastinais. Tem boa acurácia ao definir trajetos dos objetos vulnerantes (i. e., projéteis de arma de fogo – PAF), hemopericárdio, hematomas e coleções mediastinais, pneumomediastino e presença de corpos estranhos e sua proximidade com órgãos mediastinais (PAF, fragmentos ósseos, armas brancas etc.). Portanto, é o primeiro exame a ser solicitado quando se suspeita deste tipo de lesão, após a avaliação inicial.

Outros recursos diagnósticos incluem endoscopia respiratória e digestiva, complementada por esofagograma, janela pericárdica (mais recentemente, o ultrassom – FAST), angiografia e tomografia computadorizada. Acrescida a estes métodos, a videotoracoscopia uni ou bilateral poderá fornecer subsídios que ajudarão o cirurgião no diagnóstico e na decisão terapêutica.

Apesar de tudo, até o momento ainda não temos uma orientação segura quanto ao uso deste recurso nos ferimentos transfixantes do mediastino.

CIRURGIA DE CONTROLE DE DANOS NO TRAUMATISMO TORÁCICO

Na década de 1990, a cirurgia de controle de danos surgiu com a filosofia de se aplicar manobras essenciais para o controle de sangramento e contaminação abdominal, em doentes traumatizados nos limites de suas reservas fisiológicas, manifestando hipotermia, acidose metabólica e coagulopatia (tríade letal).

Este conceito se estendeu para as lesões torácicas, onde manobras relativamente simples podem abreviar o tempo operatório de doentes in extremis. No traumatismo torácico, em uma fração de doentes poderá ser empregada esta estratégia, já que a maioria é tratada por medidas simples como a complementação com oxigenoterapia e pela drenagem pleural, como medidas eficazes e definitivas, conforme comentado no início deste capítulo.

Alguns doentes, no entanto, evoluem com sangramento contínuo pelo dreno, com choque mantido apesar das manobras de reanimação, com fuga aérea que não permite a ventilação ou com lesão vascular ou esofágica que constituem indicações clássicas de intervenção. Estas situações podem estar associadas a lesões de outros compartimentos corporais, contribuindo para o consumo das reservas fisiológicas do traumatizado. Nestes indivíduos, ou quando o tempo cirúrgico e o sangramento se estendem, o cirurgião deve ter o conhecimento da cirurgia de controle de danos torácica.

Citaremos algumas manobras com esta filosofia para órgãos específicos:

Coração

A toracotomia de emergência talvez represente o maior paradigma de "controle de danos" em cirurgia, pois implica em realizar de maneira agressiva, rápida e muitas vezes temporária o controle de lesões que estão consumindo as reservas fisiológicas do doente, em um ambiente inóspito (sala de emergência). Tem objetivos bem precisos:

1. aliviar um tamponamento cardíaco com pericardiotomia;
2. controle de ferida cardíaca (com cardiorrafia definitiva ou temporária ou oclusão temporária com o balão da sonda de Foley);
3. clampeamento aórtico justadiafragmático, para otimização de fluxo coronariano e encefálico, em doentes chocados ou que apresentaram parada cardiocirculatória;
4. clampeamento hilar pulmonar de lesões pulmonares onde há grande fuga aérea, para prevenção de embolia aérea maciça;
5. controle parcial de lesão vascular exsanguinante;
6. eventual massagem cardíaca interna.

Pulmão

As lesões centrais ou do hilo pulmonar podem ser controladas com liberação do ligamento pulmonar inferior seguida de clampeamento de todo o hilo com uma grande pinça vascular. O controle vascular seletivo pode ser feito após esta manobra, ou quando não for possível, pode-se realizar com um grampeamento, uma lobectomia ou uma pneumonectomia, sendo que esta última só deverá ser empregada como último recurso, pois cursa com altas taxas de letalidade em cirurgia do trauma. Existem situações em que as lesões são centrais e sangrantes, porém poupam o hilo. Nestes casos pode-se empregar o *twist* pulmonar, em que após a liberação do ligamento pulmonar inferior, gira-se o pulmão em torno do hilo em 180°, com isso ocorre uma torção dos vasos hilares e controle temporário do sangramento, podendo assim visualizar-se o foco hemorrágico e seu controle.

Algumas lesões pulmonares podem ser tunelizantes, quando a utilização de um grampeador linear ou dois clampes vasculares podem ser introduzidos no túnel para realização da trajetotomia ou tractotomia, abrindo a lesão e podendo ser feito um controle hemostático e aerostático seletivo. Eventualmente o pulmão pode estar difusamente ferido e contundido em sua periferia, e o doente já apresentar algum grau de coagulopatia. Nestes casos pode-se realizar o "empacotamento" pulmonar com compressas, fechar o tórax temporariamente e retirar as compressas após estabilização do doente e controle da coagulopatia.

Vasos torácicos

Dentro do conceito de controle de danos vascular, podemos elencar as seguintes situações: hemostasia temporária, ligadura definitiva e *shunt* arterial temporário quando a ligadura implicar em dano incompatível com a vida ou demasiado extenso. No primeiro caso podemos exemplificar com um ferimento cervicotorácico com sangramento ativo e não compressível, pela anatomia própria da região. Nestes casos pode-se tentar a hemostasia temporária com a introdução de uma sonda de Foley pelo ferimento e insuflação do balão. O mesmo pode ser tentado em um sangramento intercostal com o tórax aberto, onde não foi possível a hemostasia com um ponto "abraçando" a costela que contém a artéria sangrante.

No quesito ligadura definitiva, podemos dizer que todos os vasos venosos torácicos, com exceção das veias cavas superior e inferior, podem ser ligados com pouco prejuízo. Deve-se ter em mente que a ligadura de uma das veias pulmonares implicará na desfuncionalização do lobo correspondente, devendo ser feita a lobectomia. A ligadura das artérias subclávias em tese pode ser feita e compensada pela rica circulação colateral local, entretanto a ligadura da artéria braquiocefálica poderá implicar em AVE extenso. A alternativa à ligadura de vasos arteriais é a aplicação de *shunts* arteriais temporários através de um conduto de silicone ou polietileno fixado através de amarraduras nas extremidades arteriais, em especial nas subclávias. Uma vez estabilizado o doente, procede-se a reconstrução arterial formal.

Esôfago

Lesões precocemente diagnosticadas têm sido tratadas por síntese primária cirúrgica, associada a um cateterismo nasogástrico e drenagem pleural. Em perfurações iatrogênicas durante procedimentos endoscópicos, foram descritos tratamentos endoscópicos com clipagem, locação de endopróteses esofágicas, sutura endoscópica e mesmo tratamento conservador, para lesões pequenas em doentes estáveis.

Porém, lesões do esôfago torácico por causas externas (*i. e.*, ferimentos por arma de fogo ou arma branca), muitas vezes são lesões silenciosas, que passam de maneira despercebida, com diagnóstico tardio realizado por derrame pleural e por sepse instalada por mediastinite associada. Nestes doentes gravemente enfermos, com baixa reserva fisiológica para uma tentativa de reparo (com altas taxas de fistulização), ou para a realização de esofagectomia (com alta mortalidade), sobram as opções de derivação e exclusão, por esofagostomia cervical, associadas a gastrostomia ou jejunostomia. Ou uma drenagem por tubo "T" (seja por um dreno de Kehr calibroso, ou um tubo de Montgomery) introduzido dentro da luz do esôfago, saindo através da lesão do órgão e exteriorizado pela pele, criando assim uma fístula controlada. Um cateter nasoenteral poderá ser passado por dentro do tubo, para posterior alimentação. A drenagem pleural ampla deve ser associada a este procedimento.

Todas manobras descritas neste tópico poderão ser vistas com detalhes nas Referências Bibliográficas.

REFERÊNCIAS BIBLIOGRÁFICAS

1. Saad Jr R. Introdução e Classificação. In: Saad Jr R. Trauma de Tórax e Cirurgia Torácica. São Paulo: Robe Editorial; 1993. p. 3.
2. Saad Jr R; Rasslan S. Trauma de Tórax em Geral. In: Freire E. Trauma a Doença do Século. São Paulo: Atheneu; 2001. p. 1365.
3. Ivatury RR, Shah PM, Ito K, Ramirez-Schon G, Suarez F, Rohman M. Toracotomia da sala de emergência para a reanimação de pacientes com lesões penetrantes "fatais" do coração. Ann Thorac Surg. 1981;32(4):377-385.
4. .Saad Jr R, Szutan LA, Santanna FA, Shigueoka DC, Kanarek D. Pneumotórax traumático. Análise de 100 casos. Jornal de Pneumologia. 1989;15:144-7.
5. .Mirvis SE, Bidwell JK, Buddemeyer EU. Imaging diagnosis of traumatic aortic rupture: a review and experience at major trauma center. Invest Radiol. 1987;22:187-196.
6. Terzi RGG. Tratamento do tórax flácido. In: Saad Jr R. Trauma de Tórax e Cirurgia Torácica. São Paulo: Robe Editorial; 1993. p. 77-85.
7. Saad Jr R. Hemotórax, Pneumotórax e Quilotórax. In: Saad Jr R. Trauma de tórax e Cirurgia Torácica. São Paulo: Robe Editorial; 1993. p. 9-29.
8. Dorgan Neto V, Saad Jr R, Rasslan S. Videotoracoscopia no trauma de tórax. Rev Col Bras Cir. 2001;28:3-8.
9. Richardson JD, Flint LM, Snom NS, et al. Management of transmediastinal gunshot. Surgery. 1981;90:671-76.
10. Mirvis SE, Kubal WS, Shanmuganathan K, Soto JA, Yu JS. Problem Solving in Emergency Radiology. Philadelphia: Elsevier Saunders; 2015. p. 357-61.
11. Okoye O, Talving P, Teixeira PG, Chernovisk M, Smith J, Inaba K, et al. Transmediastinal gunshot wounds in a mature trauma centre: Changing perspectives. Injury. 2013;44(9):1198-1203.
12. ATLS. Advanced Trauma Life Support, Student Course Manual. 10th ed. The Committee on Trauma American College of Surgeons. Library of Congress Control Number: 2017907997. ISBN 78-0-9968262-3-5, 2018.
13. Gonçalves R, Saad Junior R. Trauma de Tórax. PROURGEM – Programa de atualização em Medicina de Emergência e Urgência. 3ª ed. Porto Alegre: Artmed; 2011. vol. 4, p. 39-92.
14. Gonçalves R, Saad Júnior R. Vias de acesso aos grandes vasos
15. mediastinais no trauma torácico. Rev Col Bras Cir. [periódico na Internet]
16. 2012;39(1):64-73.
17. Gonçalves R, Saad Jr. R. Thoracic Damage Control Surgery. Revista do Colégio Brasileiro de Cirurgiões (online). 2016;43:374-381.

Trauma Abdominal

20

Helio Machado Vieira Jr.

Savino Gasparini Neto

Vinte por cento (20%) dos traumas abdominais são de tratamento cirúrgico. Após a laparotomia ser instituída como forma de tratamento rotineiro nas lesões abdominais, um número crescente de laparotomias não terapêuticas vem sendo documentado. Atualmente uma abordagem mais seletiva vem sendo adotada, graças ao maior número de meios propedêuticos à disposição do cirurgião. A mortalidade do trauma abdominal (por hemorragia ou sepse) chega a 20% das mortes totais por trauma. Quando não diagnosticadas, as lesões abdominais representam causas frequentes de "mortes evitáveis", complicações e morbidades de difícil tratamento. O diagnóstico preciso é a melhor forma de se diminuir a morbiletalidade ainda elevada, principalmente nos pacientes com trauma multissistêmico.

ANATOMIA

O abdome é um compartimento praticamente tubular, ocupando uma área que vai do diafragma ao assoalho pélvico. Delimita-se superiormente, na projeção externa, no 4º ou 5º espaço intercostal na inspiração forçada e inferiormente nas cristas ilíacas e no ligamento inguinal. Tem como limite anterior as linhas axilares anteriores. O flanco está compreendido entre as linhas axilares anteriores e as posteriores e o dorso, entre as linhas axilares posteriores. Suas vísceras podem se localizar nas cavidades peritoneal ou retroperitoneal.

A cavidade peritoneal é um espaço encontrado entre as camadas parietal e visceral do peritônio. Os órgãos intraperitoneais são completamente envolvidos pelo peritônio visceral. São eles o fígado, o baço, o estômago, a parte superior do duodeno, o jejuno, o íleo, o cólon transverso, o cólon sigmoide e parte superior do reto, além dos órgãos reprodutores na mulher.

A cavidade retroperitoneal é limitada posteriormente pela musculatura dorsal, que é bastante espessa e faz limite anteriormente com a cavidade peritoneal. Podemos dividir esta cavidade em três partes, a saber: zona I (território da aorta, cava e pâncreas), zona II (duas laterais, contendo os rins, suprarrenais e ureteres, e os cólons ascendente e descendente) e a zona III (domicílio do reto, bexiga e vasos ilíacos).

MECANISMO DE TRAUMA

Trauma Contuso

Pode estar relacionado com trauma direto, como socos e pontapés, impacto contra um objeto ou por desaceleração brusca nos casos de queda de altura ou acidentes automobilísticos. Estes mecanismos podem levar a lesões por compressão, ruptura ou explosão. Podem ainda ocorrer lesões semelhantes às do trauma penetrante, quando um fragmento ósseo pélvico, sacral ou de costelas gera espículas capazes de ocasionar lesões viscerais intracavitárias.

Trauma penetrante

As lesões por arma branca geralmente estão limitadas ao trajeto do agente vulnerante. A exceção se dá quando há lesão neurovascular com as suas respectivas repercussões. As lesões desferidas por arma branca podem não penetrar o peritônio em até metade dos casos e quando penetram, menos da metade provocam lesões intracavitárias.

Nos traumas por arma de fogo a transmissão de energia pelo projétil poderá levar a lesões à distância do seu trajeto original, cavitações temporárias, cavitações permanentes e outros. As feridas penetrantes toracoabdominais podem cruzar o diafragma e danificar as estruturas abdominais e o cirurgião deve estar atento para esta possibilidade, particularmente na parte inferior do tórax.

AVALIAÇÃO DO PACIENTE COM TRAUMA ABDOMINAL

A apresentação do paciente com trauma abdominal é muito variável. Isso requer uma avaliação rápida e precisa, além de reavaliações frequentes, com atenção a alterações no quadro álgico, hemodinâmico e à possibilidade de lesões despercebidas.

A hipotensão pode estar presente nas lesões de vísceras maciças, porém a presença de sangue na cavidade peritoneal não é garantia de irritação. A hemorragia também pode ser resultado de lesões de grandes vasos ou de vasos mesentéricos.

A dor pode ter apresentação bem variada e ajudar a descobrir a sua etiologia. Sinais como sangue proveniente de uma sondagem gástrica, hematúria ou toque retal também auxiliam o cirurgião a fechar o diagnóstico de lesão, mesmo sem conseguir precisar o local.

As avaliações primária e secundária para os pacientes traumatizados devem ser realizadas e o exame pormenorizado do abdome geralmente é realizado na avaliação secundária. Nos casos de choque grave, em que a suspeita de sangramento seja o abdome, seu exame é antecipado e o tratamento pode ser iniciado durante a avaliação primária.

O quadro hemodinâmico e a resposta à terapia inicial do paciente podem auxiliar o processo de decisão do cirurgião. A história do mecanismo de trauma deve ser obtida.

O exame físico isolado do abdome pode ser desapontador, com sensibilidade de 50% para lesões intraperitoneais. Por isso, o exame físico seriado deve ser a norma e sempre que possível realizado pelo mesmo examinador. Deve-se procurar perfurações, abrasões, marcas de cinto de segurança, hematomas, corpos estranhos e outros sinais diretos e indiretos de lesão. O toque retal e vaginal além da ausculta (apesar de pouco valor semiológico no trauma) precisam ser feitos. Os traumas de parede abdominal podem dificultar a interpretação da dor de origem intra-abdominal, bem como a presença de lesões concomitantes à distância. Uma fratura de perna pode mascarar a sensação e a interpretação da dor abdominal pelo paciente. Outro desafio para o cirurgião é o diagnóstico de lesões de vísceras ocas, mesmo com o adjunto de exames de imagem.

As lesões retroperitoneais também são de avaliação difícil e seus sinais e sintomas podem ser pouco evidentes.

Investigação Diagnóstica

Podemos dividir a propedêutica armada no trauma abdominal de acordo com o que é realizado no exame primário ou no exame secundário.

Propedêutica no exame primário

- Radiografias de tórax, pelve e abdome.
- Lavado peritoneal diagnóstico (LPD).
- Ultrassom FAST (*Focused Abdominal Sonography for Trauma*).
- Exames de laboratório.
- Exploração da ferida operatória.

Radiografia de tórax em AP

A presença de pneumoperitônio neste exame pode indicar lesão de víscera oca. Em caso de fratura das últimas costelas, devemos considerar a possibilidade de lesão de fígado e baço e uma tomografia deve ser solicitada no momento oportuno.

Radiografia simples de abdome

Este exame é pouco solicitado na sala de trauma atualmente, nos hospitais com mais recursos. Ainda é usado para localizar projéteis de arma de fogo ou lesões por empalamento.

Radiografia de pelve em AP

As fraturas de pelve devem levar a suspeita de lesões viscerais associadas, pela grande energia cinética transferida ao doente.

Lavado peritoneal diagnóstico (LPD)

O LPD já foi amplamente utilizado, mas hoje sua indicação é mais restrita a ambientes que não dispõem de ultrassonografia ou tomografia computadorizada. O LPD pode fornecer informações importantes à beira do leito, principalmente nos traumas abdominais contusos.

O exame pode ser francamente positivo (retorno de sangue, fibras vegetais ou bile) antes da instilação do cristaloide. O efluente do exame deve ser enviado ao laboratório e tem interpretação positiva quando se acham:

- > 100.000 glóbulos vermelhos/mm^3;
- 500 leucócitos/mm^3;
- amilase > 200 U/L;
- detecção de bactérias pelo exame de Gram.

Este exame tem sensibilidade de até 98% para detectar sangue na cavidade peritoneal e pode ser decisivo na indicação de tratamento.

Ultrassom FAST

O FAST é um exame rápido, sem radiação ionizante, repetível e facilmente executável por pessoas treinadas. Detecta a presença de líquido na cavidade abdominal no trauma contuso com alta sensibilidade (73-88%), especificidade (98-100%) e acurácia. O examinador busca identificar a possível presença de líquido nos espaços hepatorrenal, esplenorrenal, no saco pericárdico e na pelve (Figura 20.1).

A detecção de líquido no FAST (exame positivo) sugere a presença de lesão abdominal. O FAST positivo associado a estabilidade hemodinâmica pode indicar a necessidade de complementação dos exames de imagem, e na instabilidade hemodinâmica indica a necessidade de laparotomia.

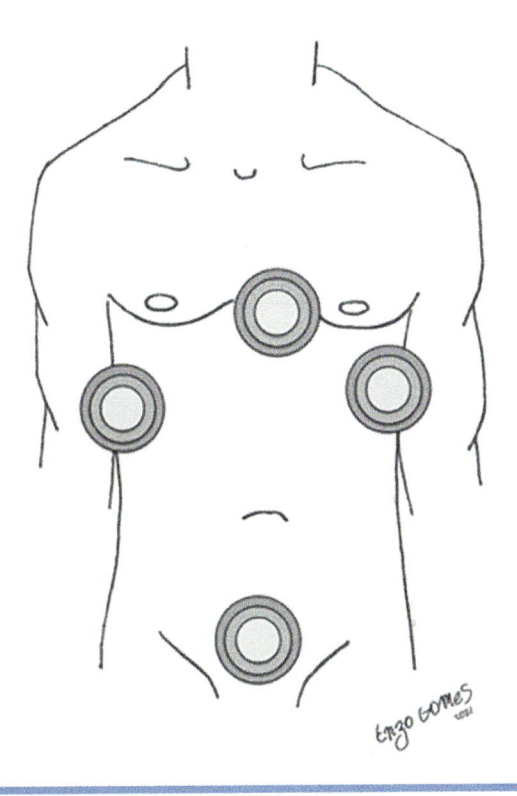

Figura 20.1. Locais de pesquisa de líquido livre no exame FAST, sem a extensão para o tórax. 1 - espaço hepatorrenal (Morrison); 2 – espaço esplenorrenal; 3 – pelve; 4 – pericárdio.

Exploração da ferida

A exploração da ferida no ambiente da sala de trauma deve ser desestimulada, pela alta taxa de falso-positivo (88%), mesmo com a técnica apropriada. Em casos de necessidade de exploração da ferida, as chances de sucesso aumentam se esta for realizada no centro cirúrgico, com o preparo adequado.

Propedêutica no exame secundário

Em caso de necessidade de complementação da propedêutica, e na vigência de estabilidade hemodinâmica, o paciente poderá ser investigado através das seguintes modalidades de exames:

- Tomografia computadorizada

Deve ser realizada no paciente estável e o uso de contraste é fundamental. É bastante útil quando se suspeita de lesões de vísceras maciças e lesões de retroperitônio.

Duas grandes vantagens da TC são a de classificar os graus das lesões de vísceras maciças, possibilitando a tomada de decisões no tratamento não operatório (TNO), e de identificar a presença de pneumoperitônio.

- Videolaparoscopia diagnóstica

A videolaparoscopia pode ser diagnóstica e terapêutica. Nos casos de dúvida de penetração pode ser utilizada, bem como nos traumatismos contusos. A estabilidade hemodinâmica é fundamental para o uso do método. Pacientes com irritação peritoneal ou instabilidade hemodinâmica não devem ter a sua laparotomia postergada.

- Ressonância Magnética

É um exame raramente utilizado na fase aguda do trauma.

Exames contrastados

Apesar de úteis, os exames com contraste não podem prejudicar a reanimação e o tratamento dos doentes com instabilidade hemodinâmica. A uretrografia retrógrada é importante nos traumas pélvicos, bem como a urografia excretora, a cistografia. Os exames contrastados do tubo digestivo também podem ser utilizados tardiamente.

AS LESÕES ABDOMINAIS E SUA APRESENTAÇÃO EM ALGUNS ÓRGÃOS

Estômago – as feridas gástricas por trauma penetrante são mais comuns e o seu tratamento gera pouca dúvida. Nas lesões penetrantes deve-se considerar lesão de paredes anterior e posterior. Outra armadilha são as lesões na transição esofagogástrica, que podem passar despercebidas, principalmente nas por arma branca. As roturas gástricas por aumento de pressão são raras, mas quando presentes têm mortalidade alta.

Duodeno – na maior parte das vezes a lesão duodenal não é isolada. As lesões duodenais podem passar despercebidas por sua topografia. A investigação deve ser feita cuidadosamente.

Intestino delgado – nos traumas penetrantes o intestino é a víscera mais atingida. As lesões podem ser mecânicas por perfuração, explosão, isquêmicas por lesão vascular ou por reperfusão. Nas perfurações por arma branca há maior possibilidade de lesões despercebidas.

Cólon e reto – o trauma de cólon é muito prevalente no trauma penetrante, um de cada quatro pacientes apresenta múltiplas perfurações. Nos casos de trauma contuso o diagnóstico pode ser um desafio e as reavaliações frequentes devem ser realizadas. O reto é protegido pela pelve, e por isso é mais afetado nas lesões penetrantes ou nas inserções de corpos estranhos.

Ureteres – a lesão ureteral é rara, com exceção das iatrogênicas, é mais comum no trauma penetrante. As manifestações clínicas podem ser sutis e o não reconhecimento levar a complicações graves, raramente a morte.

Bexiga – os traumas contusos estão mais associados a acidentes automobilísticos. O extravasamento de urina para o peritônio provoca pouca irritação peritoneal.

Fígado – a lesão hepática representa uma das mais frequentes lesões no traumatizado. Os mecanismos de trauma podem produzir laceração, contusões e roturas. A cápsula de Glisson pode conferir proteção contra sangramentos, que ficarão contidos em sua dupla camada, porém devemos ficar atentos à possibilidade de ruptura tardia. As lesões penetrantes por arma branca oferecem mais perigo quando provocam lesões vasculares ou da árvore biliar. As lesões por arma de fogo irão provocar maior destruição tecidual. As lesões da árvore biliar extra-hepática, apesar de menos frequentes, têm 50% de mortalidade pela presença de lesões vasculares associadas.

Baço – é o segundo órgão maciço mais acometido nos traumas abdominais contusos. A cápsula esplênica é mais frágil que a do fígado, por isso rompe mais facilmente. A hemorragia do baço pode ser catastrófica e levar a grande perda de volume para a cavidade peritoneal, exigindo esplenectomia total como procedimento de controle de danos.

Rins – o trauma renal ocorre em torno de 3% dos pacientes traumatizados. Os tipos de lesão mais frequentes são as lacerações. Os índices de nefrectomia são aproximadamente 4% no trauma contuso e 21% no trauma penetrante. A proteção do retroperitônio facilita o tamponamento espontâneo de hemorragias, permitindo tratamento não operatório na maioria dos pacientes.

Pâncreas – a lesão pancreática é rara, difícil de se diagnosticar. Ela pode apresentar sinais sutis nas primeiras horas mesmo em lesões graves, devido a sua anatomia peculiar retroperitoneal. A definição da lesão ductal é fundamental para o tratamento e prognóstico. Possuem alta morbimortalidade.

Diafragma – a lesão ocorre por aumento abrupto da pressão abdominal no trauma contuso ou no trauma penetrante. A sua incidência está em torno de 0,8% dos traumas, a maioria penetrante. O diagnóstico pode ser tardio e as complicações são frequentes.

As lesões vasculares serão abordadas em outro capítulo deste livro.

A LAPAROTOMIA NO TRAUMA

A laparotomia no trauma é um procedimento que exige competência e habilidades técnicas que diferem daquelas exigidas na prática de rotina. "A cirurgia do trauma não é uma versão acelerada de um procedimento eletivo" – Mattox e Hisrhberg. Existem várias táticas e manobras que não são objetivo deste capítulo.

Técnica básica da laparotomia no paciente crítico

Preparação – o paciente deve ser preparado para o procedimento com assepsia e antissepsia de abdome, tórax e coxas, pois estas três áreas podem ser alvos de mudança de estratégia durante a operação. Lembre-se de manter o paciente aquecido, prestando atenção no tempo que pode gastar para executar esta tarefa.

Incisão – a incisão xifopúbica é a de escolha (Figura 20.2). A técnica da laparotomia deve ser aprimorada até ser executada por três manobras com o bisturi, uma para a pele, a segunda para o subcutâneo e a terceira para a aponeurose, deixando exposta a gordura pré-peritoneal. O peritônio pode ser aberto pela manobra de perfuração digital logo acima da cicatriz umbilical. Prossiga seccionando o peritônio com tesoura. O que está matando o paciente não é o sangramento das bordas da ferida, e sim o intracavitário. Foque nisso e não perca tempo. Seccione e ligue o ligamento falciforme. Tudo deve ser feito rapidamente, mas com cuidado para evitar as lesões iatrogênicas.

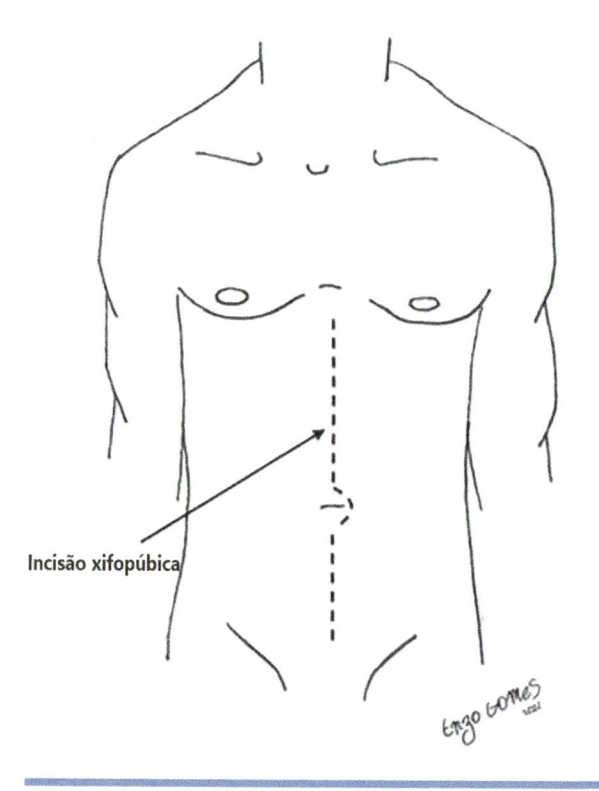

Figura 20.2. Esquema demonstrando a extensão da laparotomia xifopúbica para trauma.

Procedimento – após o abdome aberto, eviscere as alças intestinais e tente identificar fontes de sangramento. Serão utilizados clampes ou compressas para a hemostasia temporária dependendo da fonte de sangramento. A colocação de compressas sem a evisceração adequada das alças pode ser uma tarefa inútil.

Empacotamento – posicione compressas nos quatro quadrantes de maneira ordenada para diminuir o sangramento. Em seguida, converse com o anestesista e relate os achados. Pode ser o momento de reanimar e monitorar adequadamente o paciente caso o sangramento tenha sido controlado. Procure controlar rapidamente as fontes de hemorragia. Caso necessário, empacote todo o abdome e retire as compressas ordenadamente em busca da lesão que sangra, fazendo os diagnósticos.

Exploração – escolha uma sequência para explorar de maneira sistemática todo o abdome. Inspecione o intestino delgado chegando ao reto. Cuidado nas lesões penetrantes, principalmente nas produzidas por arma branca, podem ser discretas e pouco perceptíveis. Avalie a bexiga, o útero e ovários ao final. Siga com as vísceras maciças, a vesícula biliar e o duodeno. A manobra de Kocher é necessária para boa visualização da porção retroperitoneal das segunda e terceira porções duodenais. Os rins devem ser inspecionados e palpados. Procure lesões diafragmáticas. Busque lesões gástricas nas paredes anterior e posterior, abrindo o omento. Na sequência visualize o corpo e cauda do pâncreas e continue a inspeção do retroperitônio. A manobra de Cattel-Braasch permite a rotação medial do intestino delgado, do cólon direito e do ceco com acesso à zona II direita do retroperitônio e visualização da aorta, da veia cava inferior, da 3ª e 4ª partes do duodeno e da borda inferior do pâncreas. A manobra de Mattox, através da incisão da reflexão peritoneal esquerda, permite a rotação medial das vísceras deste lado e expõe a aorta e seus ramos, além do rim esquerdo.

A identificação do paciente que necessita de exploração cirúrgica pode ser difícil em alguns casos. Podem variar de acordo com a experiência e os protocolos do serviço, mas podem ser sumarizadas da seguinte maneira:

- pacientes eviscerados ou com corpo estranho encravado;
- trauma penetrante;
- hemorragia abdominal descontrolada;
- pacientes instáveis hemodinamicamente com FAST positivo;
- pacientes com lavado peritoneal diagnóstico positivo em ambiente sem tomografia computadorizada;
- trauma abdominal por arma de fogo (exceto os que foram submetidos a tomografia e esta não revelou penetração);
- trauma abdominal em paciente instável hemodinamicamente e que não respondeu a reanimação volêmica inicial;
- pacientes com pneumoperitônio e/ou com sinais de irritação peritoneal.

CIRURGIA PARA CONTROLE DE DANOS

Nos pacientes que precisam de intervenção imediata mas que apresentam condições fisiológicas à beira da exaustão, sabe-se que o prolongamento do procedimento leva a falência metabólica. A tríade letal (acidose, hipotermia e coagulopatia) aparece nos pacientes gravemente traumatizados, portadores de sangramentos graves ou com lesão tecidual importante. Os procedimentos sem os reparos definitivos das lesões permitem que o paciente seja encaminhado para a unidade de terapia intensiva, onde terá a sua fisiologia recuperada e aguardará a reoperação programada. As manobras são várias, mas os princípios do procedimento são:

- controle do sangramento;
- controle da contaminação;
- fechamento alternativo ou provisório do abdome;
- relaparotomia.

TRATAMENTO NÃO OPERATÓRIO

O tratamento não operatório (TNO) das lesões abdominais vem crescendo nas últimas décadas. Inicialmente utilizada apenas para o trauma abdominal contuso, esta conduta vem sendo extrapolada com sucesso se utilizada com critérios definidos para alguns casos de lesões penetrantes. A piora clínica rápida e catastrófica deve ser lembrada. Os critérios necessários para que se indique o TNO são:

- estabilidade hemodinâmica;
- local adequado para a observação do paciente (com vigilância e monitoração);
- cirurgião de plantão;
- centro cirúrgico disponível 24 horas;
- exames de imagem e laboratoriais em tempo integral;
- protocolo bem estabelecido no serviço;
- ausência de lesão de vísceras ocas.

Cada órgão acometido tem seu critério específico para o TNO e deve ter seu grau de lesão documentado através de tomografia computadorizada.

No baço, a falha do TNO gira em torno de 11%. O volume do hemoperitônio, alguns índices de trauma como o *Injury Severity Scale* > 15 e lesões esplênicas graus IV e V aumentam a taxa de falha.

O fígado funciona com alto fluxo mas com baixa pressão sanguínea, o que favorece a cessação espontânea do sangramento. Lesões hepáticas de baixo grau têm alta taxa de sucesso. A tomografia permite a classificação da lesão e a opção pelo TNO (Figura 20.3). As principais complicações são as fístulas biliares, o sangramento tardio, os abscessos hepáticos e a hemobilia.

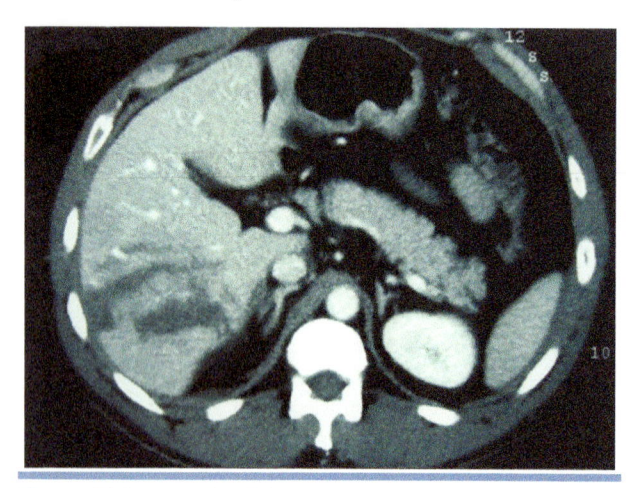

Figura 20.3. Lesão hepática grau III.

Os critérios de falha do TNO são em linhas gerais os seguintes:

- queda persistente de hematócrito e hemoglobina;
- sinais de irritação peritoneal;
- instabilidade hemodinâmica;
- tomografia com novo sangramento + instabilidade hemodinâmica;
- ruptura de hematoma subcapsular com comprometimento hemodinâmico.

SITUAÇÕES ESPECÍFICAS

Tatuagem traumática por cinto de segurança

É caracterizada por hematomas no tórax ou na parede abdominal, impressos na pele do paciente pelo cinto de segurança, e pode se estender até o pescoço, indicando lesão vascular ou visceral subjacente. Existe associação deste sinal a lesões na região abdominal e no mesentério, regiões cervical e torácica, além de coluna lombar.

Fratura de Chance

É uma fratura da coluna vertebral que normalmente ocorre nas últimas vértebras torácicas ou primeiras lombares (Figura 20.4). Raramente cursa com déficit neurológico. Presente pelo uso inadequado de cinto de segurança. A incidência de lesões intra-abdominais pode chegar a 50% quando há fratura de Chance.

Trauma abdominal na gestante

Além das alterações fisiológicas na mulher durante este período, as respostas a terapia também podem estar modificadas. A posição que o útero e o feto ocupam durante a evolução da gravidez impactam no tratamento e no padrão das lesões. A presença de metrorragia na gestante é sinal de gravidade e a avaliação em conjunto por equipe obstétrica deve ser a regra. As lesões penetrantes uterinas elevam em muito a gravidade e o prognóstico da viabilidade do feto e da mãe. O tratamento adequado da mãe é a melhor maneira de se tratar o feto.

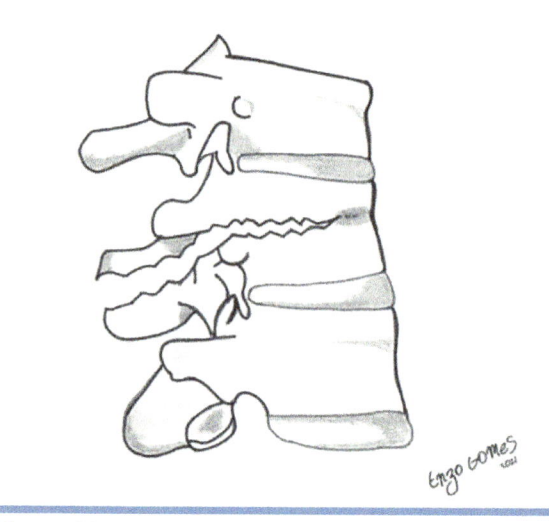

Figura 20.4. Esquema da fratura de Chance na transição toracolombar da coluna vertebral.

PONTOS-CHAVE

- O trauma abdominal é muito prevalente e tem mortalidade alta.
- O entendimento do mecanismo de trauma pode ajudar a dar diagnósticos no trauma abdominal.
- A avaliação do abdome no paciente traumatizado, o exame complementar e o momento da avaliação dependem do tipo de trauma, da estabilidade hemodinâmica e dos recursos da sua instituição.
- A laparoscopia tem benefícios quando bem aplicada.
- A laparotomia no trauma não é uma laparotomia eletiva feita de maneira rápida.
- Os princípios da cirurgia para controle de danos são a correção temporária da contaminação e do sangramento.
- O tratamento não operatório necessita de experiência, exames de imagem disponíveis e hospital preparado.

▶ BIBLIOGRAFIA CONSULTADA

1. American College of Surgeons. Advanced trauma life support: student course manual. 2018.
2. Boffard KD, ed. Manual of Definitive Surgical Trauma Care. 5th ed. Boca Raton: CRC Press. 2019. doi: https://doi.org/10.1201/9781351012874.

3. Chicco M, Tebala GD. War trauma in Homer's Iliad: a trauma registry perspective. Eur J Trauma Emerg Surg. 2021;47:773-778. doi: https://doi.org/10.1007/s00068-020-01365-6.
4. Coccolini F, Coimbra R, Ordonez C, et al. Liver trauma: WSES 2020 guidelines. World J Emerg Surg. 2020;15:24. doi: https://doi.org/10.1186/s13017-020-00302-7.
5. Drumond DAF, Vieira Jr. HM. Protocolos em Trauma do Hospital João XXIII. Rio de Janeiro: Medbook Editora Científica; 2009.
6. Feliciano DV. Abdominal Trauma Revisited. The American Surgeon. 2017;83(11):1193-1202. doi: 10.1177/000313481708301119.
7. Hirshberg A, Mattox KL. Top knife: the art & craft of trauma surgery. Castle Hill Barns, Shrewsbury, UK: TFM Publishing; 2014.
8. Voiglio EJ, Dubuisson V, Massalou D, Baudoin Y, Caillot JL, Létoublon C, et al. Abbreviated laparotomy or damage control laparotomy: Why, when and how to do it? Journal of Visceral Surgery. 2016;153(4 Suppl):13-24.

Trauma Pelviperineal Complexo

21

Ricardo Breigeiron

Carlos Eduardo Bastian da Silva

▶ DESTAQUES

A pelve constitui espaço anatômico confinado, contendo múltiplas estruturas nobres de diferentes sistemas.

O trauma pelviperineal é caracterizado pela associação de fratura do anel pélvico com ferimento perineal que se comunica com o meio externo.

Lesões pelviperineais são provocadas por mecanismos de alta energia, com elevadas taxas de mortalidade precoce e tardia, bem como de lesões associadas.

O principal objetivo do atendimento inicial é a estabilização hemodinâmica e o controle da hemorragia.

A sepse por infecção de tecidos moles é importante causa de mortalidade tardia.

O tratamento é complexo e prolongado, com necessidade de abordagem multidisciplinar e baseada em protocolos de conduta bem estabelecidos.

INTRODUÇÃO

O trauma pelviperineal compreende amplo espectro de lesões com possibilidades crescentes de gravidade e complexidade, variando desde fraturas pélvicas menores até ferimentos extensos, múltiplos e exsanguinantes. Trata-se de traumatismo geralmente provocado por mecanismo de alta energia, com elevadas taxas de mortalidade precoce e tardia. Considerando os aspectos anatômicos particulares da pelve, que abriga em confinado espaço estruturas de diferentes sistemas (vascular, urinário, genital, digestivo, musculotendíneo, nervoso e ósseo), o paciente vítima de traumatismo pelviperineal pode apresentar lesões de diagnóstico e tratamento desafiadores, mesmo para os mais experientes emergencistas, radiologistas, hemodinamicistas e cirurgiões.

Os recentes avanços no atendimento pré e intra-hospitalar, bem como a maior ênfase na abordagem multidisciplinar do paciente traumatizado, permitiram diminuição da morbimortalidade associada ao trauma pelviperineal nas últimas décadas. O presente capítulo discute aspectos selecionados de sua abordagem, com enfoque atualizado e prático.

CONCEITO

O trauma pelviperineal complexo é caracterizado pela associação de fratura do anel pélvico com ferimento perineal que se comunica com o meio externo (Figura 21.1). O sistema de classificação proposto recentemente pela World Society of Emergency Surgery (WSES) divide as lesões pélvicas em três classes, considerando a estabilidade mecânica da fratura e o status hemodinâmico do paciente:

▶ **menor:** lesões hemodinâmica e mecanicamente estáveis;

▶ **moderada:** lesões mecanicamente instáveis em pacientes estáveis hemodinamicamente;

▶ **grave:** pacientes hemodinamicamente instáveis, independentemente da fratura.

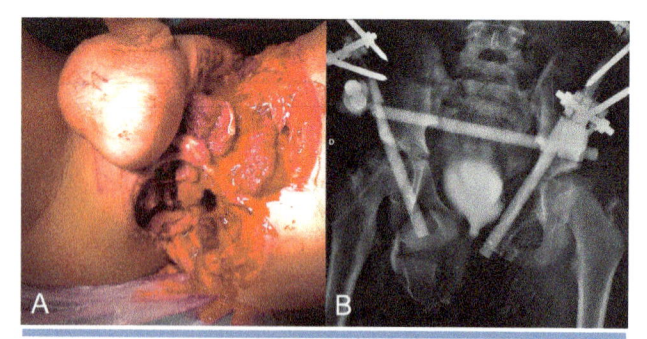

Figura 21.1. Trauma pelviperineal complexo em vítima de acidente de bicicleta; A) ferimento perineal com lesão de partes moles e esfíncter anal; B) fratura de pelve com diástase da sínfise púbica e disjunção da articulação sacroilíaca esquerda, após fixação externa.

EPIDEMIOLOGIA

O trauma pelviperineal é relativamente incomum. A incidência de fraturas pélvicas representa 2-8% de todas as fraturas esqueléticas, embora possa atingir até 25% do subgrupo de pacientes com traumatismo multissistêmico. A combinação de fratura pélvica com lesões perineais associadas é relatada em cerca de 0,1% das admissões por trauma. Em geral, acomete pacientes jovens, com predominância do sexo masculino e como consequência de mecanismos de alta energia, como atropelamento, acidentes de trânsito, quedas, esmagamentos e artefatos explosivos.

Pacientes hemodinamicamente instáveis com fratura pélvica apresentam lesões associadas em 90% dos casos, sendo que mais da metade se manifesta como sangramento significativo em outro segmento corpóreo, mais frequentemente o abdome. Até 1/3 dos pacientes não sobrevive até a chegada ao hospital por choque hemorrágico exsanguinante. Entre aqueles que respondem ao manejo terapêutico inicial, 80% evoluem com complicações sépticas decorrentes de infecção de partes moles. Apesar dos recentes avanços no tratamento pré e intra-hospitalar, a taxa de mortalidade geral ainda é alta, atingindo 32% nas séries mais recentes.

ANATOMIA

A pelve óssea é constituída por três ossos extremamente resistentes e fundidos entre si: ílio, ísquio e púbis. A energia necessária para provocar fratura nesta compacta estrutura deve ser intensa. Portanto, a presença de lesões associadas deve ser sempre investigada. Dentro desse arcabouço ósseo estão contidas estruturas musculares (assoalho pélvico), nervosas (raízes nervosas, nervos motores e sensitivos do períneo e dos membros inferiores), vasculares (vasos ilíacos, plexo pré-sacral e veias pré-vesicais), digestivas (cólon sigmoide, reto e intestino delgado), urinárias (ureter, bexiga e uretra) e genitais (próstata, útero e anexos).

O períneo é uma região de formato losangular, cujos limites são a sínfise púbica, os ramos isquiopúbicos, as tuberosidades isquiáticas, os ligamentos sacrotuberais e o cóccix. Uma linha horizontal imaginária traçada ao nível das tuberosidades isquiáticas divide o períneo em dois segmentos: o trígono urogenital (anterior) e o trígono anal (posterior). As estruturas musculotendíneas do assoalho pélvico emergem do corpo perineal, no centro do períneo (Figura 21.2).

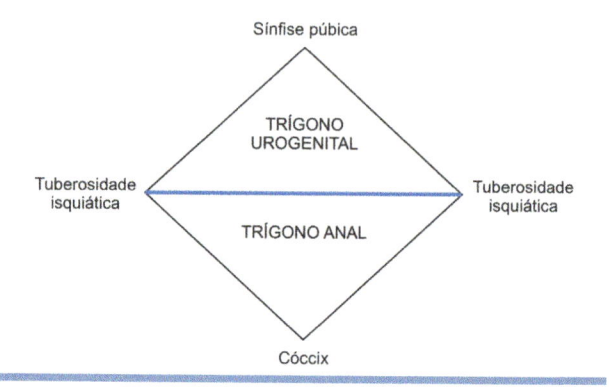

Figura 21.2. Limites e trígonos do períneo.

A complexa constituição anatômica da pelve exige alto índice de suspeição para lesões em estruturas nela contidas ou contíguas, que podem ser fonte de sangramento, infecção ou incapacidade funcional temporária ou permanente. É importante salientar sua extensa rede vascular, que compreende veias calibrosas, como a ilíaca interna e suas tributárias, bem como artérias de alta pressão, como a ilíaca interna e seus ramos, que são potenciais fontes de hemorragia volumosa e incontrolável.

MECANISMO E FISIOPATOLOGIA

Em relação às lesões ósseas, as fraturas de bacia podem ser classificadas de acordo com o mecanismo de lesão, o que permite a compreensão das forças atuantes sobre a pelve no momento do trauma. A classificação de Young-Burgess define quatro padrões de lesão: compressão anteroposterior, compressão lateral, cisalhamento vertical e mecanismos combinados.

Sumariamente, as compressões anteroposteriores são causadas por trauma frontal ou queda a cavaleiro e provocam abertura do anel pélvico. As compressões laterais, causadas por impactos laterais, são responsáveis pelo encurtamento agudo do diâmetro da pelve e rotação da hemipelve impactada para a linha média. O cisalhamento vertical, por sua vez, é causado por quedas de altura ou queda sobre a extremidade inferior estendida, provoca ruptura e deslocamento da articulação sacroilíaca. Por fim, como o próprio nome sugere, as lesões de mecanismo combinado assumem um padrão misto e sinérgico, com diferentes níveis de gravidade. As compressões laterais são o mecanismo mais comum de fratura pélvica, correspondendo a cerca de 60% dos casos.

As fraturas da pelve podem gerar instabilidade do próprio arcabouço ósseo e aumentar seu volume interno, permitindo acúmulo volumoso de sangue. Nas fraturas em "livro aberto" causadas por compressão anteroposterior, por exemplo, o volume de sangue acumulado na pelve pode chegar a 3 litros. A hemorragia é potencializada pela perda da capacidade de tamponamento do peritônio, com consequente formação de extensos hematomas retroperitoneais. As compressões anteroposteriores de alto grau e cisalhamento vertical, pelo fato de promoverem maior aumento do volume do anel pélvico, são os padrões mais associados à perda sanguínea.

Os sangramentos em fraturas pélvicas ocorrem em 80% dos casos por lesões venosas (em especial, por rotura dos plexos pré-sacral ou pré-vesical), e apenas em 20% por lesões arteriais (mais frequentemente ramos anteriores da ilíaca interna, pudendas, obturadoras anteriores, glúteas superiores e sacrais laterais). Ocorrem ainda sangramentos oriundos dos próprios ossos fraturados, cuja localização e volume variam de acordo com o tipo de lesão.

A WSES divide as lesões do anel pélvico em três classes (menor, moderado e grave), considerando diferentes graus de lesão anatômica de acordo com a classificação de Young-Burgess e a estabilidade hemodinâmica do paciente (Tabela 21.1). O Advanced Trauma Life Support (ATLS) considera instável o paciente que apresenta pressão arterial menor que 90 mmHg e frequência cardíaca maior que 120 bpm, com evidência de vasoconstrição cutânea (pele fria, sudorese, aumento do tempo de enchimento capilar), alteração do nível de consciência e taquipneia.

A solução de continuidade cutânea do períneo nos traumas pelviperineais complexos pode ocorrer tanto pela laceração da pele por fragmentos ósseos quanto por trauma direto com ruptura da pele, com eventual desenluvamento associado. Nesses casos, a possibilidade de sangramento de difícil controle é ainda maior, já que o último mecanismo de contenção hemorrágica oferecido pela barreira cutânea é perdido. Esses ferimentos abertos também são fonte de contaminação do meio externo, com alta probabilidade de evolução para complicações infecciosas com foco em tecidos moles. A classificação dos ferimentos perineais em zonas, conforme proposto por Faringer, é baseada na localização anatômica da lesão (Tabela 21.2 e Figura 21.3), e considera o conceito de "períneo expandido", que inclui a possibilidade de extensão das lesões para a região inguinal e membros inferiores através da fáscia profunda.

Tabela 21.2. Classificação do ferimento perineal

Zona	Limites anatômicos
I	Anterior: tubérculos púbicos Laterais: pregas inguinais Posterior: sacro
II	Região medial da coxa Pregas inguinais
III	Região posterolateral do glúteo Crista ilíaca

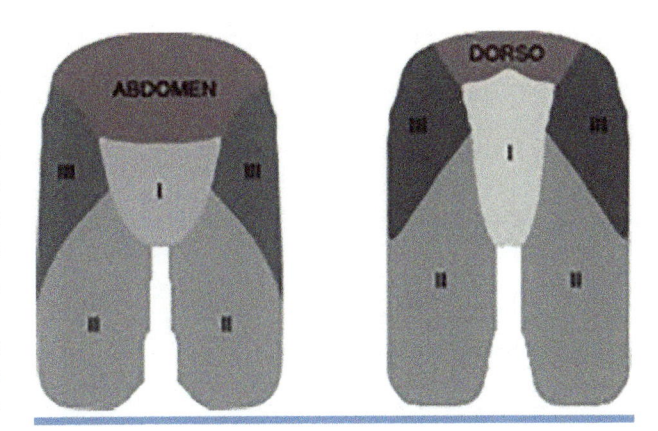

Figura 21.3. Zonas de Faringer (ferimentos perineais).

Tabela 21.1. Classificação do trauma pélvico – World Society of Emergency Surgery (WSES)

Classificação	WSES	Young-Burgess	Hemodinâmica	Mecânica
Menor	Grau I	Compressão anteroposterior I Compressão lateral I	Estável	Estável
Moderado	Grau II	Compressão anteroposterior II/III Compressão lateral II/III	Estável	Instável
	Grau III	Cisalhamento vertical Mecanismo combinado	Estável	Instável
Grave	Grau IV	Qualquer	Instável	Qualquer

Todos os órgãos pélvicos são suscetíveis a lesões associadas em pacientes com traumatismo pelviperineal, sendo a bexiga, uretra e reto os mais frequentemente acometidos. O mecanismo envolve laceração direta por fragmentos ósseos ou por forças de explosão e cisalhamento. A apresentação clínica, diagnóstico e classificação são diferentes para cada estrutura lesada, o que interfere diretamente em sua abordagem terapêutica. A conduta diante das principais lesões associadas é discutida mais adiante neste capítulo.

DIAGNÓSTICO

O diagnóstico do trauma pélvico depende inicialmente da suspeição clínica, considerando o mecanismo de trauma em questão e o conhecimento das possíveis lesões. O arsenal de exames para investigação do trauma pélvico é vasto, mas é importante observar que a obstinação diagnóstica não tem espaço nos pacientes instáveis e não deve retardar medidas de reanimação.

O exame físico é mandatório à admissão e faz parte da avaliação inicial do paciente traumatizado preconizada pelo ATLS. Esta abordagem sistemática e sequencial permite a identificação e o tratamento de possíveis lesões ameaçadoras à vida. Em relação ao exame específico da pelve, a inspeção deve avaliar a presença de deformidades, hematoma perineal, uretrorragia, sangramento retal, sangramento vaginal, priapismo ou lacerações perineais, que são indicativos de possíveis fraturas ou lesões pélvicas associadas.

A palpação do anel pélvico pode detectar crepitações ou deformidades, sugerindo fraturas ósseas. A manobra de Lelly, que consiste na palpação da sínfise púbica para avaliar a presença de diástase, é útil na avaliação de instabilidade pélvica, mas deve ser realizada apenas uma vez e com cautela, para evitar estímulo álgico e piora do sangramento. O toque retal provê informações valiosas sobre a posição e integridade da próstata em homens, bem como permite identificar lacerações ou sangramento advindo do reto. Em mulheres, o toque vaginal também possibilita avaliação de possíveis lacerações das paredes vaginais.

No prosseguimento da investigação, a radiografia simples da bacia em incidência anteroposterior na sala de emergência é usualmente o exame inicial, sendo possível a combinação com outras incidências sob demanda. Em pacientes hemodinamicamente instáveis, a radiografia é fundamental na caracterização de lesões pélvicas com risco de vida. Por outro lado, a taxa de falso-negativos pode atingir até 32%, de forma que muitos autores recomendam o abandono do exame em pacientes estáveis que não apresentam instabilidade pélvica. Nestes casos, a tomografia computadorizada (TC) de pelve permite o diagnóstico de fraturas pélvicas com sensibilidade e especificidade próximas a 100%.

Nos pacientes hemodinamicamente instáveis ou limítrofes, o exame ultrassonográfico estendido à beira-leito (E-FAST) tem importante espaço na tomada de decisão. Apesar de não apresentar sensibilidade suficiente para excluir um sangramento pélvico ou retroperitoneal, pode ser útil para definir a presença de sangramento no tórax e abdome que indique drenagem torácica ou laparotomia imediata. Em pacientes estáveis e na ausência de outra contraindicação, a TC contrastada de abdome e pelve é o exame padrão-ouro para avaliação do trauma pélvico, permitindo tanto melhor compreensão das alterações ósseas quanto a identificação ou eventual exclusão de outras lesões associadas.

Em até 25% das fraturas do anel pélvico ocorre lesão do trato urinário inferior. A presença de hematoma perineal, uretrorragia e próstata elevada ou não palpável no toque retal é sugestiva de lesão uretral. A uretrocistografia retrógrada é indicada nesses casos para definir a localização do trauma a partir do extravasamento de contraste através da uretra ou bexiga. Nos pacientes estáveis, a presença de micção espontânea com análise negativa para hematúria por tiras reagentes ou exame de sedimento urinário praticamente exclui lesão. É importante ressaltar que a cateterização transuretral em pacientes com traumas pélvicos sem investigação da integridade da uretra pode provocar tanto complicações agudas, como transecção uretral, quanto crônicas, como estenoses, incontinência urinária e impotência.

A alta incidência de lesões anorretais associadas ao trauma pelviperineal (18-64%) requer estudo cuidadoso dessa região. O exame digital retal positivo para sangramento, descontinuidade ou laceração das paredes retais e atonia do esfíncter indica prosseguimento da investigação. A retossigmoidoscopia rígida, apesar de extremamente útil no diagnóstico e na graduação das lesões de reto, não é amplamente disponível nas salas de emergência e requer prática prévia. Como alternativa, pode ser substituída pela TC com contraste retal, enema opaco ou colonoscopia, quando possível.

Exames laboratoriais como a dosagem do lactato sérico e do déficit de base na gasometria arterial são marcadores sensíveis de hemorragia aguda e importantes indicadores de gravidade no doente instável. A presença de coagulopatia também pode ser determinada por testes point-of-care à beira-leito por tromboelastografia (TEG) ou tromboelastometria rotacional (ROTEM), permitindo a reanimação direcionada com hemoderivados e melhora da sobrevida.

TRATAMENTO

Os recentes avanços no atendimento pré e intra-hospitalar, bem como a maior ênfase na abordagem multidisciplinar do paciente traumatizado, permitiram melhora da sobrevida associada ao traumatismo pelviperineal nas últimas décadas. A sistematização do atendimento inicial conforme preconizado pelo ATLS, o desenvolvimento de protocolos de transfusão maciça, a aplicação do conceito de controle de danos e a utilização de técnicas de angioembolização são alguns dos principais aspectos que diminuíram a mortalidade precoce nesses pacientes. A conjunção de cuidados multidisciplinares intensivos, incluindo o uso criterioso de antibióticos, terapia nutricional individualizada e incorporação de novas tecnologias de curativos e coberturas também são fundamentais na redução da morbimortalidade tardia.

Os objetivos no manejo do paciente vítima de trauma pelviperineal é baseado em sequência de etapas que compreende:

1. controle do sangramento;
2. controle da contaminação;
3. identificação e tratamento de lesões associadas e
4. tratamento definitivo da fratura pélvica.

É importante ressaltar que o atendimento inicial deve seguir o "ABCDE" do trauma, conforme preconizado pelo ATLS. A seguir, são discutidas as principais particularidades na abordagem do trauma pelviperineal complexo.

Controle do Sangramento

Para interromper ou evitar que o paciente entre no círculo vicioso da tríade da morte, que consiste em acidose, hipotermia e coagulopatia, a estratégia de controle de danos envolve inicialmente o controle do sangramento e a reanimação volêmica, adiando os reparos definitivos para uma segunda intervenção. O manejo hemodinâmico deve ser focado na reposição precoce de hemoderivados e restrição da infusão de cristaloides, preferencialmente baseado em protocolos de transfusão maciça e, se possível, orientado por testes viscoelásticos (TEG/ROTEM) para avaliação de coagulopatia.

A estabilização de uma fratura pélvica instável por meio de imobilizações provisórias é uma das principais medidas para redução do sangramento, e pode ser realizada com lençol, tração e união dos membros inferiores em "sereia" ou com dispositivos comerciais, como C-Clamp, PelvicBinder®, T-Pod® ou SAM Sling®. O posicionamento correto das cintas pélvicas (sobre o trocânter maior do fêmur e sínfise púbica) permite redução da fratura, adução dos membros inferiores e diminuição do volume interno da pelve, restabelecendo mecanismos naturais de contenção da hemorragia e aumentando a pressão no hematoma pélvico. A estabilização mecânica provisória funciona como ponte, possibilitando tempo para reanimação e restauração fisiológica até a fixação externa da pelve. Os fixadores externos fornecem estabilização rígida e temporária, além de permitirem melhor controle da hemorragia pélvica, fornecendo contrapressão estável nos hematomas, sendo indicados nas fraturas instáveis até o tratamento definitivo.

Ainda na sala de emergência, deve ser realizado o tamponamento de lesões perineais com compressas sempre que houver sangramento ativo exteriorizado. Essa manobra permite compressão mecânica direta de vasos pélvicos sangrantes e pode auxiliar no controle da hemorragia. Na linha do controle de danos, as compressas podem ser mantidas até segundo momento, para revisão em bloco cirúrgico após estabilização do paciente em terapia intensiva.

Pacientes com instabilidade hemodinâmica relacionada à fratura pélvica são sempre candidatos ao empacotamento pélvico pré-peritoneal. Tal procedimento é realizado através de incisão mediana infraumbilical ou de Pfannenstiel e abordagem direta ao espaço de Retzius. Após aspiração do hematoma, compressas são aplicadas contra o peritônio nos espaços pré-sacrais e paravesicais bilateralmente. É importante ressaltar que, havendo necessidade de laparotomia para abordagem de lesões intra-abdominais, as incisões não podem coincidir, para não comprometerem o efeito de tamponamento. A revisão e retirada de compressas inseridas deve ser realizada em 48-72 horas.

Em caso de sangramentos pélvicos de origem arterial, a angioembolização tem mostrado bons resultados em grupos selecionados de pacientes que apresentam extravasamento de contraste arterial e/ou hematoma pélvico na TC. No entanto, o uso isolado da técnica está associado a maiores índices de mortalidade, uma vez que dificilmente é capaz de controlar o sangramento, que é de origem venosa em sua maioria. A implementação de protocolos combinados de angioembolização e empacotamento pélvico pré-peritoneal tem se mostrado a melhor estratégia nesses casos.

No paciente in extremis ou em instabilidade hemodinâmica refratária e sangramento ativo, a toracotomia com clampeamento da aorta é medida salvadora. Como alternativa, pode ser realizada a instalação do REBOA (Balão de Oclusão Endovascular da Aorta para Ressuscitação), embora não seja amplamente disponível no Brasil.

Lesões Perineais

Os ferimentos perineais apresentam alta probabilidade de evoluir com complicações infecciosas e sepse secundária, não somente pela colonização natural de múltiplos microrganismos na região, mas também devido ao mecanismo do trauma, introdução de corpos estranhos na cena e lesões em vísceras adjacentes, como bexiga e reto. O uso rotineiro de antibioticoterapia empírica de amplo espectro nos primeiros dias está indicado nos casos com importante contaminação externa ou exposição óssea.

O exame do períneo deve ser realizado após fixação da pelve e preferencialmente em litotomia. A irrigação da ferida com solução fisiológica e soluções degermantes é essencial para a remoção mecânica de corpos estranhos e diminuição da carga bacteriana. O desbridamento cirúrgico de tecidos desvitalizados deve ser agressivo e periódico, evitando-se a aproximação das feridas até a granulação adequada da ferida. Frequentemente pode ser necessária derivação urinária e/ou fecal (cateterização urinária e colostomia higiênica) para evitar contaminação perineal recorrente.

A utilização da terapia de pressão negativa com técnica de Barker (Figura 21.4A) ou com dispositivos comerciais (Figura 21.4B) permite melhor controle da exsudação, menor colonização bacteriana e maior vascularização local, estimulando a granulação e mantendo a ferida limpa. O fechamento definitivo pode ser posteriormente realizado com fechamento primário ou terciário das lesões, enxertos e retalhos.

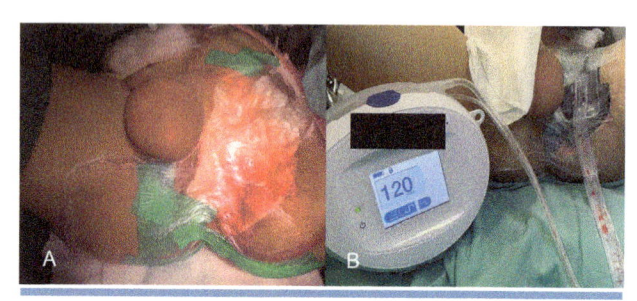

Figura 21.4. Aplicação da terapia de pressão negativa para ferimentos perineais; A) modelo Barker; B) modelo industrial.

Lesões Genitourinárias

A bexiga e a uretra membranosa são as estruturas mais frequentemente lesadas no trauma pelviperineal complexo. Em pacientes com lesões no trato urinário inferior, a drenagem adequada da urina é uma prioridade, podendo ser realizada por cateterismo transuretral, cistostomia suprapúbica ou, em casos excepcionalmente graves, nefrostomia bilateral.

Na presença de sinais suspeitos para lesão uretral, a conduta mais segura é a confecção de cistostomia, preferencialmente por punção, evitando-se a sondagem e o risco de piora da lesão uretral, referenciando precocemente ao urologista. As lesões de bexiga intraperitoneal requerem tratamento cirúrgico. Já no trauma de bexiga extraperitoneal, o tratamento conservador com sondagem vesical transuretral ou cistostomia suprapúbica por 10 a 14 dias, seguida de cistografia de controle, tem bons resultados. O manejo cirúrgico é reservado para as lesões extraperitoneais associadas a trauma penetrante no reto ou em órgãos genitais, devido ao risco de evolução para fístulas.

As lesões genitais não são fatais na maioria das vezes, mas podem evoluir com incapacidade permanente, como infertilidade e dor crônica. Em pacientes hemodinamicamente instáveis, as medidas iniciais incluem o controle do sangramento, irrigação abundante e desbridamento amplo das lesões. A ruptura testicular deve ser abordada cirurgicamente, idealmente nas primeiras 72 h, para aumentar a probabilidade de preservação funcional do órgão. Lesões e amputações penianas podem ser tratadas com sutura primária e reimplante, respectivamente, de preferência com participação do urologista. Quanto aos órgãos genitais femininos, embora o sangramento vulvar raramente seja fatal, pode ser a manifestação de uma lesão vaginal, uterina ou intra-abdominal maior que necessite de investigação adequada.

Lesões Anorretais

As lesões de reto se dividem entre aquelas que estão ao alcance do dedo (reto médio e baixo) e as que não são palpáveis (reto médio e alto), determinando diferentes condutas. Usualmente, excetuando-se as lesões destrutivas, ferimentos do reto em que seja factível a correção por via endoanal (ao alcance do dedo), o reparo primário exclusivo pode ser realizado. Em caso de dúvida quanto à extensão da lesão, ou qualidade do reparo, a confecção de derivação fecal por uma sigmoidostomia ou transversostomia em alça temporária traz baixa morbidade e promove maior segurança em relação ao risco de sepse. Nas lesões fora do alcance do reparo endoanal, a confecção isolada de derivação fecal é terapia segura e de baixa complexidade técnica, quando comparada à alternativa de reparo primário ou ressecção.

A integridade do esfíncter anal deve ser também avaliada. Em pacientes estáveis e com lesões limitadas, a esfincteroplastia pode ser feita com sutura primária das fibras musculares e cobertura de pele que, em geral, permite a manutenção do estado funcional. Recomenda-se postergar a reconstrução definitiva de lesões esfincterianas extensas e complexas, que muitas vezes requerem instalação de esfíncter artificial ou graciloplastia.

Acompanhamento

Sobrevivendo ao manejo inicial, os pacientes com traumas pelviperineais complexos passam a necessitar de cuidados multidisciplinares intensivos, frequentemente com hospitalizações prolongadas e múltiplas reintervenções. A terapia nutricional deve ser iniciada precocemente, de preferência por via enteral. Outras medidas gerais relativas ao cuidado de doentes críticos não devem ser deixadas de lado, como profilaxia de trombose venosa profunda e de úlceras de estresse, além de fisioterapia motora e respiratória.

A reabilitação desempenha papel fundamental na capacidade do paciente de retomar suas atividades habituais, portanto, atenção especial deve ser dada para diminuir sequelas funcionais incapacitantes. A maioria das vítimas de trauma pelviperineal complexo é composta por jovens em idade produtiva que necessitarão de afastamento das suas atividades por longos períodos, enquanto internados e após a alta hospitalar. Sendo assim, parte importante da recuperação compreende suporte psicológico e assistencial, referenciamento a especialistas e seguimento ambulatorial de longa data.

CONCLUSÃO

O trauma pelviperineal complexo destaca-se entre as patologias traumáticas pela variedade de lesões graves e de manejo desafiador. É necessário amplo conhecimento anatômico, fisiopatológico e técnico para garantir melhores chances de sobrevivência com baixa morbidade aos pacientes, que, em geral, encontram-se severamente enfermos. O tratamento multidisciplinar e fundamentado em protocolos de conduta bem estabelecidos é a base para uma completa recuperação do paciente.

▶ BIBLIOGRAFIA CONSULTADA

1. Arvieux C, Thony F, Broux C, et al. Current management of severe pelvic and perineal trauma. J Visc Surg. 2012;149(4):227-38.
2. Coccolini F, Stahel PF, Montori G, et al. Pelvic trauma: WSES classification and guidelines. World J Emerg Surg. 2017;12:5.
3. Cordts Filho RM, Parreira JG, Perlingeiro JA, et al. Fratura de pelve: um marcador de gravidade em trauma. Rev Col Bras Cir. 2011;38(5):310-316.
4. Costantini TW, Bosarge PL, Fortlage D, Bansal V, Coimbra R. Arterial embolization for pelvic fractures after blunt trauma: are we all talk? Am J Surg. 2010;200(6):752-7;discuss. 757-8.
5. Costantini TW, Coimbra R, Holcomb JB, et al.; AAST Pelvic Fracture Study Group. Current management of hemorrhage from severe pelvic fractures: Results of an American Association for the Surgery of Trauma multi-institutional trial. J Trauma Acute Care Surg. 2016;80(5):717-23; discuss. 723-5.
6. Cothren CB, Moore EE, Smith WR, et al. Preperitoneal pelvic packing/external fixation with secondary angioembolization: Optimal care for life-threatening hemorrhage from unstable pelvic fractures. J Am Coll Surg. 2011;212:628-35.
7. Flint L, Cryer HG. Pelvic fracture: the last 50 years. J Trauma. 2010;69:483-8.
8. Ozer MT, Coskun AK, Ozerhan IH, et al. Use of vacuum-assisted closure (VAC™) in high-energy complicated perineal injuries. Int Wound J. 2011;8(6):599-607.
9. Petrone P, Rodríguez Velandia W, Dziaková J, Marini CP. Treatment of complex perineal trauma. A review of the literature. Cir Esp. 2016;94(6):313-22.
10. Rommens P, Hofmann A, Hessmann M. Management of acute hemorrhage in pelvic trauma: an overview. Eur J Trauma Emerg Surg. 2010;36(2):91-9.
11. Shaukat NM, Copeli N, Desai P. The Focused Assessment with Sonography for Trauma (FAST) examination and pelvic trauma: indications and limitations. Emerg Med Pract. 2016;18(3):1-21.
12. Souza H, Breigeiron R, Vilhordo D, Coimbra R. Doença Trauma: Fisiopatogenia, desafios e aplicação prática. São Paulo: Editora Atheneu; 2015. p. 239-250.
13. Teixeira Jr FJR, Couto Netto SD, Collete e Silva FS, et al. Complex Perineal Injuries in Blunt Trauma Patients: The Value of a Damage Control Approach. Panam J Trauma Crit Care Emerg Surg. 2015;4(2):87-95.

▶▶▶

Trauma Vascular

22

Valter Castelli Júnior

Giuliano Giova Volpiani

Walkiria Ciapina Hueb

▶ INTRODUÇÃO

Desde os tempos mais remotos, a humanidade convive com as lesões vasculares de natureza traumática. Na antiguidade, ferimentos secundários a quedas de grande altura, mordeduras de animais selvagens e decorrentes de conflitos tribais, potencialmente determinaram repercussões graves cujo desfecho para muitos foi a morte, claramente pela impossibilidade de resolução. Isto se deveu em grande parte ao desconhecimento total da anatomia e fisiologia, próprio daqueles tempos. Com o avançar das eras e as "lições de anatomia", registradas a princípio em desenhos de dissecções de animais, e posteriormente dos cadáveres humanos, é que foi possível uma compreensão melhor destes traumas. Surgiram então propostas de tratamento como cauterizações de ferro em brasa, tentativas de torniquetes e ligaduras vasculares, mas as extremidades acabavam em amputações primárias ou secundárias a hemorragias, isquemia e/ou infecções, sempre com alto índice de mortalidade.

A partir de estudos e do desenvolvimento de materiais de sutura, o prognóstico para estes casos melhorou ao longo do tempo. É conveniente lembrar que os estados de guerra, sobretudo a Primeira e a Segunda Grandes Guerras Mundiais, paradoxalmente colaboraram para o aprendizado e evolução da medicina vascular. Os diferentes tipos de ferimentos que surgiram em decorrência dos conflitos propiciaram o desenvolvimento de técnicas cirúrgicas, salvando não só extremidades, mas infindáveis vidas.

Destaca-se que estas lesões vasculares acontecem preponderantemente em indivíduos jovens e com pleno potencial de trabalho. Atualmente os grandes centros urbanos, repletos de violência e de aumento progressivo de acidentes por automóveis e motocicletas, são os responsáveis, em parte, pela sobrecarga dos prontos-socorros. O pleno conhecimento das diferentes faces do trauma vascular, desde o seu diagnóstico até o tratamento cirúrgico com suas diversidades técnicas, é de fundamental importância para reconduzir os indivíduos a sua total capacidade de força de trabalho. Indubitavelmente é um tema de Saúde Pública e de vital significado na vida do médico que atua nos postos de urgência.

CONCEITO E ETIOLOGIA

Trauma vascular é a destruição de vasos sanguíneos que determina interrupção abrupta do suprimento de oxigênio aos tecidos e/ou retorno do sangue ao coração. Algumas vezes pode ocorrer acometimento associado de estruturas nervosas, ou seja, do feixe vasculonervoso.

Dependendo do fator causal ou instrumento externo responsável, didaticamente podemos classificar o trauma ou lesões em:

► **Ferimentos cortantes:** são aqueles relacionados a instrumentos que cortam a pele e estruturas mais profundas, como arma branca (faca, canivetes), vidros e latas;

► **Ferimentos perfurocontusos:** são aqueles oriundos de projéteis de arma de fogo, que penetram com alta temperatura e velocidade, e esmagam os tecidos em seu trajeto, podendo mudar de direção ao encontrar resistência de tecidos mais duros (ossos);

► **Ferimentos contusos:** são aqueles que fraturam os tecidos duros como ossos e/ou contundem os tecidos mais moles. Como exemplo temos os traumas secundários aos acidentes automobilísticos, de motocicletas, quedas de altura, agressões com objetos não cortantes e socos.

► **Lesões iatrogênicas:** são aquelas causadas pelos médicos ou paramédicos quando realizam procedimentos agressivos com o intuito de diagnóstico ou tratamento específico no segmento vascular, como lesões arteriais oclusivas ou hemorrágicas durante "cateterismos" das mais diferentes artérias ou punções/dissecções inadvertidas, como procedimentos endovasculares terapêuticos ou implante de cateteres dos mais diferentes tipos.

Os tipos de lesões vasculares variam desde dissecções da íntima do vaso até rupturas completas (Quadro 22.1). Ferimento vascular isolado é o mais comum, e decorre de instrumento penetrante; já os traumas contundentes estão frequentemente associados às lesões multissistêmicas complexas.

Quadro 22.1. Tipos de lesões vasculares

Tipos de Lesões Vasculares
Ruptura da camada íntima
Hematomas subintimais ou intramurais
Lacerações
Contusão (com ou sem trombose)
Defeito da parede, com pseudoaneurisma ou hemorragia
Transecções (completas ou parciais)
Compressão externa (hematoma)
Vasoespasmo

FISIOPATOLOGIA

Classificação de acordo com a fisiopatologia

Basicamente podemos ter a apresentação do trauma vascular e especificamente arterial sobre três óticas:

► **síndrome isquêmica:** oclusão do segmento arterial lesado. Neste caso falamos em trombose arterial, situação em que houve lesão endotelial ou de toda a parede como um todo e com secção geralmente completa, ocasionando a parada do fluxo sanguíneo arterial com formação de trombo (constituído por proteínas da coagulação como fibrina, hemácias, glóbulos brancos e plaquetas). As manifestações clínicas serão em decorrência da ausência do fluxo arterial distalmente à artéria comprometida;

► **síndrome hemorrágica:** há predominantemente perda sanguínea após a lesão arterial, podendo este sangramento se estender por regiões vizinhas ao local acometido ou mesmo ter hemorragia externa abundante através da pele. As lesões arteriais costumam ser parciais, ou seja, lesam parte da parede arterial (como uma secção parcial), impedindo a retração dos cotos arteriais e consequentemente causando trombose;

► **síndrome "tumoral":** assim denominada por haver duas situações diferentes envolvidas, em que há expansão dos tecidos adjacentes ao trauma, "imitando" uma tumoração com abaulamento ou edema regional visível. Muitos destes casos são diagnosticados tardiamente após dias, meses ou anos depois de transcorrida a lesão arterial, e tal fato acontece pela não detecção diagnóstica do médico no instante do primeiro atendimento ou até mesmo pela não vinda do paciente ao ambiente hospitalar;

► **pseudoaneurisma ou falso aneurisma:** forma-se quando há lesão parcial da artéria e extravasamento de sangue contíguo à mesma, com bloqueio do sangramento pelos tecidos vizinhos como músculos e aponeuroses. Com o passar do tempo há a presença de uma carapaça de fibrose ao redor do lago, parcialmente ocupado por hematoma. O sangue pulsátil extravasa do lúmen arterial para este lago contido e retorna ao leito distal da artéria, simulando um aneurisma verdadeiro;

► **fístula arteriovenosa:** trata-se de uma comunicação entre a artéria lesada e a veia homônima ou contígua, também lesada pelo trauma. Surge, dessa forma, um fluxo sanguíneo da artéria para a veia pelo gradiente pressórico das estruturas. Importante lembrar que muitos casos passam despercebidos no pronto atendimento pela imprecisão diagnóstica, evoluindo ao longo do tempo com um edema regional e/ou distal, secundário à hipertensão venosa crônica que se instala.

Localização do Trauma

Trauma cerebrovascular

A incidência varia entre 0,1 e 2% de todos os traumas, com acometimento raro das artérias carótidas e vertebrais, porém associado a resultados ruins. A mortalidade varia entre 20-30% dos casos, sendo que para parte dos sobreviventes o desfecho é por sequela neurológica, decorrente de um acidente vascular cerebral. A maioria das lesões é assintomática no momento do trauma, devendo-se suspeitar de acordo com o mecanismo e associação de lesões (Quadro 22.2), e a seguir angiotomografia cerebral[1].

Quadro 22.2. Sinais e sintomas do trauma vascular cranioencefálico

Sinais e Sintomas do Trauma Vascular Cranioencefálico
Hemorragia arterial da orofaringe, nasofaringe ou pescoço
Expansão de hematoma cervical
Sopro cervical
Déficit neurológico focal (ataque isquêmico transitório, hemiparesia, sintomas vertebrais basilares)
Defeito pupilar assimétrico
Déficit neurológico inexplicado pela imagem inicial
Acidente vascular cerebral na imagem inicial

Os reparos cirúrgicos e endovasculares são geralmente reservados para lesões sintomáticas, assintomáticas de alto risco para acidente vascular cerebral, agravamento da lesão apesar da terapia farmacológica, e rápida expansão de hematoma na região cervical. Se o ferimento for passível de reparo aberto, prefere-se em vez do minimamente invasivo.

Trauma da aorta torácica

A lesão da aorta torácica ocorre em menos de 1% dos traumas, apresentando mortalidade entre 75 a 90%, que sobrevém na maioria das vezes no momento do acidente, em doentes gravemente feridos. O mecanismo de ação decorre de uma desaceleração rápida, levando ao rompimento do istmo aórtico, localizado imediatamente depois da artéria subclávia esquerda. O diagnóstico inicia-se por radiografia de tórax que, caso alterada, indica estudo angiotomográfico, guardando-se arteriografia como método desempatador (Figura 22.1, Quadros 22.3 e 22.4)2.

Quadro 22.3. Achados dos raios X de tórax sugestivos de trauma da aorta torácica

Achados aos Rx de Tórax sugestivos de Trauma da Aorta Torácica
Aumento do mediastino
Botão aórtico indistinto
Hemotórax maciço
Deslocamento do brônquio principal esquerdo
Desvio traqueal para a direita
Desvio da sonda nasogástrica para a direita
Boné apical esquerdo

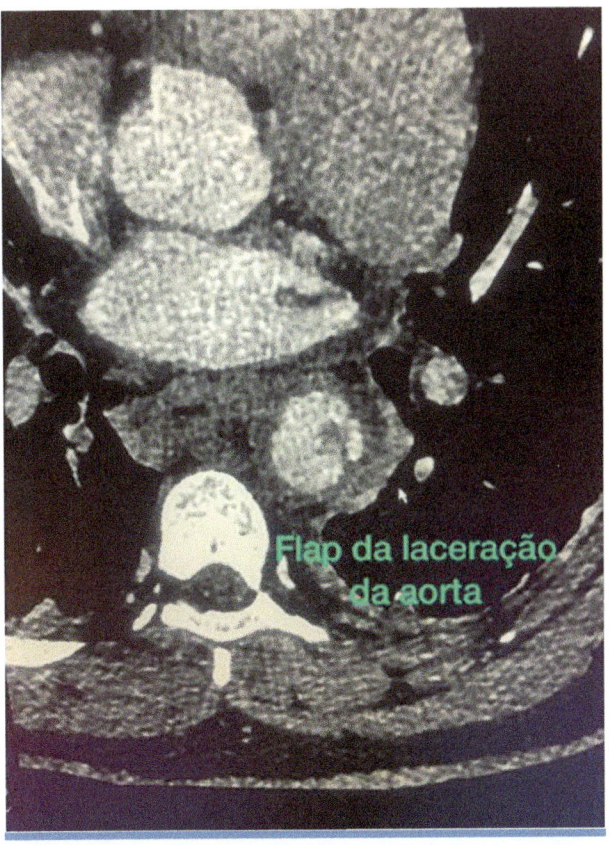

Figura 22.1. Angiotomografia da aorta torácica com imagem de laceração do vaso representada pela presença de flap, decorrente de um acidente automobilístico em condutor com cinto de segurança (acervo próprio).

Quadro 22.4. Lesões associadas a trauma da aorta torácica

Lesões associadas a Trauma da Aorta Torácica
Fraturas múltiplas de costelas/tórax instável
Fratura de esterno
Contusão pulmonar
Contusão cardíaca
Lesão diafragmática
Lesão importante de órgão sólido intra-abdominal
Fratura pélvica significativa

Com exceção das rupturas da camada íntima aórtica, para todas as outras lesões indica-se tratamento cirúrgico, devendo o doente ser submetido preferencialmente ao método endovascular e em até 24 horas, para pacientes estáveis.

Trauma vascular abdominal

O trauma de natureza penetrante é o mais comum, representando 90% dos casos. A mortalidade varia amplamente, ocorrendo em 70% das vezes no primeiro dia.

A sequência dos principais locais de hemorragia são vísceras, seguidas do mesentério, e então vasos abdominais principais. A apresentação clínica depende da região envolvida, da associação de lesões e do tempo decorrido[3,4].

De acordo com a localização da lesão, o trauma vascular abdominal pode ser classificado da seguinte maneira:

► **zona I** – retroperitônio próximo à linha média (do hiato aórtico ao promontório sacral);

► **zona II** – retroperitônio lateral superior (contém rins e seus vasos); e

► **zona III** – retroperitônio pélvico (inclui vasos ilíacos).

Para os casos de hemorragia contínua, caracterizados por hipotensão sem resposta à reposição, dever-se-á proceder avaliação rápida e tratamento cirúrgico de emergência. Para aqueles com hematoma contido ou trombose, segue-se estudo de imagem que permite localizar a região da lesão e apoiar a tomada de decisão. O diagnóstico dos pacientes que chegam vivos ao hospital é feito por tomografia com contraste.

Em relação às lesões circunscritas à zona I, temos o trauma aórtico, que pode estar restrito à camada íntima (irregularidade na parede do vaso); decorrer da secção parcial contida pela camada adventícia e por tecidos vizinhos (pseudoaneurisma); ou dada a secção total, o desfecho é a síndrome hemorrágica (não chegam vivos ao hospital). O tratamento é preferencialmente endovascular, considerando a gravidade e região de difícil controle cirúrgico. O acesso é feito pela artéria femoral, com o implante de uma endoprótese revestindo internamente a porção acometida da aorta. A complicação mais temida é a paraplegia. São doentes muito graves, e na maioria das vezes com múltiplos traumas associados, determinando alta mortalidade e morbidade.

Trauma das Extremidades

É muito importante para o médico ter dados de história do trauma com o próprio paciente, familiares que presenciaram o trauma, ou até mesmo com os socorristas no local do evento, questões como quantidade de sangramento externo, mecanismo do trauma, perda de consciência no momento e dados vitais no local inicial de atendimento. No entanto, dependendo da intensidade e gravidade do trauma, que pode ser múltiplo, o paciente adentra o pronto atendimento hospitalar desacordado. É indispensável que o médico conheça do ponto de vista anatômico os segmentos arteriais em que as artérias se superficializam, determinando o que chamamos de pulsos arteriais. Isto tanto para os membros superiores quanto para os inferiores. Assim temos relacionado ao membro superior: pulso subclávio, axilar, braquial, radial e ulnar. No membro inferior: pulso femoral, poplíteo, pedioso e tibial posterior. Desta forma, o conhecimento dos locais anatômicos durante o exame físico é de vital utilidade para a identificação de possível lesão arterial (Figura 22.2).

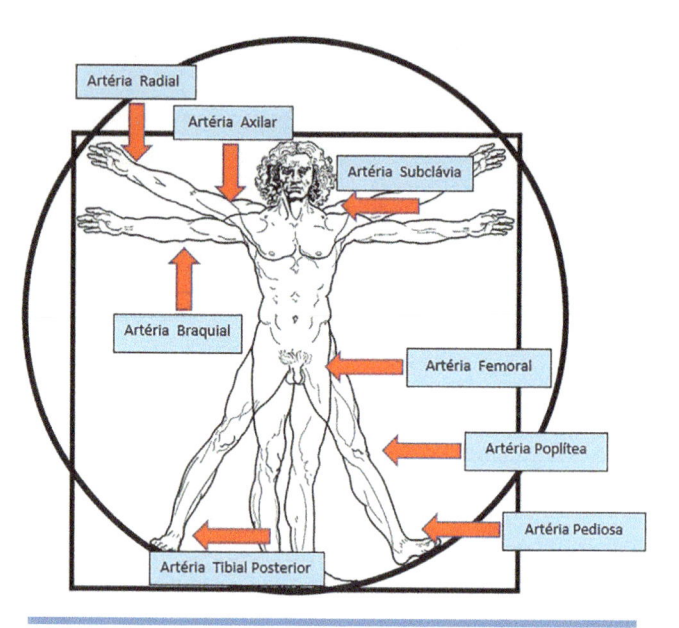

Figura 22.2. Locais anatômicos dos pulsos arteriais das extremidades.

DIAGNÓSTICO CLÍNICO

O trauma vascular das extremidades pode apresentar as seguintes características clínicas:

Síndrome Isquêmica

A interrupção do fluxo sanguíneo à extremidade de forma aguda, por qualquer mecanismo de trauma, condiciona o aparecimento de isquemia que se traduz pela ausência de suprimento de oxigênio distalmente ao local acometido. Muitas vezes, o paciente se apresenta de forma estável em relação aos sinais clínicos vitais e com pouca expressão de sangramento externo. Hematoma ou equimose pode estar presente, mas o que predomina são os sinais e sintomas de isquemia aguda. No local da lesão e distalmente no membro acometido, o paciente refere dor importante, alterações neurológicas como parestesia (sensação de dormência) ou até mesmo hipoestesia, sensação de frialdade. No exame físico constatamos palidez ou cianose, frialdade e principalmente ausência dos pulsos distais ao ferimento.

Se transcorreram muitas horas (acima de 6 horas) podemos ter o que chamamos de impotência funcional (incapacidade de movimentar adequadamente as articulações dos dedos do pé ou da mão), que reflete uma alteração da função motora dos nervos periféricos. Lembramos que devemos sempre comparar estes dados com o membro contralateral para referência. Quando se tratar de ferimento perfurocontuso por projétil de arma de fogo é necessário identificar o orifício de entrada e o de saída, quando existir, para que possamos ter noção do trajeto e inferir o local ou segmento arterial acometido (Figura 22.3).

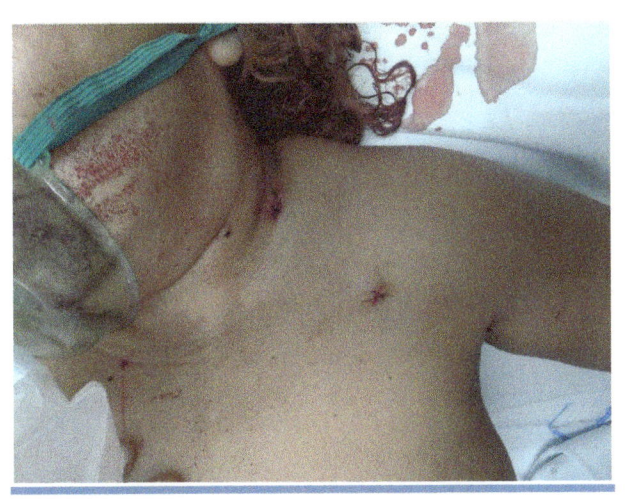

Figura 22.3. Lesão isquêmica do membro superior esquerdo decorrente de ferimento por arma de fogo. Seta vermelha, orifício de entrada; seta azul, orifício de saída (acervo próprio).

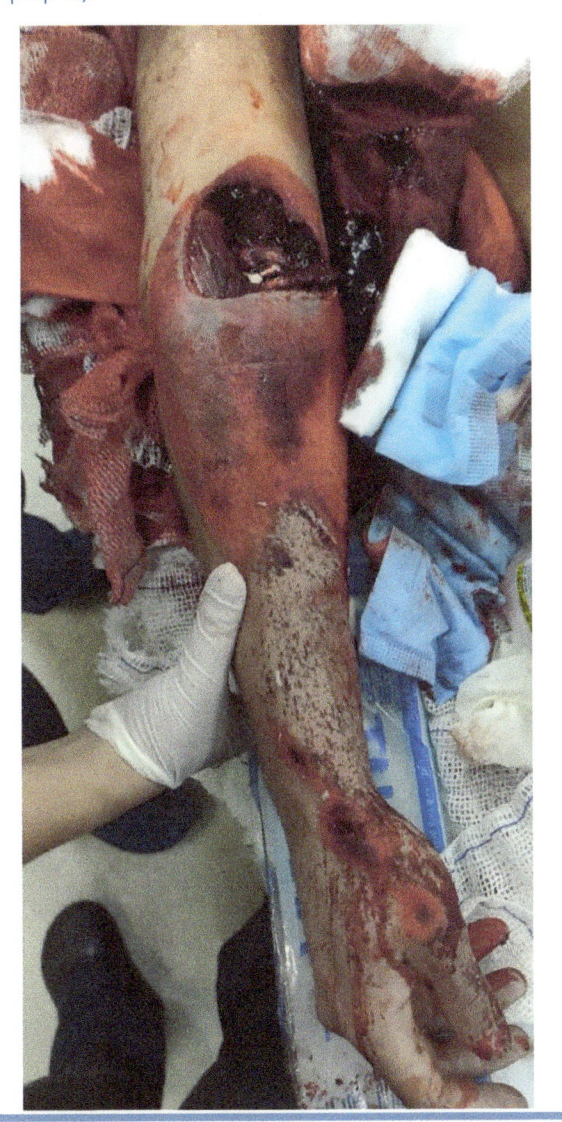

Figura 22.4. Lesão hemorrágica da artéria braquial decorrente de ferimento por arma branca (acervo próprio).

Síndrome Hemorrágica

A manifestação clínica decorre da perda sanguínea acentuada pelo trauma arterial e geralmente está associada aos ferimentos por arma branca ou arma de fogo. O paciente se apresenta muitas vezes hipotenso, ou mesmo em choque hipovolêmico (hemorrágico), caracterizado por diminuição ou não detecção da pressão arterial sistêmica, taquicardia, sonolência ou com perda de consciência, palidez geral e descorado em mucosas (anemia aguda). Nem sempre no exame físico haverá ausência de pulsos no membro acometido e poderá estar presente, embora diminuído em relação ao membro contralateral (Figura 22.4).

Síndrome Tumoral

Mais frequente nos ferimentos cortantes e perfuro-contusos. Quando se tratar de pseudoaneurisma, muitas vezes o paciente apresenta-se com os dados vitais compensados e sem sinais e sintomas de grande hemorragia externa. O não diagnóstico da lesão arterial pode acontecer e até mesmo o médico liberar o paciente (por não identificar fraturas ósseas ou hematomas maiores com deformidade da pele) após um período de observação, por não detectar clinicamente a lesão arterial. Por isso é importante sermos perspicazes e na dúvida lançarmos mão de exames diagnósticos por imagens a fim de afastarmos totalmente esta situação.

Uma boa percentagem dos pseudoaneurismas é diagnosticada tardiamente após meses ou anos, pelo surgimento da tumoração no local da lesão. Quando isso ocorre, frequentemente há a percepção, na palpação, de um frêmito (que representa o fluxo turbulento arterial na cavidade formada ao longo do tempo), e na ausculta, um sopro evidente denominado sistólico. Estes dados fecham o diagnóstico clínico.

Quando se tratar de fístula arteriovenosa, a apresentação é muito semelhante à do pseudoaneurisma, mas com uma diferença que é a percepção de frêmito e ausculta do sopro mais precocemente, até mesmo no primeiro atendimento. O sopro tende a ser definido como sistodiastólico, e quando diagnosticado tardiamente após anos do trauma, além da tumoração local há um edema distal, sobretudo se for em membro inferior, consequente a um regime de hipertensão venosa crônica que se instalou, surgindo então aumento do volume do membro (circunferência) e varizes secundárias, percebidas claramente no exame físico.

Podem surgir também úlceras na pele, que são uma repercussão mais intensa da hipertensão venosa crônica. Quando a comunicação arteriovenosa ocorre mais proximalmente em segmentos de artéria e veia de calibres maiores, como no caso de lesão de ilíaca e subclávia com alongamento do tempo de diagnóstico, há a possibilidade de ocorrer insuficiência cardíaca de hiperfluxo, pelo aumento do retorno venoso e sobrecarga cardíaca (Figura 22.5).

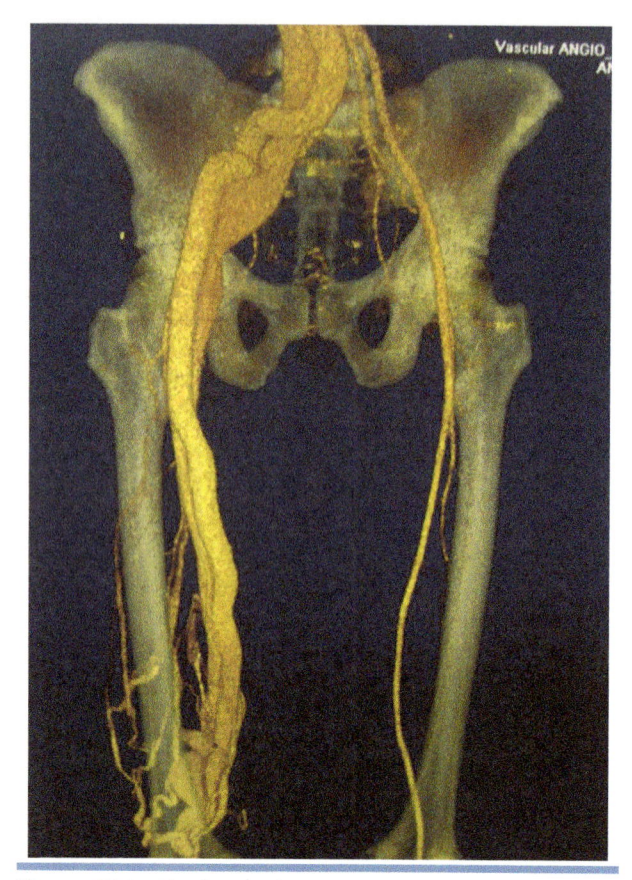

Figura 22.5. Fístula arteriovenosa de longa duração entre a artéria e veia poplítea direita em paciente vítima de ferimento por arma de fogo (acervo próprio).

Tabela 22.1. Trauma vascular das extremidades e apresentação clínica

	Síndrome Hemorrágica	Síndrome Isquêmica	Síndrome Tumoral
Agente etiológico	Arma branca +++	Trauma contuso +++	Projétil de arma de fogo +++
	Projétil de arma de fogo +	Projétil de arma de fogo ++	Arma branca +
Inspeção	Sangramento ativo / coágulos	Palidez distal	Aumento de volume local
Palpação	Pode ter ou não pulso distal	Não tem pulso distal	Tumor pulsátil ou frêmito
Ausculta	x	Sem fluxo	Sopro
Dor	Moderada	Alta	Baixa
Freq. cardíaca	Alta	Alta	Normal ou alta
Pressão arterial	Baixa	Alta	Normal

De forma esquemática, segue na Tabela 22.1 a comparação entre as síndromes vasculares decorrentes de trauma das extremidades.

Em resumo, são aspectos fortemente relacionados à lesão vascular em trauma das extremidades a ausência de pulso distal, sangramento externo ativo, expansão rápida de hematoma contido, isquemia distal e tumoração distal ou sopro audível sobre a área suspeita da lesão. Para isquemia distal, destaca-se a presença dos 5 P: palidez, parestesia, pain (dor), paralisia e poiquilotermia (Quadro 22.5)[5].

Quadro 22.5. Sinais fortemente relacionados ao trauma de extremidade

Sinais de trauma de extremidade arterial
Sem pulso distal
Sangramento externo ativo
Expansão rápida de hematoma contido
Sinais de isquemia distal (5 Ps: **p**alidez, **p**arestesias, **p**ain (dor), **p**aralisia, **p**oiquilotermia)
Tumoração palpável ou sopro audível sobre a área suspeita de lesão

DIAGNÓSTICO LABORATORIAL E DE IMAGEM

Os exames laboratoriais sanguíneos são importantes, pois nos dão dados de como estão as funções dos diferentes órgãos como rim, fígado, e dados hematimétricos que refletem a intensidade do sangramento como o hematócrito e a hemoglobina. Também nos auxiliam na eventualidade do paciente ter comorbidades prévias. Dados da gasometria arterial também são relevantes, pois podem demonstrar quadros mais sérios de acidose metabólica. Raios X simples podem nos mostrar eventuais fraturas ósseas ou onde está alojado o projétil de arma de fogo, caso não tenha orifício de saída. Tudo isto serve de parâmetros para projetarmos as necessidades terapêuticas do paciente.

Doppler ultrassom de imagem

Exame de imagem de extrema utilidade na urgência em função de ser não invasivo e facilmente realizável em extremidades, com excelente visualização das lesões e baixo índice de falso-negativo, sobretudo nas lesões de natureza arterial.

Angiotomografia ou angiorressonância

Extremamente úteis, não só para confirmação diagnóstica, mas também para planejamento cirúrgico. Mais utilizadas quando o paciente tem uma estabilidade hemodinâmica, como nas suspeitas de lesões oclusivas arteriais ou tumorais (pseudoaneurismas e fístulas arteriovenosas) que na maioria das vezes não requerem emergência terapêutica nas primeiras horas do trauma (Figura 22.6). O inconveniente é que poucos hospitais mantêm aparelhamento e médico radiologista ou mesmo técnico para condução do exame.

Na angiorressonância injetamos um contraste magnetizado (gadolínio) e na angiotomografia, contraste iodado, ambos por infusão em bomba endovenosa. O contraste iodado é nefrotóxico e pode causar em alguns pacientes quadro de hipersensibilidade com lesões urticariformes dérmicas e/ou espasmos das vias aéreas. Há sempre a possibilidade de transformar as imagens em projeções tridimensionais e dinâmicas, o que dá excelente visualização do local do trauma.

Angiografia digital

Exame realizado por cirurgiões vasculares, pois há a necessidade de punções com agulhas específicas à distância do local do trauma, introdução de um fio-guia metálico delicado que irá navegar pelo sistema arterial e posterior substituição por cateteres, próprios para pequena injeção de contraste iodado e excelente visualização da lesão arterial (Figura 22.7). Possibilita também o tratamento imediato em alguns casos selecionados, o que é considerado uma técnica minimamente invasiva.

TRATAMENTO

Todas as lesões arteriais diagnosticadas na emergência/urgência necessitam ser reparadas sob o custo e risco de perda da extremidade e da própria vida do paciente. Evidentemente que a atenção inicial se volta para as condições clínicas na entrada do paciente ao Serviço de Emergência Hospitalar. Atenção especial ao estado neurológico, hemodinâmico, vias aéreas e traumas de tórax e abdome, pois podem estar associados às lesões periféricas vasculares e nervosas. Há sempre um enfoque multidisciplinar do cirurgião vascular com os demais especialistas, sobretudo com os cirurgiões que se dedicam aos traumas.

Reposição volêmica

Fundamental para o resgate clínico da situação hemodinâmica. Após a coleta de sangue para exames laboratoriais, dependendo da complexidade do trauma, um acesso venoso central se faz necessário com cateter de dupla luz implantado em veia jugular interna, subclávia ou femoral. A reposição volêmica de soluções salinas, Ringer lactato e sangue ou hemoderivados será necessária, com particularização para cada caso em si, levando em consideração a estimativa das perdas ocorridas e o resultado dos exames laboratoriais, sobretudo os hematimétricos.

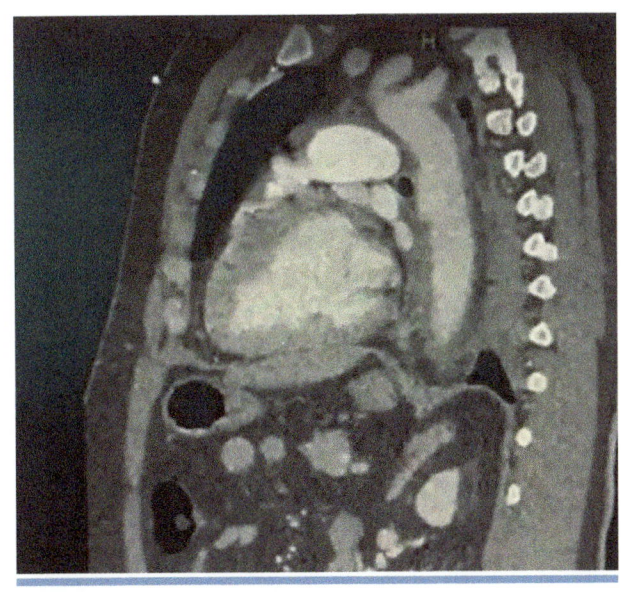

Figura 22.6. Angiotomografia da aorta torácica com corte sagital mostrando imagem de pseudoaneurisma decorrente de trauma torácico fechado pós-queda de 4 metros. Abaulamento na seta vermelha (acervo próprio)

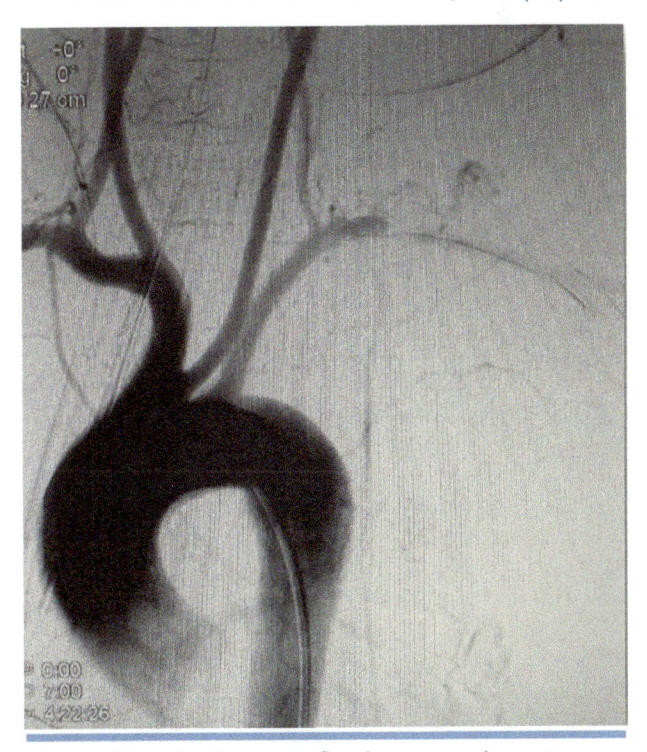

Figura 22.7. Angiotomografia da crossa da aorta com visualização dos troncos supra-aórticos mostrando imagem de oclusão de artéria subclávia esquerda decorrente de ferimento por arma branca (acervo próprio)

Conceitos gerais do tratamento vascular periférico

Após o diagnóstico clínico e de imagens das lesões, sempre que possível devem ser reparadas. As lesões venosas têm menos perda hemorrágica que as arteriais e raramente levam à perda de extremidade, por não estarem relacionadas com isquemia franca. Em determinadas situações podemos mesmo proceder a ligadura venosa (situações de instabilidade hemodinâmica por ferimentos traumáticos múltiplos periféricos e/ou associados às lesões de órgãos parenquimatosos torácicos ou abdominais, com sangramento abundante).

Já as lesões arteriais têm que ser reparadas sempre que possível, embora em situações de extrema urgência algumas artérias possam ser ligadas, por não serem vitais isoladamente para a nutrição de diferentes regiões, como as artérias radial, ilíaca interna (hipogástrica), femoral profunda, e uma das artérias da perna (tibial anterior, fibular ou tibial posterior). Mas por princípio, por se tratar de pacientes jovens na maioria das vezes e com expectativa de vida longa, sempre que possível a reparação deve ser feita.

Técnica Cirúrgica Convencional

Incisões

Devem ser amplas, não importando em primeiro momento a questão estética ou gênero e idade do paciente. Isto tanto para as extremidades superiores quanto inferiores. A dissecção deve ser sempre cuidadosa respeitando os planos dos tecidos moles à medida que aprofundamos para que não causemos iatrogenias adicionais.

Reparos

Nunca devemos abordar diretamente o local da artéria lesada, mas sim isolar inicialmente o segmento pré-lesão e posteriormente pós-lesão, reparando estas estruturas com fitas cardíacas ou fitas elásticas para não causarmos dano adicional ao endotélio arterial, que é muito sensível e delicado e pode propiciar no pós-operatório maior chance de trombose arterial. Somente após estes reparos é que nos dirigimos ao local implicado na lesão e já com o controle proximal e distal, muitas vezes com os clampeamentos já realizados. No caso de estarmos diante de uma fístula arteriovenosa, o reparo venoso proximal e distal também deve ser realizado.

Identificação da lesão

Ao nos depararmos com a lesão, é importante verificarmos a extensão da mesma e levarmos em consideração o mecanismo de trauma. Isto porque os ferimentos cortantes costumam produzir menos dano arterial, sendo mais restritos que os ferimentos perfurocontusos ou contusos com fraturas ósseas associadas (Figura 22.8). A técnica de restauração pode ser diferente para os dois casos. Nos ferimentos por projéteis de arma de fogo, em função da velocidade e alta temperatura, a deformidade arterial e possibilidade de lesão endotelial térmica pode requerer uma correção mais elaborada.

Quando diante da lesão, é fundamental utilizarmos um dispositivo denominado cateter de Fogarty. Este cateter, que tem mais de 1 metro de extensão, é introduzido no leito arterial proximal e sobretudo distal da artéria, onde coaptamos uma seringa preenchida com baixo conteúdo líquido (soro fisiológico estéril) em uma extremidade externa ao vaso e insuflamos distalmente na outra extremidade um sensível balão e assim, com o mesmo insuflado, trazemos o possível trombo formado (este processo é denominado de trombectomia e consiste na retirada do trombo que possa ter se formado, sobretudo nas lesões traumáticas isquêmicas). A irrigação do segmento arterial proximal e distal com soro fisiológico 0,9% diluído com heparina e infundido através de cateteres é um procedimento recomendável.

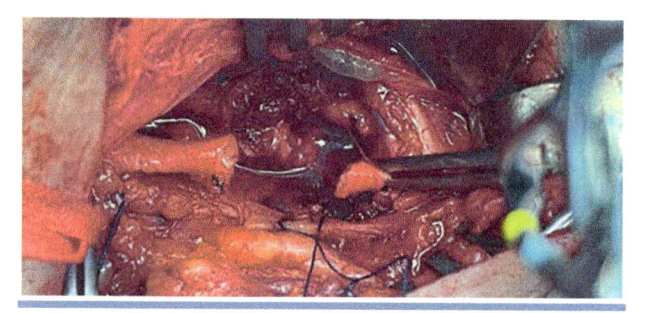

Figura 22.8. Lesão da artéria subclávia esquerda decorrente de ferimento por arma branca, determinando síndrome isquêmica. Nas setas, cotos proximal e distal da artéria (acervo próprio).

Técnicas de Restauração

A restauração dependerá basicamente do tipo e da extensão da lesão. Nas lesões restritas e por ferimentos cortantes parciais (secção parcial), até mesmo uma sutura local direta pode ser realizada. Se houver secção total com irregularidades dos cotos, uma ressecção do segmento comprometido de até 2 cm com regularização dos cotos permite uma aproximação e anastomose direta terminoterminal. Se houver ramos arteriais, estes podem ser ligados para permitir esta anastomose sem tensão.

Quando ocorre uma destruição maior do segmento arterial, o que acontece com frequência nos ferimentos perfurocontusos e contusos com fraturas ósseas, haverá a necessidade de realização de pontes arteriais (enxertos) para substituição e restauração do fluxo. Nestes casos, recorremos a um substituto autólogo venoso (tecido do próprio paciente), habitualmente a veia safena magna, que faz parte do sistema venoso superficial. Quando optamos por esta forma de restauração, é sensato que a safena utilizável seja extraída do membro contralateral, pois há possibilidade de lesão venosa profunda concomitante com a arterial, e que pode passar despercebida no intraoperatório ou mesmo ser passível de trombose venosa no pós-operatório daquele membro lesado, o que não seria adequado do ponto de vista técnico. Essa safena é tratada em bancada com dilatação suave do seu lúmen, através da inserção de um cateter e infusão de soro fisiológico sob pressão. A safena tem que ser locada como ponte de forma invertida (reversa) devido à presença das válvulas venosas.

Quando a artéria a ser reparada apresenta calibre compatível com o da safena magna dilatada, as anastomoses proximal e distal são realizadas de forma terminoterminal. Se há discrepância de calibre, opta-se por anastomoses terminolaterais e que permitem suturas sem risco de estenoses. Muito raramente utilizamos material sintético para restaurações traumáticas na urgência, pois são ferimentos potencialmente contaminados e se houver infecção no pós-operatório predispõe a manutenção da infecção, aumentando a possibilidade de hemorragia por deiscência das anastomoses. No entanto, quando não tivermos outra alternativa, o material do enxerto sintético pode ser Dacron ou politetrafluoroetileno expandido (PTFE).

Se houver necessidade de equipe mista ortopédica e vascular, em função de traumas complexos com fratura e lesão arterial, a correção cruenta da fratura deve ser realizada em primeira etapa e em seguida a restauração arterial. Isto se deve à natureza do tratamento de síntese ortopédica, que requer força e agressividade de movimentos na extremidade, o que pode comprometer a correção arterial se a mesma for realizada previamente. Dependendo do tempo decorrido do trauma até a chegada ao hospital, da estimativa de duração da correção cirúrgica ortopédica e do membro estar em franca isquemia, uma ponte transitória para restabelecer o fluxo arterial com a utilização de cateteres que unam as duas extremidades arteriais pode ser realizada previamente.

Fios de sutura e fechamento

Utilizamos fio inabsorvível de polipropileno com espessura delicada (4-0/5-0/6-0) e agulhas cilíndricas para as anastomoses arteriais ou pontes venosas, condicionando a espessura do fio à delicadeza estrutural da artéria. Estas anastomoses são habitualmente de suturas contínuas, que permitem rapidez maior e uma hemostasia melhor quando restabelecemos o fluxo arterial. Se o paciente for criança, é recomendável sutura em pontos separados para permitir uma expansão do calibre arterial entre os pontos à medida que o paciente desenvolve o seu crescimento. Frequentemente não há necessidade de drenagem externa do sítio cirúrgico, para que possamos minimizar ao máximo infecção. Para fechamento da incisão utilizamos fios inabsorvíveis de nylon ou de absorção lenta, como os de categute cromado ou de polidioxanona. O fechamento se dá respeitando as camadas de dissecção e sepultando muito bem o leito cirúrgico arterial. Na pele, habitualmente a sutura é simples e de fio inabsorvível de algodão ou nylon.

Técnica Cirúrgica Endovascular

A técnica endovascular é aplicada principalmente a pacientes estáveis hemodinamicamente e que estão em atendimento ou que possam ser transferidos a hospitais que possuem o aparelho de angiografia. Outro fator é a disponibilidade dos materiais necessários para o tratamento; alguns hospitais-escola e de nível quaternário possuem uma certa gama de materiais à disposição, mas em casos mais complexos é necessário algum tempo para que todo o material necessário possa ser disponibilizado.

Em geral esta técnica permite acesso a locais de anatomia difícil para cirurgia convencional e preferencialmente em pacientes com estabilidade clínica; algumas vezes em apresentação tardia do trauma.

Na síndrome hemorrágica a técnica endovascular permite embolização de vasos de difícil acesso cirúrgico; como exemplos práticos temos as lesões cervicais em zona III e traumas pélvicos em pacientes que permanecem instáveis após fixação da bacia. Na síndrome isquêmica, a angiografia é utilizada basicamente para o diagnóstico anatômico em casos complexos com múltiplos segmentos traumatizados. A síndrome tumoral, de apresentação inicial ou tardia, com pseudoaneurismas de difícil acesso para a cirurgia convencional ou fístulas arteriovenosas complexas, é a situação em que a técnica endovascular tende a superar a cirurgia convencional.

A embolização é uma tática que pode ser aplicada tanto nas síndromes tumorais, quanto nas síndromes hemorrágicas; o alvo são vasos nutridores distais de órgãos não vitais ou vasos condutores de órgãos com circulação dupla ou colateral; é realizada com a liberação de partículas, molas ou cola biológica, que ocluem de forma definitiva este vaso.

Os stents revestidos (endopróteses) são utilizados nas síndromes tumorais com trauma de vasos condutores, em que temos que preservar a circulação distal; aplica-se a traumas de grandes vasos ou vasos em que o acesso e o controle cirúrgico são difíceis pela situação anatômica.

Pós-Operatório Imediato

A equipe de cirurgia vascular deve acompanhar cuidadosamente a evolução, pois complicações podem surgir e haver necessidade de condutas adicionais ou mesmo reintervenções cirúrgicas. Felizmente não são frequentes, mas citamos infecções, hematomas locais, isquemia por trombose arterial pós-restauração, o que demanda reabordagem cirúrgica (Figura 22.9). Dependendo do tempo de isquemia, da duração da cirurgia e da artéria lesada, pode ocorrer, assim que se restabelece o fluxo sanguíneo arterial, o que chamamos de síndrome compartimental, que se manifesta por edema e enduramento muscular distalmente na extremidade (geralmente na panturrilha) e que demanda ainda no intraoperatório fasciotomia da pele e fáscias aponeuróticas, sob pena de haver sofrimento muscular e nervoso motor irreversível.

- **Medidas gerais e analgésicos**
- **Antibióticos:** a maioria dos pacientes exigirá apenas profilaxia antibiótica. Dependendo do tipo de trauma e potencial contaminação, haverá necessidade mais ampliada de profilaxia.
- **Anticoagulação:** apenas profilaxia para tromboembolismo venoso e pulmonar.

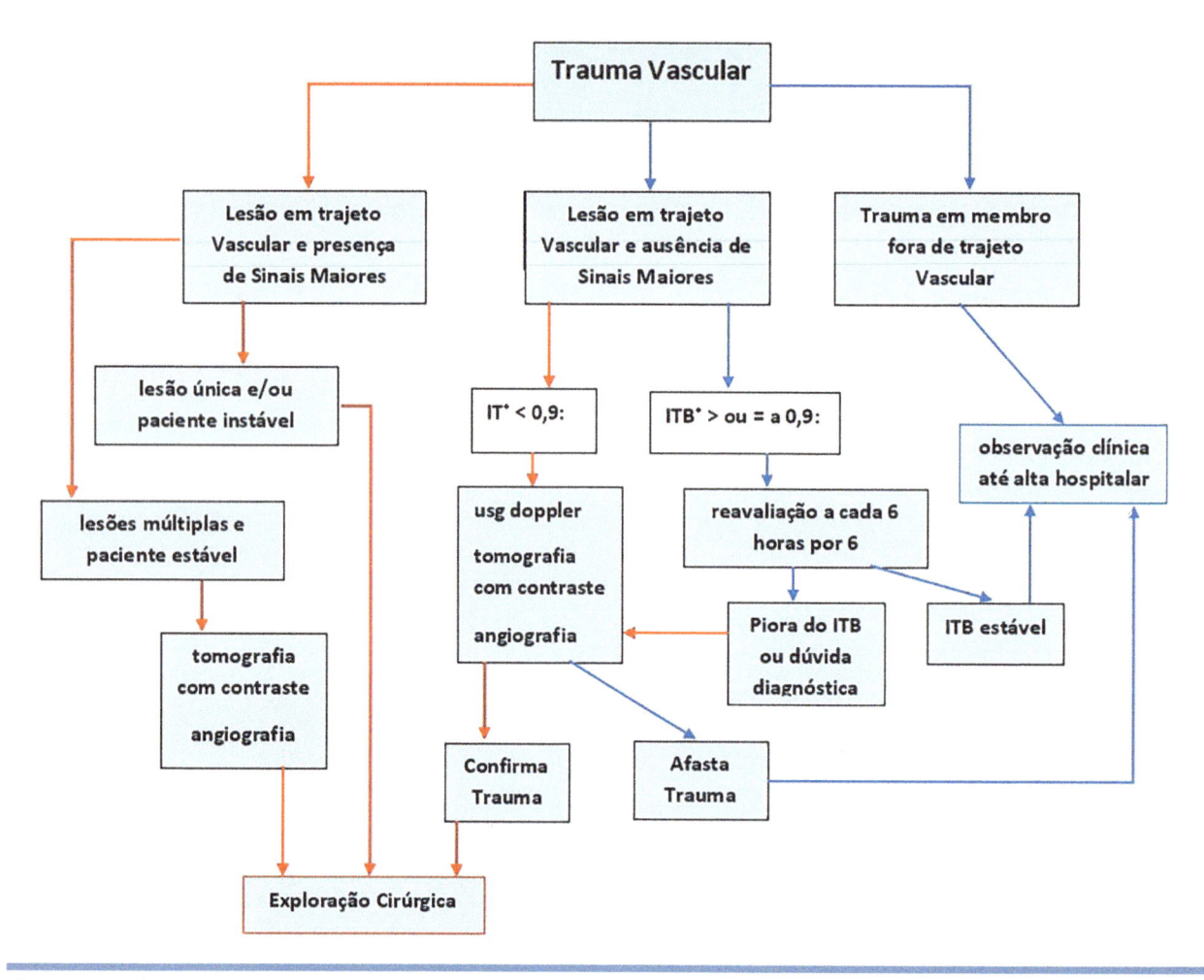

Figura 22.9. Fluxograma de atendimento ao paciente com trauma vascular de extremidades.

* ITB: O índice tornozelo-braço é uma medida de pressão em que o numerador é o valor da pressão sistólica aferida em uma das artérias do tornozelo (tibial anterior e tibial posterior) no membro acometido pelo trauma e o denominador é a medida aferida na artéria braquial de membro não acometido pelo trauma; para este exame é necessário um manguito de pressão e um aparelho de Doppler portátil.

PONTOS-CHAVE

► Os tipos de lesões vasculares são ruptura da camada íntima, hematomas subintimais ou intramurais, lacerações, contusão, defeito da parede, transecções, compressão externa e vasoespasmo.

► De acordo com a fisiopatologia, as lesões vasculares podem ser classificadas sindromicamente como síndrome isquêmica, hemorrágica ou tumoral.

► Os sinais e sintomas do trauma vascular cranioencefálico são hemorragia arterial da orofaringe, nasofaringe ou pescoço, expansão de hematoma cervical, sopro cervical, déficit neurológico focal, defeito pupilar assimétrico, déficit neurológico inexplicado pela imagem inicial, e acidente vascular cerebral na imagem inicial.

► Os achados aos Rx de tórax sugestivos de trauma da aorta torácica são representados pelo aumento do mediastino, botão aórtico indistinto, hemotórax maciço, deslocamento do brônquio principal esquerdo, desvio traqueal para a direita, desvio da sonda nasogástrica para a direita, boné apical esquerdo.

► São sinais clínicos de trauma vascular das extremidades a ausência de pulso distal, sangramento externo ativo, expansão rápida de hematoma contido, isquemia distal e tumoração palpável ou sopro audível sobre a área suspeita.

► Os 5 P da isquemia arterial aguda são palidez, parestesia, pain (dor), paresia ou paralisia e poiquilotermia.

► O método de imagem mais utilizado no diagnóstico de trauma vascular em pacientes sem instabilidade é a angiotomografia. Tal método permite o diagnóstico e planejamento cirúrgico.

- A angiografia digital é reservada para os casos em que a angiotomografia não foi conclusiva, e deve preferencialmente ser realizada com vistas ao diagnóstico e, se indicado, tratamento no mesmo tempo.
- As técnicas de reparação vascular abertas dispõem desde rafias simples, anastomoses arteriais, interposição venosa ou substituição protética.
- O tratamento endovascular no trauma é reservado ao doente hemodinamicamente estável, e está relacionado à diminuição da morbidade e mortalidade quando comparado às cirurgias convencionais para vasos de difícil acesso e especialmente no tratamento da aorta.

CONCLUSÃO

O trauma vascular é frequente e acomete na maioria das vezes indivíduos jovens, sendo imprescindível o diagnóstico e a intervenção precoces, pois são fundamentais para melhorar a probabilidade de um resultado favorável.

▶ REFERÊNCIAS BIBLIOGRÁFICAS

1. Callcut RA, Matthew WM. Modern advances in vascular trauma. Surgical Clinics. 2013;93(4):941-961.
2. Mouawad NJ, Paulisin J, Hofmeister S, Thomas MB. Blunt thoracic aortic injury–concepts and management. Journal of cardiothoracic Surgery. 2020;15(1):1-8.
3. Kobayashi L, Coimbra R, Goes Jr. AMO, et al. American Association for the Surgery of Trauma – World Society of Emergency Surgery guidelines on diagnosis and management of abdominal vascular injuries. Journal of trauma and acute care Surgery. 2020;89(6):1197-1211.
4. Harkin DW, Dunlop DM. Vascular trauma. Surgery (Oxford). 2018;36(6):306-313.
5. Kobayashi, L, Coimbra R, Goes Jr. AMO, et al. American Association for the Surgery of Trauma-World Society of Emergency Surgery. Guidelines on Diagnosis and Management of Peripheral Vascular Injuries. Journal of Trauma-Injury Infection and Critical Care. 2020;89(6):1183-1196.

Trauma das Vias Urinárias

23

Diego Carrão Winckler

O trauma das vias urinárias inclui as lesões do rim, ureter, bexiga urinária e uretra. Embora menos comum, apresenta importante incidência nos pacientes politraumatizados, principalmente associado a traumas abdominais e pélvicos. Relaciona-se com menor incidência na localização primariamente extraperitoneal e nas relações anatômicas com os demais órgãos.

O mais prevalente é o trauma renal, variando entre 65-90% dos casos, seguido do trauma de bexiga, uretra e ureter.[1] Embora o traumatismo contuso seja o mecanismo mais comum, observa-se aumento dos traumas por ferimentos penetrantes, sobretudo nos centros urbanos. O avanço nos exames de imagem e nas opções terapêuticas endoscópicas e endovasculares vem modificando o manejo e o prognóstico das lesões do trato urinário.

TRAUMATISMO DO RIM

O rim é o órgão genitourinário mais atingido por traumatismo externo, acometendo até 5% dos traumatizados, sendo mais comum em pacientes jovens e do sexo masculino.[2] Devido a sua anatomia e posição retroperitoneal, os rins são pouco atingidos pelos traumatismos penetrantes e mais suscetíveis aos traumas fechados, comumente tratados de forma não operatória ou, mais recentemente, com terapias endoscópicas e endovasculares, com grandes taxas de sucesso.[1-3] Óbito por trauma renal isolado é raro e relacionado a lesões de alto grau e manejos inadequados.

Os rins são protegidos pela cápsula fibrosa que envolve o parênquima renal, pela gordura perirrenal, fáscia de Gerota e gordura pararrenal. Apresentam relação anatômica com fígado, duodeno, baço, cauda do pâncreas e cólons, o que torna menos comuns as lesões renais isoladas. O pedículo vascular origina-se na aorta e veia cava e constitui importante fonte de sangramento e instabilidade hemodinâmica.

O traumatismo contuso decorre dos acidentes automobilísticos, quedas, agressões e lesões esportivas através da transmissão de energia, da compressão direta das estruturas renais nos traumas de flanco e dorso ou pela desaceleração súbita em altas velocidades.[1-3] A compressão causa lesão do parênquima e, mais raramente, lesão vascular; ruptura da cápsula fibrosa e fáscia de Gerota permite sangramento retroperitoneal e intraperitoneal. Lesões do sistema coletor ocorrem por extensão da agressão ao parênquima, normalmente cursam com hematúria e podem apresentar extravasamento urinário.[2,3]

Menos frequente, o mecanismo de desaceleração brusca afeta estruturas vasculares e a junção ureteropiélica (JUP), principais pontos de fixação renal. Há risco de disjunção da pelve com o ureter, trombose de artéria renal por lesão endotelial, ruptura da veia renal ou avulsão do pedículo com sangramento retroperitoneal potencialmente fatal. Lesões vasculares renais isoladas sem comprometimento do parênquima são raras.[3]

Os ferimentos por projetil de arma de fogo (FPAF) costumam ser mais agressivos, com maior destruição tecidual e associados a lesões de outros órgãos. Os ferimentos por arma branca (FAB) em geral são menos danosos ao parênquima e sistema coletor, mas quando atingem o pedículo renal tendem a provocar sangramento de difícil controle. Até 28% dos pacientes apresentam lesões exclusivamente renais, enquanto 35% apresentam ao menos uma lesão associada. Nas lesões penetrantes, o cólon está acometido em até 96% dos casos.[1]

Diagnóstico

História de desaceleração brusca, colisão lateral de veículo automobilístico, cinemática grave e traumatismo direto do dorso, região lombar e flancos, associado ou não a hematomas, sugerem trauma renal. Nas vítimas de trauma penetrante, identificar a entrada e a saída de FPAF permite inferir a trajetória e o risco de lesão renal, bem como a localização de um FAB.[3]

Hematúria está presente em até 95% dos pacientes, mas não guarda relação com a extensão ou a gravidade da lesão, da mesma forma que a sua ausência não exclui acometimento do rim.[1] Enquanto a hematúria macroscópica é característica, a microscópica pode ser percebida apenas com análise urinária laboratorial ou por fitas reagentes de imersão em urina.

Os exames de imagem dependem da estabilidade hemodinâmica. Por não classificar o trauma renal, o FAST (*Focused Assessment with Sonography for Trauma*) deve ser reservado para pacientes instáveis a fim de recomendar intervenção de urgência.[2] Em pacientes estáveis, realiza-se tomografia computadorizada (TC) com contraste endovenoso e fase de excreção renal. A fases arterial e venosa podem demonstrar falha de enchimento vascular com sinais de trombose ou extravasamento de contraste sugestivo de sangramento ativo, além de permitir o estudo do parênquima renal e estratificação do trauma e presença de hematoma perirrenal. Na fase excretora podem-se identificar extravasamento de contraste no sistema coletor e falhas enchimento, sugerindo coágulos.[1-4,6] A ressonância magnética está indicada para pacientes estáveis com contraindicação ao contraste endovenoso ou na ausência de TC disponível. A angiografia apresenta possibilidade diagnóstica e terapêutica de lesões vasculares em pacientes estáveis e selecionados.[2] A classificação do trauma renal foi atualizada associando critérios tomográficos (Tabela 23.1) e está ilustrada na Figura 23.1.

Tratamento

Nos traumatismos contusos, via de regra, o tratamento de escolha é não cirúrgico e pacientes estáveis apresentam taxas de sucesso no tratamento não operatório (TNO) de até 80%.[1,2] A chance de cirurgia é diretamente proporcional ao grau da lesão e risco de falha do tratamento conservador.[1] Ferimentos por arma branca exclusivamente

Tabela 23.1. Classificação do trauma renal

Grau*	Tipo de lesão	Descrição da lesão
I	Contusão Hematoma	Hematúria microscópica ou macroscópica, estudo urológico normal Subcapsular, sem expansão, sem laceração do parênquima
II	Hematoma Laceração	Hematoma perirrenal não expansível confinado à fáscia perirrenal < 1,0 cm de profundidade do parênquima do córtex renal sem extravasamento urinário
III	Laceração Vascular	> 1,0 cm de profundidade do parênquima do córtex renal sem ruptura do sistema coletor ou extravasamento urinário Lesão vascular ou sangramento ativo confinado à fáscia perirrenal
IV	Laceração Vascular	Estende-se através do córtex renal, medula e sistema coletor; laceração da pelve renal ou ruptura da junção ureteropélvica; Lesão da artéria ou veia renal principal; trombose de vasos principais; sangramento ativo além da fáscia perirrenal
V	Laceração Vascular	Ruptura completa do rim Avulsão do hilo renal com desvascularização completa; rim desvascularizado com sangramento ativo

* Avançar um grau para lesões bilaterais até o grau III

Adaptado de: More et al., 1989[10]; American Association for the Surgery of Trauma, 2018.[12]

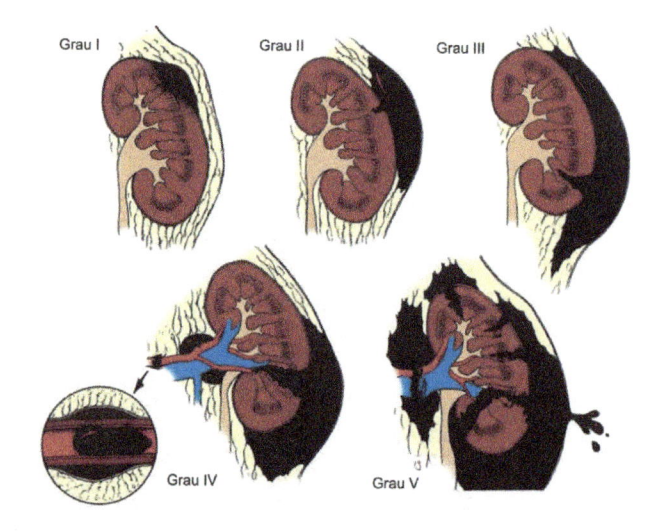

Figura 23.1. Classificação do trauma renal por grau. (Adaptada de Campbell-Walsh-Wein Urology: Upper Urinary Tract Trauma. 12th ed., p. 1983.)

renais podem ser tratados conservadoramente se não houver instabilidade, sangramento ativo ou lesão do pedículo renal. Quedas persistentes de hemoglobina e hematócrito, mesmo em pacientes estáveis, devem alertar quanto à presença de sangramento ativo. Tomografia de controle rotineiramente não é necessária. Em pacientes com lesões de demais vísceras maciças passíveis de tratamento conservador, deve-se atentar para uma possível fonte de sangramento não renal, que reduz a chance de sucesso. A falha no TNO chega a 2,7% nas primeiras 24 h.[1,3,6] As condições para realização de tratamento não operatório renal estão no Quadro 23.1.

Quadro 23.1. Condições para tratamento não operatório renal

Estabilidade hemodinâmica
TC com contraste EV e fase excretora com graduação do trauma
Monitoração contínua em sala de trauma ou UTI com reavaliações seriadas
Disponibilidade de sala cirúrgica e equipe de cirurgia do trauma presencial
Controle seriado de hemoglobina e hematócrito
Ausência de lesões associadas com indicação de laparotomia
Repouso absoluto no leito

A angiografia com angioembolização está indicada em pacientes estáveis cuja TC evidenciou *blush* ou extravasamento de contraste sugestivo de sangramento ativo, nos pacientes vítimas de traumatismo renal contuso ou penetrante em que se excluíram outras lesões associadas que indiquem laparotomia. A angioembolização seletiva apresenta melhores resultados. As complicações incluem falha terapêutica, hipertensão renovascular e exclusão funcional renal.[7]

A laparotomia exploradora está indicada em pacientes hemodinamicamente instáveis, nos traumas por FPAF e naqueles com lesões associada. Abordagem retroperitoneal não é recomendada, preferindo-se laparotomia mediana transperitoneal.[1] Presença de hematoma pulsátil ou em expansão, ferimento penetrante renal, instabilidade hemodinâmica sem outras fontes de sangramento abdominal e sangramento ativo indicam exploração renal.[1-3] Nefrectomia parcial e nefrorrafia podem ser realizadas em pacientes estáveis. As taxas de nefrectomia total chegam a 13%, principalmente devido a instabilidade hemodinâmica e cirurgia de controle de danos, lesão penetrante, traumatismo de alto grau e presença de lesões intra-abdominais associadas complexas.[1]

É mandatório confirmar a presença do rim contralateral antes de uma nefrectomia; em casos de rim único, preservação renal deve ser tentada. Pacientes estáveis com lesão do sistema coletor podem se beneficiar de derivação urinária através de cateter duplo jota, inserido via endoscópica. O algoritmo para abordagem do trauma renal está descrito na Figura 23.2.

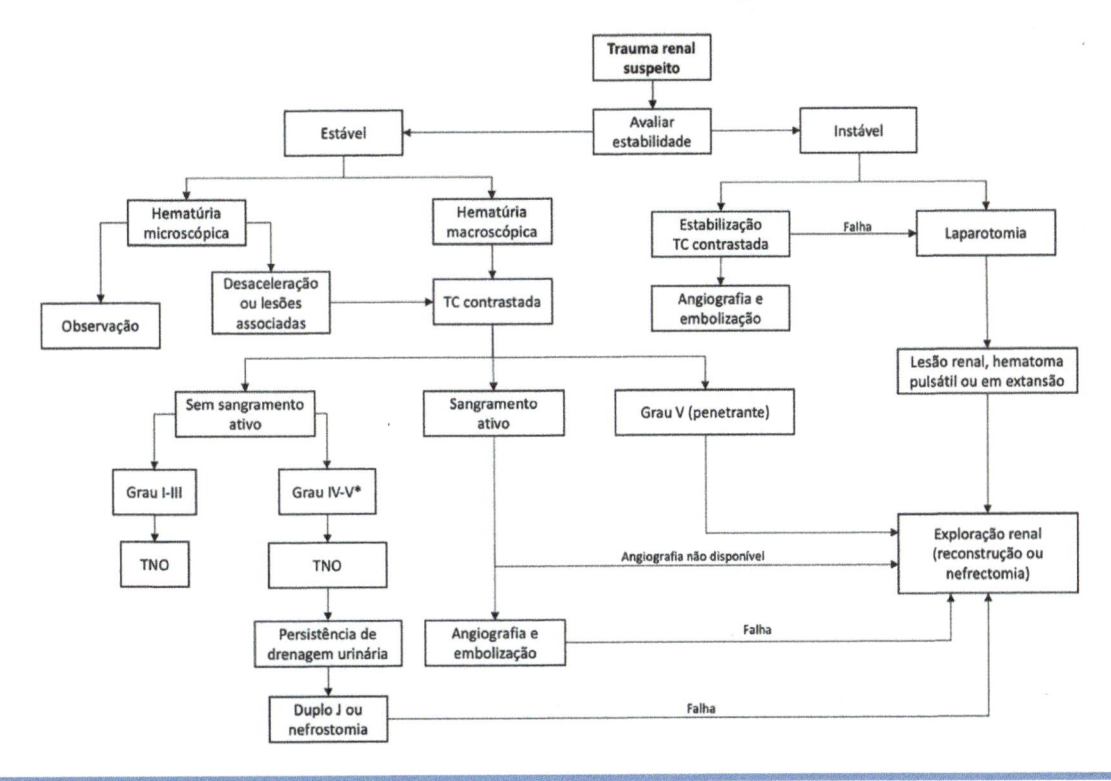

Figura 23.2. Algoritmo para investigação e manejo do trauma renal. (EAU Guidelines 2020: Urological Trauma.)

Complicações precoces incluem sangramentos, abscessos renais e perirrenais, hipertensão renovascular, infecções e fístulas. Tardiamente, podem surgir hidronefrose, litíase renal, pielonefrite crônica, pseudoaneurismas e fístulas arteriovenosas. A taxa de mortalidade no TNO é 5,5%, enquanto naqueles submetidos a cirurgia chega a 13,4%. São fatores de mau prognóstico a instabilidade hemodinâmica, idade avançada, presença de comorbidades e lesões associadas concomitantes.[1,2]

Pontos-chave – Traumatismo do Rim

- Hematúria com suspeita de trauma renal deve ser investigada com imagem.
- Grau de hematúria não guarda relação com a gravidade do trauma renal.
- TC com contraste e fase excretora é o método de escolha para investigação.
- Tratamento conservador está indicado em pacientes estáveis e bem avaliados quanto ao grau da lesão renal, com avaliações seriadas e monitoração.
- Angioembolização seletiva está indicada em pacientes estáveis com sangramento ativo sem indicação de laparotomia.
- Instabilidade hemodinâmica refratária a ressuscitação volêmica, lesões associadas e ferimentos por projétil de arma de fogo indicam laparotomia exploradora.

TRAUMATISMO DO URETER

O trauma do ureter é raro e representa menos de 5% das lesões das vias urinárias. Trauma penetrante corresponde a 77% das lesões ureterais, sendo o FPAF mais prevalente.[2,8] Caracteriza-se por apresentação clínica pobre e baixo grau de suspeição, embora a hematúria isolada seja comum. Até 2/3 dos traumas ureterais têm associação com lesões de vísceras intra-abdominais, enquanto 10-28% têm lesão renal associada e 5% têm acometimento da bexiga.[3] A mortalidade chega a 7% devido às lesões associadas e ao mecanismo de trauma prioritariamente penetrante, quando há lesões ureterais despercebidas ou diagnosticadas tardiamente, como extravasamentos urinários, urinomas, abscessos, fístulas, estenose ureteral e sepse.[2,3,8]

O ureter apresenta trajeto retroperitoneal. Nas porções superiores, relaciona-se com a raiz do mesentério, cólons e vasos gonadais; nas porções inferiores, com vasos ilíacos, parede lateral da pelve e bexiga. Ferimentos penetrantes que atinjam estas localizações devem levantar suspeita de traumatismo ureteral. A lesão se dá por ruptura parcial ou completa do ureter, provocando extravasamento de urina associado a sangramento periureteral ou hematúria. Nos ferimentos penetrantes ocorre lesão direta ao ureter, enquanto no trauma contuso o mecanismo de trauma se dá por desaceleração súbita e traumatismos fechados de alta energia. Nas desacelerações, a junção ureteropiélica e o ureter proximal são mais comumente afetados devido ao ponto de fixação da pelve renal.[3,8]

Diagnóstico

A hematúria pode ser a única apresentação de um traumatismo ureteral. Entretanto, pode estar ausente em até 25% dos pacientes.[2] Devido à baixa suspeição clínica, todos os pacientes com hematúria e hemodinamicamente estáveis devem ser avaliados. O exame de escolha é a TC com contraste e fase excretora renal. São sinais tomográficos suspeitos de lesão ureteral: hematoma periureteral, coleção líquida perirrenal ou periureteral, obstrução parcial ou completa do ureter, hidronefrose ou uretero-hidronefrose, retardo na excreção do contraste, falha de enchimento ou extravasamento de contraste no trajeto do ureter. Urografia excretora está indicada na indisponibilidade de tomografia (Figura 23.3). Presença de ascite urinária ou urinoma são achados subagudos ou crônicos e sugerem complicação tardia. Em pacientes instáveis ou submetidos a laparotomia por outra causa, a inspeção direta é mandatória, podendo-se utilizar corante intravenoso transoperatório.[2-4,8] A classificação do trauma de ureter está descrita na Tabela 23.2.

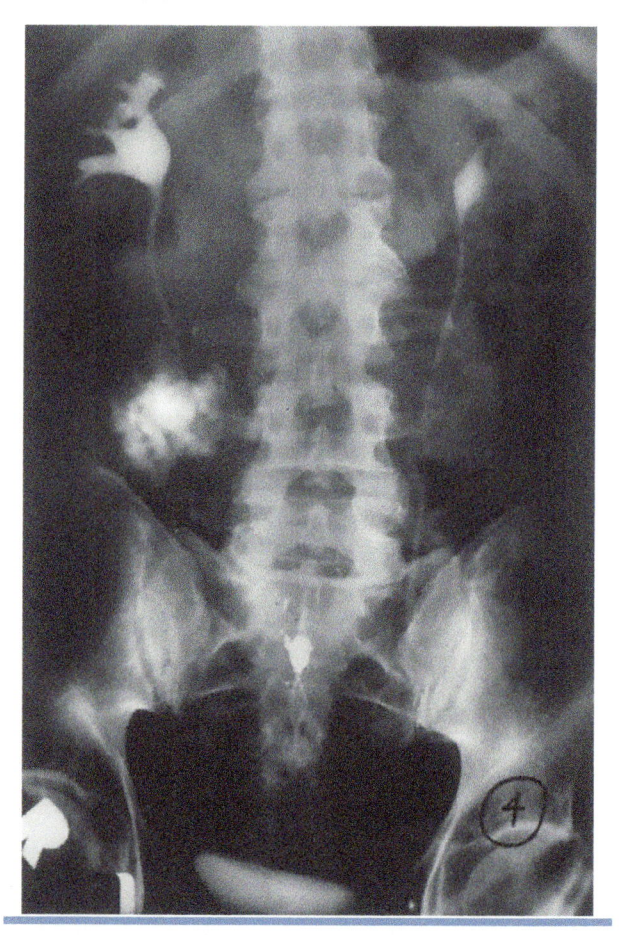

Figura 23.3. Urografia excretora demonstrando extravasamento de contraste no ureter superior direito por ferimento penetrante. (Campbell-Walsh-Wein Urology: Upper Urinary Tract Trauma. 12 ed., p. 1996.)

Tabela 23.2. Classificação do trauma ureteral

Grau*	Tipo de lesão	Descrição da lesão
I	Hematoma	Contusão ou hematoma sem desvascularização
II	Laceração	< 50% de transecção
III	Laceração	≥ 50% de transecção
IV	Laceração	Transecção completa com desvascularização < 2,0 cm
V	Laceração	Avulsão com desvascularização > 2,0 cm

* Avançar um grau para lesões bilaterais até o grau III

More et al., 1992.[11]

Tratamento

O objetivo é a manutenção da drenagem urinária renal. Nas lesões identificadas precocemente, reparo cirúrgico primário sobre um cateter duplo jota com sutura absorvível e drenagem local é efetivo. Em pacientes instáveis ou submetidos a controle de danos, pode-se retardar o reparo drenando a urina através de uma nefrostomia percutânea ou ureterostomia com sonda Foley exteriorizada pela pele. Pacientes estáveis podem realizar pielografia retrógrada e ser manejados com cateter duplo jota ou nefrostomia em casos simples.[2,3,8]

Hematoma ou contusão ureteral sem desvascularização podem ser tratadas com endoscopicamente com cateter duplo jota. Entretanto, lesões com desvascularização ou isquemia devem ser reparadas imediatamente com ressecção e anastomose primária. Nas lacerações simples sem transecção completa está preconizado reparo perpendicular ao eixo ureteral a fim de evitar estenoses. Lacerações complexas com transecção completa devem ser desbridadas, realizar espatulação das extremidades e confeccionar anastomose primária sem tensão sobre cateter duplo jota, isolando o reparo das lesões associadas.

Nas lesões de ureter superior e médio pode-se realizar uretero-ureteroanastomose primária ou transuretero-ureteroanastomose; no ureter médio e inferior é possível realizar o reimplante ureteral ou retalho de Boari, que consiste em um túnel com *flap* vesical no qual o ureter é anastomosado. Em lesões extensas ou com perda total do ureter, nefrostomia percutânea deve ser realizada. Nefrectomia pode ser necessária em casos de trauma complexo do ureter superior com lesão de pelve renal.[3,6,8]

Pontos-chave – Traumatismo do Ureter

▶ Realizar TC com fase excretora nas suspeitas de trauma ureteral em pacientes estáveis; se indisponível, realizar urografia excretora ou retrógrada.

▶ Identificar o trajeto dos ferimentos penetrantes e risco de trauma do ureter.

▶ Realizar nefrostomia ou ureterostomia em pacientes instáveis.

▶ Trauma contuso ou lesão parcial podem ser manejados com cateter duplo jota.

▶ Avaliar o ureter durante laparotomia exploradora quando há suspeita de lesão.

TRAUMATISMO DA BEXIGA

O trauma de bexiga é a segunda lesão mais frequente entre os traumatismos das vias urinárias. O mecanismo contuso é mais comum e associado a fratura óssea pélvica, embora raramente cause lesão vesical isolada.[2] Por outro lado, 3,6% dos ferimentos penetrantes acometem a bexiga e cursam com lesões associadas intra-abdominais.[8] As lesões vesicais são habitualmente divididas em intraperitoneais e extraperitoneais. Embora lesões extraperitoneais sejam mais comuns, 5 a 12% das lesões podem ser combinadas.[2,5] Mulheres são menos suscetíveis ao trauma de bexiga, mas com maior risco de lesões despercebidas.[3] A mortalidade varia de 0 a 34%, e tem por fatores de pior prognóstico instabilidade hemodinâmica, fratura pélvica, múltiplas lesões concomitantes e sepse devida a fístulas urinárias.

A bexiga localiza-se na pelve junto ao púbis e ao assoalho pélvico, e durante a fase de enchimento urinário atinge o abdome, podendo chegar ao nível do umbigo. É revestida por peritônio na superfície superior e posterossuperior, e posteriormente reflete-se sobre o reto nos homens e sobre o útero e vagina nas mulheres. Ferimentos penetrantes na bexiga intraperitoneal podem acometer alças intestinais e na bexiga extraperitoneal, lesar a vagina e o reto; nos traumatismos fechados lesões intraperitoneais costumam curar com ascite urinária.[3] A graduação da AAST (*American Association for the Surgery of Trauma*) para o trauma de bexiga está na Tabela 23.3.

Os ferimentos penetrantes se associam a maior gravidade e nos FPAF pode haver lesões por continuidade nos ureteres, reto e vagina. No traumatismo contuso, a lesão resulta de desaceleração rápida com ruptura da bexiga nos pontos de fixação vesical (ligamentos pubovesicais ou puboprostáticos, ligamentos umbilicais, ligamentos fasciais e colo vesical), de traumatismo fechado direto em uma bexiga repleta, ou como extensão de uma lesão contígua à bexiga, como os traumas pélvicos. Ruptura extraperitoneal está fortemente associada a fraturas dos ossos da pelve, que rompe os ligamentos fasciais e os fragmentos podem lesar a bexiga.[2,3,8]

Tabela 23.3. Classificação do trauma da bexiga

Grau*	Tipo de lesão	Descrição da lesão
I	Hematoma Laceração	Contusão ou hematoma intramural Espessura parcial
II	Laceração	Laceração extraperitoneal da parede da bexiga < 2,0 cm
III	Laceração	Laceração extraperitoneal da parede da bexiga ≥ 2,0 cm ou intraperitoneal < 2,0 cm
IV	Laceração	Laceração intraperitoneal da parede da bexiga ≥ 2,0 cm
V	Laceração	Laceração intraperitoneal e/ou extraperitoneal que se estende para o colo da bexiga ou trígono vesical

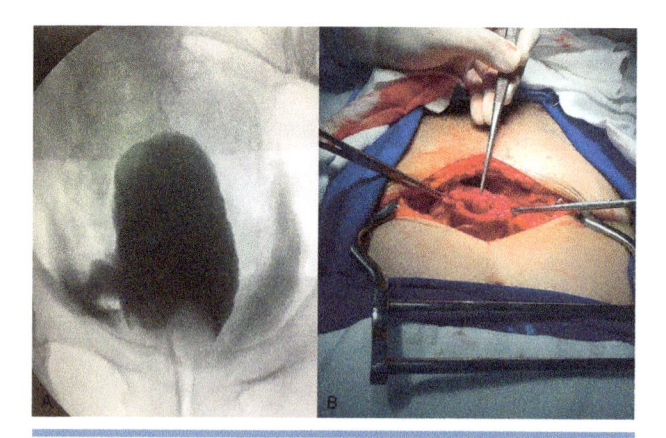

* Avançar um grau para lesões múltiplas até o grau III

Figura 23.4. (A) Cistografia apresentando extravasamento de contraste intraperitoneal perivesical. (B) Lesão vesical intraperitoneal correspondente durante transoperatório.

More et al., 1992.[11]

Diagnóstico

A ruptura da bexiga habitualmente apresenta hematúria macroscópica, dor abdominal inferior e dificuldade miccional.[3] Cateterismo vesical imediato deve ser realizado na suspeita de trauma vesical. Equimoses na região suprapúbica, orifícios de entrada ou saída de FPAF ou FAB na pelve, nádegas ou abdome inferior associados a hematúria devem ser investigados. Sangramento no meato uretral ou dificuldade de sondagem indicam uretrocistografia. Hematúria associada a trauma de pelve com fratura de alto risco ou suspeita de lesão de uretra posterior tem indicação absoluta de uretrocistografia.[3,6] Ultrassom pode indicar líquido livre e coágulos intravesicais, enquanto TC mostra ascite urinária, descontinuidade da parede da bexiga, falha de enchimento vesical e/ou extravasamento vesical de contraste na fase excretora. Cistoscopia pode ser realizada em pacientes estáveis.[6]

Tratamento

Em contusões vesicais não complicadas e traumatismos contusos com lesão extraperitoneal pequena, com pouco ou nenhum extravasamento, é possível manejo conservador com sonda vesical tipo Foley e acompanhamento clínico; envolvimento do colo vesical ou lesões abdominais associadas que indiquem laparotomia exigem reparo cirúrgico vesical.[6] Rupturas intraperitoneais por traumatismo contuso necessitam de exploração e reparo cirúrgico (Figura 23.4).

Nos traumatismos penetrantes que atinjam a bexiga extraperitoneal, deve-se realizar toque retal e/ou vaginal pelo risco de lesão contígua; quando presentes, realizar o reparo vesical primário e depois as demais lesões, sob risco de fístula urinária. Ferimentos junto ao trígono vesical devem ter os ureteres avaliados. Na lesão ureteral associada por trauma penetrante, opta-se por reimplante ureterovesical. Nas lesões da bexiga intraperitoneal há risco de traumas associados de alças intestinais, devendo a laparotomia exploradora ser realizada com reparo primário da bexiga.[2,3,6,8]

Deve-se manter sonda vesical tipo Foley no pós-operatório para permitir a cicatrização vesical e reduzir o risco de fístulas. Laparoscopia pode ser considerada em lesões intraperitoneais isoladas, em pacientes estáveis, sem nenhuma outra indicação para laparotomia. Em pacientes submetidos a controle de danos com lesões complexas deve-se derivar a urina através de cateteres ureterais externos ou nefrostomia percutânea.

Pontos-chave – Trauma de bexiga

- Realizar cistografia na presença de hematúria e fratura de pelve.
- Traumas extraperitoneais com comprometimento do colo vesical ou lesões abdominais associadas devem ser tratados cirurgicamente.
- Lesões vesicais intraperitoneais exigem exploração e reparo cirúrgico.
- Realizar nefrostomia em pacientes instáveis com lesões complexas da bexiga.

TRAUMATISMO DA URETRA

O traumatismo de uretra é incomum, mais frequente em homens e por mecanismo contuso, sendo anatomicamente dividido em anterior (uretra peniana e bulbar) e posterior (uretra membranosa e prostática). A uretra anterior é comumente afetada durante intercurso sexual, ferimentos penetrantes ou lesões iatrogênicas, enquanto a posterior é habitualmente acometida nos traumas pélvicos, estando presente em até 5% das fraturas pélvicas anteriores, e apresentando ruptura completa em 65% dos casos.[2,9] A mortalidade é baixa e está associada a fatores multissistêmicos como instabilidade hemodinâmica, fraturas complexas da pelve e lesões associadas.

Lesões penetrantes da uretra posterior são raras, normalmente associadas a PAF e traumatismo de vísceras intra-abdominais. O risco de lesão uretral aumenta 10% a cada 1 mm de abertura da diástase da sínfise púbica. A fratura de Straddle (fratura dos ramos púbicos superiores e inferiores) apresenta maior risco de lesão uretral. Os traumas uretrais associam-se a trauma vesical em 20% dos casos e, nas mulheres, a lesões retais e vaginais.[2-4]

A uretra feminina atravessa o diafragma urogenital e pélvico e funde-se à parede anterior da vagina. A uretra masculina é dividida de posterior para anterior em prostática, membranosa e esponjosa. A uretra membranosa é mais curta, conecta a uretra prostática a esponjosa e atravessa o diafragma urogenital junto ao esfíncter uretral. A junção bulbomembranosa é mais suscetível que a prostatomembranosa nos traumatismos pélvicos; nas quedas a cavaleiro a uretra bulbar é mais afetada.[3]

O traumatismo contuso com fratura dos quatro ramos púbicos nas "quedas a cavaleiro" e fraturas com instabilidade pélvica está altamente associado a lesão uretral. A uretra posterior é aderida ao púbis pelo diafragma urogenital e ligamentos puboprostáticos, sendo a uretra bulbomembranosa mais vulnerável a lesão por fraturas pélvicas. O complexo do esfíncter uretral membranoso tende a permanecer intacto quando a uretra membranosa se avulsa verticalmente posterior ou lateralmente ao bulbo. Nas lesões anteriores, a queda a cavaleiro provoca trauma por compressão da uretra bulbar, enquanto outras lesões ocorrem por lesão direta, como nos ferimentos penetrantes ou nas fraturas penianas.[2,3,9]

Diagnóstico

Quedas a cavaleiro e trauma de pelve devem levar a suspeição, principalmente associadas a instabilidade pélvica. Uretrorragia, *globus* vesical, laceração perineal e dificuldade ou incapacidade de passar cateter urinário são indicativos. Próstata deslocada ao toque retal pode não ser um sinal confiável, mas a presença de sangue na luva deve levantar suspeita de trauma de reto associado. Nas mulheres, deve-se realizar toque retal e vaginal; sangue no introito vaginal é sugestivo.[2,3,6]

Nos pacientes instáveis com indicação de laparotomia, deve-se adiar a investigação e realizar cistostomia. Nos pacientes estáveis, uretrocistografia retrógrada ou uretrocistoscopia deve ser realizada. Extravasamento de contraste confirma a lesão, localização e se é completa (contraste extravasa e não atinge a bexiga) ou incompleta (contraste alcança a bexiga). Tomografia pode demonstrar hematomas pélvico e perivesical suspeitos, porém não confirma lesão uretral. A ressonância magnética pode ser utilizada na investigação pós-traumática tardia e para planejamento cirúrgico.[3,4,6,9] A classificação do trauma uretral está na Tabela 23.4.

Tabela 23.4. Classificação do trauma da uretra

Grau*	Tipo de lesão	Descrição da lesão
I	Contusão	Sangue no meato uretral; uretrografia normal
II	Lesão por estiramento	Alongamento da uretra sem extravasamento na uretrografia
III	Ruptura parcial	Extravasamento de contraste de uretrografia no local da lesão com visualização da bexiga
IV	Ruptura completa	Extravasamento de contraste de uretrografia no local da lesão sem visualização da bexiga; distância entre os cotos < 2,0 cm
V	Ruptura completa	Transecção completa com distância entre cotos ≥ 2,0 cm, ou extensão para a próstata ou vagina

More et al., 1992.[11]

Tratamento

Nos pacientes instáveis, derivação urinária está indicada com posterior avaliação do trauma uretral e reparo. Não há evidência que uma tentativa suave de cateterismo converta uma lesão incompleta em completa e, dessa forma, pode ser tentado; em caso de falha ou impossibilidade, opta-se pelo cateterismo suprapúbico com cistostomia.[3,6]

Nas mulheres, o reparo precoce (dentro de 7 dias) apresenta melhores taxas de sucesso com menor índice de complicações (fístulas uretrovaginais e estenose). Lacerações vaginais também devem ser corrigidas precocemente.[6,9] Nos homens, uma lesão uretral devida a fratura pélvica em pacientes instáveis deve ser manejada inicialmente com cateterismo suprapúbico ou uretral, quando possível; nos pacientes estáveis, o realinhamento endoscópico precoce pode ser realizado; em caso de falha, procede-se a cistostomia.

Uretra anterior

As lesões contusas incompletas devem ser tratadas com cateterismo uretral ou cistostomia. Uretroplastia precoce pode ser realizada nos casos de ferimento penetrante. Reconstrução tardia deve ser realizada com uretroplastia anastomótica, com sucesso em até 95% dos casos. Quando há fratura peniana associada, o reparo do corpo cavernoso deve ser realizado o mais brevemente possível.[3,9]

Uretra posterior

A reconstrução precoce tem sido abandonada devido aos resultados insatisfatórios (estenose, incontinência urinária e disfunção erétil). As lesões incompletas devem ser tratadas com cateterismo uretral; em caso de falha, realizar a cistostomia. Realinhamento precoce endoscópico está indicado nas lesões parciais, porém a reconstrução tardia é a melhor opção de tratamento; após 3 meses, a cicatriz da ruptura uretral está estável para realizar uma uretroplastia segura, sendo a abordagem perineal a via cirúrgica de escolha.[2,6,9]

Disfunção erétil pode ocorrer como resultado de uma lesão posterior; incontinência urinária é rara, enquanto estenose de uretra pode ocorrer em até 15% dos pacientes submetidos a uretroplastia.[2,3]

Pontos-chave – Traumatismo da Uretra

- Realizar uretrocistografia em pacientes com sangramento uretral, retenção urinária e trauma de pelve associado.
- Cateterismo suprapúbico está indicado em pacientes instáveis com trauma uretral.
- Cateterismo uretral pode ser tentado e deve-se proceder cistostomia em caso de falha.
- Realinhamento endoscópico precoce está indicado em pacientes estáveis.
- Postergar uretroplastia em lesões da uretra posterior aumenta as chances de sucesso e reduz o risco de estenose.

▶ REFERÊNCIAS BIBLIOGRÁFICAS

1. Petrone P, Perez-Calvo J, Brathwaite CEM, Islam S, Joseph DK. Traumatic kidney injuries: A systematic review and meta-analysis. Int J Surg. 2020;74 (October 2019):13-21.
2. Coccolini F, Moore EE, Kluger Y, Biffl W, Leppaniemi A, Matsumura Y, et al. Kidney and uro-trauma: WSES-AAST guidelines. World J Emerg Surg. 2019;14(1):1-25.
3. Brandes SB, Eswara JR. Campbell-Walsh-Wein Urology: Upper Urinary Tract Trauma. 12th ed. Philadelphia: Elsevier; 2020. 2236p.
4. Bryk DJ, Zhao LC. Guideline of guidelines: A review of urological trauma guidelines. BJU Int. 2016;117(2):226-34.
5. Keihani S, Rogers DM, Putbrese BE, Moses RA, Zhang C, Presson AP, et al. A nomogram predicting the need for bleeding interventions after high-grade renal trauma: Results from the American Association for the Surgery of Trauma Multi-institutional Genito-Urinary Trauma Study (MiGUTS). J Trauma Acute Care Surg. 2019;86(5):774-782.
6. Kitrey ND, Djakovic N, Kuehhas FE, Lumen, N, Sarafetinidis E, Sharma DM, et al. European Association of Urology Guidelines 2020: Urological Trauma. Amsterdam: EAU; 2020. ISBN 978-94-92671-07-3.
7. Desai D, Ong M, Lah K, Clouston J, Pearch B, Gianduzzo T. Outcome of angioembolization for blunt renal trauma in haemodynamically unstable patients: 10-year analysis of Queensland public hospitals. ANZ J Surg. 2020;90(9):1705-9.
8. Phillips B, Holzmer S, Turco L, Mirzaie M, Mause E, Mause A, et al. Trauma to the bladder and ureter: a review of diagnosis, management, and prognosis. Eur J Trauma Emerg Surg. 2017;43(6):763-73.
9. Horiguchi A. Management of male pelvic fracture urethral injuries: Review and current topics. Int J Urol. 2019;26(6):596-607.
10. Moore EE, Shackford SR, Pachter HL, McAninch JW, Browner BD, Champion HR, et al. Organ injury scaling: spleen, liver and kidney. J Trauma. 1989;29(12):1664-6.
11. Moore EE, Cogbill TH, Jurkovich GJ, McAninch JW, Champion HR, Gennarelli TA, et al. Organ injury scaling. III: chest wall, abdominal vascular, ureter, bladder, and urethra. J Trauma. 1992;33(3):337-9.
12. Chien LC, Vakil M, Nguyen J, Chahine A, Archer-Arroyo K, Hanna TN, et al. The American Association for the Surgery of Trauma Organ Injury Scale 2018 update for computed tomography-based grading of renal trauma: a primer for the emergency radiologist. Emerg Radiol. 2020;27(1):63-73.

▶ LINKS PARA CONSULTA

1. https://uroweb.org/guideline/urological-trauma/
2. https://www.aast.org/resources-detail/injury-scoring-scale
3. https://wjes.biomedcentral.com/articles/10.1186/s13017-019-0274-x

Trauma na Criança, na Gestante e no Idoso

24

João Vicente Bassols

Roberta Rigo Dalcin

▶ **24.1.** Trauma na Criança

▶ **24.2.** Trauma na Gestante

▶ **24.3.** Trauma no Idoso

24.1. Trauma na criança

INTRODUÇÃO

A criança, quando sofre um trauma, sofre física e emocionalmente e é acompanhada de pais angustiados, que se sentem desamparados e com sensação de culpa. Devemos lembrar-nos disto sem prejuízo para a atenção e execução de procedimentos necessários. A manifestação de medo é uma constante nessas crianças e o principal agente para seu conforto é um pai ou cuidador com bom vínculo afetivo. Os pais ou substitutos são elementos importantes para contenção e controle da criança na sala de emergência.

É importante dizer a verdade para a criança, que deve ser informada precisamente e com termos adequados ao seu nível de compreensão dos procedimentos a que vai ser submetida e do prognóstico. A imobilização da criança no momento de seu exame deve ser feita da forma menos traumática possível, com o auxílio de uma terceira pessoa.
A anamnese e o exame físico são fundamentais em todas as situações e não devem ser negligenciados.

Traumas são lesões ou alterações causadas na criança por agentes externos. Estão incluídos neste conceito traumas físicos e emocionais, contusões, ferimentos penetrantes, intoxicações, corpos estranhos em orifícios naturais ou não.

O trauma crâneo-encefálico (TCE) é o motivo de internação mais comum. A maior causa de trauma na infância está associada ao politraumatismo. À medida que a criança cresce, aumenta a chance de trauma por maior exposição aos agentes causadores do mesmo.

Em um levantamento epidemiológico que se constituiu em dissertação de mestrado, observamos que o perfil do paciente pediátrico que sofreu trauma em nosso meio e necessitou internação no Hospital de Pronto Socorro Municipal de Porto Alegre – Rio Grande do Sul foi um menino, com idade aproximada de 12 anos, que caminhava por nossas ruas, no período da tarde, sendo atropelado, tendo como conseqüência o TCE, que se constituiu no motivo de internação.

O trauma, ou as denominadas causas externas em nosso meio, é a causa de maior morbi-mortalidade na criança após um ano de idade.

Não há medidas de precisão para avaliar o impacto dessas perdas humanas ou incapacitações permanentes ou temporárias em nossa sociedade. São seres que tem a maior parte de suas vidas pela frente e que, repentinamente, se veem privados das mesmas por causas passíveis de prevenção.

Os efeitos das drogas, principalmente o álcool, têm sido cada vez mais presentes na gênese do problema. Em que pesem os programas lançados para diminuir a ingesta de bebidas alcoólicas e/ou o uso de outros tipos de drogas, a associação das mesmas com trauma tem sido freqüente.

CONSIDERAÇÕES SOBRE A CRIANÇA

A afirmação de que "crianças não são adultos em miniatura" deve sempre ser enfatizada.

As crianças têm características únicas em sua anatomia, fisiologia e composição bioquímica, bem como aspectos emocionais, que as fazem responderem de maneira distinta às agressões sofridas.

Diferentemente do adulto, em que se pode estabelecer modelo de suscetibilidade ao trauma e fatores de risco, na criança é complicado estabelecer-se um modelo. O crescimento, com suas constantes mudanças anatômicas e fisiológicas, faz com que a diferença não seja apenas um acréscimo em peso ou massa corporal. As crianças são obviamente dinâmicas em seu crescimento e desenvolvimento e, à medida que alcançam marcas no crescimento, comportamento e aquisição de habilidades, sua interação com o ambiente muda.

Modificações físicas

Uma criança ao nascer tem em média 50 centímetros de comprimento. No primeiro ano há um crescimento de 25 centímetros, um adicional de 50% da altura inicial. O comprimento dobra aos quatro anos. Quando atinge a adolescência, há um acréscimo de 5 a 6 centímetros por ano até atingir altura média de 1,77 metros no homem ou 1,65 metros na mulher.

O peso ao nascer é de aproximadamente 3 kg. O peso duplica em 5 meses, triplica em 1 ano e quadruplica em 2 anos. Até a puberdade há um crescimento aproximado de 10 kg no primeiro ano, 20 kg até 5 anos e 30 kg até 10 anos. Atinge em média, com grandes variações, na vida adulta 70 kg para homens e 67 kg para mulheres.

As proporções entre as diversas partes do corpo vão também se modificando, com mudanças substanciais, inclusive no centro de gravidade. A cabeça da criança é relativamente grande comparada ao resto do corpo, principalmente por ser o primeiro segmento a completar seu desenvolvimento. A circunferência cefálica é aproximadamente 34 centímetros ao nascer, aos 4 anos é de 50 centímetros ou 80% da circunferência do adulto e aos 8 anos é de aproximadamente 95% da do adulto.

Quanto à musculatura também há características interessantes. Os membros inferiores de um adulto têm 55% de seu peso muscular, correspondendo, aproximadamente, a metade da altura corporal. No lactente, os membros inferiores equivalem a um terço do comprimento total e o maior volume muscular está no pescoço e tronco. O adulto tem cerca de 40% do peso total em massa muscular e 5% do peso em órgãos (fígado, coração, cérebro e rins). No lactente a distribuição é bem diferente: 20% massa muscular e 18% de peso em órgãos. Por essas características depreende-se porque as crianças são mais vulneráveis ao trauma.

A pele na criança é menos espessa e cobre uma superfície de 800 centímetros quadrados por quilo, comparada a de um adulto de 300 centímetros quadrados por quilo. Isto é, o adulto tem mais pele para cobrir menos superfície que a criança.

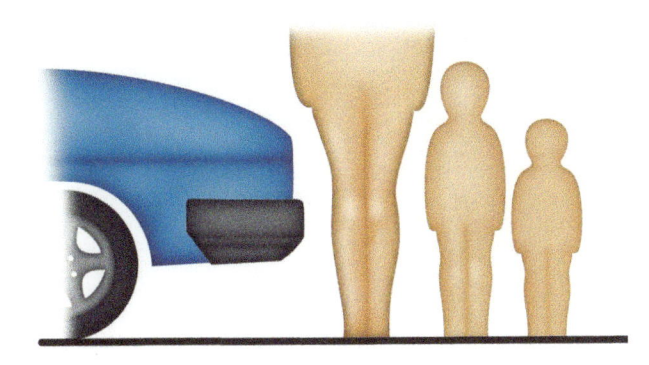

Figura 24.1.1. Zona anatômica do impacto, mudando a dinâmica do corpo após o mesmo. As crianças menores são atingidas mais alto no corpo e rolam para baixo do veículo, enquanto crianças maiores e adultos vão para cima do veículo.(Buntain)

Comportamento

A criança é mais vulnerável, por exemplo, em um atropelamento. Como ela é mais impulsiva e facilmente distraída, sofre mais atropelamentos com consequências mais graves. A percepção auditiva e visual são habilidades em desenvolvimento, prejudicando sua interação com o ambiente e sua autodefesa. A criança, em geral, é superestimada pelos pais quanto a suas habilidades.

Entre os mecanismos mais frequentes em nosso meio estão os causados por veículos, sendo a criança passageiro desse ou sendo vitima de atropelamento, quedas, queimaduras, agressões. Menos freqüentes, mas não menos importantes, são os afogamentos, intoxicações, ingestões ou aspirações de corpos estranhos, ferimentos por projétil de arma de fogo ou por arma branca.

As lesões de coluna cervical são bastante raras na criança, embora quando aconteçam, sejam extremamente graves.

Além do TCE, que é o motivo de internação mais comum também em nosso meio, vimos também alguns casos de traumas abdominais produzidos pelo guidão da bicicleta com traumas de duodeno, intestino delgado e mesentério, que necessitaram tratamento cirúrgico.

Trabalhos mostram que, nas áreas urbanas mais pobres, as crianças sofrem mais lesões como pedestres. Em nosso meio (Porto Alegre), o mecanismo de trauma que mais levou as crianças a serem hospitalizadas foi o atropelamento. Em geral, as crianças menores são vítimas de atropelamento próximo a suas casas e quem conduz o veículo é um membro da família da vítima ou um vizinho. O uso de álcool e problemas de comportamento é freqüente no causador do atropelamento.

Deve-se lembrar as fraturas típicas da criança, como em galho verde e torção e a possibilidade das mesmas atingirem as zonas de crescimento.

O Quadro 24.1 resume as lesões possíveis em cada tipo de acidente.

Cabeça e pescoço

Simpson e cols. concluíram em seus estudos, que 63% das crianças até os 4 anos de idade e 73% entre 4 e 15 anos morrem por trauma neurológico. Na verdade, dessas crianças vitimas de trauma em estradas dos Estados Unidos, nenhuma estava adequadamente restringida no veículo em que viajava. As lesões de coluna cervical embora graves são raras nas crianças.

As raras lesões por trauma de coluna cervical ocorrem por mecanismos de flexão-compressão mais comumente (2/3 dos mecanismos nessa faixa etária). Outro mecanismo menos comum é a extensão em que ocorrem lesões similares ao mecanismo da fratura do enforcado. Este mecanismo pode acarretar ruptura atlanto-occipital, sendo 250 vezes mais comum na criança que no adulto. Menos freqüentemente, cerca de 10% das vezes, acontece o mecanismo de flexão lateral, geralmente com traumas ao nível de C4 e C5 (Figura 24.1.2).

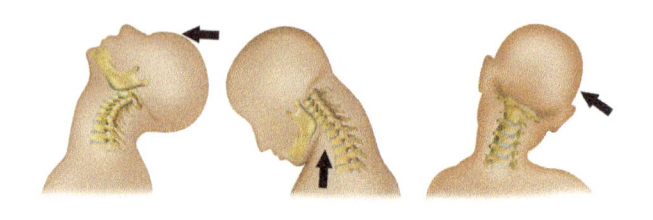

Figura 24.1.2. Mecanismos de lesões cervicais: (a) extensão, (b) flexão– compressão e (c) lateral. (Adaptado de Viano D.C. Causes and control of spinal cord injury in automobile crashes. World J Surg 1992; 16: 410 – 9)

Tronco

O mecanismo mais comum de trauma a este nível é também o contuso. A complacência é maior no abdome e conteúdo intra-abdominal é viscoso permitindo o deslocamento entre os órgãos intra-abdominais evitando muitas vezes lesões. Os sintomas, numa contusão abdominal, são pouco confiáveis, exceto pela presença de irritação peritoneal e ausência de ruídos hidroaéreos. As lesões mais freqüentes na cavidade abdominal estão localizadas no fígado e baço, que são órgãos encapsulados. Vários sentidos de forças podem ocorrer sobre os órgãos, causando diferentes lesões (Figura 24.1.3). Nos traumas causados por veículos automotores, a maioria das crianças com equipamentos de proteção mal posicionados, entre os 4 e 9 anos, podem sofrer lesões associadas a esse mau posicionamento.

A caixa torácica é bastante complacente pelas características da criança, principalmente o lactente, suportando grandes forças sem fraturas e com importantes lesões intratorácicas.

Quando houver fratura, isto nos leva a interpretar que o mecanismo de trauma foi muito intenso e que lesões importantes dos órgãos intracavitários podem ter acontecido. Os elementos a serem considerados no mecanismo de trauma contuso no tórax são a quantidade de força empregada, a percentagem de compressão torácica e a velocidade de compressão, segundo trabalhos de Viaro. Isto significa que a caixa torácica tolera uma pesada batida, se for aplicada com baixa velocidade (lentamente). Se a mesma batida for aplicada com mais velocidade, podem produzir-se extensas lesões. Na verdade, a velocidade da deformidade, a quantidade de força, o tamanho da superfície de contato e a complacência torácica são determinantes da extensão do trauma.

Quadro 24.1.1

Colisão em geral	• Lesão direta por intrusão ou deformação do veículo • Choque dos ocupantes contra o interior do veículo. • Choque das estruturas internas do corpo contra seus limites ósseos. • Lesões por objetos soltos dentro do veículo
Colisão Frontal	• Lesão dos joelhos contra o painel. • Luxação do tornozelo • Luxação do Joelho • Fratura do fêmur • Luxação posterior da cabeça do fêmur • Trauma torácico fechado – Fratura de esterno e costelas • Lesão abdominal alta • Trauma de crânio • Lesão de coluna cervical
Colisão Lateral	• Lesões de crânio, abdominais e torácicas contra a lateral interior do veículo. Lembrar que o passageiro é jogado para o lado oposto ao lado da colisão. • Lesão de coluna cervical e plexo braquial
Colisão Traseira	• Mecanismo de chicote • Traumatismos cervicais variados. • Lesão intracraniana por golpe e contragolpe – lesões frontais e occipitais
Capotagem	• Lesões imprevisíveis. • Trauma de crânio contra a lateral do lado da capotagem.
Acidentes de Bicicleta	• Traumatismo de crânio – impacto na prevenção com o uso de capacetes • Fraturas de extremidades • Lesões abdominais
Atropelamentos	• Fraturas de membros inferiores no ponto de contato com o pára-choque. • Trauma de crânio, ombro e tórax • Lesões por rolagem e deslizamento na pista.
Quedas	• Vai depender do ponto de contato com o solo. Quanto maior a área de contato com o solo menor a intensidade de lesão. • Queda em pé: fratura de calcâneo, fratura de colo de fêmur, compressões vertebrais, lesões ligamentares da coluna, avulsões de vísceras abdominais. • Quedas de cabeça: lesões de crânio e fraturas graves de coluna cervical

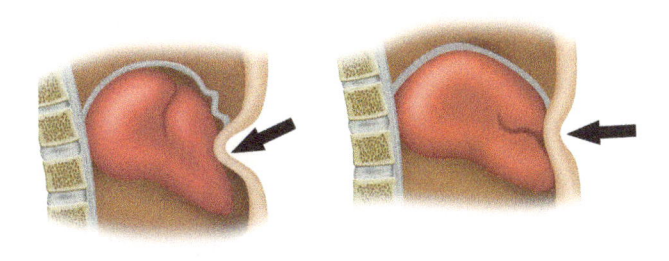

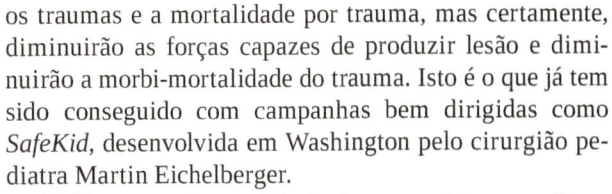

os traumas e a mortalidade por trauma, mas certamente, diminuirão as forças capazes de produzir lesão e diminuirão a morbi-mortalidade do trauma. Isto é o que já tem sido conseguido com campanhas bem dirigidas como *SafeKid*, desenvolvida em Washington pelo cirurgião pediatra Martin Eichelberger.

Politraumatismo: São lesões traumáticas em diversas regiões, órgãos ou sistemas do corpo em que pelo menos uma das lesões coloca o paciente em risco de vida.

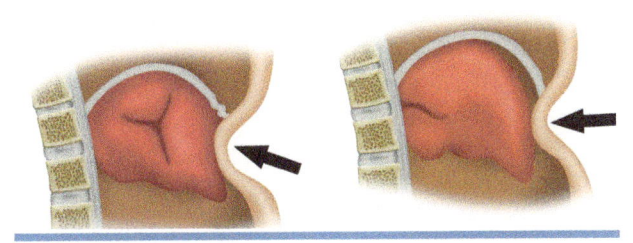

Figura 24.1.3. Exemplo de influência de várias forças nas lesões de órgãos intra-abdominais (fígado) (Buntain)

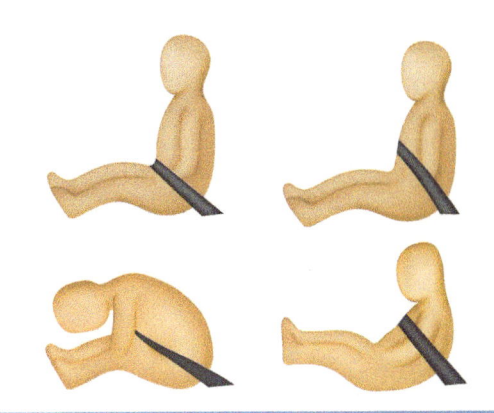

Figura 24.1.4. Mecanismo de lesão em crianças com uso de cinto: (A) cinto abdominal aplicado adequadamente, mas o centro de gravidade alto leva a uma flexão forçada e incontrolada durante a colisão ("efeito canivete"). (B) cinto alto aumenta o risco de lesão, particularmente intra-abdominal, em crianças menores.

SISTEMAS DE SEGURANÇA

Cintos: Os sistemas de segurança empregados determinam mecanismos de trauma peculiares. Os cintos de segurança, quando mal posicionados, podem causar lesões características. O cinto abdominal, mais freqüentemente utilizado nos bancos traseiros dos automóveis, causa o típico mecanismo do canivete, causando lesões principalmente de duodeno, mesentério e coluna lombar (Figura 24.1.4). O cinto superior, mal posicionado, pode também causar lesões como o enforcamento com asfixia traumática.

Cadeiras: As cadeiras próprias para crianças pequenas também são equipamentos que podem num "acidente" levar a criança a diferentes mecanismos de trauma, inclusive como projétil.

Airbags: Estes mecanismos de proteção podem causar lesões nas crianças, principalmente pequenas, com sufocação. Estudos comprovam, entretanto, que o uso do *airbag* isolado concorreu para reduzir a mortalidade em 18% nas estradas dos Estados Unidos e o uso de *airbag* associado ao cinto de três pontos em até 71% de redução da mortalidade. Nenhum sistema de segurança vai eliminar

QUADRO CLÍNICO:

- Diminuição do nível de consciência até o coma.
- Insuficiência respiratória até apnéia.
- Instabilidade hemodinâmica até choque hipovolêmico (volemia = 80 ml/kg).
- Perda sanguínea:
    - **Perda até 25%:** freqüência cardíaca normal ou até 20% acima do normal para a idade, pressão arterial (PA) normal, enchimento capilar normal: igual ou menor que 2 segundos, nível de consciência mantido, freqüência respiratória mantida.

Tabela 24.1.1. Sinais vitais

Idade (anos)	Peso (Kg)	FC (Bat/min.)	Pressão (mmHg)	FR (m/m)	D. Urinário (ml/kg/h)
Lactente (0-1)	0-10	< 160	> 60	< 60	2,0
Criança (1-3)	10-14	< 150	> 70	< 40	1,5
Pré-escolar (3-5)	14-18	< 140	> 75	< 35	1,0
Escolar (6-12)	18-36	< 120	> 80	< 30	1,0
Adolescente (> 12)	36-70	< 100	> 90	< 30	0,5

▶ **Perda entre 25-40%:** palidez cutânea, sudorese e extremidades frias, confusão, desorientação, pulso fino, freqüência cardíaca acima de 20% do normal para a idade, taquipnéia, diminuição discreta da PA, enchimento capilar mais prolongado.

▶ **Perda acima de 40%:** idem à anterior, acrescentando coma, taquipnéia acentuada ou apnéia, pulsos não palpáveis, PA em queda acentuada, parada cardiorrespiratória.

AVALIAÇÃO NA SALA DE EMERGÊNCIA

Conduta: Avaliação rápida do ABCDE (ATLS– Advanced Trauma Life Support, PALS – Pediatric Advanced Life Support, AITP – Atenção Inicial ao Trauma Pediátrico) e reanimação.

Via aérea e manutenção da coluna cervical

▶ Obter via aérea por manobras manuais: tração do mento ou empurrando a mandíbula.

Máscara laríngea é também uma boa opção não invasiva de manutenção da permeabilidade da via aérea.

▶ Intubação oro-traqueal (o diâmetro da cânula deve corresponder ao diâmetro do dedo mínimo ou da narina da criança).

Manter imobilização adequada da coluna cervical sem hiperextendê-la (um auxiliar deve segurar a cabeça com as duas mãos em posição neutra). Se necessário podem ser usados medicamentos para auxiliar intubação: Atropina 0,01-0,03 mg/kg IV; Midazolan 0,15mg/kg IV ou Quetamina 0,5-1mg/kg IV; com TCE: Atropina + Quetamina ou Tiopental 3-5mg/kg IV ou Lidocaina 1mg/kg IV ou, abaixo dos 3 anos de idade: Propofol 1mg/kg IV.

▶ Cricotireoidostomia com agulha com jato intermitente de oxigênio.

Respiração/ventilação

▶ Manter adequada com controle pela oximetria de pulso. Se necessário instituir ventilação mecânica com fração inspiratória do O2 (FiO2) em 1 (100 %), freqüência do ventilador: 20 para escolares e 24 para pré-escolares e lactentes, pressão expiratória final positiva (PEEP) = 5 cm H2O.

Circulação

▶ Controlar sangramentos por compressão.

▶ Sinais mínimos de choque após perda de 30% da volemia.

▶ Acesso venoso – superficial com cateteres de grosso calibre (tipo Abbocath) ou intraósseo (intramedular nos ossos longos – Arrow EZ-10).

▶ Iniciar o tratamento do choque:

▶ Estabilizar as condições hemodinâmicas como: pulsos femorais ou radiais não palpáveis, PA sistólica

Tabela 24.1.2. Escala de coma de Glasgow

idade	Pré - verbais	Acima de 3 anos	escore
Abertura ocular	espontânea		4
	Ao estímulo verbal		3
	À dor		2
	Sem abertura		1
Resposta verbal	Sorriso social, fixa, segue, reconhece pais.	Lúcido, coerente, orientado.	5
	Choro consolável	Confuso	4
	Choro inconsolável, irritabilidade persistente.	Palavras inapropriadas	3
	Agitado, inquieto	Sons incompreensíveis	2
	Sem resposta	Sem resposta	1
Resposta motora	Obedece a comandos		6
	Localiza a dor		5
	Retirada à dor		4
	Flexão anormal (decorticação)		3
	Extensão anormal (descerebração)		2
	Paralisia flácida		1

abaixo do normal para a idade (até 12 meses < 70 mmHg, acima de 12 meses = 70 mmHg + 2 para cada ano de idade), palidez acentuada.

▸ Iniciar com 20 ml/kg Ringer Lactato IV em 10 minutos. Persistindo sinais de choque repetir até 3 vezes para estabilizar.

▸ Após estabilizar: instalar soro de manutenção para 24 horas (SG 5% 4:1 com SF em crianças com peso igual ou menor que 10 kg, 100 ml/kg.)

De 10 a 20 kg = 1000 ml + 50 ml/kg que ultrapassar 10 kg.

Mais que 20 kg = 1500 ml + 20ml /kg que ultrapassar 20kg/ acrescentar KCl.

Monitor cardíaco e oxímetro de pulso.

SNG (sonda nasogástrica ou orogástrica) e controle de diurese.

Exame neurológico sumário

▸ Preferencialmente instituir escore da ECG (escala de coma de Glasgow).

Exposição completa do paciente e cuidados com o meio ambiente

▸ Retirar toda a roupa do paciente sem grandes mobilizações em um ambiente adequadamente aquecido para evitar perda de calor. A infusão de líquidos também deve ser aquecida.

▸ Verificar outras conseqüências do trauma (exame secundário): exame da cabeça aos pés: cabeça, coluna, tórax, abdome, extremidades / cintura pélvica; fraturas, imobilizações.

▸ Se necessário analgesia: Fentanil 3-7 mg/kg IV lento (em 1 a 2 minutos) ou Morfina 0,05-0,1 mg/kg IV.

TCE isolado

▸ Lesões primárias e secundárias:

Primárias: tecido encefálico e vasos sanguíneos conseqüentes ao trauma e que pode necessitar abordagem cirúrgica.

Secundárias: hipóxia, isquemia, edema de tecido nervoso, conseqüentes ao trauma, hipotensão, hipoxemia, hipercapnia ou aumento da pressão intracraniana. Podem manifestar-se horas ou dias após e podem ser controlados por procedimentos clínicos.

▸ **Quadro clínico:** nível de consciência pela ECG, ferimentos do couro cabeludo, fraturas cranianas, lesões maxilares e de face, sangramentos, hematoma ocular, sangramento auricular, liquorréia pelas narinas ou condutos auditivos, outros distúrbios como paresias, alterações pupilares, crises convulsivas, distúrbios de ritmo respiratório até apnéia, distúrbios cardiocirculatórios: disritmias, alterações de PA, choque.

▸ **Conduta:**

▸ ECG (Glasgow) abaixo ou igual a 9: TCE grave.

▸ Intubação orotraqueal imediata.

▸ Cricotireoidotomia com lesões faciais graves.

▸ Hiperventilação: FiO2 = 1 (100%), FR =20 / min e 24/min para crianças menores, PEEP = 5 cm H2O, volume corrente 1 a 1,5 vezes o normal.

▸ Estabilização hemodinâmica – tratar o choque.

▸ SOG (sonda orogástrica).

▸ Cateter venoso.

▸ Intubação traqueal se houver: distúrbios respiratórios, lesões faciais, cervicais e torácicas graves, instabilidade circulatória, risco durante transporte.

Lesões raquimedulares (TRM):

Em geral causadas por acidentes de trânsito ou quedas. A proporção entre TCE e TRM é de 1:100.

Em toda a criança que sofreu TCE ou trauma grave, deve suspeitar-se de TRM. A mortalidade de crianças com lesão de coluna vertebral é de 60%.

O TRM pode ser primário (descontinuidade aguda da medula) ou secundário após horas ou dias do trauma por diminuição da circulação.

O início dos sintomas neurológicos pode sofrer atraso de 30 minutos a dias: dores na região da nuca, parestesias/anestesias (queimação nas pontas dos dedos e palmas das mãos, perda de sensibilidade), ausência de sensibilidade dolorosa, paralisia/perda de reflexos medulares, priapismo, posições viciosas (p. ex. pescoço torto), curvamento

Tabela 24.1.3.

Segmento:	espinhal	musculatura	função
Clínica:	C3 a C5	diafragma	respiração
	C5 e C6	bíceps	flexão do cotovelo
	C7 e C8	tríceps	extensão do cotovelo
	C8 e T1	flexor digital profundo	fechamento do punho e mão
	L2 a L4	quadríceps	extensão do joelho
	L4 e L5	tibial anterior	dorsiflexão do tornozelo

da coluna, bradicardia/choque (choque medular em lesões completas acima de T6), falta de respiração diafragmática (lesão acima de C5), parada respiratória.

Conduta

Na dúvida tratar como se houvesse lesão. Pode haver lesão sem evidência radiológica em ossos vertebrais.

- Fixar a cabeça e coluna cervical em posição neutra (mãos/colar cervical).
- Evitar torções da coluna cervical. Pacientes com capacete não o retirar se houver função respiratória preservada. Manobra para retirar o capacete: segurar firmemente o capacete, imobilizar a cabeça com duas mãos, enquanto alguém tira.
- Monitorar funções vitais: respiração, circulação, nível de consciência.
- Intubação traqueal cuidadosa.
- Estabilizar condições hemodinâmicas.
- Manobras de reanimação se necessárias.
- Para transporte: superfície plana e rígida com fixação estável da cabeça.

TRAUMA TORÁCICO

Quinze a 20% das crianças com trauma e gravemente lesadas apresentam trauma torácico. Pela grande elasticidade do tórax, fraturas de costelas são raras, mas a energia é transmitida às estruturas intratorácicas podendo acarretar lesões importantes:

Principais: ferimento aberto de tórax, pneumotórax hipertensivo, hemotórax maciço, tamponamento cardíaco, tórax instável, ruptura traqueobrônquica, contusão pulmonar, hematoma pulmonar, contusão miocárdica.

Clínica: Sintomas gerais:- insuficiência respiratória; instabilidade cardiocirculatória; parada cardíaca.

Sintomas específicos

Lesão torácica aberta:
- defeito na parede com entrada e saída de ar;
- ruído característico de entrada e saída de ar;
- dispnéia/ taquipnéia, cianose, dor;
- ingurgitamento de veias do pescoço.

Pneumotórax hipertensivo:
- dispnéia, batimento de asas do nariz, taquipnéia, cianose, dor;
- murmúrio vesicular diminuído, hipertimpanismo à percussão;
- movimentação do tórax reduzida unilateralmente;
- ingurgitamento das veias do pescoço;
- taquicardia, hipotensão, choque.

Hemotórax:
- as mesmas características do pneumotórax com macicez à percussão e hipotensão, taquicardia e choque.

Tamponamento cardíaco:
- ingurgitamento de veias do pescoço;
- hipofonese de bulhas;
- hipotensão e choque.

Tórax instável:
- dispnéia, taquipnéia, cianose e dor;
- movimentos respiratórios paradoxais;
- crepitação;
- às vezes choque.

Ruptura traqueobrônquica:
- pode associar-se aos sintomas de pneumotórax;
- estridor;
- hemoptise;
- enfisema subcutâneo.

Conduta

- Parada cardíaca e/ou respiratória = reanimação.
- O2 a 100% com máscara se as vias aéreas estiverem permeáveis.
- Intubação traqueal.
- Drenagem torácica se não melhorar a insuficiência respiratória uni ou bilateral.

Medidas específicas:
- Lesão profunda aberta da parede torácica:
- Intubação.
- Ventilação mecânica.
- Analgesia.
- Curativo semioclusivo com válvula ou drenagem torácica.

Pneumotórax hipertensivo:
- Punção no 2º ou 3º espaço intercostal na linha hemiclavicular (*abbocath* calibroso)
- Drenagem pleural entre a linha axilar anterior e a média no 5º espaço intercostal

Tamanho do dreno:

RN	8 a 12 F
1 a seis meses	14 a 16 F
6 a 12 meses	16 a 18 F
1 a 5 anos	20 a 28 F
6 a 12 anos	30 a 32 F
Crianças maiores	até 40 F

- Posição semi-sentada
- Oxigênio
- Intubação traqueal
- Ventilação mecânica
- Analgesia (Morfina IV)

Hemotórax:
- Oxigênio
- Elevar parte superior do corpo
- Repor volume se houver sinais de choque

- Acessos venosos calibrosos para reposição
- Analgesia

Tamponamento cardíaco:

Toracotomia imediata ou pericardiocentese com *abbocath* 14 junto ao apêndice xifóide à esquerda, no sentido do ombro esquerdo com um ângulo de 30°.

Tórax instável:

- Decúbito elevado, pressão sobre o local
- Oxigênio
- Intubação
- Ventilação mecânica
- Analgesia (Morfina) e sedação (Midazolan)

Ruptura traqueobrônquica:

- Intubação
- Ventilação mecânica
- Oxigênio
- Drenagem pleural
- Analgesia e sedação

TRAUMA ABDOMINAL

Trauma abdominal fechado:

Trauma violento, não penetrante, lesando órgãos intra-abdominais (mais freqüentemente baço, fígado, pâncreas, rins, duodeno ou bexiga).

A lesão manifesta-se por hemorragia ou peritonite (geralmente com mais tempo de evolução 6 a 24 horas) ou combinação de ambas.

Quadro clínico

- Palidez, taquicardia
- Dor espontânea ou à palpação, defesa
- Distensão abdominal
- Sinais peritoniais (diminuição de ruídos hidroaéreos, dor à descompressão)
- Equimose da parede
- Marcas de pneu ou cinto
- Sangue no aspirado gástrico, urina ou fezes
- Dor no ombro esquerdo (ruptura de baço, irritação frênica)
- Dor no ombro direito (ruptura de fígado)
- Hipotensão arterial ou outros sinais de choque hipovolêmico

Conduta

- Avaliar funções vitais
- Verificar existência de outras lesões
- Reposição de volume
- O2 e ventilação se necessário
- Analgesia
- SNG ou SOG
- Cirurgia

Trauma abdominal aberto:

Causado por ferimentos de arma branca, arma de fogo, empalamento ou outros. A conduta é a exploração cirúrgica.

Lesão hepática e esplênica

São as vísceras mais freqüentemente atingidas na contusão abdominal. Não são freqüentes fraturas de arcos costais associadas a estas lesões pela elasticidade óssea nesta faixa etária. Podem ser observados equimoses ou hematomas nos hipocôndrios. Pode haver defesa abdominal e tensão.

Mais da metade das crianças com lesões de fígado ou baço tem associadas lesões cranianas, tórax ou musculoesqueléticas.

Noventa por cento das lesões hepáticas ou de baço são tratadas conservadoramente.

Quando o paciente está estável com lesões isoladas destas vísceras, confirmado por ultrassonografia (US) ou tomografia computadorizada (TC) com contraste, pode-se adotar o tratamento conservador. Preconiza-se acompanhamento em Unidade de Tratamento Intensivo (UTI) com acurada observação por até 4 dias. Pode ser liberado para casa com restrição de atividade física por no mínimo 6 semanas. O acompanhamento é feito por exame clinico, US ou TC, se necessário.

Quando há indicação de cirurgia pela instabilidade do paciente ou por associação com outras lesões, o tratamento das lesões deve ser o mais conservador possível.

Lesões hepáticas que não sangram mais, não devem ser manipuladas. Lesões sangrantes devem ser suturadas (hepatorrafias) e eventualmente necessitarão de hepatectomias parciais.

Nas lesões esplênicas, da mesma forma deve ser adotada esta conduta. Quando houver necessidade de esplenectomia, deve-se manter tratamento com Penicilina VO até os 5 anos de idade ou até 2 anos após a cirurgia em crianças maiores. A vacina anti-pneumocócica também é recomendada.

Outro método preconizado nas lesões de vísceras maciças é a angio-embolização para tratamento em pacientes com sangramento ativo confirmado por TC.

No acompanhamento pós-operatório de um paciente tanto com lesão esplênica como hepática deve-se avaliar clinicamente a evolução até 6 semanas após o trauma. Se houver dúvidas indica-se US ou TC com contraste para complementar a avaliação.

Lesão renal

A abordagem é em geral conservadora. Noventa por cento dos pacientes apresentam lesões de grau I ou II com excelente resultado com o tratamento conservador.

Quando houver grande extravasamento urinário, confirmado pela US ou TC iniciais deverá submeter-se a uma exploração cirúrgica com tentativas de preservação do órgão, mesmo que parcial. Quando isto não for possível ou nas lesões do pedículo sem condições de recuperação, deve-se realizar nefrectomia, observando-se as condições do órgão contralateral. Indicações para tratamento cirúrgico em pacientes com trauma renal contuso são: hematomas em expansão, lesões vasculares renais, grande extravasamento de urina, hipertensão persistente.

Todas as crianças com lesões de órgãos sólidos hemodinamicamente estáveis são candidatos ao tratamento conservador após a definição das lesões pela US e/ou TC com contraste.

Deve-se ter extrema acurácia na suspeita de lesões de vísceras ocas associadas ou complicações do tratamento conservador. O estudo radiológico simples de abdome agudo poderá ser útil na confirmação diagnóstica.

Aumento da dor abdominal, distensão, vômitos, sinais inflamatórios, são indícios de complicação ou de lesões associadas de vísceras ocas e necessitarão tratamento cirúrgico imediato.

Lesão de vísceras ocas: Nas lesões de vísceras ocas, tanto no trauma contuso como no penetrante, o tratamento cirúrgico deve ser com desbridamento, rigorosa hemostasia e rafia primária.

Só em grandes lesões de cólon com importante comprometimento de vascularização devem ser usadas derivações (enterostomias).

Lesão perineal complexa

Nas lesões perineais complexas, com fraturas de bacia, com deslocamentos, lesões de uretra e/ou reto devem ser realizadas derivações para o tratamento adequado das lesões.

O trânsito digestivo e/ou urinário deve ser reconstituído somente após a correção definitiva dos defeitos primários.

As fraturas instáveis de bacia devem ser adequadas e, precocemente, imobilizadas com fixadores externos.

Há estudos com uso de angio-embolização e cirurgia minimamente invasiva (videolaparoscopia) para o tratamento de lesões contusas e penetrantes.

A vídeolaparoscopia e a video toracoscopia devem ser usadas nos ferimentos penetrantes na transição tóraco-abdominal.

Trauma abdominal aberto: É causado por ferimentos de arma branca, arma de fogo, empalamento ou outros. A conduta é a exploração cirúrgica por laparotomia ou em casos selecionados por videolaparoscopia.

Um aplicativo para qualquer plataforma no telefone celular Triaj foi desenvolvido pelo Cirurgião Pediátrico Martin Eichelberger de Washington, já citado, que pode ser muito útil no atendimento das crianças traumatizadas, fornecendo parâmetros para diferentes idades e tamanhos.

▶ BIBLIOGRAFIA

1. 1.American College of Surgeons Committee on Trauma. Advanced Trauma Life Support Instructor Manual. ACS. Chicago, Illnois. 10th Edition, 2018
2. 2.Bassols JV. Aspectos epidemiológicos del trauma pediátrico. Rev. Cir. Infantil. 9 (2); 66-75. 1999.
3. 3.Bassols JV, Giacomini CB. Trauma In: Ferreira JP, Porto Alegre, Editora Artmed 24: 223-32. 2005;
4. 4.Bassols, JV. In Ketzer de Souza JC. Cirurgia Pediátrica – Teoria e Prática. Ed. Roca. 2008.
5. 5.Bertocci GE, Pierce MC, Deemer E, Aguel F, Janosky JE, Vogeley E. Influence of fall height and impact surface on biomechanics of feet-first free falls in children. Injury. 2004 ;35(4):417-24.
6. 6. .Brown JK, Jing Y, Wang S, Ehrlich PF. Patterns of severe injury in pediatric car crash victims: Crash Injury Research Engineering Network database. J Pediatr Surg. 2006 ;41(2):362-7.
7. 7. Buntain WL, Management of Pediatric Trauma, W.B. Saunders Company, USA, 1995.
8. 8. Ehrlich PF, Brown JK, Sochor MR, Wang SC, Eichelberger ME. Factors influencing pediatric Injury Severity Score and Glasgow Coma Scale in pediatric automobile crashes: results from the Crash Injury Research Engineering Network. J Pediatr Surg. 2006;41(11):1854-8.
9. 9.Falcone RA Jr, Brown RL, Garcia VF. The epidemiology of infant injuries and alarming health disparities. J Pediatr Surg. 2007; 42(1):172-6
10. 10.Iñon AE, AITP – Aténcion Inicial en Trauma Pediátrico, Argentina, Editora Roemmers, 2004.
11. 11.Iñon AE, Trauma en Pediatría, McGraw-Hill Interamericana, Chile, 2002.
12. 12. Karkhaneh M, Kalenga JC, Hagel BE, Rowe BH. Effectiveness of bicycle helmet legislation to increase helmet use: a systematic review. Inj Prev. 2006 ;12(2):76-82.
13. 13.Lapner PC, Nguyen D, Letts M. Analysis of a school bus collision: mechanism of injury in the unrestrained child. Can J Surg. 2003;46(4):269-72.
14. 14.Lutz N, Arbogast KB, Cornejo RA, Winston FK, Durbin DR, Nance ML. Suboptimal restraint affects the pattern of abdominal injuries in children involved in motor vehicle crashes. J Pediatr Surg. 2003;38(6):919-23
15. 15.Macpherson A, Spinks A. Bicycle helmet legislation for the uptake of helmet use and prevention of head injuries. Cochrane Database Syst Rev. 2007 18;(2):CD005401.
16. 16.Maksoud, JG. Cirurgia Pediátrica. Ed. Revinter. 1998.
17. 17.Nadler EP, Potoka DA, Shultz BL, Morrison KE, Ford HR, Gaines BA. The high morbidity associated with handlebar injuries in children. J Trauma. 2005; 58(6):1171-4.
18. 18.Partrick DA, Bensard DD, Moore EE, Calkins CM, Karrer FM. Cervical spine trauma in the injured child: a tragic injury with potential for salvageable functional outcome,.J Pediatr Surg. 2000 35(11):1571-5.
19. 19.Pautler MA, Henning J, Buntain WL. Mechanism and biomechanics of traffic injuries. En: Butain WL, Management of Pediatric Trauma. Kansas City: W.B. Saunders Company: 1995: 10-27
20. 20.Reinberg O, Lutz N, Reinberg A, Mechkouri M. Trauma does not happen at random. Predictable rhythm pattern of injury occurrence in a cohort of 15,110 children. J Pediatr Surg. 2005 40(5):819-25.
21. 21.Roudsari BS, Shadman M, Ghodsi M. Childhood trauma fatality and resource allocation in injury control programs in a developing country. BMC Public Health. 2006 2; 6:117.
22. 22.Siegel JH, Loo G, Dischinger PC, Burgess AR, Wang SC, Schneider LW y col. Factors influencing the patterns of injuries and outcomes in car versus car crashes compared to sport utility, van, or pick-up truck versus car crashes: Crash Injury Research Engineering Network Study. J Trauma 2001; 51(5):975-90.
23. 23. Thompson MJ, Rivara FP. Bicycle-related injuries. Am Fam Physician. 2001 15;63(10):2007-14.

24.2. Trauma na gestante

INTRODUÇÃO

O trauma, durante a gravidez, é uma das principais causas de morte materna no Reino Unido e no mundo. Essas mortes são predominantemente atribuídas a acidentes automobilísticos, suicídios e homicídios. Se apresentam como um desafio único e complexo, que envolve um tratamento com equipe multidisciplinar com objetivo de otimizar resultados. Em um estudo recente, foi demonstrado que a gravidez é um fator preditor independente para mortalidade pós trauma[1]. Mulheres grávidas apresentam 1,6 vezes mais probabilidade de morrer após um trauma com lesões de gravidade comparáveis. Um total de 6 a 8% de todas as gestações são complicadas por algum tipo de trauma. No Reino Unido, estima-se que uma a cada 100 mulheres em idade fértil sofre de algum trauma de maior gravidade, sendo os mecanismos de trauma mais evidentes, os acidentes automobilísticos, quedas e assaltos[1].

A gravidez causa mudanças fisiológicas e modificações anatômicas que afetam praticamente todos os órgãos da mulher. Essas mudanças na estrutura e na função podem influenciar a avaliação da gestante traumatizada alterando os sinais e os sintomas das lesões, a abordagem e as respostas às medidas de reanimação e a interpretação dos exames laboratoriais[2]. Enquanto a gravidez, isoladamente, não aparenta aumentar a morbimortalidade do trauma, a presença de um útero gravídico pode alterar o padrão e gravidade das lesões[3].

Quem atende uma mulher grávida vítima de traumatismo deve lembrar que está atendendo dois pacientes: mãe e feto. As prioridades do atendimento inicial adotadas para uma mulher grávida traumatizada são as mesmas aplicadas para a não grávida. O melhor tratamento inicial para o feto, além de sua avaliação precoce, é a adoção das melhores medidas de reanimação para a mãe, que incluem ressuscitação precoce e agressiva[2,3]. Técnicas de avaliação e monitoração devem permitir o acompanhamento tanto da mãe quanto do feto, sendo que, para otimização dos resultados, há necessidade de uma avaliação multidisciplinar, com envolvimento de cirurgião do trauma, emergencistas, obstetra e equipe de enfermagem[4].

ALTERAÇÕES ANATÔMICAS E FISIOLÓGICAS DA GRAVIDEZ

O conhecimento das alterações anatômicas e fisiológicas da grávida, bem como da relação fisiológica entre mãe e feto são essenciais para que se consiga o melhor atendimento para ambos.

O útero permanece em localização intrapélvica até a 12ª semana de gestação. Em torno da 20ª semana, o útero alcança a cicatriz umbilical, e entre a 34ª e a 36ª semanas de gestação ele atinge o rebordo costal (Figura 24.2.1). Os sinais clínicos de irritação peritoneal são menos evidentes nas grávidas. Quando se suspeita de uma lesão mais grave deve-se progredir a investigação. Durante as últimas duas semanas de gestação o fundo uterino frequentemente desce à medida que a cabeça fetal se encaixa na pelve[2].

À medida que o útero aumenta, o intestino é empurrado em direção cranial, deslocando-se cada vez mais para a parte superior do abdome. Como resultado, o intestino acaba sendo parcialmente protegido no trauma abdominal contuso, enquanto o útero se torna mais vulnerável[2]. Entretanto, traumas penetrantes no abdome superior, nas fases tardias da gestação, podem resultar em lesões intestinais complexas, já que essas estruturas encontram-se em posição mais cranial.

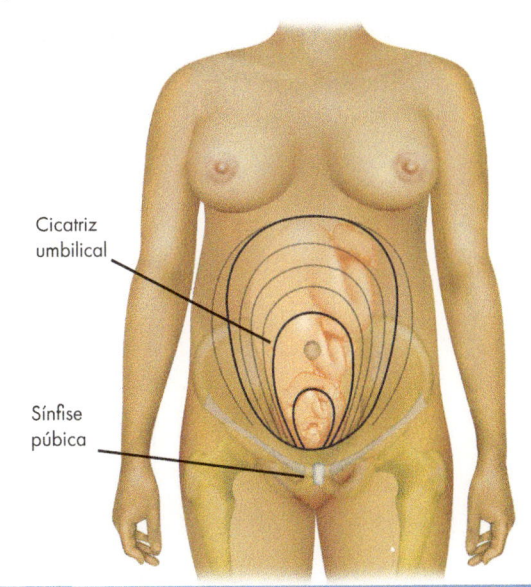

Figura 24.2.1.

Durante toda a gestação há alterações do útero compatíveis com o desenvolvimento do feto. No primeiro trimestre as paredes do útero são mais espessas, encontrando-se protegido pelos ossos da pelve. No segundo trimestre, o útero avança para o abdome e o feto permanece móvel e protegido por grande quantidade de líquido amniótico. Este pode causar embolia e coagulação intravascular disseminada (CIVD) após traumatismo, no momento que tem acesso ao espaço intravascular. No terceiro trimestre o útero é grande e suas paredes são finas. Quando o feto se apresenta em posição occipital, sua cabeça costuma estar dentro da pelve enquanto que, o restante de seu corpo está acima do anel pélvico (Figura 24.2.2)[2]. A placenta possui elasticidade reduzida e desta forma, resulta numa vulnerabilidade na interface uteroplacentária podendo levar ao descolamento da placenta, uma das causas mais comum de morte fetal. A redução rápida do volume circulante da mãe pode resultar em profundo aumento na resistência vascular uterina reduzindo a oxigenação fetal mesmo com sinais vitais da mãe dentro da normalidade.

VOLUME E COMPOSIÇÃO DO SANGUE

O volume plasmático aumenta progressivamente durante a gestação, alcançando o nível mais elevado na 34ª semana. A anemia fisiológica da gravidez é resultante do volume de células vermelhas proporcionalmente menor ao volume plasmático, resultando em redução do hematócrito. No final da gestação, um valor de hematócrito entre 31 e 35% é normal. Gestantes saudáveis quando sofrem um trauma podem perder 1.200 a 1.500 ml de seu volume sanguíneo antes que se percebam sinais e sintomas de hipovolemia. Entretanto, esta perda sanguínea pode resultar em sofrimento fetal que é evidenciado por uma frequência cardíaca fetal anormal[2].

O número de glóbulos brancos aumenta durante a gravidez. Valores de 15.000/mm3 leucócitos podem ser encontrados e esse número pode alcançar 25.000/mm3 durante o trabalho de parto. Os níveis séricos de fibrinogênio e de muitos outros fatores de coagulação estão discretamente elevados. A Tabela 24.2.1 apresenta os valores laboratoriais normais da gravidez comparados com os valores da paciente não grávida[2].

Tabela 24.2.1. Valores laboratoriais normais

VALOR	GRÁVIDA	NÃO GRÁVIDA
Hematócrito	32% - 42%	36% - 47%
Glóbulos Brancos	5.000 - 12.000 pL	4.000 - 10.000 pL
pH Arterial	7,40 – 7,45*	7,35 – 7,45
Bicarbonato	17 - 22 mEq/L	22 - 28 mEq/L
PaCO2	25 - 30mm Hg	30 - 40mm Hg
Fibrinogênio	3,79 g/L (terceiro trimestre)	1,8 - 4 g/L
PaO2	100 - 108 mmHg	95 - 100 mmHg
PH	7,40 - 7,45	7,40

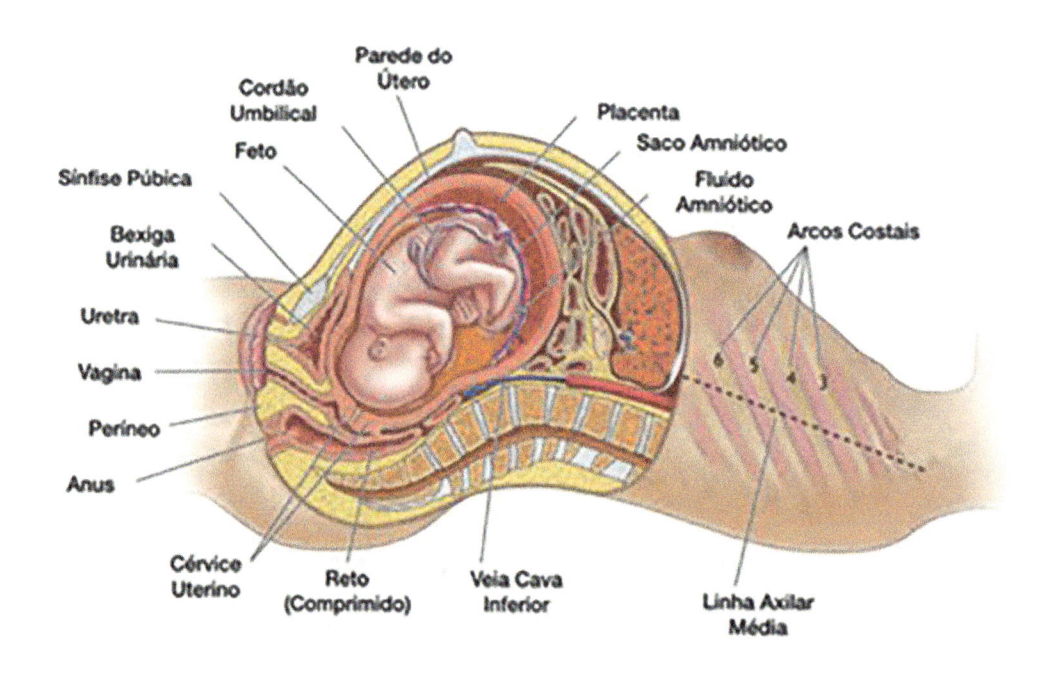

Figura 24.2.1.

HEMODINÂMICA

Fatores hemodinâmicos importantes a serem considerados na grávida traumatizada são o débito cardíaco, frequência cardíaca, pressão sanguínea, e alterações no eletrocardiograma.

Após a 10ª semana de gestação, o débito cardíaco aumenta em 1,0 a 1,5 litros por minuto em decorrência do aumento do volume plasmático e da redução da resistência vascular do útero e da placenta, estruturas, estas que recebem cerca de 20% do débito cardíaco da gestante durante o terceiro trimestre de gravidez. O aumento de débito cardíaco pode estar alterado, de modo significativo, conforme a posição materna durante a segunda metade da gravidez. Pode ocorrer a compressão da veia cava inferior pelo útero e desta forma, reduzir o débito cardíaco em 30%, pois há redução do retorno venoso[2,4].

A frequência cardíaca aumenta gradualmente de 10 a 15 batimentos por minuto durante a gravidez, alcançando seus valores máximos no terceiro trimestre, o que pode causar confusão quando interpretada como secundária a hipovolemia em pacientes vítimas de trauma. No entanto, a pressão arterial pode resultar em queda de 5 a 15 mmHg durante o segundo trimestre, retornando a níveis próximos ao normal ao término da gestação. Algumas mulheres, quando em posição supina, podem exibir hipotensão (síndrome hipotensiva supina) devido à compressão da veia cava inferior. Esta hipotensão é corrigida quando se reduz a pressão uterina sobre a veia cava inferior. Hipertensão em doentes gestantes podem sinalizar pré-eclâmpsia se associada à proteinúria[2].

A pressão venosa central (PVC) de repouso é variável na gravidez, mas a resposta à administração de volume é semelhante à da paciente não-grávida. A hipertensão venosa dos membros inferiores é normal no terceiro trimestre.

Algumas alterações eletrocardiográfica podem estar presentes, tais como desviado para a esquerda em cerca de 15 graus. Pode ocorrer achatamento ou a inversão da onda T em D3, AVF e nas derivações precordiais podem ser normais. As extra-sístoles podem ocorrer com maior frequência durante a gravidez[2].

SISTEMA RESPIRATÓRIO

O volume minuto aumenta primariamente como resultado do aumento do volume corrente. A hipocapnia (PaCO2 de 30 mm Hg) é comum ao final da gravidez. Na gestação, níveis de PaCO2 de 35 a 40 mm Hg podem refletir a iminência de uma insuficiência respiratória. A diminuição do volume residual pulmonar parece ser devida a alterações anatômicas na cavidade torácica e está associada à elevação diafragmática e a alterações pulmonares, parenquimatosas e vasculares, visíveis na radiografia de tórax[2,4]. Por isso a importância de oferecer oxigênio suplementar para manter oxigenação em níveis adequados, acima de 95%[1].

SISTEMA GASTROINTESTINAL

O tempo de esvaziamento gástrico é prolongado durante a gravidez desta maneira a descompressão gástrica precoce é particularmente importante para evitar a aspiração de conteúdo gástrico[2,4].

SISTEMA URINÁRIO

A filtração glomerular e o fluxo plasmático renal aumentam durante a gravidez enquanto que níveis plasmáticos de ureia e creatinina caem à metade dos valores normais observados antes da gravidez. A glicosúria é comum na gestação[2].

SISTEMA MÚSCULO-ESQUELÉTICO

A sínfise púbica é alargada no 7 mês (4 a 8 mm). Os espaços das articulações sacro-ilíacas também aumentam, e devem ser notados na interpretação das radiografias da bacia. O sistema venoso da pelve que envolve o útero gravídico encontra-se aumentado e ingurgitado podendo desencadear uma hemorragia retroperitoneal maciça após um trauma contuso associado a fratura de pelve[2].

SISTEMA NEUROLÓGICO

A eclâmpsia é uma complicação do final da gravidez que pode simular trauma craniano. Ela deve ser considerada quando ocorrem convulsões acompanhadas por hipertensão, hiperreflexia, proteinúria e edema periférico. Importante avaliação de especialistas, como neurologista e obstetra, para realizar o diagnóstico diferencial entre eclâmpsia e outras causas de convulsões[2].

MECANISMO DE TRAUMA

A Tabela 24.2.2 descreve a incidência de mecanismos de trauma na gravidez. Na maioria das vezes, os mecanismos de trauma são semelhantes àqueles que acometem a mulher não-grávida[2].

Tabela 24.2.2. Incidência dos mecanismos de trauma na gravidez

MECANISMO	PERCENTAGEM
Colisão de veículos motores	49
Quedas	25
Agressão	18
Ferimento penetrante por projétil de arma de fogo	4
Queimaduras	1

Algumas diferenças devem ser reconhecidas na gestante que sofre trauma fechado ou aberto. A incidência de trauma abdominal fechado e penetrante na gravidez é mostrada na Tabela 24.2.3[2].

Tabela 24.2.3. Incidência de trauma abdominal fechado e aberto na gravidez

MECANISMO	PERCENTAGEM
Fechado	91
Penetrante	09
• Projétil arma de fogo	73
• Arma branca	23
• Múltiplos projéteis	04

TRAUMA FECHADO

Alguns autores referem que, um quarto das mulheres em idade fértil que entram em unidades de emergência após traumatismo apresentam-se grávidas. Essas gestantes possuem maior probabilidade de sofrerem traumas apos segundo e terceiro trimestre de gravidez, sendo os acidentes automobilísticos a causa mais comum[5]. A parede abdominal, o miométrio e o líquido amniótico atuam protegendo o feto de lesões diretas secundárias ao trauma fechado. A presença de contusões e escoriações externas na parede abdominal são sinais de possível trauma fechado do útero[2]. Apesar disso, quando a parede abdominal sofre um impacto contra um objeto rígido como o painel ou o volante do carro, ou quando a gestante é golpeada com um instrumento contuso podem ocorrer traumatismos diretos ao feto. O traumatismo indireto do feto pode ocorrer por compressão súbita, por desaceleração, por efeito de contragolpe ou por cisalhamento que resulta em descolamento placentário[3].

O maior risco em acidentes automobilísticos se dá por uso inadequado do cinto de segurança, sendo que, seu adequado posicionamento evita o impacto com o volante em colisões frontais e traseiras[2,3,]5. A ausência do uso de cinto de segurança, pela gestante, predispõe ao maior risco de trabalho de parto prematuro e morte fetal. Importante salientar que o uso inadequado do cinto de segurança permite a projeção para frente e a compressão do útero possibilitando a ruptura uterina ou o descolamento da placenta[2]. O uso de cinto de segurança de três pontos reduz a possibilidade de lesão fetal direta ou indireta tanto por aumentar a superfície sobre a qual se dissipa a força de desaceleração como por evitar a flexão anterior da mãe sobre o útero gravídico[2]. Parece não haver nenhum aumento de riscos específicos nas grávidas ocasionados pelo airbag dos veículos. Embora os acidentes automobilísticos podem trazer maior risco de parto prematuro ou precipitar um trabalho de parto a termo, o risco de morte perinatal parece aumentar, somente quando inicia o trabalho de parto imediatamente após o acidente, que geralmente é incomum, sendo em torno de 0,4% em gestantes com < 20 semanas e 3,5% em gestações após esse período gestacional[3].

A literatura é limitada quanto a relatos de quedas na gestação, mas quando há registro sabe-se que 39% das vezes ocorre no domicílio e envolve escadas. Sugere-se que a laxidão ligamentar e ganho de peso das gestantes podem resultar em aumento de quedas e ou deslizes, para essa população. Aproximadamente uma a cada quatro mulheres sofre acidentes por queda durante o período gravídico, sendo que 79% das gestantes internadas por essa razão, ocorre no terceiro trimestre e a lesão mais frequente encontrada é fratura de membro inferior[3].

TRAUMA PENETRANTE

Devido a densidade da musculatura uterina no início da gravidez, o útero pode absorver uma grande quantidade da energia do projétil, reduzindo sua velocidade e diminuindo a probabilidade de lesão de outras vísceras. Com o aumento progressivo do útero, as outras vísceras ficam relativamente protegidas nos traumas penetrantes enquanto aumenta a probabilidade de lesão do útero. Da mesma forma, o feto e o líquido amniótico também absorvem energia e contribuem para diminuir a velocidade do projétil. Em decorrência a incidência de lesões viscerais maternas se reduz, fato este, que explica o prognóstico materno favorável em ferimentos penetrantes que afetam o útero gravídico. Contrariamente, o prognóstico fetal costuma ser sombrio quando existe uma lesão uterina penetrante[2]. Se houver lesão penetrante torácica com necessidade de tratamento por toracostomia fechada, é importante salientar que se faça acima do quinto espaço intercostal, como regularmente é realizado, devido a posição mais cranial do diafragma, evitando assim, penetração do dreno torácico dentro da cavidade abdominal[1,3].

AVALIAÇÃO E TRATAMENTO

Algumas mulheres podem não estar cientes de sua condição gestacional, sendo que é relatado que em torno de 3% das mulheres admitidas em um centro de trauma podem apresentar essa condição. Desta feita, recomenda-se que para todas as mulheres em idade fértil seja realizado pesquisa de possível gravidez na anamnese e posteriormente confirmar solicitando exames laboratoriais (beta-HCG) e ou de imagem (ultrassom)[1,4,6]. Com o objetivo de garantir resultados favoráveis, tanto para a mãe como para o feto, recomenda-se que seja realizada a avaliação e reanimação materna e após avaliação do feto, e somente após proceder a avaliação secundária da mãe[1,2].

A gestante pode ter dificuldade em manter via aérea pérvia devido a alterações anatômicas e fisiológicas. O ganho de peso, o edema de mucosa e aumento da resistência das via aéreas com aumento da necessidade de oxigenação e a diminuição da capacidade funcional residual pulmonar, são fatores a serem considerados na eventualidade de assumir uma via aérea definitiva precocemente[4].

Quando se torna necessário o suporte ventilatório, a intubação deve ser feita considerando manter a PCO2 ideal para a idade gestacional (aproximadamente 30 mmHg ao final da gestação)[2]. Pode ser necessário utilizar um tubo orotraqueal de menor calibre devido ao edema encontrado e realizar pressão na cricóide para evitar a regurgitação ou aspiração de conteúdo gástrico. Deve-se considerar que a gestante apresenta estômago repleto até 24 horas após relato de sua última refeição, devido ao esvaziamento gástrico retardado fisiológico. Dessa forma, é indicado a sondagem nasogástrica em gestantes inconscientes com o mesmo objetivo de proteção da via aérea[4].

A gestante possui um aumento acentuado do consumo de oxigênio, e o feto apresenta sensibilidade extrema à hipóxia materna. Assim, recomenda-se o uso de O2 suplementar por cateter ou máscara quando não há intubação orotraqueal, mantendo uma saturação acima de 95%[1,4].

O tratamento da hemorragia no trauma prioriza a identificação precoce da fonte de sangramento, realização da hemostasia e esforços para prevenir a deterioração do quadro clínico que encaminhe à coagulopatia[1]. Dessa forma, a administração de fluidos e sangue para reanimação volumétrica deve seguir protocolos do trauma geral[4]. A gestante possui aumento de seu volume intravascular e dessa forma pode perder uma parte significativa de seu volume circulante antes que ocorram taquicardia, hipotensão e outros sinais de hipovolemia[2]. Assim, o feto pode estar em sofrimento e a placenta privada de perfusão enquanto as condições da mãe e os sinais vitais parecem estáveis. A reanimação com cristaloides e a reposição precoce de sangue, tipo específico ou O negativo (para evitar sensibilização de gestante Rh negativo), estão indicadas para manter a hipervolemia fisiológica da gravidez. Deve ser evitado, ao máximo, o uso de vasopressores na gestante, pois sendo a vascularização uterina altamente responsiva pode levar a hipoperfusão placentária. Outro fator envolvido na hipotensão a ser considerado é a compressão da veia cava pelo útero que pode reduzir o retorno venoso, diminuindo o débito cardíaco e agravando o choque. O útero deve ser deslocado manualmente para a esquerda a fim de aliviar a pressão sobre a veia cava[4]. Havendo necessidade de imobilização em posição supina, a gestante ou a prancha rígida, podem ser rodadas em bloco a 15 graus para o seu lado esquerdo e apoiada em um coxim. Na avaliação inicial, além de exames laboratoriais preconizados para demais pacientes vítimas de trauma, deve-se incluir o nível de fibrinogênio, pois seu valor pode dobrar ao final da gravidez. O nível de fibrinogênio normal pode sinalizar início de coagulação intravascular disseminada (CIVD)[1,2].

Para avaliar a viabilidade fetal, a identificação de lesões maternas graves deve ser o mais rápida possível, através de uma exame pormenorizado do abdome. A principal causa de morte fetal é o choque materno, sendo que a segunda causa de óbito fetal é o descolamento de placenta. Este pode ser sugerido por hemorragia vaginal, em 70% dos casos, por dor à palpação uterina, contrações uterinas frequentes, tetania uterina ou irritabilidade do útero (que se contrai quando tocado)[2]. Trinta por cento dos descolamentos de placenta, após trauma, podem não exibir hemorragia vaginal e ao final da gestação, podem ser em decorrência de lesões menores[2,4]. A ultrassonografia uterina pode mostrar a lesão, porém o teste não é definitivo. A tomografia também pode demonstrar o descolamento da placenta.

Na maioria dos casos de descolamento de placenta ou de ruptura uterina, a paciente queixa-se de dor abdominal ou de cólicas. Sinais de hipovolemia podem estar presentes em ambas as situações.

A ruptura uterina é uma lesão rara, sugerida pelo achado de dor abdominal, defesa, rigidez ou dor à descompressão brusca, especialmente se existe choque profundo. Na gestação avançada, frequentemente, os sinais de irritação peritoneal são difíceis de serem avaliados em decorrência da expansão do abdome e do adelgaçamento da musculatura da parede abdominal. Outros achados anormais sugestivos de ruptura uterina incluem a posição anormal do feto (oblíqua ou transversa), a facilidade de apalpar partes fetais que se exteriorizam através de rupturas do útero e a impossibilidade de palpar facilmente o fundo uterino. Evidências radiológicas de ruptura uterina incluem extremidades fetais estendidas, posição fetal anormal, ou presença de ar intraperitoneal. A exploração cirúrgica pode ser necessária para diagnosticar a ruptura uterina[2].

Os batimentos cardíacos fetais podem ser ouvidos com um Doppler (gestação a partir da 10ª semana). A monitoração fetal contínua deve ser feita após 20 a 24 semanas de gestação. As pacientes que não apresentam fatores de risco para perda fetal devem ficar com monitoração contínua por 6 horas, enquanto que as com fatores de risco para perda fetal ou descolamento de placenta devem ficar monitoradas por 24 horas[1,2]. A frequência cardíaca normal para o feto situa-se entre 120 a 160 batimentos por minuto. Sempre que evidenciado oscilações da frequência cardíaca do feto, ou quando as contrações uterinas se tornam frequentes deve-se suspeitar da iminência de uma descompensação fetal e/ou materna por hipóxia e/ou acidose e providenciar imediata avaliação obstétrica.

Os fatores de risco materno são frequência cardíaca >110 bpm, índice de gravidade de lesão (ISS)>9, evidência de descolamento de placenta, frequência cardíaca fetal >160 ou <120 bpm. As cinemáticas de trauma que traduzem um fator de risco aumentado, para a mãe, são ejeção do veículo, atropelamento e colisão de motocicleta[2].

A investigação radiológica, se clinicamente indicada, deve ser realizada sem demora. Havendo atraso na solicitação de exames de imagem, para diagnóstico de possíveis lesões graves, por receio de proceder exame de imagem devido a irradiação e exposição ao contraste endovenoso, pode resultar em atraso diagnóstico e terapêutico, levando a consequências graves para a mãe e o feto[1]. Entretanto, deve ser evitada a repetição desnecessária desses exames pois há efeito cumulativo da irradiação. O uso do *Extended Focused Abdominal Sonography in Trauma (eFAST)* e radiografias simples podem ser utilizadas na avaliação primárias com objetivo de pesquisar sobre sangramento ou lesões ameaçadoras de vida, principalmente em gestantes instáveis hemodinamicamente[1,7]. A tomografia computadorizada (TC) é o exame de escolha para gestantes estáveis e ou que responderam a infusão de fluidos para sua estabilização. A TC consegue obter melhores resultados no diagnóstico de descolamento prematuro de placenta que a ultrassonografia (US)[1,3,7]. O lavado peritoneal diagnóstico, aos poucos tem sido substituído pela TC e US. Alguns autores referem que o LPD pode levar à lesão visceral, em gestações de avançadas e se for positivo pode desencadear cirurgia desnecessária em pacientes, as quais o estudo tomográfico sugere tratamento conservador[1].

AVALIAÇÃO SECUNDÁRIA

A avaliação secundária deve seguir os mesmos padrões adotados na paciente não-grávida. Deve-se prestar atenção para a presença de contrações uterinas que sugerem um trabalho de parto prematuro, ou de contrações tetânicas do útero que sugerem o descolamento prematuro da placenta. A avaliação do períneo deve incluir um exame pélvico de acordo com os padrões habituais. A presença de líquido amniótico na vagina, evidenciado por um pH maior que 4,5 sugere ruptura da bolsa. Durante o exame devem ser avaliadas a presença de apagamento e dilatação do colo uterino, a apresentação fetal e a sua relação com as espinhas isquiáticas[2].

Se hemorragia vaginal for identificada, no terceiro trimestre da gravidez, pode sugerir descolamento de placenta e morte iminente do feto tornando-se fundamental o exame vaginal. A decisão pela cesariana deve ser tomada em conjunto com o obstetra[2,7].

A internação é obrigatória, quando há hemorragia vaginal, irritabilidade uterina, dor, sensibilidade ou cólicas abdominais, evidência de hipovolemia, alteração ou ausência de batimentos fetais ou perda de líquido amniótico, devendo ser em unidade que possibilite monitoração da mãe e do feto[2,7].

TRATAMENTO DEFINITIVO

Deve-se consultar o obstetra sempre que se suspeite de problemas envolvendo o útero. No descolamento placentário extenso ou na embolia por líquido amniótico podem ocasionar a CIVD, causando depleção do fibrinogênio, de outros fatores de coagulação e de plaquetas. Esta coagulopatia de consumo pode ocorrer e evoluir rapidamente. Na presença de embolia por líquido amniótico que, implica em risco de vida e/ou CIVD, a evacuação uterina deve ser feita em caráter de urgência juntamente com a reposição de plaquetas, fibrinogênio e outros fatores de coagulação, quando necessário.

As consequências da hemorragia feto-materna incluem não apenas a anemia fetal e a morte, mas também a isoimunização quando a mãe é Rh-negativa. Como pequenas quantidades de sangue Rh positivo podem sensibilizar 70% das pacientes Rh-negativas, a presença de hemorragia feto-materna numa mãe Rh-negativa justifica a terapêutica com imunoglobulina Rh. Embora o teste de Kleihauer-Betke (esfregaço de sangue materno capaz de permitir a detecção de hemácias fetais na circulação materna) indique hemorragia feto-materna, um teste negativo não exclui graus de hemorragia menores, mas ainda capazes de sensibilizar a mãe Rh-negativa. A terapêutica com imunoglobulina deve ser instituída nas primeiras 72 horas após o trauma. Todas as gestantes Rh-negativas traumatizadas devem ser consideradas candidatas[2].

CESARIANA "PERI MORTEM"

Poucas são as evidências da literatura a favor da cesariana "post mortem" em gestantes vítimas de trauma com parada cardíaca por hipovolemia. O sofrimento fetal pode existir quando a mãe não tem alterações hemodinâmicas e a medida que progride a instabilidade materna compromete a sobrevida do feto[2]. Quando a mãe apresenta parada cardíaca por hipovolemia o feto já sofreu um prolongado período de hipóxia. Quando a parada cardíaca da mãe ocorre por outras causas, a cesariana *"peri mortem"*, pode ser bem-sucedida, desde que, realizada dentro de 4 a 5 minutos após a parada cardíaca[2,4,6].

VIOLÊNCIA DOMÉSTICA

A violência doméstica é uma causa significativa de trauma em mulheres durante a coabitação, o casamento e a gestação, independente da origem étnica, influência cultural ou estado socioeconômico. Em uma revisão, a qual avalia mais de 60 estudos realizados em 20 países diferentes, sobre trauma intencional, identifica-se uma prevalência de 1 a 57% desse tipo de trauma em mulheres grávidas[4]. Dezessete por cento de pacientes grávidas traumatizadas foram vítimas do trauma provocado por outra pessoa. E sessenta por cento delas sofrem episódios repetidos de violência doméstica. Mundialmente aproximadamente 10 a 69 % das mulheres relatam já ter sido vítimas de violência doméstica[2]. O abdome geralmente é o alvo da agressão, seguido da área genital, resultando em lesões tanto na mãe quanto no feto[1]. As seguintes lesões podem levar à suspeição de violência doméstica: lesões desproporcionais à história referida, baixa auto estima com depressão e tentativas de suicídio, consultas frequentes em emergências e consultórios médicos, autoacusação pelas lesões apresentadas, sintomas sugestivos de uso de drogas, presença do parceiro durante o atendimento médico com tentativa de monopolizar a discussão[2].

Estes indicadores apenas levantam a suspeita de possível violência doméstica e devem servir para iniciar uma investigação. Quando há suspeita de violência doméstica devem ser mobilizados o serviço social ou órgão público competente[2,4,6,7].

CONSIDERAÇÕES FINAIS:

1. Na gestação ocorrem alterações anatômicas e fisiológicas importantes e previsíveis que podem influenciar a avaliação e o tratamento da paciente grávida traumatizada. O feto é o segundo paciente dessa dupla, tão logo a mãe tenha sido estabilizada, deve-se proceder à avaliação do mesmo. Um cirurgião qualificado e um obstetra devem ser chamados desde o início do atendimento.

2. A parede abdominal, miométrio e o líquido amniótico agem como amortecedor de um trauma direto no feto em um trauma fechado. À medida que o útero aumenta o restante das vísceras são relativamente protegidas num trauma penetrante enquanto a probabilidade de lesão uterina aumenta.

3. A reposição de líquidos e sangue deve ser agressiva. Avaliar e reanimar primeiro a mãe e a seguir o feto antes da avaliação secundária da mãe.

4. Deve-se estar atento para situações peculiares à gestante traumatizada, como trauma penetrante e fechado do útero, descolamento de placenta, embolia por líquido amniótico, isoimunização e ruptura da bolsa.

5. Pequena hemorragia feto-materna é capaz de sensibilizar a mãe RH negativa. Todas as pacientes de trauma grávidas Rh negativas devem receber tratamento com imunoglobulina RH na suspeita de lesão uterina.

6. A presença de indicadores que sugerem violência doméstica pode servir para iniciar investigações e proteger a vítima.

▶ BIBLIOGRAFIA

1. Irving T, Menn R, Ciantal E. Trauma during pregnancy. BJA Education, article in press. Doi:10.1016/j.bjae.2020.08.005.
2. American College Of Surgions Committee On Trauma. Advanced Trauma Life Suport – ATLS. 10 ed., 2018.
3. Mendez-Figueroa H, Dahlke JD, Vrees RA, Dwight JR. Trauma in pregnancy: an updated systematic review. AM J Obstet Gynecol. 2013, 209(1): 1-10. Doi: 10.1016/j.agog.2013.01.021
4. Menticoglou S, Mundle W, Pylypjuk C, Roggensack A, Sanderson F. Guidelines for the management of a pregnant trauma patient. J Obstet Gynaecol Can. 2015, 37(6):553-74. Doi: 10.1016/s1701-2163(15)30232-2.
5. Al-Thani H, El-Menyar A, Sathian B, Mekkodathil A, Thomas S, Mollazehim M, et al. Blunt traumatic injury during pregnancy: a descriptive analysis from a level 1 trauma center. Eur J Trauma Emerg Surg. 2019, 45(3):393-401. Doi: 10.1007/j 00068-018-0948-1.
6. Maxwell BG, Greenlaw A, Smith WJ, Barbosa RR, Ropp KM, Lundeberg MR. Pregnant trauma patients may be at increased risk of mortality compared to nonpregnant women of reproductive age: trends and outcomes over 10 years at a level I trauma center. Womens Health (Lond.) 2020. 16: 1745506520933021. Doi: 10.1177/1745506520933021.
7. Sakamoto J, Michels C, Eisfelder B, Joshi N. Trauma in Pregnancy. Emerg Med Cin North Am. 2019, 37(2):317-38.

24.3. Trauma no idoso

INTRODUÇÃO

A população mundial está envelhecendo e e dessa forma é considerada uma das transformações sociais mais significativas do século XXI. Estima-se que nos EUA 1/5 da população será de idosos (acima de 65 anos) em 2050[1]. Dados recentes sugerem que a mortalidade ajustada pela escala de severidade de lesão *(Injury Severity Scale/ISS)* aumenta na idade de 70 anos, definindo que esta população esteja no ponto de corte no qual deve ser considerado como trauma no idoso ou geriátrico. Este valor etário é distinto ao preconizado pelo *Advanced Trauma Life Support (ATLS)(55 anos)* e pelo *Eastern Association for the Surgery of Trauma (EAST)*(65 anos), desta forma, existe um consenso mundial em considerar como trauma geriátrico o paciente com mais de 65 anos[1].

Essa geração terá acesso a cuidados de saúde cada vez mais específicos e de maior qualidade[2]. Ainda, acrescentando mobilidade e qualidade de vida dos idosos de hoje, coloca-os num grau mais elevado de risco de acidentes graves. Atualmente, o trauma é a quinta causa de morte na população idosa[2,3].

A combinação de comorbidades, medicações de uso contínuo e fragilidade inerente ao envelhecimento tornam o idoso vulnerável ao trauma e suas complicações, tais quais infecções, tromboembolismo e falência de órgãos. Estima-se que pacientes acima dos 65 anos tenham o dobro da taxa de mortalidade se comparados a pacientes jovens com lesões de mesmo grau de severidade[2].

Mas a mortalidade nas primeiras 24 horas após o trauma deve-se principalmente à hipovolemia, tal qual aos mais jovens e, a mortalidade tardia tem maior associação com complicações tromboembólicas e infecciosas. Com o tratamento adequado, incluindo reanimação criteriosa e cuidados de acompanhamento, mais de 80% dos idosos traumatizados podem retornar a seus níveis pré-existentes de vida independente[4].

ENVELHECIMENTO E COMORBIDADES

O trauma geriátrico pode ser um desafio para as equipes de trauma, pois apesar de muitos mecanismos de trauma serem semelhantes ao demais apresentados pela população em geral, tem-se associado doenças pré-existentes e condições fisiológicas adversas (Tabela 24.3.1), que aumentam a mortalidade nesta faixa etária[1,2,3,5,6]. A fragilidade não é correlacionada com aumento da idade mas com a diminuição das atividades e comorbidades associadas, presente no idoso. É uma syndrome de vulnerabilidade e tem papel importante na definição do prognóstico após o trauma[7,8]. Além da diminuição das atividades e comorbidades associadas, apresenta redução da reserva fisiológica e da resistência a fatores estressores. Dessa forma, aumenta o risco de complicações hospitalares, resultando em maior tempo de hospitalização e muitas vezes sequelas limitantes[4,8,9].

Para tanto, resultados positivos dependem da triagem desses pacientes na chegada ao pronto socorro. É necessário identificar precocemente o idoso em risco de morte, ter elevada suspeição de evidência de maus tratos, abuso de substâncias e depressão e ainda, aliado deve-se realizar uma abordagem terapêutica bem coordenada, agressiva e muitas vezes multidisciplinar[2,5,6].

O envelhecimento é caracterizado pela deterioração dos mecanismos adaptativos e homeostáticos que causam uma alteração significativa da resposta ao trauma, pois há diminuição da função celular, levando à falência dos órgãos[2,5]. Por outro lado, as condições pré-existentes têm um impacto importante no aumento da mortalidade, somando-se à gravidade da lesão[3]. É importante destacar que mais de 75% desses pacientes têm pelo menos uma comorbidade clínica associada, sendo a hipertensão arterial sistêmica encontrada em pelo menos 50% dos casos, e mais de 65% faz uso de pelo menos uma medicação de uso contínuo[5]. Outras condições pré-existentes descritas são cardiopatia isquêmica, coagulopatia, cirrose, doença pulmonar obstrutiva crônica e diabetes mellitus que levam ao aumento da mortalidade em pacientes idosos[1,2].

MECANISMO DE TRAUMA

QUEDAS

As quedas são o mecanismo de trauma mais comum e fatal na população idosa, principalmente acima dos 75 anos[3,4,7]. A mortalidade estimada após quedas na população geriátrica está entre 7-11%. Os idosos são mais predispostos a morrer em decorrência de complicações secundárias, do que devido ao efeito direto do trauma, mas quase metade das mortes, associadas com queda da própria altura, estão associadas ao traumatismo crânio-encefálico (TCE) e a fragilidade inerente do idoso[2,4,8]. A maioria das quedas, nesta faixa etária, ocorre no ambiente domiciliar, sendo em sua maioria quedas da própria altura[2,4]. No entanto, são relatadas quedas de escadas e telhados, envolvendo alturas maiores em 14% dos casos[8].

Em uma revisão, da estratificação de risco de queda na idade geriátrica, demonstrou que foram identificados seis fatores de risco para este tipo de trauma: queda prévia, morar sozinho, necessitar de auxílio para caminhar, depressão, deficiência cognitiva e uso de mais de 6 medicamentos diariamente. Associa-se, ainda, lesões neurológicas degenerativas e deficiências visuais. Existem fatores ambientais que podem colaborar no risco aumentado de quedas entre os idosos, tais como iluminação insuficiente, tapetes e objetos pela casa, superfícies escorregadias ou irregulares e sapatos inadequados. O consumo de drogas, incluindo álcool são fatores importantes a serem considerados[4].

Além do TCE, outra lesão comumente encontrada, após queda em pacientes idosos, são as fraturas de quadril e, a mortalidade associada a este tipo de fratura é frequentemente secundária à embolia pulmonar e aos efeitos da diminuição da mobilidade[4].

A melhor forma de reduzir a incidência de lesões traumáticas de alto risco em idosos é através da prevenção de quedas, obtida por meio do controle de fatores de risco citados acima, além de engajamento em programas de exercícios ou fisioterapia (procurando equilíbrio e fortalecimento muscular)[6]. Consultas regulares a médicos das especialidades como otorrinolaringologia e oftalmologia, revisão de medicações em uso com regularidade, promoção de um caminho seguro no domicílio com iluminação apropriada, além de adequações nas escadas e banheiros também poderão estar incluídos num programa de prevenção[7].

ACIDENTES AUTOMOBILÍSTICOS

Em geral os acidentes automobilísticos que envolvem os idosos ocorrem mais durante o dia, em velocidades menores e em locais menos movimentados[2]. Representam o segundo mecanismo mais comum de lesões traumáticas em idosos, sendo a maior causa de morte por trauma em idosos entre 65 e 74 anos[4].

Como fatores de risco para acidentes nesta população temos: diminuição da acuidade visual e auditiva, tempo de reação mais prolongado, mobilidade cervical limitada, aumento da área cega e algumas comorbidades presentes que podem colaborar para uma colisão, tais como infarto do miocárdio, acidente vascular cerebral e epilepsias[2,5].

Tabela 24.3.1. Alterações Fisiológicas do Envelhecimento e Respectivas Repercussões.

Sistemas	Alterações Fisiológicas	Repercussão
Cardiovascular	• Diminuição da complacência ventricular, da resposta cronotrópica e inotrópica • Aumento da espessura e enrijecimento das paredes arteriais	• Aumento da resistência periférica, com tendência a disfunção diastólica • Risco de hipotensão ortostática e diminuição da capacidade de elevação do débito cardíaco
Gastrointestinal	• Diminuição do paladar e fluxo salivar • Diminuição do fluxo sanguíneo hepático • Diminuição da motilidade intestinal	• Risco de desnutrição precoce • Diminuição da taxa de eliminação de drogas com metabolismo hepático • Tendência a constipação
Respiratório	• Diminuição da complacência pulmonar e maior rigidez da caixa torácica • Aumento do volume residual, diminuição do fluxo expiratório, diminuição da capacidade vital • Diminuição do clearance mucociliar	• Menor sensibilidade a hipóxia e hipercapnia • Maior esforço inspiratório e expiratório • Risco aumentado de infecções • Diminuição da percepção da dispnéia
Renal	• Diminuição da taxa de filtração glomerular e da função tubular.	• Correção de dose para algumas drogas • Risco de desidratação, sobrecarga de volume e distúrbios hidroeletrolíticos.
Neurológico	• Perda neuronal e diminuição da plasticidade sináptica • Opacificação do cristalino e degeneração de fotorreceptores • Perda de células sensoriais da cóclea	• Aumento do tempo de reação, dificuldade em tarefas que exigem atenção e declínio da memória episódica • Diminuição da acuidade visual, dificuldade para adaptação à luminosidade • Perda da audição
Imunológico	• Diminuição da capacidade proliferativa e da função de linfócitos e neutrófilos.	• Quadros infecciosos sem leucocitose e/ou febre.
Muscular	• Perda da massa muscular, redução da densidade óssea e diminuição da capacidade regenerativa de cartilagem.	• Dor articular, distúrbios de marcha, quedas e fraturas

Cerca de um quarto das vítimas idosas sofrem lesões torácicas, principalmente fraturas de costelas. As maiores taxas de mortalidade em trauma geriátrico estão na colisão de veículos contra pedestres idosos[4].

QUEIMADURAS

As lesões térmicas correspondem à terceira causa de morte por trauma no idoso. Também representam cerca de 20% das internações em unidades de queimados[4]. O envelhecimento dos sistemas orgânicos dos doentes idosos tem um grande impacto na recuperação de queimaduras, pois há uma incapacidade fisiológica de atender as demandas associadas as queimaduras e traz consigo uma morbimortalidade mais elevada se comparado aos jovens. Em incêndios, os idosos estão em risco, mais uma vez, devido a diminuição do tempo de reação, deficiências visual e auditiva e incapacidade de escapar de um local em chamas[5]. Queimaduras por líquidos são mais profundas em doentes idosos pela escassez de folículos pilosos e por percepção diminuída a dor, levando a dificuldade maior de cicatrização por sua profundidade[2,4].

LESÕES PENETRANTES

Atualmente, há registros de lesões penetrantes em pacientes idosos acima de 65 anos, visto que as lesões contusas são bem mais comuns. Este fato se dá por este tipo de morte estar associado a ferimentos por projétil de arma de fogo relacionados a automutilação ou suicídio. Ferimentos penetrantes são a quarta causa de morte traumática em idosos acima de 65 anos de idade[2]. Esses pacientes apresentam alta morbidade com tempo de permanência hospitalar elevado, principalmente em leitos de unidade de terapia intensicva (UTI)[1].

AVALIAÇÃO INICIAL COM REANIMAÇÃO

Assim como todos os outros pacientes vítimas de trauma, os idosos devem ser avaliados de acordo com os princípios do *Advanced Trauma Life Support (ATLS)*, seguindo a metodologia ABCDE (*Airway, Breathing, Circulation, Disability, Exposition*)[2]. Devem ser levados em consideração aspectos fisiológicos, bem como envelhecimento dos sistemas e órgãos como determinantes de lesões a serem avaliadas e, assim, adaptação de algumas condutas deve ser realizadas[4]. Durante a reanimação, é essencial respeitar a vontade previamente informada do paciente se estiver lúcido. Hipotensão, idade superior a 74 anos e índices de severidade de lesão elevados aumentam o risco de morte, mas não podem predizer a sobrevida do paciente traumatizado[4]. A idade nunca deve ser usada como critério isolado para limitar o cuidado ao paciente. Deve-se atentar que, privar o idoso do atendimento conforme o protocolo de trauma recomendado bem como retardar uma transferência a unidades especializadas no cuidado de politraumatizados implica em reduzir a possibilidade de sobrevida[4].

VIA AÉREA

O objetivo do manejo de via aérea consiste na manutenção da permeabilidade da passagem do ar, para fornecimento de oxigenação tecidual adequada. Os idosos apresentam significativa perda de reflexos de proteção das vias respiratórias, assim, o estabelecimento de via aérea definitiva sempre deve ser considerada como medida salvadora de vidas, principalmente em pacientes que se apresentam em apneia, em estado de choque, com lesões da parede torácica ou com alteração do nível de consciência[4-6].

Algumas particularidades como uso de próteses dentárias podem estar soltas e causar obstrução das vias aéreas, no entanto, se estiverem em posição adequada, poderão permitir uma melhor ventilação quando usado dispositivo bolsa-máscara[2,4].Contudo, essas próteses dentárias devem ser retiradas no momento da intubação orotraqueal (IOT). As alterações esqueléticas como artrose de coluna cervical ou outras deformidades causadas pela idade podem dificultar uma IOT.

A proteção da coluna cervical sempre deve ser realizada com o cuidado de que o colar cervical não comprima as vias aéreas nem as artérias carótidas, podendo considerar meios de imobilização menos tradicionais. A colocação de um coxim atrás da cabeça, para mantê-la em posição neutra pode ser necessária em pacientes com cifose[4]. Quando indicada, a intubação em sequência rápida (que inclui pré-oxigenação, analgesia, hipnose e bloqueio neuromuscular) deve sofrer alterações na dosagem de medicamentos. Benzodiazepínicos e etomidato devem ter redução de 20 a 40% da dose para diminuir repercussões hemodinâmicas[2,5]. A quetamina, anestésico geral de ação rápida, deve ser utilizada com cautela em pacientes com cardiopatia isquêmica documentada, uma vez que aumenta a demanda de oxigênio do miocárdio[5].

RESPIRAÇÃO

As alterações fisiológicas decorrentes da idade podem colocar o doente idoso em risco para insuficiência respiratória. Com a presença de cifo-escoliose, diminuição da capacidade residual funcional, diminuição da troca gasosa e do reflexo da tosse, associado a diminuição da limpeza mucociliar das vias aéreas, faz-se necessário, em muitos casos, providenciar uma via aérea definitiva e ventilação mecânica antes do agravamento da disfunção respiratória[2,5].

Para verificar a ventilação no paciente idoso avalia-se da mesma forma que nas demais vítimas de trauma, fazendo a abordagem seguindo protocolo de "olhar", "ouvir", 'sentir". A confirmação se dá através de capnografia e oximetria[5]. Idosos com frequência respiratória abaixo de 10 ou acima de 30 respirações por minuto apresentarão volume-minuto inadequado, necessitando de ventilação assistida com pressão positiva. Mesmo em pacientes com frequência respiratória aparentemente normal (12-20 rpm), a função pulmonar reduzida com a idade avançada pode determinar a instalação de insuficiência respiratória, sendo obrigatória a monitoração cuidadosa[4].

Recomenda-se utilização de oxigênio suplementar, a fim de manter a saturação de oxigênio acima de 95%, em todos os pacientes traumatizados. Ventilação assistida ou invasiva pode ser necessária de forma mais precoce do que em pacientes jovens[4].

CIRCULAÇÃO

Devido ao envelhecimento do sistema cardiovascular, muitas vezes as alterações hemodinâmicas são identificadas tardiamente colocando, o doente idoso traumatizado, em risco de morte[2]. Muitos idosos são portadores de hipertensão arterial sistêmica e na primeira avaliação podem apresentar-se normotensos, porém mal perfundidos[2,5]. Uma recente pesquisa relata que uma pressão arterial sistólica de 110mmHg pode ser utilizada como limite de hipotensão arterial em adultos com mais de 65 anos de idade[2].

A hipotensão ortostática pode ser o primeiro sinal de sangramento oculto grave, sendo responsável por diversos casos de tontura e síncope encontrados na emergência. Desta forma, os sinais vitais devem ser aferidos sequencialmente. O uso de medicações tais como betabloqueadores e dispositivos como o marca-passo cardíaco, que limitam a taquicardia reflexa mediante a presença de aumento do consumo de oxigênio pelo miocárdio, hipotensão ou hipovolemia, devem ser levados em consideração[1,4,5].

A resposta inadequada do coração às catecolaminas circulantes também contribui para a acurácia diminuída da monitoração da frequência cardíaca e para o risco de descompensação hemodinâmica precoce em idosos. A identificação de hipoperfusão tecidual pode ser realizada através de várias metodologias e incluem dosagem de déficit de base e lactato no soro e índice de choque[2]. A reanimação do doente idoso segue os mesmos parâmetros que o adulto, baseada em administração de fluidos e sangue[2,5].

O controle precoce da hemorragia por compressão direta sobre as feridas abertas, a estabilização de fraturas e o transporte rápido para um centro de trauma são essenciais. A reanimação com fluidos deve ser orientada pelo grau de suspeita de hemorragia grave, com base no mecanismo de trauma e nas manifestações que geralmente associam-se ao choque. Deve-se monitorar cuidadosamente a reposição volêmica, em virtude da complacência reduzida do sistema cardiovascular e do risco de sobrecarga por reanimação agressiva[4,5,9].

A redução da capacidade renal de concentração urinária pode levar à desidratação mesmo antes da ocorrência de lesão, além de tornar o órgão mais suscetível a lesões por hipovolemia, medicamentos e nefrotoxinas. Em indivíduos idosos, o débito urinário não é um bom indicador de perfusão tecidual sistêmica[4].

A monitorização avançada (pressão venosa central, ecocardiografia, ultrassonografia) deve ser considerada precocemente para guiar a reposição volêmica do doente idoso, pois permite avaliar rapidamente a repercussão em paciente com doença cardíaca pré-existente. Além disso, pode levar ao reconhecimento de evento fisiológico que originou o traumatismo (infarto ou acidente vascular cerebral, por exemplo)[2,5].

Para detecção do foco de sangramento é recomendado realizar a avaliação ultrassonográfica direcionada para o trauma (FAST – focused assessment sonogram in trauma) em pacientes idosos com mecanismos de lesão moderados a severos, a qual é possível de indicar rapidamente a presença de líquido livre intra-abdominal e intrapericárdico. O toque retal permite investigar sangramento gastrointestinal, sugestivo de perfuração de vísceras; e flutuação da próstata, sugestiva de trauma de uretra, sendo possível contraindicação para a sondagem uretral[4]. Exames de imagem podem ser necessários precocemente devido a inespecificidade do exame físico nesta faixa etária.

As indicações de transfusão sanguínea são as mesmas em relação à população jovem (perda sanguínea superior a 30% do volume total), atentando-se para o reconhecimento e a correção precoces de distúrbios de coagulação e de sangramentos.

Para evitar a falha em reconhecer o choque em paciente idoso é necessário prevenir, buscando condições pré-existentes (comorbidades associadas) e uso de medicamentos cardiológicos e ainda, reconhecer potencial perda sanguínea em fraturas de ossos longos, partes moles e bacia[1].

DISFUNÇÃO NEUROLÓGICA

Na avaliação inicial é recomendado saber o status neurológico prévio do paciente idoso. A perda de consciência é um sinal importante[4]. Um escore de Glasgow rebaixado na chegada ao hospital determina pior prognóstico[5]. O doente idoso possui alto risco para hemorragia intracraniana oriunda de TCE[5]. A redução do volume cerebral, compensada pelo aumento do líquido cefalorraquidiano, permite maior movimentação nas lesões por aceleração/desaceleração. Juntamente com o estiramento das veias que fazem ponte para a dura-máter, e tal fenômeno predispõe a ocorrência de hematomas subdurais e contusões cerebrais. Ainda, o uso de medicamentos anticoagulantes e antiagregantes plaquetários para doenças pré-existentes, colaboram para a ocorrência das hemorragias intracranianas no idoso traumatizado. Já a doença aterosclerótica pode contribuir para lesões cerebrais primárias ou secundárias[2]. A atrofia cerebral pode permitir que uma lesão possa inicialmente apresentar-se com exame físico neurológico normal[2].

A doença degenerativa da coluna pode aumentar risco de fraturas de coluna e lesão medular associada, mesmo em casos de quedas da própria altura, ou seja cinemática leve. Para minimizar os danos é importante o reconhecimento precoce das lesões através de tomografia computadorizada de crânio/coluna cervical, e iniciar o manejo precoce dos efeitos da anticoagulação terapêutica utilizada pelos idosos[2].

EXPOSIÇÃO

A maior fragilidade a alterações ambientais, associada à capacidade reduzida de adaptação a alterações súbitas de temperatura, torna o paciente idoso suscetível à hipotermia, pois ocorre a perda da capacidade regulatória térmica nesta idade. As alterações de termorregulação associam-se ao desequilíbrio hidroeletrolítico, à diminuição do metabolismo basal e ao efeito de álcool e drogas. A alteração da percepção dolorosa, principalmente em pacientes diabéticos, deve trazer suspeição para a possibilidade de lesões por exposição excessiva ao calor e ao frio[4]. Hipotermia não atribuída ao choque ou à exposição deve alertar para a possibilidade de sepse, doença endócrina, alterações farmacológicas e outras condições ocultas, devendo considerar também maus tratos em histórias incompatíveis[4].

A osteoporose contribui para fraturas de ossos longos, de quadril e de corpos vertebrais. Desta forma, deve-se procurar por deformidades e alterações grosseiras músculo-esqueléticas na primeira avaliação. Tais fraturas podem ser múltiplas, mesmo com força de impacto de menor intensidade. O risco de lesões vertebromedulares também é aumentado, em decorrência do estreitamento do canal medular e da doença osteofítica progressiva[4,6,7].

A pele mais fina e seu ressecamento próprio da idade diminuem a resistência a pequenas lesões e à invasão de microorganismos. Além disso, os idosos são mais propensos a desenvolver úlceras de pressão durante decúbito, por isso a imobilização em prancha rígida, adequada para o transporte, deve receber acolchoamento adicional e ser mantida no atendimento inicial intra-hospitalar pelo menor tempo possível[2,4].

AVALIAÇÃO SECUNDÁRIA

A avaliação secundária sistemática deve ser feita após identificação e tratamento de condições que ofereçam risco iminente à vida. Importante procurar sinais de lesões ocultas, avaliação do estado mental e realizar a monitorização contínua de sinais vitais, débito urinário e evolução do quadro, incluindo presença de dor e de sintomas respiratórios[4].

O tratamento adequado da dor melhora o padrão respiratório e a mobilidade. Em situações de trauma, com dor importante, o uso criterioso de opioides está indicado, dando-se preferência para o uso de fentanil. Se possível evitar a morfina cujo metabólito de excreção urinária, se acumulado, pode desencadear depressão respiratória e convulsões se acumulado, além de constipação, retenção urinária, náuseas e sedação[4,5].

Não é recomendado utilizar anti-inflamatórios não esteroides devido à suscetibilidade aumentada aos efeitos adversos, como prejuízo da função renal e hemorragia gastrointestinal.

A história pregressa e o uso de medicamentos para as doenças prévias ao acidente devem ser coletados na anamnese, mas em muitas situações devido a deficiências auditivas e visuais esta informação poderá ser colhida com o envolvimento do cuidador e/ou familiar. Se o paciente estiver lúcido, é necessário a autorização prévia para obtenção de dados adicionais sobre sua saúde.

A acurácia e a rapidez do diagnóstico são decisivas para a redução da mortalidade do idoso traumatizado, para isso, o uso ampliado de recursos laboratoriais e de imagem é encorajado. Os exames solicitados incluem tipagem sanguínea, lactato (marcador sensível de hipoperfusão tecidual), gasometria arterial, hemoglobina e hematócrito, creatinina e glicose séricas, eletrólitos, tempo de protrombina e razão normalizada internacional (RNI)[4].

O eletrocardiograma é recomendado para avaliar fatores precipitantes de quedas, assim como identificar possível isquemia cardíaca decorrente do trauma. A tomografia computadorizada de segmentos com órgãos afetados é recomendada.

Recomenda-se a transferência precoce do paciente idoso para um centro de referência em trauma, em todos os casos de lesões significativas, tornando-se indispensável quando há possibilidade de intervenção cirúrgica ou no tratamento de grandes queimados. Exames diagnósticos que não irão interferir na conduta subsequente, não devem atrasar essa transferência[4].

LESÕES ESPECÍFICAS

TRAUMA TORÁCICO - FRATURAS DE ARCOS COSTAIS

As alterações anatômicas da parede torácica e perda da densidade óssea do paciente idoso acarretam um risco maior de fraturas de arcos costais, e essas quando múltiplas podem resultar em tórax instável. Como causas, as quedas da própria altura e os acidentes automobilísticos são as condições mais comuns citadas[1,4].

Como principal complicação associada a fratura de arcos costais estão as pneumonias, com incidência de 30% dos casos. Para diminuir esta complicação é importante o manejo agressivo da dor com medicamentos por via oral, endovenoso, intradérmico ou mesmo analgesia regional, possibilitando a toalete pulmonar[2,4]. Atualmente, a fixação cirúrgica das fraturas de arcos costais também tem sido relatada como medida preventiva às complicações relacionadas a esse tipo de trauma[1]. Cuidado especial com uso de narcóticos para evitar efeitos desfavoráveis como delirium e depressão respiratória[2,5,6].

TRAUMA ABDOMINAL

O trauma abdominal no idoso não se apresenta diferente daquele no paciente jovem[1]. Até 30% dos idosos que sofrem um trauma podem apresentar lesão intra-abdominal significativa[4]. A mesma gravidade e os mesmos escores são utilizados[1]. O exame físico do abdome, entretanto, não é sensível no paciente idoso, podendo ser inespecífico mesmo em quadros graves de peritonite. Dessa forma, o grau de suspeita clínica deve ser sempre elevado, e o uso de *FAST*, ou tomografia computadorizada (TC) de abdome com contraste, de acordo com a estabilidade hemodinâmica do paciente, devem ser realizados[4].

TRAUMA CRANIOENCEFÁLICO

Principal causa de morte diretamente relacionada ao trauma, o TCE é decorrente de quedas e, em menor frequência, acidentes de trânsito[4].

A mortalidade elevada em pacientes idosos com TCE dá-se principalmente a incapacidade do idoso de se recuperar e não está diretamente relacionada ao tamanho ou gravidade da lesão[2].

Delirium, demência e depressão podem ser fatores confusionais no momento da avaliação de um TCE[2]. Quando presentes, os sintomas variam desde uma história remota de trauma, com leve alteração do estado mental, até coma profundo.

O uso de tomografia computadorizada de crânio deve ser incentivado para o diagnóstico precoce do TCE e sua evolução. Em pacientes que utilizam medicamentos anticoagulantes e antiagregantes plaquetários, o tratamento é particularmente desafiador, assim, a reversão da terapia anticoagulante deve ser agressiva para melhorar o resultado do tratamento proposto[2,4].

A taxa de recuperação, após um TCE fechado, começa a declinar no meio da terceira década de vida, e a sobrevida geral pós-trauma começa a diminuir no final da quarta década[4]. Mesmo com a monitorização da pressão intracraniana e o cuidado farmacológico, a falha nos mecanismos autorregulatórios com a idade avançada, faz com que o prognóstico seja desfavorável, e a intervenção neurocirúrgica possa ser necessária[4]. Recomenda-se a avaliação com especialista precocemente, e, na maioria das vezes, será necessário períodos de observação e TC de crânio seriadas para controle evolutivo.

TRAUMA MÚSCULO-ESQUELÉTICO

O sistema músculo-esquelético é o mais comumente afetado durante o trauma em pacientes idosos, em virtude da fragilidade óssea e da predisposição à quedas[4]. Os membros superiores são mais frequentemente lesados. As fraturas costumam ocorrer por compressão lateral. O reparo cirúrgico precoce, aliado à terapia medicamentosa otimizada, reduz significativamente a mortalidade e aumenta a chance de recuperação da funcionalidade dos membros[5,6].

As quedas ao solo da própria altura são a principal causa das fraturas de bacia em idosos. Recentes estudos demonstram que uma cirurgia precoce, dentro das primeiras 48h de trauma, melhora o prognóstico. O contrário acarreta aumento da mortalidade e prolonga a hospitalização[5-7]. A osteoporose pode ser um fator de risco para este tipo de fratura[4-7]. A mortalidade destes pacientes é quatro vezes maior do que em jovens, assim como a necessidade de transfusão sanguínea tem maior preponderância nos idosos[2]. A recuperação raramente é completa, ficando com sequelas irreversíveis, muitas vezes não conseguindo ter uma vida independente novamente. A prevenção de quedas é o fator mais importante para evitar a mortalidade por fratura pélvica.

CIRCUNSTÂNCIAS ESPECIAIS

MEDICAMENTOS

O uso de medicamentos para cardiopatias e hipertensão arterial sistêmica, como betabloqueadores, são utilizados em torno de 20% da população idosa. A alteração fisiológica decorrente do bloqueio farmacológico pode dificultar a avaliação primária de hipotensão de causa volêmica, causando obstáculos ao tratamento[2]. Uso de anticoagulantes e antiagregantes plaquetários se traduzem em sangramento de maior monta nessa população, sendo necessário rápida identificação da utilização do fármaco e reversão de seus efeitos para melhorar a resposta ao tratamento[2].

ABUSO NO IDOSO

Abuso e maus tratos no idoso é definido como qualquer imposição intencional de lesão, confinamento irracional, intimidação ou castigo cruel, que resulta em dor, angústia e depressão[2,4]. Abuso em idoso pode ser tão comum quanto em crianças e estima-se que um em cada quatro idosos já sofreu algum tipo de mau trato ou abuso. Esta possibilidade deve ser sempre avaliada quando do atendimento ao idoso traumatizado. Maus-tratos físicos podem ser causa de 14% dos idosos traumatizados e cursam com mortalidade maior do que em adulto jovem[2]. Não obstante, identifica-se um aumento da incidência de doenças osteoarticulares, problemas digestivos, depressão, ansiedade, dor crônica, hipertensão arterial e problemas cardíacos.

Os mais variados tipos de abusos podem ser encontrados simultaneamente, de causas multifatoriais e muitas vezes não são identificados ou são sub-notificados[2]. Sinais de maus-tratos podem ser sutis, como falta de higiene ou desidratação, e podem passar despercebidos[4]. A suspeição de maus-tratos deve ser considerada quando a história contada entra em conflito com os achados físicos encontrados no exame ou revela um atraso intencional ao tratamento deste doente. Se a suspeita de maus-tratos se confirma, as autoridades competentes devem ser acionadas e a retirada deste idoso do ambiente abusivo deve ser realizada[2]. Alguns destes sinais estão listados na tabela abaixo.

Tabela 24.3.2. Achados físicos suspeitos de Maus Tratos no Idoso

Contusões em regiões internas dos braços, coxas, regiões palmares e plantares, couro cabeludo, orelha (pavilhão), área da mastoide, nádegas
Queimaduras por escaldamento
Abrasões em áreas comuns de restrição física: punhos, axilas, tornozelos
Lesões na face: nasal e temporal (uso de óculos), equimose periorbital, lesões orais (devido a próteses)
Alopecia de padrão incomum
Úlceras de pressão não tratadas (escaras sem o devido tratamento)
Fraturas não tratadas e ou lesões em vários estágios de cicatrização
Fraturas não envolvendo quadril, úmero ou vértebras
Hemorragia por escalpe ou escaldamento

▶ BIBLIOGRAFIA

1. Bonne S, Schuerer DJE. Trauma in the older adult. Epidemiology and evolving geriatric trauma principles. Clin Geriatr Med. 2013, 29:137-50. Doi: 10.1016/j.cger.2012.10.008.
2. American College Of Surgions Committee On Trauma. Advanced Trauma Life Suport – ATLS. 10 ed., 2018.
3. Fisher JM, Bates C, Banerjee J. The growing challenge of major trauma in older people: a role for comprehensive geriatric assessment? Age and Ageing. 2017, 0:1-4. Doi: 10.1093/ageing/afx035.
4. Everling EM, Richetti M, Machado Strey YT, Crespo ARP. Emergeência e Trauma. In: Essências em Geriatria Clínica. Eduardo Garcia (Org): EdiPUCRS, 2018v.1, p 649-82.
5. Lewis MC, Abouelenin K, Paniagua M. Geriatric Trauma: Special considerations in the anesthetic management oft he injured elderly patient. Anesthesiology Clin. 2007, 25:75-90. Doi: 10.1016/j.atc.2006.11.002.
6. Gioffrè-Florio M, Murabito LM, Visalli C, Pergolizzi FP, Famà F. Trauma in Elderly Patients: a study of prevalence, comorbidities and gender diferences. G Chir. 2018, 39 (1):35-40. Doi: 10.11138/gchir/2018.39.1.035.
7. Maxwell CA. Trauma in Geriatric Population. Crit Care Nurs Clin N AM, 2015. 27:183-97. Doi: 10.106/j.cnc.2015.02.006
8. Adams SD, Holcomb JB. Geriatric Trauma. Curr OpinCrit care. 2015, 21:520-6. Doi: 10.1097/MCC.0000000000000246.
9. Chehade M, Gill TK, Visvanathan R. Low energy trauma in older persons: Where to next? Open Orthop J. 2015, 9:361-6. Doi: 10.2174/1874325001509010361.
10. Parker SG, McCue P, Phelps K, McLeod A, Arora A, Nockels K et al. What is comprehensive geriatric assessment (CGA)? An umbrella review. Age and Ageing. 2018, 47:149-55. Doi: 10.1093/ageing/afx166.

Lesões Térmicas

25

Nicolau Fernandes Kruel

Gisele Duarte

▶ INTRODUÇÃO

Queimaduras são causa importante de lesão acidental e morte em todo o mundo, representando a quarta causa global de trauma. Ainda que a maioria não demande hospitalização, as queimaduras graves podem levar a significativa morbidade e mortalidade, desfechos que podem ser minimizados com a aplicação dos princípios de reanimação inicial no trauma e com a adoção de medidas emergenciais efetivas.[1-3]

Os princípios de reanimação inicial no manejo das queimaduras incluem a avaliação de possível comprometimento da via aérea, devido à inalação de gás tóxico ou à presença de lesões mecânicas associadas, além da manutenção da normalidade hemodinâmica do paciente através da realização de infusão de volume. É essencial que o médico esteja alerta para evitar e tratar potenciais complicações das lesões térmicas, como síndrome compartimental, rabdomiólise e arritmias, e assegure adequado controle da temperatura.[3]

FISIOPATOLOGIA

As queimaduras provocam aumento da permeabilidade capilar, ocasionando edema e hipovolemia.

Acometimento superior a 30% da superfície corporal queimada resulta na liberação de citocinas e outros mediadores inflamatórios que causam efeitos sistêmicos como vasoconstrição periférica, broncoconstrição, redução da contratilidade miocárdica, aumento do gasto energético e imunodepressão celular e humoral.[3,4]

CLASSIFICAÇÃO

As queimaduras podem ser classificadas de acordo com a profundidade do dano tecidual[3,4] (Figura 25.1).

Queimaduras de primeiro grau ou superficiais

Acometem apenas a epiderme e são caracterizadas por eritema, dor e ausência de flictenas. Essas queimaduras não entram no cálculo de superfície corporal queimada e, em geral, não necessitam reposição volêmica.

Queimaduras de segundo grau ou de espessura parcial

Acometem epiderme e derme papilar e podem ter duas apresentações:

▶ espessura parcial superficial: róseas, úmidas, flictenas de base rósea, muito dolorosas ao toque e até mesmo à corrente de ar, clareiam à digitopressão;

▶ espessura parcial profunda: aspecto vermelho ou mosqueado, secas, menos dolorosas, podem apresentar flictenas, não clareiam à digitopressão.

Queimaduras de terceiro grau ou de espessura total

Acometem epiderme, derme e tecido subcutâneo, apresentam grande comprometimento neurovascular e em sua apresentação são secas, sem elasticidade, com aparência de couro, indolores, escuras ou pálidas. A superfície queimada tem pouco edema, mas a área ao redor da queimadura pode apresentar edema significativo. Neste tipo de queimadura não corre regeneração espontânea, sendo fundamental intervenção cirúrgica com retalhos e/ou enxertos.

Queimaduras de quarto grau ou com injúria profunda

Acometem fáscia e/ou músculos, podem apresentar tecido cutâneo carbonizado e exposição óssea.

AVALIAÇÃO INICIAL E MEDIDAS DE REANIMAÇÃO DE DOENTES COM QUEIMADURAS

As medidas iniciais de atendimento a pacientes vítimas de queimadura consistem em interromper o processo de queimadura, assegurar via aérea e ventilação adequadas e estabelecer acesso intravenoso.[3,5]

Interrupção do processo de queimadura

Deve-se remover toda a roupa do paciente, exceto as que estiverem muito aderidas à pele, com o objetivo de reduzir a possibilidade de queimadura secundária pelas roupas em altas temperaturas.

Em caso de haver asfalto, óleo mineral ou outros produtos químicos na ferida, deve-se utilizar solução salina morna para irrigação e limpeza inicial.

Atentar-se para evitar hipotermia, cobrindo o doente com lençol limpo e seco, após controlado o processo de queimadura.

Controle da via aérea

Em doentes com queimaduras, a via aérea pode obstruir devido a lesão direta ou devido ao edema resultante da queimadura, o qual pode ser sutil inicialmente, contudo pode apresentar piora rápida e progressiva.[3]

Fatores de risco para obstrução de via aérea superior são:

- queimaduras localizadas na cabeça e na face;
- extensão e profundidade da queimadura;
- lesão por inalação;
- trauma local;
- queimaduras no interior da cavidade oral.

A intubação endotraqueal precoce desses doentes deve ser priorizada, pois um atraso no reconhecimento dos sinais e fatores de risco para obstrução de via área pode levar à necessidade de via aérea cirúrgica, devido à progressão do edema.

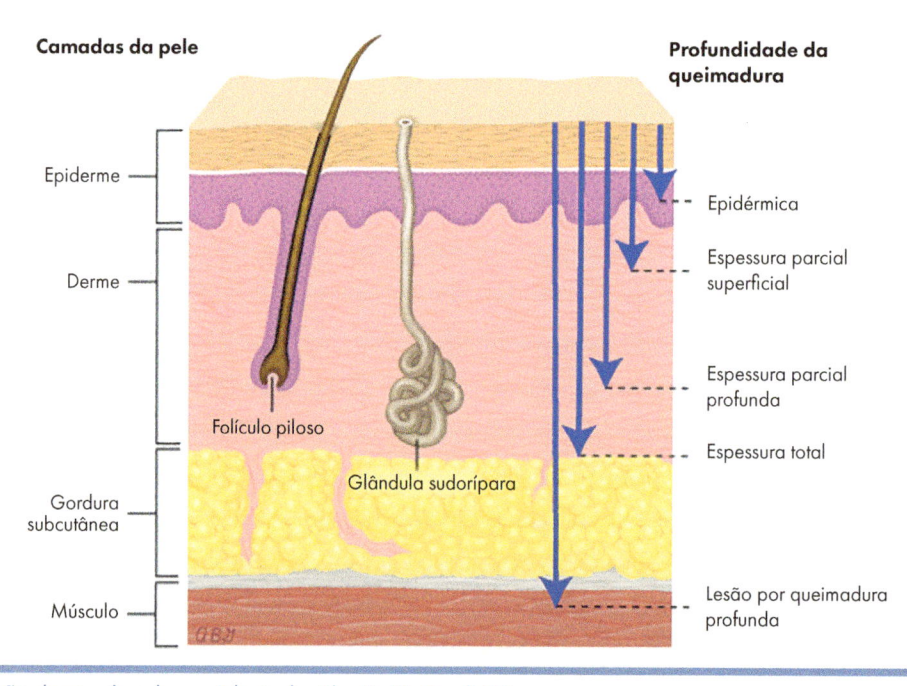

Figura 25.1. Extensão das queimaduras. Adaptado: Rice Jr. PL, Orgill DP.

O médico deve atentar-se aos seguintes sinais que indicam potencial necessidade de intubação endotraqueal precoce:[3,5]

- tosse persistente, estridor, uso de músculos respiratórios acessórios, retração esternal, rouquidão;
- área da superfície corporal queimada > 40-50%;
- queimaduras faciais profundas ou circunferenciais no pescoço;
- queimaduras no interior da cavidade oral;
- escarro carbonáceo, queimadura de vibrissas nasais e/ou de sobrancelhas;
- flictenas ou edema na orofaringe;
- dificuldade para deglutir;
- diminuição do nível de consciência, incluindo evidências de uso de drogas ou álcool;
- sinais de comprometimento respiratório, como fadiga respiratória, ventilação ou oxigenação deficientes;
- hipóxia ou hipercapnia;

níveis elevados de monóxido de carbono e/ou cianeto.

É importante destacar que, em pacientes queimados vítimas de politrauma, é fundamental realizar imobilização cervical apropriada durante o manejo da via aérea.

Ventilação adequada

Situações que podem levar doentes queimados à hipoxemia são: intoxicação por monóxido de carbono (CO), lesão pulmonar por inalação de fumaça, intoxicação por cianeto, queimaduras circunferenciais no tórax ou lesões traumáticas torácicas.[3,5]

A intoxicação por monóxido de carbono é uma das causas imediatas de morte mais frequentes entre esses pacientes, precedida/superada apenas pela lesão por inalação. Deve-se sempre considerar exposição ao CO em pacientes queimados em ambientes fechados.[3,6]

O monóxido de carbono é um gás inodoro e sem cor, com afinidade pela hemoglobina 240 vezes maior que o oxigênio, deslocando com facilidade a molécula de oxigênio da hemoglobina, formando a carboxiemoglobina (HbCO), a qual desvia a curva de dissociação da oxiemoglobina para a esquerda, prejudicando a liberação de oxigênio nos tecidos e sua utilização nas mitocôndrias, levando à hipóxia tecidual. O CO dissocia-se lentamente e possui meia-vida de 4 horas, com o paciente respirando em ar ambiente. No entanto, o oxigênio a 100% pode reduzir a meia-vida do CO a 40 minutos, sendo essencial ofertar a esses pacientes oxigênio de alto fluxo (100%) através de uma máscara de não reinalação.[3,6]

Os sinais e sintomas de intoxicação por CO incluem:

- 20 a 30% de HbCO: cefaleia;
- 30 a 40% de HbCO: fraqueza, tontura, visão turva, náuseas;
- 40 a 50% de HbCO: aumento do pulso e da frequência respiratória, síncope;
- 50 a 60% de HbCO: convulsões, coma;
- > 60% de HbCO: provável morte.

A oximetria de pulso não deve ser utilizada para rastrear a exposição ao monóxido de carbono, pois não diferencia a carboxiemoglobina da oxiemoglobina. A saturação de oxigênio real do doente deve ser obtida a partir de gasometria arterial.[3,6]

A intoxicação por cianeto é rara, mas deve ser suspeitada em doentes queimados em espaços confinados e que apresentam acidose metabólica persistente.[3,6]

Reanimação com fluidos

O choque causado pela queimadura é caracterizado por extravasamento capilar devido à resposta inflamatória sistêmica, resultando em depleção do volume intravascular. Deve-se realizar reposição de fluidos precoce em todos os doentes com queimaduras parcial profunda e de espessura total maiores que 20% da superfície corporal total.[3]

A ressuscitação volêmica deve ser feita utilizando-se acessos venosos periféricos calibrosos (mínimo 16G) e preferencialmente com Ringer lactato aquecido, pois esta solução cristaloide contém concentrações fisiológicas dos principais eletrólitos e o lactato pode reduzir a incidência de acidose hiperclorêmica, que pode ocorrer com a administração de grandes volumes de cloreto de sódio 0,9%.[3,7] Deve-se priorizar acessos em membros superiores e na impossibilidade de obter acessos venosos periféricos, considerar acesso venoso central ou infusão intraóssea.

O débito urinário é utilizado para monitorar a adequação da ressuscitação com fluidos.[3,7]

O cálculo do volume para reposição hídrica era tradicionalmente feito com a fórmula de Parkland, no entanto, excessos de reanimação cometidos levaram a Associação Americana de Queimados a recomendar atualmente a reanimação inicial de fluidos a partir do cálculo:

2 mL de Ringer lactato x peso em kg x % superfície corporal queimada

Metade desse volume deve ser administrada nas primeiras 8 horas e a outra metade nas 16 horas seguintes. Após essa quantidade inicial, deve-se analisar a diurese e ajustar o volume oferecido, tendo como alvo manter o débito urinário de 0,5 mL/kg/h em adultos e 1 mL/kg/h em crianças com menos de 30 kg.[3,7]

Em pacientes pediátricos, a reanimação volêmica inicial deve ser feita com *3 mL x peso em kg x % superfície corporal queimada*, pois há maior exigência de volume devido à maior área de superfície por unidade de massa corpórea. Nos pacientes com menos de 30 kg, pode-se associar glicose (glicose a 5% em Ringer lactato) aos fluidos infundidos, para evitar hipoglicemia.[3,7]

O objetivo da reanimação é manter o equilíbrio tênue entre a perfusão adequada baseada no débito urinário, tendo em vista que reanimação insuficiente resulta em hipoperfusão e lesão orgânica e reanimação em excesso resulta em aumento do edema e pode levar a aumento de profundidade de queimadura ou síndrome compartimental abdominal e de extremidades.[3,7]

O cálculo da superfície corporal queimada (SCQ) pode ser feito a partir da "regra dos nove", uma regra prática para estabelecer a extensão da queimadura (Figura 25.2). O corpo do adulto é dividido em regiões anatômicas que representam 9%, ou múltiplos de 9% da superfície corporal total. Em crianças, a porcentagem da superfície corporal que corresponde à cabeça é duas vezes maior que a do adulto e os membros inferiores são proporcionalmente menores que os do adulto. A palma da mão, incluindo os dedos, do paciente queimado corresponde a 1% de sua superfície corporal.

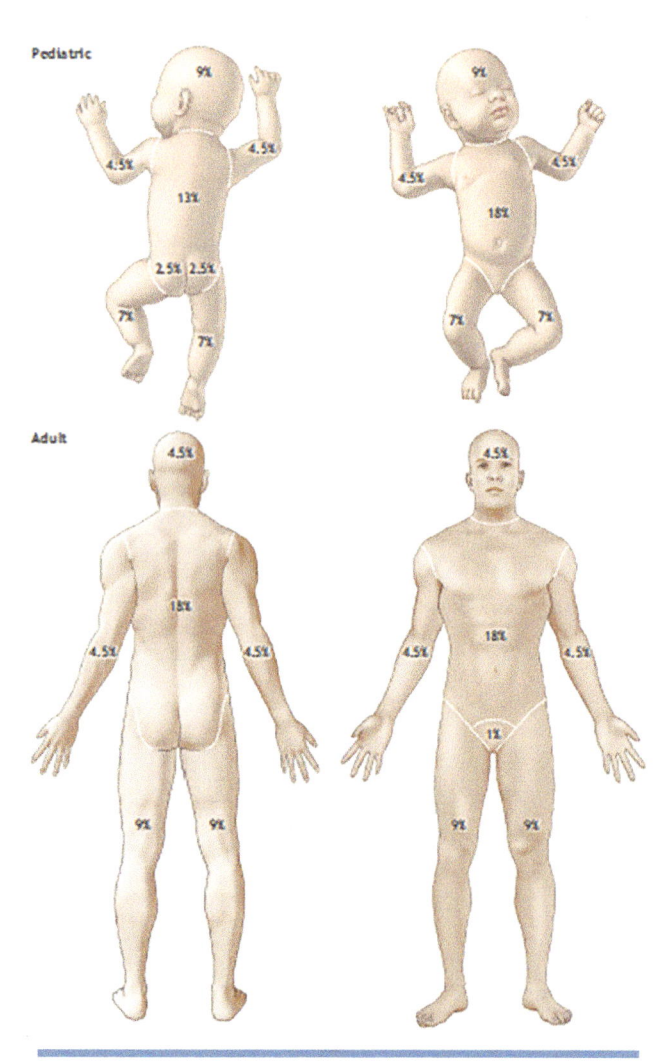

Figura 25.2. Regra dos nove. Regra prática para avaliar a extensão da queimadura e determinar o volume da reanimação com fluidos.
Fonte: Comitê de Trauma do Colégio Americano de Cirurgiões; Advanced Trauma Life Suport (ATLS). 10ª ed., 2018.

AVALIAÇÃO SECUNDÁRIA DE PACIENTES QUEIMADOS E MEDIDAS AUXILIARES

História detalhada e exame físico

Na avaliação clínica secundária, é importante coletar história detalhada do paciente e pode-se utilizar, para esta finalidade, o mnemônico "AMPLA":

- Ambiente e eventos relacionados ao trauma;
- Medicamentos de uso contínuo;
- Passado médico/Prenhez;
- Líquidos e alimentos ingeridos recentemente;
- Alergia.

Realizar exame físico da cabeça aos pés analisando, além da queimadura, a presença de lesões associadas.

Deve-se atentar aos sinais de violência corporal, especialmente em crianças e idosos.

A profundidade da queimadura deve ser reavaliada com frequência, pois esta irá variar conforme a efetividade da reanimação volêmica e é importante para planejar o tratamento da ferida e presumir os resultados funcionais e cosméticos.

É importante documentar todos os dados da história do paciente e do exame físico, incluindo um diagrama mostrando a área e a profundidade das queimaduras. O tratamento realizado e a quantidade de fluidos administrada também devem ser documentados.[3]

Exames complementares

Os exames indispensáveis para se solicitar aos pacientes queimados são:

- hemograma completo;
- tipagem sanguínea e provas cruzadas;
- glicemia;
- eletrólitos;
- coagulograma;
- creatinina e ureia;
- albumina sérica;
- gasometria arterial, incluindo dosagem de HbCO;
- beta-HCG em todas mulheres em idade fértil;
- mioglobina e CPK em queimaduras elétricas;
- culturas e PCR em suspeitas de infecção secundária;
- radiografia de tórax AP nos pacientes intubados ou com suspeita de lesão por inalação. Repetir conforme necessidade;
- broncoscopia nos pacientes com suspeita de lesão por inalação;
- eletrocardiograma em queimaduras elétricas e na avaliação de distúrbios hidroeletrolíticos.

Avaliação da circulação periférica

É fundamental para excluir a presença de síndrome compartimental, síndrome provocada pelo aumento da pressão no compartimento muscular, interferindo em sua perfusão. Nos doentes queimados ela pode ocorrer devido à diminuição de elasticidade da pele associada ao aumento do edema dos tecidos moles.

A síndrome compartimental pode levar a necrose do músculo, portanto, o médico deve estar atento aos seus sinais:

- compartimento afetado tenso ou inchado;
- dor intensa ou desproporcional à palpação do compartimento;
- aumento da dor com o estiramento passivo do compartimento afetado;
- parestesias ou alteração da sensibilidade distal no compartimento afetado.

É importante destacar que preenchimento capilar e pulso podem estar presentes no início da síndrome compartimental e desaparecer durante seu desenvolvimento. Se necessário, a avaliação dos pulsos periféricos em doentes queimados pode ser feita com ultrassom Doppler.

O médico deve retirar anéis, pulseiras e outros acessórios do paciente que possam prejudicar a circulação periférica.

Deve-se ficar alerta à possibilidade de ocorrência de síndrome compartimental abdominal nas queimaduras circunferenciais no tórax, pois o edema ocasionado por essas queimaduras pode elevar a pressão intra-abdominal.[3]

O parecer de um cirurgião deve ser solicitado a fim de avaliar a necessidade de escarotomia ou fasciotomia para restaurar a circulação. Nas primeiras 6 horas após a queimadura, escarotomias não costumam ser necessárias. A fasciotomia pode ser útil em doentes com trauma ósseo associado, com lesões por esmagamento, com lesão elétrica de alta voltagem ou com queimaduras de tecidos abaixo da aponeurose.[3]

Sondagem gástrica

Deve-se colocar sonda gástrica e mantê-la aberta em pacientes com náuseas, vômitos, distensão abdominal ou queimaduras que envolvem > 20% da superfície corporal queimada.[3]

Cuidados com a ferida

A lavagem inicial da ferida deve ser feita com solução salina estéril e morna. Não se deve romper flictenas nem aplicar agentes antissépticos. O uso de compressas frias deve ser evitado, pois pode provocar hipotermia e não se deve utilizar água fria para lavar queimaduras extensas. É fundamental que os profissionais que forem atender o doente queimado utilizem luvas e avental para minimizar a possibilidade de contaminação das feridas.[3]

Manejo da dor

Em pacientes com queimaduras extensas é prudente realizar analgesia intravenosa com morfina e providenciar a cobertura dos ferimentos, ato que promove alívio da dor. O uso de sedativos deve ser feito com cautela, tendo em vista que pacientes queimados podem estar agitados e ansiosos devido à hipoxemia ou à hipovolemia e o manejo destas condições pode aliviar a dor e a ansiedade do paciente.

Antibioticoterapia

O uso de antibióticos sistêmicos profiláticos não está indicado no manejo inicial das queimaduras. Seu uso deve ser reservado para o tratamento dos casos de infecções secundárias. No entanto, antimicrobianos tópicos são indicados já nas fases iniciais e deve-se dar preferência à sulfadiazina de prata.[3,8]

Imunização antitetânica

É importante verificar o estado de imunização do paciente, especialmente nas queimaduras de espessura parcial profunda e de espessura total e, se necessário, indicar reforço da imunização contra o tétano ou administrar imunoglobulina antitetânica nos pacientes que não receberam imunização primária completa.

QUEIMADURAS ELÉTRICAS

Estas queimaduras resultam do contato do paciente com uma fonte de energia elétrica. O corpo do doente funciona como condutor e o calor gerado resulta em lesão térmica dos tecidos. As queimaduras elétricas tendem a provocar danos teciduais mais graves e mais profundos e sua gravidade pode ser subestimada à inspeção externa.

As queimaduras elétricas têm como principais lesões associadas: lesões nervosas (parestesias, paralisias); lesões vasculares (isquemias, trombose); lesões cardíacas (arritmias, necrose miocárdica) e lesões musculares (rabdomiólise, síndrome compartimental).

Queimaduras elétricas graves podem levar a contratura do membro afetado, devendo alertar o médico para uma lesão tecidual profunda, mesmo que a lesão de entrada seja mínima.

O manejo destes pacientes é o mesmo dos pacientes com queimaduras térmicas, com o diferencial de uma reanimação volêmica inicial mais abundante em queimaduras de alta tensão, utilizando o cálculo *4 mL x peso em kg x % SCQ*.

Nestes pacientes é fundamental monitoração eletrocardiográfica contínua, pelo risco de arritmias, e avaliação pela equipe cirúrgica da necessidade de realização de fasciotomias.

QUEIMADURAS QUÍMICAS

Este tipo de queimadura pode decorrer de exposição a álcalis, ácidos ou derivados do petróleo. Queimaduras por álcalis tendem a ser mais graves, pois estes produtos penetram mais profundamente devido ao processo de necrose de liquefação que provocam no tecido e há possibilidade de cronificar. As queimaduras por ácidos não penetram tanto devido ao processo de necrose de coagulação que estes produtos causam nos tecidos circundantes, além disso, as lesões tendem a estabilizar entre o 3º e o 4º dia.

A extensão da lesão ocasionada pelas queimaduras químicas está relacionada com a quantidade e concentração do agente e com o tempo de exposição. Portanto, a conduta imediata para estes doentes é a retirada do produto que estiver sobre a superfície cutânea. Os profissionais cuidadores devem fazer uso de EPI para evitar exposição inadvertida aos produtos químicos. Em caso de o agente químico ser pó, deve-se retirá-lo a seco antes de proceder com a lavagem abundante da lesão com solução salina morna e estéril.

Agentes neutralizantes devem ser evitados, pois há o risco de a reação produzir calor e causar maior lesão tecidual.

É importante determinar a natureza do produto químico e em caso de dúvidas sobre o agente químico, deve-se contatar o Centro Toxicológico para definir a potencial toxicidade da substância.[3]

LESÕES POR FRIO

Congelamento

A lesão por congelamento ocorre quando há formação de cristais de gelo no interior das células, causando lesão da membrana celular e subsequente morte celular. O processo inflamatório resultante é mediado por tromboxano A2, prostaglandina F2-alfa, bradicininas e histamina, e leva a isquemia e necrose do tecido. O dano tecidual pode também ser consequência do processo de reperfusão que ocorre no reaquecimento.[3,9,10]

As áreas mais frequentemente afetadas pelo congelamento incluem orelhas, nariz, bochechas, queixo e dedos das mãos e dos pés.

A classificação do congelamento pode ser feita como apresentado a seguir:

► **Congelamento de primeiro grau:** presença de hiperemia ou palidez e edema cutâneos, ausência de necrose.

► **Congelamento de segundo grau:** presença de grandes vesículas de líquido claro, cercadas por hiperemia e edema, associadas à necrose cutânea de espessura parcial; as vesículas podem formar uma escara que, ao descamar, revela tecido de granulação saudável.

► **Congelamento de terceiro grau:** formação de vesículas hemorrágicas pequenas e proximais, e presença de necrose de tecido subcutâneo de espessura total.

► **Congelamento de quarto grau:** ocorre necrose da pele de espessura total, estendendo-se a músculos e ossos.

O tratamento pré-hospitalar destas lesões constitui-se em:

► Levar o paciente para um ambiente aquecido e, sempre que possível, aplicar compressa ou tala na área afetada para minimizar os ferimentos durante o trajeto.

► Remover as roupas molhadas.

► Evitar andar com pés congelados; isso pode aumentar o dano ao tecido. Se for necessário caminhar, não reaquecer os pés antes de caminhar.

► Não reaquecer o tecido com congelamento se houver a possibilidade de congelamento novamente antes de chegar ao tratamento definitivo. Isso resultaria em pior dano ao tecido.

Se o aquecimento pré-hospitalar for tentado, as opções incluem colocar a área afetada em água morna (não quente) ou aquecê-la usando o calor do corpo (p. ex., colocar dedos congelados nas axilas).

► Não esfregar áreas congeladas na tentativa de reaquecê-las; isso pode causar mais danos aos tecidos.

► Evitar o uso de fogões ou fogueiras para reaquecer tecidos congelados. Esse tecido pode ficar insensível e podem ocorrer queimaduras.[3,9-11]

Assim que o paciente chega ao hospital, o cuidado inicial inclui a colocação da parte afetada em água circulante a 40°C até que ocorra o retorno da reperfusão e a coloração volte a ser rosada, processo que dura em torno de 15 a 30 minutos. Pode-se utilizar para isso um tanque ou uma banheira com água circulante. O reaquecimento pode ser excepcionalmente doloroso, sendo fundamental realizar analgesia adequada, geralmente com opioides. É importante monitorar o ritmo cardíaco e a perfusão periférica durante o reaquecimento, pois o aquecimento de grandes áreas pode ocasionar síndrome de reperfusão com acidose, hipercalcemia e edema local.[3,9-11]

O tratamento de outras condições mais graves, como hipotermia sistêmica ou hemorragia interna devida trauma grave, tem prioridade sobre o tratamento de ulceração pelo frio.[3,11]

Lesão não congelante

Estas lesões resultam da exposição crônica a ambiente úmido e a temperaturas pouco acima do ponto de congelamento (1,6°C a 10°C). São lesões típicas de pescadores, marinheiros e soldados e ocorrem geralmente em mãos ou pés. Sua fisiopatologia é explicada pelo comprometimento do endotélio microvascular ocasionado por estase e oclusão. A evolução é caracterizada por alternância entre vasoespasmo e vasodilatação arterial.

Inicialmente os tecidos afetados encontram-se frios e anestesiados e em 24 a 48 horas tornam-se hiperemiados, com sensação dolorosa em queimação e disestesia e podem apresentar edema, formação de flictenas, eritema, equimoses e ulcerações. Possíveis complicações são celulite, linfangite e necrose.

O tratamento das lesões não congelantes é o mesmo das lesões por congelamento. A prevenção destas lesões fundamenta-se essencialmente em cuidados básicos de higiene local, incluindo trocas frequentes de meias e calçados fechados.[3,10]

Hipotermia sistêmica

A hipotermia é definida como uma temperatura central abaixo de 35°C (95°F). As definições mais comumente utilizadas são:

- hipotermia leve – temperatura central entre 32 a 35°C (90 a 95°F);
- hipotermia moderada – temperatura central entre 28 a 32°C (82 a 90°F);
- hipotermia grave – temperatura central abaixo de 28°C (82°F).

Os sinais clínicos de hipotermia tipicamente presentes nesses pacientes são descritos a seguir:

- pacientes com hipotermia leve podem apresentar taquicardia, taquipneia, hiperventilação inicial, ataxia, disartria, julgamento prejudicado, tremores e "diurese fria";
- hipotermia moderada é caracterizada por reduções proporcionais na frequência de pulso e débito cardíaco, hipoventilação, depressão do sistema nervoso central, hiporreflexia, diminuição do fluxo sanguíneo renal. Podem ocorrer arritmias (p. ex., fibrilação atrial) e dilatação de pupilas;
- na hipotermia grave pode-se observar oligúria, hipotensão, edema pulmonar, arreflexia, coma, bradicardia, arritmias ventriculares (incluindo fibrilação ventricular) e assistolia. Pode ocorrer também perda dos reflexos corneanos e oculocefálicos.[3,12]

As técnicas de reaquecimento para manejo desses pacientes são determinadas pela temperatura central. O tratamento da hipotermia leve usualmente é não invasivo e baseia-se em manter o paciente seco, em ambiente aquecido e utilizar cobertores. Hipotermia moderada é tratada com reaquecimento ativo, em uma sala aquecida, utilizando-se colchão e cobertores aquecidos, imersão em água quente, fluidos intravenosos aquecidos. A hipotermia grave necessita de tratamentos mais invasivos, podendo incluir administração de ar umidificado e aquecido por ventilação mecânica ou infusão de fluidos aquecidos através de sonda vesical, de diálise peritoneal ou dreno de tórax. A oxigenação por membrana extracorpórea pode ser necessária em casos graves de hipotermia, pois permite rápido aumento da temperatura.[3,12]

Hipotermia pode piorar condições de coagulopatia e afetar a função orgânica, sendo sua prevenção fundamental em pacientes politraumatizados. Para isso, deve-se lembrar de aquecer o ambiente de atendimento, utilizar lençóis e cobertores, usar fluidos endovenosos aquecidos e, ao irrigar queimaduras, utilizar solução salina aquecida.[3,12]

PONTOS-CHAVE

As medidas iniciais de reanimação de pacientes vítimas de queimadura consistem em interromper o processo de queimadura, garantir via aérea pérvia, ventilação e reposição volêmica.

A intubação endotraqueal precoce desses pacientes deve ser priorizada, pois o edema causado pela queimadura pode progredir rapidamente.

É imprescindível oferecer oxigênio suplementar a pacientes com queimaduras graves.

Apenas queimaduras de segundo e terceiro graus são incluídas no cálculo da reanimação volêmica. A extensão da superfície corporal queimada pode ser estimada pela "regra dos nove". Atentar-se que, nas crianças, a cabeça é proporcionalmente maior e os membros inferiores, proporcionalmente menores que nos adultos.

A história das circunstâncias em que ocorreu a queimadura é importante no tratamento dos pacientes. Lesões traumáticas podem estar associadas. Em queimaduras em ambientes fechados deve-se suspeitar de lesão por inalação.

A intoxicação por CO deve ser suspeitada em pacientes queimados em ambientes fechados.

Deve-se atentar para possíveis complicações ocasionadas pelas queimaduras, como síndrome compartimental, rabdomiólise, arritmias.

Queimaduras elétricas podem apresentar lesões extensas ocultas e necessitam de reposição volêmica maior.

Queimaduras químicas demandam retirada das roupas e irrigação abundante com solução salina morna.

Analgesia adequada para esses pacientes é essencial.

É fundamental adotar medidas de prevenção de hipotermia em pacientes vítimas de queimadura.

Lesões por frio podem ser manejadas em ambiente hospitalar com reaquecimento através de água circulante aquecida até o retorno da perfusão.

O tratamento de pacientes com hipotermia sistêmica se baseia em determinar a temperatura central do paciente e iniciar precocemente técnicas de reaquecimento adequadas.

▶ REFERÊNCIAS BIBLIOGRÁFICAS

1. Brigham PA, McLoughlin E. Burn incidence and medical care use in the United States: estimates, trends, and data sources. J Burn Care Rehabil. 1996;17:95.
2. Bloemsma GC, Dokter J, Boxma H, Oen IM. Mortality and causes of death in a burn centre. Burns. 2008;34(8):1103.
3. Comitê de Trauma do Colégio Americano de Cirurgiões; Advanced Trauma Life Suport (ATLS), 10ª ed. 2018.

4. Mertens DM, Jenkins ME, Warden GD. Outpatient burn management. Nurs Clin North Am. 1997;32:343.
5. Cancio LC. Airway management and smoke inhalation injury in the burn patient. Clin Plast Surg. 2009;36(4):555.
6. Rehberg S, Maybauer MO, Enkhbaatar P, Maybauer DM, Yamamoto Y, Traber DL. Pathophysiology, management and treatment of smoke inhalation injury. Expert Rev Respir Med. 2009;3(3):283.
7. Perel P, Roberts I, Ker K. Colloids versus crystalloids for fluid resuscitation in critically ill patients. Cochrane Database Syst Rev. 2013.
8. Avni T, Levcovich A, Ad-El DD, Leibovici L, Paul M. Prophylactic antibiotics for burns patients: systematic review and meta-analysis. BMJ. 2010;340:c241. Epub 2010 Feb 15.
9. Petrone P, Kuncir EJ, Asensio JA. Surgical management and strategies in the treatment of hypothermia and cold injury. Emerg Med Clin North Am. 2003;21(4):1165.
10. Long WB 3rd, Edlich RF, Winters KL, Britt LD. Cold injuries. J Long Term Eff Med Implants. 2005;15(1):67.
11. Murphy JV, Banwell PE, Roberts AH, McGrouther DA. Frostbite: pathogenesis and treatment. J Trauma. 2000;48(1):171.
12. 12. Giesbrecht GG. Cold stress, near drowning and accidental hypothermia: a review. Aviat Space Environ Med. 2000;71(7):733.

TERCEIRA PARTE

Cirurgia da Tireoide e da Paratireoide

26

Fernando Luiz Dias

Jorge Pinho Filho

Pedro Henrique Esteves Gonçalves

Priscila Florêncio

▶ TIREOIDE

Embriologia

A tireoide é a primeira glândula endócrina a ser desenvolvida durante a vida embrionária. Desenvolve-se a partir da 2ª-3ª semana de vida, tendo sua origem na endoderme da parede ventral da faringe primitiva, formando um brotamento chamado de divertículo tireoidiano. A tireoide, então, passa por processo de migração caudal, na linha média do pescoço, anterior ao osso hioide e cartilagens laríngeas, até assumir sua topografia anatômica por volta da 10ª-11ª semana. Nesse trajeto, é formado um ducto que comunica a base da língua à tireoide, e em sua fase final de formação sofre involução, mantendo apenas o lobo piramidal comunicado ao istmo da glândula. Anomalias congênitas, como tecido tireoide ectópico ou cisto do ducto tireoglosso, estão diretamente relacionadas a variações nesse processo.

Anatomia

A tireoide é uma glândula endócrina, localizada na região anterior da traqueia, possuindo uma estrutura bilobar, sendo os dois lobos conectados na região anterior pelo istmo. A sua vascularização arterial ocorre através da artéria tireoidiana superior (ramo da artéria carótida externa) e da artéria tireoidiana inferior (ramo do tronco tireocervical).

Fisiologia

A liberação do hormônio tireoidiano é controlada através do eixo hipotálamo-hipófise. O hormônio liberador de tireotrofina (TRH), secretado pelo hipotálamo, estimula a secreção hipofisária do hormônio estimulante da tireoide (TSH), que então estimula a secreção hormonal pela glândula tireoide de T3 (triiodotironina) e T4 (tetraiodotironina ou tiroxina). A avaliação da função tireoidiana requer interpretação bioquímica e valorização dos achados clínicos.

DOENÇAS BENIGNAS DA TIREOIDE

Nódulo da tireoide

Epidemiologia

Os nódulos tireoidianos são muito prevalentes na população, cerca de 4 a 7% de todos os adultos apresentam nódulos tireoidianos palpáveis e cerca de 19 a 68% apresentam nódulos ao ultrassom (EUA). A maioria dos nódulos é benigna e assintomática, porém a chance de malignidade varia com a presença de fatores como idade, sexo, zonas endêmicas de bócio, história familiar de tireoidopatias e histórico de exposição à radiação ionizante.

Avaliação clínica

A avaliação clínica dos nódulos da tireoide inclui história clínica completa e exame físico. Neste último, devemos identificar a topografia, textura e mobilidade dos nódulos. Os nódulos tireoidianos em geral são fibroelásticos e móveis à deglutição. Nódulos que se apresentam com textura firme ou irregular e com fixação em estruturas circundantes são suspeitos de malignidade. A palpação da cadeia central (níveis VI e VII) e posterolateral (níveis IIa, III, IV, Va e Vb) também é extremamente importante ao exame físico.

Avaliação bioquímica

A avaliação laboratorial inicial dos nódulos tireoidianos inclui a avaliação da função da glândula, através da dosagem de TSH e T4L. Além disso, deve-se dosar os níveis séricos de tireoglobulina (Tg) e antitireoglobulina (anti-Tg).

Avaliação por imagem

Ultrassonografia

Não há recomendações de exames de rastreio de rotina para a população, porém pacientes com nódulos palpáveis devem ser submetidos a exames complementares, sendo o ultrassom o exame mais utilizado para avaliação da tireoide. Vários sistemas de estratificação de risco com base em ultrassonografia foram validados para orientar o gerenciamento de nódulos.

Em 2017, o sistema de TI-RADS (Figura 26.1) (*Thyroid Imaging, Reporting and Data System*) foi implementado pelo *American College of Radiology* (ACR). Esse sistema visa estratificar o risco de malignidade e identificar em

TI-RADS ACR

COMPOSIÇÃO (Escolher 1)		ECOGENICIDADE (Escolher 1)		FORMA (Escolher 1)		MARGEM (Escolher 1)		FOCOS ECOGÊNICOS (Escolher tudo que se aplica)	
Cístico ou quase completamente cístico	0 pontos	Anecoico	0 pontos	Mais largo que alto	0 pontos	Lisa	0 pontos	Nenhum ou grandes artefato em cauda de cometa	0 pontos
Espongiforme	0 pontos	Hiperecoido ou isoecoico	1 ponto	Mais alto que largo	3 pontos	Mal definida	0 pontos		
Cístico e sólido misto	1 ponto	Hipoecoico	2 pontos			Lobulada ou irregular	2 pontos	Microcalcificações	1 ponto
		Muito hipoecoico	3 pontos			Extensão extra tireoidiana	3 pontos	Calcificações periféricas (borda)	2 pontos
Sólido ou quase completamente sólido	2 pontos							Focos ecogênicos pontilhados	3 pontos

Adicionar pontos de todas as categorias para determinar nível de TI-RADS

0 pontos	2 pontos	3 pontos	4 a 6 pontos	7 pontos ou mais
↓	↓	↓	↓	↓
TR1 Benigno Sem AAF	**TR2** Sem suspeita Sem AAF	**TR3** Ligeira suspeita AAF se ≥ 2,5 cm Acompanhar se AAF ≥ 1,5 cm	**TR4** Moderadamente suspeito AAF se ≥ 1,5 cm Acompanhar se AAF ≥ 1 cm	**TR5** Altamente suspeito AAF se ≥ 1 cm Acompanhar se AAF ≥ 0,5 cm*

Figura 26.1. Sistema TI-RADS. (Haugen BR, et al. 2015 American Thyroid Association Guidelines Task Force on Thyroid Nodules and Differentiated Thyroid Cancer.)

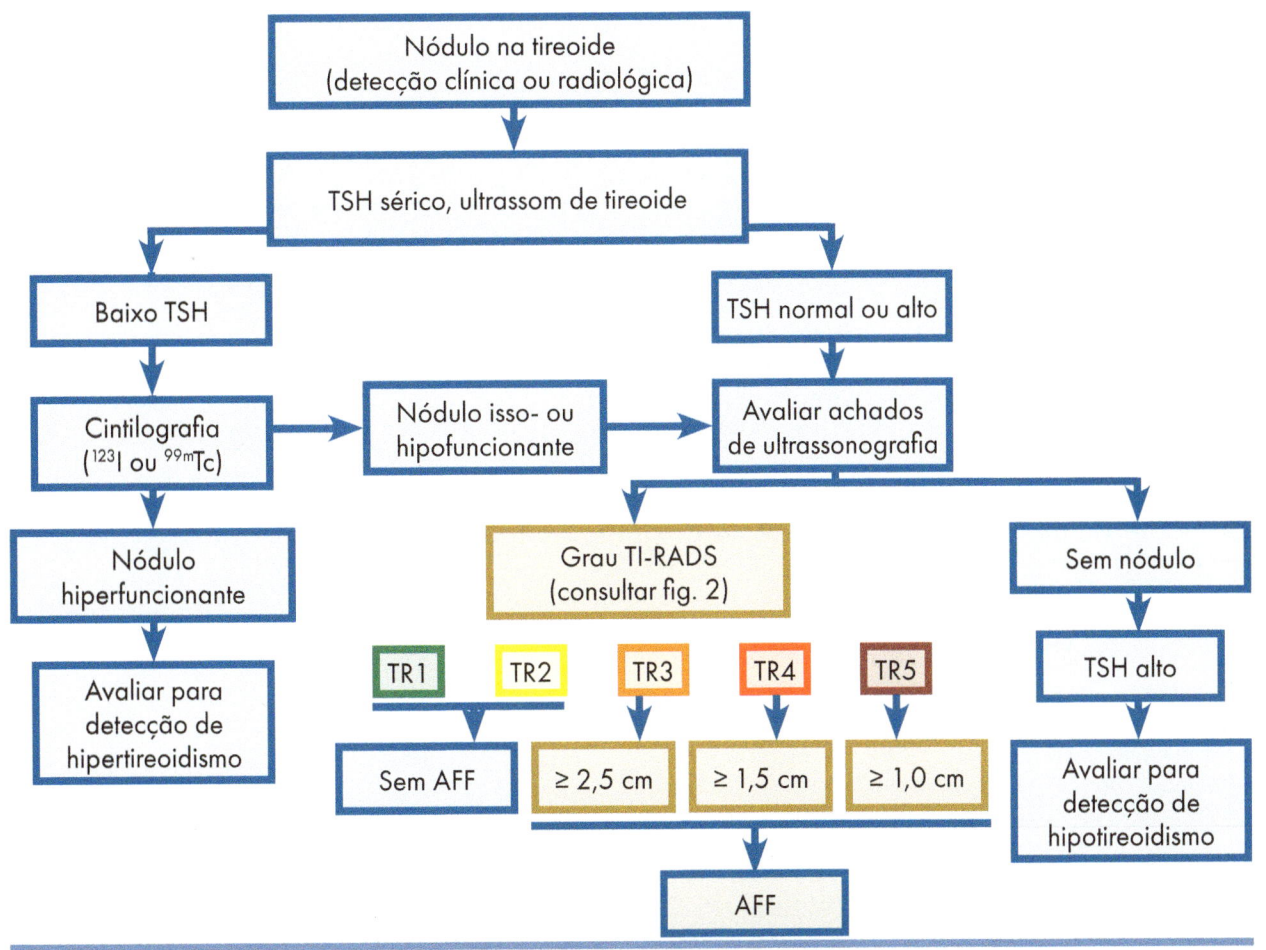

Figura 26.2. Avaliação inicial de nódulos tireoidianos. (Klingensmith ME, et al. 2020. The Washington Manual of Surgery. 8ª ed.)

Categoria diagnóstica	Risco de malignidade (%)a	Recomendação
Não diagnóstico ou insatisfatório	5-10	Repetir AFF guiada por US
Benigna	0-3	Acompanhamento clínico, repetir US (12-24 meses)
Atipia de significado indeterminado (ASI) Lesão folicular de significado indeterminado (LFSI)	6-18	Teste molecular, repetir AFF (3 meses) ou lobectomia
Neoplasia folicular Suspeita de neoplasia folicular	10-40	Teste molecular ou lobectomia
Suspeita de malignidade	45-60	Tireoidectomia quase total ou lobectomia

Figura 26.3. Classificação de Bethesda e conduta nos nódulos tireoidianos. Klingensmith ME et al. 2020 The Washington Manual of Surgery. 8ª ed.

quais nódulos deve ser prosseguida investigação com aspiração de agulha fina.

Cintilografia da tireoide

Esse exame não é recomendado, rotineiramente, na avaliação inicial de um nódulo tireoide. A cintilografia da tireoide ajuda a diagnosticar nódulo solitário hiperfuncionante, bócio multinodular hiperfuncionante e doença de Graves e, por isso, deve ser solicitada em casos de hipertireoidismo clínico ou laboratorial. As áreas de hipofunção (cisto, neoplasia ou tecido suprimido adjacente a nódulos autônomos) são chamadas "frias", enquanto as áreas de aumento da absorção são "quentes".

A varredura do corpo inteiro de 4 a 24 horas após a administração do iodo-(123I) ou iodo-131 (131I) é útil para identificar tumores de tireoide diferenciados e metastáticos. Segue o fluxograma de avaliação inicial dos nódulos tireoidianos (Figura 26.2).

Outros estudos de imagem

A tomografia computadorizada e a ressonância magnética da tireoide são geralmente reservadas para avaliar suspeitas de metástases, invasão local ou presença de bócio mergulhante.

Biópsia PAAF e teste molecular

O sistema Bethesda 2017 classifica os resultados citológicos da PAAF em seis categorias. O resultado citopatológico é fundamental na definição da conduta dos nódulos tireoidianos (Figura 26.3). Recentemente a variante folicular não invasiva da tireoide com características nucleares papilares (NIFTP) foi reclassificada como neoplasia benigna, diminuindo o risco de malignidade nos tumores Bethesda III e IV. Além disso, os testes moleculares, projetados para detectar mutações somáticas, podendo ser testado até 112 genes, incluindo BRAF, RAS, RET, PAX8/PPARγ e TERT. Essa avaliação genética melhora a sensibilidade para o diagnóstico de malignidade e permite que a cirurgia seja evitada em nódulos Bethesda III/IV.

Bócio multinodular atóxico

É uma condição comum em indivíduos portadores de tireoidopatias. Nesses casos, cada nódulo deve ter suas características clínicas e ultrassonográficas avaliadas individualmente e os critérios para PAAF são os mesmos que no nódulo solitário. As indicações para cirurgia incluem citologia suspeita, sintomas compressivos, bócios mergulhantes e/ou anestéticos.

Adenoma tóxico (Doença de Plummer) e bócio multinodular tóxico

São secundários à função autônoma em um ou vários nódulos da tireoide. A ablação radioativa de iodo (RAI) é o tratamento de primeira linha para essas afecções, porém a excisão cirúrgica (lobectomia ou tireoidectomia total) pode ser indicada para múltiplos nódulos grandes, sintomas compressivos, tireotoxicose ou falha da terapia RAI. A radioablação de nódulos quentes também vem se mostrando como opção terapêutica para essas afecções.

Doença de Graves

Epidemiologia

O bócio tóxico difuso autoimune (doença de Graves) é a causa mais comum de hipertireoidismo (60 a 80% dos casos), sendo mais comum nas mulheres (até sete vezes mais frequentemente) entre a segunda e a quarta década de vida.

Fisiopatologia

Na doença de Graves, o hipertireoidismo ocorre por ativação constante dos receptores de TSH, estimulado pela ação das imunoglobulinas.

Manifestações clínicas

Os sintomas do hipertireoidismo incluem perda de peso, intolerância ao calor, transpiração excessiva, ansiedade, irritabilidade, palpitações e fadiga. Ao exame físico é possível identificar o aumento difuso da glândula, além disso, taquicardia sinusal ou fibrilação atrial, tremor, hiper-reflexia, perda muscular e fraqueza muscular proximal. Características típicas da doença de Graves incluem oftalmopatia infiltrativa e mixedema pré-tibial e sugerem fortemente o diagnóstico.

Terapia medicamentosa

Drogas de tiamida, como propiltiouracil (PTU) ou metimazol, são usadas para prevenir a síntese de hormônios da tireoide. No entanto, a remissão em longo prazo é baixa (20 a 30%). O metimazol é frequentemente utilizado para preparo pré-operatório ou pré-ablativo.

Diagnóstico

Depende da história clínica e de exames complementares. Laboratorialmente, apresenta-se com hipertireoidismo ou eutireoidismo em fases iniciais, com os níveis de TSH suprimidos. Os anticorpos anti-TSH-R estão presentes em mais de 90% dos pacientes. A cintilografia pode auxiliar no diagnóstico pelo aumento da captação difusa pela glândula.

Ablação por iodo radioativo (RAI)

É o tratamento de escolha para a maioria dos pacientes com doença de Graves. As taxas de cura se aproximam de 90%. As contraindicações incluem gravidez ou lactação,

Tabela 26.1. Classificação AJCC/TNM para carcinomas diferenciados de tireoide.

(T) Tumor primário	(N) Metástases linfonodais	(M) Metástases distantes
Tx - não pode ser avaliado	Nx - não pode ser avaliado	Mx - não pode ser avaliado
T1 - 2cm limitado à tireóide T2 - > 2 a 4cm limitado à tireóide T3 - > 4cm ou extensão mínima para fora da tireóide	N0 - ausente N1a - metástases em linfonodos paratraqueal, pré-laríngeo N1b - metástases cervical unilateral, bilateral ou contralateral ou mediastinal superior	M0 - ausente M1 - presente
T4a - extensão para tecido subcutâneo, laringe, traqueia, esôfago ou recorrente laríngeo		
T4b - invade a fáscia pré-vertebral ou envolvendo carótida ou vasos mediastinais		

recém-nascidos, suspeita ou diagnóstico de câncer de tireoide e baixa absorção de RAI (< 20%).

Cirurgia

A tireoidectomia para doença de Graves pode ser indicada para pacientes refratários ou com contraindicação à RAI, sintomas compressivos e a exoftalmia. O preparo deve ser realizado com terapia antitireoideana para atingir o eutireoidismo e diminuir risco de sangramento.

CÂNCER DA TIREOIDE

O câncer da tireoide é um dos mais prevalentes entre todas as neoplasias, ocupando o nono lugar entre todas as neoplasias malignas e o quinto entre as mulheres. A neoplasia de tireoide pode ser dividida em: de origem em células foliculares (bem diferenciados – papilífero e folicular – e indiferenciados – anaplásicos) ou parafoliculares (medular) e de origem não tireoidiana (metástases e linfomas).

Carcinoma Papilífero (CPT) e Folicular da Tireoide (CFT)

Epidemiologia

O carcinoma da papilífero da tireoide é o subtipo mais frequente entre todas as neoplasias malignas dessa glândula e representa cerca de 85% dos casos. O carcinoma folicular da tireoide corresponde a cerca de 10% dos casos. Apresentam evolução, em geral, benigna, com um excelente prognóstico em longo prazo.

São fatores de alto risco para doença recorrente e/ou metastática: sexo masculino, tamanho do tumor primário > 4 cm, invasão local grosseira e extensão extratireoidiana, idade > 55 anos, certos subtipos histológicos agressivos (especificamente células altas, variante folicular, insular, colunar, esclerosante difusa ou células claras) ou doença metastática.

Estadiamento

A classificação mais utilizada é o sistema de estadiamento do *American Joint Committee on Cancer* (AJCC) (Tabela 26.1).

Estratégias cirúrgicas

A tireoidectomia total é recomendada sempre que o paciente é classificado como alto risco para doença recidivante e metastática, devido à grande probabilidade de utilização da terapia adjuvante. Além disso, pacientes de baixo risco, porém com presença de nódulos bilaterais, também devem ser submetidos à tireoidectomia total.

A lobectomia da tireoide é apropriada para pacientes de baixo risco, principalmente em casos de microcarcinoma (< 1 cm), tumores unifocais e sem evidência de doença regional ou metastática. Para pacientes com tumores entre 1-4 cm, pode-se considerar lobectomia da tireoide ou tireoidectomia total.

O esvaziamento cervical terapêutico é recomendado em casos de pacientes com metástase em cadeia cervical recorrencial, quando se deve esvaziar os níveis VI e VII. Caso haja presença de metástase em qualquer nível da cadeia lateral, o esvaziamento de escolha é o esvaziamento das cadeias posterolaterais (incluindo os níveis II, III, IV e V). A linfadenectomia profilática do compartimento central pode ser considerada em tumores de alto risco, principalmente quando há sinais de extravasamento capsular (T3 e T4), porém não há recomendação do esvaziamento profilático das cadeias laterais.

Complicações cirúrgicas

A hipocalcemia é a complicação mais frequente da cirurgia da tireoide e pode ocorrer mesmo com a preservação das glândulas paratireoides, quando há isquemia relativa das glândulas. Apesar disso, na maioria dos casos essa alteração é transitória. Por esse motivo, muitas diretrizes recomendam a reposição profilática do cálcio após a tireoidectomia total. Em casos de pacientes com sintomas de hipocalcemia, pode-se adicionar reposição de cálcio e calcitriol. Em casos de hipocalcemia grave pode ser necessária a reposição de cálcio intravenoso. Em caso de remoção de alguma paratireoide ou desvascularização durante a cirurgia, essa glândula deve ser implantada na musculatura (em geral no músculo esternocleidomastóideo) após ser seccionada em fragmentos de 1 mm, para aumentar a chance de sucesso.

Sangramento é uma complicação rara (0,3 a 1%), porém virtualmente grave, devido à potencial compressão das vias aéreas, levando a insuficiência respiratória. A maior parte dos sangramentos acontece nas primeiras 6 horas do período pós-operatório e muitas vezes necessita de intervenção imediata.

A lesão de nervo laríngeo recorrente (NLR) é uma complicação temida da cirurgia da tireoide e ocorre em cerca de 1% dos casos. A lesão do nervo laríngeo pode causar disfonia e, se bilateral, necessidade de traqueostomia. A paresia do nervo pode ocorrer por outros mecanismos que não a secção do mesmo, como nas lesões por trauma durante a dissecção, por tração ou lesão térmica, mas geralmente são temporárias e resolvem-se durante um período de 1 a 6 semanas, podendo requerer auxílio de fonoterapia. Em caso de lesão permanente, procedimentos endoscópicos podem ser considerados para a melhora da fonação.

Radioiodoterapia (RiT)

É recomendada para todos os pacientes que apresentam características como tumor > 4 cm e invasão local grosseira, e para pacientes com tamanho tumoral de 1 a 4 cm e características de alto risco, como idade > 45 anos, subtipos histológicos agressivos, extensão extratireoidiana, doença linfonodal ou doença metastática conhecida. A ablação é realizada com 30 a 150 mCi de i^{131} aproximadamente 2 a 4 semanas após a tireoidectomia total, e pode ser repetida em 6 a 12 meses se a doença residual for detectada.

Terapia de supressão hormonal

Deve ser considerada após a tireoidectomia total. O alvo inicial da terapia é a supressão de TSH abaixo do limite inferior do normal (0,1 a 0,5 mU/L). Essa terapia diminui os índices de recidivas e pode melhorar a sobrevida. A dose de reposição de levotiroxina oral é calculada em torno de 1,4 µg/kg/dia e após ajustada de acordo com a dosagem hormonal.

Acompanhamento em longo prazo

Para CPT é avaliado a cada 6-12 meses pela resposta bioquímica, através da dosagem de tireoglobulina e antitireoglobulina, e resposta estrutural através dos exames clínico e radiológico. Para pacientes de maior risco, o exame de corpo inteiro pós-terapia RiT (PCI) deve ser utilizado para avaliação de doença persistente ou recorrente, sobretudo em casos de resposta bioquímica incompleta.

Carcinoma Medular da Tireoide (CMT)

Epidemiologia e fisiopatologia

O carcinoma medular da tireoide é um tumor bem diferenciado da tireoide, porém se origina das células parafoliculares. Esse tipo de tumor é responsável por cerca de 5% dos casos de neoplasias malignas de tireoide. O CMT pode ocorrer de forma esporádica (80% dos casos) ou pode estar associado a uma síndrome familiar (isoladamente ou como neoplasia endócrina múltipla – NEM tipo 2A ou 2B).

Manifestações clínicas e diagnóstico

O CMT esporádico geralmente se apresenta como um nódulo firme, unilateral, com ou sem envolvimento de estruturas linfáticas cervicais. Já o CMT hereditário apresenta maior tendência à bilateralidade, espalha-se precocemente para linfonodos cervicais e pode dar metástase para fígado, pulmões ou ossos. Os níveis de calcitonina e CEA são importantes marcadores tumorais para CMT e correlacionam-se fortemente com a extensão da doença.

Todos os pacientes com o diagnóstico de CMT devem ser submetidos a testes genéticos para mutações germinativas no proto-oncogene RET, a fim de excluir as síndromes de carcinoma medular da tireoide familiar ou síndromes NEM2. Caso haja positividade para a mutação desse gene, os familiares de primeiro grau também devem passar por análise genética e tireoidectomia profilática pode ser oferecida. O diagnóstico é realizado através do exame físico, laboratorial e ultrassonográfico, seguido de PAAF nos nódulos de tireoide suspeitos. Pacientes com calcitonina > 200 pg/mL devem investigar metástase nas cadeias laterais e níveis > 400 pg/mL indicam fortemente presença de metástase à distância.

Estratégias Terapêuticas

Nesses casos é sempre indicada a tireoidectomia total, devendo-se evitar as cirurgias parciais. O esvaziamento da cadeia central (níveis VI e VII) também deve ser realizado em todos os casos, com exceção de pacientes portadores de NEM2, com nódulos < 5 mm e níveis de calcitonina < 40 pg/mL. O esvaziamento da cadeia lateral deve ser realizado de forma terapêutica. O CMT não capta iodo, sendo refratário à terapia com RiT. Em pacientes com tumores volumosos, doença avançada e metastática, deve-se considerar o tratamento com inibidores de tirosina quinase (TKIs), dos receptores RET e VEGF (p. ex., vandetanib e cabozantinib).

Carcinoma da tireoide anaplásico ou indiferenciado

É o mais raro e de pior prognóstico (1 a 2% dos cânceres de tireoide), com sobrevida média de 6 meses, independente da terapia utilizada. Apresenta-se, em geral, em pacientes com mais de 50 anos, como nódulo fixo aderido a estruturas adjacentes e de crescimento rápido e acelerado. A terapia paliativa consiste principalmente na manutenção da via alimentar e respiratória. A radioterapia externa e a quimioterapia podem fornecer terapia de paliação limitada.

Linfoma primário da tireoide

É geralmente do tipo não Hodgkin e frequentemente associado com tireoidite de Hashimoto. A ressecção cirúrgica geralmente não é indicada, devendo-se realizar tratamento com quimioterapia.

PARATIREOIDE

Embriologia

As glândulas paratireoides inferiores e superiores se desenvolvem a partir do endoderma do terceiro e quarto arcos faríngeos, respectivamente durante o desenvolvimento fetal. As paratireoides inferiores são formadas junto com o timo e estão intimamente associadas a essa estrutura. Por esse motivo, um dos locais comuns de glândulas paratireoides inferiores ectópicas é o trato de descida pelo timo e pelo mediastino. As glândulas superiores sofrem pouco processo de migração durante a formação uterina e são muito menos variáveis na posição.

Anatomia

Em geral, as glândulas paratireoides superiores possuem localização mais fixa, junto ao polo superior da tireoide e de aspecto posterolateral. As glândulas paratireoides inferiores são encontradas, em geral, inferiores à artéria tireóidea inferior e anterior ao NLR (nervo laríngeo recorrente), porém podem variar mais de posição com o crescimento dos nódulos. A vascularização principal das paratireoides é através da artéria tireoidiana inferior.

Fisiologia

As glândulas paratireoides participam da regulação dos níveis de cálcio sérico, que são mantidos dentro da faixa normal (8,2 a 10,2 mg/dL) pela ação do paratormônio (PTH) e interação com a vitamina D.

DOENÇAS BENIGNAS DA PARATIREOIDE

Hiperparatireoidismo primário

Epidemiologia

O hiperparatireoidismo (HPT) primário tem incidência de 0,25 a 1 por 1.000 habitantes e é mais comum em mulheres pós-menopausa. Na maioria das vezes ocorre esporadicamente, mas pode estar associado a um componente de endocrinopatia familiar, como o NEM tipos 1 e 2A. A maioria (> 85%) dos pacientes com HPT primário tem um único adenoma de paratireoide (raramente podem apresentar adenoma múltiplo ou hiperplasia das quatro glândulas).

Manifestações clínicas

Estão associadas à hipercalcemia e incluem nefrolitíase, osteoporose, hipertensão arterial e distúrbios psicológicos. Outros sintomas inespecíficos associados a hipercalcemia incluem: fraqueza muscular, poliúria, anorexia, fadiga, dor óssea/articular, refluxo e náusea.

Avaliação bioquímica

O HPT primário cursa com hipercalcemia (cálcio sérico > 10,5 mg/dL), associada a níveis elevados de PTH. Além disso, múltiplos distúrbios metabólicos podem estar associados, como: hipercloremia, acidose metabólica, hipofosfatemia e hipomagnesemia. Os níveis de fosfatase alcalina séricos podem estar elevados devido ao aumento da reabsorção óssea.

Avaliação por imagem

Os exames de imagem têm função fundamental na localização pré-operatória da(s) glândula(s) doente(s) e para o planejamento cirúrgico. A combinação de ultrassonografia com cintilografia com tecnécio-99m sestamibi é útil na localização da doença cervical. Recentemente, novas modalidades de cintilografia em combinação com tomografia computadorizada de emissão de fótons (SPECT), SPECT com tomografia computadorizada (SPECT/CT) e tomografia quadridimensional (4D) mostraram maior sensibilidade para a detecção de glândulas doentes, porém são menos disponíveis e de maior custo.

Indicações cirúrgicas

A paratireoidectomia é indicada para pacientes com hiperparatireoidismo primário com doença sintomática. Para pacientes assintomáticos a conduta é controversa, porém é recomendado tratamento cirúrgico aos pacientes com pelo menos um dos seguintes:

- idade inferior a 50 anos;
- incapaz de participar do acompanhamento clínico adequado;
- nível de cálcio sérico > 1 mg/dL acima da faixa normal;
- cálcio urinário > 400 mg por 24 horas;
- liberação de creatinina < 60 mL/min;
- complicações do HPT primário.

Estratégias cirúrgicas

Paratireoidectomia minimamente invasiva. A precisão dos estudos de localização, associados ao monitoramento intraoperatório do PTH, permite a paratireoidectomia com incisão direcionada e dissecção mínima e unilateral do pescoço para casos de adenomas solitários. Após a remoção da glândula doente é esperada uma redução de 50% nos níveis, quando comparamos o PTH rápido intraoperatório e 10 minutos após a retirada da glândula. A cura com normalização dos valores de PTH ocorre em 97% dos doentes.

Exploração convencional do pescoço. Classicamente, o tratamento com exploração convencional bilateral do pescoço e com identificação de todas as quatro glândulas é utilizado, apresentando taxas de cura superiores a 95%. A confirmação da queda de PTH intraoperatório também é útil para atestar a cura nessa técnica. Caso não atinja a queda de 50% nos índices de PTH, a localização de glândulas ectópicas ou supranumerárias deve ser realizada. Localizações ectópicas frequentes: no sulco traqueoesofágico, na bainha carotídea, no timo e no mediastino anterior. A cirurgia radioguiada com Gama-PROBE tem sido utilizada com sucesso na localização de adenoma de paratireoide. Em caso de adenomas múltiplos, todas as glândulas doentes devem ser retiradas, deixando pelo menos uma glândula normal. Em caso de hiperplasia (mais raro), o manejo deverá ser através de paratireoidectomia total com autotransplante ou paratireoidectomia subtotal. No autotransplante, a paratireoide pode ser reimplantada no músculo esternocleidomastóideo ou no antebraço não dominante do paciente (mais utilizado).

Gerenciamento da hipocalcemia pós-operatória

Manifestações clínicas. A hipocalcemia no pós-operatório deve ser tratada sempre que os níveis de cálcio estiverem < 7,5 mg/dL, independente dos sintomas ou em casos de hipocalcemia sintomática. Entre os sintomas, destacam-se: dormência/parestesias nas extremidades distais, dormência perioral ou reflexos nos tendões hiperativos. O sinal de Chvostek pode ser facilmente investigado (contração dos músculos faciais após percussão sobre o nervo facial, anterior ao ouvido) e indica hipocalcemia, porém pode estar presente em até 15% da população mesmo em normocalcemia;

Suplementação oral de cálcio e vitamina D. Pacientes hipocalcêmicos podem necessitar de suplementação pós-operatória por 6 a 8 semanas e recebem carbonato de cálcio oral e calcitriol;

Suplementação venosa de gluconato de cálcio ou cloreto de cálcio nas situações de emergência, em especial nos pacientes com alterações estruturais ósseas no pré-operatório e que desenvolvem fome óssea no pós-operatório.

Hiperparatireoidismo secundário e terciário

Avaliação bioquímica

Essas afecções ocorrem comumente devido à insuficiência renal crônica. O HPT ocorre como resposta a hipocalcemia crônica desses pacientes, decorrente da falência renal. Dessa forma, os pacientes com HPT secundário cursam altos níveis de PTH e baixos níveis de cálcio. O HPT terciário pode ser visto em pacientes que foram submetidos a um transplante renal, com recuperação da função. Nesses casos, uma ou mais glândulas tornam-se autônomas e independentes do estímulo. Nesses pacientes, os níveis de PTH e cálcio são altos.

Terapia medicamentosa

O tratamento inicial é com restrição de fosfato dietético, aglutinantes de fosfato e suplementação de vitamina D. Calcimiméticos também podem ser utilizados.

Estratégias cirúrgicas

Pacientes com HPT sem resposta ao tratamento medicamentoso e/ou pacientes sintomáticos (p. ex., dor óssea, osteopenia, calcificação ectópica, prurido) podem ser submetidos a paratireoidectomia total com autotransplante ou paratireoidectomia subtotal.

CÂNCER DE PARATIREOIDE

Manifestações clínicas

O câncer de paratireoide é raro, representando apenas 0,005% de todas as neoplasias e < 1% dos casos de HPT primário. A sua apresentação típica é de hiperparatireoidismo grave, com níveis séricos de cálcio acima de 15 mg/dL e níveis de PTH mais de cinco vezes acima do valor normal (300 pg/mL ou mais). A presença de massa palpável no pescoço e rouquidão, associadas a hiperparatireoidismo, pode ser indicativa importante de malignidade. Não há predileção por raça ou sexo descrita na literatura, e ocorre principalmente entre os 45-69 anos.

Diagnóstico

O diagnóstico por imagem é sempre necessário, tanto para o estadiamento inicial quanto para o planejamento cirúrgico. A combinação de ultrassonografia com *Scan* com tecnécio-99-sestamibi é útil na identificação da doença cervical. Ambos os métodos ainda podem identificar presença de metástases cervicais. Outros métodos de imagem para o diagnóstico incluem tomografia computadorizada (TC), tomografia por emissão de fóton único, ressonância magnética (RM) e tomografia por emissão de pósitrons, sendo úteis principalmente como métodos complementares na identificação de doença disseminada.

Estratégia terapêutica

O tratamento que oferece melhor possibilidade de cura, mesmo nos casos recorrentes ou recidivados é o tratamento cirúrgico, que consiste na retirada do tumor com margens negativas, incluindo estruturas circunvizinhas invadidas pelo tumor. Em geral é recomendada a tireoidectomia parcial ipsilateral ao tumor, mesmo quando não há invasão macroscópica da tireoide. O esvaziamento cervical deve ser realizado como forma terapêutica sempre que houver acometimento das cadeias linfáticas. O esvaziamento eletivo da cadeia VI não altera a sobrevida, mas pode aumentar as taxas de controle local da doença. Não há consenso sobre tratamento com quimioterapia ou radioterapia principal ou adjuvante. Mesmo nos casos recorrentes o tratamento cirúrgico é o único eficaz para aumentar a sobrevida e controlar os sintomas, seja com ressecção local ou metastasectomia.

PONTOS-CHAVE

Nódulos de tireoide:

- muito frequentes na população geral (4-7%);
- mais frequentes em mulheres;
- investigação: avaliar funcionalidade e possibilidade de malignidade;
- nódulos suspeitos à US devem ser submetidos a PAAF;
- conduta baseada no resultado da citopatologia (Bethesda).

Carcinoma bem diferenciado:

- papilífero 80%, folicular 20%;
- bom prognóstico em geral;
- classificados em alto e baixo riscos;
- fatores prognósticos: idade, sexo, tamanho, invasão, subtipos agressivos, metástases regionais e distantes.

Carcinoma medular:

- oriundo das células parafoliculares, produtoras de calcitonina;
- mais agressivo que o papilífero e o folicular;
- não responde a radioiodoterapia: tratamento cirúrgico;
- 80% são esporádicos e unilaterais;
- 20% são familiares e bilaterais;
- podem estar associados às neoplasias endócrinas múltiplas;
- cirurgia: tireoidectomia total + linfadenectomia (profilática ou terapêutica);

Carcinoma indiferenciado:

- muito agressivo, com sobrevida de 6 meses independente do tratamento;
- tratamento paliativo: traqueostomia e gastrostomia.

Hiperparatireoidismo primário:

- adenoma único 85%, 15% adenoma múltiplo e hiperplasia;
- hipercalcemia, hiperfosfatemia e PTH elevado;
- cirurgia: < 50 anos ou pacientes sintomáticos ou sem controle clínico;
- exames de localização: USG + cintilografia sestamibi;
- cirurgia: ressecção da(s) glândula(s) doente(s);

reposição de cálcio e calcitriol oral no pós-operatório.

Hiperparatireoidismo secundário:

- insuficiência renal crônica;
- hipocalcemia crônica, PTH muito elevado;
- doença óssea mais acentuada, deformidades;
- hiperplasia das quatro glândulas;
- cirurgia: paratireoidectomia total com implante de uma das glândulas *ou* paratireoidectomia subtotal 3½;
- importante reposição venosa de cálcio no pós-operatório ("fome óssea").

Câncer de paratireoide:

- raro;
- suspeitar em casos de HPT primário com níveis muito elevados de PTH;
- cirurgia: ressecção do tumor e tecidos adjacentes + lobectomia ipsilateral da tireoide.

▶ BIBLIOGRAFIA CONSULTADA

1. AJCC – American Joint Committee on Cancer - Cancer Staging Manual. 8th ed. 2017. 8th ed.
2. Barbosa MP, Momesso D, Bulzico DA, Farias T, Dias F, Lima RA et al. Metastatic lymph node characteristics as predictors of recurrence/persistence in the neck and distant metastases in differentiated thyroid cancer. Arch Endocrinol Metab. [Internet]. 2017[cited 2021 Feb 28];61(6):584-589.
3. Cibas ES, Ali SZ. The 2017 Bethesda System for Reporting Thyroid Cytopathology. 2017;27(11):1341-1346. doi: 10.1089/thy.2017.0500.
4. França TC, Griz L, Pinho J, Diniz ET, Andrade LD, Lucena CS, et al. Bisfosfonatos podem minimizar a fome óssea após paratireoidectomia em pacientes com hiperparatireoidismo primário e osteíte fibrosa cística. Rev Bras Reumatol [Internet]. 2011[cited 2021 Feb 28];51(2):131-137.
5. Gonçalves MD, Rodrigues AS. Cirurgia do hiperparatireoidismo. Rev Col Bras Cir [Internet]. 2002[cited 2021 Feb 28];29(3):166-176.
6. Haugen BR, Alexander EK, Bible KC, Doherty GM, Mandel SJ, Nikiforov YE, et al. American Thyroid Association management guidelines for adult patients with thyroid nodules and differentiated thyroid cancer: The American Thyroid Association Guidelines Task Force on Thyroid Nodules and Differentiated Thyroid Cancer. Thyroid. 2016;26(1):1-133. doi: 10.1089/thy.2015.0020. PMID: 26462967; PMCID: PMC4739132.
7. Klingensmith ME, Wise P. The Washington Manual of Surgery. 8th ed. Washington: Wolters Kluwer; 2020.
8. Krane JF, Alexander EK, Cibas ES, Barletta JA. Coming to terms with NIFTP: A provisional approach for cytologists. Cancer Cytopathol. 2016;124(11):767-772. doi: 10.1002/cncy.21769. Epub 2016 Aug 26. PMID: 27564464.
9. Santos MT, Buzolin AL, Gama RR, Silva EC, Dufloth RM, Figueiredo DL, et al. Molecular Classification of Thyroid Nodules with Indeterminate Cytology: Development and Validation of a Highly Sensitive and Specific New miRNA-Based Classifier Test Using Fine-Needle Aspiration Smear Slides. Thyroid. 2018;28(12):1618-1626. doi: 10.1089/thy.2018.0254. Epub 2018 Nov 22. PMID: 30319072; PMCID: PMC6308280.
10. Wei CH, Harari A. Parathyroid carcinoma: update and guidelines for management. Curr Treat Options Oncol Curr Treat Options Oncol. 2012;13(1):11-23.

Cirurgia da Adrenal

27

Pedro Éder Portari Filho

Guilherme de Andrade Gagheggi Ravanini

Rafael Massao da Silva Nagato

▶ DESTAQUES

- As adrenais são retroperitoneais, localizadas no polo superior dos rins, formadas por um córtex e medula. O córtex produz principalmente glicocorticoides, mineralocoirticoides e hormônios sexuais (androgênios), enquanto a medula produz principalmente adrenalina e noradrenalina (em menor quantidade).
- A glândula pode apresentar hipofunção primária (síndrome de Addison) ou secundária (disfunção hipotalâmica).
- As síndromes de hiperfunção vão depender do tipo de hormônio liberado – hipercortisolismo, hiperaldosteronismo, virilismo adrenal e feocromocitoma.
- Incidentalomas devem ser avaliados pela possibilidade de lesões malignas como o carcinoma adrenocortical.
- Pacientes com feocromocitoma devem ser preparados do ponto de vista cardiovascular com bloqueadores alfa, e por vezes beta, para evitar acidentes cardiovasculares durante o ato cirúrgico, além de serem investigados para síndromes de neoplasias endócrinas múltiplas.
- A abordagem cirúrgica laparoscópica pode ser empregada, porém deve ser avaliada em lesões maiores pelo risco de malignidade.

INTRODUÇÃO

As glândulas adrenais são essenciais para o funcionamento fisiológico normal, sendo responsáveis pela produção de diversos hormônios, como adrenalina, aldosterona, cortisol e androgênios, é essencial um grande conhecimento prático de embriologia adrenal e anatomia para que se indique e trate as doenças da suprarrenal. A adrenalectomia pode ser realizada por técnicas abertas ou minimamente invasivas, com o uso de vários acessos (anterior, lateral ou posterior)[1]. Independentemente da abordagem operatória, o cirurgião deve ter conhecimento completo da anatomia e fisiologia da glândula para evitar lesões em estruturas e órgãos vitais adjacentes[2].

HISTÓRICO

As glândulas suprarrenais foram descritas em 1563 pelo anatomista italiano Bartolomeo Eustachi, mas foi o alemão Albert von Kölliker (1817-1905) que observou a presença de duas porções distintas da glândula, o córtex e a medula[3].

A primeira adrenalectomia foi realizada em 1914 por Sargent, e por décadas, poucas mudanças foram vistas na cirurgia adrenal, até que a primeira adrenalectomia laparoscópica foi descrita por Gagner em 1992, no Canadá[4].

EMBRIOLOGIA E ANATOMIA

O córtex e a medula podem ser considerados dois órgãos completamente distintos, por terem origem embrionária diferente. O córtex primordial origina-se do tecido mesodérmico celômico enquanto a medula se origina dos tecidos ectodérmicos da crista neural embrionária, paralelamente ao sistema nervoso simpático[5].

Tanto o tecido cortical quanto o medular podem ser encontrados em locais extra-adrenais, principalmente o tecido cromafim (medular). Os feocromocitomas podem surgir nestes locais extra-adrenais, sendo chamados de paragangliomas[6].

ANATOMIA

As glândulas adrenais são de cor "amarelo-ouro", posicionadas superior e ligeiramente mediais aos rins no espaço retroperitoneal, pesando aproximadamente 4 a 6 g cada. As adrenais estão entre os órgãos mais perfundidos do corpo, atrás apenas dos rins e da tireoide. Cada glândula adrenal é envolvida por sua cápsula própria, além de compartilhar a fáscia de Gerota com os rins[7].

O suprimento arterial surge de três vasos distintos – artérias adrenais superiores (ramos das artérias frênicas inferiores), artérias adrenais médias (ramos da aorta) e artérias adrenais inferiores (ramos das artérias renais). O ramo inferior geralmente é o único vaso identificável.

A veia adrenal esquerda tem aproximadamente 2 cm de comprimento e drena para a veia renal esquerda após se juntar à veia frênica inferior. A veia adrenal direita é curta e mais larga (0,5 cm) e drena diretamente para a veia cava. Em até 20% dos indivíduos, a veia adrenal direita pode drenar para a veia hepática direita acessória. O conhecimento dessas diferenças é de suma importância nas adrenalectomias por feocromocitomas, onde a ligadura da veia adrenal é o primeiro passo da cirurgia[8].

A maioria dos linfáticos adrenais termina nos linfonodos aórticos laterais e para-aórticos próximos ao diafragma e à origem da artéria renal. Portanto, nos tumores adrenais malignos ou suspeitos, os nódulos para-aórticos e paracavais adjacentes devem ser avaliados quanto à evidência de metástases locais. Os linfáticos remanescentes atravessam o diafragma e drenam em direção ao ducto torácico ou mediastino posterior, explicando assim o padrão de disseminação metastática dos tumores malignos[8].

HISTOLOGIA E FUNÇÃO

O córtex tem aproximadamente 2 mm de espessura e compõe mais de 80% da massa da glândula. É composto de três camadas. A zona glomerulosa mais externa; a zona fasciculada, uma camada média; e a zona reticular interna. A medula adrenal consiste de aglomerados de células cromafins.

A zona glomerulosa secreta mineralocorticoides (aldosterona), que regulam a homeostase do sódio e do potássio.

A zona fasciculada secreta glicocorticoidesglicocorticoides (mais importante, cortisol).

A zona reticular secreta esteroides sexuais (principalmente andrógenos).

Medula adrenal secreta adrenalina (principalmente) e noradrenalina[9,10].

BIOQUÍMICA E FISIOPATOLOGIA

Glicocorticoides

A geração do fator de liberação de corticotrofina (CRF) pelo hipotálamo resulta na secreção do hormônio adrenocorticotrófico (ACTH) pela hipófise anterior. O ACTH se liga a um receptor acoplado à proteína G na superfície da célula adrenocortical e estimula a secreção de glicocorticoides. O ACTH é liberado de forma pulsátil e normalmente exibe um ritmo circadiano. Os níveis mais altos de ACTH e, portanto, de cortisol, são geralmente detectados ao acordar, com os níveis diminuindo gradualmente ao longo do dia para atingir o valor mínimo no início da noite.

Os hormônios glicocorticoides geram um estado catabólico que caracteriza a resposta do corpo ao estresse; gliconeogênse hepática, lipólise e resistência insulínica, resultando em catabolismo proteico, além do aumento das concentrações de catecolaminas nas junções neuromusculares.

Os glicocorticoides são potentes agentes anti-inflamatórios e imunossupressores, reduzindo as contagens de linfócitos e eosinófilos circulantes, citocinas e imunoglobulinas e histamina, enquanto aumentam as contagens de neutrófilos.

Mineralocorticoides

A liberação de aldosterona da zona glomerulosa é regulada principalmente pela angiotensina II e pelo nível de potássio no sangue. Em estados de hipovolemia, choque, vasoconstrição da artéria renal e hiponatremia, ocorre a liberação de renina do aparelho justaglomerular. O pró-hormônio angiotensinogênio é sintetizado pelo fígado e é clivado em angiotensina I. A clivagem adicional da angiotensina I pela enzima de conversão da angiotensina nos pulmões e em outros lugares produz angiotensina II, um potente vasoconstritor e estimulador da liberação de aldosterona. A hipocalemia reduz a liberação de aldosterona por suprimir a secreção de renina e também por agir diretamente na zona glomerulosa. A hipercalemia tem o efeito oposto. A aldosterona regula o volume de fluido circulante e o equilíbrio eletrolítico, promovendo a retenção de sódio pelo túbulo distal. O potássio e o íon hidrogênio são secretados na urina.

Esteroides sexuais

A secreção dos andrógenos adrenais androstenediona, DHEA (de-hidroepiandrosterona) e DHEA-S (o derivado sulfonado de DHEA) é regulada pelo ACTH e outros mecanismos não completamente compreendidos. Os efeitos fisiológicos dos esteroides sexuais adrenais são geralmente fracos em comparação com os esteroides sexuais gonadais, particularmente em homens. Nas mulheres, a conversão periférica de DHEA e DHEA-S em andrógenos mais potentes, incluindo androstenediona, testosterona e di-hidrotestosterona, estimula o crescimento normal dos pelos púbicos e axilares e pode desempenhar um papel na manutenção da libido e uma sensação de bem-estar.

Catecolaminas

A síntese de catecolaminas na medula adrenal começa com a hidroxilação da tirosina, que gera di-hidroxifenilalanina (L-dopa). A descarboxilação da L-dopa gera dopamina, que é β-hidroxilada para formar norepinefrina. A estimulação dos receptores α e β-adrenérgicos resulta em aumento da frequência e contratilidade cardíaca, relaxamento do músculo liso em tecidos como útero, brônquios e arteríolas do músculo esquelético, vasoconstrição em tecidos como a pele e o trato gastrointestinal.

O objetivo da liberação de catecolaminas adrenais é aumentar o fluxo sanguíneo e o fornecimento de oxigênio ao cérebro, coração e músculo esquelético, que são essenciais para a resposta de luta ou fuga, em detrimento de outros sistemas orgânicos[11].

DOENÇAS DO CÓRTEX ADRENAL

Hiperaldosteronismo primário (Síndrome de Conn)

A liberação em excesso de aldosterona de uma ou ambas as glândulas adrenais foi descrita pela primeira vez por Jerome Conn, em 1954. O hiperaldosteronismo primário classicamente se manifesta com hipertensão resistente e hipocalemia em alguns casos. A prevalência em pacientes hipertensos é de 7% ou menos.

A idade média no diagnóstico é de aproximadamente 50 anos, com ligeira predileção masculina. A maioria dos pacientes é assintomática, com hipertensão moderada a grave, refratária a terapia medicamentosa. Pacientes com hipocalemia significativa podem se queixar de câimbras musculares, fraqueza ou parestesias. A responsividade à espironolactona pode ser observada, uma característica que é preditiva de boa resposta ao tratamento cirúrgico.

As causas mais comuns:

- adenomas produtores de aldosterona unilaterais;
- hiperplasia adrenal bilateral (também denominado hiperaldosteronismo idiopático).

Diagnóstico e localização

O objetivo do teste diagnóstico é identificar e lateralizar os aldosteronomas, e deve ser realizado em todos os pacientes com hipertensão e hipocalemia inexplicada, bem como naqueles com hipertensão refratária a terapia medicamentosa.

O estabelecimento do diagnóstico de hiperaldosteronismo primário começa com a determinação da razão entre a concentração plasmática de aldosterona (CPA) e a atividade da renina plasmática (ARP), esse teste deve ser realizado após a descontinuação de medicamentos como espironolactona, inibidores da enzima de conversão da angiotensina, diuréticos e bloqueadores β-adrenérgicos. A sensibilidade deste teste é de aproximadamente 90%[12].

O teste bioquímico confirmatório visa demonstrar níveis altos (não supressíveis) de aldosterona, criando um estado de hipervolemia. Isso é feito com a infusão de solução salina intravenosa (2 a 3 litros de solução salina isotônica por 4 a 6 horas, ou carga de sal oral (200 mEq = 5.000 mg de sódio por dia durante 3 dias, seguida da medição de excreção de aldosterona na urina de 24 horas). A não supressão da aldosterona confirma o diagnóstico.

A localização é realizada com exames de imagem e/ou amostragem seletiva das veias adrenais (ASVA) por cateterismo percutâneo. Como a maioria dos aldosteronomas é menor que 15 mm, a localização pode ser um desafio. A tomografia computadorizada (TC) adrenal de corte fino (3 mm) é o teste inicial preferido.

Quando a tomografia computadorizada é normal, mostra anormalidades bilaterais ou mostra uma anormalidade unilateral, mas o paciente tem mais de 35 anos, recomenda-se a ASVA. Esse teste se baseia na medição simultânea dos níveis de cortisol e aldosterona na circulação periférica e nas veias adrenais direita e esquerda. A lateralização é confirmada por uma proporção de aldosterona para cortisol nas veias adrenais esquerda ou direita, quatro vezes maior de um lado[13].

Tratamento cirúrgico

A adrenalectomia laparoscópica é o procedimento preferencial para o tratamento do aldosteronoma e da maioria dos outros tumores adrenais. A cura do hiperaldosteronismo primário é definida por desfechos clínicos e bioquímicos, observados 24 horas após a cirurgia bem-sucedida. As taxas gerais de cura variam de 75 a 95%[14].

Hipercortisolismo (Síndrome de Cushing)

A causa mais comum da síndrome de Cushing (SC) é o uso de glicocorticoides farmacológicos para o tratamento de distúrbios inflamatórios. A SC endógena é rara, afetando cinco a dez indivíduos/milhão. Destes, a maioria dos indivíduos afetados (75%) terá a doença de Cushing, ou seja, excesso de glicocorticoides, causado por um adenoma hipofisário hipersecretante de ACTH. O restante será dividido entre a síndrome de Cushing adrenal primária

(15%) e a síndrome de ACTH ectópica (< 10%). A última geralmente é causada por tumores neuroendócrinos ou neoplasias malignas broncogênicas que surgem no tórax[15].

Sinais e sintomas

Tabela 27.1. Sinais e sintomas de Hipercortisolismo (Síndrome de Cushing)[16]

Mais comuns	Menos Comuns
Obesidade/ganho de peso	Anormalidades de ECG ou aterosclerose
Libido diminuída e alterações menstruais	Estrias, edema
Hirsutismo, hipertensão e equimoses	Fraqueza muscular proximal e osteopenia
Letargia, depressão	Dores de cabeça e nas costas
Aumento gordura dorsal	Infecções recorrentes, dor abdominal
Intolerância à glicose	Acne e calvície feminina

Diagnóstico bioquímico e localização

O diagnóstico da síndrome de Cushing é feito pela detecção da secreção inadequada de cortisol ou da perda de *feedback* fisiológico negativo por testes de supressão com dexametasona. Mais de 90% do cortisol circulante estão ligados às proteínas plasmáticas. O cortisol livre pode ser detectado na urina e na saliva. A coleta de urina de 24 horas para o cortisol livre, ou teste de cortisol salivar noturno deve ser realizada pelo menos duas vezes para a triagem inicial. Níveis elevados indicam a realização de testes adicionais para determinar a causa e o subtipo da síndrome de Cushing:

- Adrenal primária (síndrome de Cushing ACTH independente);
- Hipofisária (doença de Cushing);
- Síndrome de ACTH ectópica.

Pacientes com níveis moderadamente elevados de cortisol na urina de 24 horas devem ser submetidos a testes de confirmação com duas medições de cortisol no final da noite (hora de dormir). O valor de corte de 550 ng/mL tem sensibilidade de 93% e especificidade de 100%.

A síndrome de Cushing adrenal primária, também chamada de síndrome de Cushing ACTH independente, é causada pela produção autônoma de cortisol adrenal e, portanto, está associada a níveis indetectáveis de ACTH (< 5 pg/mL) pelo *feedback* negativo. Nestes casos, o adenoma adrenal solitário pode ser encontrado em aproximadamente 90% dos casos; carcinoma adrenocortical em menos de 10%; e a hiperplasia micronodular ou macronodular bilateral em menos de 1%. Quase todas essas lesões, exceto a hiperplasia micronodular, são prontamente visualizadas na TC[17].

A hipercortisolemia associada a níveis normais ou elevados de ACTH é indicativa de síndrome de Cushing dependente de ACTH, mais comumente causada por um microadenoma corticotrófico hipofisário (doença de Cushing). Nestes casos, a ressonância magnética da hipófise e o teste de supressão de dexametasona em altas doses devem ser solicitados. Os adenomas corticotróficos hipofisários são comumente suprimidos em resposta à administração de altas doses de dexametasona, enquanto as fontes ectópicas de ACTH não. Um pouco mais de 50% dos microadenomas corticotróficos são visíveis na ressonância nuclear magnética hipofisária (RNM). A detecção de um tumor hipofisário maior que 6 mm de diâmetro em um paciente com síndrome de Cushing ACTH dependente, com teste de supressão de dexametasona positivo é indicativa da cirurgia hipofisária[18].

Tratamento

Objetivos

- Reversão das manifestações clínicas reduzindo a secreção de cortisol ao normal.
- Erradicar qualquer tumor que ameace a saúde do paciente.
- Evitar a dependência permanente de medicamentos.
- Evitar a deficiência hormonal permanente.

Entretanto, um ou mais dos três últimos objetivos podem ser sacrificados para atingir o primeiro objetivo essencial. As modalidades de tratamento podem curar a causa do hipercortisolismo ou apenas controlar seus sintomas.

O tratamento específico pode ser adiado durante o teste de diagnóstico ou enquanto os ajustes da droga são feitos para atingir o eucortisolismo. Durante esse período, o tratamento de comorbidades como hipertensão, osteoporose e diabetes deve ser instituído, e o uso de medicamentos para prevenir trombose ou perda óssea deve ser considerado[19].

A administração perioperatória e pós-operatória de glicocorticoides é essencial no cuidado de pacientes com síndrome de Cushing, devido a supressão duradoura do eixo HHA, necessitando de suplementação de glicocorticoide por períodos longos, às vezes mais de 1 ano.

O tratamento de escolha para a doença de Cushing é a microadenomectomia transesfenoidal, quando um microadenoma claramente circunscrito pode ser identificado. Nos pacientes restantes, a ressecção subtotal (85 a 90%) da hipófise anterior pode ser indicada se a fertilidade futura não for desejada. As taxas de remissão podem ser alcançadas por reoperação ou irradiação hipofisária para pacientes cujos níveis de cortisol basal não caem de forma adequada após a cirurgia inicial[20].

A adrenalectomia é eficaz em mais de 90% dos casos, no tratamento da síndrome de Cushing adrenal primária. A resolução dos sintomas geralmente leva de meses a anos, e certos efeitos fisiológicos deletérios em relação a densidade óssea, composição corporal e inflamação são extremamente persistentes. As falhas podem resultar de recorrência local e ocasionalmente à distância do tumor, no caso da doença maligna. A adrenalectomia bilateral laparoscópica deve ser considerada para pacientes nos quais a cirurgia hipofisária falhou[21].

A terapia ideal da síndrome do ACTH ectópica (secreção de ACTH por um tumor não hipofisário) é a excisão cirúrgica do tumor, removendo assim a fonte de ACTH e curando o distúrbio metabólico. Tumores metastáticos podem ser tratados com excisão, químio ou radioterapia[22].

Para aqueles pacientes com tumores irressecáveis, o hipercortisolismo pode ser controlado com inibidores da enzima adrenal, como cetoconazol, metirapona, etomidato e somatostatina[23].

Pacientes com síndrome de Cushing são hipercoaguláveis e apresentam risco de tromboembolismo venoso de até 5% após cirurgia pituitária ou adrenal. Sendo assim, a tromboprofilaxia química deve ser considerada.

Tumores produtores de hormônios sexuais

Os tumores adrenais secretores de androgênios são raros. A maioria deles é virilizante (em oposição à feminilização), podendo se manifestar em estágio tardio e associados a uma neoplasia maligna adrenal avançada.

Quase todos os tumores feminilizantes são malignos, enquanto aproximadamente 1/3 dos tumores virilizantes são malignos. Dos carcinomas adrenocorticais, 20% causam virilização, com a maioria desses casos ocorrendo em crianças. Um adicional de 24% dos carcinomas adrenocorticais exibirá características mistas de síndrome de Cushing e virilização[24].

O diagnóstico pode ser feito bioquimicamente pela dosagem de testosterona, DHEA e DHEA-S na urina de 24 horas. Embora a adrenalectomia laparoscópica continue sendo o procedimento preferido para a maioria dos tumores secretores de esteroides sexuais, a alta probabilidade de malignidade merece uma inspeção radiográfica e intraoperatória cuidadosa em busca de evidências de invasão ou metástase. A adrenalectomia aberta deve ser realizada para tumores suspeitos para malignidade. Em centros especializados a adrenalectomia laparoscópica pode ser realizada em pacientes com lesões menores que 6 cm e sem sinais de invasão local[25,26].

Carcinoma Adrenocortical

O carcinoma adrenocortical (CAC) é um tumor raro, com incidência anual de aproximadamente um/milhão, acometendo pacientes com idade entre 40 e 50 anos, sem predileção por gênero. Caracteristicamente apresentam tamanhos aumentados ao diagnóstico (9 a 13 cm), podendo manifestar sinais de invasão local.

Apresenta prognóstico ruim com sobrevida geral em 5 anos de 15-20%, chegando a 40% nos pacientes operados. Mais de 50% dos carcinomas adrenocorticais são funcionantes, sendo a síndrome de Cushing a mais observada, seguida por virilização. A avaliação radiográfica é realizada principalmente com TC, que tipicamente revela uma massa heterogênea com bordas irregulares ou imprecisas, necrose central e invasão de estruturas adjacentes. As metástases ocorrem para linfonodos, fígado e pulmões.

A biópsia percutânea deve ser evitada, pois dificilmente consegue diferenciar lesões benignas e malignas. Caso necessária, a possibilidade feocromocitoma deve ser descartada antes.

O tratamento do CAC requer ressecção radical, por abordagem aberta, podendo envolver a ressecção em bloco de órgãos adjacentes e linfadenectomia regional. Deve-se ter atenção especial com carcinomas adrenocorticais do lado direito maiores que 9 cm, pois pode haver invasão da veia cava inferior e, às vezes, para o lado direito do coração.

Pacientes submetidos à ressecção incompleta de carcinomas adrenocorticais têm expectativa de vida extremamente limitada (sobrevida média < 1 ano). O principal agente quimioterápico para o tratamento do carcinoma adrenocortical é o mitotano um derivado do inseticida DDT, com alta taxa de efeitos colaterais gastrointestinais e neurológicos[27].

DOENÇAS DA MEDULA ADRENAL

Feocromocitoma

Epidemiologia e características clínicas

Os feocromocitomas são tumores secretores de catecolaminas que surgem de células cromafins da medula adrenal. Já os tumores extra-adrenais que surgem de gânglios simpáticos são chamados de paragangliomas secretores de catecolaminas (feocromocitomas extra-adrenais).

Aproximadamente 95% dos tumores secretores de catecolaminas estão no abdome, 85 a 90% dos quais são intra-adrenais (feocromocitoma) e 5 a 10% são múltiplos. Os feocromocitomas afetam aproximadamente 0,2% dos hipertensos, sendo homens e mulheres acometidos igualmente. O pico de incidência em casos esporádicos está entre 40 e 50 anos, enquanto nos casos familiares tende a se manifestar mais cedo[28].

A maioria dos tumores secretores de catecolaminas é esporádica. No entanto, aproximadamente 40% dos pacientes têm a doença como parte de um distúrbio familiar; nesses pacientes, os tumores secretores de catecolaminas têm maior probabilidade de serem feocromocitomas adrenais bilaterais ou paragangliomas. Existem vários distúrbios familiares associados ao feocromocitoma adrenal, todos com herança autossômica dominante: síndrome de von Hippel-Lindau (VHL), neoplasia endócrina múltipla tipo 2 (MEN2) e, menos comumente, neurofibromatose tipo 1 (NF1). A frequência aproximada de feocromocitoma nesses distúrbios é de 10 a 20% na síndrome de VHL, 50% em MEN2 e 2 a 3% na NF1. Sendo assim, a avaliação genética está indicada em todos os pacientes com feocromocitoma, principalmente aqueles com menos de 45 anos, com tumores múltiplos, localização extra-adrenal e paragangliomas prévios de cabeça e pescoço. A descoberta de uma mutação na linha germinativa pode influenciar o prognóstico e a vigilância, levar a investigações adicionais e permitir a identificação precoce dos membros da família afetados.

Apenas um pequeno grupo de pacientes apresenta a tríade clássica de cefaleia, sudorese e palpitações, embora quase todos os pacientes apresentem pelo menos um desses sintomas. Aproximadamente metade tem hipertensão paroxística; a maior parte tem hipertensão primária (anteriormente chamada de hipertensão "essencial") ou pressão arterial normal.

Os sintomas estão presentes em aproximadamente 50% dos pacientes com feocromocitoma e, quando presentes, são tipicamente paroxísticos. Outros sintomas menos comuns incluem hipotensão ortostática, cardiomiopatia e elevação paroxística da pressão arterial[29].

Diagnóstico bioquímico e localização

O diagnóstico é baseado na detecção de níveis elevados de catecolaminas e seus metabólitos, e na localização do tumor. As medições desses compostos na urina de 24 horas são os testes mais confiáveis disponíveis. Estima-se que os resultados de testes falso-positivos superam os resultados de teste verdadeiro-positivo em até 30:1 quando o teste de metanefrina plasmática livre é usado como principal ferramenta de triagem. Portanto, a principal utilidade do teste de metanefrina livre no plasma é excluir o feocromocitoma quando o resultado do teste for negativo. Quando o resultado do teste é positivo, o teste de confirmação com os níveis de urina de 24 horas de catecolaminas e seus metabólitos é recomendado[30].

Muitos medicamentos e condições são capazes de confundir os testes baseados em catecolaminas, incluindo simpaticomiméticos (presentes em muitos remédios para resfriado), paracetamol (que interfere com o ensaio de metanefrina livre no plasma), medicamentos psicotrópicos (notavelmente antidepressivos tricíclicos), estresses físicos ou psicológicos. Sendo assim, todos devem ser suspensos antes dos testes.

Duas coletas de urina de 24 horas para catecolaminas e seus metabólitos são suficientes para o diagnóstico de feocromocitoma em quase todos os casos.

A localização anatômica pode ser realizada com ressonância magnética ou tomografia computadorizada. A ressonância magnética é um pouco mais sensível, mas a TC geralmente fornece uma definição anatômica melhor para o planejamento operatório. A especificidade de qualquer uma das modalidades é de apenas 70%, devido à alta prevalência de nódulos adrenais incidentais. A cintilografia com metaiodobenzilguanidina marcada com ^{131}I ou [123]I (MIBG) deve ser realizada em pacientes selecionados nos quais há suspeita de doença multifocal. A cintilografia com MIBG é altamente específica para feocromocitoma, mas carrega uma sensibilidade de apenas 77 a 90%. A tomografia por emissão de pósitrons com fluorodesoxiglicose (FDG-PET) é mais sensível que a cintilografia com MIBG, TC e RNM para detecção de doença metastática. A PET/TC com Gálio[68] (Ga[68]) e octreotato (gálio Ga[68] DOTATATE) está provando ser mais sensível em alguns pacientes do que os demais exames para a avaliação da doença metastática[31].

Preparo pré-operatório

As alterações hemodinâmicas perioperatórias mais comumente observadas em feocromocitomas são hipertensão intraoperatória e hipotensão pós-operatória. A hipertensão intraoperatória pode ser causada pela estimulação da liberação de catecolaminas por agentes da indução anestésica, bem como pela manipulação direta do tumor. A hipotensão pós-operatória pode ser grave, e resulta de um estado de hipovolemia criado pela vasodilatação arteriolar periférica e aumento na complacência venosa, após a retirada do tumor.

Assim que o diagnóstico bioquímico de feocromocitoma for confirmado, o bloqueio α-adrenérgico deve ser iniciado para proteger contra a labilidade hemodinâmica. Nos EUA o fármaco utilizado é a fenoxibenzamina 10 mg duas vezes ao dia. Porém no Brasil não dispomos desse medicamento, sendo a droga de escolha a prazosina. Inicia-se com 1 mg ao dia, aumentando a dose a cada 3-5 dias até que o bloqueio alfa seja alcançado. O período de condicionamento pré-operatório deve durar pelo menos 2 semanas para permitir a reversão adequada da regulação negativa do receptor α-adrenérgico. Isso restaura a sensibilidade aos agentes vasopressores, que podem então ser usados para tratar o paciente no pós-operatório.

A congestão nasal (efeito colateral) pode servir como um indicador útil de bloqueio adequado. Os bloqueadores dos canais de cálcio podem ser adicionados para pacientes com controle inadequado da pressão arterial após a titulação do bloqueador alfa.

Os betabloqueadores podem ser administrados após o bloqueio alfa ter sido alcançado para o subgrupo de pacientes com taquicardia persistente, que frequentemente têm tumores predominantemente secretores de adrenalina. Os betabloqueadores nunca devem ser o primeiro agente administrado porque uma diminuição na estimulação do receptor beta vasodilatador periférico resulta em tônus α-adrenérgico sem oposição, que pode agravar a hipertensão. A expansão do volume pré-operatória com fluidos isotônicos foi defendida no passado. No entanto, a essa necessidade é significativamente reduzida quando o bloqueio alfa agressivo foi alcançado no pré-operatório, pois o aumento da capacitância venosa restaura a euvolemia gradualmente, estimulando a sede. Alguns pacientes podem necessitar de vasopressores após a remoção do tumor, especialmente se o bloqueio alfa pré-operatório estiver incompleto.

Tratamento cirúrgico

O monitoramento hemodinâmico invasivo é necessário e o gerenciamento de fluidos deve ser meticuloso pelo anestesista. A manipulação do tumor deve ser minimizada e a equipe anestésica deve estar preparada para administrar bloqueadores alfa e beta intravenosos suplementares, bem como vasopressores, quando necessário.

A cirurgia é curativa em mais de 90% dos casos de feocromocitoma. Embora esses tumores sejam altamente vasculares e tendam a aderir a estruturas adjacentes, a maioria deles pode ser removida com sucesso pela abordagem laparoscópica. A ressecção laparoscópica é contraindicada quando a imagem pré-operatória demonstra invasão local. Avanços na técnica cirúrgica resultaram em taxas reduzidas de complicações operatórias.

Feocromocitoma maligno

Aproximadamente 10% (8,3 a 13) dos feocromocitomas e 25% dos paragangliomas (secretores de catecolaminas) são malignos. Feocromocitomas malignos são histológica e bioquimicamente iguais aos benignos. A única pista confiável para a presença de um feocromocitoma maligno é a invasão local ou metástases à distância, que podem ocorrer até 50 anos após a ressecção. Assim, mesmo quando feocromocitomas ou paragangliomas são considerados «benignos» no exame anatomopatológico, o acompanhamento a longo prazo é indicado para todos os pacientes.

Os locais mais comuns de metástase são o esqueleto axial, linfonodos, fígado, pulmão e rim. O tratamento da doença primária e recorrente centra-se na ressecção cirúrgica que, mesmo na ausência de cura, pode ter benefícios paliativos no controle sintomas compressivos locais e sistêmicos pelo excesso de catecolaminas.

Para pacientes não candidatos a cirurgia, pode-se tentar rádio e/ou quimioterapia, radioablação percutânea, somatostina e MIBG, porém com prognóstico ruim[32].

OUTROS TUMORES DAS ADRENAIS

Incidentalomas

Por definição, um incidentaloma adrenal é uma massa adrenal assintomática detectada em imagens não realizadas por suspeita de doença adrenal. Recomendações e revisões anteriores não levam em consideração tumores menores que 1 cm. Embora este corte seja obviamente um tanto arbitrário, investigação adicional é realizada apenas quando ≥ 1 cm, a menos que sinais e sintomas clínicos sugestivos de excesso de hormônio adrenal estejam presentes[33].

A etiologia do incidentaloma adrenal varia e inclui lesões tanto benignas quanto malignas, derivadas do córtex adrenal, da medula ou de origem extra-adrenal. Na maioria dos casos são adenomas adrenocorticais não funcionantes, mas também podem representar condições que requerem intervenção terapêutica como, por exemplo, carcinoma adrenocortical, feocromocitoma, adenomas produtores de hormônios ou metástases extra-adrenais.

Incidência

O uso de diagnóstico por imagem aumentou dramaticamente nas últimas 3 décadas. As melhorias nas modalidades de imagem e seu uso crescente levaram ao aumento da descoberta de achados patológicos inesperados, sendo o incidentaloma adrenal um dos achados inesperados mais comuns.

A prevalência do incidentaloma adrenal varia dependendo da fonte de dados (autópsia, cirurgia ou série de radiologia) e seleção de pacientes (de unidades gerais ou especializadas). No entanto, é um diagnóstico endócrino comum que afeta cerca de 2% da população em geral, mais de 7% daqueles com mais de 70 anos e é raro em indivíduos com menos de 40 anos de idade[34].

Avaliação imagenológica

Pacientes com incidentalomas de adrenal maiores que 1 cm no seu menor eixo devem ser submetidos a um procedimento de imagem para determinar se a lesão é benigna ou maligna no momento do diagnóstico inicial. Algumas lesões com características abertamente benignas, como a presença de gordura macroscópica em massa (mielolipoma) ou cistos simples, podem não exigir qualquer avaliação de imagem adicional.

Existe uma correlação entre o tamanho do tumor e o risco de câncer adrenocortical, se de aproximadamente 2% quando < 4 cm, 6% entre 4,1 a 6 cm e 25% quanto > 6 cm[33]. Os recursos de imagem usados para a caracterização incluem tomografia computadorizada (TC) sem contraste com a avaliação da densidade do tumor, estudos de TC com contraste, ressonância nuclear magnética (RNM) e, mais recentemente, tomografia por emissão de pósitrons de 18-fluorodeoxiglicose (FDG-PET) em combinação com TC (PET-TC).

TC sem contraste

Para todos os incidentalomas adrenais, uma TC sem contraste é recomendada como investigação de primeira linha. A avaliação da Unidades Hounsfield (UH) em uma TC sem contraste é um método para quantificar a absorção de raios X dos tecidos em comparação com a água, que convencionalmente tem uma UH de 0. Em pacientes sem malignidade extra-adrenal conhecida, uma UH ≤ 10 em uma TC sem contraste é consistente com um adenoma benigno rico em lipídios[35].

TC com contraste

Aproximadamente 30% dos adenomas adrenais benignos não contêm grandes quantidades de gordura e têm um valor de atenuação > 10 UH (ou seja, adenomas pobres em lipídios)[33], essas lesões não podem ser caracterizadas de forma confiável na TC sem contraste devido a uma densidade sobreposta com lesões malignas e feocromocitomas.

Para lesões com um valor de atenuação > 10 UH, uma avaliação adicional é necessária e não há um consenso claro sobre qual é a melhor imagem de segunda linha para esses pacientes.

Nas TC com contraste, os adenomas geralmente têm alta captação e eliminação imediata do contraste intravenoso, em comparação com as lesões adrenais malignas, que geralmente aumentam rapidamente mas demonstram uma eliminação mais lenta do meio de contraste.

Ressonância nuclear magnética

A avaliação por RNM das lesões adrenais deve ser usada principalmente como uma ferramenta de resolução de problemas. Esta deve ser a primeira escolha apenas quando a TC for menos indicada, como por exemplo, durante a gravidez, em crianças ou para pacientes com alergia a contraste iodado.

Tomografia computadorizada por emissão de pósitrons (PET-TC)

FDG PET-TC tem alta precisão diagnóstica para caracterização de massas adrenais, com uma sensibilidade de aproximadamente 91% e especificidade de 91%[11]. Essa técnica é mais cara e menos disponível do que a TC e a RNM, mas pode ajudar a discriminar a doença metastática das massas benignas em pacientes com malignidade conhecida. Uma limitação é que as lesões adrenais benignas, particularmente adenomas funcionais e feocromocitomas não metastáticos, podem ser FDG positivos. Os achados falso-negativos são reconhecidos no cenário de pequenas lesões malignas, metástases de tumores não ávidos por FDG, como alguns subtipos de carcinoma renal e doenças neuroendócrinas bem diferenciadas e em lesões necróticas. Em pacientes com suspeita de metástase adrenal solitária sendo considerados para adrenalectomia, a FDG PET-TC deve ser considerada para excluir doença metastática extra-adrenal não detectada na TC ou RNM.

Avaliação funcional

Muitos incidentalomas adrenais podem ter sintomas clínicos ou sinais associados sutis e descobertos apenas em um questionamento mais detalhado e exame clínico direcionado.

Triagem para feocromocitoma

No incidentaloma adrenal, o feocromocitoma pode ser suspeitado em um questionamento mais detalhado, apresentando em aproximadamente 50% dos casos sintomas paroxísticos clássicos de sudorese, cefaleia e taquicardia. A hipertensão é um sinal comum de feocromocitoma, mas 5 a 15% dos pacientes podem ter pressão arterial normal na apresentação[33], particularmente naqueles com incidentaloma, onde o tumor pode ser menor e menos ativo funcionalmente na apresentação. Logo, nos casos de incidentaloma adrenal, todos os pacientes dever ser investigados, mesmo que normotensos. O rastreio é realizado com a medição das metanefrinas plasmática ou urinária.

Triagem para secreção autônoma de cortisol

Em muitos casos de incidentaloma adrenal com hipersecreção autônoma de cortisol documentada, as taxas de secreção de cortisol podem não ser significativamente elevadas. Como resultado, o paciente pode ser assintomático, sem características clínicas e com poucas comorbidades que podem ser atribuídas à hipersecreção de cortisol.

Com sinais e sintomas inespecíficos e abrangentes, diagnosticar o excesso de cortisol em pacientes com incidentaloma adrenal, particularmente em níveis que podem estar apenas ligeiramente acima do "normal", é um desafio. Com isso, é recomendado que todos os pacientes sejam submetidos ao teste de supressão com 1 mg de dexametasona durante a noite. A interpretação dos resultados vai além de uma variável categórica "sim/não". Para isto, os níveis de cortisol sérico após o teste com 1 mg de dexametasona ≤ 50 nmol/L (≤ 1,8 µg/dL) devem servir como um critério diagnóstico de exclusão de secreção autônoma de cortisol autônomo. Valores entre 51 e 138 nmol/L (1,9-5,0 µg/dL) devem ser considerados como evidência de "possível secreção autônoma de cortisol" e níveis > 138 nmol/L (> 5,0 µg/dL) devem ser tomados como evidência de "secreção autônoma de cortisol"[33].

Triagem para aldosteronismo primário

A descoberta de hiperaldosteronismo no contexto de um incidentaloma adrenal é relativamente incomum, em comparação com a detecção de hipersecreção de cortisol ou feocromocitoma. Hipertensão e hipocalemia são os principais achados clínicos clássicos do aldosteronismo primário e a presença de qualquer um deles no contexto de incidentaloma adrenal deve levar a investigação apropriada. Neste contexto, em todos os pacientes com hipertensão concomitante ou hipocalemia inexplicada, recomendamos o uso da razão aldosterona/renina para excluir o aldosteronismo primário.

Triagem para esteroides sexuais

O incidentaloma adrenal que secreta estrogênio ou testosterona isoladamente é raro. Nas mulheres, os tumores secretores de andrógeno podem apresentar características de virilização, como crescimento excessivo de pelos faciais, alterações na pele como acne, voz grave, aumento do clitóris e calvície de padrão masculino. Tumores secretores de estrogênio em mulheres podem causar sangramento uterino irregular e sensibilidade mamária. Nos homens, os tumores secretores de estrogênio podem causar feminização com diminuição da libido, atrofia testicular e ginecomastia como características clínicas principais. É recomendada a pesquisa de hormônios sexuais e seus precursores apenas nos pacientes com suspeita clínica de hipersecreção de esteroides sexuais ou imagem sugestiva de carcinoma adrenocortical.

Indicação cirúrgica

Indicações para adrenalectomia unilateral

Pacientes com adenoma unilateral funcionante, com excesso hormonal clinicamente significativo, segundo as orientações de triagem acima descritas, devem ser submetidos a adrenalectomia unilateral. Não há um tamanho absoluto para a recomendação de cirurgia nos adenomas não funcionantes. Devido à escassez de dados de acompanhamento sobre a história natural de grandes incidentalomas adrenais com sinais de benignidade e à percepção de que quanto maior a massa, maior a incidência de malignidade, a cirurgia pode ser considerada em lesões > 4 cm[33].

Ocasionalmente, mielolipomas e cistos adrenais são removidos se atingirem um tamanho significativo e causar sintomas compressivos. As metástases adrenais são ressecadas, se apropriado, no contexto da doença subjacente. Em geral, os pacientes são considerados adequados se a malignidade extra-adrenal subjacente for controlada, a metástase for isolada na glândula adrenal e o paciente tiver uma condição clínica adequada para justificar o tratamento agressivo.

O principal risco da lesão adrenal unilateral, com características das imagens indeterminadas, é o adenocarcinoma adrenal. Para os adenocarcinomas adrenais sem metástases, a cirurgia é a medida terapêutica isolada mais importante.

Circunstâncias especiais

Incidentalomas adrenais bilaterais

As massas adrenais bilaterais podem representar a co-ocorrência de diferentes entidades; portanto, ambas as lesões devem ser avaliadas separadamente de acordo com as recomendações para uma lesão unilateral. Curiosamente, em pacientes com doença bilateral, é possível que uma massa seja um adenoma cortical não funcionante, enquanto a outra massa pode ser secretora de hormônio. Além disso, existe a possibilidade de que ambas as massas (principalmente no contexto de hemorragia e metástases) possam levar à hipofunção adrenal e, portanto, isso deve ser considerado na avaliação do paciente com incidentaloma adrenal bilateral.

Manejo do incidentaloma adrenal bilateral.

O manejo do incidentaloma adrenal bilateral é desafiador porque o tamanho dos tumores não é um critério para cirurgia. Como não há um consenso claro sobre os critérios que definem a secreção anormal de cortisol, a indicação de adrenalectomia no caso de lesões adrenais bilaterais permanece controversa. A adrenalectomia bilateral pode ser considerada se os níveis de cortisol urinário forem superiores a três a quatro vezes o limite superior do normal, quando ambas as adrenais tiverem um tamanho relativamente simétrico. A *European Society of Endocrinology* sugere que, em pacientes selecionados, a adrenalectomia unilateral da lesão dominante pode ser considerada com base na idade do paciente, no grau de excesso de cortisol, estado geral, comorbidades e na preferência do paciente[33].

A adrenalectomia bilateral é recomendada para os casos de feocromocitomas bilaterais; no entanto, o risco de insuficiência adrenal e os efeitos colaterais da reposição de glicocorticoides ao longo da vida levaram certos centros a realizar ressecções poupadoras do córtex adrenal, particularmente no cenário de síndromes genéticas, como Von Hippel-Lindau e NEM 2A, onde o risco de tumores malignos é baixo.

Metástases para as Adrenais

Epidemiologia e características clínicas

As glândulas adrenais são locais comuns de metástase devido ao seu rico suprimento vascular. Estudos de autópsia revelaram que aproximadamente 25% dos pacientes com carcinomas eventualmente desenvolvem envolvimento adrenal. Em 50% desses casos, a doença metastática é bilateral. Os cânceres primários que mais frequentemente se espalham para as adrenais são os de pulmão, trato gastrointestinal, mama, rim, pâncreas e pele (melanoma). No entanto, esses indivíduos são de particular interesse para o cirurgião e oncologista, porque as evidências indicam que a ressecção de metástases adrenais isoladas pode melhorar a sobrevida. Dependendo da doença subjacente, taxas de sobrevida de 5 anos de aproximadamente 25% podem ser alcançadas após a adrenalectomia.

ADRENALECTOMIA

Acesso

A adrenalectomia laparoscópica oferece muitas vantagens, incluindo redução do tempo de hospitalização, redução da dor, diminuição da perda de sangue operatória e menor taxa de complicações pós-operatórias, em comparação com a cirurgia aberta convencional, sendo semelhantes os benefícios observados com abordagens transabdominal e retroperitoneal posterior.

O acesso laparoscópico retroperitoneal é preferível para tumores menores que 6 cm, para tumores bilaterais e em pacientes com história de cirurgia abdominal extensa prévia. Essa abordagem é mais desafiadora em pacientes mais velhos e obesos do sexo masculino por causa do aumento da gordura retroperitoneal, tornando a entrada inicial e a orientação mais difíceis.

A técnica transabdominal lateral oferece um campo operatório mais amplo e maior versatilidade, sendo adequada para tumores maiores e pacientes obesos, com uma taxa de conversão geral para adrenalectomia aberta inferior a 5%.

A adrenalectomia aberta deve ser realizada para tumores adrenais com características sugestivas de malignidade, como tamanho grande (> 8 cm), feminização clínica, hipersecreção de múltiplos hormônios esteroides sinais de invasão local ou vascular, adenopatia regional e metástases. Para adrenalectomia aberta, a abordagem transabdominal é preferível. Nestes casos a incisão recomentada é a subcostal alargada[36].

▶ REFERÊNCIAS BIBLIOGRÁFICAS

1. Wells SA, Merke DP, Cutler GB Jr, et al. Therapeutic controversy: The role of laparoscopic surgery in adrenal disease. J Clin Endocrinol Metab. 1998; 83:3041.
2. Surgical embryology and anatomy of the adrenal glands. In: Textbook of Endocrine Surgery. Clark OH, Duh QY, Kebebew E, eds. 2nd ed. Philadelphia: Elsevier Saunders: 2005. p. 557.
3. Prager G, Heinz-Peer G, Passler C, Kaczirek K, Schindl M, Scheuba C, et al. Surgical strategy in adrenal masses. Eur J Radiol. 2002;41(1):70-7.
4. Gagner M, Lacroix A, Prinz RA, Bolté E, Albala D, Potvin C, et al. Early experience with laparoscopic approach for adrenalectomy. Surgery. 1993;114(6):1120-4; discussion 1124-5.
5. Moore KL, Dalley AF. Clinically Oriented Anatomy, 4th ed. Philadelphia: Lippincott; 1999. p. 279.
6. Disick GI, Palese MA. Extra-adrenal pheochromocytoma: diagnosis and management. Curr Urol Rep. 2007;8:83.
7. Perrier ND, Boger MS. Surgical anatomy. In: Adrenal Glands: Diagnostic Aspects and Surgical Therapy. Linos D, van Heerden JA, eds. New York: Springer; 2005. p. 7.
8. Kebebew E, Duh, QY. Operative strategies for adrenalectomy. In: Surgical Endocrinology, Doherty GM, Skogseid B, eds. Philadelphia: Lippincott, 2001. p. 273.
9. Avisse C, Marcus C, Patey M, et al. Surgical anatomy and embryology of the adrenal glands. Surg Clin North Am. 2000;80:403.
10. Surgical embryology and anatomy of the adrenal glands. In: Textbook of Endocrine Surgery. 2nd ed, Clark OH, Duh QY, Kebebew E, eds. Philadelphia: Elsevier Saunders; 2005. p. 557.
11. Brunt LM, Moley J. The pituitary and adrenal glands. In: Sabiston Textbook of Surgery. 17th ed, Townsend CM, Beauchamp RD, Evers BM, Mattox KL, eds. Philadelphia: Elsevier Saunders; 2004. p. 1023.
12. Weinberger MH, Fineberg NS. The diagnosis of primary aldosteronism and separation of two major subtypes. Arch Intern Med. 1993;153:2125.
13. Young WF, Stanson AW, Thompson GB, et al. Role for adrenal venous sampling in primary aldosteronism. Surgery. 2004;136:1227.
14. Williams TA, Lenders JWM, Mulatero P, et al. Outcomes after adrenalectomy for unilateral primary aldosteronism: an international consensus on outcome measures and analysis of remission rates in an international cohort. Lancet Diabetes Endocrinol. 2017;5:689.
15. Broder MS, Neary MP, Chang E, et al. Incidence of Cushing's syndrome and Cushing's disease in commercially-insured patients < 65 years old in the United States. Pituitary. 2015;18:283.
16. Nieman LK. Cushing's syndrome: Update on signs, symptoms and biochemical screening. Eur J Endocrin. 2015;173:M33.
17. Nieman LK. Cushing's syndrome: Update on signs, symptoms and biochemical screening. Eur J Endocrin. 2015;173:M33.
18. Findling JW, Raff H. Diagnosis and differential diagnosis of Cushing's syndrome. Endocrinol Metab Clin North Am. 2001;30:729.
19. Nieman LK, Biller BM, Findling JW, et al. Treatment of Cushing's Syndrome: An Endocrine Society Clinical Practice Guideline. J Clin Endocrinol Metab. 2015;100:2807.
20. Estrada J, Boronat M, Mielgo M, et al. The long-term outcome of pituitary irradiation after unsuccessful transsphenoidal surgery in Cushing's disease. N Engl J Med. 1997;336:172.
21. Chow JT, Thompson GB, Grant CS, et al. Bilateral laparoscopic adrenalectomy for corticotrophin-dependent Cushing's syndrome: a review of the Mayo Clinic experience. Clin Endocrinol (Oxf). 2008;68:513.
22. Miller CA, Ellison EC. Therapeutic alternatives in metastatic neuroendocrine tumors. Surg Oncol Clin N Am. 1998;7:863.
23. Krenning EP, Kwekkeboom DJ, Bakker WH, et al. Somatostatin receptor scintigraphy with [111In-DTPA-D-Phe1]- and [123I-Tyr3]-octreotide: the Rotterdam experience with more than 1000 patients. Eur J Nucl Med. 1993;20:716.
24. Moreno S, Montoya G, Armstrong J, et al. Profile and outcome of pure androgen-secreting adrenal tumors in women: experience of 21 cases. Surgery. 2004;136:1192.
25. Miller BS, Ammori JB, Gauger PG, et al. Laparoscopic resection is inappropriate in patients with known or suspected adrenocortical carcinoma. World J Surg. 2010;34:1380.
26. Schteingart DE, Doherty GM, Gauger PG, et al. Management of patients with adrenal cancer: recommendations of an international consensus conference. Endocr Relat Cancer. 2005;12:667.
27. Allolio B, Hahner S, Weismann D, Fassnacht M. Management of adrenocortical carcinoma. Clin Endocrinol (Oxf). 2004;60:273.
28. Sutton MG, Sheps SG, Lie JT. Prevalence of clinically unsuspected pheochromocytoma. Review of a 50-year autopsy series. Mayo Clin Proc. 1981;56:354.
29. Manger WM, Gifford RW. Pheochromocytoma. J Clin Hypertens (Greenwich). 2002;4:62.
30. Sawka AM, Jaeschke R, Singh RJ, Young WF Jr. A comparison of biochemical tests for pheochromocytoma: measurement of fractionated plasma metanephrines compared with the combination of 24-hour urinary metanephrines and catecholamines. J Clin Endocrinol Metab. 2003;88:553.
31. Janssen I, Chen CC, Millo CM, et al. PET/CT comparing (68) Ga-DOTATATE and other radiopharmaceuticals and in comparison with CT/MRI for the localization of sporadic metastatic pheochromocytoma and paraganglioma. Eur J Nucl Med Mol Imaging. 2016;43:1784.
32. Strajina V, Dy BM, Farley DR, et al. Surgical Treatment of Malignant Pheochromocytoma and Paraganglioma: Retrospective Case Series. Ann Surg Oncol. 2017;24:1546.
33. Fassnacht M, Arlt W, Bancos I, et al. European Society of Endocrinology clinical practice guideline in collaboration with the European Network for the study of adrenal tumors. European Journal of Endocrinology. 2016;175:G1-G34.
34. Grumbach MM, Biller BM, Braunstein GD, Campbell KK, Carney JA, Godley PA, et al. Management of the clinically inapparent adrenal mass ("incidentaloma"). Annals of Internal Medicine. 2003;138:424-429.
35. Boland GW, Lee MJ, Gazelle GS, Halpern EF, McNicholas MM, Mueller PR. Characterization of adrenal masses using unenhanced CT: an analysis of the CT literature. American Journal of Roentgenology. 1998;171:201-204.
36. Marrero AP, Kazaure HS, Thomas SM, et al. Patient selection and outcomes of laparoscopic transabdominal versus posterior retroperitoneal adrenalectomy among surgeons in the Collaborative Endocrine Surgery Quality Improvement Program (CESQIP). Surgery. 2020;167:250.

Cirurgia da Mama

28

Tereza Cristina Bernardo Fernandes

Jordana Bretas de Aquino

João Carlos Arantes Junior

▶ INTRODUÇÃO

Neste capítulo, iremos abordar as principais doenças, exames e cirurgias relacionados à mama, em especial, nas mulheres. E por que abordar esse tema em um Manual para Residentes de Cirurgia Geral? Podemos responder essa pergunta sob dois aspectos.

O primeiro ponto diz respeito à formação do profissional que atua no estudo, prevenção, diagnóstico e tratamento das doenças congênitas e adquiridas das mamas: o mastologista. Mastologia é uma especialidade médica reconhecida no Brasil e com Residência médica com 2 anos de duração, desde 2002. O pré-requisito exigido é a Residência Médica em Ginecologia e Obstetrícia ou a Residência Médica em Cirurgia Geral. Ou seja, os cirurgiões gerais podem seguir sua formação e tornarem-se mastologistas.

O segundo ponto é a prevalência das doenças que acometem as mamas, em especial, o câncer de mama. A *International Agency for Research on Cancer* (IARC), órgão ligado à Organização Mundial da Saúde, publicou em dezembro de 2020 que o Câncer de mama se tornou o câncer mais comum em todo o mundo nesse ano e responsável por 11,7% do total de novos casos.

No Brasil, dados publicados pelo Instituto Nacional do Câncer (INCA) em maio de 2020 informam que o câncer de mama é a principal causa de morte por câncer entre as mulheres no país e responsável por 29,7% de todos os casos novos de câncer na população feminina.

Nas próximas páginas, traremos as informações necessárias para a abordagem e o encaminhamento correto dos diagnósticos mais relevantes em cirurgia da mama.

2. ANATOMIA E FISIOLOGIA

As mamas adultas estão localizadas na parede torácica anterior, entre o 2º e 6º arcos costais, no eixo vertical, e entre a borda do esterno e a linha axilar média no eixo horizontal. Também se projetam nas axilas como a cauda axilar de Spence.

São compostas por três estruturas principais: pele, tecido subcutâneo e tecido mamário propriamente dito. A pele é fina, contém folículos pilosos, glândulas sebáceas e glândulas sudoríparas exócrinas. Identificamos ainda o mamilo, que possui abundantes terminações nervosas e não tem folículos pilosos, e a aréola. A aréola é circular e pigmentada, com diâmetro entre 15 e 60 mm e apresenta tubérculos de Montgomery ou Morgagni, que são elevações periféricas formadas pela abertura dos ductos das glândulas de Montgomery.

O tecido mamário é composto por elementos epiteliais e estromais. Os elementos epiteliais são compostos por ductos ramificados que conectam as unidades estruturais e funcionais da mama – os lóbulos ao mamilo. O estroma é composto por tecido adiposo e fibroso, e constitui a maior parte da mama fora da lactação.

A mama é envolvida pela fáscia peitoral superficial que continua com a fáscia abdominal superficial de Camper. A superfície posterior da mama encontra-se na fáscia peitoral profunda, cobrindo os músculos peitoral maior e serrátil anterior. Conectando essas duas camadas fasciais estão os ligamentos suspensórios de Cooper, que são bandas fibrosas e representam um meio natural de suporte para a mama.

As mamas são divididas em quatro quadrantes: superior medial, inferior medial, superior lateral e inferior lateral. É frequente vermos os termos externo e interno correspondendo a lateral e medial, respectivamente.

- Irrigação sanguínea principal é derivada da artéria mamária interna. E 1/3 é fornecido pelas artérias torácicas laterais, principalmente para o quadrante superior lateral.
- Inervação: pelos ramos anterolateral e anteromedial dos nervos intercostais (T3 a T5).
- A drenagem linfática das mamas segue um fluxo unidirecional do plexo superficial para o profundo. O fluxo linfático dos vasos subcutâneos e intramurais profundos move-se centrifugamente em direção aos linfonodos axilares, mamários internos e claviculares.

É importante dizer que mapeamento linfático em pacientes com câncer de mama, palpáveis e não palpáveis, mostrou que a maioria das lesões mamárias de todos os quadrantes drena para os linfonodos axilares. Estes são agrupados por localização anatômica em três níveis.

- **Nível I:** linfonodos localizados lateralmente à borda lateral do músculo peitoral menor;
- **Nível II:** linfonodos ficam atrás do músculo peitoral menor;
- **Nível III:** linfonodos estão mediais à borda medial do músculo peitoral menor.

Os linfonodos mamários internos encontram-se dentro da gordura extrapleural nos espaços intercostais, próximos aos vasos mamários internos, e também recebem drenagem linfática de todos os quadrantes da mama.

Em relação à fisiologia da mama, trazemos aqui de forma sucinta as informações mais relevantes:

- o desenvolvimento da mama humana se inicia no período embrionário e atinge a diferenciação completa com a gravidez e a lactação;
- os lóbulos são divididos em quatro tipos, sendo o tipo 4 o mais diferenciado e atingido durante a gravidez;
- o crescimento, a diferenciação e a regressão natural da mama são resultantes de interações complexas entre hormônios sistêmicos e interações locais célula a célula;
- o estrogênio ocupa o papel principal na promoção e proliferação do epitélio da mama;
- a progesterona atua em conjunto com o estrogênio para regular o desenvolvimento das células epiteliais mamárias, sendo ambos, então, necessários para o desenvolvimento ductal normal;
- os hormônios prolactina e ocitocina atuam durante a lactação, estimulando a produção do leite e a sua ejeção, respectivamente.

3. PROPEDÊUTICA

3.1. Anamnese

Como em toda avaliação médica, um boa historia clínica é o passo mais importante para a construção de um diagnóstico correto e o direcionamento adequado. Quando abordamos as doenças relacionadas à mama, precisamos destacar que muitas vezes as pacientes não referem queixa alguma e procuram assistência médica para avaliações preventivas e de rastreio (falaremos mais sobre esse assunto no tópico 5).

Os sintomas mais frequentemente relatados são: dor (mastalgia), descarga papilar e massa mamária. A dor na mama é comum, e até 70% das mulheres ocidentais irão experimentá-la ao longo da vida. É um sintoma raro de câncer de mama. E pode ser dividida em três tipos:

- **mastalgia cíclica:** corresponde a 2/3 dos casos com mastalgia verdadeira, tem relação com flutuações do ciclo menstrual e geralmente se manifesta 1 semana antes da menstruação. Mais frequente bilateral e no quadrante superior externo;
- **mastalgia acíclica:** 1/3 das mastalgias verdadeiras. Maior possibilidade de estar associada a lesões na mama ou na parede torácica. Entre as causas podemos citar: cistos mamários, terapia de reposição hormonal, trauma, câncer de mama inflamatório, ectasia ductal, mamas pendentes volumosas, mastites, abscessos mamários;
- **dor extra mamária:** dor referida, pode ser de origem musculoesquelética, como parede torácica, distúrbios da coluna, ou ainda associada a doenças pulmonares, biliares, esofágicas ou cardíacas.

Durante a história clinica precisamos abordar as seguintes questões:

- Há queixa de dor mamária? Em caso afirmativo, caracterizar há quanto tempo, se existe relação com período do ciclo menstrual, ocorre melhora ou piora com alguma posição ou ação.
- Percebeu algum nódulo na mama ou nas axilas que fez buscar o atendimento? No exame físico verificaremos se há lesões palpáveis, mas desmembrar essa informação na anamnese permite avaliar o tempo de sintoma, se ocorreu aumento do nódulo e em qual período, se há influência do período menstrual no tamanho da lesão, entre outros dados que podem direcionar o diagnóstico.
- Paciente percebeu descarga mamilar? A saída de líquido pelo mamilo chama atenção da paciente para buscar ajuda médica. Importante caracterizar o aspecto que pode sugerir algum diagnóstico. O líquido pode

ser descrito como: translúcido, purulento, esverdeado, sanguinolento ou mesmo lácteo fora do período de amamentação (galactorreia).

- Quando foi a menarca e quando ocorreu a interrupção da menstruação, faz uso de contraceptivo oral ou injetável ou reposição hormonal? Determinar o tempo de exposição aos hormônios femininos e o uso de hormônios sintéticos é importante, pois se relaciona a algumas doenças benignas e ao câncer da mama.

- Tem filhos? Amamentou? Caracterizar número de gestações, idade em que ocorreram e como e por quanto tempo conseguiu amamentar.

- Tem história pessoal ou familiar de câncer? Em caso afirmativo, importante definir há quanto tempo, qual tipo e qual o parentesco no caso de familiares. Outros tipos de câncer além da mama, podem ser fatores de risco e induzir a pesquisa de alterações genéticas com transmissão familiar, encaminhando a paciente para outro tipo de abordagem de rastreio e indicando tratamentos diferenciados.

- Tem alguma comorbidade? Pacientes diabéticas tipo 1 podem desenvolver uma condição clinica especifica (será abordada no tópico 4.5) e outras doenças como a tuberculose podem se manifestar na mama também.

- Tem cirurgias anteriores? Cirurgias prévias em mamas, reparadoras ou estéticas, além de cirurgias ginecológicas em outros sítios podem trazer informações para suspeição de diagnósticos diferentes, como por exemplo contratura capsular após implante de próteses de silicone.

3.2. Exame físico

O exame físico específico das mamas deve incluir:

- **Inspeção:** observar grandes assimetrias, contorno das mamas, retrações, abaulamentos, mudança da coloração da pele, alteração de tamanho e posição das aréolas, descamações em aréolas ou mamilos, lesões de pele e drenagens espontâneas.

- **Palpação:** presença de nódulos, espessamentos e massas palpáveis e sempre incluir as axilas e fossas supra e infraclaviculares no exame.

- **Expressão dos mamilos:** importante observar se há saída de alguma secreção e, se positivo, qual o aspecto. A descarga mamilar pode ser fisiológica ou patológica e durante os anos reprodutivos, até 80% das mulheres terão pelo menos um episodio de secreção mamilar.

O risco maior de lesões papilíferas malignas ou não ocorre quando a secreção é persistente, espontânea, hemorrágica ou transparente unilateral, uniductal.

Os quatro quadrantes mamários, áreas subareolares, axilas e fossas supra e infraclaviculares devem ser sistematicamente examinadas com a paciente deitada e sentada com as mãos nos quadris e depois acima da cabeça.

3.3. Principais exames de imagem

Mamografia

A mamografia é o principal exame no rastreamento do câncer de mama, tendo como principal objetivo o diagnóstico precoce em mulheres assintomáticas e com exame físico sem anormalidades (mamografia de rastreamento). Também deve ser realizada em pacientes que apresentam queixas clínicas e/ou alterações ao exame físico (mamografia diagnóstica).

A preferência deve ser pela mamografia digital, que apresenta vantagens como melhor resolução da imagem, especialmente em mamas densas e avaliação de microcalcificações, possibilidade de manipulação da imagem, envio eletrônico e capacidade de armazenar imagens. A acurácia da mamografia dependerá de fatores técnicos como qualidade do mamógrafo, posicionamento adequado das mamas durante o exame e experiência do profissional que interpreta a imagem. Devemos também destacar que aspectos constitucionais das mamas também influenciam. Quanto menor for a densidade mamária, maior será a sensibilidade do exame. O laudo mamográfico deve incluir a composição da mama: mamas predominantemente adiposas, mamas com densidades fibroglandulares esparsas, mamas heterogeneamente densas, mamas extremamente densas.

Os achados mamográficos mais relevantes são: nódulos, calcificações e microcalcificações, assimetrias, densidades, distorções arquiteturais e tais alterações recebem classificação de acordo com grau de suspeição.

Ultrassonografia das mamas

Exame útil no diagnóstico de patologias mamárias, geralmente em complementação à mamografia. Também importante na avaliação de alterações palpáveis em pacientes jovens ou no ciclo gravídico-puerperal, situações em que a mamografia tem sensibilidade diminuída devido à alta densidade mamária. É o método com maior acurácia na avaliação de linfonodos axilares e primeira opção para guiar biópsias percutâneas e punções aspirativas em mamas e axilas.

Ressonância magnética das mamas

A ressonância magnética das mamas é um método propedêutico importante na Mastologia, porém em cenários específicos. O exame permite a análise morfológica das alterações e também o estudo dinâmico após injeção endovenosa de gadolínio com análise das curvas de captação de contraste. As lesões suspeitas possuem um aumento da permeabilidade capilar e da neoangiogênese, o que faz com que o contraste seja captado mais rapidamente. Pacientes em idade fértil devem preferencialmente realizar o exame entre o 7º e o 14º dia do ciclo menstrual, reduzindo a interferência hormonal e melhorando a acurácia diagnóstica.

As principais indicações do uso da ressonância magnética são achados inconclusivos ou divergentes entre exame clínico e outros métodos de imagem, avaliação de pacientes com carcinoma oculto, avaliação de próteses, acompanhamento de resposta terapêutica de quimioterapia neoadjuvante e rastreamento em paciente com alto risco de câncer de mama. Também pode ser utilizada em pacientes já submetidas a cirurgia conservadora para a diferenciação entre cicatriz (fibrose pós-cirúrgica) e recidiva.

O uso da ressonância magnética para planejamento terapêutico do câncer de mama é um tema controverso, mas pode ser muito útil em pacientes candidatas a tratamento cirúrgico conservador, principalmente em pacientes jovens, com mamas densas ou com diagnóstico de carcinoma lobular.

Pacientes com insuficiência renal devem ser submetidos ao exame apenas se realmente imprescindível e sempre precedido de avaliação prévia da função renal, pois o gadolínio tem excreção renal.

Classificação BI-RADS® (Breast Image Reporting and Data System)

O Sistema de Dados e Relatórios de Imagem da Mama (*Breast Image Reporting and Data System* – BI-RADS®) foi desenvolvido pelo *American College of Radiology* (ACR) e padronizou a terminologia dos laudos e recomendações de conduta. Também é utilizado para mamografia, ultrassonografia e ressonância magnética das mamas.

- Categoria BI-RADS 0 - exame insuficiente – complementar com outros métodos;
- Categoria BI-RADS 1 - exame normal – seguimento normal;
- Categoria BI-RADS 2 - achado benigno – seguimento normal;
- Categoria BI-RADS 3 - achado provavelmente benigno – controle semestral - risco de câncer ≤ 2%;
- Categoria BI-RADS 4 - achado suspeito = estudo histopatológico:
    - 4A = risco de 2-10%
    - 4B = risco de 10-50%
    - 4C = risco de 50-95%
- Categoria BI-RADS 5 - achado provavelmente maligno = estudo histopatológico - risco ≥ 95%;
- Categoria BI-RADS 6 – biopsia confirmando malignidade.

3.4. Tipos de biópsias

Punção aspirativa por agulha fina (PAAF)

Método diagnóstico utilizado para obter material para exame citológico através da aspiração das lesões com agulhas com diâmetro até 1 mm. Exame de baixo custo e útil na avaliação de lesões palpáveis. Para lesões não palpáveis deve ser guiada por exames de imagem. Bastante utilizado para punção aspirativa de cistos mamários. A principal desvantagem em comparação a *core biopsy* é a impossibilidade de distinção entre carcinoma *in situ* ou invasor e de classificação dos diversos tipos histológicos e estudo imunoistoquímico.

Punção por agulha grossa (core biopsy)

Exame com alta acurácia no diagnóstico de câncer de mama. Principal indicação em lesões mamárias suspeitas de malignidade (categoria BI-RADS 4 ou 5), palpáveis ou não. Pode ser também guiada por exames de imagem.

É realizada após infiltração do anestésico local e introdução de pistola de *core biopsy*, que permite a coleta de fragmentos de tecido para estudo histopatológico. Em casos de confirmação de câncer, também permite o estudo imunoistoquímico necessário para o planejamento terapêutico. Em casos especiais pode ser indicada em lesões com características de benignidade para planejar o seguimento.

Biópsia percutânea assistida a vácuo (mamotomia)

Também realizada com anestesia local. Introduz-se uma cânula com calibre de 7 a 12 gauge e através de vácuo são retirados fragmentos de tecido. Procedimento realizado guiado por ultrassonografia, mamografia ou ressonância magnética. Pode ser diagnóstico e/ou terapêutico, pois as lesões podem ter ressecção completa. Excelente método para avaliação de microcalcificações suspeitas. Recomenda-se a inserção de clipe metálico no sítio da lesão para guiar possíveis ressecções cirúrgicas em caso de diagnóstico de malignidade. A principal limitação do método é o custo e a dificuldade de acesso.

Biópsia cirúrgica excisional

As técnicas de biópsia percutânea devem ser a primeira escolha para o diagnóstico de lesões mamárias. Reserva-se a biópsia cirúrgica para casos em que tais métodos não obtiveram conclusão ou quando revelam lesões papilíferas ou presença de atipias. Nessas condições, habitualmente será indicada a análise da lesão em sua totalidade para correta classificação. O *National Comprehensive Cancer Network* (NCCN) dos Estados Unidos recomenda que a taxa de realização de biópsias cirúrgicas na propedêutica inicial do câncer de mama seja menor que 10%.

Em todos os métodos citados é fundamental a concordância entre os resultados da patologia e radiologia/clínica para o planejamento terapêutico adequado. Em casos de discordância sempre prosseguir a investigação diagnóstica.

4. DOENÇAS BENIGNAS MAIS FREQUENTES

4.1 Alterações fibrocísticas

Os termos alterações fibrocísticas ou alterações funcionais benignas das mamas têm sido utilizados preferencialmente à doença fibrocística, visto que não constituem necessariamente uma condição patológica. São as lesões mamárias não proliferativas mais comuns. Estima-se que 50% das mulheres terão ao longo de suas vidas uma lesão mamária, e aproximadamente 1/4 serão cistos.

Os achados microscópicos incluem cistos, papilomatose, adenose, fibrose e hiperplasia epitelial ductal. Mais frequentes em mulheres entre 30-50 anos, raramente ocorrem após a menopausa, exceto quando está sendo realizada reposição hormonal. O estrogênio é considerado um fator causal. Podem se manifestar com dor ou hipersensibilidade que pioram no período pré-menstrual. Alterações de tamanho, com surgimento e desaparecimento rápidos, além de lesões múltiplas e bilaterais são frequentes.

Mamografia e ultrassonografia podem ser utilizadas para avaliação dessas alterações, e a biópsia está indicada em lesões suspeitas.

No tratamento da dor mamária devemos informar a paciente que provavelmente não se trata de câncer ou doença grave. A utilização de sutiãs para sustentação da mama dia e noite, orientações dietéticas e atividade física também têm papel importante na melhora da dor. A punção aspirativa dos cistos pode trazer alivio quando forem sintomáticos. Prosseguir investigação na presença de conteúdo hemorrágico no líquido aspirado (afastar acidentes de punção) ou se ainda persistir alteração palpável.

4.2. Fibroadenomas

São os tumores benignos mais comuns da mama. Etiologia não é conhecida, mas há provável relação hormonal: os fibroadenomas podem aumentar na gravidez ou com o uso de estrogênio e geralmente regridem na menopausa. Podem ser múltiplos, acometendo a mesma mama ou ambas as mamas, em até 20% dos casos. Mais frequentes entre os 15 e 35 anos.

Não é necessária exérese cirúrgica quando o diagnóstico de fibroadenoma simples é confirmado por biópsia. Crioablação é uma alternativa à excisão cirúrgica, mas só pode ser realizada após confirmação diagnóstica e em lesões menores. Fibroadenomas maiores que 3-4 cm devem ser ressecados para excluir tumores *phyllodes*. Tumores *phyllodes* são lesões clinicamente similares aos fibroadenomas, porém com crescimento estromal rápido e que podem atingir grandes dimensões. Podem ser benignos ou malignos. O tratamento é a excisão completa da lesão com margem de 1 a 2 cm. Em alguns casos pode ser necessária a mastectomia para atingir essas margens. A ressecção inadequada pode levar a recidiva local. Não há indicação para dissecção linfonodal, visto que seu componente sarcomatoso gera metástases por via hematogênica não para os linfonodos.

4.3. Mastite

O termo mastite se refere a inflamação do tecido mamário e, não necessariamente, existe infecção associada. Pode ser dividida em dois grupos: lactacional e não lactacional.

4.3.1 Mastite lactacional

É a associada ao período da lactação, e estima se que ocorra em 2-10% das mulheres que amamentam, sendo mais comum nos primeiros 3 meses. Normalmente resulta de situações que geram ingurgitamento prolongado da mama e drenagem ineficiente, como ocorre em ocasiões de alimentações infrequentes, desmame rápido, bloqueio parcial do ducto de leite, escoriações e rachaduras dos mamilos, desnutrição materna, entre outras.

São considerados fatores de risco: a história prévia de mastite, má drenagem do leite, uso de cremes em mamilos (principalmente antifúngicos) e uso de bomba para tirar o leite.

A mastite lactacional se torna infecciosa com 12-24 horas de sintomas persistentes e cursa com: mama dolorida, edemaciada e vermelha, associada a febre maior que 38,3º C, mialgia e mal-estar, podendo estar associada a abscesso. A maioria das infecções é causada pelo *Staphylococcus aureus*, incluindo a possibilidade de *S. aureus* resistente a meticilina (MRSA).

O tratamento inclui sintomáticos, esvaziamento completo da mama por meio de amamentação contínua, bombeamento e/ou expressão manual. Nos casos de infecção associada, além das medidas anteriores, está indicado o uso de antibióticos que pode ir desde cefalexina até a vancomicina nas infecções graves por MRSA. Nos casos refratários ao tratamento com antibiótico devemos descartar a presença de abscesso mamário e até mesmo carcinoma inflamatório da mama.

4.3.2. Mastite não lactacional

Engloba basicamente dois diagnósticos: mastite periductal e mastite granulomatosa idiopática.

Mastite periductal

A mastite periductal é uma condição inflamatória dos ductos subareolares, de causa desconhecida, afeta sobretudo mulheres jovens e muito frequentemente está associada ao tabagismo. Geralmente se apresenta com inflamação periareolar e pode ocorrer infecção secundária, levando à ruptura dos ductos e formação de abscessos, que geralmente drenam espontaneamente na borda da aréola.

O uso de antibióticos por pelo menos 5 a 7 dias está indicado, assim como a drenagem quando ocorre abscesso associado. Cessar o tabagismo é útil para reduzir o risco de infecção recorrente.

Mastite granulomatosa idiopática (IGM)

A mastite granulomatosa idiopática, também conhecida como mastite lobular granulomatosa idiopática, é uma doença inflamatória benigna rara, de etiologia desconhecida, geralmente unilateral e que não está associada a risco aumentado de câncer subsequente. Mais comum em mulheres jovens com filhos, mas pode ocorrer em nulíparas e em homens.

Apresenta se clinicamente como massa mamária inflamatória periférica, ou também como várias áreas simultâneas de infecção periférica com abscessos e ulceração de pele subjacente. Retração mamilar, alterações em casca de laranja e adenopatia axilar podem acompanhar esses achados. O diagnóstico geralmente é feito com biópsia por agulha de uma massa visualizada ao ultrassom, e a histologia mostra lesões granulomatosas não necrosantes centradas no lóbulo.

É uma condição inflamatória autolimitada que se resolve lentamente, podendo levar 5 a 20 meses para resolução completa. Excisão cirúrgica não é recomendada. Para o tratamento da dor localizada podem ser utilizados anti-inflamatórios não esteroides. O uso rotineiro de corticoides ou metotrexato não está indicado, mas muitos casos necessitarão dessas medicações para resolução. Infelizmente, a descontinuação das medicações costuma reativar o quadro.

IGM complicada por infecção secundaria e abscesso deve ser tratada com antibióticos e drenagem.

4.4. Abscesso mamário (AM)

Abscesso mamário é uma coleção localizada de exsudato inflamatório (pus) no tecido mamário. Pode ser decorrente de mastite ou celulite que não responderam à antibioticoterapia, mas pode ser a primeira manifestação de infecção na mama (abscessos primários).

Abscessos mamários em mulheres não lactantes são mais frequentes em afro-americanas, obesas e fumantes. O tabagismo vem sendo apontando como fator de risco significativamente associado à recorrência do abscesso. Fatores de risco para o desenvolvimento de abscesso como complicação de mastite lactacional incluem: idade materna maior que 30 anos, primeira gravidez, idade gestacional maior ou igual a 41 semanas e uso do tabaco.

A maioria dos abscessos mamários primários é causada pelo *S. aureus*. Nos quadros recorrentes, a incidência de flora mista e infecção anaeróbia está aumentada. O diagnóstico é feito a partir do achado de inflamação localizada na mama associada a febre, massa flutuante, sensível e palpável. Pode surgir simultaneamente à mastite ou até 5-28 dias após esse quadro. A ultrassonografia confirma o diagnóstico demonstrando coleção fluida e pode ser utilizada para aspiração guiada da coleção.

O tratamento é baseado na drenagem do abscesso e antibioticoterapia com cobertura para *S. aureus* por 10 a 14 dias. Quando observamos abscesso associado a hidroadenite supurativa e abscesso subareolar com mamilo retraído, a possibilidade de germes anaeróbios deve ser lembrada e a antibioticoterapia ampliada.

A drenagem do abscesso se faz preferencialmente por punção aspirativa, que pode ser guiada por ultrassom, mas em casos onde existe comprometimento da pele adjacente (isquemia ou necrose) ou na falha da aspiração, a drenagem cirúrgica será necessária.

Complicações incluem infecção recorrente, resultado cosmético ruim e fístula do ducto mamário. A infecção recorrente é mais frequente no contexto de abscesso não lactacional, diabetes e tabagismo. No cenário de infecção lactacional, a drenagem do leite por amamentação ou extração com bomba é importante para resolução da infecção e alívio do desconforto. As mulheres devem ser encorajadas a continuar amamentando após a infecção da mama.

4.5. Mastopatia diabética

Também conhecida como mastite linfocítica ou mastopatia linfocítica, é observada ocasionalmente em mulheres na pré-menopausa com diabetes *mellitus* tipo 1 de longa duração. A apresentação típica é de uma massa mamária suspeita com padrão mamográfico denso, e o estudo histopatológico é recomendado para a confirmação diagnóstica. A patologia mostra fibrose densa semelhante a queloide e inflamação linfocítica periductal, lobular ou perivascular.

A patogênese é desconhecida, mas características histológicas são semelhantes às observadas em doenças autoimunes. Com o diagnóstico de certeza, a excisão não é indicada e não há risco aumentado de câncer subsequente.

4.6. Ginecomastia

Ginecomastia é uma proliferação benigna do tecido glandular da mama masculina, causada por um aumento na proporção de estrogênio para atividade andrógena. Outra definição é o tecido mamário palpável que se estende além da área do mamilo ou crescimento recente de tecido mamário quase sempre acompanhado de sensibilidade, independente do tamanho.

Pode ser unilateral ou bilateral. Em alguns casos, um lado pode aumentar semanas a meses antes do outro. Quatro características típicas ao exame físico da mama: o tecido glandular está localizado centralmente, de forma simétrica, geralmente bilateral e sensível ao toque durante a fase inicial de crescimento. O diagnóstico é clinico: massa palpável com pelo menos 0,5 cm de diâmetro, geralmente subjacente ao mamilo. Em situações suspeitas para câncer de mama, exames de imagem devem ser realizados. A pesquisa da etiologia da ginecomastia pode incluir exames laboratoriais, como dosagens hormonais e, ainda, exames de imagem de outras regiões.

A ginecomastia pode estar relacionada a doenças hepáticas, renais, hipertireoidismo e hipogonadismo, além de tumores de suprarrenal e testiculares. Há ainda uma enorme lista de substâncias, entre medicamentos, suplementos dietéticos e produtos fitoterápicos, citados como causadores da ginecomastia, mas muitos deles ainda sem evidência científica robusta.

Há boas evidências científicas de uma verdadeira associação com o uso de anabolizantes, estrogênios, espironolactona, cimetidina, cetoconazol, hormônio do crescimento, gonadotrofinas, terapias antiandrogênicas e inibidores da 5-alfa-redutase. A suspensão de substâncias causadoras pode levar a regressão do quadro em até 30 dias, mas vale ressaltar que após tempo prolongado de ginecomastia – após 12 meses, a fase fibrótica já foi atingida e não há resposta com a interrupção das drogas ou mesmo com uso de tratamento medicamentoso.

O tratamento cirúrgico da ginecomastia está indicado quando há desconforto local ou sofrimento psíquico. O procedimento consiste na combinação da excisão cirúrgica do tecido glandular podendo ser associado a lipoaspiração de qualquer tecido adiposo coexistente, geralmente por incisão periareolar.

Em homens com câncer de próstata tratados com monoterapia androgênica, a ginecomastia acontece em até 75% dos casos e pode ser indicada prevenção com tamoxifeno ou radioterapia.

5. CÂNCER DE MAMA

5.1. Epidemiologia

O câncer de mama é o tipo mais comum de câncer e a principal causa da morte relacionada ao câncer em mulheres em todo o mundo. Estima-se que haverá 1,97 milhão de novos diagnósticos em todo o mundo e 66.280 no Brasil em 2020. A incidência tem aumentado progressivamente nos últimos anos.

As mulheres têm 12% de risco de desenvolver câncer de mama em algum momento da vida e somente 5 a 10% estão relacionados à predisposição genética. As mulheres brasileiras têm maior risco de serem diagnosticadas com estágio tardio e em idade mais jovem do que as mulheres em países de alta renda.

O estudo AMAZONA III (GBECAM 0115) é um registro prospectivo que incluiu 2.950 mulheres recém-diagnosticadas com carcinoma invasivo no Brasil durante o período de janeiro de 2016 a março de 2018 em 22 centros, incluindo pacientes atendidos por serviços de saúde pública e privada. Mulheres com idade ≤ 40 anos representavam 17% dos pacientes, um número significativamente mais alto do que as taxas relatadas na literatura. A idade mediana ao diagnóstico de câncer de mama no Brasil é de 53 a 55 anos, enquanto nos países de alta renda é de aproximadamente 64 anos. As causas de uma alta prevalência em mulheres jovens devem ser investigadas para adequação de potenciais estratégias preventivas e de rastreamento.

5.2. Fatores de risco, prevenção e rastreamento

Existem vários fatores de risco para o câncer de mama, porém nem todos são modificáveis. A prevenção primária ainda não é totalmente possível devido à variação dos fatores de risco e às características genéticas que estão envolvidas na sua etiologia. A idade é um importante fator. Os fatores reprodutivos como a idade da menarca e da menopausa também interferem. Quanto mais precoce a idade da menarca e mais tardia a menopausa, maior o risco para o câncer de mama. Nulíparas têm risco maior de câncer de mama em comparação com as que já gestaram, e quanto mais precoce a gestação, maior a proteção. Quanto maior a paridade, maior o efeito protetor. A amamentação também está relacionada como fator protetor. A terapia de reposição hormonal por tempo prolongado também eleva o risco. Pacientes com mamas densas, tanto na pré quanto na pós-menopausa, também apresentam elevação do risco.

Estima-se que 28% dos casos de câncer de mama poderiam ser evitados com hábitos saudáveis. Evitar a obesidade, manter dieta equilibrada priorizando alimentos naturais e praticar exercícios físicos regularmente são recomendações básicas para prevenir o câncer de mama e até mesmo para reduzir risco de recidiva em pacientes que já tiveram o diagnóstico previamente. A ingestão de álcool também é fator de risco, assim como a exposição a radiações ionizantes em idade inferior aos 30-35 anos.

Rastreamento para mulheres com risco usual

O rastreamento para o câncer da mama tem como objetivo a detecção precoce em mulheres assintomáticas visando reduzir a mortalidade por esse tipo de câncer, bem como a morbidade associada a estágios avançados da doença. O Ministério da Saúde recomenda rastreamento com mamografia bianual em mulheres entre 50 e 69 anos. Já o consenso entre o Colégio Brasileiro de Radiologia (CBR), a Sociedade Brasileira de Mastologia (SBM) e a Federação Brasileira das Associações de Ginecologia e Obstetrícia (FEBRASGO) recomenda rastreamento com mamografia anual para mulheres entre 40 e 74 anos, preferencialmente com técnica digital. Após os 75 anos recomenda-se manter o rastreamento mamográfico anual em mulheres com expectativa de vida superior a 7 anos.

Não existem dados que indiquem o rastreamento com ultrassonografia para todas as mulheres de risco usual, mas pode ser considerada como complementar à mamografia nas mulheres com mamas densas. Não existem dados que indiquem rastreamento com ressonância magnética para as mulheres de risco usual.

Rastreamento para mulheres com alto risco para câncer de mama

- Mulheres com mutação dos genes BRCA1 ou BRCA2, ou com parentes de 1° grau com mutação provada = rastreamento anual com ressonância magnética a partir dos 25 anos de idade e rastreamento anual com mamografia a partir dos 30 anos de idade.

- Mulheres com risco ≥ 20% ao longo da vida, calculado por um dos modelos matemáticos baseados na história familiar = rastreamento anual com ressonância magnética iniciando 10 anos antes da idade do diagnóstico do parente mais jovem (não antes dos 25 anos) e rastreamento anual com mamografia iniciando 10 anos antes da idade do diagnóstico do parente mais jovem (não antes dos 30 anos).

▶ Mulheres com história de irradiação no tórax entre os 10 e 30 anos de idade = rastreamento anual com ressonância magnética a partir do 8º ano após o tratamento radioterápico (não antes dos 25 anos) e rastreamento anual com mamografia a partir do 8º ano após o tratamento radioterápico (não antes dos 30 anos).

▶ Mulheres com diagnóstico de síndromes genéticas que aumentam o risco de câncer de mama (como Li-Fraumeni, Cowden e outras) ou parentes de primeiro grau acometidos = rastreamento anual com ressonância magnética a partir do diagnóstico (não antes dos 25 anos) e rastreamento anual com mamografia a partir do diagnóstico (não antes dos 30 anos).

▶ Mulheres com história pessoal de hiperplasia lobular atípica, carcinoma lobular *in situ*, hiperplasia ductal atípica, carcinoma ductal *in situ* e carcinoma invasor de mama = rastreamento anual com mamografia e ressonância magnética a partir do diagnóstico.

5.3. Câncer de mama: Histopatologia e vias de disseminação

Os tipos histopatológicos de câncer de mama mais comuns são os ductais (cerca de 80%) e lobulares. Sugere-se que o carcinoma ductal *in situ* seja renomeado como neoplasia intraepitelial ductal por conta de sua natureza não infiltrativa e o carcinoma lobular *in situ* não é considerada neoplasia. Embora caracteristicamente seja muito heterogêneo e encerre doença de prognóstico e evolução diversos, o câncer de mama pode ser classificado de acordo com o Índice Prognóstico de Nottingham, baseado no tamanho tumoral, no grau histopatológico e no estado dos linfonodos axilares. Modificado por critérios de Elston e Ellis, auxilia no manejo e nas opções terapêuticas.

Há mais de 20 anos, o painel imunoistoquímico identifica e mensura a expressão de marcadores como os receptores de estrogênio e progesterona, o Ki67 e a superexpressão do HER-2. Foi incorporado à avaliação da neoplasia maligna da mama para determinação do prognóstico e como preditor de resposta à endocrinoterapia e às terapias-alvo. Mais recentemente, predição de resposta à terapia sistêmica neoadjuvante ou cirurgia *up-front* também passaram a depender do imunofenótipo definido pelo método. Tumores que expressam os receptores hormonais, chamados luminais, respondem ao tamoxifeno e inibidores de aromatase, assim como aqueles enriquecidos da expressão de HER-2 são candidatos a resposta patológica completa quando utilizadas drogas com trastuzumab e pertuzumab na neoadjuvância.

A disseminação do câncer de mama ocorre preferencialmente por via linfática, acometendo primariamente a axila homolateral. Até o final dos anos 1990, a linfadenectomia completa foi considerada padrão-ouro na abordagem cirúrgica do câncer de mama. Com novos conhecimentos sobre genética e biologia tumorais, observou-se baixo ou nenhum benefício em muitas pacientes. O esvaziamento radical, em muitas ocasiões, acarreta consequências desastrosas por conta do comprometimento da drenagem linfática do membro superior até a cadeia axilar; linfedema, parestesia e dificuldades motoras são frequentes. Com a introdução da técnica de identificação do(s) linfonodo(s)-sentinela(s) através de marcador biológico (*Blue Dye Test*) e/ou da medicina nuclear através da injeção de radiofármaco (Dextran 500-99 Tecnécio), reduziu-se a extensão da abordagem axilar e, consequentemente, as sequelas desse procedimento.

Diversos aspectos estão relacionados à disseminação de metástases: angiogênese tumoral, desagregação e migração de células a partir do tumor primário, rotura da parede vascular, adaptação ao ambiente inédito, tropismo pelo(s) órgão(s)-alvo e células dormentes. A interação entre as células cancerosas e hospedeiras determinará a cascata metastática, envolvendo biomoléculas de sinalização e estimulação e genes.

Os esforços nas últimas décadas foram direcionados para o diagnóstico precoce e as terapias sistêmicas que pudessem impactar na morbimortalidade do câncer de mama. Alguns pacientes podem manifestar metástases à distância precocemente, encerrando doença estágio IV, na maioria das vezes incurável. Outras, sem metástases detectáveis no momento do diagnóstico, eventualmente apresentarão recorrência em órgãos à distância. Para pacientes que não apresentam lesão metastática detectável no momento do diagnóstico, porém com doença de alto risco, o objetivo da quimioterapia adjuvante seria eliminar micrometástases ocultas indetectáveis, tanto em espécimes cirúrgicas como em exames complementares de rastreamento.

5.4. Diagnóstico e Estadiamento

A neoplasia maligna da mama se manifesta basicamente por duas formas: Nódulo palpável ao exame clínico ou alteração suspeita aos exames imaginológicos (mamografia, ultrassonografia e ressonância magnética). Bastante infrequentes, outras duas manifestações clínicas podem sugerir malignidade: descarga papilar sanguínea, preferencialmente espontânea, unilateral e uniductal ou descamação do complexo areolopapilar acompanhada de prurido (carcinoma de Paget).

Lesões suspeitas detectadas em mamografia de rastreamento podem ser analisadas por avaliação complementar (outros métodos de imagem) ou por obtenção de espécime para diagnóstico histopatológico. Esse pode ser obtido por biópsia de fragmento (*core-biopsy* ou biópsia a vácuo guiadas) ou excisional (cirúrgica). Sempre que possível, o método ambulatorial deve ser escolhido em função da baixa complexidade, do baixo custo e por permitir avaliações que impactem na escolha terapêutica mais adequada.

Imagens obtidas através de mamografia, ultrassonografia e ressonância magnética são classificadas em categorias de 0 a 6 (BI-RADS) que, em última análise, definem o percentual de risco de confirmarem ou não malignidade. Permitem padronizar a conduta diante das imagens obtidas e, certamente, devem ser confrontadas com os achados clínicos. Apesar de configurarem uma oportunidade de diagnosticar precocemente a doença e, com isso, permitirem tratamentos mais eficientes e menos agressivos, observa-se também preocupação com o sobrediagnóstico e elevados índices de falso-positivos dos exames de imagem, gerando procedimentos desnecessários ou ansiedade entre as mulheres. Em função de sua elevada prevalência, o câncer de mama é uma das quatro patologias incluídas em programas de rastreamento sistemático do INCA, gerando diagnósticos precoces e impacto na sobrevida (tanto global, como livre de doença) e no planejamento terapêutico. Em alguns países desenvolvidos, observa-se um início mais tardio (45 anos) e uma periodicidade um pouco mais estendida para evitar biópsias desnecessárias e sobrediagnóstico. Inteligência artificial, medicina de precisão, *deep learning* e outras tecnologias/algoritmos devem rever os protocolos e otimizar recursos e atenção no sentido de selecionar a população a ser rastreada e com qual frequência.

Espécimes obtidos de biópsia (de fragmento ou cirúrgica) são levados para análise anatomopatológica pelo método clássico de coloração com hematoxilina-eosina. Confirmada neoplasia maligna, esse mesmo material é submetido a testes imunoistoquímicos para identificação do perfil, importante na decisão terapêutica. Entretanto, entre 15 e 20% dos espécimes obtidos de biópsias de fragmento, por se tratar de material amostral, podem não expressar o exato perfil.

Estadiamento

Até 2017, o estadiamento do câncer de mama seguia o tradicional TNM (tamanho tumoral, estado linfonodal e metástase detectada) da AJCC (*American Joint Committee on Cancer*) considerando fatores anatômicos. A partir da compreensão de fatores biológicos que modulam o comportamento da doença, integraram-se também informações de biomarcadores àquelas do painel imunoistoquímico. Considerou-se a expressão do receptor de estrogênio (RE) e do receptor de progesterona (RP), de HER2 (ou sua amplificação) e grau histológico à avaliação anatômica do tamanho do tumor, envolvimento de linfonodos regionais e metástases distantes.

5.5. Tratamento

O tratamento do câncer de mama envolve, em geral, etapas e protocolos rigidamente estudados e estabelecidos. Entretanto, deve-se considerar questões individuais relacionadas à condição clínica, à disponibilidade de recursos e, certamente, ao desejo da paciente.

Contempla objetivos diversos com foco no incremento da sobrevida e na redução das recidivas, locais ou à distância. Parâmetros cada vez mais minuciosos permitem customizar a conduta, ainda que não individualmente, mas entre grupos cujos indivíduos apresentem características comuns. Não tão distante no tempo, o tratamento de pacientes com câncer de mama envolvia a mastectomia radical com linfadenectomia axilar completa, radioquimioterapias, além do uso de tamoxifeno por 5 anos, independentemente das características da doença. Exceto nas doenças avançadas ou na vigência de metástases, a terapia sistêmica não era considerada como abordagem neoadjuvante.

Embora tenham repercussões em todas as esferas, tanto local como sistêmica, os tratamentos apresentam objetivos que podem classificá-los como: locais ou sistêmicos.

Cirurgia e radioterapia apresentam como objetivo primário o controle local da doença. Quimioterapia, endocrinoterapia, imunoterapia e terapia-alvo se baseiam no controle sistêmico da doença. Certamente, cada etapa tem sua importância tanto no controle local, como sistêmico.

Ao longo do século XX observou-se que as cirurgias se tornaram cada vez menos mutiladoras. Evoluiu-se da radicalidade proposta por Haslted (técnica publicada em 1894) que envolvia a retirada de toda a mama, ambos os músculos peitorais e a linfadenectomia axilar total, para ressecção tumoral (segmentectomia, lumpectomia, tumorectomia alargada e outros sinônimos) com margem mínima de segurança e obtenção de amostra linfonodal. Não obstante, a possibilidade de se detectar tumores cada vez menores também contribuiu para essa tendência.

Alguns conceitos passaram a balizar as condutas (mais ou menos conservadoras) tanto na mama quanto na axila. Para se propor uma cirurgia que preserve a mama, o tumor não deve corresponder a mais de 20% da mesma; apesar de não encerrar contraindicação absoluta, a multicentricidade/multifocalidade pode impedir procedimento conservador, assim como a presença de componente intraductal extenso. Na axila, evoluiu-se da "limpeza" axilar completa nos três níveis, retirando-se todos os linfonodos abaixo da veia axilar/subclávia com todos os seus comemorativos de sequelas (parestesia, linfedema e alterações motoras), para a abordagem mínima de retirada do linfonodo-sentinela. Vigente a perspectiva de omissão da abordagem axilar em algumas situações, invariavelmente se considera a mesma como elemento de prognóstico da doença, e não mais como etapa do tratamento.

A cirurgia da mama deve se atentar para obter resultados estéticos tanto na forma, quanto no volume e na localização da cicatriz. Na última década, técnicas de reconstrução mamária apresentaram resultados satisfatórios, tornando indicações de esvaziamento da glândula mamária (adenomastectomia) cada vez mais frequentes. A oncoplastia encerra importante capítulo da Mastologia, e permitiu não somente que pacientes acometidas pela enfermidade tivessem o tratamento eficaz, mas também o resgate da cosmese e da harmonia corporal.

Paralelamente à evolução das técnicas cirúrgicas, a radioterapia também experimentou importantes avanços, tanto na eficácia quanto na redução efeitos adversos. Utilizada como adjuvância em praticamente todas as cirurgias conservadoras (quadrantectomias), utiliza-se de radiação ionizante com o objetivo de reduzir a incidência de recorrência. A dose habitual, aplicada ao longo de 5 a 6 semanas, é de 50 Gy, com ou sem *boost* (reforço) próximo ao sítio inicial do tumor. Apesar de conceitualmente ser uma modalidade de tratamento local, pode apresentar impacto na sobrevida global. As técnicas evoluíram dos históricos equipamentos de telecobaltoterapia para os modernos aceleradores lineares, com hipofracionamento de dose. Considerando que mais de 80% das recaídas locais ocorrem até 1 cm do foco primário, técnicas de radioterapia intraoperatória também encerram importante aliado, por incrementarem aderência ao tratamento, redução dos efeitos colaterais e do custo.

Pesquisa e aconselhamento genético

Como em todas as áreas, a Genética experimenta crescimento exponencial no entendimento da história natural, do risco de desenvolver doença e das perspectivas de tratamento. No câncer de mama isso não é diferente.

Identificação de grupos de pessoas com alto risco para câncer de mama altera as recomendações para rastreamento e abordagem preventiva. Esses avanços contribuem para propostas de tratamento e prestação de cuidados. Houve melhora significativa da terapêutica nas últimas décadas, porém novos avanços dependem da tradução da genômica e da medicina de precisão em cuidados clínicos. A medicina de precisão atua em alvos identificáveis capazes de modificar o tratamento e o controle. A geração de imagens por meio da radiômica e da radiogenômica tem um papel central nesse contexto para produzir mais informações que possam impactar na conduta e reduzir os ruídos, que pouco interessam e que podem gerar procedimentos desnecessários.

Modelos clínico-epidemiológicos produzem informações capazes de identificar mulheres/famílias de risco para o desenvolvimento de câncer de mama hereditário. Não raro, manifestam-se mais precocemente, com maior agressividade biológica e elevado risco de recaída. Correspondem a 10% de todas as neoplasias malignas da mama e estão associados a mutações em genes como o BRCA 1/2 (já conhecidos desde a década de 1990). Com o sequenciamento de outras gerações como pTEN, CDH1, pt53, PALB, ATM, BIRD, CHECK-2, entre outros, o painel foi ampliado e permitiu detectar novas mutações.

Mastologistas e oncologistas devem ter conhecimento de algumas premissas para abordar a paciente quanto ao risco genético de câncer de mama: 1 – identificá-la; 2 – reconhecer aquelas com teste negativo, porém que por conta dos critérios de alto risco precisam ser acompanhadas e, possivelmente, retestadas; 3 – Interlocução permanente com o(a) oncogeneticista para dados de interpretação e discussão do aconselhamento proposto, além do monitoramento pós-teste; 4 – gerenciamento das variantes de significado incerto (*VUS*); 5 – interpretação de testes não relacionados a painéis clínicos de câncer; 6 – interpretação de testes genéticos somáticos.

Propostas como início antecipado do rastreamento imaginológico e inclusão da ressonância magnética ao protocolo de detecção precoce já foram abordadas previamente nesse capítulo. As cirurgias redutoras de risco já se incorporam na rotina dos consultórios de Mastologia, determinadas pela avaliação genética.

RESUMO: PONTOS-CHAVE

O conhecimento da anatomia e fisiologia mamária é indispensável para o adequado diagnóstico e tratamento das doenças que acometem a mama.

Aproximadamente 70% das mulheres ocidentais apresentarão queixa de dor na mama ao longo da vida, podendo ser ou não associada a alguma doença.

Dados da literatura mostram que 50% das mulheres apresentarão alguma lesão na mama, sendo os cistos mamários as alterações mais frequentes.

Exames de imagem como a mamografia, ultrassonografia e ressonância magnética têm importante papel no rastreamento e diagnóstico das lesões da mama, cada qual com suas indicações específicas e idades mais apropriadas. O uso da classificação de BI-RADS® padronizou a terminologia dos laudos e condutas.

Métodos menos invasivos de biópsia permitem diagnóstico de certeza na maioria dos casos suspeitos de câncer, e segundo o NCCN dos Estados Unidos a biópsia excisional cirúrgica na avaliação inicial deve ser restrita a menos de 10% dos casos.

O câncer de mama constitui o tipo mais frequente no mundo nos dias atuais, e responsável pelo maior número de óbitos por câncer em mulheres no Brasil e no mundo.

O tratamento do câncer de mama sofreu grande mudança nas últimas décadas, utilizando cirurgias menos mutiladoras, terapias combinadas e informações relacionadas a biomarcadores definindo tratamentos mais direcionados.

Com hábitos de vida saudáveis, como alimentação adequada e prática de atividades físicas, 28% dos casos de câncer de mama poderiam ser evitados.

▶ REFERÊNCIAS BIBLIOGRÁFICAS

1. Disponível em: https://www.in.gov.br/materia/-/asset_publisher/Kujrw0TZC2Mb/content/id/60341676.
2. Disponível em: https://www.iarc.who.int/wp-content/uploads/2020/12/pr292_E.pdf.
3. Disponível em: https://www.inca.gov.br/numeros-de-cancer.

4. Russo J, Chagpar AB, Chen W. Breast development and morphology. 2021 jan 07 UpToDate [Internet]. Philadelphia (PA): Wolters Kluwer Health; 2021. Disponível em: https://www.uptodate.com/contents/breast-development-and-morphology?search=breast%20anatomy&source=search_result&selectedTitle=1~9&usage_type=default&display_rank=1.

5. Sabel MS, Chagpar AB, Chen W. Overview of benign breast diseases. 2021 feb 09 UpTo Date [Internet]. Philadelphia (PA): Wolters Kluwer Health; 2021. Disponível em: https://www.uptodate.com/contents/overview-of-benign-breast-diseases?search=breast%20benign&source=search_result&selectedTitle=1~81&usage_type=default&display_rank=1.

6. Braunstein GD, Anauwalt BD, Matsumoto AM, Martin KA. Management of gynecomastia. 2019 jan 21 UpTo Date [Internet]. Philadelphia (PA): Wolters Kluwer Health; 2021. Disponível em: https://www.uptodate.com/contents/management-of-gynecomastia?search=gynecomastia&source=search_result&selectedTitle=3~150&usage_type=default&display_rank=3.

7. Giuliano AE, Hurveitz SA. Breast Disorders In: Papadakis MA, McPhee SJ, Rabow MW. Current Medical Diagnosis and Treatment. 6th ed. New York: McGraw Hill; 2021. p. 758-784.

8. Urban LABD, Chala LF, Bauab SP, Schaefer MB, Santos RP, Maranhão NMA, et al. Recomendações do Colégio Brasileiro de Radiologia e Diagnóstico por Imagem, da Sociedade Brasileira de Mastologia e da Federação Brasileira das Associações de Ginecologia e Obstetrícia para o rastreamento do câncer de mama. Radiol Bras. 2017;50(4):244-249.

9. Bagnoli F, Brenelli FP, Pedrini JL, et al. Mastologia: do diagnóstico ao tratamento (livro eletrônico) Goiânia: Conexão Propaganda e Editora; 2017.

10. Orlandini LF, Antonio MVN, Espreafico CR, et al. Epidemiological analysis reveal a high incidence of breast cancer in young women in Brazil. JCO Global Oncol. 2021;7:81-88.

11. Franzoi MA, Rosa DD, Zaffaroni F, Werustsky G, Simon S, Bines J, et al. Advanced stage at diagnosis and worse clinicopathologic features in young women with breast cancer in Brazil: a subanalysis of the AMAZONA III Study (GBECAM 0115). J Global Oncol. 2019.

12. Walks AG, Winer EP. Breast cancer treatment A Review. JAMA. 2019;321(3):288-300

13. Li J, Chen Z, Su K, et al. Clinical-pathological classification and traditional prognostic indicators of breast cancerInt J Clin Exp Pathol. 2015;8(7):8500-5. eCollection 2015.

14. Andrew HS Lee, Ian O Ellis. The Nottingham prognostic index for invasive breast carcinoma. Pathol Oncol Res. 2008;14(2):113-5.

15. Sejben A, Nyári T, Zombori T, et al. Comparison of the Nottingham Prognosis Index, PREDICT and Prognosis TILs in Triple Negative Breast Cancer – a Retrospective Cohort Study. Pathol Oncol Res. 2020;26(4):2443-2450.

16. Veronesi U, Boyle P, Goldhirsch A, et al. Breast cancer. Lancet. 2005;365(9472):1727-41.

17. Kozłowski J, Kozłowska A, Kocki J. Breast cancer metastasis – insight into selected molecular mechanisms of the phenomenon. Postepy Hig Med Dosw (online). 2015;69:447-51.

18. Redig A, McAllister SS. Breast cancer as a systemic disease: a view of metastasis J Intern Med. 2013;274(2):113-126.

19. Stephens PJ, Tarpey PS, Davies H, et al. The landscape of cancer genes and mutational processes in breast cancer. Nature. 2012;486:400-4.

20. Hortobagyi GN, Edge SB, Giuliano A. New and Important Changes in the TNM Staging System for Breast Cancer. Am Soc Clin Oncol Educ Book. 2018;38:457-467.

21. Giuliano A, Connolly JL, Edge SB, et al. Breast Cancer-Major changes in the American Joint Committee on Cancer eighth edition cancer staging manual. CA Cancer J Clin. 2017;67(4):290-303.

22. Maughan KL Lutterbie MA, Ham PS. Treatment of breast cancer. Am Fam Physician. 2010;81(11):1339-46.

23. Supakalin N, Pesee M, Thamronganantasakul K, et al. Comparision of Different Radiotherapy Planning Techniques for Breast Cancer after Breast Conserving Surgery. Asian Pac J Cancer Prev. 2018;19(10):2929-2934.

24. Arantes Júnior JC et al. Tratamento radioterápico no câncer de mama. In Ferreira A. Tratado de Oncologia. Rio de Janeiro: Revinter; 2015 (Seção XI, item 47).

25. La Padula S, Billon R, Schonauer F, et al. Skin-reducing oncoplasty: A new concept and classification in breast cancer surgery. Ann Chir Plast Esthet. 2018;63(4):285-293.

26. Chatterjee A, Dayicioglu D, Khakpour N, et al. Oncoplastic Surgery: Keeping It Simple With 5 Essential Volume Displacement Techniques for Breast Conservation in a Patient With Moderate- to Large-Sized Breasts. Cancer Control. 2017;24(4):107327481772904.

27. Odle TG. Precision Medicine in Breast Cancer. Radiol Technol. 2017;88(4):401M-421M.

28. Pinker K, Chin J, Melsaether AN, et al. Precision Medicine and Radiogenomics in Breast Cancer: New Approaches toward Diagnosis and Treatment. Radiology. 2018;287(3):732-747.

29. Litton JK, Burstein HJ, Turner NC. Molecular Testing in Breast Cancer. Am Soc Clin Oncol Educ Book. 2019;39:e1-e7.

30. Plichta JK, Sebastian ML, Smith LA, et al. Germline Genetic Testing: What the Breast Surgeon Needs to Know. Ann Surg Oncol. 2019;26(7):2184-2190.

31. Manahan ER, Kuerer HM, Sebastian ML, et al. Consensus Guidelines on Genetic` Testing for Hereditary Breast Cancer from the American Society of Breast Surgeons. Ann Surg Oncol. 2019;26(10):3025-3031.

Bases da Cirurgia Torácica

29

João Aléssio Juliano Perfeito

Marcio Botter

Renato de Oliveira

Igor Eduardo Caetano de Farias

▶ INTRODUÇÃO

Frequentemente o cirurgião, seja durante o plantão no pronto-socorro, seja no dia a dia das enfermarias, depara-se com situações desafiadoras, com as quais pode, eventualmente, não ter grande familiaridade, em especial aquelas que envolvem as especialidades cirúrgicas. No entanto, todo Cirurgião Geral, mesmo aquele no início da carreira, certamente já se deparou com enfermidades ou procedimentos próprios da Cirurgia Torácica que, todavia, dada a emergência da situação ou a falta de um especialista no momento da ocorrência, acabam obrigatoriamente tendo que ser solucionados pelo não especialista. Os exemplos são inúmeros: drenagem de tórax em doente com pneumotórax hipertensivo na UTI, toracotomia de emergência em vítima de ferimento precordial, tratamento de empiema pleural de aparecimento tardio em doente politraumatizado e muitos outros.

Como proceder uma toracotomia de reanimação? Quando retirar o dreno de tórax? Doente com pneumotórax de médio volume, mas quase sem sintomas, dreno ou observo? As respostas para essas e outras questões podem ser encontradas nos princípios da Cirurgia Torácica, que preferencialmente devem fazer parte do arsenal de conhecimento do Cirurgião Geral.

Dessa forma, este capítulo tem como objetivo atualizar o cirurgião não especialista quanto às principais peculiaridades da Disciplina. Na primeira parte há uma revisão sobre os principais procedimentos pertinentes à Cirurgia Torácica e suas melhores práticas: punção pleural, drenagem de tórax e toracotomias na urgência e emergência; na segunda parte elencamos as principais doenças torácicas que o cirurgião geral deve saber manejar: pneumotórax, derrame pleural e empiema pleural. Por fim, procuramos orientar a condução de pacientes com nódulos pulmonares indeterminados achados incidentalmente em tomografias de tórax realizadas por motivos diversos, cuja frequência vem aumentando substancialmente nos últimos anos.

NOÇÕES BÁSICAS DOS PROCEDIMENTOS EM CIRURGIA TORÁCICA

Alguns procedimentos torácicos, relativamente simples, aparecem como valiosas armas nos tratamentos de emergência, principalmente nas vítimas de politraumatismo, mas também em outras situações possivelmente não traumáticas, sendo o seu conhecimento fundamental para o médico que lida com urgências.

Aglutinamos aqui procedimentos que podem ser realizados em situações de urgência pelo médico geral, como a punção pleural tanto diagnóstica como esvaziadora e a drenagem pleural; colocamos também algumas noções da toracotomia de urgência e emergência. Focamos em conhecimentos importantes para quem não obrigatoriamente realizará os procedimentos, mas terá que em algum momento lidar com esses doentes.

Punção Pleural

O acesso à cavidade pleural por meio de uma agulha oca é um procedimento invasivo, que pode ter finalidade tanto diagnóstica como terapêutica.

O espaço pleural é praticamente virtual, existindo apenas um estreito "filme" líquido seroso entre as pleuras visceral e parietal com função de lubrificação, podendo em situações patológicas ter acúmulo de líquidos ou ar.

O acúmulo de líquidos de diversos tipos na cavidade pleural, também conhecido como "derrame pleural", promove um aumento na pressão hidrostática intrapleural, que por sua vez leva a um colapso do parênquima pulmonar adjacente. Isso equivale a uma compressão extrínseca do tecido pulmonar, que fica impossibilitado de realizar as trocas gasosas. Dependendo da quantidade de líquido acumulado e da velocidade desse acúmulo, ocorrerá uma alteração maior ou menor da capacidade de trocas gasosas.

A capacidade de adaptação individual é importante na determinação dos efeitos clínicos produzidos pelas alterações ventilatórias decorrentes desse acúmulo de líquidos. Assim, pequenas quantidades de líquido ou ar em pacientes com reservas limitadas de parênquima pulmonar (como em portadores de enfisema ou fibrose pulmonar) podem produzir grandes alterações funcionais, ao passo que acúmulos maiores em pacientes jovens, ou em praticantes de atividades físicas podem ser relativamente bem tolerados por algum tempo.

A punção pleural (toracocentese) para fins diagnósticos deve ser indicada sempre que ocorrer acúmulo de líquido no espaço pleural sem causa clínica aparente, ou com característica recidivante ou persistente.

Mesmo quando há motivos clínicos evidentes como situações de marcada hipoproteinemia ou insuficiência cardíaca, os acúmulos de grandes quantidades de líquidos devem ser esvaziados para promover um retorno ao melhor estado fisiológico possível. Entretanto, a avaliação radiográfica inicial poderá determinar uma conduta expectante se a quantidade de líquido acumulada for pequena.

Dependendo das características macroscópicas do líquido obtido ou dos achados bioquímicos e de celularidade, ou ainda da presença de flora bacteriana, indicamos em seguida à toracocentese, uma drenagem de maior permanência na cavidade pleural (drenagem pleural). Líquidos turvos ou purulentos, sangue ou linfa, assim como o ar, devem ter uma abordagem mais prolongada por meio da inserção de um tubo de toracostomia conectado em frasco com nível líquido.

Também julgamos adequado realizar esse tipo de drenagem pleural sob selo d'água quando as toracocenteses são repetidas em derrames recidivantes; ou quando se pretende realizar posteriormente uma pleurodese por instilação de alguma substância irritante (talco, tetraciclina, bleomicina, nitrato de prata etc.) pelo tubo de toracostomia.

Embora a biópsia de pleura com agulha de Cope não seja um procedimento de urgência, deve-se lembrar que em determinadas situações, como na suspeita de tuberculose ou tumor pleural, o seu emprego é extremamente útil na elucidação diagnóstica; assim, deve-se ter em mente a possibilidade da realização desse procedimento logo em seguida à punção, evitando-se manipulações repetidas do paciente.

Para se garantir as condições de antissepsia e segurança do paciente, o centro cirúrgico é local ideal para realização desse procedimento, embora a sala de emergência seja um local frequente para esse ato médico. Além disso, quando a inserção de um dreno pleural tiver que ser indicada em seguida, o material e as condições adequadas já devem estar à disposição.

A punção pleural pode ser realizada com o paciente sentado com um apoio anterior para os braços ou em decúbito oblíquo com um coxim lateral elevando-se o hemitórax que se pretende abordar. A antissepsia deve envolver uma área ampla e não apenas o local da punção.

A punção deve ser realizada com uma agulha de calibre adequado para não ocorrer obstrução por coágulos de fibrina e sangue ou por secreção purulenta. Existem cateteres especiais para a punção pleural, mas cateteres habitualmente usados em punção venosa de teflon podem ser usados e são muito úteis para diminuir a chance de lesão do pulmão com a ponta afiada da agulha, porém podem dobrar, produzindo uma obstrução ao fluxo do líquido. Para se minimizar esse problema, pode-se realizar uma ou duas perfurações laterais no cateter de teflon com uma lâmina de bisturi para melhorar a vazão e evitar a obstrução do mesmo.

No paciente em posição sentada, a abordagem é dorsal, utilizando-se a extremidade inferior da escápula como ponto de reparo anatômico superior introduzindo-se a agulha cerca de 2 cm abaixo da mesma, o que equivale na maior parte dos indivíduos ao sétimo ou oitavo espaço intercostal. Na região dorsal o músculo diafragma se insere mais inferiormente que na região anterior e lateral, criando um recesso mais baixo para onde o líquido costuma escoar e se acumular no paciente sentado.

Como em muitas outras situações e apesar da simplicidade de sua execução, esse procedimento não é isento de riscos e complicações, portanto devem ser observados todos os preceitos técnicos. A inspeção, ausculta, percussão e palpação pouco antes do procedimento confirmarão ou afastarão a presença da alteração pleural e definirão também o lado acometido.

Embora pareça corriqueira e evidente a obrigatoriedade do exame físico, algumas complicações nesse procedimento podem ter o seu início na inobservância desse preceito e também na avaliação inadequada dos exames de imagem. Diversas alterações podem ocorrer: troca de nomes na identificação dos exames radiográficos (o exame não é daquele paciente), exames antigos que já não representam o quadro atual do paciente, troca do lado a ser abordado (erro na "plaqueta" de identificação do lado na radiografia), diagnóstico radiográfico incorreto (p. ex., lesões sólidas no parênquima, atelectasias lobares etc.).

Para se diminuir a chance de ocorrer um acidente hemorrágico, um detalhe técnico muito importante é o de realizar a punção sempre na borda superior da costela, para se evitar o feixe vasculonervoso.

A introdução exageradamente profunda da agulha pode levar à perfuração do parênquima e produzir um pneumotórax e/ou hemotórax. Nos indivíduos obesos, em gestantes ou na presença de ascite, onde ocorre elevação do músculo diafragma, a punção abaixo dos limites preconizados ou quando a agulha é muito introduzida ou direcionada para baixo, pode levar à punção inadvertida da cavidade abdominal e perfuração de vísceras sólidas (baço, fígado, com hemoperitônio) ou de vísceras ocas. Por isso, recomenda-se que a introdução da agulha deve parar assim que se obtenha o líquido e manter na cavidade pleural somente a extremidade da mesma ou o material plástico/teflon do cateter utilizado.

A realização de uma boa anestesia local é muito importante, pois a dor nesse sítio é muito desconfortável, além de poder prejudicar a realização do procedimento. Não são necessárias concentrações maiores de lidocaína que 1%. A anestesia local não deve ficar limitada à pele e ao subcutâneo, pois alguns pacientes podem apresentar um quadro semelhante a uma síncope vasovagal com sudorese fria, taquicardia e hipotensão arterial, que está associada à sensibilidade pleural. Quando isso ocorre, o procedimento deve ser interrompido, a agulha retirada da cavidade, o paciente colocado em posição supina e os membros inferiores elevados para melhorar o retorno venoso. Pode ser necessária a infusão endovenosa de soluções salinas.

O esvaziamento muito rápido do líquido acumulado está relacionado a outra complicação: o edema pulmonar. Esse evento é conhecido como "edema de reexpansão" ou edema *ex vacuum* e pode ocorrer em minutos ou até várias horas após o esvaziamento, trazendo grande prejuízo ao paciente. O doente apresentará tosse com a expectoração rósea espumosa e dispneia em graus variados de gravidade, podendo até mesmo ser fatal. Uma das formas de se evitar essa complicação é deixar o líquido fluir lentamente pela ação da gravidade, gotejando em um frasco estéril apropriado. Também se pode controlar adequadamente o esvaziamento fazendo uso de uma torneira de três vias conectada a um equipo de soro e, com uma seringa de injeção, coletar o líquido da cavidade pleural e seguidamente empurrá-lo na direção do frasco.

O pneumotórax pode ocorrer após a punção pleural como consequência de uma lesão ao tecido pulmonar produzida pela extremidade afiada da agulha de punção, ou de uma forma menos grave, mas também importante, como decorrente da entrada inadvertida de ar do meio externo para a cavidade pleural. Uma vez que a agulha ou a extremidade plástica do cateter estiver na cavidade pleural, deve-se ocluir o orifício externo com o dedo até se conectar o sistema para evitar a entrada de ar.

A punção de derrames livres costuma ser de fácil execução, porém os derrames encistados ou septados podem apresentar um grau maior de dificuldade, principalmente quanto à identificação do local acometido. Por vezes, são necessárias punções em diversos locais até que se encontre a loja. Ora, isso é extremamente desconfortável e desagradável para o paciente, além de ser também mais um fator de complicação! Recomenda-se que nestas situações esse procedimento seja feito valendo-se do recurso da ultrassonografia para localizar a loja e marcar o local da punção previamente ou concomitantemente ao procedimento. A utilização da ultrassonografia cada vez mais vem compor o arsenal de recursos e habilidades do médico geral.

Mesmo que o objetivo dessa punção seja terapêutico, recomenda-se que o material obtido com a punção seja enviado o mais rapidamente possível para a devida avaliação laboratorial.

A punção pleural é considerada o primeiro procedimento na abordagem das doenças pleurais e é pré-requisito para a realização da drenagem pleural com dreno tubular, porém pode ser o único procedimento a ser realizado, uma vez que nem todos os tipos de derrame pleural necessitam de sistemas de drenagem de maior permanência.

DRENAGEM PLEURAL

A drenagem do espaço pleural tem descrições antigas, os escritos de Hipócrates, no século V a.C., já demonstravam a realização de drenagens abertas da pleura em casos de empiema. A simples abertura do espaço pleural sempre foi um grande problema para a manutenção de uma boa ventilação, pois a exposição do pulmão à pressão atmosférica faz com que as forças de retração elástica do tecido pulmonar produzam um colapso do parênquima.

Playfair reportou, em 1875, o que a história médica traz como sendo o relato dos primeiros fundamentos do nosso sistema atual de drenagem pleural. Resolveu o problema do pneumotórax aberto no tratamento do empiema por uma drenagem constante em sistema subaquático. Esse sistema sifonado nada mais é que uma válvula unidirecional que evita a entrada de ar para a cavidade pleural.

Drenagem pleural é definida como sendo a introdução cirúrgica de um tubo estéril (dreno) de material o mais inerte possível conectado a um sistema fechado e valvulado no espaço pleural fazendo com que os líquidos e o ar possam apenas sair da cavidade e nunca entrar. Dessa forma há um respeito à fisiologia normal do espaço pleural, uma vez que esse método promove de maneira eficaz e permanente a expansão do parênquima pulmonar ao lado da possibilidade de contínua eliminação de líquidos ou ar.

As indicações para drenagem pleural são bem definidas. A presença de sangue, pus, linfa ou ar são as indicações clássicas.

A presença de sangue na cavidade pleural (hemotórax) pode estar associada a uma lesão de maior gravidade. Entretanto lesões de vasos sanguíneos de pequeno calibre como artérias intercostais, torácicas internas (mamárias internas), veias intercostais ou mesmo lacerações do parênquima pulmonar podem, também, resultar em volumosos hemotórax. Por outro lado, também se podem presenciar lesões graves parcialmente tamponadas em grandes vasos e até mesmo no coração associadas a pequenos sangramentos inicialmente.

Nos traumas (contusos ou penetrantes), o sangue está frequentemente associado ao acúmulo de ar por lesão concomitante do parênquima pulmonar ou pela solução de continuidade da parede torácica.

Dependendo do volume de sangue perdido no espaço pleural, haverá um grau maior ou menor de alteração hemodinâmica e ventilatória. A drenagem quantificará o sangue perdido agudamente ou acumulado durante o tempo entre o trauma e a drenagem e também permitirá uma avaliação constante por meio da medida do débito nas horas subsequentes.

TIPOS DE DRENOS E LOCAL DE DRENAGEM

Atualmente para drenagem pleural, dois tipos básicos de drenos podem ser utilizados: os tubulares com perfurações laterais e os drenos com formato de rabo de porco (*pigtail*) na parte distal. Os drenos tubulares multiperfurados poderão ser de materiais com características de borracha (nelaton), de materiais plásticos ou siliconados. Os drenos extremidade com rabo de porco são mais utilizados hoje pelos especialistas em pneumotórax ou pequenos derrames.

O dreno com maior utilização em drenagem pleural é o tubular, o qual será indicado em todas as drenagens de líquidos e nos pós-operatórios de cirurgia torácica, sendo também o dreno indicado nos casos de pneumotórax traumático, inclusive por barotrauma, visto que os traumas predispõem o aparecimento de hemotórax subsequente. O calibre do dreno variará de acordo com o tamanho do paciente, poderemos usar desde drenos tubulares calibrosos (meia polegada) até extremamente finos, como sondas nº 8 em recém-nascidos.

Sempre que colocarmos drenos tubulares, devemos utilizar uma localização inferior, sendo o local mais indicado o 5º ou o 6º espaço intercostal na linha axilar de média para posterior, sempre na borda superior da costela. Nos casos de coleções pleurais septadas, introduziremos o dreno no local em que estiver a loja, na borda superior do espaço intercostal, podendo nesses casos utilizar a ultrassonografia para nos orientar.

Os drenos do tipo "rabo de porco" com calibre menor têm sido difundidos principalmente para o tratamento do pneumotórax, mas também podem ser utilizados para a drenagem de líquidos não muito espessos, como o quilotórax ou derrames neoplásicos. Tratam-se de drenos tubulares com perfurações laterais, porém com o segmento distal enrolado como um "rabo de porco" e com a ponta mais afilada que o restante do tubo. A técnica de inserção desses drenos é bem diferente, uma vez que se utiliza um "guia" metálico no interior do tubo, para deixar o conjunto mais rígido, propiciando a introdução na cavidade por uma punção. O dreno é parcialmente tracionado e o segmento distal "enrolado" do dreno fica em contato com a pleura parietal.

Em geral, os drenos tipo "rabo de porco" são fabricados para serem acoplados a um sistema de drenagem com uma válvula unidirecional "seca", ou seja, sem o selo de água (válvula de Heimlich). Essa válvula é composta de um conjunto de duas ou três lâminas de borracha montadas em uma câmara de plástico. Essas lâminas se fecham na inspiração, evitando a entrada de ar para o interior do sistema; e abrem-se na expiração, proporcionando a drenagem do conteúdo pleural para uma bolsa graduada na extremidade final do sistema. De outra maneira, nada impede que esse tipo de dreno possa ser acoplado ao sistema clássico de drenagem em selo d'água.

Outros tipos de dreno, como o dreno de Blake, eventualmente são usados na cavidade pleural, mas não se recomenda o seu uso em situações de emergência ou urgência, devendo ser reservados para situações eletivas bem específicas e de uso por especialista.

Sistema de drenagem

Por ser o tórax submetido a variações de pressão durante a mecânica respiratória, os drenos não podem, após a introdução na cavidade pleural, ser mantidos simplesmente abertos para o meio externo, pois com os movimentos respiratórios (inspiração e expiração) o ar entraria e sairia pelo dreno, ocasionando um pneumotórax aberto com consequente balanço do mediastino. Assim sendo, pode-se utilizar a drenagem aberta do tórax somente quando existirem pequenas lojas pleurais com o restante das pleuras já aderidas. Nos demais casos, é obrigatório o uso de um sistema que, ao ser conectado com o tubo de drenagem, resulte em uma válvula unidirecional. Por isso, na grande maioria das drenagens pleurais conectamos o dreno a um sistema de drenagem sob selo d'água (definindo, assim, a drenagem pleural fechada).

O sistema básico de drenagem consta de um tubo de borracha que deverá ser mergulhado em um frasco com selo d'água por cerca de 2 a 3 cm, e não mais do que isto para se evitar que esse selo se torne uma resistência à saída dos líquidos da cavidade pleural. Atravessando a tampa desse frasco, haverá um respiro para o meio externo que não será conectado com a água. Esse sistema será ligado ao tubo de drenagem por meio de uma conexão, a qual deverá ser hermética e jamais estenosar o sistema de drenagem. Assim, o selo d'água definirá uma válvula unidirecional, onde o ar tenha condições de sair para o meio externo borbulhando no frasco com água, mas não tenha como entrar no tórax.

Com esse sistema simples, conseguimos resolver a maior parte das indicações de drenagem pleural. Em situações especiais como o hemotórax, pus espesso ou a fístula broncopleural, que impedem a adequada expansão pulmonar, pode-se utilizar um sistema com dois frascos para a aspiração contínua. O segundo frasco deve apresentar três aberturas para conexões: uma será ligada ao aspirador contínuo, outra será conectada ao respiro do primeiro frasco de drenagem, e a terceira, que se encontra mergulhada na água, será mantida aberta para o meio externo. Esse segundo frasco serve para graduar o nível de aspiração, a qual será dependente não da força do aspirador, mas do quanto o respiro se encontra mergulhado na água.

Assim, quanto mais mergulhado, maior será a força de aspiração, desde que por este respiro se mantenha constantemente a entrada de ar. Assim, o nível de aspiração para crianças deve ser entre 8 e 12 cm mergulhado na água e nos adultos deve ser entre 15 e 20 cm.

Quando se faz o uso da aspiração contínua em casos de fístula aérea do parênquima pulmonar, deve-se ponderar entre as vantagens de manutenção de uma pressão negativa constante e o inconveniente de maior roubo de ar pela fístula com sua possível manutenção aberta.

Os pré-requisitos e condições necessários são os mesmos já referidos na punção pleural.

Técnica

Nos casos de pneumotórax espontâneo, a drenagem pode ser feita na linha hemiclavicular ao nível do 2º espaço intercostal, podendo o paciente permanecer em decúbito dorsal.

Nos casos de líquido na cavidade pleural ou pneumotórax traumático, faz-se a drenagem por incisão ao nível da linha axilar média, no 5º ou 6º espaço intercostal, com paciente em decúbito semissentado. A realização da drenagem nos espaços mais inferiores (abaixo do 7º ou 8º), além do risco de lesão de diafragma e vísceras abdominais, tem também o inconveniente de obstruir mais facilmente pelo contato com o seio costofrênico.

Após a paramentação cirúrgica do profissional, inicia-se o procedimento com uma rigorosa antissepsia com solução iodada ou clorexidina, em toda a extensão do hemitórax, seguida de:

- colocação de campos esterilizados sobre o paciente, de modo a não cobrir a visão, a boca e as narinas;
- escolher o local da drenagem, palpando-se o espaço intercostal previamente escolhido;
- anestesia local com solução de lidocaína a 1% infiltrando-se o espaço intercostal previamente escolhido para a drenagem com os mesmos cuidados já descritos para a punção pleural;
- aguardam-se alguns minutos para a ação do anestésico local;
- faz-se a penetração pleural com a agulha, junto à borda superior da costela, direcionando-a superiormente, visando minimizar o risco de lesão dos vasos intercostais, do parênquima pulmonar ou da cúpula diafragmática. Obrigatoriamente deve ser feita a punção antes da drenagem e, caso não venha ar ou líquido, a drenagem não deve ser realizada neste local;
- o líquido aspirado será colocado em tubo esterilizado e mandado para exame;
- incisão na pele de 1,0 a 1,5 cm, divulsão dos planos subcutâneos e muscular com pinça hemostática curva com penetração na cavidade pleural, rente à margem superior da costela, com pinça direcionada superiormente. No momento de introdução da pinça na cavidade pleural, o dedo indicador deve estar próximo da extremidade da pinça hemostática ("breque de dedo") evitando-se, assim, lesões de parênquima por uma entrada súbita e violenta;
- após a introdução da pinça, ela será aberta para se produzir espaço adequado. Nos casos de dúvida, poder-se-á explorar digitalmente a cavidade com a introdução do dedo indicador. Em seguida, o dreno será introduzido estando adaptado e esticado em outra pinça hemostática curva (em recém-nascidos ou em crianças pequenas, o dreno pode ser introduzido após a abertura do espaço, sem o auxílio da pinça hemostática);
- adaptação da peça conectora intermediária entre o dreno e o tubo que está conectado ao frasco com o selo d'água. O nível líquido do frasco será marcado com uma fita adesiva, para possibilitar o controle do débito da drenagem;
- fixação do dreno à pele do paciente com fio calibroso;
- curativo em torno do dreno;
- prescrição de analgésicos, os quais são normalmente necessários logo após cessar o efeito do anestésico local;
- controle radiográfico do tórax, que deverá ser realizado e avaliado logo após a drenagem.

Evolução

Após a drenagem pleural nos casos de pneumotórax, ao conectar-se o dreno com o sistema de selo d'água, haverá um borbulhamento do ar no líquido do frasco de drenagem, representando a saída do ar que estava na cavidade pleural. Após essa saída inicial do ar poderá haver expansão total do pulmão e parada de saída de ar, ou poderá, cada vez que o paciente fizer movimentos respiratórios, haver borbulhamento pelo dreno. Nesta situação definimos a presença de uma fístula aérea entre o parênquima pulmonar e a cavidade pleural.

Julgamos ser primordial para o médico a identificação da presença da fístula aérea do parênquima pulmonar, visto que nessa situação deve-se tomar cuidado especial com o sistema de drenagem. De um modo geral, deve-se evitar o pinçamento do dreno pleural. Porém, na presença de fístula aérea, é proibitivo o pinçamento, pois caso isso ocorra desenvolver-se-á novamente um pneumotórax, colocando o doente em risco de vida, além de dificultar o fechamento da fístula (que ocorre também por aderência entre as pleuras).

Assim, na presença de fístula aérea, o dreno só deve ser fechado para a troca do frasco, e por um período mínimo, já estando com o novo frasco pronto, pedindo-se, no momento do rápido fechamento, para o paciente parar de respirar. Quando em ventilação mecânica, o ventilador deve ser desligado durante esse pequeno período de troca.

Cuidados com o sistema de drenagem

- Não fixar ao leito o tubo de borracha que conecta o dreno ao frasco de drenagem, pelo risco de saída com a mobilização do paciente. Manter esse tubo suficientemente longo pela mesma razão, mas não deixando a borracha excessivamente longa, pois dificulta a drenagem de líquido.
- Trocar diariamente o frasco, medindo-se o seu débito e observando o aspecto do líquido.
- Verificar se a coluna líquida permanece oscilando e se persiste o débito.
- Verificar se a fixação está firme ou se o fio está solto ou se a pele onde se prende está "esgarçada".
- Verificar diariamente as conexões, assim como se a tampa do frasco está fechada e se não há obstrução no orifício de respiro do frasco.
- Manter o frasco de drenagem em nível inferior ao tórax do paciente.

Retirada do dreno

Nos casos de drenagem por líquido, o dreno será retirado quando o débito cessar (frasco limpo ou com mínimo débito em 24 h), sempre se observando a concomitante melhora do quadro clínico e da ausculta pulmonar, comprovada radiograficamente. Se não houver correspondência entre o quadro clínico/radiológico e o débito pelo dreno, o mesmo poderá estar obstruído, devendo ser trocado.

Nos casos de pneumotórax, o dreno só será retirado quando estiver fechada a fístula aérea do parênquima pulmonar, isto é, não houver borbulhamento pelo sistema no líquido, mesmo forçando-se a tosse, a fala ou o choro, com a correspondência de expansão pulmonar.

Lembramos que a oscilação do dreno significa apenas que o mesmo se encontra pérvio e introduzido na cavidade pleural (transmitindo a variação de pressões), não tendo relação com a indicação de retirada do dreno. Como existe grande dúvida sobre esse assunto, gostaríamos de deixar claro que a oscilação do dreno não contraindica a sua retirada se os demais princípios já descritos indicarem esse procedimento.

Técnica de retirada do dreno

- Manter ao lado do leito: esparadrapo ou equivalente, gazes, material cortante (tesoura ou lâmina de bisturi), lidocaína geleia e antisséptico.
- Retira-se o curativo.
- Realiza-se a antissepsia ao redor do dreno.
- Secciona-se o fio de fixação na pele.
- Pede-se para o paciente parar de respirar.
- Traciona-se o dreno com um único golpe para evitar a entrada de ar pelos vários orifícios.
- Oclui-se rapidamente o orifício da pele com gazes embebidas em lidocaína geleéia, aplicando-se esparadrapo ou similar sobre a pele.
- O curativo só deve ser trocado após 48 a 72 h, para se evitar a entrada de ar.

TORACOTOMIA DE URGÊNCIA E EMERGÊNCIA

Há uma tendência atual da utilização de incisões pequenas ou mesmo procedimentos com o emprego de câmeras e vídeo, mas lembramos que esses recursos devem ser utilizados em doentes estáveis. Optamos por colocar neste capítulo, voltado ao médico geral, noções básicas das toracotomias realizadas em situações de urgência ou emergência.

De maneira formal, a toracotomia de urgência tem como principais indicações um sangramento maior que 1.500 mL logo após a drenagem do tórax ou a saída de 200 a 300 mL de sangue por hora e por mais de 2 horas seguidas. Além do sangramento, pode ser necessária nos traumas com grande hemoptise, lesão do esôfago, traqueia e brônquios de grande calibre, com perda aérea intensa pelo dreno. O diagnóstico de hemotórax coagulado caracterizado pela persistência de velamentos na radiografia de tórax, mesmo após a drenagem pleural, também pode ser indicação para uma toracotomia de urgência. Apesar de muitas vezes serem situações graves, habitualmente na toracotomia de urgência há condições para o paciente ser levado ao Centro Cirúrgico.

A toracotomia ressuscitativa de emergência é um dos procedimentos que deve compor o arsenal de conhecimentos de todo socorrista, visto que a situação de emergência poucas vezes suporta aguardar a chegada de um especialista. As suas principais indicações são as ligadas aos pacientes com hemorragias intensas, ao trauma de tórax ou à presença de tamponamento cardíaco. Frequentemente necessita ser realizada na sala de emergência do pronto-socorro.

Segundo relatos da literatura e de nossa experiência pessoal, as principais indicações de toracotomia na sala de emergência são as ligadas a ferimentos torácicos em que o paciente apresentou parada cardíaca no transporte ao Hospital ou na Sala de Emergência.

A eficiência desse método é nula nos casos de pacientes clinicamente mortos já no local do trauma e, portanto, se comprovado esse fato, não deve ser realizado. Os melhores resultados desse procedimento ocorrem nos pacientes com ferimentos por arma branca, seguidos daqueles com projéteis de arma de fogo. As contusões torácicas apresentam os piores resultados.

Em situações eletivas as vias de acesso mais utilizadas na cirurgia torácica geral são as posterolaterais e suas variantes, onde o paciente é posicionado em decúbito lateral, ou a toracotomia mediana (esternotomia longitudinal) com o paciente em decúbito dorsal. No entanto, nas situações de emergência, a nosso ver, a via de acesso ideal é a toracotomia anterolateral no 4º ou 5º espaço intercostal, se possível, mantendo-se o paciente em uma posição discretamente oblíqua com ajuda de um pequeno coxim dorsal unilateral. Devem ser evitadas as intercostotomias muito altas (no 3º espaço), pois a abertura ficará prejudicada pela incisão na pele. Do mesmo modo, a abertura abaixo do 5º espaço também é prejudicial, uma vez que a essa altura na região anterior a primeira estrutura a ser vista é o músculo diafragma e o acesso a lesões no hilo pulmonar, ou na artéria subclávia, ficará muito difícil.

Embora se trate muitas vezes de situação angustiante que envolve a necessidade de decisões rápidas, não se pode esquecer que a realização correta da incisão facilitará por demais esse procedimento, sobretudo no que diz respeito ao acesso às estruturas mais comumente atingidas no trauma torácico.

Essa via se inicia com uma incisão que circunda a região inframamária nas mulheres ou infrapeitoral nos homens. Para se obter a correta demarcação, basta empurrar a mama ou o tecido peitoral para baixo e verificar a formação de uma prega cutânea por onde realizamos a incisão. Uma situação por nós observada é o equivocado prolongamento dorsal dessa incisão. Como as costelas apresentam um traçado ascendente oblíquo posteriormente, qualquer prolongamento dessa via só terá valor na melhora da exposição se for feito acompanhando o traçado das costelas, ou seja: em uma linha ascendente na direção da região axilar. Por esse motivo, alguns cirurgiões também chamam essa via de anteroaxilar. Muitas vezes, para melhorar a exposição, a incisão pode ser ampliada alguns poucos centímetros na região anterior e uma ou duas cartilagens costais junto ao esterno podem ser cortadas sem grande prejuízo funcional, tomando-se cuidado com a artéria torácica interna junto à borda esternal.

Quando realizada da maneira correta, além da boa exposição das estruturas, essa via de acesso tem como principal vantagem a rapidez com que pode ser realizada, não havendo necessidade de grandes mudanças de decúbito do paciente ou do uso de equipamento especial para a abertura (como serras ou lâminas para osso em uma esternotomia). Quando necessário, pode ser prolongada para o hemitórax contralateral, com a abertura transversa do esterno e do espaço costal contralateral, oferecendo uma adequada exposição de toda a cavidade torácica e pericárdica, muito útil nas lesões transfixantes do mediastino. Esse acesso é conhecido como toracotomia à Clamshell.

No trauma grave, muitas vezes está indicada uma laparotomia para correção de lesões abdominais associadas, assim esse posicionamento para a toracotomia anterolateral pode facilitar a realização de forma simultânea, com duas equipes trabalhando em conjunto.

Embora a toracotomia anterolateral seja a via de acesso preconizada para o trauma em situações de emergência, é possível realizar outros acessos em situações especiais. Pode-se optar pela esternotomia mediana longitudinal em pacientes estáveis e com lesões de trajeto conhecido previamente, desde que se disponha de material e condições técnicas mínimas para realizá-la. A toracotomia posterolateral com o doente em posição lateral deve ser evitada nas fases aguda e de emergência, mas pode ser utilizada nas vítimas de trauma mais tardiamente, para o tratamento de complicações sobretudo pleurais.

Do ponto de vista técnico, após a abertura da cavidade pleural, um rápido inventário deve ser realizado e, a seguir, nas suspeitas de lesão cardíaca ou quando houver a necessidade de massagem cardíaca, o pericárdio deve ser aberto de forma longitudinal, na frente e paralelamente ao nervo frênico.

As lesões hemorrágicas graves devem ser abordadas rapidamente, de preferência sem a sutura imediata. A aorta deve ser pinçada proximal e distalmente à lesão. As lesões cardíacas devem ser tamponadas com o dedo, com pinças vasculares, ou com uma sonda tipo Foley introduzida pela lesão e insuflando-se o balão contra a parede da câmara cardíaca. As lesões graves no hilo pulmonar devem ser abordadas com a utilização de uma pinça vascular (Satinsky) controlando todo o hilo pulmonar. Se essa pinça não estiver disponível, pode-se garrotear o hilo com uma fita cardíaca ou mesmo com a mão. Em seguida, conforme o tipo de lesão e já sob controle, as estruturas devem ser suturadas ou ligadas e os materiais de hemostasia sucessivamente retirados. As suturas devem sempre ser realizadas com fios delicados e agulhas atraumáticas.

Um procedimento que não deve ser esquecido nas situações de emergência com hipovolemia intensa é o pinçamento da aorta descendente para se garantir a perfusão das coronárias e dos vasos cerebrais.

Embora nem sempre os melhores recursos estejam presentes no momento do atendimento inicial, é importante lembrar que os procedimentos de emergência, assim como a toracotomia ressuscitativa, devem ser realizados pelos profissionais mais experientes presentes no momento e com o máximo investimento possível para o restabelecimento do paciente.

O cirurgião socorrista deve ter claro em mente que a toracotomia de emergência não é necropsia na sala de emergência. Se não acreditar no procedimento e nas possibilidades de vida para o paciente, a mesma não deve ser realizada para não desmoralizar o método e desgastar a estrutura hospitalar.

DOENÇAS TORÁCICAS QUE O CIRURGIÃO GERAL DEVE CONHECER

Pneumotórax

Pneumotórax é definido como presença de ar no espaço pleural. O diagnóstico precoce, a identificação da sua etiologia e o tratamento precoce são fundamentais para evitar má evolução clínica e eventuais complicações decorrentes.

Habitualmente, o pneumotórax é classificado quanto à etiologia como espontâneo, traumático e iatrogênico. Trataremos neste capítulo do pneumotórax espontâneo, com atenção àqueles que ocorrem nos pacientes em ventilação mecânica. Pneumotórax de origem traumática serão abordados no capítulo especifico de traumatismos torácicos.

Pneumotórax espontâneo, por sua vez, pode ter origem primária ou secundária. O pneumotórax espontâneo primário (PEP) é quase sempre decorrente da ruptura de *blebs* subpleurais localizadas geralmente nos ápices pulmonares, sendo mais frequentemente observado em homens negros ou pardos, de biotipo longilíneo, na faixa etária de 15 a 40 anos. Mais raramente, aumentos súbitos da pressão transpulmonar, que podem ocorrer em situações como mergulho em profundidades, voo em aeronave supersônica ou na manobra de Valsalva intensa, também podem ocasionar PEP.

O pneumotórax espontâneo secundário (PES), por outro lado, não guarda relação com gênero, raça ou tipo físico, sendo mais frequente após os 40 anos de idade, resultando de complicação de doenças pulmonares preexistentes. As principais causas de PES estão relacionadas na Tabela 29.1.

O pneumotórax iatrogênico é secundário a lesões pulmonares, pleurais ou mediastinais inadvertidamente ocasionadas durante a realização de procedimentos por profissionais de saúde. Estima-se que afetem seis em cada 10.000 pacientes hospitalizados. Entre as principais causas estão biópsias pulmonares percutâneas ou transbrônquicas, acesso venoso central, barotrauma, toracocentese, biópsia pleural, inserção de marca-passo, procedimentos endoscópicos, sondagem digestiva, videolaparoscopia, massagem cardíaca, acupuntura e outros.

Tabela 29.1. Causas de Pneumotórax Espontâneo Secundário

Doenças das Vias aéreas	DPOC Fibrose Cística Asma
Infecção	Pneumonia estafilocócica Tuberculose Pneumonia necrotizante Fungos (Paracocidioidomicose, P. jirovecii) HIV COVID-19
Neoplasias	Neoplasia pulmonar primaria Metastases pulmonares
Doenças Pulmonares Císticas	Linfangioleiomiomatose Displasia broncopulmonar Pneumonia de hipersensibilidade
Doenças Pulmonares intersticiais	Fibrose pulmonar idiopática Silicose
Doenças do tecido conectivo	Artrite juvenil idiopática Artrite reumatóide Sindrome de Marfan Espondilite anquilosante
Outras	Sarcoidose Endometriose torácica Homocistinúria Abuso de drogas (maconha, cocaína)

Quadro Clínico e Diagnóstico

A manifestação clínica depende do volume de ar no espaço pleural e da qualidade do parênquima pulmonar subjacente. Dessa forma, um pneumotórax de pequeno volume pode ter consequências desastrosas para pacientes gravemente acometidos por doenças respiratórias como DPOC, por exemplo, enquanto outro, de moderado ou mesmo grande volume, pode ser oligossintomático em indivíduos com função pulmonar preservada.

Pneumotórax deve ser suspeitado em pacientes que apresentam quadro de instalação súbita, manifestados por dispneia, dor torácica classicamente ventilatório-dependente e tosse seca. No exame físico, a depender do volume de ar acumulado entre as pleuras, poderá haver redução da expansibilidade e do frêmito toracovocal, timpanismo à percussão e murmúrio vesicular diminuído ou ausente no hemitórax afetado.

No extremo da gravidade clínica está o pneumotórax hipertensivo, que pode se originar a partir de quaisquer das etiologias aqui descritas e no qual o excessivo acúmulo de ar no espaço pleural gera elevadas pressões no interior da caixa torácica, suficientes para desviar contralateralmente o mediastino a ponto de levar à angulação dos grandes vasos, em especial das veias cavas. Do ponto de vista clínico, manifesta-se com desvio da traqueia cervical para o lado contralateral, turgência jugular, insuficiência respiratória e choque circulatório, além das outras características comuns a pneumotórax não hipertensivos.

Os principais diagnósticos diferenciais do pneumotórax incluem outras causas de dispneia e/ou dor torácica aguda, como tromboembolismo pulmonar, dissecção aguda da aorta, isquemia do miocárdio, IAM e dor musculoesquelética.

De modo geral, em indivíduos estáveis e com pneumotórax não hipertensivos o diagnóstico é sugerido pela história clínica e exame físico e confirmado pela radiografia de tórax simples, preferencialmente em incidência inspirada.

Em pacientes instáveis, gravemente doentes ou em ventilação mecânica a ultrassonografia de tórax à beira-leito tem sido cada vez mais utilizada como recurso diagnóstico.

Ocasionalmente, a tomografia computadorizada (TC) pode ser útil na investigação inicial de pacientes estáveis com diagnóstico duvidoso (p. ex.: pneumotórax septado, bolha enfisematosa gigante, pulmão evanescente etc.), na avaliação etiológica subsequente de pacientes com pneumotórax espontâneo secundários ou mesmo nas fístulas persistentes após a drenagem torácica.

Conduta

O tratamento inicial do pneumotórax, independente da sua etiologia, tem como objetivos o alívio dos sintomas e a restauração da fisiologia respiratória. Estes são alcançados por meio da remoção do ar retido no espaço pleural e a consequente expansão pulmonar completa. Em determinados casos, haverá ainda a necessidade de realização de procedimentos adicionais, com o objetivo de restringir a possibilidade de recidiva do pneumotórax.

Dessa forma, a decisão pela conduta inicial deverá ser baseada principalmente na repercussão clínica sofrida pelo doente. Outros fatores a serem levados em consideração na conduta inicial são o volume de ar contido no espaço pleural e se esse acúmulo de ar se faz ou não de modo progressivo.

Indivíduos instáveis clinicamente, com indícios de pneumotórax hipertensivo, devem ser tratados antes mesmo da confirmação diagnóstica. O tratamento recomentado pelo ATLS – 10ª edição é a realização de descompressão torácica (punção torácica) com agulha calibrosa (p. ex.: abocath nº 14) no nível do 5º espaço intercostal, na linha axilar média.

Pacientes estáveis do ponto de vista respiratório e hemodinâmico podem aguardar a avaliação radiológica para definição quanto à conduta. Indivíduos oligossintomáticos e com pneumotórax de pequeno volume, não progressivo, poderão ser submetidos a conduta expectante, por meio de observação clínica e controle radiológico seriado. A absorção do ar na cavidade pleural é lenta, de modo que podem ser necessários vários dias para que ocorra a completa expansão do pulmão. No entanto, não há necessidade de manter o doente internado até que a expansão total ocorra. A não intensificação dos sintomas associada à ausência de progressão volumétrica do pneumotórax nos controles radiográficos seriados, em um período de 48 h, assegura a possibilidade de alta hospitalar e posterior seguimento ambulatorial, até que a completa expansão pulmonar se faça.

Por outro lado, deverão ser submetidos a toracostomia com drenagem pleural fechada (drenagem de tórax) todos os doentes estáveis que se apresentem nas seguintes situações:

- presença de sintomas (dispneia, desconforto respiratório, dor torácica ou tosse) de moderada a grave intensidade, independente do volume do pneumotórax à radiografia de tórax;
- presença de pneumotórax de moderado a grande volume na radiografia admissional, independente da intensidade dos sintomas;
- pneumotórax progressivo nos exames radiográficos subsequentes, independente da intensidade dos sintomas.

A drenagem pleural permanece sendo o tratamento padrão no pneumotórax, obtendo-se sucesso na quase totalidade dos casos. Drenos tubulares de calibre fino (20F a 24F) normalmente são utilizados, por meio da técnica anteriormente descrita. Se disponíveis, cateteres do tipo *pigtail* podem ser igualmente indicados, obtendo-se o mesmo índice de sucesso e com a vantagem de serem mais cômodos para o paciente, ao dispensarem o sistema coletor, já que em geral são conectados a válvulas de Heimlich. Esses cateteres podem também ser inseridos sob anestesia local, na mesma topografia dos drenos tubulares ou, a depender da experiência prévia do médico executante, no novel do 2º espaço intercostal, na linha hemiclavicular.

A cessação do fluxo de ar através do dreno pleural associada à completa expansão pulmonar na radiografia de tórax indica a cicatrização da lesão que ocasionou o pneumotórax, autorizando, portanto, a retirada do dreno de tórax. De outra sorte, persistência de saída de ar pelos drenos e/ou ausência de expansão pulmonar completa por período superior a 5 a 7 dias poderá indicar a necessidade de abordagem cirúrgica para correção da lesão original. Evidentemente, esse tipo de correção cirúrgica deverá ser avaliado caso a caso, levando-se em consideração fatores como condição clínica do doente, etiologia do pneumotórax, disponibilidade de equipamento de videotoracoscopia no serviço e outros. Em um extremo poderíamos citar como exemplo um doente jovem, sem comorbidades, apresentando persistência do escape de ar e má expansão pulmonar após pneumotórax espontâneo primário. No outro extremo, estaria por exemplo um paciente em condições semelhantes (persistência do escape de ar e má expansão pulmonar), porém, idoso, enfisematoso grave e cuja etiologia do pneumotórax fora a ruptura de um câncer de pulmão não passível de ressecção. Enquanto no primeiro caso a operação poderia ser facilmente indicada, no segundo caso esta seria muito mais criteriosamente avaliada. Em tal situação, uma drenagem ambulatorial prolongada poderia ser uma opção viável.

Profilaxia da recidiva do pneumotórax

De modo geral, indivíduos com Pneumotórax Espontâneo Primário (PEP) raramente necessitarão de algum procedimento com finalidade de profilaxia, uma vez que a recidiva é pouco frequente nesta situação. No entanto, estes deverão ser considerados a partir da ocorrência do segundo episódio de pneumotórax ou mesmo ainda no primeiro episódio, em determinadas circunstâncias, como pessoas com ocupação ou *hobbies* de risco (p ex., mergulhador de profundidade), ou que não desejam correr o risco de uma eventual recidiva, ou ainda pacientes com PEP de grande volume ou bilateral. O procedimento preferido é a ressecção videotoracoscópica das *blebs*, associada a pleurodese

Já nos casos de Pneumotórax Espontâneo Secundário (PES), uma intervenção definitiva já na primeira internação tem sido cada vez mais indicada, isso pela maior incidência de recidiva neste grupo e, principalmente, pela maior gravidade do pneumotórax nesses casos. Na maioria dos pacientes, a videotoracoscopia com pleurodese é o procedimento de eleição. Em pacientes que não são candidatos à cirurgia, a pleurodese pelo dreno de tórax ou drenagem pleural prolongada são as opções.

A pleurodese pode ser realizada por meio da aplicação de agentes esclerosantes químicos (talco, iodo, tetraciclina, nitrato de prata e outros), abrasão com gaze, pleurectomia, uso de colas ou combinações entre os métodos.

Pneumotórax em paciente sob Ventilação Mecânica

A maioria dos pacientes com pneumotórax originados por ventilação mecânica é portador de alguma doença pulmonar subjacente e ocorre mais comumente durante os dias iniciais da ventilação com pressão positiva. Dado o elevado potencial de evolução para pneumotórax hipertensivo e consequente choque circulatório, o rápido reconhecimento e tratamento tornam-se fundamentais para minimizar a morbidade e mortalidade.

O diagnóstico de pneumotórax em pacientes críticos no respirador deverá ser suspeitado quando houver dessaturação súbita, sem causa aparente, ou hipotensão repentina na ausência de alterações cardiocirculatórias, sobretudo em pacientes sabidamente pneumopatas, e é estabelecido a partir de exame físico e investigação radiológica.

Muitas vezes, por questões estruturais de boa parte dos serviços de saúde, a pronta obtenção de uma radiografia de tórax pode ser difícil em ambientes de terapia intensiva ou prontos-socorros. Mesmo quando se tem sucesso na sua rápida realização, a qualidade técnica do exame, bem como a representação do pneumotórax em uma radiografia realizada na posição supina (que pode ser bastante diferente da clássica imagem habitualmente vista na incidência posteroanterior) podem gerar dúvidas diagnósticas mesmo em profissionais experientes. Por esse motivo, a ultrassonografia realizada à beira-leito pode ser benéfica na confirmação diagnóstica de pneumotórax.

Todo paciente sob ventilação mecânica que apresente pneumotórax deverá ser submetido a drenagem torácica, em razão do alto risco de pneumotórax hipertensivo. Não há necessidade de utilização de drenos calibrosos, sendo que os cateteres de pequeno calibre, do tipo *pigtail*, são atualmente preferidos na maioria dos serviços. Em caso de dúvida diagnóstica, em pacientes críticos, sem condições de realização de exames diagnósticos mais apurados e na indisponibilidade da ultrassonografia à beira-leito, a drenagem de tórax é recomendável, porém deverá ser executada com extrema cautela, para evitar a lesão acidental de um pulmão eventualmente não colapsado. Na vigência de sinais clínicos de pneumotórax hipertensivo a descompressão prévia de emergência com agulha seguida pela toracostomia tubular é amplamente defendida.

DERRAME PLEURAL E EMPIEMA PLEURAL

Definição e Quadro Clínico

Derrame pleural é o acúmulo anormal de líquido no espaço pleural. Pode ocorrer por aumento na formação de líquido ou por redução na sua absorção. É um problema médico comum e com diversas etiologias já descritas, entre doenças pleuropulmonares e extratorácicas. No Brasil, as causas mais comuns são: insuficiência cardíaca, pneumonia, tuberculose, neoplasia e embolia pulmonar.

Dispneia, tosse seca e dor torácica ventilatório-dependente são os sintomas mais frequentes, instalando-se de forma insidiosa e de intensidade progressiva, variando de acordo com o aumento do volume de líquido acumulado entre as pleuras. Outros sinais e sintomas com tosse produtiva, febre e perda de peso podem estar presentes, dependendo da etiologia subjacente. Aspectos importantes na avaliação do paciente com derrame pleural são a carga tabágica, o risco epidemiológico para tuberculose, história prévia de trombose venosa profunda ou tromboembolismo pulmonar, presença de insuficiência cardíaca ou renal, doenças hepáticas e história pessoal de neoplasias.

No exame físico sinais como murmúrio vesicular reduzido ou abolido no hemitórax acometido, com macicez à percussão, redução do frêmito toracovocal e da ausculta da voz e redução da expansibilidade torácica podem ser observados.

Diagnóstico

Exames de Imagem

- **Raios X de tórax:** é o exame inicial a ser realizado, sempre que possível nas incidências PA e perfil, com o paciente em ortostase. A incidência de Laurell (decúbito lateral com raios horizontais) pode ser utilizada para diferenciar derrame de espessamento pleural.

▶ **Ultrassonografia:** superior à radiografia de tórax na detecção de líquido no espaço pleural. Pode ser realizada à beira do leito e não tem contraindicações. Detecta septações com sensibilidade superior à da tomografia computadorizada. Utilizada também para guiar a toracocentese diagnóstica.

▶ **Tomografia computadorizada de tórax:** útil na avaliação do diagnóstico etiológico como neoplasia, TEP (ângio-TC), pneumonia, tuberculose e outras. Auxilia na diferenciação de complicações de derrames pleurais, como derrames loculados, espessamentos pleurais e alterações parenquimatosas.

Toracocentese Diagnóstica

A punção com amostragem de líquido deve ser realizada em todos os doentes com derrame pleural, com exceção dos derrames muito pequenos (menos que 100 mL), ou casos em que a etiologia cardiogênica seja praticamente certa.

As seguintes análises do líquido podem ser realizadas e são extremamente úteis no estabelecimento da etiologia do derrame:

▶ Aspecto macroscópico: pode sugerir determinadas etiologias, como neoplasia ou tuberculose (quando sero-hemático), quilotórax (líquido leitoso) etc. Já o aspecto purulento confirma a presença de empiema, assim como sangue revela hemotórax de origem espontânea ou traumática.

▶ Análise bioquímica: proteínas totais, DHL, albumina, glicose, pH. Outras análises podem também ser solicitadas na dependência da suspeita diagnóstica, como dosagem de bilirrubinas, amilase, lipase, fator antinúcleo, fator reumatoide, triglicérides, ADA (adenosina desaminase) e outros. Esta análise possibilita ainda a aplicação dos critérios de Light para diferenciação entre transudato e exsudato, cujas principais causas estão relacionadas na Tabela 29.2.

Para que o LP seja considerado exsudato, ao menos um dos seguintes critérios deve ser preenchido:

1. relação entre níveis proteicos do LP e séricos > 0,5;
2. relação entre dosagem do DHL do LP e sérico > 0,6;
3. DHL do LP acima de 2/3 do limite superior do valor da referência sérica.

▶ **Análise Microbiológica:** bacterioscopia e culturas com antibiograma. A depender da suspeita clínica, pode ser solicitada pesquisa para tuberculose (baciloscopia/cultura para BK, PCR para BK), micobactérias e fungos.

▶ **Citologia diferencial e oncótica:** a citologia diferencial avalia o tipo de leucócito predominante no LP. O predomínio neutrofílico sugere processos agudos (derrame parapneumônico, embolia pulmonar, pancreatite), enquanto o predomínio linfomonocitário sugere cronicidade (tuberculose, neoplasia). A citologia oncótica, por outro lado, é útil no diagnóstico de derrame de origem neoplásica. Porém, por sua baixa sensibilidade, um eventual resultado negativo não afasta a possibilidade de neoplasia.

Biópsia Pleural

A obtenção de fragmento de tecido pleural para análise histológica é indicada nos exsudatos cuja etiologia permaneça duvidosa ou não diagnosticada após a análise do líquido pleural. Pode ser realizada por técnicas sem visualização da cavidade pleural (biópsia com agulha/minitoracostomia) ou com visualização das pleuras (pleuroscopia ou videotoracoscopia).

Tabela 29.2. Principais causas de Transudatos e Exudatos

TRANSUDATOS	EXUDATOS
Insuficiência Cardíaca	Infecções (Pneumonia / TB)
Insuficiência Hepática / Ascite	Neoplasia pleural
Hipoalbuminemia	Colagenoses
Nefropatias	Tromboembolismo pulmonar*
Atelectasia pulmonar	Sind. Veia Cava Superior*
	Pancreatite*
	Sarcoidose*
	Hipotereoidismo*

*Podem, mais raramente, manifestar-se como transudatos

Considerações sobre DP Parapneumônico e Empiema

O derrame pleural decorrente de um processo infeccioso do parênquima pulmonar (p. ex., pneumonia, abscesso pulmonar) é comumente denominado derrame pleural parapneumônico (DPP), figurando entre as principais gêneses de acúmulo de líquido no espaço pleural. Aparece inicialmente como um exsudato consequente ao aumento de permeabilidade capilar no nível pleural, decorrente de processo inflamatório localmente determinado. O líquido tem aspecto claro e a análise laboratorial revela um exsudato estéril, sem maiores alterações, sendo assim classificado como DPP não complicado.

No entanto, dependendo de fatores como virulência do agente, imunocompetência do doente, eficácia do tratamento antibiótico instituído, e outros, o líquido presente no espaço pleural pode sofrer contaminação secundária pelas bactérias existentes na infecção parenquimatosa, acarretando uma série de alterações laboratoriais e patológicas. A velocidade de acúmulo do exsudato aumenta nesta etapa, inicia-se a deposição de fibrina nas superfícies pleurais, levando a espessamento e septações. A microbiologia (Gram/cultura) poderá revelar a presença de bactérias no líquido pleural. O derrame agora passa a ser classificado como DPP complicado, cujos critérios diagnósticos bioquímicos são:

- pH < 7,20;
- glicose < 40 mg/dL;
- DHL > 1.000 U/L.

Empiema Pleural

É a presença de pus no espaço pleural. A maioria dos casos se origina de infecções pulmonares subjacentes, como evolução de um DPP complicado não tratado. Porém, outras importantes causas de empiema existem, entre elas, o trauma torácico, em especial na vigência de hemotórax retido, os pós-cirúrgicos (cirurgia esofágica, cirurgias pulmonares infectadas, como bronquiectasias, bolas fúngicaa etc.), os iatrogênicos (após toracocentese, drenagem pleural, procedimentos endoscópicos etc.) e aqueles que se desenvolvem por contiguidade a infecções mediastinais ou do abdome superior.

O diagnóstico é suspeitado na presença de sinais e sintomas infecciosos associados à presença de derrame pleural nos exames radiológicos, especialmente na concomitância de alterações como espessamento e presença de septos pleurais. O diagnóstico definitivo se dá pela toracocentese e análise do líquido pleural, sendo que o aspecto purulento já estabelece o diagnóstico e indica a drenagem de tórax.

Considerações sobre Derrame Pleural Neoplásico

Derrame pleural neoplásico decorre do acometimento das pleuras por neoplasias, com consequente presença de células neoplásicas no líquido pleural. O derrame neoplásico se caracteriza quase sempre como um exsudato sero-hemático, com predomínio linfomonocitário.

As principais doenças associadas a essa condição são o câncer de mama e pulmão, seguidos por linfomas, neoplasias do trato gastrointestinal, trato genitourinário e sítio primário não identificado. Na quase totalidade dos casos a presença de derrame pleural neoplásico representa doença avançada, de prognóstico bastante reservado. Desse modo, o tratamento visa basicamente aliviar os sintomas e implementar a qualidade de vida dos doentes.

Diagnóstico

A presença de células neoplásicas na citologia oncótica do LP confirma o diagnóstico. No entanto, por se tratar de exame de alta especificidade, porém baixa sensibilidade, uma citologia negativa não afasta a possibilidade de neoplasia. Assim, a biópsia pleural estará indicada na suspeita de etiologia maligna, quando a citologia não for capaz de estabelecer a etiologia do derrame pleural, bem como quando não é possível definir o sítio primário de um derrame pleural neoplásico.

Tratamento dos Derrame Pleurais e Empiema

- **Transudatos:** o tratamento é direcionado à doença de base. Com exceção dos raros casos refratários à terapêutica clínica, o derrame pleural em si não necessita de tratamento específico, sendo lentamente absorvido à medida que a causa de base é tratada. Em caso de desconforto respiratório, a toracocentese de alívio é recomendada para a melhora dos sintomas.
- **Derrame Parapneumônico não Complicado:** tratamento clínico da infecção subjacente. Inicialmente institui-se antibioticoterapia empírica, com base na epidemiologia e história clínica, sendo posteriormente substituída, se necessário, baseada nos resultados de cultura e antibiograma. A toracocentese de alívio pode ser indicada quando houver desconforto respiratório.
- **Derrame Parapneumônico Complicado:** drenagem de tórax associada ao tratamento clínico da infecção subjacente. Na presença de espessamento pleural por deposição de fibrina, formação de septos ou derrame multiloculado, situações em que a resolução por meio da drenagem pleural convencional possivelmente será ineficaz, a limpeza da cavidade pleural por videotoracoscopia constitui-se numa alternativa altamente recomendável.
- **Empiema Pleural:** o tratamento clínico da infecção subjacente, quando presente, deve ser realizado, mas o tratamento efetivo do empiema requer abordagem cirúrgica. Drenagem de tórax, videotoracoscopia, drenagem tubular aberta, pleurostomia e decorticação por toracotomia são as principais opções.

A drenagem de tórax ou drenagem pleural fechada é indicada nas fases iniciais do empiema quando o líquido, ainda que francamente purulento, encontra-se livre no espaço pleural. Essa modalidade de tratamento é suficientemente eficaz no início do processo sendo, em geral, o único procedimento necessário. À medida em que, porém, começa a ocorrer a deposição de fibrina nas superfícies pleurais, associada à formação de septos, traves e lojas, a drenagem fechada torna-se ineficaz, sendo necessários procedimentos mais invasivos. A videotoracoscopia tem sido cada vez mais empregada para o desbridamento e efetiva limpeza da cavidade pleural, com resultados superiores em termos de recuperação pós-operatória e tempo de hospitalização, quando comparada à decorticação por toracotomia.

A decorticação por toracotomia, embora associada a maior morbimortalidade, continua sendo empregada no tratamento do empiema, principalmente na falha terapêutica dos métodos anteriores, na presença de fístula pleural persistente, nos estágios crônicos de evolução ou ainda, na indisponibilidade de equipamento de videocirurgia.

A exteriorização da cavidade empiemática por meio de drenagem tubular aberta ou pleurostomia são opções indicadas principalmente para doentes sem condições clínicas ou com contraindicações para toracotomia, nas fases crônicas do processo infeccioso, nas quais a deposição de fibras colágenas nas superfícies pleurais já espessadas provocam o encarceramento pulmonar e a fixação do mediastino, impedindo a expansão, mas também o colapso pulmonar. Tais procedimentos permitem a higiene da cavidade e a remoção de coágulos de fibrina. Lentamente o pulmão vai expandindo até que ocorra a obliteração espontânea do espaço pleural.

Derrame Pleural Neoplásico: haverá indicação de tratamento para os casos de derrame neoplásico recidivante, sem perspectiva de tratamento sistêmico, em que o paciente esteja sintomático. Para doentes em estado clínico preservado (KPS igual ou superior a 60) e expansão pulmonar completa, a pleurodese química é a melhor opção de tratamento, devido à sua elevada resolutividade. A pleurodese pode ser realizada pelo próprio dreno pleural previamente instalado ou por meio de videotoracoscopia. Os agentes esclerosantes mais usados na pleurodese são talco estéril, nitrato de prata, iodopovidine e bleomicina.

Pacientes com baixo *performance status*, que não toleram procedimentos invasivos como a pleurodese ou que apresentem subexpansão pulmonar poderão ser submetidos a drenagem pleural de longa permanência, sendo em geral empregados cateteres valvulados e tunelizados no tecido subcutâneo. As toracocenteses de alívio são reservadas aos doentes em fase avançada da neoplasia, já institucionalizados e sem outras perspectivas de tratamento.

Pleurectomia, escarificação pleural e derivação pleuroperitoneal por cateter são outras modalidades citadas na literatura, porém, vem apresentando indicação descontinuada, sendo hoje muito pouco frequentemente indicadas devido ao elevado índice de complicações e efetividade menor que as terapias anteriormente relacionadas.

Nódulo Pulmonar Indeterminado

Nódulo pulmonar solitário, ou indeterminado, é definido como uma opacidade radiológica esférica ou ovalada, circunscrita, com maior diâmetro medindo até 3 cm, não associada a atelectasia, linfonodomegalia ou derrame pleural. Morfologicamente, os nódulos são classificados como sólidos ou subsólidos, sendo que estes são subdivididos em nódulos em vidro fosco puro ou nódulos mistos (parcialmente sólidos), quando há presença de vidro fosco associada a componentes sólidos.

Com o implemento tecnológico ocorrido nos métodos de investigação radiológica nas últimas décadas, o achado incidental de nódulos pulmonares apresentou expressivo aumento. Se na década de 1950 estimava-se observar um nódulo a cada 500 radiografias simples de tórax, atualmente, com o advento dos modernos equipamentos de tomografia computadorizada (TC), esse número é muito maior, sendo encontrados incidentalmente nos EUA cerca de 150.000 nódulos pulmonares ao ano. Um estudo recentemente realizado avaliou 4,8 milhões de pessoas submetidas a pelo menos uma TC de tórax no período entre 2006 e 2012, sendo identificados cerca de 1,5 milhão de nódulos e estabelecido o diagnóstico de câncer em aproximadamente 63.000 pacientes. Essas cifras, já superlativas, tendem a aumentar com o advento, em 2020, da pandemia de Covid-19 e o consequente expressivo aumento de exames tomográficos realizados.

A maior parte desses nódulos, entretanto, constitui doença benigna ou cicatricial, sendo raros os casos de malignidade (Tabela 29.3). Mesmo estudos de rastreamento realizados com tomografias em populações de fumantes detectaram apenas 0,4 a 3% de câncer primário de pulmão, a maior parte nos estágios I ou II.

Tabela 29.3. Etiologias de nódulos pulmonares

MALIGNAS	BENIGNAS
Neoplasia Pulmonar primária	Granulomas Infecciosos • Tuberculose • Criptococose • Histoplasmose • Paracoccidioidomicose • Outros
Metástase pulmonar única	Outras Infecções • Abcessso bacteriano • Dirofilariose • Aspergillose • Pneumocistose • Outros
Tumor Carcinóide	Neoplasia Benignas • Hamartoma • Lipoma • Condroma • Outros
Linfoma pulmonar	Vascular • Malformação arteriovenosa • Infarto pulmonar • Outros
Outros	Inflamatórios • Granulomatose de Wegener • Artrite reumatoide • Sarcoidose • Outros
	Outros • Amiloidoma • Atelectasia Redonda • Cisto broncogênico • Linfonodo intrapulmonar • Impactação mucoide

Dessa forma, é necessário cautela na condução de pacientes com este tipo de achado incidental. Se de um lado tem-se um grande contingente de nódulos detectados sendo a maioria benignos, cuja investigação diagnóstica pode ser mais conservadora, de outro há um número pequeno, porém, não desprezível de neoplasias pulmonares em estágio inicial, para os quais o diagnóstico precoce, ainda que invasivo, seria de fundamental importância na perspectiva de cura e sobrevida de longo prazo.

Indivíduos acima de 35 anos de idade com nódulo pulmonar encontrado incidentalmente, que não apresentem sinais ou sintomas atribuíveis à lesão e cujo risco de câncer de pulmão seja equivalente ao da população em geral devem ser submetidos a uma tomografia computadorizada do tórax caso a identificação inicial da lesão tenha ocorrido por outro método radiológico. As imagens da TC, tanto inicial como as de seguimento, devem ser adquiridas em cortes finos, preferencialmente em *scanner* helicoidal, para garantir a precisão e reprodutibilidade da medição.

Nódulos pulmonares com evidências radiológicas de benignidade não necessitam de seguimento. Como exemplo podem ser citados nódulos com padrão de calcificação característico de lesões sequelares ou doença granulomatosa ou pela demonstração de conteúdo gorduroso, caracterizando hamartoma pulmonar. Da mesma forma, nódulos preexistentes em TC antigas e estáveis por mais de 2 anos para lesões sólidas ou há mais de 5 anos para nódulos subsólidos também sugerem fortemente benignidade.

Por outro lado, nódulo pulmonar incidental que apresenta aumento volumétrico em imagens tomográficas seriadas tem maior probabilidade de ser maligno, especialmente em pacientes de alto risco, de modo que a possibilidade de realização de biópsia deve ser considerada.

As diretrizes para manejo dos nódulos pulmonares incidentais detectados em TC de tórax, da *Fleischner Society*, estabelecem as recomendações para manejo de nódulos pulmonares sólidos e subsólidos, de acordo com a avaliação de probabilidade de risco para câncer. PET-TC pode ter participação nessa avaliação, com a ressalva da maior incidência de falso-positivos no nosso meio, quando comparados a dados americanos e europeus, pela maior incidência de doenças granulomatosas. As recomendações de conduta para em indivíduos acima de 35 anos, assintomáticos e com achado tomográfico incidental de nódulo pulmonar solitário não calcificado estão sumarizadas na Figura 29.1.

A: Solid Nodules*

Nodule Type	Size			Comments
	<6 mm (<100 mm³)	6–8 mm (100–250 mm³)	>8 mm (>250 mm³)	
Single				
Low risk†	No routine follow-up	CT at 6–12 months, then consider CT at 18–24 months	Consider CT at 3 months, PET/CT, or tissue sampling	Nodules <6 mm do not require routine follow-up in low-risk patients (recommendation 1A).
High risk†	Optional CT at 12 months	CT at 6–12 months, then CT at 18–24 months	Consider CT at 3 months, PET/CT, or tissue sampling	Certain patients at high risk with suspicious nodule morphology, upper lobe location, or both may warrant 12-month follow-up (recommendation 1A).

B: Subsolid Nodules*

Nodule Type	Size		Comments
	<6 mm (<100 mm³)	≥6 mm (>100 mm³)	
Single			
Ground glass	No routine follow-up	CT at 6–12 months to confirm persistence, then CT every 2 years until 5 years	In certain suspicious nodules < 6 mm, consider follow-up at 2 and 4 years. If solid component(s) or growth develops, consider resection. (Recommendations 3A and 4A).
Part solid	No routine follow-up	CT at 3–6 months to confirm persistence. If unchanged and solid component remains <6 mm, annual CT should be performed for 5 years.	In practice, part-solid nodules cannot be defined as such until ≥6 mm, and nodules <6 mm do not usually require follow-up. Persistent part-solid nodules with solid components ≥6 mm should be considered highly suspicious (recommendations 4A-4C)

Note.—These recommendations do not apply to lung cancer screening, patients with immunosuppression, or patients with known primary cancer.
* Dimensions are average of long and short axes, rounded to the nearest millimeter.
† Consider all relevant risk factors (see Risk Factors).

Figura 29.1. Fleischner Society 2017 Guidelines for Management of incidentally Detected Pulmonary Nodules in Adults

Fonte: MacMahon H, Naidich DP, Goo JM, et al. Guidelines for Management of Incidental Pulmonary Nodules Detected on CT Images: From the Fleischner Society 2017. Radiology 2017; 284:228

Os fatores de risco para malignidade dos nódulos pulmonares incidentais não calcificados incluem:

- **dimensões** – quanto maior o nódulo, maior a probabilidade de câncer;
- **morfologia** – por exemplo, presença de espículas em nódulos de bordas irregulares, sólidos ou subsólidos;
- **localização** – neoplasias pulmonares malignas primárias são preferencialmente encontradas nos lobos superiores. Pequenos nódulos perifissurais ou subpleurais, por outro lado, frequentemente correspondem a linfonodos benignos;
- **crescimento** – neoplasias malignas habitualmente crescem em ritmo moderado, levando 100 a 400 dias para dobrar de volume. Alguns adenocarcinomas primários, que se manifestam radiologicamente como nódulos subsólidos, porém, podem ter velocidade de crescimento mais lenta;
- **idade** – câncer de pulmão é incomum antes dos 40 anos, sendo que a incidência aumenta continuamente para cada década de vida adicional;
- **história familiar** – constitui fator de risco tanto para fumantes quanto para não fumantes;
- **tabagismo**: principal fator de risco para câncer de pulmão. Ainda que as taxas de adenocarcinoma em não fumantes venham aumentando nos últimos anos, a carga tabágica está diretamente relacionada ao risco de câncer;
- **outros**: presença de enfisema ou fibrose pulmonar; exposição a agentes cancerígenos como asbestos, urânio, radônio e outros.

A estimativa do risco de câncer de pulmão proposta pelo *American College of Chest Physicians* considera a possibilidade de baixo risco quando esta for menor que 5%; risco moderado quando entre 5 e 65% e risco elevado quando acima de 65%.

O baixo risco (5%) está associado a indivíduos jovens, não fumantes, com nódulos pequenos, de bordas regulares e não localizados em lobos superiores.

Os fatores de risco elevado (> 65%), por outro lado, incluem idade avançada, elevada carga tabágica, nódulos de grandes dimensões, localizados nos lobos superiores e com bordas irregulares e espiculadas.

O compartilhamento de características de baixo e elevado riscos caracteriza o risco intermediário (5 a 65%) de neoplasia pulmonar maligna.

Na suspeita de malignidade, quando indicada, a amostragem de tecido pode ser realizada por meio de biópsia percutânea guiada por tomografia de tórax ou biópsia cirúrgica, geralmente, nodulectomia videotoracoscópica. A escolha do tipo de procedimento poderá variar de acordo com a maior ou menor probabilidade de malignidade, o tamanho e a localização do nódulo, a condição clínica do paciente e experiência das equipes envolvidas.

▶ REFERÊNCIAS BIBLIOGRÁFICAS

1. Andrade JCC, Gallucci C. Pneumotórax, hemotórax e quilotórax. In: Gallucci C. Traumatismos torácicos. São Paulo: Panamed; 1982.
2. Baxter BT, Moore EE, Moore JB, Cleveland HC, McCroskey BL, Moore FA. Emergency department thoracotomy following injury: critical determinants for patient salvage. World J Surg. 1988;12:671.
3. Calhoon JH, Grover FL, Trinkle JK. Chest trauma approach and management. Clin Chest Med. 1992;13:55.
4. Couraud LL, Velly JF, N'diaye M. Principles and technique of chest drainage and cuction. In: Deslauries J, Lacquet LK. International trends in general thoracic surgery: Thoracic surgery: surgical management of pleural diseases. St. Louis: Mosby; 1990.
5. Demetriades D, Rabiniwitz B, Sofianos C. Emergency room thoracotomy for stab wounds to the chest and neck. J Trauma. 1987;27:483.
6. Munnell ER. Thoracic drainage. Ann Thorac Surg. 1997;63:1497-1502.
7. Feliciano DV, Bitondo CG, Cruse PA, Mattox KL, Burch JM, Beall AC, et al. Liberal use of emergency center thoracotomy. Am J Surg. 1986;152:654.
8. Ivatury RR, Kazigo J, Rohman M, Gaudino J, Simon R, Stahl WM. "Directed" emergency room thoracotomy: A prognostic prerequisite for survival. J Trauma. 1991;31: 1076.
9. Mattox KL, Beall AC, Jordan GL, Debakey ME. Cardiorrhaphy in the emergency center. J Thorac Cardiovasc Surg. 1974;68:886.
10. Mattox KL, Pickard LR, Allen M.K. Emergency thoracotomy for injury. Injury. 1986;17:327.
11. Munnell ER. Chest drainage in the traumatized patient. In Webb WR, Besson A. International trends in general thoracic surgery: surgical management of chest injuries. St. Louis: Mosby; 1991.
12. Renzo Lodi & Alessandro Stefani. A new portable chest drainage device. Ann Thorac Surg. 2000;69:998-1001.
13. Ponn RB, Silverman HJ, Federico JA. Outpatient chest tube management. Ann Thorac Surg. 1997;64:1437-1440.
14. Monaghan SF, Swan KG. Tube thoracostomy: the strggle to the "standard of care". Ann Thorac Surg. 2008;86:2019-22.
15. Succi JE, Buffolo E. Traumatismos do coração e grandes vasos da base. In: Gallucci C. Traumatismos torácicos. São Paulo: Panamed; 1982.
16. Quincho-Lopez A, Quincho-Lopez DL, Hurtado-Medina FD. Case Report: Pneumothorax and Pneumomediastinum as Uncommon Complications of COVID-19 Pneumonia-Literature Review. Am J Trop Med Hyg. 2020;103:1170.
17. Mohan V, Tauseen RA. Spontaneous pneumomediastinum in COVID-19. BMJ Case Rep. 2020;13.
18. Chien-Wei H, Shu-Fen S. Iatrogenic pneumothorax related to mechanical ventilation. World J Crit Care Med. 2014;3(1):8-14.
19. Brown SGA, Ball EL, Perrin K, et al. Conservative versus Interventional Treatment for Spontaneous Pneumothorax. N Engl J Med. 2020;382:405.
20. Saad Jr R, Carvalho VR, Netto MX, Forte V. Cirurgia Torácica Geral. 2ª ed. São Paulo: Editora Atheneu; 2011. p. 696-735.
21. Chapman SJ, Davies RJ. Recent advances in parapneumonic effusion and empyema. Curr Opin Pulm Med. 2004;10(4):299-304.
22. Davies CW, Gleeson FV, Davies RJ; Pleural Diseases Group, Standards of Care Committee, British Thoracic Society. BTS guidelines for the management of pleural infection. Thorax. 2003;58(Suppl 2):ii18-28. Comment in: Thorax. 2004;59(2):178; author reply 178.
23. MacMahon H, Naidich DP, Goo JM, et al. Guidelines for Management of Incidental Pulmonary Nodules Detected on CT Images: From the Fleischner Society 2017. Radiology. 2017;284:228.
24. Mazzone PJ, Gould MK, Arenberg DA, et al. Management of Lung Nodules and Lung Cancer Screening During the COVID-19 Pandemic: CHEST Expert Panel Report. J Am Coll Radiol. 2020;17:845.
25. Gould MK, Tang T, Liu IL, et al. Recent trends in the identification of incidental pulmonary nodules. Am J Respir Crit Care Med. 2015;192(10):1208–1214.

Cirurgia das Hérnias da Parede Abdominal

30

Heitor Marcio Gavião Santos

Maurício Andrade Azevedo

▶ HÉRNIAS INGUINAIS

As hérnias inguinais decorrem de uma projeção, ou seja, da passagem de alguma estrutura intra-abdominal ou pré-peritoneal através de orifício congênito ou adquirido por meio de uma fraqueza da camada musculoaponeurótica do abdome na região inguinal. Dentre os principais fatores preponderantes para o desenvolvimento de uma hérnia inguinal primária e fatores de risco, destacamos a hereditariedade, doenças do colágeno, hérnia contralateral prévia no gênero masculino, desnutrição e prostatectomia prévia.

Considerada uma doença comum com predomínio entre 20-27% em homens e 3-6% entre as mulheres, sua incidência aumenta à medida que envelhecemos. Costuma ser em sua vasta maioria sintomática (para a qual deve sempre ser indicado o tratamento cirúrgico), interferindo nas atividades habituais dos doentes e, com isso, acarreta um impacto socioeconômico importante, tanto indireto, seja por seu período de incapacidade laboriosa, quanto direto, referente aos custos do seu tratamento.

O diagnóstico da hérnia inguinal é eminentemente clínico em um paciente sintomático que não tenha qualquer distorção anatômica na região, ficando a necessidade da realização de exames de imagens apenas na dúvida diagnóstica, sendo a ultrassonografia o método preferencial, por ser menos invasiva, além de apresentar menor custo e ter mais fácil acesso. Dentre os principais diagnósticos diferenciais podemos destacar a linfonodomegalia, hidrocele, tumores de partes moles, endometrioses, pubeíte e osteíte, entre outros.

Uma das classificações mais utilizadas é a de Nyhus, que tenta relacionar a hérnia com o defeito anatômico, conforme a Tabela 30.1.

Tabela 30.1. Classificação de Nyhus

Nyhus	
1	Hérnia indireta com anatomia normal do anel inguinal profundo (hérnia pediátrica)
2	Hérnia indireta com dilatação do anel inguinal profundo
3	Hérnia com defeito na parede posterior e: A – hérnia direta B – hérnia indireta C – hérnia femoral
4	Hérnia recidivante: A – hérnia direta B – hérnia indireta C – hérnia femoral D – hérnias combinadas

Na tentativa de padronizar e ajudar na comparação de resultados do ponto de vista científico, a Sociedade Europeia de Hérnia (EHS) propôs uma nova classificação levando em consideração a localização do defeito (L: lateral; M: medial; F: femoral), o tamanho do defeito herniário (medido com o dedo indicador: 0: sem hérnia; 1: menos que um dedo – até 1,5 cm; 2: um a dois dedos - 1,5-3,0 cm ; 3: três ou mais dedos – acima de 3,0 cm, X: hérnia não evidente) e se é primária ou recidivada (utilizar a letra P ou R) conforme Tabela 30.2.

Tabela 30.2. Classificação EHS

		P		R		
	0	1	2	3		X
L						
M						
F						

Como falado anteriormente, todo paciente sintomático diagnosticado com hérnia inguinocrural deve ter sua cirurgia indicada. O tratamento conservador com apenas observação pode ser uma possibilidade satisfatória para pacientes assintomáticos ou oligossintomáticos que apresentem comorbidades clínicas que elevem o risco cirúrgico. Contudo, enfatizamos que esse último tem uma probabilidade aproximadamente de 70% de piorar os sintomas ao longo da observação e ser submetido a tratamento cirúrgico. O período para definir o melhor momento cirúrgico não é o risco de encarceramento ou estrangulamento, mas a mudança na qualidade de vida do paciente ocasionada pela presença da hérnia, que irá melhorar após a cirurgia.

PRINCIPAIS TÉCNICAS DAS HÉRNIAS INGUINAIS

As técnicas convencionais para tratamento das hérnias inguinais sofreram muitas evoluções desde o reparo tecidual preconizado por Bassini até o surgimento das primeiras telas, sendo descrito por Francis Usher (1958) nos EUA, sendo que no Brasil Falci publicou uma série de casos (1969), porém o conceito de uso de telas para correção das hérnias inguinais, como reforço e livre de tensão (*tension free*) só foi bem elucidado e firmado por Irving Lichtenstein, em 1986.

Técnica de Lichtenstein

Considerada a técnica padrão-ouro, é a mais realizada para correção das hérnias inguinais, tendo um índice de recidiva em torno de 2%. Pode ser realizada sob anestesia local, não requisitando materiais especiais, exceto de uma tela (Figura 30.1).

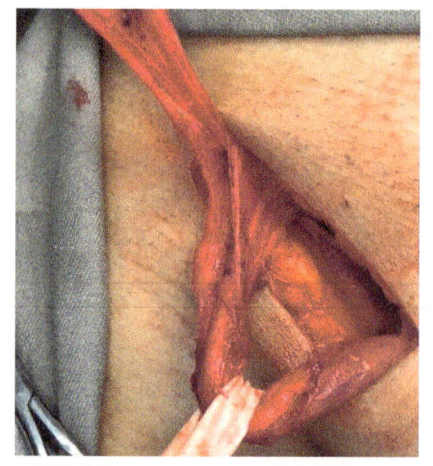

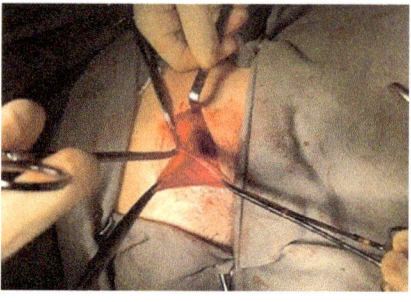

Figura 30.1. Técnica de Lichtenstein demonstrando isolamento do cordão espermático e superiormente o saco herniário indireto sendo explorado.

Nesta técnica, a tela (no mínimo 6 x 14 cm) é posicionada no espaço entre o músculo oblíquo externo (MOE) e o tendão conjunto (músculo oblíquo interno + músculo transverso), fazendo um reforço da fáscia *transversalis* e recobrindo todos os defeitos inguinais diretos e indiretos.

A tela deve ser fixada com pontos contínuos desde o tubérculo púbico (pelo menos 2 cm) e lateralmente envolvendo o ligamento inguinal, sendo seccionada na porção superior e dividida em 1/3 medial e 2/3 laterais, onde nesta fenda passar-se-á o cordão espermático.

Posteriormente devemos suturar e calibrar essa fenda, formando um novo anel inguinal externo. Medialmente essa fixação pode ser com pontos separados. Por fim, fecha-se a aponeurose do MOE, acomodando a tela abaixo em plano inferior ao MOE (Figura 30.2).

As telas recomendadas devem possuir uma gramatura entre 30 e 140 g/m², com poros maiores que 1 mm e ser de polipropileno (PP), poliéster (PET) ou fluoreto de polivinilideno (PVDF), que são os polímeros com melhores resultados na correção das hérnias.

Técnicas sem tela

Atualmente a técnica tecidual (herniorrafia) com resultados semelhantes aos das hernioplastias, do ponto de vista de recidiva, é a técnica de Shouldice, que consiste em reconstruir a região inguinal em três planos de sutura, conforme descrito a seguir.

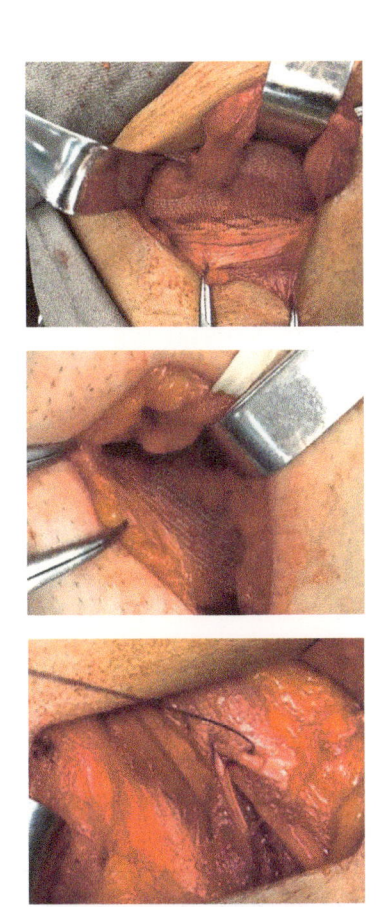

Figura 30.2. Esquema evidenciando o sítio de colocação da tela interoblíquo e o fechamento da aponeurose do MOE, isolando o espaço da tela, na técnica de Lichtenstein.

Técnica de Shouldice

Primeiro plano: início próximo ao tubérculo púbico, aproximando a borda livre do folheto lateral da fáscia *transversalis* à face posterior do folheto medial, envolvendo a borda lateral do músculo reto abdominal. Em seguida a sutura envolve o arco do transverso até a neoformação do anel profundo, com o coto proximal do cremaster sendo incorporado ao final desta sutura (Figura 30.3).

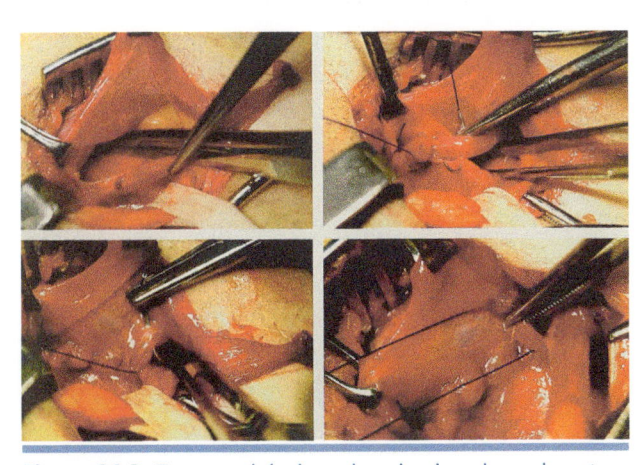

Figura 30.3. Tempos cirúrgicos do primeiro plano de sutura na técnica de Shouldice.

Segundo plano: retorna-se ao tubérculo púbico com o mesmo fio, aproximando a borda inferior do MOI e transverso e o folheto medial da fáscia *transversalis* seccionada (estrato triplo) ao ligamento inguinal, envolvendo ou não o trato iliopúbico. Sendo assim, a parede posterior é recomposta e reforçada (Figura 30.3).

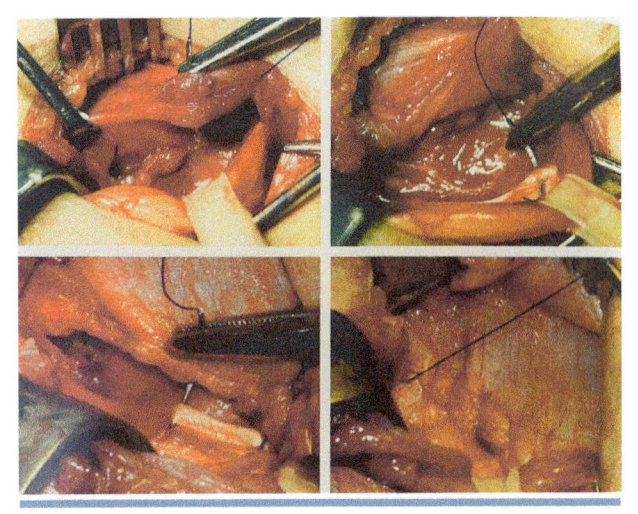

Figura 30.4. Tempos cirúrgicos do segundo plano de sutura na técnica de Shouldice.

Terceiro plano: ainda utilizando o mesmo fio em direção ao anel inguinal profundo, sutura-se o MOI à face profunda interna do folheto lateral da aponeurose do MOE, adjacente ao ligamento inguinal, que se dobra sobre aquele músculo. Sempre que possível, deve-se cobrir o MOI com a extremidade distal livre desta aponeurose, junto ao púbis, reforçando o principal ponto de recidiva (Figura 30.5).

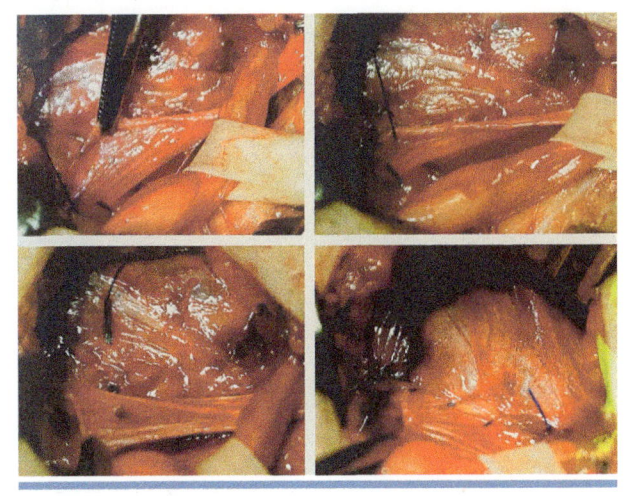

Figura 30.5. Tempos cirúrgicos do terceiro plano de sutura na técnica de Shouldice.

O fio recomendado para esse reparo é sempre monofilamentar (PP ou *nylon*) de calibre 2-0 ou 3-0.

Técnicas minimamente invasivas

Atualmente as evidências cientificas mostram o benefício das técnicas minimamente invasivas em relação a menor de dor pós-operatória, nas hérnias inguinais bilaterais e em pacientes do sexo feminino em relação aos reparos abertos convencionais.

Duas principais abordagens técnicas videolaparoscópicas para correção das hérnias inguinais são realizadas, o acesso transabdominal (TAPP – *transabdominal preperitoneal patch plasty*) e o acesso totalmente extraperitoneal (TEP – *totally extraperitoneal*) e sua variante extendida (eTEP), com maior área de descolamento, mas respeitando os mesmos princípios. Não existe evidência cientifica que sugira melhores resultados entre essas técnicas no quesito de dor e recidiva.

Quanto ao uso de telas, elas devem possuir no mínimo 15 x 10 cm, pois necessitam ocupar todo o orifício miopectíneo de Fruchaud, com isso tratando todas as hérnias da região inguinocrural, sejam estas primárias ou recidivadas.

Técnica TAPP

Essa técnica pode ser realizada por videolaparoscopia ou plataforma robótica e consiste em iniciar o campo cirúrgico com pneumoperitônio e colocação de três portais alinhados na altura da cicatriz umbilical, independente do lado(s) da hérnia. Pequenas variações de portais podem ocorrer para melhor triangulação dos portais, mas devemos manter o distanciamento necessário para abertura do *flap* peritoneal 4 cm acima do defeito herniário, do ligamento umbilical (medialmente) até a crista ilíaca anterossuperior (lateralmente). Após dissecção ampla do espaço pré-peritoneal, devemos identificar sempre as estruturas vasculares e as zonas anatômicas de referência, evitando aprofundarmos na região entre o ducto deferente e os vasos espermáticos, onde se localizam os vasos ilíacos externos (triângulo do desastre), assim como lateralmente aos vasos espermáticos no triângulo da dor, onde nervos devem ser cautelosamente mantidos em contato com a musculatura e preservada a gordura pré-peritoneal para sua proteção, durante a dissecção (Figura 30.6).

Técnica TEP

Técnica que é realizada totalmente pelo acesso extraperitoneal, onde não se adentra a cavidade abdominal. Essa dissecção inicial pode ser feita com o uso de trocarte com balão dissector ou por dissecção romba. Embora possa ter variações de posicionamento, geralmente se faz o alinhamento de todos os portais na linha média, iniciando na altura da cicatriz umbilical (11 mm) e posteriormente mais dois portais de 5 mm abaixo deste.

A indicação de TAPP ou TEP deve ser uma escolha do cirurgião, baseada em sua experiência e proficiência.

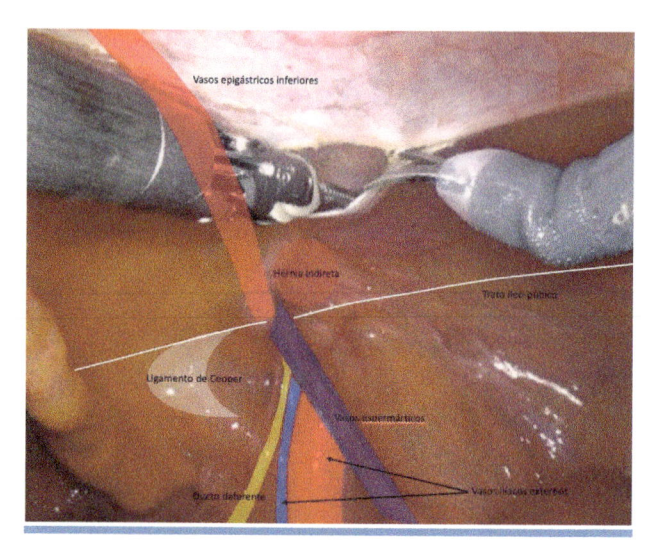

Figura 30.6. Visão interna de uma TAPP com suas principais estruturas anatômicas.

Fixação de telas

A fixação das telas nas técnicas minimamente invasivas de hérnia inguinal, podem ser divididas entre a forma invasiva através grampos, sejam permanentes ou absorvíveis, e não invasivas através colas ou selantes de fibrina ou até mesmo com telas autofixantes. O ideal é que não se utilize mais de seis grampos por tela fixada devido ao risco do aprisionamento de algum nervo ou seu ramo, podendo levar a dor pós-operatória.

A não fixação das telas vem ganhando cada vez mais espaço, porém os consensos e as evidências científicas mostram a obrigatoriedade na fixação da tela em hérnias diretas maiores que 3 cm (MIII pela EHS) (Figura 30.7).

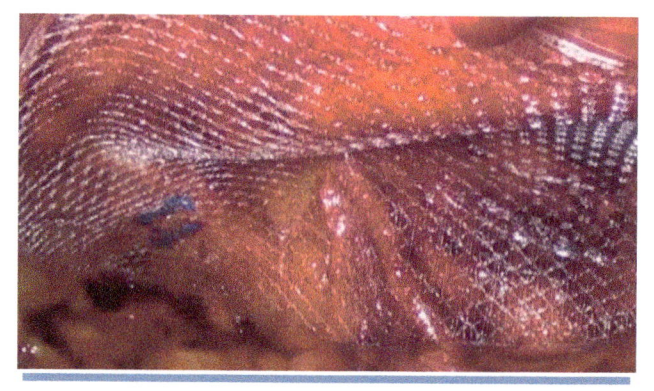

Figura 30.7. TEP com hérnia direita MI e LI sem fixação da tela.

HÉRNIAS VENTRAIS

A hérnia ventral é todo abaulamento situado na parede abdominal à custa de uma falha por um rompimento musculoaponeurótico abdominal que não sofreu qualquer intervenção prévia. Quando existe uma mesma falha na presença de uma cicatriz prévia, seja de forma laparotômica ou minimamente invasiva, denominamos de hérnia incisional.

Com intuito de uniformização e padronização das hérnias ventrais, a Sociedade Europeia de Hérnia (EHS) propôs uma classificação para facilitar as comparações entre os tipos de hérnia ventral. Caso existam múltiplos defeitos, devemos notar que esses defeitos são somados (Figuras 30.8 e 30.9).

O entendimento completo da anatomia abdominal é mandatório para o cirurgião que deseja corrigir as hérnias ventrais. Para isso é importante entender que o abdome tem uma forma hexagonal e seus limites se dão por arcabouços ósseos sendo superiormente pelo processo xifoide e arcos costais, lateroinferiormente pelas cristas ilíacas e inferomedialmente pela ponta superior do púbis.

A parede abdominal tem seus componentes divididos em dois grupamentos musculares, sendo a musculatura lateral composta pelos músculos oblíquo externo (OE), oblíquo interno (OI) e músculo transverso do abdome (TA), sendo a musculatura medial composta principalmente pelo músculo reto abdominal (RA). Em até 20% da população pode-se ter o músculo piramidal. A relação destas musculaturas e suas porções fasciais associada a seus feixes neurovasculares delimitam planos e dos quais destacaremos a linha alba, linha semilunar, linha arqueada de Douglas e espaços extraperitoneais (Retzius e Bogros).

É importante vermos a relação da musculatura lateral e a formação das aponeuroses anteriores e posteriores em pontos diferentes do abdome, acima da linha arqueada e abaixo desta, como na Figura 30.10.

Diagnóstico e avaliação pré-operatória

O exame físico (ortostático e supino) sempre foi considerado o meio mais indicado e suficiente para o diagnóstico e a avaliação de um paciente com hérnia, reservando os métodos de imagem apenas para casos duvidosos; e assim permanece para casos simples de hérnia umbilical ou epigástrica. Para casos "não simples" um método de imagem complementa a informação dada pelo exame físico, além de contribuir para o planejamento cirúrgico de casos mais complexos.

Ressonância magnética (RM), tomografia computadorizada (TC) ou ultrassonografia (US) podem ser usadas, no entanto, a maior parte dos trabalhos que comparam a acurácia dos métodos diagnósticos aponta para a tomografia computadorizada com manobra de Valsalva como o exame de eleição.

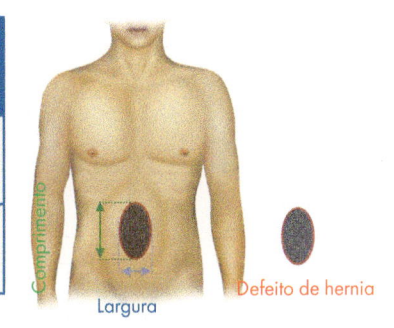

Figura 30.8. Classificação EHS das hérnias primárias.

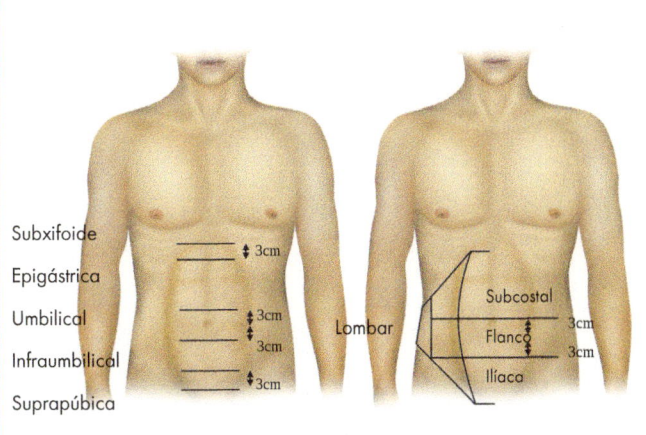

Figura 30.9. Classificação EHS das hérnias incisionais.

Ao avaliar uma hérnia ventral, devemos checar alguns critérios para sabermos se estamos diante de uma hérnia complexa, conforme dados abaixo:

- tamanho e localização do defeito – grandes defeitos, com mais de 10 cm de largura e com perda de domicílio em qualquer posição do abdome; hérnia lombar ou paraestomal; contaminação e condição do tecido – feridas contaminadas ou infectadas, lesão de pele associada, fístula enterocutânea, denervação, distorção anatômica, abdome aberto; fatores de risco ligados ao paciente – obesidade, diabetes, desnutrição, idoso, esteroides, hérnia recorrente;
- cenário clínico – cirurgia de urgência com ressecção intestinal, múltiplos defeitos, necessidade de remoção de tela previamente colocada.

A presença destes critérios e/ou sua combinação podem, ainda, criar classes com diferentes graus de complexidade.

Preparo pré-operatório

Alguns fatores impactam diretamente no resultado da cirurgia de reparo das hérnias ventrais e devem ser rigorosamente controlados no pré-operatório.

Tabagismo

Devido à baixa oxigenação tecidual, o tabagismo retarda a cicatrização e causa isquemia tecidual, elevando a taxa de infecção de ferida operatória, além do aumento da pressão intra-abdominal em pacientes tossidores.

Recomendamos que o tabagismo seja interrompido 8 semanas antes da cirurgia, sendo que o uso de adesivos de nicotina ou cigarros eletrônicos ainda é controverso.

Obesidade

Pacientes com IMC acima de 30 kg/m² apresentam maior índice de complicações pós-operatórias, reoperações e recidivas. Há suporte na literatura para a não realização de cirurgias eletivas de hérnia para pacientes com IMC acima de 50. No entanto, não está claro a partir de qual IMC o paciente estaria apto à cirurgia ou ainda quanto o paciente deve emagrecer para ser operado. Alguns serviços colocam o limite de IMC 33 para cirurgia eletiva, mas é um dado subjetivo.

Para pacientes com hérnia e obesidade mórbida concomitante, sugerimos a realização de gastroplastia vertical (Sleeve) num primeiro momento, e a correção da hérnia após atingir perda ponderal adequada. Em situações específicas, o *bypass* pode ser uma opção também.

Diabetes e controle da glicemia

Está bem estabelecido que hiperglicemia pós-operatória está associada ao aumento de infecção de ferida operatória, principalmente nas primeiras 24 h, por interferir na ação dos neutrófilos em destruir as bactérias da ferida cirúrgica. Por isso, é fortemente recomendado

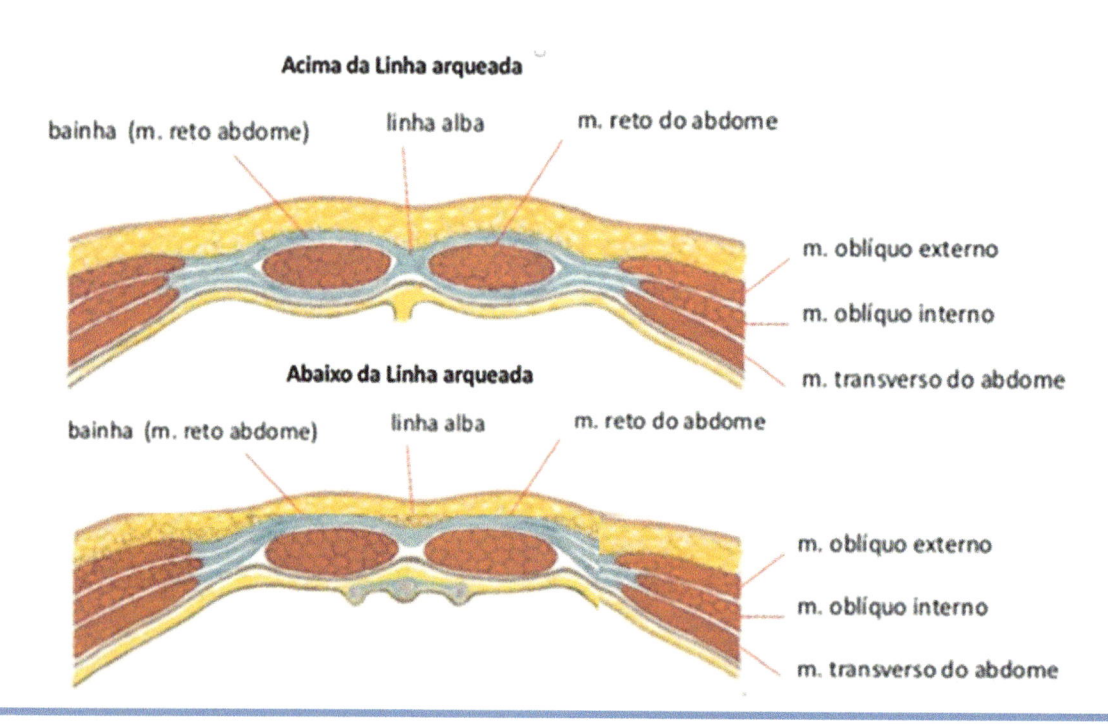

Figura 30.10. Observamos que acima da linha arqueada existe uma configuração das aponeuroses dos músculos OE, OI e TA para formarem folhetos anterior e posterior do reto abdominal, ao passo que abaixo da linha arqueada essa configuração torna-se diferente, formando somente o folheto anterior aponeurótico.

controle pré-operatório da glicemia para pacientes eletivos. Idealmente a hemoglogina glicada deve estar abaixo de 7,5% e a glicemia abaixo de 140 mg/dL no pós-operatório.

Outros cuidados ainda precisam ser tomados na preparação de pacientes para cirurgia de hérnia eletiva, como controle de focos infecciosos, principalmente de pele e próximo ou no local da hérnia. Alguns autores recomendam descolonização com mupirocina no período pré-operatório. Melhora do estado nutricional do paciente, interrupção de imunossupressores, fisioterapia, entre outras medidas podem ser utilizadas conforme o caso.

Pacientes com hérnias muito volumosas, com perda de domicílio ou com grandes retrações da musculatura lateral do abdome se beneficiam do uso de toxina botulínica (BTA) e/ou pneumoperitônio progressivo (PPP). O preparo destes pacientes e a cirurgia destas hérnias complexas devem ser feitos por cirurgiões dedicados ao tratamento das hérnias, buscando melhorar os resultados cirúrgicos.

De forma consensual, as hérnias sintomáticas ou que comprometam a qualidade de vida necessitam de cirurgia. A proporção entre o tamanho do defeito e o volume do saco herniário é considerada um fator de risco para complicação. Defeitos pequenos com grandes volumes herniados têm maior chance de estrangulamento e devem ser operados.

Telas – posicionamento

A IHC – *International Hernia Collaboration* (2017) definiu os nomes de melhor aceitação e utilizados até hoje para o posicionamento das telas (Figura 30.11).

É importante salientar que, independentemente da posição em que a tela se encontra, sua integração normal com tecido corpóreo inicia-se precocemente em torno do 3º dia, com quase completa integração com 4 semanas (Figura 30.12).

TRATAMENTO CIRÚRGICO DAS HÉRNIAS VENTRAIS

Embora em alguns casos específicos, como relatado anteriormente neste capítulo, as hérnias primárias pequenas da linha média e assintomáticas possam ser tratadas conservadoramente, o tratamento cirúrgico é eleito na quase totalidade dos casos. Seus principais objetivos são:

- fechamento do(s) defeito(s) herniário(s);
- reconstrução da linha média do abdome;
- restauração da mecânica da parede abdominal.

Estes objetivos devem estar sempre na mente do cirurgião para a escolha da técnica cirúrgica ideal, e aplicados sempre que possível.

Para escolha da melhor técnica, devemos sempre analisar o perfil do paciente como idade, peso, comorbidades, real mudança na qualidade de vida antes e após a cirurgia. Pacientes idosos, com graves comorbidades, necessitam de reparos menos agressivos, com soluções de menor tempo cirúrgico. Diferentemente, os pacientes mais jovens e sem comorbidades podem necessitar de cirurgias que restabeleçam as funções da parede abdominal e reconstrução da linha média, pois ao longo de sua vida, provavelmente farão muita diferença.

Reparos pré-aponeuroticos – Onlay

Sabemos que reparos com telas na posição subcutânea possuem maior incidência de formação de seroma e maiores chances de infecção e necrose da pele, devido ao maior descolamento do *flap* subcutâneo. Isso quando comparados aos reparos posteriores *sublay* (retromuscular, pré-peritoneal ou intraperitoneal). Mesmo assim, a maioria dos reparos realizados hoje para hérnias ventrais é com tela *onlay* (Figura 30.13), por serem de mais fácil execução e efetivos na proposta de tratamento, com recidiva semelhante aos demais reparos retromusculares.

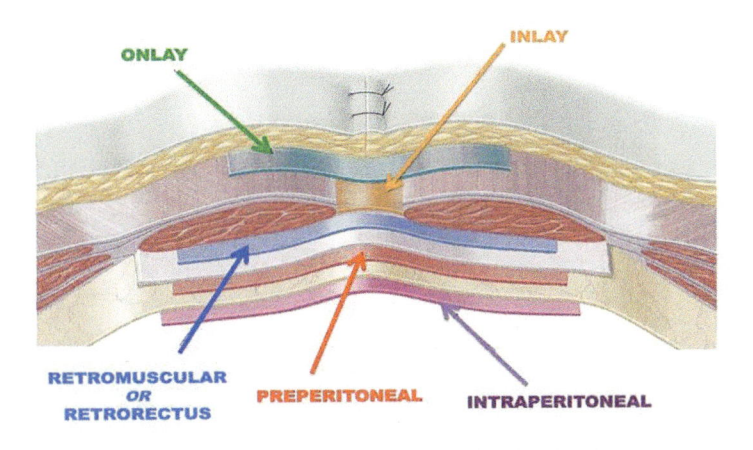

Figura 30.11. Nomenclatura do posicionamento das telas em relação à parede abdominal.

Reparos em ponte – Inlay

Embora descritos, não são recomendados, sendo utilizado apenas como opção de exceção, já que o comportamento das telas dentro de defeito, sem sobreposição (*overlap*) suficiente, correspondem a um índice de recidiva muito elevado.

Reparos Retromusculares – Sublay

Na tentativa de buscar um espaço diferente do subcutâneo para colocação de telas nas hérnias ventrais, Jean Rives e Renée Stoppa (1966) descreveram uma série de casos nos espaços retromuscular e pré-peritoneal para hérnias ventrais da linha média (Figura 30.14), ficando conhecida como técnica de Rives-Stoppa. Por ter um mínimo descolamento de tecido subcutâneo, e com isso diminuir o risco de infecção, esses reparos acabam sendo os preferidos pela maioria dos cirurgiões de parede abdominal, tendo a vantagem de exigir pouca ou nenhuma fixação das telas, pois estas ficam em um compartimento fechado atrás do músculo reto abdominal, trabalhando com a pressão intra-abdominal ao seu favor.

Técnicas Minimamente Invasivas

Karl LeBlanc (1993) descreveu uma abordagem nova para a correção de defeitos, a técnica intraperitoneal (IPOM – *intraperitoneal onlay mesh*). Mais tarde, Heniford BT e cols. (2003) publicaram uma série de mais de 800 casos desta técnica, com a utilização de tela revestida (ePTFE) que poderia entrar em contato com vísceras abdominais. Seus maior benefício observado nesta série foi a diminuição do índice de infecção, principalmente em pacientes obesos (Figura 30.15).

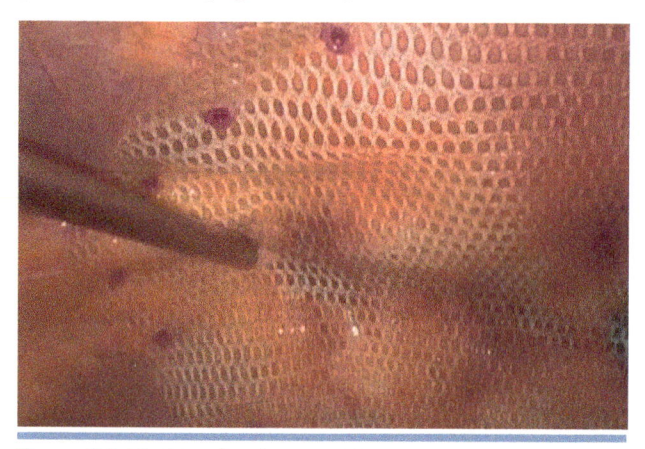

Figura 30.15. Uso de tela revestida intraperitoneal na técnica IPOM e fixação da mesma com *tacks* absorvíveis.

Novas telas de polipropileno ou poliéster foram criadas com diversos tipos de revestimento em uma das suas faces, para colocação intraperitoneal e contato com as vísceras abdominais, substituindo as antigas telas de ePTFE.

TAPP Ventral

Assim como nas hérnias inguinais, a TAPP para hérnias ventrais pode ser utilizada com o uso de telas não revestidas, de baixo custo, porém com dificuldade técnica no ato de dissecção e criação do *flap* peritoneal. Esta

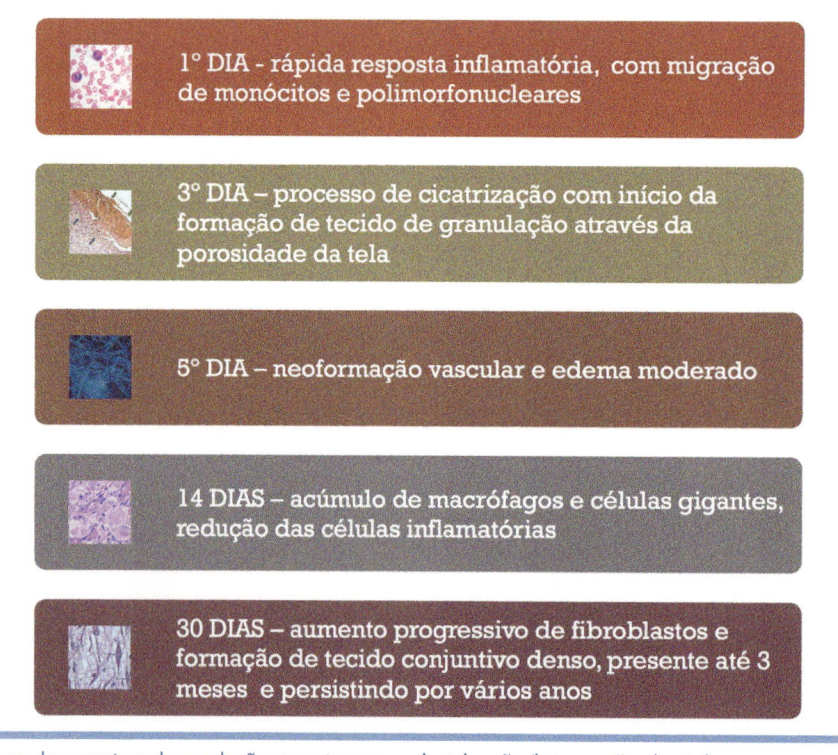

- 1º DIA - rápida resposta inflamatória, com migração de monócitos e polimorfonucleares
- 3º DIA – processo de cicatrização com início da formação de tecido de granulação através da porosidade da tela
- 5º DIA – neoformação vascular e edema moderado
- 14 DIAS – acúmulo de macrófagos e células gigantes, redução das células inflamatórias
- 30 DIAS – aumento progressivo de fibroblastos e formação de tecido conjuntivo denso, presente até 3 meses e persistindo por vários anos

Figura 30.12. Esquema demonstrando a relação com tempo e cicatrização/integração das telas.

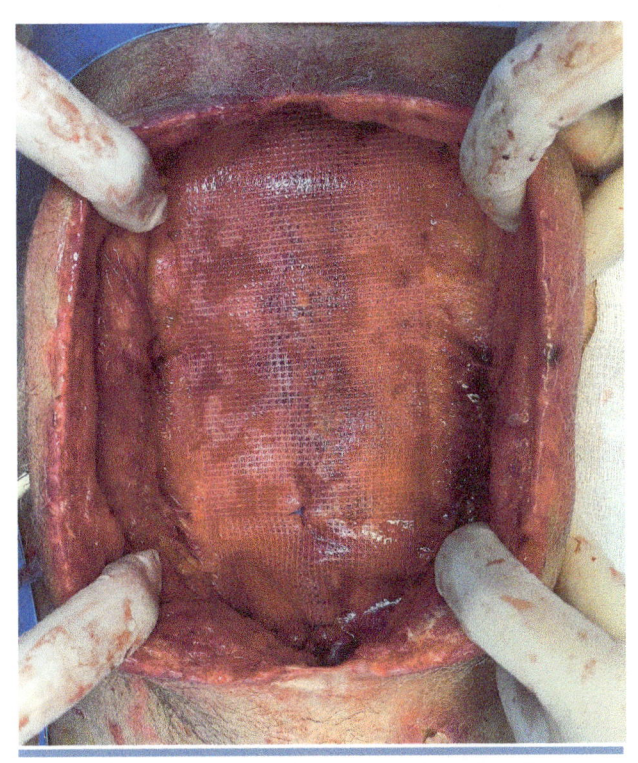

Figura 30.13. Reparo *onlay*, com tela colocada supra-aponeurótica, no espaço subcutâneo.

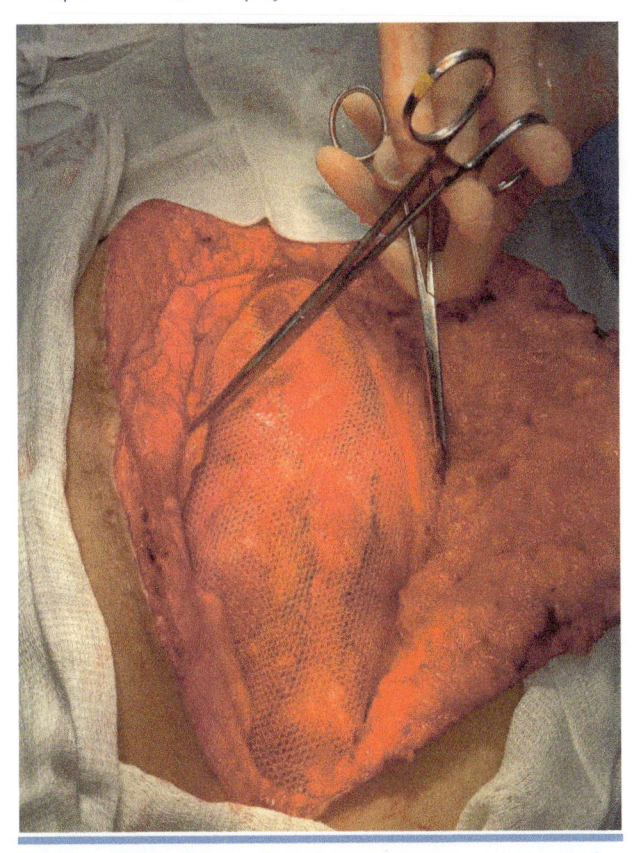

Figura 30.14. Tela colocada no espaço retromuscular, observar que após o fechamento das bordas reparadas com as pinças, a tela será isolada em um compartimento fechado.

técnica está preferencialmente indicada para defeitos pequenos e médios (até 5 cm), pois diminui a área de descolamento consideravelmente e facilita o fechamento do defeito e do *flap* peritoneal criado. Suas melhores indicações são para hérnias umbilicais, epigástricas, hérnias de Spiegel e suprapúbicas (Figuras 30.16 e 30.17).

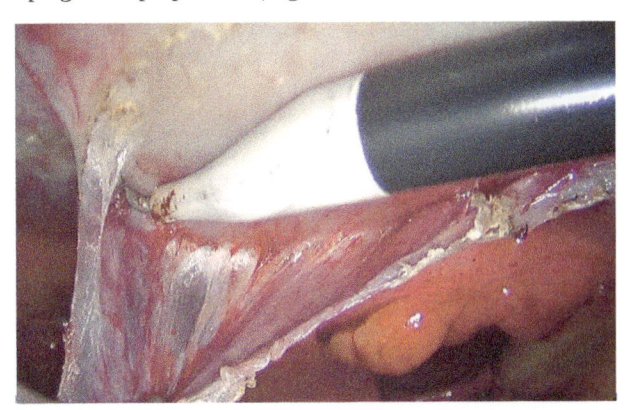

Figura 30.16. Descolamento do *flap* peritoneal na TAPP ventral.

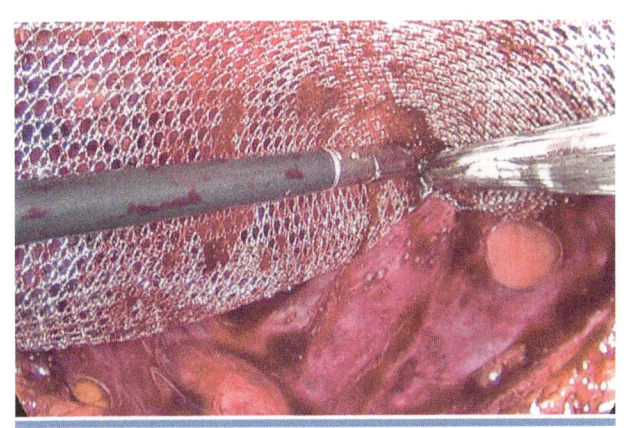

Figura 30.17. Colocação de tela não revestida no espaço pré-peritoneal na TAPP ventral.

eTEP – Técnica totalmente extraperitoneal estendida

Belyansky I e cols. (2017) publicaram uma nova abordagem para hérnias ventrais, onde conseguiram reproduzir os mesmos passos da cirurgia já consagrada de Rives-Stoppa e até de técnicas de separação posterior de componentes (TAR), utilizadas em defeitos maiores. Criada por Daes J, com o intuito de aumentar o campo cirúrgico para hérnias inguinais na técnica totalmente extraperitoneal (TEP), de onde então surgiu a nomenclatura eTEP (totalmente extraperitoneal estendida), com o uso de múltiplos portais.

Consiste na abordagem dos espaços retromusculares bilateralmente, corrigindo os defeitos ventrais, inclusive as diástases existentes, com total reconstrução da linha média, além de utilizar uma tela comum, de baixo custo. Seus pontos negativos são que exige um conhecimento anatômico profundo da parede abdominal, além de treinamento avançado em suturas de parede anterior. Aparentemente a plataforma robótica facilita o tempo cirúrgico de suturas da parede anterior, porém não influencia muito no tempo de dissecção. Podemos ver a seguir a visão interna da dissecção do espaço retromuscular esquerdo, a sutura e correção do defeito herniário e a colocação da tela preenchendo todo o espaço retromuscular (Figuras 30.18 a 30.20).

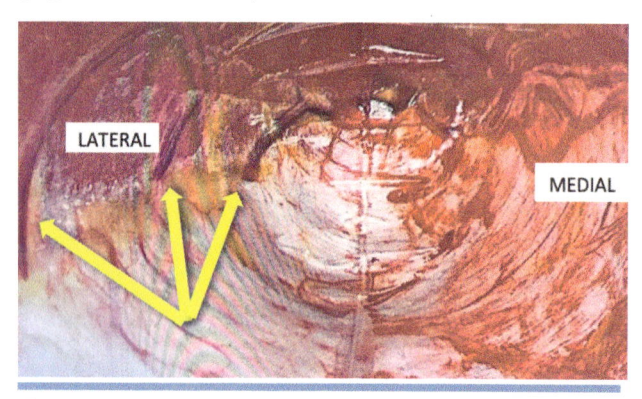

Figura 30.18. Visão interna de balão dissector no espaço retromuscular na eTEP.

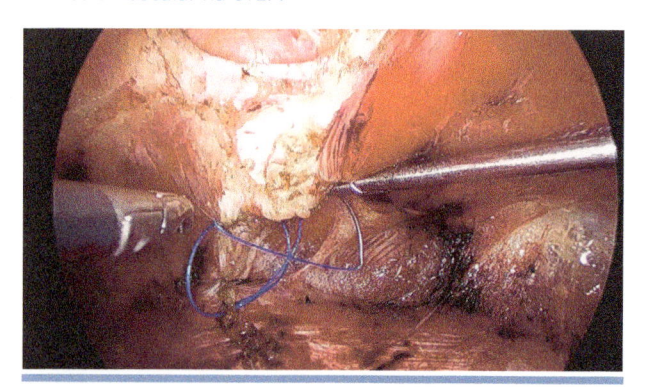

Figura 30.19. Reconstrução da linha média e sutura dos defeitos na eTEP.

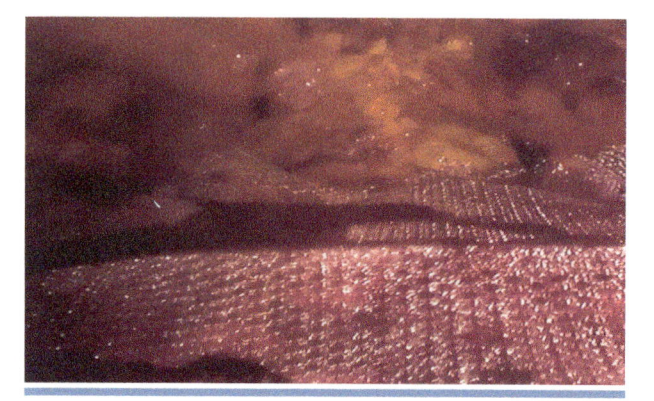

Figura 30.20. Colocação de tela não revestida, ocupando todo o espaço retromuscular após correção dos defeitos.

Recursos técnicos para fechamento da linha média

Hérnias com defeitos de grande extensão, ou lateralidade superior a 10 cm, podem necessitar de alguns recursos técnicos cirúrgicos para o fechamento do defeito herniário e reconstrução da linha média. Podemos utilizar simplesmente incisões de relaxamento das musculaturas laterais, como descritas por Gibson (Figura 30.21) em 1929 ou, mais recentemente, Chevrel em 2001 em uma série de mais de 140 casos operados (Figura 30.22). Nos casos mais complexos, as técnicas de separação de componentes musculares podem ser necessárias para o completo fechamento do abdome, estas podem ser anterior ou posterior.

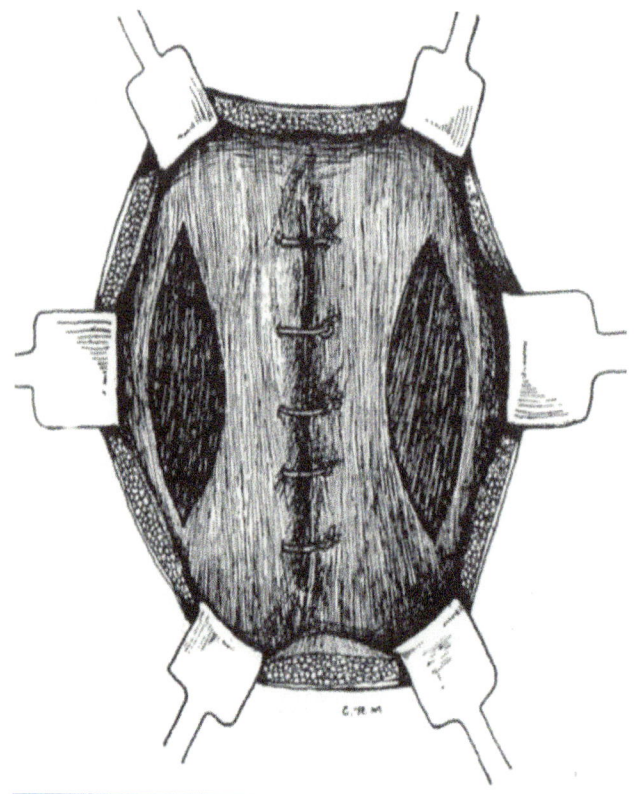

Figura 30.21. Incisão de relaxamento de Gibson para fechamento completo da linha média.

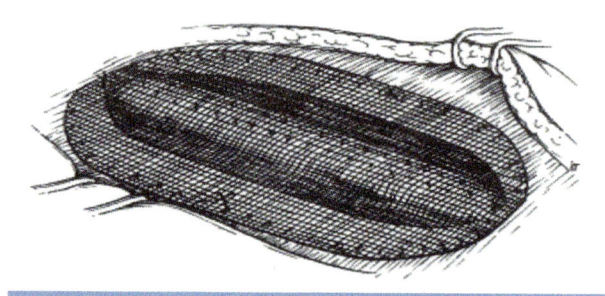

Figura 30.22. Técnica de Chevrel para fechamento de linha média em casos difíceis.

A técnica de separação de componentes anterior mais conhecida e utilizada é a de Ramirez. Descrita por Ramirez OM e cols., em 1990, inclui a separação dos músculos oblíquos e abertura do folheto posterior do músculo reto abdominal, onde se pode conseguir um ganho de até aproximadamente 10 cm lateralmente na parede abdominal (Figuras 30.23 e 30.24).

Já a técnica de separação de componentes posterior mais utilizada é a liberação do músculo transverso abdominal (TAR), descrita por Novitsky Y e cols., em 2012. Esta técnica consegue um avanço retromuscular onde na porção lateral do músculo reto abdominal há uma secção do músculo transverso abdominal e atuação no plano pré-*transversalis* lateralmente. Suas principais vantagens em relação à técnica de Ramirez são um avanço maior da linha média, possibilitando correção de defeitos ainda maiores, próximos aos anteparos ósseos, além da diminuição do descolamento de tecido celular subcutâneo, logo reduzindo incidência de necrose de pele e infecções (Figuras 30.25 e 30.26).

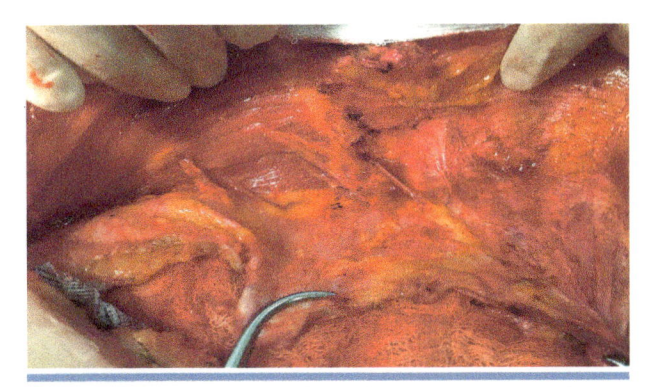

Figura 30.25. Local de início da separação posterior de componentes TAR, próximo aos feixes neurovasculares do reto abdominal.

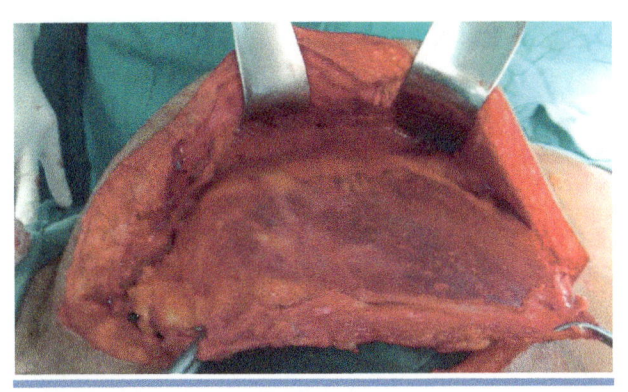

Figura 30.26. Avanço do *flap* muscular na TAR, maior que na técnica de separação anterior proposta por Ramirez.

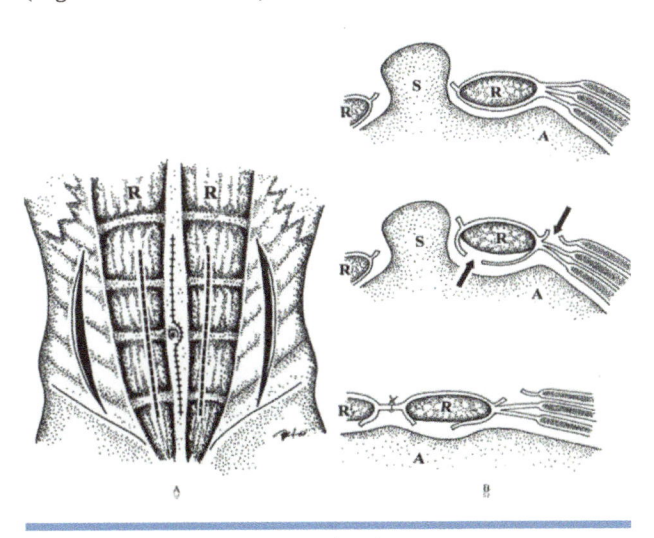

Figura 30.23. Separação anterior de componentes proposta por Ramirez.

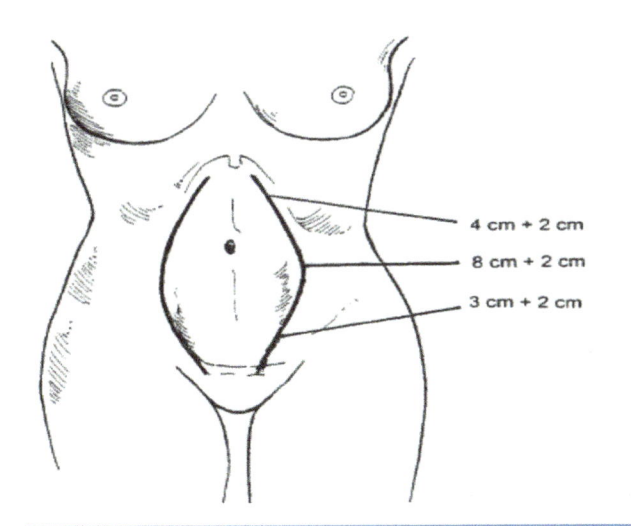

Figura 30.24. Ganho na linha média durante a separação anterior de componentes.

Acreditamos que hérnias complexas, com cenários que necessitam de uso destas técnicas, devam ser tratadas por cirurgiões experientes e/ou serviços especializados, evitando lesões da inervação da parede abdominal e consequentemente sequelas irreversíveis nesses pacientes.

O treinamento adequado do cirurgião, com conhecimento das técnicas, somado à pré-otimização do paciente (preparo) e à escolha técnica adequada e individualizada para cada caso, são os pilares fundamentais para o sucesso no tratamento das hérnias ventrais.

▶ REFERÊNCIAS BIBLIOGRÁFICAS

1. Robinson A, Light D, Kasim A, Nice C. A systematic review and meta-analysis of the role of radiology in the diagnosis of occult inguinal hernia. Surg Endosc. 2013;27(1):11-8.
2. Sarosi GA, Wei Y, Gibbs JO, et al. A clinican's guide to patient selection for watchful waiting management of inguinal hernia. Ann Surg. 2011;253(3):605-10.
3. Amid Pk. Lichteinstein tension-free hernioplasty: its inception, evolution and principles. Hernia 2004;8(1):1-7.
4. HerniaSurge Group. International guidelines for groin hérnia managememt. Hernia 2018;22(1):1-165.
5. Melo RM, Reparo inguinal sem tensão – a técnica de Shouldice em três planos. In: Consani HFX, Atlas de cirurgia da hérnia inguinal. Rio de Janeiro: Revinter; 2016. p. 55-67.

6. Melo RM, Cozadi AO, Matias IS, et al. Modified Shouldice technique in primary groin hérnia repair. Rev Col Bras Cir. 1998;25:3.
7. Muysoms FE, Miserez M, Berrevoet F, et al. Classification of primary and incisional abdominal wall hernias. Hernia. 2009;13:407.
8. Ramirez OM, Ruas E, Dellon AL. "Components separation" method for closure of abdominal-wall defects: an anatomic and clinical study. Plast Reconstr Surg. 1990;86(3):519-26.
9. Bittner R, Bingener-Casey J, Dietz U, Fabian M, Ferzli GS, Fortelny RH, et al. Guidelines for laparoscopic treatment of ventral and incisional abdominal wall hernias (International Endohernia Society (IEHS) – Part 1. Surg Endosc. 2014;28(1):2-29.
10. Bittner R, Bingener-Casey J, Dietz U, Fabian M, Ferzli GS, Fortelny RH, et al. Guidelines for laparoscopic treatment of ventral and incisional abdominal wall hernias (International Endohernia Society [IEHS]) - Part 2. Surg Endosc. 2014;28(2):353-79.
11. Bittner R, Bingener-Casey J, Dietz U, Fabian M, Ferzli G, Fortelny R, et al. Guidelines for laparoscopic treatment of ventral and incisional abdominal wall hernias (International Endohernia Society [IEHS]) - Part III. Surg Endosc. 2014;28(2):380-404.
12. Klinge U, Klosterhalfen B. Modified classiffication of surgical meshes for hernia repair based on the analyses of 1,000 explanted meshes. Hernia. 2012;16(3):251-8.
13. Muysoms F, Jacob B. International Hernia Collaboration Consensus on Nomenclature of Abdominal Wall Hernia Repair. World J Surg. 2018;42(1):302-4.
14. Slater NJ, Montgomery A, Berrevoet F, Carbonell AM, Chang A, Franklin M, et al. Criteria for definition of a complex abdominal wall hernia. Hernia. 2014;18(1):7-17.
15. Sneiders D, Yurtkap Y, Kroese LF, et al. Anatomical study comparing medialization after Rives-Stoppa, anterior component separation, and posterior component separation. Surgery. 2019;165(5):996-1002.
16. Heniford BT, Park A, Ramshaw BJ, Voeller G. Laparoscopic repair of ventral hernias: nine years' experience with 850 consecutives hernias. Ann Surg. 2003;238(3):391-9; discussion 399-400.
17. Belyansky I, Daes J, Radu VG, et al. A novel approach using the enhanced-view totally extraperitoneal (eTEP) technique for laparoscopic retromuscular hernia repair. Surg Endosc. 2018;32(3):1525-1532. Timmermans L, Goede B, van Dijk SM, et al. Meta-analysis of sublay versus onlay mesh repair in incisional hernia surgery. Am J Surg. 2014;207(6):980-8.
18. Demetrashvili Z, Pipia I, Loladze D, et al. Open retromuscular mesh repair versus onlay technique of incisional hernia: a randomized controlled trial. Int J Surg. 2017;37:65-70.
19. Lledó JB, Gallud AT, Hernandez AS, et al. Predictors of mesh infection and explantation after abdominal wall repair. Am J Surg. 2017;213(1):50-57.
20. Gibson CL. Operation for Cure of Large Ventral Hernia. Ann Surg. 1920;72(2):214-7.
21. Novitsky I, Elliot HL, Orenstein SB, Rosen MJ. Transversus abdominis muscle release: a novel approach to posterior component separation during complex abdominal wall reconstruction. Am J Surg. 2012;204(5):709-16.

Abdome Agudo Não Traumático

31

Adonis Nasr

Silvania Klug Pimentel

Fabio Henrique de Carvalho

Larissa Machado e Silva Gomide

INTRODUÇÃO

A dor abdominal é uma das queixas mais frequentes nos atendimentos médicos de urgência, ocorrendo em todos sem distinção, ao menos uma vez na vida. Pela ampla variedade de situações e perfil epidemiológico, atingindo a todas as idades e gêneros, sua avaliação costuma ser desafiadora. A avaliação clínico-laboratorial, apesar de nem sempre ser diagnóstica, é importante norteador de escolha de exames radiológicos complementares, a fim de que não se retarde o tratamento definitivo.

Suas causas variadas demandam tratamento clínico, cirúrgico e por vezes acabam em períodos de observação até sua elucidação diagnóstica. A existência de agravos de saúde progressivos faz com que o retardo diagnóstico e, consequentemente, seu tratamento, possam afetar o prognóstico da doença. Assim, exige-se do avaliador abordagem rápida, metódica e precisa.

DEFINIÇÃO

Abdome agudo é comumente definido como uma síndrome com as seguintes características: início súbito ou evolução progressiva e necessidade de intervenção médica de urgência, seja clínica ou cirúrgica,

EPIDEMIOLOGIA

O abdome agudo é, sem dúvida, uma das queixas mais frequentes, sendo responsável por 5 a 10% das consultas nos serviços de urgência do mundo todo. Estudos internacionais apontam como sendo a queixa mais comum no Canadá, a mais frequente em homens e a segunda em mulheres adultas nos EUA e a queixa responsável por 50% das admissões de urgência na Inglaterra. No Brasil, a falta de um sistema epidemiológico eficaz faz com que os dados sejam oriundos de estatísticas individuais, mas em geral em concordância com a literatura mundial, com frequências que variam de 8,6 a 12%.

O abdome agudo pode acometer todas as faixas etárias, de ambos os sexos e grupos socioeconômicos, com ampla variedade de causas, inclusive de origem extra-abdominal. Pode-se citar as causas mais frequentes como: apendicite, diverticulite, colecistite, úlcera perfurada, obstrução intestinal, trombose mesentérica, entre outros.

DIAGNÓSTICO DIFERENCIAL

O diagnóstico etiológico é de suma importância para que a definição terapêutica seja instaurada de forma mais precoce e precisa possível, evitando incrementos desnecessários na morbimortalidade. Apesar da grande importância do exame clínico e laboratorial, estudos por imagem são amplamente aplicados para maior sensibilidade e especificidade diagnóstica.

Tão importante quanto definir a indicação do tratamento cirúrgico é a necessidade de fazer o diagnóstico diferencial de causas de dor abdominal de tratamento clínico mais comuns (Quadro 31.1) e extra-abdominais de dor abdominal (Quadro 31.2).

Quadro 31.1. Principais causas não operatórias de dor abdominal

Crise de falcização
Intoxicação pelo chumbo
Pancreatite aguda
Gastroenterite
Hepatite aguda
Insuficiência adrenal aguda
Pielonefrite
Cistite
Salpingite aguda

Quadro 31.2. Causas extra-abdominais de dor abdominalInfarto agudo do miocárdio

Pericardite aguda
Pneumonia
TEP
Cetoacidose diabética
Compressão de raiz nervosa
Herpes zoster
Porfiria aguda
Hiperlipidemia

EXAME CLÍNICO

A anamnese deve classificar a dor de maneira precisa em todas as suas características, como início, evolução e duração, localização e irradiação, tipo de dor e fatores de melhora e piora.

Sintomas associados a dor são fundamentais na estruturação do diagnóstico clínico, tais como náuseas e vômitos que podem anteceder a dor em gastroenterites ou surgir tempos depois como na apendicite, por exemplo. Estes podem ser biliosos, claros ou mesmo fecaloides, conforme o ponto de origem da secreção emética. A anamnese deve ainda incluir informações de alterações de hábito intestinal como diarreia ou redução de parada de eliminação de gases e fezes, história menstrual completa, distúrbios urinários, história medicamentosa e antecedentes patológicos.

Para entender melhor a dor abdominal é preciso conhecer a anatomia evolutiva do abdome e suas vísceras, pois é ela quem determina as manifestações da maioria das doenças abdominais. O abdome tem sua inervação representada por extensa rede sensorial e visceral, com manifestação álgica muitas vezes difusa ou distante do ponto de origem, embora algumas manifestações assumam um padrão que auxilia o diagnóstico clínico. A dor parietal, que se origina de inervação cerebroespinal, manifesta-se de forma mais localizada, aguda, contínua e bem definida. A dor pode ainda ser referida em pontos diferentes dos órgãos afetados. Descrições típicas de dor abdominal e sua correlação clínica ocorrem em apenas 2/3 dos casos. A dor visceral é provocada por distensão, inflamação ou estímulo direto dos receptores viscerais (p. ex., infiltração neoplásica). A inervação visceral tem origem na medula espinal e ocasiona sua manifestação em linha média, mais difusa. Doenças do duodeno proximal (intestino anterior) estimulam os aferentes do tronco celíaco a produzirem dor epigástrica. Estímulos no ceco ou apêndice (intestino médio) ativam nervos aferentes que acompanham a artéria mesentérica superior, provocando dor periumbilical. A doença do cólon distal induz as fibras aferentes da artéria mesentérica inferior a provocarem dor suprapúbica. Estímulos para o diafragma causam dor referida no ombro, enquanto as renoureterais levam a dor em flancos.

Uma vez instalado o estímulo irritativo, ocorre a manifestação dolorosa, seguindo-se de instalação de íleo paralítico. Esta evolução se justifica pela lei de Stokes, que diz que a irritação da serosa que envolve uma musculatura lisa provoca irritação e esta entra em paresia ou paralisia. Enquanto a irritação do peritônio parietal, ao provocar dor localizada, leva a contratura da musculatura abdominal, localizada ou generalizada.

O exame físico se inicia já na avaliação, observando-se desde sua deambulação, fácies, mobilidade, padrão respiratório, aspectos de desidratação, temperatura e demais detalhes de um exame físico completo. O exame abdominal propriamente dito inicia-se após o exame cardiotorácico, com inspeção e ausculta antes de qualquer manipulação abdominal. O toque retal e o exame pélvico bimanual em mulheres devem ser sempre realizados em busca de sangramentos, sensibilidades ou massas palpáveis.

EXAMES COMPLEMENTARES

É imperativo o uso de ferramentas que venham a garantir uma indicação mais precisa de exames que realmente beneficiam o paciente, evitando-se desperdícios e que também levam a retardo no diagnóstico e na terapêutica. Os exames de imagem têm sido fundamentais para confirmação diagnóstica, mas com algumas restrições de sensibilidade e especificidade.

Radiografia convencional

Exames de imagem melhoram a eficácia diagnóstica e, historicamente, a radiologia convencional foi o principal aliado diagnóstico na investigação da dor abdominal aguda por muito tempo. Porém, estudos recentes mostraram que, quando comparada com a tomografia computadorizada, a maioria dos achados radiológicos é pouco específica ou são sinais indiretos de processo inflamatório, necessitando, portanto, de complementação ultrassonográfica ou tomográfica. Com o avanço tecnológico e a maior acessibilidade a exames, a tomografia e a ultrassonografia ganharam papel de destaque na investigação em quadros de urgência.

A radiografia convencional apresenta alguns sinais que são característicos de certas doenças e outros que são inespecíficos, por serem comuns a várias.

Sinais Específicos à radiografia convencional

Pneumoperitônio: uma radiografia de abdome com incidência ortostática pode detectar pneumoperitônio de até 1 mL, ou 5-10 mL no decúbito lateral. Com isto, 75% das úlceras duodenais perfuradas serão detectadas.

Cálculo apendicular (apendicolito ou fecalito): é encontrado em 14% dos casos de apendicite, principalmente em crianças, podendo ser múltiplo em até 30% dos casos. Um terço dos pacientes apresentará sinais de uma massa inflamatória que afasta as alças intestinais.

Separação entre o ceco e a gordura extraperitoneal: presente em 50% dos pacientes com apendicite retrocecal.

Abscesso pericólico sugerido pela presença de massa, por gás extraluminal, ou coprolito ou gás em localização ectópica, apresenta acurácia de 39% nos casos de diverticulite.

Cálculos biliares: dos pacientes com colecistite aguda, 90-95% têm cálculos, porém apenas 10 a 20% contêm cálcio suficiente para serem radiopacos.

Sinais Indiretos na radiografia convencional

- Infiltração do compartimento da gordura pararrenal posterior à direita.
- Escoliose lombar esquerda.
- Apagamento da margem inferior do músculo psoas e do músculo obturador à direita.
- Aeroapendicograma, ou seja, apêndice distendido com gás em seu interior.
- Sinais de íleo adinâmico. Pode ocorrer também em enterites, colecistite aguda, pancreatite aguda, salpingite, abdome agudo perfurativo ou peritonite.
- Aumento do líquido intraperitoneal.
- Pneumoperitônio.

Ultrassonografia

A ultrassonografia é um exame de baixo custo, rápida realização e segura, podendo, inclusive, ser utilizada em mulheres grávidas. Tem vantagem sobre a tomografia por não ser ionizante e de menor custo, além de poder ser realizada à beira de leito, porém menos específica que esta na causa diagnóstica. Estudos têm demonstrado uma especificidade de cerca de 98,3% com sensibilidade de cerca de 90% para o diagnóstico etiológico para o estudo com ultrassonografia. Em nossa realidade, ainda diferente de muitos países, a ultrassonografia representa um papel importante no diagnóstico das principais afecções abdominais agudas, como na avaliação de vias biliares, emergências ginecológicas, apendicite e também na diverticulite.

Tomografia computadorizada

A tomografia de abdome é capaz de ajudar na avaliação de abscessos intra-abdominais, pâncreas, rins e demais estruturas intra e retroperitoneais. É mais efetiva na determinação de diagnóstico, causa e nível dos quadros obstrutivos e dos perfurativos. Os diversos protocolos existentes de investigação tomográfica variam entre as instituições e alguns não utilizam os meios de contraste intravenoso, oral e retal, aumentando a rapidez do exame e incluindo pessoas com antecedentes alérgicos. Ainda assim seu uso deve ser analisado com cuidado quando se referir a crianças e gestantes.

DIAGNÓSTICOS SINDRÔMICOS

Após avaliação inicial, mesmo antes de qualquer investigação, costuma-se classificar o abdome agudo em cinco categorias: abdome agudo inflamatório, perfurativo, obstrutivo, isquêmico e hemorrágico. A partir desta classificação sindrômica, deve-se iniciar uma investigação etiológica definitiva, quando esta ainda não se apresentou. Discorreremos sobre os diagnósticos sindrômicos e suas principais causas individualmente.

Abdome agudo Inflamatório

Caracteriza-se por dor de início insidioso, progressiva, difusa, tornando-se localizada com o tempo. O paciente apresenta sinais sistêmicos, tais como febre e taquicardia. As doenças mais comuns são: apendicite aguda, colicistite aguda, diverticulite aguda, pancreatite e anexite aguda.

Apendicite aguda

A apendicite é a causa mais comum de abdome agudo cirúrgico no mundo. Pode ocorrer em qualquer faixa etária, mas é mais comum em adolescentes e adultos jovens. Corresponde a 4% das causas gerais de abdome agudo e aproximadamente 30% quando se consideram apenas as causas cirúrgicas.

Diagnóstico

O quadro clínico clássico de apendicite aguda é dor vaga periumbilical que se intensifica e migra para fossa ilíaca direita, acompanhada por anorexia, náuseas, vômitos, febre e mal-estar geral. Conforme a posição em que se encontra o apêndice, irritação adjacente pode levar a urgência miccional e diarreia. O tempo de evolução varia de 12 a 24 horas, após 48 horas podem ocorrer complicações como perfuração. No exame físico os sinais serão mais evidentes quanto mais avançado estiver o processo inflamatório. Dor maior à descompressão súbita em fossa ilíaca direita (sinal de Blumberg) e dor irradiada para fossa ilíaca direita durante a palpação da fossa ilíaca esquerda (sinal de Rovsing) são sinais típicos.

Alterações de exames laboratoriais, que também são comuns a outras causas de abdome agudo, são encontradas na apendicite como hemograma com leucocitose, bastonetose e proteína C reativa (PCR) elevada, porém até 1/3 dos pacientes podem ter hemograma normal.

Os achados mais comuns da avaliação clínica compõem o escore de Alvarado, onde quanto maior a pontuação no escore, maior a probabilidade de apendicite (Tabela 31.1).

Tabela 31.1. Escore de Alvarado

Sintomas	Migração da dor	1
	Anorexia	1
	Náuseas e/ou vômitos	1
Sinais	Defesa da parede na fossa ilíaca direita	2
	Dor à descompressão	1
	Febre	1
Laboratório	Leucocitose	2
	Desvio à esquerda	1
	Total	10

O diagnóstico de apendicite é feito pela avaliação clínica do paciente e confirmado por exames de imagem. A tomografia tem uma acurácia aproximada de 95%, sendo critérios para apendicite: diâmetro maior que 6 mm, parede com mais de 2 mm, obliteração da gordura periapendicular e presença de fecalito, que ocorre em até 25% dos pacientes. O ultrassom é útil, principalmente, em crianças e gestantes para poupá-los da radiação ionizante da tomografia. Tem na imagem em alvo seu sinal característico. A ressonância é de pouca utilidade, mas pode ser uma opção em gestantes quando a ultrassonografia não confirma o diagnóstico.

Tratamento

O tratamento consiste em internamento imediato para reposição volêmica, administração de antibióticos de amplo espectro endovenosos, direcionados para bactérias anaeróbicas e Gram-negativas (Escherichia coli, Bacteroides fragilis, Enterococci, Pseudomonas aeruginosa) e apendicectomia via laparoscópica ou aberta tão logo quanto possível.

O tratamento não operatório de apendicite aguda não complicada tem sido descrito. O tratamento exclusivo com antibióticos apresenta taxa de sucesso relativamente alta, porém a taxa de recorrência da apendicite também é alta, chegando até 40%. Portanto, o tratamento clínico seria uma opção apenas para pacientes sem condições clínicas para uma cirurgia ou em cenários de restrição de recursos hospitalares, como em pandemias.

Situações de evolução mais crônica com abscesso bloqueado, em pacientes estáveis clinicamente, podem ser tratadas exclusivamente com antibioticoterapia e a drenagem cirúrgica ou guiada por exame de imagem, como a ultrassonografia.

Colecistite aguda

É a Inflamação aguda da vesícula biliar ocasionada pela obstrução do ducto cístico, geralmente por cálculo, levando a inflamação, edema, hemorragia subserosa, isquemia e posterior necrose. Sem tratamento ocorre a evolução para a colecistite gangrenosa (3-7 dias de evolução) e quando infectada por bactérias formadoras de gases, a colecistite aguda enfisematosa (7-10 dias de evolução).

A colecistite ocorre em 5 a 10% dos portadores de cálculos em vesícula biliar (colelitíase). Em 20% dos casos há infecção secundária da vesícula principalmente por Gram-negativos intestinais, sendo os mais frequentes Escherichia coli e Klebsiella spp.

Diagnóstico

A presença de história prévia de cólicas biliares é comum. A crise aguda caracteriza-se por dor de forte intensidade e constante no quadrante abdominal superior direito, podendo ter irradiação epigástrica e subescapular. A apresentação clássica apresenta-se com sinal de Murphy positivo, ou seja, interrupção da inspiração por dor durante a palpação profunda do ponto cístico. Pode estar associada a febre e leucocitose. A gravidade da apresentação clínica varia de grau I até grau III, levando em consideração alterações sistêmicas e disfunção orgânica.

O exame de imagem recomendado é o ultrassom de abdome, sendo achados típicos: litíase em vesícula biliar, espessamento da parede da vesícula (> 4 mm), líquido ao redor da vesícula e o sinal de Murphy sonográfico. A cintilografia hepatobiliar (HIDA) pode ser usada quando o ultrassom não confirma o diagnóstico, mas é um exame menos acessível. A tomografia deve ser usada se há suspeita de complicações como abscessos ou possibilidade de outro diagnóstico. A ressonância é útil na suspeita de complicações com cálculos em vias biliares extra-hepáticas.

Tratamento

O tratamento inicial consiste em jejum, reposição volêmica, analgesia e antibióticos com cobertura para bactérias entéricas. O tratamento definitivo é a colecistectomia preferencialmente por via laparoscópica. Pacientes graves e instáveis podem ser submetidos a colecistostomia guiada por imagem para descompressão e drenagem da bile infectada até que ocorra melhora clínica do paciente que possibilite o tratamento definitivo com a colecistectomia.

Abscesso Hepático

A forma mais comum é a piogênica, tendo como agentes a Escherichia coli, Klebsiella pneumoniae, Streptococcus, anaeróbios e Enterococcus provenientes de infecções de órgãos com drenagem portal como apendicite ou diverticulite. Obstrução e/ou manipulação da via biliar também podem ter origem hematogênica.

Abscessos amebianos são mais comuns em regiões menos desenvolvidas sem saneamento básico, causados pela ingestão de cistos de Entamoeba histolitica presente na água ou nos alimentos contaminados por fezes.

Diagnóstico

Febre, aumento volume hepático e dor são os sintomas mais frequentes.

O quadro laboratorial agudo inicial apresenta aumento de fosfatase alcalina e transaminases sem alteração de função hepática (bilirrubinas, TAP, albumina). Hemocultura positiva ocorre em metade dos casos de abscessos piogênicos.

A tomografia contrastada é o exame de imagem de escolha, pela alta sensibilidade e acessibilidade para detecção de abscessos hepáticos, sendo característico o sinal do duplo alvo. O ultrassom é uma opção e a ressonância magnética, apesar da grande sensibilidade para lesões hepáticas, pouco acrescenta em relação à tomografia.

Tratamento

Inicialmente antibióticos de amplo espectro endovenoso baseando-se na epidemiologia local até a obtenção do resultado da cultura para tratamento específico, mantendo o tratamento por até 3 semanas após a drenagem, se possível via oral.

Aspiração com agulha pode ser tentada em lesões pequenas, sendo recomendada a drenagem com colocação de dreno via percutânea guiada por ultrassom ou tomografia. Lesões grandes multiloculadas ou associadas a outras lesões devem ser abordadas cirurgicamente.

Abcessos amebianos são tratados com metronidazol 750 mg via oral, três vezes ao dia por 7-10 dias, sendo necessária a drenagem se não houver resposta ao tratamento clínico em 7 dias. Apresenta risco de ruptura em lesões maiores que 5 cm ou abscessos envolvendo os dois lobos hepáticos.

Diverticulite aguda

Caracteriza-se pela obstrução e inflamação de um divertículo colônico e evolui para infecção resultante da perfuração para a cavidade abdominal.

Sua incidência aumenta com a idade, ocorrendo em 30% da população geral entre os 45 e 70 anos, chegando a mais de 65% acima dos 85 anos. É mais frequente no sexo feminino e em países ocidentais. Seu diagnóstico apresenta erros entre 35 e 60% dos casos.

Diagnóstico

O quadro clínico típico é a dor em quadrante inferior esquerdo, porque o cólon sigmoide é o mais acometido. Anorexia, náuseas, febre, urgência urinária e alteração no hábito intestinal podem acompanhar o quadro. No exame físico há distensão abdominal, sinais de irritação peritoneal localizada ou difusa e em alguns casos presença de massa palpável e dolorosa indicando a formação de abscesso e bloqueio. Após a primeira crise, entre 20 e 30% apresentarão novas crises agudas.

O diagnóstico é confirmado pela tomografia, que define o local, a extensão e gravidade da infecção, guiando o tratamento. Se houver abscesso localizado, a tomografia ou o ultrassom são usados para guiar a drenagem percutânea. Exames de imagem são importantes na crise aguda para descrever a gravidade e assim estadiar a doença e definir o tratamento, como a classificação de Hinchey (Quadro 31.3). Retossigmoidoscopia deve ser evitada na fase aguda, pois a distensão do cólon pode piorar o quadro, aumentando ou desbloqueando a perfuração.

Quadro 31.3. Classificação de Hinchey para diverticulite aguda

- **Estágio I:** abscesso pericólico ou mesentérico
- **Estágio II:** abscesso intra-abdominal ou retroperitoneal
- **Estágio III:** peritonite purulenta
- **Estágio IV:** peritonite fecal

Tratamento

O tratamento vai depender da presença ou não de complicações. Casos leves podem ser tratados ambulatorialmente com antibióticos e dieta pobre em resíduos até a resolução dos sintomas. Já a diverticulite complicada por abscesso, fístula, obstrução ou peritonite difusa tem o tratamento individualizado conforme a complicação.

Pacientes nos estágios I e II podem ser manejados com antibióticos e observação com exames de imagem de controle e os maiores que 4 cm, com drenagem percutânea. Estágios III e IV são emergências cirúrgicas que vão necessitar de manejo de sepse e cirurgia para limpeza da cavidade e remoção da porção afetada do cólon.

Após o manejo inicial da diverticulite aguda, o número de recorrências e a gravidade definirão a necessidade ou não de colectomia eletiva, levando em consideração o risco cirúrgico e o desejo do paciente.

Abdome agudo hemorrágico

Nos casos de hemorragias abdominais há rigidez e dor intensa, que se intensifica com a descompressão. A dor se associa a sinais de hipovolemia como hipotensão, taquicardia, palidez e sudorese. As causas mais comuns são gravidez ectópica rota, ruptura de cistos e aneurismas e rotura de fígado e baço, seja espontânea ou traumática.

Ruptura de Aneurisma de Aorta Abdominal (AAA)

Pode apresentar-se como ruptura contida (por estruturas ao redor ou em retroperitônio) ou aberta para cavidade, dita em peritônio livre.

Diagnóstico

A suspeição é maior em pacientes com a tríade de dor súbita de forte intensidade em mesogástrio, dorso e/ou flanco, hipotensão e massa abdominal pulsátil ou em pacientes com história de aneurisma de aorta com sintomas de dor abdominal.

O diagnóstico pode ser realizado com ultrassom abdominal ou angiotomografia em pacientes com suspeita maior e que tenham condições hemodinâmicas.

Tratamento

O tratamento pode contemplar a hipotensão permissiva com restrição de fluidos endovenosos, mantendo PA sistólica entre 70-90 mmHg. O reparo cirúrgico deve ser feito em todo paciente sintomático com aneurisma, independentemente do tamanho, ou em aneurismas que apresentaram aumento maior que 0,5 cm em 6 meses. O reparo endovascular de emergência (EVAR) tem menor mortalidade quando comparado à cirurgia aberta.

Gravidez ectópica rota

Até 2% das gestações podem ser ectópicas. Nove por cento das mortes relacionadas à gestação ocorrem por gravidez ectópica rota.

Diagnóstico

Caracteriza-se por dor abdominal com ou sem sangramento vaginal em paciente com história de atraso menstrual ou ciclos irregulares. A ruptura ocorre, em média, 48 horas após início dos sintomas, manifestando-se por dor intensa e sinais de irritação peritoneal, podendo evoluir para choque hipovolêmico rapidamente.

O exame físico é inespecífico para o diagnóstico, sendo necessário nível elevado de gonadotrofina coriônica humana (HCG) e ultrassom abdominal e/ou transvaginal.

Tratamento

O tratamento da gravidez ectópica rota é a cirurgia de emergência, preferencialmente pela via laparoscópica. Na vigência de choque hemorrágico grave com grande quantidade de sangue na cavidade é mais bem abordada pela laparotomia.

Ruptura não traumática de baço

A ruptura não traumática do baço é rara, sendo a maior parte das publicações baseada em descrições de casos. Podem ser divididas em idiopáticas, nas quais não há uma causa definida (7% dos casos) e patológicas (93%), quando há relação com alguma doença (neoplasias e infecções).

Diagnóstico

Inicialmente se manifesta por dor abdominal em andar superior esquerdo, tornando-se difusa e com sinais de peritonite pela irritação da cavidade devida à presença do sangue. Com a perda progressiva de sangue surgirão sinais de choque hipovolêmico.

O diagnóstico pode ser feito pelo quadro clínico compatível com choque hemorrágico, exame de imagem conforme o estado hemodinâmico e a resposta às manobras de reanimação. O ultrassom à beira do leito ou a tomografia de abdome em pacientes estáveis podem mostrar líquido (sangue) na cavidade.

Tratamento

O tratamento da ruptura não traumática segue a mesma abordagem da lesão traumática. Pacientes estáveis podem ser avaliados para o tratamento não operatório e pacientes instáveis devem ser operados imediatamente. A esplenectomia é o tratamento de escolha.

Abdome agudo obstrutivo

Abdome agudo obstrutivo é uma síndrome oclusiva, definida pela interrupção abrupta do trânsito luminal do intestino. Ela pode ser decorrente de obstrução por forma mecânica, como tumores e bridas, ou por distúrbios de motilidade, como o íleo paralítico, no qual ocorre falta de propulsão entérica.

A obstrução intestinal é a segunda maior causa de abdome agudo, com ocorrência predominante na faixa de 50 anos de idade. Possui importante morbimortalidade, totalizando quase 30.000 óbitos por ano nos EUA, e sendo responsável por cerca de 20% dos casos de emergência cirúrgica, com mais de U$ 3 bilhões por ano em custos médicos diretos.

Das causas de obstrução do intestino delgado, entre 55-75% correspondem a bridas e aderências, geralmente decorrentes de processo inflamatório pós-cirúrgico, e chegando a 80% quando incluídas também hérnias inguinais complicadas e neoplasias intestinais. As operações no abdome inferior têm maior chance de produzir obstrução do intestino delgado, especialmente no íleo. As oclusões intestinais por aderências representam 2% de todas as admissões cirúrgicas e 3% de todas as laparotomias em cirurgia geral, enquanto 15% desenvolvem quadros transitórios, com resolução espontânea. A doença de Crohn é a quarta causa principal de obstrução do intestino delgado e é responsável por aproximadamente 5% de todos os casos. De 2 a 3% são por outras causas, como intussuscepção do intestino, cálculos biliares, corpos estranhos e fitobezoares.

Quando se trata de obstrução colônica, destacam-se causas neoplásicas (60%), fecalomas, tumores benignos e volvos (15%) e diverticulite (10%).

Na etiopatogenia da oclusão intestinal mecânica, o segmento de alça a montante se distende e sua evolução diverge de acordo com o tipo e a altura da obstrução.

A evolução do quadro leva a um aumento na distensão por conta do acúmulo de gases e líquidos no lúmen intestinal, há uma piora na intensidade da dor abdominal, e o peristaltismo que no início se encontrava aumentado, cessa progressivamente. A perda de líquidos pelo mecanismo de vômito e o sequestro na alça intestinal obstruída são os principais fatores que levam o paciente a um desequilíbrio hidroeletrolítico. Outros fatores como o diâmetro da distensão, o grau de congestão venosa e edema e o tempo de obstrução também interferem de forma significativa.

A consequente perda de líquido para o terceiro espaço resulta em hemoconcentração, hipovolemia, insuficiência renal e choque, podendo levar a óbito caso o tratamento não seja instituído. É importante ressaltar também que a flora do intestino delgado nessas situações tem uma mudança expressiva, tanto no tipo do organismo como na quantidade, desenvolvendo supercrescimento bacteriano intestinal que pode facilitar a translocação bacteriana e infecção sistêmica. O aumento da pressão intraluminal compromete a perfusão da parede do intestino e pode levar a um quadro de estrangulamento/necrose e posterior perfuração do órgão.

Nos casos de ingestão de corpo estranho, a maioria dos objetos ingeridos atravessa o trato digestivo sem problemas, mas objetos compridos ou pontiagudos podem ficar presos em áreas de estreitamento ou de ângulo muito agudo. Os locais de impactações mais frequentes são o duodeno, a junção duodenojejunal, o apêndice e a válvula ileocecal. A radiografia do abdome é útil para objetos radiopacos, mas objetos radiolucentes (como madeira, a maioria dos ossos de peixe, dos objetos plásticos e objetos finos de alumínio) são de difícil diagnóstico.

A classificação em obstrução intestinal em mecânica ou funcional também tem sua importância na condução correta do paciente, pois na maioria dos casos a obstrução funcional será resolvida apenas com manejo clínico, enquanto uma compressão extrínseca frequentemente cursa com indicação cirúrgica.

Obstrução Intestinal Mecânica

O quadro clínico de obstrução se manifesta classicamente por dor abdominal difusa em cólica, associada a distensão do abdome, náuseas, vômitos e parada de eliminação de gases e fezes. As variabilidades de sintomas se dão de acordo com a altura, o tempo de evolução e se a obstrução é completa ou parcial.

Diagnóstico

Quanto mais baixa for a oclusão, maior é a distensão abdominal apresentada. Já nas obstruções proximais, os sintomas de náuseas e vômitos serão mais precoces e expressivos, enquanto a parada de eliminação de gases e fezes será mais tardia. No início do quadro é possível que aconteçam episódios de diarreia por mecanismo de reflexo intestinal, com aumento do peristaltismo. A dor abdominal em cólica típica associada à obstrução intestinal ocorre em paroxismos, com hiatos de 4 a 5 minutos nas oclusões proximais e intervalos maiores nas distais, como no íleo e cólon. À medida que o quadro progride, a dor tende a ceder por fadiga da musculatura lisa intestinal e o crescimento bacteriano aumenta, provocando mudança no aspecto do vômito, que passa a ser fecaloide. Na obstrução parcial o paciente mantém eliminação de gases em menor volume, podendo cursar também com quadros diarreicos, além de manifestações clínicas semelhantes, porém mais brandas.

Na ectoscopia deve-se atentar para a presença de cicatrizes abdominais. O toque retal é parte essencial da avaliação do paciente no contexto de obstrução intestinal, podendo identificar a presença de tumores retais e fecalomas.

Diante de uma síndrome obstrutiva o diagnóstico, na maior parte dos casos, pode ser realizado apenas com história clínica, exame físico completo e radiografia de tórax e abdome. Exames laboratoriais, apesar de inespecíficos, são úteis na avaliação da gravidade do quadro clínico e orientam a reanimação do paciente.

O método de imagem inicial de escolha é a radiografia simples, dentro da rotina de abdome agudo em três incidências: tórax em ortostase (anteroposterior), e abdome em ortostase e decúbito dorsal. As imagens podem ser úteis na diferenciação da obstrução mecânica e funcional, além de sugerirem um diagnóstico, como nos casos de íleo biliar, volvo de sigmoide e corpos estranhos. Os achados esperados na obstrução de intestino delgado são múltiplas distensões de alças organizadas no centro do abdome, classicamente vistas em "empilhamento de moedas". Na posição de ortostase, notam-se também níveis hidroaéreos, padrão conhecido como níveis em "em degraus". Para diferenciação da oclusão parcial e completa, procura-se identificar a presença de ar no reto. Para diferenciar uma obstrução colônica pela radiografia, deve-se atentar para a presença das haustrações do cólon, além de um diâmetro mais expressivo da distensão e localização mais periférica. Nos casos de obstruções complicadas um achado importante é a presença de pneumoperitônio.

A tomografia computadorizada (TC) de abdome com contraste endovenoso tem maior valor preditivo na identificação da causa obstrutiva e sua respectiva localização. Sua realização é contraindicada em situações de instabilidade hemodinâmica e não deve postergar o tratamento definitivo de pacientes graves. A TC de abdome se mostra útil em obstruções por causas extrínsecas, como neoplasias, doença inflamatória intestinal e abscessos, assim como também para determinar a presença de estrangulamento nas alças.

O exame contrastado do intestino (enteróclise) pode ser recomendado em pacientes específicos, sendo especialmente útil na diferenciação entre obstrução parcial e completa. Possui maior sensibilidade na detecção de etiologias luminais e murais de obstrução, como tumores intestinais primários. O exame é realizado por meio de infusão de sulfato de bário pela sonda nasogástrica e avaliado por radiografias seriadas ou fluoroscopia. Quando não é identificado contraste nas porções distais do intestino após 6 horas da infusão, é sugestivo de obstrução completa.

Outros exames possuem sua indicação em situações individualizadas. A ressonância magnética, por exemplo, pode ser uma alternativa em crianças e pacientes gestantes com suspeita de obstrução, por sua menor carga de radiação ionizante.

O papel da colonoscopia é limitado ao diagnóstico de obstrução do intestino grosso, e a retossigmoidoscopia, além de avaliar a viabilidade do sigmoide, tem seu valor terapêutico em casos de volvo. Nos casos de neoplasia obstrutiva de cólon é possível realizar a passagem endoscópica de próteses transtumorais, com a vantagem de levar o paciente para a cirurgia em melhores condições clínicas.

Tratamento

O tratamento de escolha para os quadros de suboclusão intestinal deverá ser conservador, com ressuscitação volêmica e sonda para descompressão nasogástrica aberta. Resolução dos sintomas sem a necessidade de indicação cirúrgica foi relatada em até 85% dos pacientes com obstrução parcial. A mudança de conduta para tratamento cirúrgico se dá de acordo com a evolução clínica, baseada em vigilância constante, onde não foi observada melhora em 48 h, ou na piora do quadro.

A laparoscopia poderá ser considerada em cenários de obstruções parciais ou proximais, em estágio inicial, especialmente quando a causa for aderencial. As contraindicações desta via cirúrgica são extensas distensões intestinais, choque, coagulopatia estabelecida e múltiplas cirurgias abdominais prévias.

Quando a obstrução é completa, frequentemente haverá indicação cirúrgica precoce para minimizar o risco de isquemia intestinal e suas consequências, diminuindo também a morbimortalidade. O tratamento será de acordo com a sua natureza.

Neoplasias do cólon podem se apresentar como um desafio. A ressecção e anastomose primária são as melhores opções para uma obstrução maligna do intestino grosso em pacientes estáveis, na ausência de fatores de risco significativos ou perfurações. Pacientes graves com alto risco cirúrgico ou já apresentando complicações como perfuração e peritonite são mais bem gerenciados com procedimento em duas etapas, realizando um desvio da lesão obstrutiva na primeira cirurgia e anastomose num segundo tempo. As taxas de fístula em diversos estudos prospectivos e retrospectivos sobre ressecção e anastomose primária na obstrução maligna do intestino grosso relataram porcentagens que variam de 2,2 a 12%, comparáveis à taxa de 2 a 8% após procedimentos cirúrgicos eletivos.

Em caso de hérnia encarcerada, uma redução manual imediata deve ser tentada. Caso não seja possível a redução da mesma ou caso apresente sinais de estrangulamento, uma cirurgia de emergência se fará necessária. Para os pacientes submetidos à redução manual com sucesso, é indicada uma cirurgia de correção eletiva da hérnia em curto espaço de tempo.

A retossigmoidoscopia rígida do volvo de sigmoide é utilizada para obter avaliação e distorção endoscópica do mesmo, com uma taxa de sucesso de 70 a 95% e morbidade de 4%. Se houver necrose colônica, o paciente será submetido a uma cirurgia imediata, caso contrário, a endoscopia pode converter uma situação de urgência em uma situação eletiva na mesma admissão.

Obstrução Intestinal Funcional

Caracteriza-se por duas entidades principais. O íleo paralítico e a pseudo-obstrução intestinal.

Íleo Paralítico

Subdivide-se em íleo adinâmico, íleo espástico e o íleo da oclusão vascular. Assim como em obstruções mecânicas, qualquer tipo de íleo pode promover sequestro de fluidos abdominais, resultando em hipovolemia, sepse, inflamação da parede intestinal com liberação concomitante de citocinas e desenvolvimento da síndrome da resposta inflamatória sistêmica.

Íleo adinâmico é o tipo mais comum e costuma ocorrer após cirurgias abdominais por mecanismos de hiperatividade simpática. Além da cirurgia abdominal, outras causas de inibição da motilidade intestinal são as inflamações peritoneais, causas metabólicas, infecciosas, as patologias que envolvem o retroperitônio e drogas como os bloqueadores autonômicos, antiácidos, anticoagulantes, drogas anticolinérgicas e os agentes psicotrópicos. A forma de evolução pode ser súbita, progressiva ou intermitente e com repercussões distintas. O tratamento a ser instituído é direcionado de acordo com sua etiologia. Nos casos de íleo paralítico pós-operatório o manejo é de suporte, com hidratação venosa e descompressão por meio de sonda nasogástrica de grosso calibre. Distúrbios eletrolíticos também deverão ser corrigidos. Em torno de 90% destes casos cursam com resolução espontânea.

O íleo espástico ou dinâmico é uma entidade rara, que decorre de uma hiperatividade incoordenada do intestino, dependendo exclusivamente de contração continuada da musculatura intestinal. Está relacionado com a intoxicação por metais pesados, e por vezes na porfiria, quando há uremia associada. Já o íleo da oclusão vascular é consequência da morte celular por isquemia tecidual, que provoca incapacidade de coordenação da motilidade do intestino.

Pseudo-obstrução intestinal

A pseudo-obstrução intestinal, ou síndrome de Ogilvie, é uma condição relacionada a pacientes hospitalizados por doença grave, que cursa com sinais e sintomas de obstrução colônica, na ausência de uma causa física para a obstrução. Sua patogênese é ainda desconhecida, e está relacionada a um grupo heterogêneo de condições, porém parece estar associada a um distúrbio autonômico com hiper-reatividade simpática e hiporreatividade parassimpática.

A aparição dos sintomas é em torno do terceiro dia de internação. Ao exame físico o abdome se apresenta distendido, timpânico e geralmente não dolorido, com ruídos intestinais presentes. A distensão colônica maciça na radiografia de abdome pode ressaltar mais evidentemente o transverso, que tende a ser mais afetado, e com presença de ar no reto.

O tratamento inicial consiste na suspensão de narcóticos, anticolinérgicos, e qualquer outra medicação que possa contribuir para íleo adinâmico. Jejum, hidratação venosa, correção de distúrbios eletrolíticos e toque retal a cada 6 horas deverão ser realizados. Se possível, a deambulação deverá ser encorajada. Pacientes que não respondem a estas medidas podem ser submetidos a descompressão colonoscópica, porém a chance de recorrência chega a 40%. Caso não haja regressão, neostigmina na dose de 2 mg IV, durante 3 minutos, deve ser considerada mediante a monitoração cardíaca. A recorrência nestes casos é menor, em torno de 10%. Tratamento cirúrgico é recomendado nos casos de falha terapêutica, peritonite ou perfuração intestinal.

Abdome Agudo Perfurativo

O abdome agudo perfurativo é definido como uma dor abdominal em caráter de urgência, de natureza não traumática, decorrente da perfuração de uma víscera oca do trato gastrointestinal.

É a terceira causa mais comum de abdome agudo, contendo diversas etiologias. A principal causa é a doença ulcerosa péptica (DUP), seguida de diverticulite aguda. No caso de DUP a perfuração ocorre em 2-10% dos pacientes, sendo responsável por 70% dos óbitos associados à doença, enquanto a perfuração duodenal possui incidência anual de 7-10 casos/100.000 adultos.

Quando se trata de diverticulite colônica o quadro é normalmente contido, com perfurações pequenas e auto-limitadas. No entanto, nos casos que evoluem com perfuração livre para cavidade a morbimortalidade aumenta de forma significativa. Nestes casos, a incidência nos países ocidentais é estimada em 1,85 por 100.000 habitantes por ano, e a taxa de mortalidade entre 16 e 24%. A etiopatogenia do abdome agudo perfurativo depende do local e distúrbio em questão. As perfurações de estômago e duodeno possuem natureza mais corrosiva com invasão bacteriana secundária, enquanto as perfurações ileais e colônicas são sépticas. À medida que o quadro progride, o processo infeccioso se torna sistêmico e as repercussões se agravam. Nas perfurações do intestino grosso a peritonite é considerada séptica desde o início.

Diagnóstico

O quadro clínico vai depender de a perfuração ser bloqueada ou livre para a cavidade peritoneal. Nas perfurações bloqueadas o processo inflamatório é contido e o paciente apresenta dor e manifestações locais, correspondentes à topografia da víscera acometida. Já nas perfurações livres a dor abdominal se apresenta de forma generalizada, intensa e associada, sinais de peritonite e septicemia.

A história clínica é marcada pelo curto intervalo de tempo entre o início da dor e a chegada do doente ao serviço de emergência. De forma geral, o quadro clínico é exuberante, caracterizado por dor abdominal súbita, de forte intensidade, com rápida difusão por todo o abdome, e frequentemente associada a sinais de sepse. A gravidade será de acordo com o local e o tempo de evolução da perfuração, tipo de secreção extravasada e as condições do doente.

Ao exame físico, sinais sistêmicos como taquicardia, febre, hipotensão ou choque podem estar presentes. Também são comuns sintomas de náuseas, vômitos e anorexia. Nas primeiras horas o abdome se encontra rígido, com contratura generalizada da parede abdominal (abdome em tábua). Com a evolução do quadro e instalação da peritonite bacteriana o aspecto se altera pela presença de íleo adinâmico, com consequente distensão e sinais difusos de irritação peritoneal. O sinal de Jobert, o hipertimpanismo do pneumoperitônio, indicando o desaparecimento da macicez hepática pode ser identificado à percussão do hipocôndrio direito, e à ausculta abdominal teremos diminuição/ ausência de ruídos hidroaéreos.

O diagnóstico baseia-se fundamentalmente em história clínica e exame físico, porém a complementação com exames laboratoriais e de imagem leva a melhor acurácia no estudo do quadro e auxilia na avaliação global do doente.

A maior evidência radiológica de perfuração de víscera oca é a presença de gás na cavidade peritoneal, no retroperitônio ou nas paredes de órgãos e outras estruturas. Estima-se que a complementação com a radiografia na rotina de abdome agudo, embora seja um exame útil e de fácil acesso, consegue detectar a presença de pneumoperitônio em cerca de 75% dos casos. No cenário perfuração, a radiografia simples em ortostase revela ar livre subdiafragmático. Também pode ser observado ar entre as alças e delimitando as estruturas retroperitoneais. Nas situações em que só é possível realizar incidências de decúbito dorsal, apesar de sensibilidade inferior, ainda permite a identificação de alguns sinais como a visualização da parede gástrica ou intestinal pela presença de gás na luz e na cavidade peritoneal (sinal de Rigler) e delineamento de estruturas que normalmente não são observadas na radiografia convencional, como as reflexões peritoneais e os ligamentos (sinal do ligamento falciforme).

Quadros clínicos não característicos podem se beneficiar de estudos como a radiografia com contraste hidrossolúvel ou tomografia computadorizada (TC), a depender do estado hemodinâmico do paciente. Esses exames se mostram especialmente benéficos nos pacientes obesos, casos de perfurações bloqueadas ou com ausência de gás no segmento de víscera perfurada.

Em casos especiais, como na dúvida diagnóstica na suspeita de diverticulite aguda perfurada em pacientes instáveis, a USG poderá ser realizada à beira-leito, podendo revelar melhor o espessamento da parede e o edema do segmento intestinal afetado, no entanto sua indicação não deve retardar o tratamento definitivo.

A TC de abdome apresenta maior sensibilidade que a radiografia simples na detecção de pneumoperitônio, além de maior precisão na localização, distribuição de gás e líquido livre. Sua acurácia diagnóstica é estimada em 98%, e sua realização também se mostra útil na exclusão de diagnósticos diferenciais. Os sinais diretamente relacionados à perfuração de víscera oca incluem descontinuidade focal da parede intestinal e presença de gás ou vazamento de agente de contraste no espaço extraluminal. Outros sinais indicativos são espessamento da parede intestinal segmentar, realce anormal da parede intestinal, formação de tecido adiposo perivisceral e formação de abscesso.

Tratamento

Uma vez diagnosticado, o tratamento preconizado no abdome agudo perfurativo é imediatamente cirúrgico. A conduta no intraoperatório é individualizada, a depender da causa e do estado hemodinâmico do paciente. Os três fatores de risco para mortalidade operatória são a presença de doença concomitante, choque pré-operatório e mais de 48 horas de perfuração. A decisão de realizar um tratamento definitivo ou resolver apenas a urgência em questão deve levar em conta também a expertise do cirurgião e infraestrutura hospitalar, priorizando sempre a forma mais segura para o paciente.

Abdome Agudo Isquêmico

O abdome agudo isquêmico se caracteriza como uma síndrome álgica na qual o aspecto essencial é a dor abdominal intensa, desproporcional aos achados do exame físico. Seu aparecimento é decorrente da diminuição ou interrupção de fluxo sanguíneo na circulação intestinal, comprometendo assim a viabilidade nos segmentos acometidos. Seus principais exemplos são a isquemia mesentérica aguda e a colite isquêmica.

Quando comparado aos outros tipos de abdome agudo é considerado raro, porém carrega uma mortalidade extremamente elevada. Apesar dos avanços médicos em tecnologia, com tratamentos minimamente invasivos como as intervenções endovasculares percutâneas, a mortalidade ainda se apresenta com índices entre 60-90%.

Oclusão de vasos mesentéricos poderá ser secundária a insuficiência arterial ou venosa, aguda ou crônica. Aproximadamente de 40 a 50% dos casos estão associados a embolia arterial, sendo que 20 a 35% destes acometem vasos com trombose previamente instalada e em torno de 20% são por isquemia não oclusiva. Nos casos de isquemia mesentérica crônica, 90% estão relacionados a doença aterosclerótica.

De forma geral, a colopatia isquêmica é considerada a forma mais comum de isquemia mesentérica, com incidência subestimada devido às formas brandas da doença. Seu caráter segmentar decorrente da irrigação mista, tanto da artéria mesentérica superior quanto da artéria mesentérica inferior, afeta mais significativamente o cólon esquerdo (75% dos casos), sendo a zona de transição no ângulo esplênico o local mais suscetível a sofrimento tecidual.

A isquemia mesentérica aguda representa de uma a duas a cada 1.000 internações hospitalares e até 1% dos casos de abdome agudo cirúrgico. A oclusão da artéria mesentérica superior é a causa mais comum na isquemia mesentérica aguda, chegando até 50% nos casos por embolia e 20% por trombose. Já o tipo menos frequente de isquemia mesentérica é a trombose venosa, responsável por 5 a 10% dos casos. Condições não oclusivas correspondem a 20-30% dos casos. A diminuição de fluxo venoso leva à formação de edema na parede visceral, resultando em dor abdominal difusa e inespecífica, sendo que 90% destes pacientes possuem associação com condições como trombofilia, trauma ou alterações inflamatórias locais. A mortalidade na trombose venosa mesentérica também é bastante elevada (em torno de 40%), tendo nestes casos a oclusão da veia mesentérica superior como a responsável em mais de 95% do total.

Nos casos de isquemia mesentérica embólica aguda, a principal causa é a embolização de um trombo originado de fonte cardiogênica de pacientes portadores de fibrilação atrial ou após infarto do miocárdio. Em relação a trombose mesentérica venosa, os fatores de risco a serem avaliados incluem história de trombose venosa profunda, doenças oncológicas, trombose da veia porta, cirurgia abdominal recente, doença inflamatória, trombofilia e altas doses de vasopressores pelo estado de baixo fluxo nas artérias mesentéricas. A gravidade do quadro é relacionada ao número de vasos acometidos, tempo de isquemia, volume intravascular, presença de circulação colateral e condições do doente.

Diagnóstico

O quadro clínico é tipicamente marcado por uma dor abdominal difusa e inespecífica, intensa e de início súbito, sem achados significativos ao exame físico, sendo considerada desproporcional aos sintomas. Alguns pacientes podem apresentar peritonite e sensibilidade à palpação abdominal nos casos avançados, em que podem sugerir a instalação de isquemia transmural. Sinais clínicos sistêmicos de febre, hipotensão e sepse também indicam a presença de necrose. Outros sintomas como náuseas, vômitos e anorexia podem estar presentes, assim como achados de distensão abdominal, sopro epigástrico à ausculta e diarreia sanguinolenta. Além dos achados pouco expressivos ao exame, na isquemia mesentérica não oclusiva em até 25% dos casos o paciente pode não apresentar quadro algum de dor abdominal.

Na avaliação global do paciente, dados da história clínica sobre a existência de cardiopatia e eventos embólicos devem ser enfatizados, assim como hábitos de vida prévios, como tabagismo, e outras comorbidades como hipertensão e dislipidemia.

A falta de dados clínicos pode se apresentar como um desafio diagnóstico, sendo por vezes uma difícil diferenciação com outros quadros de dor abdominal. Exames laboratoriais possuem achados inespecíficos, com leucocitose expressiva (> 20.000/mm^3), hiperamilasemia e distúrbios hidroeletrolíticos. O hematócrito também se encontra elevado por hemoconcentração, e a acidose metabólica com aumento de lactato decorrente do metabolismo anaeróbio indicam hipoperfusão tecidual. A elevação dos valores no exame de D-dímero é considerada um fator de risco independente de isquemia, tendo sido apontado como marcador útil para diferenciação da isquemia mesentérica aguda e crônica.

A ultrassonografia (USG) Doppler, apesar de ser um exame de fácil acesso com considerável sensibilidade e especificidade (85 a 90%, respectivamente), apresenta diversas limitações. Sua utilização é limitada à avaliação dos vasos viscerais proximais, e pode ter sua eficácia comprometida pela extensa dilatação de alças intestinais, além da possibilidade inerente de dificuldades técnicas relacionadas a questões operador-dependentes.

O exame hoje considerado padrão-ouro é a angiotomografia com contraste endovenoso. Sua acurácia chega a 95 a 100%, permitindo a caracterização adequada da extensão da estenose ou oclusão, assim como também precisar a relação entre os seus ramos. A avaliação por este método permite identificar ainda a presença de calcificações vasculares, trombos intravasculares e anormalidades na parede intestinal, possibilitando assim melhor planejamento intervencionista dentro das opções terapêuticas de cada caso.

Tratamento

Logo que diagnosticada, a isquemia mesentérica aguda deve ser prontamente conduzida para intervenção. O tratamento preconizado será de acordo com o tipo de isquemia, condições do doente e recursos terapêuticos localmente disponíveis.

Terapia anticoagulante com heparina deve ser iniciada tanto em pacientes com isquemia aguda quanto em exacerbação da isquemia crônica. É recomendada também a introdução precoce de antibioticoterapia direcionada de amplo espectro com intuito de evitar danos relacionados a translocação bacteriana e sepse.

Na isquemia mesentérica aguda de natureza embólica a conduta normalmente será cirúrgica, com revascularização por meio tromboembolectomia com passagem de cateter de Fogarty. Opções minimamente invasivas por técnicas endovasculares neste contexto são indicadas apenas para pacientes selecionados, estáveis e sem sinais de necrose estabelecida.

Alguns métodos como a injeção venosa sistêmica de fluoresceína podem auxiliar na identificação e mensuração do sofrimento visceral, que possibilita a exposição do padrão vascular entérico. Devido à gravidade hemodinâmica em que esses pacientes normalmente se encontram, a maior parte dos casos deve ser submetida a cirurgias em dois tempos (second-look), com reabordagem em 24-48 h. Essa decisão permite a reavaliação das alças em cenários de dúvida sobre sua viabilidade, garantindo maior segurança no seguimento pós-operatório.

O tratamento endovascular com angioplastia e colocação de stent é preconizado no contexto de isquemia mesentérica de origem trombótica em estágio inicial. Outras opções técnicas terapêuticas por esta via, como a trombectomia com aspiração percutânea, fibrinólise local e injeção intravascular direta de heparina e papaverina também são descritas. A intervenção cirúrgica neste caso se faz necessária na presença de instabilidade hemodinâmica ou quando a possibilidade de infarto intestinal é identificada. Na revascularização cirúrgica uma das opções é a cirurgia de bypass, com intenção de desviar o curso sanguíneo do segmento vascular doente, podendo fazer uso de enxertos sintéticos ou autólogos para o restabelecimento do fluxo arterial.

▶ BIBLIOGRAFIA CONSULTADA

1. Alvarado A. A practical score for the early diagnosis of acute appendicitis. Ann Emerg Med. 1986;15(5):557-64.
2. Kim DW, Suh CH, Yoon HM, Kim JR, Jung AY, Lee JS, et al. Visibility of Normal Appendix on CT, MRI, and Sonography: A Systematic Review and Meta-Analysis. Am J Roentgenol. 2018;211(3):W140-50.
3. Chen C-Y, Chen Y-C, Pu H-N, Tsai C-H, Chen W-T, Lin C-H. Bacteriology of acute appendicitis and its implication for the use of prophylactic antibiotics. Surg Infect. 2012;13(6):383-90.
4. A Randomized Trial Comparing Antibiotics with Appendectomy for Appendicitis. NEJM [Internet]. [cited 2020 Dec 8]. Disponível em: https://www.nejm.org/doi/full/10.1056/NEJMoa2014320. Acesso em:
5. Sjödahl R, Tagesson C, Wetterfors J. On the pathogenesis of acute cholecystitis. Surg Gynecol Obstet. 1978;146(2):199-202.
6. Yokoe M, Hata J, Takada T, Strasberg SM, Asbun HJ, Wakabayashi G, et al. Tokyo Guidelines 2018: diagnostic criteria and severity grading of acute cholecystitis (with videos). J Hepato-Biliary-Pancreat Sci. 2018;25(1):41-54.
7. Hatzidakis AA, Prassopoulos P, Petinarakis I, Sanidas E, Chrysos E, Chalkiadakis G, et al. Acute cholecystitis in high-risk patients: percutaneous cholecystostomy vs conservative treatment. Eur Radiol. 2002;12(7):1778-84.
8. Bächler P, Baladron MJ, Menias C, Beddings I, Loch R, Zalaquett E, et al. Multimodality Imaging of Liver Infections: Differential Diagnosis and Potential Pitfalls. RadioGraphics. 2016;36(4):1001-23.
9. Hope WW, Vrochides DV, Newcomb WL, Mayo-Smith WW, Iannitti DA. Optimal treatment of hepatic abscess. Am Surg. 2008;74(2):178-82.
10. Stollman N, Smalley W, Hirano I, Adams MA, Dorn SD, Dudley-Brown SL, et al. American Gastroenterological Association

Institute Guideline on the Management of Acute Diverticulitis. Gastroenterology. 2015;149(7):1944-9.

11. Antoniou GA, Georgiadis GS, Antoniou SA, Pavlidis P, Maras D, Sfyroeras GS, et al. Endovascular repair for ruptured abdominal aortic aneurysm confers an early survival benefit over open repair. J Vasc Surg. 2013;58(4):1091-105.

12. Bickell NA, Bodian C, Anderson RM, Kase N. Time and the risk of ruptured tubal pregnancy. Obstet Gynecol. 2004;104(4):789-94.

13. Renzulli P, Hostettler A, Schoepfer AM, Gloor B, Candinas D. Systematic review of atraumatic splenic rupture. Br J Surg. 2009;96(10):1114-21.

14. Chung KT, Shelat VG. Perforated peptic ulcer – an update. World J Gastrointest Surg. 2017;9(1):1-12. doi: 10.4240/wjgs.v9.i1.1.

15. Lau JY, Sung J, Hill C, Henderson C, Howden CW, Metz DC. Systematic Review of the Epidemiology of Complicated Peptic Ulcer Disease: Incidence, Recurrence, Risk Factors and Mortality. Digestion 2011;84:102-113. doi: 10.1159/000323958.

16. Bertleff MJOE, Lange JF. Perforated Peptic Ulcer Disease: A Review of History and Treatment. Dig Surg. 2010;27:161-169. doi: 10.1159/000264653.

17. Malfertheiner P, Chan FKL, McColl KEL. Peptic ulcer disease. Lancet. 2009;374:1449-61. doi: 10.1016/S0140-6736(09)60938-7.

18. Onur MR, et al. Diverticulitis: a comprehensive review with usual and unusual complications. Insights into imaging. 2017;8(1):19-27.

19. Morris CR, Harvey IM, Stebbings WSL, Hart AR. Incidence of perforated diverticulitis and risk factors for death in a UK population, British Journal of Surgery. 2008;95(7):876-881. doi: https://doi.org/10.1002/bjs.6226.

20. Catena F, De Simone B, Coccolini F, et al. Bowel obstruction: a narrative review for all physicians. World J Emerg Surg. 2019;14:20. doi: https://doi.org/10.1186/s13017-019-0240-7.

21. Townsend C, Beauchamp D. Sabiston Textbook of Surgery. 20ª ed. Clínica Cirúrgica USP, Barueri: Editora Manole; Rohde L, Osvaldt AB. Rotinas em Cirurgia Digestiva. 3ª. ed. Porto Alegre: Artmed; 2017.

22. Lopes AC, Reibscheid S, Szejnfeld J. Abdome agudo – clínica e imagem. São Paulo: Editora Atheneu; 2004.

Hemorragia Digestiva

32

Nicholas Tavares Kruel

Laura Batista de Oliveira

Sandro Scarpelini

INTRODUÇÃO

A hemorragia digestiva é um problema clínico e cirúrgico decorrente de diversas manifestações gastrointestinais. O sangramento pode variar em localização em relação ao ligamento de Treitz, intensidade e etiologia. As hemorragias digestivas altas (HDA) são as mais comuns, normalmente associadas à doença ulcerosa péptica (DUP) ou à hemorragia varicosa. A taxa de hospitalização para as HDA é seis vezes maior que para as hemorragias digestivas baixas (HDB), sendo portanto uma situação clínica de grande importância para o cirurgião geral em treinamento, que recebe esse paciente[1,2]. Dentre as principais etiologias de HDB encontram-se diverticulose (15 a 55% dos casos), angiodisplasia, isquemia, doença inflamatória intestinal e neoplasia. Apesar de a angiodisplasia ser considerada a segunda maior causa em geral de HDB e principal causa entre a faixa etária acima de 65 anos, estudos sugerem que sua prevalência seja menor do que se pensava[3].

Sua epidemiologia vem sendo alterada desde o início do século XXI com múltiplos fatores, como uso exacerbado de anti-inflamatórios não esteroidais e o aumento do uso de inibidores seletivos de serotonina, os quais elevam a incidência da hemorragia gastrointestinal[4,5]. Em contrapartida, observa-se uma tendência a redução de sua incidência com a utilização de inibidores de bomba de prótons (IBP) e agentes erradicadores de Helicobacter pylori[4-7].

O tratamento desses pacientes requer uma equipe multidisciplinar de gastroenterologistas, cuidados intensivos, cirurgiões e radiologistas intervencionistas. A opção cirúrgica precoce é indicada para pacientes de alto risco, geralmente idosos e pacientes com outras comorbidades. A seguir, elucidaremos especificamente as etiologias mais prevalentes de HDA e HDB, assim como seus respectivos diagnósticos e tratamentos.

HEMORRAGIA DIGESTIVA ALTA

Lacerações de Mallory-Weiss

As lacerações de Mallory-Weiss ocorrem por rupturas longitudinais de mucosa associadas a sangramento arterial de submucosa no esôfago distal e estômago proximal[8]. Correspondem de 8 a 15% de todas as HDA[9]. Clinicamente, o paciente apresenta-se com hematêmese associada a vômitos, com história de tosse ou êmese não sanguinolenta previa à hematêmese[10]. A etiologia não é bem conhecida, porém sugere-se que a dissecção da mucosa gastroesofágica ocorra nesses casos devido ao aumento da pressão intra-abdominal (PIA). Em 40 a 80% dos casos há histórico de etilismo ou de hérnia hiatal, apesar de esta última não ser considerada por muitos um fator de risco à ocorrência da síndrome[11]. Muitos estudos definiram no passado a idade como principal fator de predisposição para as lacerações de Mallory-Weiss, tendo em vista que a maioria ocorre em pacientes abaixo dos 40 anos, porém a idade não tem sido explicitada nos estudos mais recentes como um fator de risco de relevância estatística[12]. Seu diagnóstico é realizado principalmente via endoscopia digestiva alta (EDA), na qual são classicamente encontradas como lacerações únicas em 73% dos casos e longitudinais com aspecto avermelhado na mucosa ou até a muscular da mucosa e ocasionalmente cobertas por um coágulo aderido. Muitas vezes só são reconhecidas pela manobra de retroflexão do endoscópio para visualização da cárdia. Na ausência de hipertensão portal (HP), a maioria das lacerações de Mallory-Weiss cicatriza em 24 a 48 horas em pacientes e podem passar despercebidas à endoscopia13. Apesar de 40 a 70% dos casos necessitarem de transfusão sanguínea, somente 7% dos pacientes apresentam recorrência do sangramento após as primeiras 24 horas[14,15]. Hematócrito inicial baixo e sangramento ativo à endoscopia têm se caracterizado como fatores de predisposição a recorrência de sangramento[13]. A mortalidade associada sobressai-se à taxa de mortalidade da DUP, 5,3% comparada a 4,6%[15].

Lesão de Dieulafoy

As lesões de Dieulafoy (LD) são lacerações de mucosa, principalmente de corpo gástrico superior, seguidas de sangramentos por exposição de vasos de grande calibre. Correspondem a 0,3 a 6,8% dos casos de HDA[16]. Raramente as LD localizam-se no duodeno (15%) e jejuno (1%). Essas LD provenientes de duodeno e jejuno são responsáveis tanto por HDA quanto por hemorragias digestivas baixas (HDB), respondendo por 3,5% de todos os sangramentos intestinais[17].

A apresentação clínica das LD ocorre com hematêmese indolor intermitente periódica (30%), melena (44%), hematoquezia, anemia por deficiência de ferro (6%) e hipotensão[18]. Enquanto pacientes com LD duodenais e gástricas apresentam-se com hematêmese, as jejunais caracterizam-se por melena.

Doença Ulcerosa Péptica (DUP)

Anteriormente, considerava-se a doença ulcerosa péptica como a responsável por mais de 80% das hemorragias digestivas altas. Atualmente, respondem por cerca de 20 a 25% dos casos devido ao crescimento da etiologia do sangramento por esofagite e outras desordens associadas a medicações[20]. A incidência de sangramento por DUP é maior em homens do que em mulheres e aumenta com o envelhecimento. As úlceras gástricas tendem a mais frequentemente sangrar em comparação às úlceras duodenais, que sangrarão principalmente se localizadas posteriormente por contato com a artéria gastroduodenal. Os quatro maiores fatores de risco para a incidência e recorrência do sangramento por DUP são: infecção por H. pylori, NSAID, úlceras de estresse e hiperprodução de ácido gástrico[21,22].

A escala de Forrest pode ser utilizada para descrição de achados endoscópicos de sangramentos esofágicos por DUP. Úlceras de base clara (Forrest classe III) estão associadas a 5% de risco de ressangramento, enquanto úlceras com sinais de sangramento recente (Forrest classe II) relacionam-se a um risco de 10 a 43%. Úlceras com sangramento ativo (Forrest classe I) associam-se a risco de até 55% de sangramento[23]. Devido a esse considerável risco de ressangramento, úlceras em sangramento ativo devem ter como opção de seguimento o tratamento endoscópico, ao passo que não há indicação para úlceras com base clara sem sangramento (Forrest III)[23]. Quanto às úlceras com coágulos aderidos (Forrest classe IIb), devido ao risco de 20 a 30% de ressangramento, muitos autores indicam a tentativa de remoção do coágulo aderido para que o tratamento endoscópico seja instaurado. Essa indicação baseia-se no fato de alguns estudos apontarem menores taxas de ressangramento com o tratamento endoscópico do que somente com medidas farmacológicas, 8 contra 25%, respectivamente[24-26].

Sangramento por Varizes Gastrointestinais

Cerca de 28% dos pacientes cirróticos ao final dos 3 primeiros anos de evolução da doença desenvolverão varizes esofágicas, com aumento progressivo de 10 a 12% anualmente a partir do surgimento[27,28]. O risco anual de sangramento de varizes pequenas (< 5 mm) e grandes (> 5 mm) varia entre 5 e 15%, respectivamente29,30.

A avaliação inicial, tanto para varizes esofágicas quanto gástricas, é realizada pela EDA com a estratificação em varizes pequenas ou grandes. Apesar do risco inerente à sedação, maior custo, risco de sangramento e de aspiração, a endoscopia continua sendo a alternativa inicial para avaliação dos sangramentos por varizes gastrointestinais. O uso do ultrassom endoscópico, embora ainda restrito para diagnóstico, tem sido ampliado na detecção das varizes gástricas a fim de identificar a anatomia colateral, assim como veias perfuradas e para monitoração da resposta à terapia de ligadura endoscópica[31].

Uma opção diagnóstica àqueles pacientes de alto risco com varizes esofágicas ou que não podem ser submetidos à sedação é a cápsula endoscópica. Com uma acurácia de 90%, um estudo demonstrou a preferência por 97% dos pacientes à cápsula endoscópica em relação à endoscopia, independentemente da utilização de sedação[32].

Alguns testes laboratoriais, estudos de imagem, assim como achados clínicos devem ser considerados pelo residente em cirurgia como preditores de hipertensão portal e consequentemente de varizes esofagogástricas. Gradiente de pressão portal maior que 12 mmHg, apesar de pouco confiável, é um forte indicativo da presença de varizes esofágicas. A presença de circulação colateral portossistêmica em ultrassom, tomografia computadorizada ou ressonância magnética é forte indicativo de hipertensão portal e deve ser averiguada via endoscopia digestiva.

Outros testes e escores devem ser avaliados já na suspeita de sangramento por varizes esofágicas e gástricas, como o escore de Child-Pugh e o escore de doença hepática terminal (em inglês, MELD, Model for End-stage Liver Disease). Um escore de MELD acima de 19 evidencia mortalidade de 20% em sangramentos agudos por varizes gastrointestinais[33]. Atualmente a primeira linha de tratamento consiste na ligadura elástica (LE) das varizes esofágicas, com melhor hemostasia, menos efeitos adversos, menor taxa de ressangramento e menor taxa de mortalidade quando comparada à escleroterapia[34-36]. Em caso de insucesso em controle de sangramento com a LE, indica-se o balão de Sengstaken-Blakemore utilizado como um tratamento-ponte até a derivação intra-hepática portossistêmica transjugular (TIPS) ou uma cirurgia de derivação. Com taxas de sucesso em hemostasia variando de 47 a 80%, a utilização desse balão possui altas taxas de efeitos adversos como aspiração, ulceração esofágica e, por isso, não pode ser mantido por mais de 24 horas[34,35].

Pacientes com falha de tratamento medicamentoso e/ou endoscópico devem ser considerados a uma TIPS dentro de 24 horas com próteses de politetrafluoroetileno. O TIPS é uma comunicação criada por um stent entre a veia porta e a veia hepática a fim de reduzir a pressão portal e, por conseguinte, a hipertensão portal. Pacientes com Child-Pugh B com sangramento ativo e Child-Pugh C são considerados de alto risco devido ao elevado risco de falha terapêutica e ressangramento. Muitos estudos sugerem a indicação da realização de TIPS para esses pacientes já como tratamento precoce em vez da farmacoterapia, com menor taxa de óbitos em 1 ano após o episódio hemorrágico e menor falha terapêutica[37]. Dentre as complicações envolvidas com esse shunt estão incluídas encefalopatia, insuficiência cardíaca e estenose do stent. Contraindicações absolutas ao TIPS incluem insuficiência cardíaca, hipertensão pulmonar severa, regurgitação de valva tricúspide severa, sepse e obstrução biliar. Contraindicações relativas são trombose de veia porta, coagulopatia não corrigida e trombocitopenia severa (contagem plaquetária < 20.000/µL). Pacientes que falharam com o TIPS ou aqueles que possuem variações anatômicas e anomalias congênitas podem ser tratados com um shunt portocaval intra-hepático direto guiado por ultrassom (DIPS)[38]. O DIPS é uma variação do TIPS com acesso da veia cava inferior à veia porta através do lobo caudado do fígado.

Abordagem Inicial

Dois acessos venosos bem calibrosos devem ser realizados na admissão. Em caso de hematêmese ou alteração de nível de consciência, intubação endotraqueal deve ser considerada como precaução à aspiração.

Ressuscitação volêmica deve ser iniciada para os pacientes com HDA que se apresentem com instabilidade hemodinâmica devido ao risco de choque hemorrágico, falência múltipla de órgãos e óbito[39]. O objetivo dessa reposição de fluidos é restaurar pelo menos parcialmente a perfusão e oxigenação tecidual enquanto se diagnostica a causa do sangramento para que esse possa ser interrompido. Ainda há controvérsias acerca do tipo de fluido utilizado na ressuscitação volêmica. Uma revisão sistemática da Cochrane não encontrou diferenças de mortalidade entre os grupos que receberam solução coloide (albumina, plasma, dentre outros) e solução cristaloide (solução salina, Ringer lactato ou solução salina hipertônica)[40]. Quanto ao tipo de solução cristaloide utilizada, observa-se redução em insuficiência renal aguda (IRA) e menor tempo de internação hospitalar com a utilização de soluções cristaloides balanceadas (p. ex., Ringer lactato) em comparação a soluções salinas.

A transfusão sanguínea está indicada para aqueles pacientes com HDA sem histórico de doença cardiovascular e com níveis de hemoglobina abaixo de 8 g/dL[41]. Em pacientes com doença cardiovascular prévia sugerem-se parâmetros mais liberais de hemoglobina para que se indique transfusão. Guidelines da NICE recomendam maior taxa de transfusão sanguínea para pacientes com doença cardiovascular prévia, enquanto a Associação Americana de Bancos de Sangue recomenda hemoglobina de 8 g/dL para pacientes com doença cardiovascular em comparação à hemoglobina de 7 g/dL para pacientes sem doença cardiovascular[41,42]. De qualquer forma, a avaliação do paciente clinicamente deve sobressair a esses critérios fixos e a indicação de transfusão sanguínea deve ser mais liberal em pacientes com sangramentos ativos massivos.

Transfusão plaquetária deve ser realizada naqueles pacientes com sangramento ativo e contagem plaquetária abaixo de 50.000/µL[43]. Nesse caso, deve ser avaliado o risco de tromboembolismo desse paciente, principalmente caso já haja anticoagulação prévia[43]. Em caso de sangramentos ativos com risco de óbito em pacientes em utilização de varfarina, suspensão imediata está indicada seguida de administração de complexo protrombina[43]. Caso o paciente apresente história de isquemia coronariana ou implante de stent coronariano recentes (< 3 meses), a manutenção de agentes antiplaquetários deve ser continuada, representando um desafio terapêutico ao endoscopista e gastroenterologista[43].

Análogos de somatostatina e terlipressina, medicações vasoativas, são utilizados em caso de sangramento variceal a fim de reduzir o risco de ressangramento e são eficazes em deter a hemorragia pelo menos provisoriamente em até 80% dos casos[44]. Em suspeita de sangramento variceal, octreotide é administrado intravenoso em bolus de 50 µg seguido de infusão continua a taxa de 50 µg por hora[41,45]. Não é recomendado uso de rotina de octreotide em HDA agudas não variceais. Os betabloqueadores podem ser utilizados a fim de reduzir o risco de ressangramento de varizes esofágicas devido à redução do gradiente de pressão venosa hepática em casos de HDA variceais, porém em cerca de 30% dos casos não induz a resposta clínica, além de provocar efeitos colaterais como fadiga e impotência, dificultando a adesão ao tratamento. Portanto, a avaliação da diminuição do risco de ressangramento deve ser individualizada.

Procinéticos como eritromicina ou metoclopramida devem ser administrados 30 minutos antes da EDA, a fim de melhorar a visualização gástrica por meio da limpeza do TGI[46,47].

Inibidores de bomba de prótons (IBP) em alta dose devem ser administrados à admissão a fim de prevenir a necessidade de intervenção endoscópica à endoscopia43. Nos pacientes com HDA por DUP com alto risco que obtiveram sucesso com tratamento endoscópico, recomenda-se administração de IBP endovenoso em dose alta durante os 3 dias seguintes à EDA seguida de utilização via oral duas vezes ao dia durante 14 dias após a alta hospitalar[39].

Cerca de 20% dos pacientes cirróticos com HDA apresentam algum foco de infecção quando admitidos no atendimento inicial48. Cerca de 30 a 40% dos pacientes cirróticos admitidos irão evoluir com infecção na ausência de terapia antibiótica profilática48. Devido a esse risco aumentado de pneumonia por aspiração, peritonite bacteriana espontânea e infecção de trato urinário (ITU), antibioticoprofilaxia com ceftriaxona deve ser administrada[48].

Diagnóstico e Tratamento Endoscópico

A endoscopia digestiva a fim de visualizar o sangramento e identificar sua etiologia, possivelmente já associada à terapêutica, deve ser realizada dentro de 24 horas da admissão hospitalar e dentro de 12 horas se suspeita de etiologia de varizes esofágicas. No caso de pacientes anticoagulados que se apresentem com HDA (vitamina K, antagonistas e anticoagulantes orais), a endoscopia com ou sem terapia hemostática não deve ser adiada. Essa recomendação baseia-se no guideline de 2010 de Manejo do Sangramento de Trato Gastrointestinal Superior. Observou-se em estudos coorte que endoscopia digestiva precoce (menos que 24 horas) pode ser realizada seguramente em pacientes anticoagulados após correção do INR sem que haja aumento da taxa de ressangramento em relação a pacientes sem uso de anticoagulação39. Em caso de sangramento variceal, a EDA deve ser realizada dentro de 24 horas, porém dados insuficientes existem quanto à indicação de EDA para pacientes estratificados como de alto risco para doença não variceal com tempo de hospitalização menor que 12 horas[41,49]. Quando realizada a EDA, pode-se seguir com terapia endoscópica com termocoagulação ou injeção de substância esclerosante para os pacientes em alto risco com hemorragia digestiva alta aguda[39]. Pacientes de alto risco cuja etiologia principal da HDA seja úlcera péptica, pode-se seguir com terapia endoscópica com clipes[41].

Após a EDA, recomenda-se dieta líquida com progressão conforme a tolerância do paciente. Pacientes com baixo risco de ressangramento podem ser iniciados com a dieta regular e tratados com IBP uma vez ao dia, em vez de duas vezes como comentado anteriormente.

EDA seriada após alta hospitalar só deve ser indicada em casos de úlceras gástricas idiopáticas a fim de descartar malignidade ou em casos de esofagite severa, para excluir esôfago de Barrett[23,43].

Pacientes com DUP secundária a infecção por H. pylori devem realizar erradicação do patógeno e confirmação via teste de ureia respiratória ou pesquisa de antígeno em fezes em pelo menos 4 semanas após a finalização de antibioticoterapia e em descontinuação de uso de IBP a fim de evitar, respectivamente, falso-positivos e falso-negativos[50].

Nos casos de HDA por DUP secundária à utilização de anti-inflamatórios não esteroidais, seu uso deve ser descontinuado se possível, e a mudança para inibidores seletivos da enzima ciclo-oxigenase-2 deve ser sugerida em adição à terapia com IBP diária[43].

Como pacientes com HDA por úlceras idiopáticas tendem a maior mortalidade no caso de ressangramento, quando comparados aos pacientes com úlceras de causas identificáveis, a manutenção de IBP por tempo indefinido deve ser instaurada[43,50,51].

Em geral, não há forte recomendação nos guidelines para a realização da endoscopia second-look, a não ser que haja alto risco de ressangramento e/ou a visualização durante a endoscopia inicial tenha sido limitada pela presença de sangue52-54prospective controlled trials

HEMORRAGIA DIGESTIVA BAIXA

O quadro clínico da hemorragia digestiva baixa (HDB) pode variar desde uma hematoquezia até um quadro hemorrágico maciço e agudo. A HDB responde por 30% de todas as hemorragias gastrointestinais com incidência possivelmente subestimada devido aos quadros subclínicos não diagnosticados[55-58]. Seu quadro clínico varia conforme a idade. Em pacientes mais jovens prevalecem as etiologias como divertículo de Meckel, doença inflamatória intestinal e sangramentos por pólipos[59]. Em pacientes mais idosos, a diverticulose e a malignidade ultrapassam como etiologias mais prevalentes[60]. Instabilidade hemodinâmica, idade avançada (> 60 anos), hematócrito baixo (< 35%) e níveis séricos elevados de creatinina têm sido identificados como fatores de risco preditores de morbidade e mortalidade[61]. Entretanto, suporte clínico adequado permite que 75 a 85% das HDB sejam tratadas sem complicações[61-63].

Como definição, as HDB são aqueles sangramentos abaixo do nível do ligamento de Treitz. Dentre as etiologias responsáveis por sua epidemiologia, encontram-se diverticulose – principal causa de HDB e de hospitalizações por HDB em adultos (23%) – doenças anorretais como hemorroidas, câncer colorretal (7,4%), doença inflamatória intestinal, malformações arteriovenosas, colites e iatrogenia[63,64]. Na diverticulose, o sintoma mais comum identificado é a hematoquezia (55,5%) em contraste à melena, que aparece em somente 11% dos casos[64].

Embora 50% da população ocidental acima de 60 anos apresentem evidências radiológicas de diverticulose, apenas 3 a 5% irão desenvolver sangramento gastrointestinal[60,63,65,66]. Por volta de 80% dos sangramentos diverticulares cessam espontaneamente[63].

Cerca de 75% dos divertículos ocorrem em cólon sigmoide e descendente devido à maior pressão intraluminal inerente a essas localizações63. A maior prevalência de sangramento entretanto ocorre no cólon direito, que responde por mais de 50% dos sangramentos gastrointestinais[63].

Malformações arteriovenosas, como as angiodisplasias, também impactam diretamente na prevalência de HDB acima da sexta década de vida. As angiodisplasias são malformações vasculares decorrentes de uma contração colônica crônica e intermitente, causando uma congestão venosa principalmente em cólon direito. Devido à origem venosa do sangramento, a maioria, cerca de 90%, cessa espontaneamente apesar da alta taxa de recorrência[3].

Após avaliação inicial e ressuscitação volêmica, sangramentos maciços devem indicar EDA, enquanto sangramentos leves a moderados devem possibilitar a passagem de sonda nasogástrica para que, se positiva para sangramento, indicar EDA. Esta indicação se deve ao fato de 15% dos pacientes com hematoquezia apresentarem HDA em suas fisiopatologias[67]. Se sonda nasogástrica ou EDA negativas para sangramentos, colonoscopia deve ser realizada, possibilitando tratamento hemostático endoscópico se positiva para sangramentos. Caso seja avaliado sangramento ativo à colonoscopia, considerar angiografia por tomografia computadorizada e possivelmente embolização. Em caso de fracasso da última terapia, o cirurgião deve estar preparado para seguir com tratamento cirúrgico a esse paciente.

Não há consenso na literatura acerca da evidência de que a colonoscopia precoce melhore os resultados clínicos desses pacientes. Não há taxas significativamente melhores de complicações associadas ao preparo do cólon como do procedimento tanto na endoscopia precoce como na eletiva68. O guideline da Sociedade Americana de Gastroenterologia recomenda endoscopia precoce, dentro de 24 horas de apresentação, para pacientes de alto risco ou que apresentem sinais de sangramentos ativos61.

Hemostasia endoscópica deve ser considerada em pacientes com RNI de 1,5 a 2,5 antes ou concomitantemente à administração de agentes reversores da anticoagulação. Em caso de doença diverticular, clipes hemostáticos mostram-se superiores à terapia térmica e são em geral mais facilmente posicionados quando em comparação à ligadura, sobretudo em divertículos de cólon direito.

Anti-inflamatórios não esteroidais (AINES) devem ser evitados em pacientes com histórico de HDB agudas, particularmente se secundárias a diverticuloses ou angiodisplasias.

CONCLUSÃO

A apresentação clínica, tanto nos sangramentos gastrointestinais baixos como nos altos, decorre da mais diversa etiologia gastrointestinal, podendo representar um desafio diagnóstico e terapêutico ao residente de cirurgia geral e ao cirurgião geral atendentes. A avaliação inicial, seguida pelo suporte hidroeletrolítico necessário com a avaliação e estratificação de risco e o manejo terapêutico definitivo são essenciais para excepcionais resultados.

Tópicos importantes abordados no capítulo

- Hemorragia digestiva;
- TIPS;
- Betabloqueador;
- Endoscopia digestiva alta;
- AINES;
- Hematoquezia;
- Coágulo;
- Coagulopatia;
- Forrest;
- Melena;
- Escleroterapia.

▶ REFERÊNCIAS BIBLIOGRÁFICAS

1. Longstreth GF. Epidemiology of hospitalization for acute upper gastrointestinal hemorrhage: A population-based study. Am J Gastroenterol. 1995;90(2):206-10.
2. Lanas A, Perez-Aisa MA, Feu F, Ponce J, Saperas E, Santolaria S, et al. A nationwide study of mortality associated with hospital admission due to severe gastrointestinal events and those associated with nonsteroidal antiinflammatory drug use. Am J Gastroenterol. 2005;100(8):1685-93.
3. Boley SJ, Sammartano R, Adams A, DiBiase A, Kleinhaus S, Sprayregen S. On the Nature and Etiology of Vascular Ectasias of the Colon: Degenerative lesions of aging. Gastroenterology. 1977;72(4 Pt 1):650-60.
4. Pastor Cano J, Aranda García A, Sánchez Ruiz JF, Rausell Rausell VJ, Tobaruela Soto M, Gascón Cánovas JJ. Gastrointestinal bleeding and potentially inappropriate medication by NSAIDs. Rev Esp Salud Publica. 2018;92:e201805020.
5. Paton C, Ferrier IN. SSRIs and gastrointestinal bleeding. British Medical Journal. 2005;331(7516):529-30.
6. Khan MA, Howden CW. The role of proton pump inhibitors in the management of upper gastrointestinal disorders. Gastroenterol Hepatol. 2018;14(3):169-175.
7. Yoon H, Lee DH, Jang ES, Kim J, Shin CM, Park YS, et al. Optimal initiation of Helicobacter pylori eradication in patients with peptic ulcer bleeding. World J Gastroenterol. 2015;21(8):2497-2503.
8. Mallory GK, Weiss S. Hemorrhages from lacerations of the cardiac orifice of the stomach due to vomiting. Am J Med Sci. 1929;178:506.
9. Michel L, Serrano A, Malt RA. Mallory-Weiss syndrome. Evolution of diagnostic and therapeutic patterns over two decades. Ann Surg. 1980;192(6):716-721
10. Schroder JN, Branch MS. Mallory-Weiss syndrome. In: Gastrointestinal Bleeding: A Practical Approach to Diagnosis and Management. 2010;39(6):640-4.
11. Corral JE, Keihanian T, Kröner PT, Dauer R, Lukens FJ, Sussman DA. Mallory Weiss syndrome is not associated with hiatal hernia: a matched case–control study. Scand J Gastroenterol. 2017;52(4):462-464.

12. Yin A, Li Y, Jiang Y, Liu J, Luo H. Mallory-Weiss syndrome: Clinical and endoscopic characteristics. Eur J Intern Med. 2012;23(4):e92-6.
13. Kortas DY, Haas LS, Simpson WG, Nickl NJ, Gates LK. Mallory-Weiss tear: Predisposing factors and predictors of a complicated course. Am J Gastroenterol. 2001;96(10):2863-5.
14. De Vries AJ, Van Der Maaten JMAA, Laurens RRP. Mallory-Weiss tear following cardiac surgery: Transoesopbageal echoprobe or nasogastric tube? Br J Anaesth. 2000;84(5):646-9
15. Skok P. Fatal Hemorrhage from a giant Mallory-Weiss tear. Endoscopy. 2003;35(7):635.
16. Norton ID, Petersen BT, Sorbi D, Balm RK, Alexander GL, Gostout CJ. Management and long-term prognosis of Dieulafoy lesion. Gastrointest Endosc. 1999;50(6):762-7.
17. Yılmaz TU, Kozan R. Duodenal and jejunal dieulafoy's lesions: Optimal management. Clinical and Experimental Gastroenterology. 2017;2017:10:275-283.
18. Senger JL, Kanthan R. The evolution of Dieulafoy's Lesion since 1897: Then and now-a journey through the lens of a pediatric lesion with literature review. Gastroenterology Research and Practice. 2012;2012:432517..
19. Wuerth BA, Rockey DC. Changing Epidemiology of Upper Gastrointestinal Hemorrhage in the Last Decade: A Nationwide Analysis. Dig Dis Sci. 2018;63(5):1286-1293.
20. Boonpongmanee S, Fleischer DE, Pezzullo JC, Collier K, Mayoral W, Al-Kawas F, et al. The frequency of peptic ulcer as a cause of upper-GI bleeding is exaggerated. Gastrointest Endosc. 2004;59(7):788-94.
21. Graham DY, Hepps KS, Ramirez FC, Lew GM, Saeed ZA. Treatment of helicobacter pylori reduces the rate of rebleeding in peptic ulcer disease. Scand J Gastroenterol. 1993;28(11):939-42.
22. Huang JQ, Sridhar S, Hunt RH. Role of Helicobacter pylori infection and non-steroidal anti-inflammatory drugs in peptic-ulcer disease: A meta-analysis. Lancet. 2002;359(9300):14-22.
23. Laine L, Jensen DM. Management of patients with ulcer bleeding. Am J Gastroenterol. 2012;107(3):345-60; quiz 361.
24. Kahi CJ, Jensen DM, Sung JJY, Bleau BL, Hye KJ, Eckert G, et al. Endoscopic therapy versus medical therapy for bleeding peptic ulcer with adherent clot: A meta-analysis. Gastroenterology. 2005;129(3):855-62.
25. Jensen DM, Kovacs TOG, Jutabha R, Machicado GA, Gralnek IM, Savides TJ, et al. Randomized trial of medical or endoscopic therapy to prevent recurrent ulcer hemorrhage in patients with adherent clots. Gastroenterology. 2002;123(2):407-13.
26. Bleau BL, Gostout CJ, Sherman KE, Shaw MJ, Harford W V., Keate RF, et al. Recurrent bleeding from peptic ulcer associated with adherent clot: A randomized study comparing endoscopic treatment with medical therapy. Gastrointest Endosc. 2002;56(1):1-6.
27. Kovalak M, Lake J, Mattek N, Eisen G, Lieberman D, Zaman A. Endoscopic screening for varices in cirrhotic patients: data from a national endoscopic database. Gastrointest Endosc. 2007;65(1):82-8.
28. Merli M, Nicolini G, Angeloni S, Rinaldi V, De Santis A, Merkel C, et al. Incidence and natural history of small esophageal varices in cirrhotic patients. J Hepatol. 2003;38(3):266-72.
29. Amitrano L, Guardascione MA, Manguso F, Bennato R, Bove A, Denucci C, et al. The effectiveness of current acute variceal bleed treatments in unselected cirrhotic patients: Refining short-term prognosis and risk factors. Am J Gastroenterol. 2012;107(12):1872-8.
30. Boregowda U, Umapathy C, Halim N, Desai M, Nanjappa A, Arekapudi S, et al. Update on the management of gastrointestinal varices. World J Gastrointest Pharmacol Ther. 2019;10(1):1-21.
31. Konishi Y, Nakamura T, Kida H, Seno H, Okazaki K, Chiba T. Catheter US probe EUS evaluation of gastric cardia and perigastric vascular structures to predict esophageal variceal recurrence. Gastrointest Endosc. 2002;55(2):197-203.
32. Laurain A, de Leusse A, Gincul R, Vanbiervliet G, Bramli S, Heyries L, et al. Oesophageal capsule endoscopy versus oesophago-gastroduodenoscopy for the diagnosis of recurrent varices: A prospective multicentre study. Dig Liver Dis. 2014;24(26):2893-2901.
33. Reverter E, Tandon P, Augustin S, Turon F, Casu S, Bastiampillai R, et al. A MELD-based model to determine risk of mortality among patients with acute variceal bleeding. Gastroenterology. 2014;146(2):412-19.e3
34. Teres J, Cecilia A, Bordas JM, Rimola A, Bru C, Rodés J. Esophageal tamponade for bleeding varices. Controlled trial between the Sengstaken-Blakemore tube and the Linton-Nachlas tube. Gastroenterology. 1978;75(4):566-9.
35. Panés J, Terés J, Bosch J, Rodés J. Efficacy of balloon tamponade in treatment of bleeding gastric and esophageal varices - Results in 151 consecutive episodes. Dig Dis Sci. 1988;33(4):454-9.
36. 3Villanueva C, Piqueras M, Aracil C, Gómez C, López-Balaguer JM, Gonzalez B, et al. A randomized controlled trial comparing ligation and sclerotherapy as emergency endoscopic treatment added to somatostatin in acute variceal bleeding. J Hepatol. 2006;45(4):560-7.
37. Hernández-Gea V, Procopet B, Giráldez Á, Amitrano L, Villanueva C, Thabut D, et al. Preemptive-TIPS Improves Outcome in High-Risk Variceal Bleeding: An Observational Study. Hepatology. 2019;69(1):282-293.
38. Ward TJ, Techasith T, Louie JD, Hwang GL, Hofmann LV, Sze DY. Emergent salvage direct intrahepatic portocaval shunt procedure for acute variceal hemorrhage. In: Journal of Vascular and Interventional Radiology. 2015;26(6):829-34.
39. Barkun AN, Bardou M, Kuipers EJ, Sung J, Hunt RH, Martel M, et al. International consensus recommendations on the management of patients with nonvariceal upper gastrointestinal bleeding. Annals of Internal Medicine. 2010;152(2):101-13.
40. Perel P, Roberts I, Ker K. Colloids versus crystalloids for fluid resuscitation in critically ill patients. Cochrane Database of Systematic Reviews. 2013;(2):CD000567.
41. Barkun AN, Almadi M, Kuipers EJ, Laine L, Sung J, Tse F, et al. Management of nonvariceal upper gastrointestinal bleeding: Guideline recommendations from the international consensus group. Ann Intern Med. 2019;171(11):805-822.
42. Carson JL, Guyatt G, Heddle NM, Grossman BJ, Cohn CS, Fung MK, et al. Clinical practice guidelines from the AABB: Red blood cell transfusion thresholds and storage. JAMA - Journal of the American Medical Association. 2016;316(19):2025-2035.
43. Kamboj AK, Hoversten P, Leggett CL. Upper Gastrointestinal Bleeding: Etiologies and Management. Mayo Clinic Proceedings. 2019;94(4):697-703.
44. World Gastroenterology Organisation Practice Guidelines. Varizes esofágicas. Geneva: WHO; 2015.
45. Azam Z, Hamid S, Jafri W, Salih M, Abbas Z, Abid S, et al. Short course adjuvant terlipressin in acute variceal bleeding: A randomized double blind dummy controlled trial. J Hepatol. 2012;56(4):819-24.
46. Frossard JL, Spahr L, Queneau PE, Giostra E, Burckhardt B, Ory G, et al. Erythromycin intravenous bolus infusion in acute upper gastrointestinal bleeding: A randomized, controlled, double-blind trial. Gastroenterology. 2002;123(1):17-23.
47. Sachar H, Vaidya K, Laine L. Intermittent vs continuous proton pump inhibitor therapy for high-risk bleeding ulcers: A systematic review and meta-analysis. JAMA Intern Med. 2014;174(11):1755-62.
48. Bernard B, Cadranel JF, Valla D, Escolano S, Jarlier V, Opolon P. Prognostic significance of bacterial infection in bleeding cirrhotic patients: A prospective study. Gastroenterology. 1995;108(6):1828-34.

49. De Franchis R. Revising consensus in portal hypertension: Report of the Baveno v consensus workshop on methodology of diagnosis and therapy in portal hypertension. In: Journal of Hepatology. 2010;53(4):762-8.
50. Kamboj AK, Cotter TG, Oxentenko AS. Helicobacter pylori: The Past, Present, and Future in Management. Mayo Clinic Proceedings. 2017;92(4):599-604.
51. Wong GLH, Wong VWS, Chan Y, Ching JYL, Au K, Hui AJ, et al. High Incidence of Mortality and Recurrent Bleeding in Patients With Helicobacter pylori-Negative Idiopathic Bleeding Ulcers. Gastroenterology. 2009;137(2):525-31.
52. Adler DG, Leighton JA, Davila RE, David Hambrick R, Hirota WK, Jacobson BC, et al. ASGE guideline: The role of endoscopy in acute non-variceal upper-GI hemorrhage. Gastrointestinal Endoscopy. 2004;60(4):497-504.
53. Chiu PWY. Second look endoscopy in acute non-variceal upper gastrointestinal bleeding. Best Practice and Research: Clinical Gastroenterology. 2013;27(6):905-11.
54. Park SJ, Park H, Lee YC, Choi CH, Jeon TJ, Park JC, et al. Effect of scheduled second-look endoscopy on peptic ulcer bleeding: a prospective randomized multicenter trial. Gastrointest Endosc. 2018;87(2):457-465.
55. Parker DR, Luo X, Jalbert JJ, Assaf AR. Impact of upper and lower gastrointestinal blood loss on healthcare utilization and costs: A systematic review. Journal of Medical Economics. 2011;14(3):279-87.
56. Qayed E, Dagar G, Nanchal RS. Lower Gastrointestinal Hemorrhage. Critical Care Clinics. 2016;32(2):241-54.
57. Talley NJ, Jones M. Self-reported rectal bleeding in a united states community: Prevalence, risk factors, and health care seeking. Am J Gastroenterol. 1998;93(11):2179-83.
58. Whelan CT, Chen C, Kaboli P, Siddique J, Prochaska M, Meltzer DO. Upper versus lower gastrointestinal bleeding: A direct comparison of clinical presentation, outcomes, and resource utilization. J Hosp Med. 2010;5(3):141-7.
59. Potter GD, Sellin JH. Lower gastrointestinal bleeding. Gastroenterology Clinics of North America. 1988;17:341-355.
60. Zuckerman GR, Prakash C. Acute lower intestinal bleeding. Part I: Clinical presentation and diagnosis. Gastrointestinal Endoscopy. 1998;48(6):606-17.
61. Strate LL, Gralnek IM. ACG clinical guideline: Management of patients with acute lower gastrointestinal bleeding. Am J Gastroenterol [Internet]. 2016;111(4):459–74. doi: http://dx.doi.org/10.1038/ajg.2016.41.
62. Farrell JJ, Friedman LS. Gastrointestinal bleeding in the elderly. Gastroenterol Clin North Am. 2001;30(2):377-407, viii.
63. Shah AR, Jala V, Arshad H, Bilal M. Evaluation and management of lower gastrointestinal bleeding. Disease-a-Month [Internet]. 2018;64(7):321–32. doi: http://dx.doi.org/10.1016/j.disamonth.2018.02.002
64. Gayer C, Chino A, Lucas C, Tokioka S, Yamasaki T, Edelman DA, et al. Acute lower gastrointestinal bleeding in 1,112 patients admitted to an urban emergency medical center. Surgery. 2009;146(4):600-6; discussion 606-7.
65. Reinus JF, Brandt LJ. Vascular ectasias and diverticulosis. Common causes of lower intestinal bleeding. Gastroenterology Clinics of North America. 1994;23(1):1-20.
66. Matrana MR, Margolin DA. Epidemiology and pathophysiology of Diverticular disease. Clin Colon Rectal Surg. 2009;22(3):141-6.
67. Laine L, Shah A. Randomized trial of urgent vs. elective colonoscopy in patients hospitalized with lower gi bleeding. Am J Gastroenterol. 2010;105(12):2636-41; quiz 2642.
68. Aoki T, Hirata Y, Yamada A, Koike K. Initial management for Acute lower gastrointestinal bleeding. World J Gastroenterol. 2019;25(1):69-84.

Hipertensão Portal

33

Álvaro Antônio Bandeira
Ferraz

José Guido Corrêa de Araújo
Júnior

INTRODUÇÃO

A hipertensão portal é um distúrbio hemodinâmico associado na maioria das vezes a fibrose e/ou cirrose hepática, e suas complicações mais frequentes são varizes esofágicas, ascite e encefalopatia hepática. No Brasil, além da cirrose hepática, a epidemiologia da hipertensão portal tem relação também com a distribuição da forma hepatoesplênica da esquistossomose mansônica que, embora tenha incidência decrescente nacionalmente nas últimas décadas, ainda é um problema clínico presente em regiões de alta endemicidade – e que guarda diferenças fisiopatológicas da cirrose que resultam em fibrose hepática e hipertensão portal com função hepática preservada.

A hipertensão portal é uma síndrome caracterizada pelo aumento persistente dos níveis pressóricos na veia porta, que resulta da interação entre o fluxo portal e a resistência hepática. Elevações nestes dois fatores exercem um efeito multiplicador, que estão expressos matematicamente pela lei de Ohm (1,2): $P = Q \times R$. Onde P = pressão; Q = fluxo; R = resistência, sendo a pressão venosa portal normal referida como entre 5 a 10 mmHg. O capítulo presente abordará a etiologia, avaliação e opções de tratamento para pacientes com hipertensão portal e suas principais complicações. À semelhança de várias doenças complexas, os melhores resultados são obtidos com a avaliação e o tratamento interdisciplinar, envolvendo atuação conjunta principalmente de hepatologistas, cirurgiões hepatobiliares e hemodinamicistas, entre outras especialidades.

DEFINIÇÕES E FISIOPATOLOGIA

A veia porta fornece cerca de ¾ do sangue e do oxigênio para o fígado, com um fluxo médio de 1,5 L por minuto, e é formada a partir da confluência da veia mesentérica superior com a veia esplênica, estendendo-se até a sua bifurcação nos ramos direito e esquerdo, a cerca de 1 cm do hilo hepático. É um sistema desprovido de válvulas, portanto o aumento em sua pressão é transmitido retrogradamente para suas tributárias no território venoso portal[2].

As tributárias da veia porta podem se comunicar com veias que drenam diretamente para a circulação sistêmica. Em situações de fibrose hepática, com resistência elevada ao fluxo portal, o sentido do fluxo sanguíneo pode se inverter, com o surgimento de uma rede de colaterais, fazendo com que o sangue alcance o átrio direito sem ultrapassar o fígado – gerando *shunts* portossistêmicos que são caracterizados por fluxo hepatofugal. A privação do fígado de seu fluxo portal nestas condições agrava ainda mais a função hepática[3].

A fisiopatologia da hipertensão portal foi esclarecida em modelos animais ao longo das últimas décadas. Inicialmente, um bloqueio ao fluxo portal leva ao aumento da pressão portal. O leito vascular esplâncnico responde com aumento da resposta vasoconstritora e diminuição da resposta vasodilatadora, elevando a resistência intra-hepática. Posteriormente, a resposta vasodilatadora domina, com aumento no fluxo de entrada esplâncnico[4,5].

Com o aumento da pressão portal provocado pela elevação da resistência hepática, há uma tendência do fluxo sanguíneo portal atingir as câmaras cardíacas direitas através de shunts para sistemas de baixa pressão. A conexão entre o sangue do sistema portal e a veia cava inferior poderá se dar ao nível do retroperitônio, do reto, do canal de Arantius e das veias umbilicais. Estas comunicações, entretanto, dificilmente apresentam ruptura e hemorragia[6]. Ao nível da junção gastroesofágica existe um plexo venoso que interliga o sangue portal com a veia cava superior, através das veias diafragmáticas e da veia mamária interna. Este plexo venoso pode receber sangue da veia gástrica esquerda, gástrica direita, gástrica posterior e gastroepiploica. As veias desta conexão, sob regime de hipertensão, adquirem características de varizes.

Ao nível da junção esofagogástrica são descritas quatro zonas distintas de drenagem venosa[1,7]:

- zona gástrica – veias longitudinais;
- zona paliçada – vasos paralelos arranjados em grupo. Apresenta fluxo venoso bidirecional;
- zona perfurante – veias que canalizam sangue às veias extrínsecas;
- zona truncal – veias descendentes profundas.

O estudo anatômico do sistema portal tem revelado uma pluralidade de alterações quanto ao número, variedade e posição das veias, que determinarão apresentação diversificada das varizes esofágicas[8,9].

A veia gástrica esquerda desemboca em cerca de 50% dos casos diretamente na veia porta, em 30% na veia esplênica e em outras veias em cerca de 20% dos casos[8,10].

A veia gástrica direita desemboca em cerca de 30% na veia porta, mas em cerca de 66% não há uma definição clara de desembocadura, ao passo que a veia gastroepiploica desemboca em cerca de 50% das vezes na veia esplênica, na polar inferior, em 24%, e na polar superior também em 24%. A veia gástrica posterior aparece em cerca 50% dos pacientes e em 100% dos casos desemboca na veia esplênica[8].

A disposição anatômica das veias do esôfago tem determinado uma maior suscetibilidade de ruptura e sangramentos. As vênulas do esôfago, a partir da cárdia ascendem numa extensão de 4-5 cm[11]. Estas veias da submucosa gástrica, em sua ascensão para o esôfago, "perfuram" a camada muscular da mucosa e correm pela mucosa distal do esôfago, e depois de cerca de 3 cm de ascensão voltam a "perfurar" para a submucosa. Este segmento, onde as veias esofágicas se localizam logo abaixo da mucosa do esôfago, foi denominado por Kelner como "zona vulnerável"[12], pois estão suscetíveis a ulceração, ruptura e hemorragia. Sherlock13 também correlaciona um fluxo sanguíneo turbulento nestas veias como um fator que contribui para a maior suscetibilidade de ruptura das varizes nesta região.

O método mais preciso de se determinar hipertensão portal tem sido por venografia hepática, embora a elastografia, de utilização crescente, seja capaz de estimar a pressão portal. A venografia hepática com gradiente portal consiste em colocar um cateter-balão diretamente na veia hepática e medir a pressão venosa hepática livre (FHVP) com balão desinflado, e a pressão venosa hepática encunhada (WHVP) com o balão inflado para ocluir a veia hepática. O gradiente de pressão venoso hepático (HVPG) é a seguir calculado subtraindo-se a pressão venosa livre da encunhada (HVPG = WHVP – FHVP). O HVPG representa a pressão nos sinusoides hepáticos e na veia porta, e é a medida mais fidedigna da pressão venosa portal, sendo que valores maiores que 5 mmHg são indicativos de hipertensão portal sinusoidal.

ETIOLOGIA

As causas de hipertensão portal podem ser divididas em três grupos principais: pré-sinusoidais, sinusoidais e pós-sinusoidais (Tabela 33.1).

Tabela 33.1. Principais causas de hipertensão portal classificadas de acordo com o local de aumento da resistência vascular

Pré-hepática
• Trombose da veia esplênica
• Trombose da veia porta
• Cavernomatose da veia porta
• Compressão tumoral da veia porta
Intra-hepática
• Esquistossomose hepatoesplênica
• Fibrose hepática congênita
• Cirrose hepática
• Hepatites crônicas
Pós-hepática
• Síndrome de Budd-Chiari
• Malformações congênitas na veia cava inferior
• Cardiogênicas

VARIZES GASTROESOFÁGICAS NA HIPERTENSÃO PORTAL

Fisiopatologia e História Natural

As varizes esofágicas desenvolvem-se a partir de pressões portais acima de 10-12 mmHg[14-16]. Apesar de a hipertensão portal ser o fator predisponente ao desenvolvimento das varizes de esôfago, está provado que não é o único fator envolvido na hemorragia por ruptura das varizes[17]. O sangramento varicoso é uma urgência médica que ainda hoje tem taxas de mortalidade em torno de 20%.

Segundo a lei de Laplace, a pressão intravaricosa está diretamente relacionada ao raio da variz (calibre) e inversamente à espessura da parede da veia16. O desenvolvimento de sangramento através das varizes esofágicas está relacionado à presença de fatores de risco bem estabelecidos. Dentre estes fatores de risco, são aceitos o tamanho da variz, a presença de sinais vermelhos na variz ou manchas hematocísticas (Figura 33.1) e o grau de severidade da doença hepática.

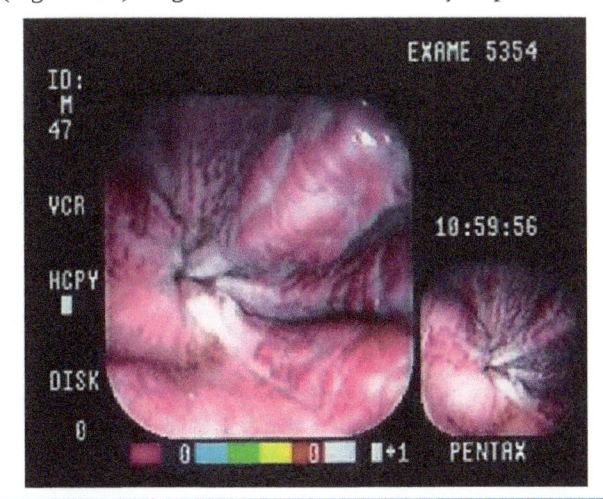

Figura 33.1. Varizes de grosso calibre com manchas vermelhas.

As dificuldades na classificação e o pequeno número de estudos de qualidade para gerar condutas baseadas em evidências levaram à organização de uma série de reuniões de consenso com grupo de experts patrocinado pela Associação Europeia para o Estudo do Fígado (EASL) – as reuniões de consenso são atualizadas periodicamente, sendo a mais recente a Baveno VI1[9]. O objetivo destas reuniões de consenso é o desenvolvimento de definições em eventos-chave na hipertensão portal e na hemorragia varicosa, revisar as evidências existentes na avaliação diagnóstica e no tratamento da hipertensão portal, e lançar recomendações baseadas em evidências na condução de ensaios clínicos e no tratamento destes pacientes.

Diante de alterações pontuais em relação à reunião de consenso anterior, o Consenso Baveno VI salienta:

▶ a definição do termo Doença Hepática Crônica Avançada Compensada (cACLD) e o seu diagnóstico precoce através dos níveis de fibrose hepática na elastografia;

▶ a importância do tratamento individualizado no desfecho da doença;

▶ a importância do tratamento da causa de base que leva à descompensação da doença hepática.

▶ a introdução da elastografia, quando disponível, como método de avaliação de alta sensibilidade, associada positivamente à medida padrão com a medida invasiva do gradiente de pressão portal.

Em pacientes cirróticos, a incidência de varizes de esôfago está diretamente relacionada à gravidade da doença hepática[20-22]. Cerca de 50% dos pacientes cirróticos apresentam varizes esofagogástricas na primeira endoscopia, sendo de 30-40% o risco de sangramento destes pacientes. Aproximadamente 50% dos pacientes que desenvolvem hemorragia varicosa poderão falecer já no primeiro episódio[23]. O risco de ressangramento em 6 meses é de 30%, de 70% em 1 ano[24] e de 80% em 2 anos[19]. Após o primeiro sangramento a taxa de ressangramento para pacientes Child A é de 28%, 48% para o Child B e 68% para pacientes Child C. A mortalidade a partir do segundo sangramento pode exceder 40% dos pacientes[25].

O grau de comprometimento da função hepática determinado pela classificação de Child-Pugh talvez seja o fator prognóstico mais importante do risco de sangramento de varizes de esôfago[26]. O grau de comprometimento da função hepática relaciona-se com o tamanho da variz, a presença de sinais vermelhos em sua superfície, a mortalidade após um sangramento, a probabilidade de ressangramento, com a eficácia da utilização de terlipressina no tratamento do sangramento e também exerce influência nos resultados cirúrgicos[26,27].

Na esquistossomose mansônica, apenas 2-7% dos pacientes irão desenvolver a forma hepatoesplênica[28]. Nesta forma da doença, cerca de 90% dos pacientes apresentam varizes esofágicas[18,29,30].

A história natural das varizes de esôfago considera que 1/3 dos pacientes com esquistossomose hepatoesplênica irá desenvolver hemorragia digestiva alta. Este risco é maior nos portadores de varizes de grosso calibre e menor nas varizes de fino calibre, e também se relaciona com o grau de fibrose periportal[31]. A mortalidade no primeiro sangramento é de cerca de 10%[32], e o tratamento conservador (clínico e endoscópico) oferece bons resultados para o episódio de urgência em cerca de 90% dos casos[12,32].

O conhecimento da história natural da hemorragia digestiva varicosa é importante para direcionar o tratamento em pacientes esquistossomóticos e cirróticos. Pacientes cirróticos têm maior morbimortalidade, fundamentalmente pelo comprometimento da função hepática e, portanto, devem ter uma orientação terapêutica diferente de pacientes esquistossomóticos.

A determinação da pressão das varizes de esôfago é uma medida importante como índice preditivo de hemorragia[33-36] tanto em pacientes cirróticos como em pacientes não cirróticos. Pressão de variz acima de 20 mmHg determina risco acentuado de sangramento, sobretudo nos pacientes cirróticos[33,37]. Evidenciando a importância da mensuração da pressão varicosa, Atti e cols.[33] identificaram forte relação entre o nível pressórico e o tamanho da variz, a presença de manchas vermelhas, o grau de insuficiência hepática e a presença de ascite.

Apesar de não haver correlação linear entre os níveis de pressão portal e a ruptura das varizes[38], considera-se que a ocorrência de sangramento digestivo decorrente das varizes esofágicas é multifatorial, envolvendo os níveis de pressão portal, o tamanho da variz, a presença de manchas vermelhas e o grau de comprometimento da função hepática[39,40]. Ainda, dados de ultrassonografia Doppler como fluxo hepatopetal e redução no índice de congestão da veia porta são considerados fatores de risco para a ocorrência de hemorragia varicosa[40].

A Tabela 33.2 relaciona os principais fatores de risco para hemorragia varicosa[4]

Tabela 33.2. Fatores de risco de sangramento de varizes esofágicas

Fatores Clínicos	Presença de cirrose Função hepática comprometida Child B ou C Etiologia da cirrose
Fatores Hemodinâmicos	Pressão portal > 12 mmHg Pressão de variz > 15 mmHg
Fatores Endoscópicos – Varizes	Acima de 5 mm Aspecto da variz – sinais avermelhados na superfície
Fatores Ultrassonográficos	Fluxo porta hepatopetal Índice de congestão da veia porta
Outros	Infecção bacteriana Ingesta de anti-inflamatórios não esteroidais Abuso de álcool

Medidas Profiláticas do Primeiro Sangramento

Certamente o fator que exerce maior influência na profilaxia da hemorragia varicosa é a melhora na função hepática. No entanto, nem sempre esta melhora é possível e medidas com impacto direto sobre as varizes têm que ser adotadas. Dentre estas medidas, destacam-se as medidas endoscópicas e a terapia medicamentosa. O tratamento cirúrgico não é realizado para profilaxia primária da hemorragia varicosa, pois não foi capaz de demonstrar melhora na sobrevida ou na qualidade de vida dos pacientes[18,42].

As medidas endoscópicas utilizadas tradicionalmente para a profilaxia primária compreendem a escleroterapia das varizes e a ligadura elástica. Diferentes estudos mostraram a superioridade da ligadura elástica sobre a escleroterapia, particularmente no menor índice de complicações, sendo a ligadura o método de preferência atualmente.

Escleroterapia

A utilização de escleroterapia endoscópica (Figura 33.2) para a profilaxia primária é tema ainda controverso. Apesar dos bons resultados iniciais[43], a maioria dos estudos não identificava corretamente as diferentes variáveis entre os grupos e os resultados iniciais não foram reproduzidos, além de apresentarem taxas de complicações (p. ex, perfuração esofágica, embolização do esclerosante) maiores que a ligadura elástica. Desta forma, a escleroterapia endoscópica não é mais recomendada como uso isolado ou em substituição à ligadura elástica[19].

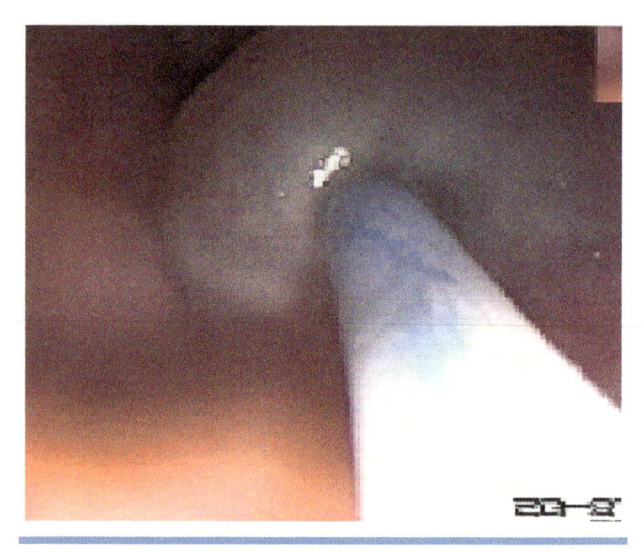

Figura 33.2. Escleroterapia de variz esofágica.

Ligadura Elástica

A profilaxia primária com ligadura elástica de varizes (Figura 33.3) é recomendada para pacientes com varizes de médio e grosso calibres pelo Consenso de Baveno VI, 2010[19]. Sarin e cols.[46], em 68 pacientes, reportaram uma redução significativa na incidência do primeiro sangramento no grupo que realizou a ligadura elástica em relação ao grupo que não realizou tratamento (24 para 11,4%). Lay e cols.[47], em 126 pacientes, mostraram uma redução estatisticamente significativa na incidência do primeiro sangramento e na mortalidade dos pacientes que realizaram a ligadura elástica. Quando em terapia endoscópica com ligadura elástica, atenção deve ser dada à necessidade de medidas de resgate (tamponamento com balão, reintervenções endoscópicas, shunts portossistêmicos transjugulares – TIPS – e até cirurgia). Choque hipovolêmico mantido apesar da terapia endoscópica deve ser considerado um critério de falha do método.

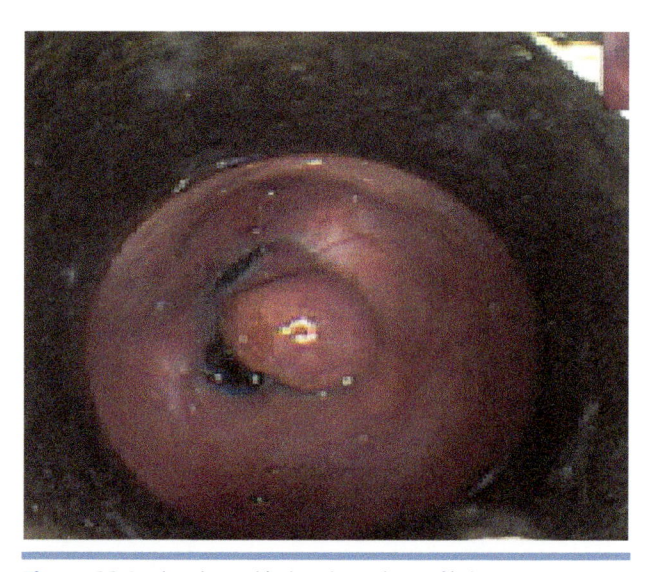

Figura 33.3. Ligadura elástica de variz esofágica.

Farmacoterapia

Betabloqueadores (propranolol, nadolol) são as terapias de primeira linha, capazes de reduzir o risco do primeiro sangramento de aproximadamente 23% para 12,5%[48]. No entanto, a American Association for the Study of Liver Disease considera que estudos randomizados analisando a eficácia de novas drogas e as combinações de drogas são necessários para se avaliar de maneira correta o impacto da utilização de drogas na profilaxia do sangramento de varizes esofagianas. Particularmente o carvedilol tem se mostrado mais eficaz que os betabloqueadores tradicionais na redução do gradiente portal[19]. A combinação de drogas betabloqueadoras e isosorbida-5-mononitrato mostrou um efeito potencializador na redução da pressão portal em alguns trabalhos, porém o seu uso não foi recomendado nas reuniões de consenso[19,49].

Quando se comparam drogas betabloqueadoras adrenérgicas com a ligadura elástica das varizes os resultados também são divergentes. Sarin e cols.[50], em 85 pacientes, identificaram uma incidência de sangramento de 26% no grupo de propranolol e de 10% no grupo de ligadura elástica. Stanley e cols.51 não identificaram diferença entre os dois grupos estudados. Van Stiegmann52, estudando 89 pacientes com um seguimento de 18 meses, publicou que o grupo que utilizou propranolol apresentava uma chance de sangramento de 43%, enquanto o grupo de pacientes submetidos a ligadura elástica apresentava um risco de ruptura de varizes de 15%.

Em 2015, o consenso de Baveno VI publicou as seguintes recomendações para a profilaxia primária de varizes esofágicas, mantendo inalteradas as recomendações em consensos anteriores para pacientes com varizes de pequeno e médio calibres[19]:

> ▶ betabloqueador adrenérgico não seletivo (BBNS) é a profilaxia de escolha para pacientes com varizes de fino calibre com manchas hematocísticas com Child C;BBNS e ligadura elástica são recomendados na profilaxia de pacientes com varizes de médio ou grosso calibre.
>
> ▶ betabloqueador adrenérgico não seletivo (propranolol) é a droga recomendada para pacientes com varizes gástricas;
>
> ▶ escleroterapia endoscópica ou nitrato de isossorbida não estão indicados como terapia isolada na prevenção do primeiro sangramento;
>
> ▶ não existem dados suficientes na literatura que recomendem o uso de BBNS associado ao isossorbida-5-mononitrato, espironolactona ou ligadura endoscópica das varizes na prevenção do primeiro sangramento.

Tratamento do Episódio Agudo de Sangramento

A hemorragia digestiva alta decorrente de hemorragia varicosa representa a principal complicação da hipertensão portal e determina quadros graves de alta morbimortalidade.

Apesar de avanços importantes na compreensão da fisiopatologia da ruptura da variz esofagiana e no manuseio clínico do paciente, estes episódios ainda determinam uma ameaça significativa à vida dos portadores de varizes esofágicas.

Atendimento em um centro especializado e de maneira sistematizada, objetiva e rápida, seguindo protocolos rígidos de ressuscitação volêmica, tem diminuído a mortalidade imediata destes pacientes.

Medidas Gerais de Suporte ao Paciente

As medidas gerais adotadas para o paciente que apresenta hemorragia digestiva visam à manutenção de um equilíbrio hemodinâmico e reduzir ao máximo os efeitos deletérios que este episódio pode determinar na função hepática, na coagulação e nas funções renal e respiratória do paciente.

A hemorragia digestiva alta por varizes esofágicas constitui uma emergência médica e, portanto, o atendimento inicial ao paciente com hemorragia digestiva não difere muito daquele instituído ao paciente traumatizado e preconizado pelo *Advanced Trauma Life Support* (ATLS)[57]. O paciente deve seguir uma padronização de atendimento que avalie as condições gerais de vias aéreas, respiração, circulação e avaliação neurológica.

Em pacientes com choque hipovolêmico, além dos cristaloides, pode ser necessária a transfusão de hemoderivados. Esta reposição deverá ser realizada com muito critério, pois uma reposição exagerada poderá determinar aumento do sangramento e congestão pulmonar, particularmente em pacientes cardiopatas. O objetivo desta reposição será manter a perfusão tissular e a oxigenação tecidual, e não difere das recomendações do ATLS58. A transfusão de concentrado de hemácias tem por objetivo manter o nível de hemoglobina entre 7 e 8 g/dL, ou maior que 10 g/dL em coronariopatas, variando este valor individualmente de acordo com outros fatores como comorbidades, idade, status hemodinâmico e persistência do sangramento[19]. Atenção especial deve ser dada à função hepática e coagulabilidade do paciente, sendo imprescindível monitoração dos parâmetros de coagulação – incluindo a tromboelastometria, quando disponível.

A assistência ventilatória deste tipo de paciente não pode ser menosprezada, particularmente em pacientes que apresentem encefalopatia. Todo paciente deve receber uma suplementação de oxigênio (4 L/min). Nos pacientes com encefalopatia e com alterações hemodinâmicas importantes, com depressão no nível de consciência, a intubação orotraqueal e a ventilação mecânica estão indicadas.

A presença de sangue na luz intestinal aumenta a reabsorção proteica e consequentemente os níveis séricos de ureia. Este fato, associado à hipovolemia e ao próprio comprometimento renal da doença de base, agrava a função renal do paciente. Não obstante, também não há recomendações consensuais da profilaxia e do manejo da encefalopatia nos pacientes com cirrose e sangramento do trato gastrointestinal[19].

A antibioticoprofilaxia faz parte da condução do sangramento varicoso e deve ser instituída assim que possível. As quinolonas orais são recomendadas para a maioria dos pacientes. A ceftriaxona intravenosa deve ser considerada em pacientes com cirrose avançada, em situações de risco para resistência à quinolona[19].

Confirmação Diagnóstica do Sítio do Sangramento

A endoscopia digestiva é o exame de escolha para o diagnóstico da hemorragia digestiva. Não só pela confirmação do ponto de sangramento da variz, como também a endoscopia digestiva alta permite uma definição da localização da variz, da intensidade do sangramento, de fatores preditivos e poderá ser instrumento terapêutico.

A endoscopia digestiva dificilmente ajudará na definição etiológica da hipertensão portal. A determinação da patologia de base poderá ser feita por anamnese (história clínica, dados epidemiológicos e antecedentes), exame físico (esplenomegalia, ascite, aranhas vasculares, ginecomastia) e exames laboratoriais (marcadores virais).

A determinação etiológica da hipertensão portal é passo fundamental no manuseio do paciente. Não haverá diferença no tratamento inicial, endoscópico e farmacológico destes pacientes, no entanto, o tipo de tratamento cirúrgico será baseado na etiologia das varizes.

A hemorragia varicosa de origem cirrótica apresenta um comportamento mais agressivo tem maior morbimortalidade que a hemorragia varicosa esquistossomótica. A indicação do transplante hepático é feita com base na pontuação do MELD (Model for End-Stage Liver Disease), e o sangramento de varizes esofágicas por si só não indica um transplante de fígado em pacientes cirróticos[41].

Os pacientes esquistossomóticos apresentam um tipo de hemorragia mais benigna, devido à sua boa reserva da função hepática. As cirurgias para tratamento de hipertensão portal esquistossomótica têm bons resultados, oferecendo boa qualidade de vida e com baixos índices de recidiva hemorrágica[62-67].

Balão de Sengstaken-Blakemore

A oclusão de varizes esofágicas sangrantes com o balão de tamponamento do tipo Sengstaken-Blakemore (SB) foi um dos primeiros procedimentos não cirúrgicos utilizados no controle da hemorragia por varizes. O índice de sucesso no controle do sangramento situa-se em torno de 70-80%. No entanto, sua ação é temporária e a taxa de ressangramento chega a 50% após a remoção do balão, motivo pelo qual o balão só pode ser removido na sala da endoscopia. Permite ganhar tempo para que medidas endoscópicas e farmacológicas sejam iniciadas e também melhor controle clínico do paciente antes de uma indicação cirúrgica ou da colocação de um TIPS[19].

O balão de SB pode apresentar como complicações ressangramento, broncoaspiração, arritmia cardíaca, esofagite, ulceração e/ou perfuração esofágica e dor retroesternal. Por apresentar uma taxa de aspiração em torno de 10%, foi realizada uma modificação que acrescenta na sonda, acima no nível do balão, orifícios de aspiração esofágica. Este tipo de balão de tamponamento é chamado de balão de Minnesota.

O balão só é recomendado, portanto, na hemorragia maciça, como uma ponte, até que o tratamento definitivo possa ser instituído por um período máximo de 24 horas, de preferência em unidade de terapia intensiva. Uma alternativa recente ao uso do balão é a utilização de próteses metálicas recobertas autoexpansivas, que têm se mostrado mais seguras que o balão SB[19].

Tratamento Farmacológico

Uma série de agentes farmacológicos tem sido empregada no tratamento da hemorragia digestiva por varizes de esôfago. O objetivo destas drogas é diminuir a pressão portal.

O consenso de Baveno VI recomenda[19]:

- na suspeita de sangramento por varizes, drogas vasoativas devem ser iniciadas assim que possível, antes da endoscopia;
- uso de drogas vasoativas (terlipressina, somatostatina, octreotide, vapreotido) deve ser realizado em combinação com terapia endoscópica e continuado por até 5 dias. Os níveis de sódio devem ser monitorados quando utilizada a terlipressina, pelo risco de hiponatremia.

Vasopressina Associada a Nitroglicerina

A vasopressina é um potente vasoconstritor, capaz de reduzir de maneira efetiva a pressão portal[68]. Contudo, esta ação também é exercida tanto nas artérias coronárias como no débito cardíaco. Isto determina efeitos colaterais importantes a nível cardíaco sob a forma de arritmias, isquemia coronariana e hipertensão arterial. A vasopressina isolada não deve ser usada no tratamento de episódios de sangramento esofagiano devido aos seus efeitos colaterais. Com o intuito de minimizar estes efeitos, associam-se drogas vasodilatadoras como a nitroglicerina[69]. O controle da hemorragia é conseguido em cerca de 50% dos casos[70].

Terlipressina

A terlipressina é um análogo sintético da vasopressina, que apresenta uma meia-vida mais longa, sendo utilizada em períodos de 4 horas. Apresenta menos efeitos colaterais e demonstrou uma capacidade maior de interromper o sangramento[53,71].

Somatostatina

A somatostanina é um peptídeo natural que exerce um efeito inibitório do trato gastrointestinal[59]. Sua meia-vida é bastante curta (2 minutos). Exerce um efeito direto sobre a circulação mesentérica, reduzindo a pressão portal.

É bem tolerada e apresenta poucos efeitos colaterais[72,73]. Sua ação é tão efetiva quanto a da vasopressina, com a vantagem de ser uma droga bem mais segura[73,74].

Tratamento Endoscópico

A abordagem endoscópica, através da ligadura, é atualmente o padrão-ouro no tratamento da hemorragia varicosa, na medida em que induz a interrupção da hemorragia em mais de 90% dos casos[19]. A escleroterapia também pode ser utilizada no sangramento agudo se a ligadura for tecnicamente difícil. Em certas condições, sua eficácia pode chegar próxima a 100%, como quando utilizado com um agente esclerosante, o adesivo tissular cianoacrilato (Histoacryl®), recomendado em varizes gástricas, ou gastroesofágicas tipo 2[19,75-78], ou quando se associam outras medidas terapêuticas.

A esclerose endoscópica tem menor custo e maior disponibilidade nas unidades hospitalares, enquanto a ligadura elástica está associada a menores taxas de complicações como acidentes embólicos com a solução esclerosante, e a necrose e perfuração do esôfago[15,80].

TIPS

O transplante de fígado e o TIPS (transjugular intrahepatic portosystemic shunt) modificaram de maneira radical a indicação e o tratamento cirúrgico da hemorragia varicosa[19].

Com o TIPS consegue-se uma descompressão do sistema portal através de uma comunicação intra-hepática do sistema portal com ramos da veia hepática. Com este procedimento, resulta redução abrupta e significativa da pressão portal[81], semelhante aos procedimentos cirúrgicos de shunt[82], e com taxas de sucesso em torno de 90-95%[81,83]. A grande vantagem do TIPS é ser um procedimento relativamente simples, que evita uma cirurgia, e que principalmente não compromete uma possível indicação de transplante de fígado.

O problema da colocação de TIPS no tratamento de varizes sangrantes é sua alta taxa de complicações[19]. As principais complicações estão relacionadas com a estenose e/ou trombose da prótese e com a incidência elevada de encefalopatia.

A estenose do TIPS ocorre em cerca de 50-70% dos casos durante o primeiro ano[82-86], fazendo com que seguimentos com ultrassonografia Doppler sejam mandatórios e que reintervenções para dilatação do TIPS sejam realizadas. A taxas de ressangramento por estenose e/ou trombose podem atingir 15-30%[19]. Cerca de 30% dos pacientes irão desenvolver encefalopatia hepática[87,88]. Em cerca de 25% destes casos a encefalopatia se torna incapacitante e compromete a qualidade de vida do paciente[19]. Por se tratar de uma propedêutica que determina um shunt portossistêmico total, com possíveis repercussões na função hepática, o TIPS não tem indicação em pacientes esquistossomóticos.

Colocação de TIPS precoce, dentro de 72 horas (idealmente em menos de 24 horas) deve ser considerada em pacientes com alto risco de falha do tratamento (p. ex, Child-Pugh C < 14 pontos ou classe Child B com sangramento ativo), depois da abordagem inicial farmacológica e endoscópica.

Associação de Medidas

A combinação de agentes farmacológicos e endoscópicos tem sido empregada com frequência crescente[89,90]. A combinação de terlipressina ou somatostatina com a esclerose ou ligadura elástica por endoscopia apresenta os melhores resultados.

Estudos não controlados sugerem que próteses esofágicas autoexpansíveis podem ser uma alternativa ao sangramento varicoso refratário ao tratamento inicial[19].

Tratamento Cirúrgico Emergencial

Após as tentativas não cirúrgicas de parar o sangramento sem sucesso, o próximo passo no manuseio deste tipo de paciente é o tratamento cirúrgico. É essencial nesta etapa do tratamento a definição da etiologia das varizes, pois é um dado fundamental para determinar o procedimento cirúrgico que será adotado.

A cirurgia da hipertensão portal esquistossomótica difere essencialmente da cirurgia da hipertensão portal de pacientes cirróticos pelo fato de que a patologia esquistossomótica preserva, em grande parte, a função hepática. Deste modo, na tentativa de se reduzir a pressão portal, quer pelo hiperfluxo, quer pelo bloqueio pré-sinusoidal, o cirurgião deve sempre ter em mente que a cirurgia poderá interferir na perfusão hepática e consequentemente na função do fígado[30].

Do ponto de vista fisiopatológico, as cirurgias disponíveis para o tratamento da hipertensão portal podem ser divididas em dois grandes grupos: as cirurgias de derivação portossistêmica, em que o sangue portal é desviado através de anastomoses (shunts) para a circulação sistêmica, e as cirurgias de esplenectomia e desvascularização esofagogástrica, em que o sistema portal será desconectado do sistema ázigos e cava superior através da ligadura de colaterais, interrompendo o fluxo para as varizes esofágicas. Tradicionalmente, as duas correntes do tratamento cirúrgico da hipertensão portal esquistossomótica advogam cirurgias de derivação de maneira seletiva ou as cirurgias de desconexão associadas à esplenectomia. Nas últimas décadas tem havido preferência de diversos centros pelas cirurgias de desvascularização e esplenectomia em detrimento das cirurgias de derivação portossistêmica para pacientes esquistossomóticos, em grande parte devido ao melhor conhecimento das diferentes fisiopatologias da doença hepática na cirrose e na esquistossomose, e da necessidade da preservação do fluxo portal intra-hepático e da função hepática no paciente esquistossomótico. Entre as cirurgias de desvascularização, temos que as mais utilizadas são a DAPE (Desconexão Ázigo-Portal e Esplenectomia), bastante difundida no Sudeste, e a Esplenectomia com Desvascularização da Grande

Curvatura Gástrica e Ligadura da Veia Gástrica Esquerda, mais utilizada no Nordeste, ambas seguidas de um programa de ligadura elástica pós-operatório, sem diferenças significativas nos resultados publicados quanto à morbimortalidade e à recidiva hemorrágica.

Analisando-se comparativamente as duas opções tradicionalmente mais utilizadas, temos que os resultados quanto à recidiva da hemorragia em curto e longo prazos se equivalem. Porém, as cirurgias de desconexão ázigo-portal e esplenectomia oferecem vantagens em relação às derivações seletivas: incidência praticamente nula de encefalopatia portossistêmica, significativamente menor que na cirurgia de derivação, e menor complexidade técnica do procedimento, com maiores possibilidades de difusão do método entre cirurgiões gerais sem treinamento técnico em anastomoses vasculares[62,63,64].

Nos pacientes cirróticos, quando medidas não cirúrgicas se mostram ineficazes, estão indicadas as cirurgias de derivação portossistêmica, capazes de controlar o sangramento em 90-95% dos casos[19]. Nos anos 1990 os resultados cirúrgicos dos shunts venosos fizeram ressurgir este tipo de procedimento, como os shunts totais do tipo portocava laterolateral e principalmente os portocava e mesentericocavais em H (calibrados com prótese)[19,91,92]. É importante observar que este tipo de paciente, caso não esteja em fila de transplante, provavelmente será um candidato ao transplante hepático, e os procedimentos que possam comprometer ou inviabilizar o transplante devem ser evitados – particularmente procedimentos que aumentem o risco de trombose hepática.

Monitoração

É importante que se tenham critérios claros de definição de falha na terapêutica empregada e que um novo degrau no organograma de tratamento seja realizado.

O fato de o tratamento clínico conseguir controlar o episódio de sangramento em mais de 90% das vezes não significa que deveremos insistir nesta terapêutica ou em condutas mais conservadoras, determinando uma piora do estado geral e hemodinâmico do paciente, além de comprometer os resultados cirúrgicos.

As conclusões do consenso de Baveno VI[19] definem o insucesso no controle do sangramento agudo, e consequentemente mudança de conduta. Estas condutas devem ser reavaliadas a cada 6 horas nos primeiros 2 dias, e a cada 12 h pelos 3-5 dias subsequentes. O insucesso da terapia endoscópica pode levar à indicação de TIPS ou cirurgia como terapia de resgate.

O insucesso após a terapia endoscópica/farmacológica inicial é definido como a morte ou a necessidade de mudança de terapia, definido por um dos seguintes critérios:

- hematêmese franca ou aspiração por SNG de 100 mL de sangue vermelho rutilante 2 horas após o início de um tratamento específico com droga ou tratamento endoscópico;
- choque hipovolêmico;- queda de 3 g na Hb (9% de queda de Ht) dentro de um período de 24 h se não houver transfusão.

Prevenção da Recidiva Hemorrágica na Esquistossomose

A recidiva hemorrágica em pacientes não operados é frequente, imprevisível e com uma morbimortalidade crescente. Estima-se que no primeiro ano após o primeiro sangramento até 80% dos pacientes esquistossomóticos apresentem recidiva hemorrágica[18]. Os pacientes esquistossomóticos que apresentaram um episódio de hemorragia varicosa devem ser tratados por cirurgia, por apresentarem uma boa reserva hepática e resultados satisfatórios com o tratamento cirúrgico[62,63,66]. A cirurgia de preferência para pacientes esquistossomóticos é a esplenectomia e desvascularização esofagogástrica, que pode ser realizada com diferentes detalhamentos técnicos. A cirurgia é capaz de corrigir alterações hematológicas e propiciar uma boa qualidade de vida aos pacientes63. A atuação direta nas varizes, realizada no passado através de ligadura intraoperatória das varizes esofágicas, deve ser realizada de forma complementar ao tratamento cirúrgico com a ligadura elástica das varizes[94].

Prevenção da Recidiva Hemorrágica na Cirrose

A prevenção de novos episódios hemorrágicos em pacientes cirróticos tem sido realizada através de recursos farmacológicos, endoscópicos e do TIPS. Todas essas medidas têm sido efetivas[41,89,95], no entanto, a ligadura elástica das varizes apresenta os melhores resultados e é considerada o tratamento de escolha na profilaxia de novos sangramentos[41,96]. Além de reduzir os índices de ressangramento e de mortalidade, apresentam menos efeitos colaterais que a escleroterapia. Lembrando que a única alternativa capaz de corrigir definitivamente a hipertensão portal e a função hepática no paciente cirrótico é o transplante hepático, e todo paciente portador de cirrose hepática, salvo contraindicações, é um potencial candidato ao transplante. Desta forma, a terapia de escolha deve ser avaliada considerando-se a potencial indicação de transplante hepático como terapia definitiva para o paciente em questão.

O TIPS controla de maneira efetiva novos surtos de sangramentos esofágicos[41]. Embora seja efetivo no controle do sangramento, não tem benefício na sobrevida dos pacientes. Também nestes casos as complicações relacionadas ao procedimento (estenose, trombose e encefalopatia) situam-se em torno de 50% no primeiro ano[41].

A utilização de betabloqueadores significativamente reduz a recidiva hemorrágica não só nos sangramentos decorrentes das varizes, como também os resultantes da gastropatia hipertensiva[55,97]. Metanálises que compararam betabloqueadores com a esclerose endoscópica apontam para a esclerose como mais efetiva em reduzir o risco de novos sangramentos, mas a incidência de efeitos colaterais foi significativamente maior na terapêutica endoscópica[98]. A associação de nitratos ao betabloqueador tem determinado resultados conflitantes[41,99,100]. Diante das diferentes combinações de terapias, a que oferece melhores resultados com menor índice de complicações é a combinação da ligadura elástica com o uso de betabloqueadores[19]. A associação de betabloqueadores ao mononitrato de isossorbida é a opção preferencial em pacientes com contraindicações a ligadura elástica. A ligadura isolada é a terapia de escolha em pacientes intolerantes ao betabloqueio.

TRATAMENTO CIRÚRGICO DA ASCITE

Ascite é a complicação mais comum do cirrótico[101] e está associada a uma pobre sobrevida (50% de mortalidade em 3 anos)[102]. Dentre as teorias sobre sua formação, atualmente a mais aceita é a chamada "Teoria anterógrada de formação da ascite", proposta pelo grupo de Barcelona[103]. A vasodilatação arterial na circulação esplâncnica, pelo aumento dos níveis séricos de NO observado na cirrose, induziria a formação de ascite pelas alterações circulatórias que provocam retenção renal de água e sódio, além de piora a nível de microcirculação esplâncnica levando a extravasamento de fluido na cavidade abdominal. Seu tratamento é essencialmente clínico. A restrição da ingesta de sódio a níveis entre 60-90 mEq/dia, acrescida do uso de diuréticos, como a espironolactona e a furosemida, são eficazes em torno de 80-90% dos pacientes[104]. A taxa de reabsorção de líquido ascítico varia entre 0,5 a 1,4 L/dia, com média de 1,4 L/dia[105]. A presença de ascite leva à hiponatremia dilucional (vasodilatação arterial esplâncnica) e a outra complicação ainda mais temida, a síndrome hepatorrenal, principalmente quando se trata da ascite refratária. Esta síndrome está diretamente relacionada à hipoperfusão renal observada em cirróticos com ascite, pela liberação de renina, aldosterona e norepinefrina na tentativa de antagonizar a vasodilatação esplâncnica106. Tem baixa sobrevida (50% em 5 meses para a tipo 2 e 20% em 2 semanas na tipo 1)[107].

O termo ascite refratária é usado para definir a ascite que não pode ser mobilizada ou que tem sua recorrência precoce (após paracentese terapêutica), e que não pode ser evitada pela falta de resposta à restrição de sódio e às máximas dosagens de diuréticos (i. e, espironolactona 400 mg/dia e furosemida 160 mg/dia), ou ainda nos casos em que há desenvolvimento de complicações relacionadas ao diurético (também chamada de ascite intratável com diuréticos)[108].

Nestes casos, o transplante hepático é a terapia definitiva, entretanto, face à demora em fila de espera para o mesmo, recomenda-se o uso de medidas paliativas, visando a melhoria de qualidade de vida e da função renal do paciente. O uso das paracenteses terapêuticas ou de alívio é bem indicado, drenando-se completamente o líquido ascítico num só tempo, com o cuidado para se evitar a "disfunção circulatória induzida por paracentese". Para isso deve-se repor albumina em via endovenosa na proporção de 8 g para cada litro drenado[109].

Uso do TIPS

Seu uso na ascite é defendido pelo Clube Internacional de Ascite em pacientes que requerem três ou mais paracenteses ao mês e que não apresentam encefalopatia hepática. Seu uso é extremamente eficaz na redução da ascite (90%), bem como na melhora circulatória e renal dos pacientes[111]. Seus problemas se relacionam ao seu custo de inserção, além de obstrução em 40% dos casos em 1 ano112, e a precipitação ou piora da encefalopatia hepática em 40-90% dos pacientes[113,114]. Pode ser utilizado com segurança para pacientes em lista de transplante, bem como em pacientes que não são candidatos, desde que se faça um controle de sua função com USG Doppler semestralmente. Seu uso deve ser bastante criterioso em pacientes classificados como Child-C, pois pode precipitar a piora da função hepática.

Shunts Portossistêmicos

Estes procedimentos têm seu lugar cada vez mais questionado na redução da ascite, pelas suas complicações, como encefalopatia e deterioração da função hepática. Além disso, não melhoram a sobrevida do paciente. Estes procedimentos sequer são citados em recente revisão1[15].

Shunts Peritoniovenosos

Descritos inicialmente por LeVeen, em 1974116, tiveram indicação proposta no tratamento da ascite de difícil controle, no insucesso ou na impossibilidade de se utilizar o TIPS. O grande fator limitante é o número de complicações, notadamente obliteração do shunt, obstrução intestinal, fibrose peritoneal, edema pulmonar e coagulação intravascular disseminada[117]. Alterações estruturais do cateter foram tentadas, como colocação de válvulas e bombeamento, mas ainda carecem de estudos controlados[118]. Seu uso é advogado pelo Clube Internacional de Ascite apenas para pacientes com ascite refratária que não são candidatos a transplante hepático, TIPS ou paracenteses de repetição[115]. Antibioticoprofilaxia está indicada, particularmente contra Gram-positivos[119].

▶ REFERÊNCIAS BIBLIOGRÁFICAS

1. Rocha JW. Conduta na hemorragia aguda por varizes esofagogástrica. In: Abrantes W. Hipertensão portal – Estado atual. Clínica Brasileira de Cirurgia Colégio Brasileiro de Cirurgiões, 1995, 2(1):55-98.
2. Mies S, Almeida CG, Raia SMA. Hipertensão portal. In: Raia AA, Zerbini EJ. Clínica Cirúrgica Alípio Corrêa Netto. 4° vol. São Paulo: Sarvier; 1988. p. 729-761.
3. Barreto VST. Tratamento clínico da hipertensão porta. In: Malta J. Esquistossomose mansônica. Recife: Ed. Universitária da UFPE; 1994. p. 217-222.

4. Bosch J, Piszcueta P, Fen F, et al. Pathophysiology of portal hypertension. Gastroenterol Clin North Am. 1992;21:1-14.
5. Groszmann RJ. Hyperdinamic circulation of liver disease forty years later: pathophysiology and clinical consequences. Hepatology. 1994;20:1359-1363.
6. Kelner S, Silveira M. História natural das varizes do esôfago na esquistossomose mansônica hepatoesplênica. In: Kelner S, Silveira M. Varizes do esôfago na esquistossmose mansônica. :Editora Universitária da UFPE; 1997. p. 55-61.
7. Vianna A, Hayes PC, Moscoso G, et al. Normal venous circulation of the gastroesophageal junction. Gastroenterology. 1987;93:876-889.
8. Silva AL, Navarro TP, Oliveira SC, Faion AG, Ferreira LW. Veia Gástrica posterior. Hipertensão porta. Rev Cols Bras Cir. 1999;26(5):275-279.
9. Kelner S. Veia mesentérica superior: contribuição anatômica às anastomoses cirúrgicas com o sistema cava superior. 1953. Tese de Livre-Docência em Técnica Operatória e Cirurgia Experimental. Universidade do Recife.
10. Lima Filho JFC. Vena Gástrica Sinistra. Recife, 1961. Tese de Doutoramento apresentada na Faculdade de Medicina da Universidade do Recife.
11. Carvalho CAF. Considerações sobre características hidrodinâmicas das veias intramurais do segmento de transição esôfago-gástrica nos casos de corrente ascendente e sua participação na formação de varizes esofagianas. Hospital. 1966;70:1541-1561.
12. Kelner S. Avaliação da esplenectomia e ligadura intraeosafiana das varizes do esôfago na esquistossomose mansônica. Recife, 1965. Tese para Professor Catedrático da Faculdade de Medicina da Universidade do Recife.
13. Sherlock S. Esophageal varices. Am J Surg. 1990;160:9-13.
14. Viallet A, Marleau D, Huet M, Martin E, Farley A, Villeneuve JP, et al. Hemodynamic evaluation of patients with intrahepatic portal hypertension. Relationship between bleeding varices and the portohepatic gradient. Gastroenterology. 1975;69:1297-1300.
15. Lebrec D, DeFleury P, Rueff B, Nahum H, Benhamou JP. Portal hypertension size of oesophageal varices and risks of gastrointestinal bleeding in alcoholic cirrhosis. Gastroenterology. 1980;79:1139-1144.
16. Garcia-Tsao G, Groszmann RJ, Fisher RL, Conn HO, Atterbury CE, Glickmann M. Portal pressure presence of gratoesophageal varices and variceal bleeding. Hepatology. 1985;5:419-424.
17. Kelner S, Silveira M, Silveira RK. Causas da rotura das varizes do esôfago: "zona vulnerável". In: Kelner S, Silveira M. Varizes do esôfago na esquistossmose mansônica. :Editora Universitária da UFPE; 1997. p. 87-92.
18. Cury AA. Hipertensão portal esquistossomótica. História natural. In: Abrantes W. Hipertensão portal. Estado atual. Clínica Brasileira de Cirurgia Colégio Brasileiro de Cirurgiões, 1995;2(1):121-136.
19. de Franchis R. Expanding Consensus in Portal Hypertension Report of the Baveno VI Consensus Workshop: Stratifying risk and individualizing care for portal hypertension. J Hepatol. 2015;63:743-752.
20. The North Italian Endoscopic Club for the Study and Treatment of Esophageal Variceal. Prediction of the first variceal hemorrhage in patients with cirrhosis of the liver and esophageal varices: a prospective multicenter study. N Eng J Med. 1988;319:983-989.
21. Pagliaro L, Dámico G, Pasta L, Politi F, Vizzini G, Traina M, et al. Portal hypertension in cirrhosis: natural history. In: Bosch J, Groszmann RJ, eds.. Portal Hypertension: Pathophysiology and Treatment. Oxford: Blackwell Scientific Publication; 1994. p. 72-92.
22. Cales P, Desmorat H, Vinel JP, Caucanas JP, Ravaud A, Gerin P, et al. Incidence of large oesophageal varices in patients with cirrhosis: application to prophylaxis of first bleeding. Gut. 1990;31:1298-1302.
23. Sauerbruck T, Wotzko R, Kopcke W, et al. Prophylatic sclerotheraphy before the first episode of variceal hemorrhage in patients with cirrhosis. N Eng J Med. 1988;319:8-15.
24. Lopes GM, Grace ND. Grastroesophageal varices preventions of bleeding and rebleeding. Gastroenterology Clin N Am. 1993;22:801-819.
25. The Italian Multicenter Project. Project for propanolol in prevention of bleeding. Propanolol for prophylaxis of bleeding in cirrhotic patients with large varices: a multicenter, randomized clinical trial. Hepatology. 1988;8:6-9.
26. Cales P, Zabotto B, Mesken SC, et al. Gastroesophageal endoscopic features in cirrhosis. Observer variability, interassociation, and relationship to hepatic dysfunction. Gastroenterology. 1990;98:156-162.
27. Terblanche J, Burroughs AK, Hobbs KEF. Controversies in the management of bleeding varices. N Eng J Med. 1989;21:89-96.
28. Domingues ALC, Domingues LAW. Forma intestinal, hepatointestinal e hepatoesplênica. In: Malta J. Esquistossomose mansônica. Recife: Ed. Universitária da UFPE; 1994. p. 91-109.
29. Almeida STGC, Coutinho A, Ferreira Filho H, Jucá N, Arouch DC. Estudo endoscópico e histopatológico da mucosa gastroduodenal em pacientes portadores de esquistossomose mansônica. 8º Seminário de Endoscopia Digestiva. 4ª Jornada Nordeste de Gastroenterologia, Salvador. 1987.
30. Ferraz EM, Ferraz AAB. Tratamento cirúrgico da hipertensão portal esquistossomótica. In: Malta J. Esquistossomose mansônica. Recife: Ed. Universitária da UFPE; 1994. p. 235-249.
31. Kelner S, Silveira M. História natural das varizes do esôfago na esquistossomose mansônica hepatoesplênica. In: Kelner S, Silveira M. Varizes do esôfago na esquistossomose mansônica. Recife: Ed. Universitária da UFPE; 1997. p. 55-61.
32. Kelner S, Ferraz EM, Wanderley F. Hematêmese: inquérito sobre desencadeamento por drogas contendo ácido acetilsalicílico na hipertensão porta esquistossomótica. An Fac Med Univ Recife. 1964;24:153-165.
33. El Atti EA, Nevens F, Bogaets G, Verbeke G, Fevery J. Variceal pressure is a strong predictor of variceal haemorrhage inpatients with cirrhosis as well as in patients with non-cirrhotic portal hypertension. Gut. 1999;45:618-621.
34. Sarin SK, Sethi KK, Nanda R. Measurements and correlation of wedged hepatic, intrahepatic, intrasplenic and intravariceal pressures in patients with cirrhosis of liver and non-cirrhotic portal fibrosis. Gut. 1987;28:260-266.
35. Nevens F, Sprengers D, Feu F. Measurements of variceal pressure with an endoscopic pressure sensitive gauge: validation and effect of propanolol theraphy in chronic conditions. J Hepatology. 1996;24:66-73.
36. Feu F, Garcia-Págan JC, Bosc J, Luca A, Terés J, Escorsell A, et al. Relation between portal pressure response to pharmacotherapy and risk of recurrent variceal haemorrhage in patients with cirrhosis. Lancet. 1995;346(8982):1056-1059.
37. Freire W. Unblutige osophagusvarizendruckmessung und blutungsrisiko von patienten mit portalen hypertensio bei schistosomiasis. PhD. Medinzingischen Fakulltat der Westfalischen Willhelms. Universtat. Munster, 1997.
38. Hou MC, Lin HC, Kuo BI. Sequential variceal pressure measurement by endoscopic needLe puncture during maintenance

sclerotheraphy: the correlation between variceal pressure and variceal rebleeding. J Hepatology. 1998;29:772-778.
39. Roberts LR, Kamath PS. Pathophysiology of variceal bleeding. Gastrointest Endosc. Clin. 1999;9(2):167-174.
40. Gaiani S, Bolondi L, Li Bassi S, Zironi G, Siringo S, Barbara L. Prevalence of spontaneous hepatofugal portal flow in liver cirrhosis. Clinical and endoscopic correlation in 228 patients. Gastroenterology. 1991;100:160-167.
41. Lebrec D. Pretransplantation gastrointestinal bleeding. Liver Transp. 2000;6(4):S57-S62.
42. Endoscopic Management of Portal Hypertension-related Bleeding. Gastrointest Endosc Clin N Am. 2019;29(2):321-337.
43. Fleig WE, Stange EF. Esophageal varices. Endoscopy. 1989;21:89-96.
44. Hayes PC. The use of endoscopic band ligation for the prophylaxis of variceal haemorrhage. J Hepatology. 1999;31:561-562.
45. Lo GH, Lai KH, Cheng JS, Lin CK, Hsu PI, Chiang HT. Prophylatic banding ligation of high-risk esophageal varices in patients with cirrhosis: a prospective, randomized trial. J Hepatology. 1999;31:451-456.
46. Sarin SK, Guptan RK, Jain AK, Sundaram KR. A randomized controlled trial of endoscopic variceal band ligation for primary prophylaxis of variceal bleeding. Eur J Gastroenterol Hepatol. 1996;4:337-342.
47. Lay CS, Tsai YT, Teg CY, Shyu WS, Guo WS, Wu KL, et al. Endoscopic variceal ligation in prophylaxis of first variceal bleeding in cirrhotic patients with high risk esophageal varices. Hepatology. 1997;25:1346-1350.
48. Pharmacologic prevention of variceal bleeding and rebleeding. Hepatol Int. 2018;12(Suppl 1):68-80.
49. Pagan-Garcia JC, Bosch J. Pharmacological prevention of variceal bleeding. New developments. Baillieres Clin Gastroenterol. 1997;11(2):271-287.
50. Sarin SK, Lamba GS, Kumar M, Mishra A, Murthy NS. Randomized trial of propanolol vs endoscopic variceal ligation (EVL) in the primary prophylaxis of bleeding from high risk varices in cirrhosis: na interin analysis. Hepatology. 1997;26:360A.
51. Stanley AJ, Forrest EH, Lui HF, Hislop WS, Mills PR, Finalyson NDC, et al. Band ligation versus propanolol or isorbide mononitrate in the primary prophylaxis of variceal haemorrhage: preliminary results of randomised controlled trial. Gut. 1998;42:A19.
52. Van Stiengmann G. Variceal bleeding prophylaxis: variceal banding or propanolol. HPB Surg. 2000;11(6):425-428.
53. D´Amico, G, Pagliaro L, Bosch J. The treatment of portal hypertension: a meta-analysis review. Hepatology. 1995;22:332-354.
54. Poynard T, Calés P, Pasta L, Ideo G, Pascal JP, Pagliaro L, et al. Beta-adrenergic-antagonist drugs in the prevention of gastrointestinal bleeding in patients with cirrhosis and esophageal varices: an analysis of data and prognostic factors in 589 patients from four randomized clinical trials. N Eng J Med. 1991;324:1532-1538.
55. Pagliaro L, D`Amico G, Sörensen TIA, Lebrec D, Burroughs AK, Morabito A. Prevention of first bleeding in cirrhosis: a meta-analysis of randomized trials of nonsurgical treatment. Ann Int Med. 1992;117:59-70.
56. Grace ND. Prevention of initial variceal hemorrhage. In: Groszmann RJ, Grace ND, eds. Gastroenterology Clins of North America: Complications of Portal Hypertension: Esophagogastric varices and ascites. Philadelphia: Saunders; 1992. p. 149-161.
57. Advanced Trauma Life Support. ATLS. American College of Surgeons. Instructor Manual. 6th ed. Initial Assessment and Management. p. 21-46.
58. Advanced Trauma Life Support. ATLS. American College of Surgeons. Instructor Manual. 6th ed. Shock. p. 97-117.
59. Passos MCF, Castro LP. Hemorragia digestiva alta: diagnóstico e tratamento clínico e endoscópico. In: Batista Neto J. Cirurgia de Urgência. Condutas. Rio de Janeiro: Revinter; 1999. p. 409-415.
60. Goff JS. Gastroesophageal varices: pathogenesis and teraphy of acute bleeding. Gastroenterol Clin N Am. 1993;22:779-800.
61. Bernard B, Grange JD, Khae EN, Amiot X, Opolon P, Poynard T. Antibiotic prophylaxis for the prevention of bacterial infections in cirrhotic patients with gastrointestinal bleeding: A meta-analysis. Hepatology. 1999;29(6):1655-1661.
62. Kelner S, Ferreira PR, Dantas A, Lima Filho JF, Souza AP, Carreiro JC, et al. Ligadura de varizes esôfago-gástricas na hipertensão porta esquistossomótica: evolução de 25 anos. Rev Cols Bras Cir. 1982;9:140-146.
63. Ferraz AAB, Lopes EPA, Bacelar TS, Silveira MJC, Silva LMM, Ferraz EM. Tratamento cirúrgico da hipertensão portal esquistossomótica no HC-UFPE. Análise de 131 casos. Rev Cols Bras Cir. 2000;27(5):332-337.
64. Ferraz AAB, Arruda SMB, Bacelar TS, Silveira MJC, Silva LMM, Cândido AC, et al. Trombosis de la vena porta despús de esplenectomia para hipertension portal esquistosómica. Rev Colombiana Cir. 2000;15(3):1-7.
65. Capua Jr A, Szutan LA. Desconexão azigo-portal e esplenectomia mais escleroterapia no tratamento da hipertensão portal. In: Abrantes W. Hipertensão portal. Estado atual. Clínica Brasileira de Cirurgia Colégio Brasileiro de Cirurgiões. 1995;2(1):231-242.
66. Abrantes WL, Drumond DAF. Anastomose espleno--renal distal em esquistossomótico. revisão de 200 pacientes operados há 11 e 22 anos. In: Abrantes W. Hipertensão portal. Estado atual. Clínica Brasileira de Cirurgia Colégio Brasileiro de Cirurgiões. 1995;2(1):243-254.
67. Carneiro JL, Tabachi JR. Controvérsias sobre a cirurgia de eleição na hipertensão portal. In: Abrantes W. Hipertensão portal. Estado atual. Clínica Brasileira de Cirurgia Colégio Brasileiro de Cirurgiões. 1995;2(1):137-170.
68. Wang C, Han J, Xiao L, Jin CE, Li DJ, Yang Z. Efficacy of vasopressin/terlipressin and somatostatin/octreotide for the prevention of early variceal rebleeding after the initial control of bleeding: a systematic review and meta-analysis. Hepatol Int. 2015;9(1):120-9.
69. Bosch J, Groszmann RJ, Garcia-Pagan J. Association of transdermal nitroglycerine to vasopressin infusion in the treatment of variceal haemorrhage: a placebo –controlled clinical trial. Hepatology. 1999;10:962-968.
70. Burroughs AK, Panagou E. Pharmacological theraphy for portal hypertension: rationale and results. Semin Gastrointest Dis. 1995;6:148-164.
71. Lavacher S, Letoumelin P, Patero D. Early administration of terlipressin plus glyveryl-nitrate to control active upper gastrointestinal bleeding in cirrhotic patients. Lancet. 1995;346:865-868.
72. Cooparative Spanish-Frech Group of the treatment of bleeding esophageal varices. Randomized controlled trial comparing terlipressin vs somatostatin infusion in the treatment of bleeding esophageal varices. Hepatology. 1997;26:249A.
73. Holstege A, Palitzsch KD, Schölmerich J. The role of drug treatment in variceal bleeding. Digestion. 1994;55:1-12.

74. et alTerlipressin for the treatment of acute variceal bleeding: A systematic review and meta-analysis of randomized controlled trials. Medicine (Baltimore). 2018;97(48).
75. Cordeiro F. Esclerose de varizes esofágica. In: Malta J. Esquistossomose mansônica. Recife: Ed. Universitária da UFPE; 1994. p. 223-233.
76. Laine L, Cook D. Endoscopic ligation compared with sclerotheraphy for treatment of esophageal variceal bleeding: a meta-analysis. Ann Intern Med. 1995;123:280-287.
77. Soehendra N, Nam VCH, Grimm H, Kempeneers I. Endoscopic obliteration of large esophagogastric varices with bucrylate. Endoscopy. 1986;18:25-26.
78. Cooper M, Abedi M, Haber G, Kortan P, Kandel G, Marcon N. Outcomes of rubber band ligation (RBL) af acute variceal hemorrhage: comparing those with an identifiable bleeding site vs those with varices and no other bleeding sources. Gastrointest Endosc. 1996;43:332A.
79. Lo GH, Lai KH, Cheng JS. Emergency banding ligation versus sclerotheraphy for the control of active bleeding from esophageal varices. Hepatology. 1997;25:1101-1104.
80. Role of Transjugular Intrahepatic Portosystemic Shunt in the Management of Portal Hypertension: Review and Update of the Literature. Clin Liver Dis. 2019;23(4):737-754.
81. Grace ND. The side-to-side portocaval shunt revisted. N Eng J Med. 1994;330:208-209.
82. et al Influence of portal hypertension and its early decompression by TIPS placement on the outcome of variceal bleeding. Hepatology. 2004;40(4):793-801.
83. Echenagusia AJ, Camuñez F, Simó G, Peiró J, Garay MJ, Rodriguez JML. Variceal haemorrhage: efficacy of transjugular intrahepatic portosystemic shunts created with Strecker Stents. Radiology. 1994;192:235-240.
84. Sauer P, Stiehhl A, Hermann S, Richter G, Roeren T, Theilmann L. Stent stenosis ofter transjugular intrahepatic portosystemic shunt. Hepatology. 1994;20:108A.
85. Caldwell DM, Ring EJ, Rees CR, Zemel G, Darcy MD, Haskal ZJ, et al. Multicenter investigation of the role of transjugular intrahepatic portosystemic shunt in management of portal hypertension. Radiology. 1995;196:335-340.
86. Selection of a TIPS stent for management of portal hypertension in liver cirrhosis: an evidence-based review. World J Gastroenterol. 2014;20(21):6470-80.
87. CCI clinical practice guidelines: management of TIPS for portal hypertension (2019 edition). Zhonghua Gan Zang Bing Za Zhi. 2019;27(8):582-593.
88. D´Amico G, Pagliaro L, Bosch J. The treatment of portal hypertension: A meta-analysis review. Hepatology. 1995;22:332-354.
89. Lebrec D. Pharmacological treatment of portal hypertension: Present and future. J Hepatol. 1998;28:896-907.
90. Henderson JM, Gilmore GT, Hooks MA, Galloway JR, Dodson TF, Hood MM, et al. Selective shunt in the management of variceal bleeding in the era of liver transplantation. Ann Surg. 1992;216:248-255.
91. Hermann RE, Henderson JM, Vogt DP, Mayes JT, Geisinger MA, Agnor C. Fifty years of surgery for portal hypertension at the Cleveland Clinic Foundation. Ann Surg. 1995;221:459-468.
92. de Franchis R, Pascal JP, Ancona E, Burroughs AK, Henderson M, Fleig W, et al. Definitions, methodology and theraputic strategies in portal hypertension: a consensus development workshop. Baveno. Italy J Hepatol. 1992;15:256-261.
93. Souza Jr EC, Leôncio MP, Ferraz EM. Tratamento cirúrgico da hipertensão porta esquistossomótica: Estudo prospectivo randomizado de três modalidades terapêuticas. Rev Cols Bras Cir. 1997;24:98.
94. Bosch J. Prevention of variceal rebleeding: endoscopes, drugs and more. Hepatology. 2000;32(3):660-662.
95. Laine L, Cook D. Endoscopic ligation compared with sclerotheraphy for treatment of esophageal variceal bleeding. Ann Intern Med. 1995;123:280-287.
96. Perez-Ayuso RM, Pique JM, Bosch J, Panes J, Gonzales A, Perez R, et al. Propanolol in prevention of recurrent bleeding from severe portal hypertensive gastrophaty in cirrhosis. Lancet. 1991;337:1431-1434.
97. Bernard B, Lebrec D, Mathurin P, Opolon P, Poynard T. Propanolol and sclerotheraphy in the prevention of gastrointestinal rebleeding in patients with cirrhosis: A meta-analysis. J Hepatol. 1997;26:312-324.
98. Torras X, Cusso X, Guarner C, Volardell F. Nadolol plus isosorbine mononitrate compared with sclerotheraphy of the prevention of variceal rebleeding. N Eng J Med. 1996;334:1624-1629.
99. Feu F, McCormick PAA, Planas R, Burroughs AK, Bosch J. Variceal Rebleeding Study Group. Randomized controlled trial comparing propanolol + isosorbine-5-mononitrate vs shunt surgery/sclerotheraphy in the prevention of variceal rebleeding. J Hepatol. 1995;23:S69.
100. Gines P, Quintero E, Arroyo V, et al. Compensated cirrhosis: natural history and prognostic factors. Hepatology. 1987;7:122-128.
101. Arroyo V, Gines P, Planas R, et al. Management of patients with cirrhosis and ascites. Sem Liver Dis. 1986;6:353-369.
102. Schirier RW, Arroyo V, Bernardi M, et al. Peripheral arterial vasodilatation hypotesis: a proposal for the initiation of renal sodium retention in cirrhosis. Hepatology. 1988;8:1151-1157.
103. Arroyo V, Gines P, Gerbes AL, et al. Definition and diagnostic criteria of refractory ascites and hepatorenal syndrome in cirrhosis. International Ascites Club. Hepatology. 1996;23:164-176.
104. Henriksen JH, Lassen NA, Parving HH, Winkler K. Filtration as the main transport mechanism of protein exchange between plasma and peritoneal cavity in hepatic cirrhosis. Scan J Clin Lab Invest. 1980;40:503-513.
105. Bataller R, Gines P, Guevara M, Arroyo V. Hepatorenal syndrome. Semin Liver Dis. 1997;17:233-247.
106. Gines A, Escorsell A, Gines P, et al. Incidence, predictive factors and prognosis of the hepatorenal syndrome in cirrhotic with ascites. Gastroenterolgy. 1993;105:229-236
107. Gerbes AL. Medical treatment of ascites in cirrhosis. J Hepatol. 1993;17(suppl.2):S4-S9.
108. Sola-Vera J, Minana J, Ricart E, et al. Randomized trial comparing albumin and saline in the prevention of paracentesis-induced circulatory dysfunction in cirrhotic patients with ascites. Hepatology. 2003:37;1147-1153.
109. Richter GM, Noeldge G, Palmaz JC, et al. Transjugular intrahepatic portocaval stent shunt: preliminary clinical results. Radiology. 1990;174:1027-1030.
110. Arroyo V, Cardenas A. TIPS in the treatment of refractory ascites. In: Arroyo V, Bosch J, Bruguera M, Rodes J, Sanchez-Tapias JM, eds. Treatment of liver diseases. Barcelona: Masson; 1999. p. 43-51.
111. Otal P, Smayra T, Bureau C, et al. Preliminary results of a new expanded-polytetrafluoroethylene-covered stent graft for transjugular intrahepatic portosystemic shunt procedures. AJR Am J Roentgenol. 2002;178:141-147.
112. Sanyal AJ, Freedman AM, Schiffman ML, et al. Portosystemic encephalopathy after transjugular intrahepatic portosystemic shunt: result of a prospective controlled study. Hepatology. 1994;20:46-55.

113. García-Pagán JC, Caca K, Bureau C, Laleman W, Appenrodt B, Luca A, et al.; Early TIPS (Transjugular Intrahepatic Portosystemic Shunt) Cooperative Study Group. Early use of TIPS in patients with cirrhosis and variceal bleeding. N Engl J Med. 2010;362(25):2370-9.
114. Arroyo V, Colmenero J. Ascites and hepatorenal syndrome in cirrhosis: pathophysiological basis of therapy and current management. J Hepatol. 2003;38:S69-S89.
115. LeVeen HH, Christoudias G, Ip M, Luft R, et al. Peritoneovenous shunting for ascites. Ann Surgery. 1974;180:580-591.
116. Greig PD, Langer B, Blendis LM, et al. Complications after peritoneovenous shuting for ascites. Am J Surg. 1980;139:125-131.
117. Gines A, Planas R, Angeli P, et al. Tretament of patients with cirrhosis and refractory ascites using LeVeen shunt with titanium tip: comparison with therapeutic paracentesis. Hepatology. 1995;22:124-131.
118. Smadja C, Franco D. The LeVeen shunt in elective treatment of intractable ascites in cirrhosis. A prospective study in 140 patients. Ann Surg. 1985;201:488-493.

Cirurgia do Esôfago

34

Helvya Rochelle Távora
Minotto

Valéria Vieira da Silva
Coutinho

INTRODUÇÃO

O esôfago pode sofrer alterações morfológicas ou celulares, levando a distúrbios esofágicos, podendo impactar a qualidade de vida dos pacientes. Neste capítulo vamos abordar de maneira objetiva os distúrbios esofágicos não traumáticos mais comuns e quais os possíveis tratamentos.

DOENÇA DO REFLUXO GASTROESOFÁGICO

A doença do refluxo gastroesofágico DRGE é a mais comum doença do esôfago, com uma apresentação bastante variável, que vai desde pequenas alterações anatômicas ou fisiológica, até condições pré-malignas. A doença do refluxo gastroesofágico (DRGE) é uma afecção decorrente do fluxo retrógrado de conteúdo gástrico para o esôfago, orofaringe e/ou vias respiratórias que provoca sintomas incômodos, lesões ou complicações suficientes para prejudicar a qualidade de vida de seus portadores[1].

Os sintomas induzidos pelo refluxo, a esofagite erosiva e as complicações em longo prazo[2] podem ter efeitos muito nocivos em atividades diárias, produtividade laboral, sono e qualidade de vida. A definição da DRGE de Montreal estabelece que são considerados "sintomas incômodos" aqueles sintomas moderados a severos que aparecem uma ou mais vezes por semana. A DRGE pode ser classificada pela presença ou ausência de erosões; os sintomas de DRGE sem erosões, após exame endoscópico, constituem doença do refluxo não erosiva (DRNE), enquanto os sintomas de DRGE com erosões constituem esofagite erosiva (EE)[3]. Cabe igualmente salientar que pode ocorrer EE na ausência de sintomas. O termo "esôfago de Barrett" (EB) se refere à presença endoscópica, confirmada histologicamente, de um revestimento colunar do esôfago[4]. Atualmente é considerada a única complicação identificável da DRGE que apresenta potencial maligno.

As síndromes extraesofágicas associadas a DRGE se subdividem em associações estabelecidas (tosse, laringite, asma, erosões dentárias) e associações propostas (faringite, sinusite, fibrose idiopática pulmonar, otite média)[6].

Existem mecanismos normais antirrefluxo, tais como o esfíncter esofágico inferior e sua sincronia com o hiato através da membrana frenoesofágica[*], que associados a fatores fisiológicos como a persitalse esofagiana, auxiliam no esvaziamento do esôfago sem que haja refluxo patológico. Porém, a perda de um ou mais desses mecanismos, juntamente com alterações fisiológicas, aumenta as chances de DRGE. Dentre essas condições estão a alteração da peristalse esofageana, o aumento da pressão intragástrica e o aumento do gradiente de pressão abdominotorácico. A alimentação e o estilo de vida estão diretamente relacionados a essas alterações: os sintomas de DRGE aumentam nos indivíduos que ganham peso[6] e o índice de massa corporal (IMC) alto está associado a maior risco de DRGE[7], bem como o consumo elevado de gordura na dieta está associado a maior risco de DRGE e esofagite erosiva (EE)[8], e o consumo de bebidas gasosas é fator de risco para a azia durante a noite em pacientes com DRGE[9].

O consumo de álcool como fator de risco para DRGE não é claro. O uso excessivo e prolongado pode estar ligado à progressão de neoplasia maligna esofágica, mas pode ser independente do efeito do álcool sobre a DRGE[10,11]. O papel do tabagismo como fator de risco para DRGE não é claro, embora esteja associado, como o álcool, a um maior risco de malignidade[12,13].

As comorbidades são frequentes em pacientes com DRGE: diabetes, síndrome metabólica, doenças cardiovasculares e apneia do sono. Sobrepeso e obesidade são fatores de risco comuns tanto para DRGE como para essas comorbidades.

Sintomatologia: Azia e regurgitação são os sintomas cardinais e mais comuns da DRGE, mas as definições e prevalências relativas de pirose e regurgitação podem variar regionalmente. Regurgitação pode indicar refluxo gastroesofágico, mas pode acontecer com outras condições menos comuns, como obstrução ou acalasia[1].

AVALIAÇÃO PRÉ-OPERATÓRIA

Após anamnese, exame físico e identificação dos fatores de risco, é fundamental avaliação endoscópica do paciente. A endoscopia digestiva alta e avaliação radiológica (radiografia contrastada) são fundamentais para o diagnóstico. A manometria e pHmetria de 24 h são exames que também auxiliam muito, quando os primeiros não estabelecem bem a DRGE, principalmente em pacientes com sintomas atípicos.

- **Endoscopia e biópsia** – são os métodos de escolha para o diagnóstico objetivo da forma erosiva da DRGE. É utilizada a classificação de Los Angeles de A a D para os diferentes graus de esofagite erosiva. O exame endoscópico pode ainda detectar complicações da DRGE: esôfago de Barrett, presença de úlcera e estenose do esôfago, sendo a biópsia indispensável nestes casos.

- **Radiologia** – está indicada principalmente para avaliação da hérnia hiatal, sua presença e tamanho. A fluoroscopia pode dar informações importantes sobre a dinâmica da junção gastroesofágica, motilidade esofágica, encurtamento esofágico, entre outros.

- **Manometria** – este método não é capaz de diagnosticar a DRGE, mas sim de avaliar a motilidade esofágica. As principais indicações da sua utilização na avaliação da DRGE estão relacionadas à investigação da peristalse em pacientes com indicação de tratamento cirúrgico, na determinação da localização do EIE, previamente à realização de pHmetria intraesofágica de 24 horas, e na investigação de alterações motoras primárias do esôfago[1].

- **pHmetria intraesofágica ambulatorial de 24 horas** – é indicada em situações especiais:
    - confirmar a DRGE em pacientes com sintomas típicos, sem resposta satisfatória à terapêutica com IBP;
    - evidenciar a possível participação da DRGE em sintomas atípicos extraesofágicos;
    - confirmar a DRGE em pacientes que serão submetidos a tratamento cirúrgico e nos quais não há evidências endoscópicas de esofagite.

- **Impedanciometria intraluminar esofágica:** possibilita o acompanhamento do movimento anterógrado (transporte de substâncias ingeridas) e do movimento retrógrado (refluxo) do conteúdo intraluminar esofágico. Exame com potencial para ser o novo padrão para o diagnóstico de DRGE, porém sua disponibilidade na prática clínica ainda é limitada.

TRATAMENTO

Os princípios básicos do tratamento da DRGE incluem intervenções no estilo de vida, redução da acidez luminal esofágica através tanto da neutralização ácida local como da supressão da secreção de ácido gástrico com tratamento médico; ou, em algumas ocasiões, com cirurgia antirrefluxo.

Na prática, é comum iniciar a terapia de IBP na dose padrão; metade da dose de IBP controla os sintomas em poucos pacientes, embora alguns deles possam "descer" com sucesso para doses mais baixas depois do controle inicial na dose padrão[15]. Para melhor controle dos sintomas, os pacientes devem ser informados sobre como usar corretamente a terapia com IBP; o tratamento ótimo pode ser definido como a administração do IBP 30-60 minutos antes do café da manhã e, no caso de dosagem duas vezes por dia, 30-60 minutos antes da última refeição também[15].

Tratamento Cirúrgico

A intervenção cirúrgica (em geral, fundoplicatura) em pacientes com DRGE ainda tem opiniões controversas, mas pode ser considerada se houver hérnia hiatal grande que cause sintomas de refluxo ligados ao volume e se há evidência de aspiração ou disfunção da cárdia. Outras indicações podem incluir a falta de cumprimento do tratamento médico, efeitos secundários associados ao tratamento médico, esofagite refratária ao tratamento médico ou sintomas persistentes documentados como causados por DRGE refratária[3]. Antes de considerar a cirurgia antirrefluxo, os pacientes devem ser informados sobre o risco que envolve o uso prolongado de IBP depois da cirurgia[16,17]. Todos os pacientes com sintomas de DRGE encaminhados para cirurgia devem ser submetidos a monitoração do pH de 24 horas para excluir azia gástrica funcional. Também devem ser submetidos a manometria esofágica, gole de bário e EGD para excluir outros diagnósticos diferenciais.

A cirurgia antirrefluxo é desenhada para diminuir a exposição esofágica ao suco gástrico pela criação de um mecanismo antirrefluxo sobre o EEI[14]. As operações mais realizadas são as fundoplicaturas totais e parciais por videolaparoscopia, onde o esôfago distal é envolvido pelo fundo do estômago em 360° e 270°, respectivamente, associadas ao fechamento do hiato esofágico ao seu tamanho normal.

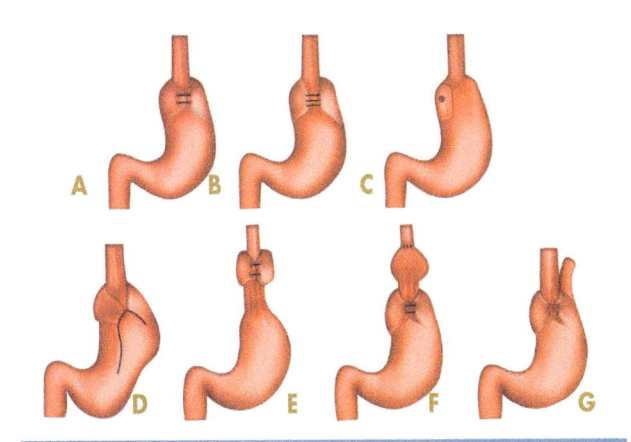

Figura 34.1. Desenhos esquemáticos das possíveis conformações pós-fundoplicatura. A) TEG sob ZP e fundoplicatura total. B) FPL parcial. C) FPL desgarrada. D) FPL torcida. E) FPL totalmente migrada. F) FPL deslizada. G) Hérnia paraesofágica (Retirado de: Souza CS, et al. 2017)**.

Acompanhamento Pós-operatório

É indicado para os pacientes cuja indicação para cirurgia foi esôfago de Barrett, sendo realizado com endoscopia digestiva alta anual para os casos com displasia de baixo grau e a cada 3 anos para os casos sem displasia[14]. Para os pacientes com recidiva dos sintomas, o acompanhamento dever ser igual ao do pré-operatório (EDA, manometria, pHmetria de 24 h, esofagograma). Para os pacientes que não têm Barrett e ficaram assintomáticos após a cirurgia, não há necessidade de acompanhamento.

Considerações Finais

Além do impacto na qualidade de vida dos pacientes, sem tratamento, os mesmos podem evoluir para complicações como erosões confluentes e úlceras, cronicidade levando a fibrose, estenose, além do Barrett e possível malignização. O tratamento medicamentoso e a mudança no estilo de vida controlam a doença, mas alguns pacientes necessitarão de tratamento por toda a vida, com custo elevado e expondo os pacientes aos riscos do uso prolongado de IBP, devendo ser considerada, nesse grupo, a indicação para tratamento cirúrgico. Para aqueles com Barrett há a necessidade de controle endoscópico e vigilância, pois pode ocorrer a transformação, apesar da baixa incidência desta.

MEGAESÔFAGO

Acalasia é uma desordem rara da motilidade esofágica, que se caracteriza por relaxamento parcial ou ausente do esfíncter inferior do esôfago (EIE) e/ou aperistalse do corpo esofágico[20]. Já o megaesôfago indica que o corpo e o tamanho do esôfago estão aumentados em relação ao seu habitual. No Brasil, o termo megaesôfago é mais comumente utilizado.

Os plexos mioentéricos do esôfago sofrem uma destruição progressiva, levando a essa desordem da motilidade esofagiana. Estudos da fisiopatologia da acalasia descrevem que a lesão do plexo mioentérico ocorre mais intensamente nos neurônios inibitórios, sendo os neurônios excitatórios lesados em graus variáveis de intensidade, o que provoca variações na apresentação da doença motora do esôfago[20]. Há uma incoordenação na passagem da onda elétrica responsável pelo esvaziamento do esôfago normal e dessa forma, o cárdia não se abre no momento da deglutição, levando à sensação de engasgo, acúmulo de alimentos no esôfago e dilatação do mesmo. Em nosso meio, a doença de Chagas é a principal causa de megaesôfago, correspondendo a 90% dos casos. É uma doença infecciosa e que tem como agente etiológico o Tripanosoma cruzi. As demais causas são agenesia e/ou hipogenesia congênita ou uso de determinadas drogas[14]. Os sintomas clínicos mais comuns são disfagia progressiva (alguns pacientes relatam necessidade de "empurrar" o alimento com água), emagrecimento, regurgitação dos alimentos não digeridos e dor retroesternal[20,21].

Após a suspeita clínica, o diagnóstico é confirmado pela manometria esofágica (ME), mas o exame radiológico de esôfago contrastado (esofagograma) traz muitas informações importantes, como o grau de dilatação do esôfago – megaesôfago, fundamental para o estadiamento da doença. Quanto ao exame endoscópio de esôfago e estômago, além de excluir as formas de pseudoacalasia, pode apresentar boa correlação para classificar o megaesôfago na ausência de disponibilidade de exame radiológico[22].

Após confirmação diagnóstica, é importante que seja feita a classificação desse paciente em fase de evolução da doença. Essa classificação normalmente é feita através de critérios radiológicos. Uma classificação muito utilizada é a de Rezende, que se baseia no diâmetro do esôfago e na retenção do contraste, na tonicidade do segmento inferior e no alongamento do órgão (Figura 34.1 e Tabela 34.1).

As modalidades de tratamento desta doença são baseadas em reduzir ou mesmo "parar" a tonia do esfíncter inferior esofagiano (EIE), seja ela via endoscópica, laparoscópica ou farmacológica. No entanto, as vantagens de cada opção de tratamento devem ser individualizadas em cada paciente. Sendo que as medidas farmacológicas, endoscópicas e dietocomportamentais são paliativas, auxiliam na recuperação nutricional do paciente e no preparo para o tratamento definitivo, que é cirúrgico. A escolha da melhor técnica será baseada na classificação do doente, lembrando que as técnicas que mantêm o esôfago são preferidas.

Tabela 34.1. Classificação de Rezende para Megaesôfago

Grupo I	Esôfago de calibre normal, trânsito lento, acalasia e pequena retenção do contraste
Grupo II	Esôfago com moderado aumento do diâmetro, retenção do contraste, ondas terciárias e presença da acalasia
Grupo III	Esôfago com grande aumento do diâmetro, hipotonia do esôfago inferior, atividade motora reduzida (eventuais ondas terciárias) ou ausente, acalasia e grande retenção de contraste
Grupo IV	Esôfago com grande retenção de contraste, acalasia, alongado, atônico, alongado e dobrando-se sobre a cúpula diafragmática (dolicomegaesôfago), mostrando perda do seu eixo anatômico (eixo sigmoidizado)

Do ponto de vista cirúrgico, a cardiomiotomia a Heller via laparoscópica (CH) é considerada atualmente o tratamento de escolha para acalasia. As revisões sistemáticas e metanálises, que compararam métodos de tratamento existentes para acalasia, descobriram que a cirurgia é superior à dilatação[23]. No entanto, o principal evento adverso após a cirurgia é o refluxo grave, que hoje pode ser limitado com a confecção de uma válvula através de uma fundoplicatura. Para pacientes com grau IV e com cárdia localizado na altura ou acima da parte mais baixa do dolicomegaesôfago a esofagectomia é a cirurgia de escolha, pois com estratégias como a cardioplastia Thal-Hatafuku ou outra não se conseguiria um esvaziamento adequado do esôfago[14].

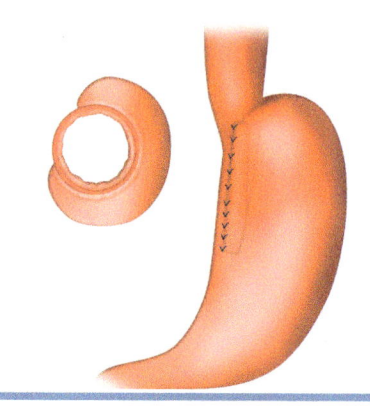

Figura 34.2. Cardiomiotomia Heller-Pinotti. Fonte: http://www.jmrezende.com.br/.

NEOPLASIA DE ESÔFAGO

Introdução

A neoplasia de esôfago é pouco frequente, porém na maioria das vezes possui prognóstico desfavorável. No Brasil é a sexta neoplasia mais incidente entre os homens e a 13ª entre as mulheres[26]. Quanto aos fatores de risco, destacam-se o tabagismo, etilismo e alguns distúrbios esofágicos. É representado majoritariamente pelo carcinoma de células escamosas (CEC) ou carcinoma epidermoide e pelo adenocarcinoma que, juntos, somam aproximadamente 95% dos tumores esofágicos, sendo o CEC predominantemente mais proximal e o adenocarcinoma, mais distal. A sintomatologia característica do câncer de esôfago inclui a disfagia progressiva, perda ponderal e posteriormente a dor epigástrica, sendo o diagnóstico realizado através de endoscopia digestiva alta (EDA) e confirmado por análise anatomopatológica. O diagnóstico precoce está intimamente relacionado com o plano terapêutico, aumentando as chances de cura, porém quando diagnosticados tardiamente, já em fase avançada, restringem-se a terapias paliativas que ajudam a aliviar os sintomas e melhoram a qualidade de vida, por exemplo a dilatação esofágica e uma via de alimentação como gastrostomia ou jejunostomia.

Fatores de Risco

Dentre os fatores de risco, o tabagismo e o etilismo contribuem de maneira sinérgica para o surgimento do câncer de esôfago, principalmente no CEC, aumentando o risco de aparecimento em até dez vezes quando comparado aos não fumantes. Tal risco pode ser explicado pelo potencial carcinogênico das substâncias presentes no tabaco, que levam a mutações no p53, um gene supressor tumoral[27]. Outros fatores que contribuem para o desenvolvimento do câncer de esôfago incluem o uso de alimentos e bebidas quentes, ingesta de componentes nitrosos, fatores socioeconômicos, deficiências nutricionais, tilose, infecção pelo papilomavírus humano, acalasia ou megaesôfago, lesão cáustica do esôfago e o esôfago de Barrett, este último considerado como lesão precursora do adenocarcinoma esofágico, sendo o grau de displasia a variável mais determinante no desenvolvimento deste câncer.

Classificação Histológica

A maioria das neoplasias malignas de esôfago (70%) é representada pelo CEC, localizado principalmente, em 50 a 60% dos casos, no terço médio esofágico. Este tipo histológico é derivado do epitélio estratificado, próprio da mucosa normal do esôfago. Já o adenocarcinoma, segundo tipo histológico mais prevalente, surge principalmente na região distal, na presença de refluxo gástrico e associado a metaplasia gástrica do epitélio esofágico nesta região. Atualmente há uma forte relação entre obesidade e adenocarcinoma devido ao maior risco de desenvolvimento de refluxo gastroesofágico[28].

Diagnóstico

Quanto à sintomatologia clínica, em sua fase inicial o câncer de esôfago é insidioso e pode não apresentar sintomas. Com a evolução e progressão da doença começam a surgir sintomas tais como a disfagia rapidamente progressiva (inicialmente apenas para sólidos e tardiamente para líquidos e sólidos); dor em região epigástrica e retroesternal; vômitos pós-prandiais; sensação de corpo estranho em esôfago proximal associada a uma síndrome consumptiva significativa sem causa aparente. Alguns sinais e sintomas indicam doença avançada, entre eles: incapacidade para deglutir, estenose esofágica levando a pneumonia aspirativa, rouquidão, fístula traqueoesofágica, insuficiência respiratória por infiltração da traqueia e presença de linfonodomegalias em fossa supraclavicular (linfonodo de Troisier-Virchow) ou na axila (linfonodo de Ireland). Durante a investigação diagnóstica realiza-se exame radiológico com duplo contraste e o exame endoscópico que permite a realização de biópsias, sendo este último o melhor método diagnóstico do câncer de esôfago. Qualquer alteração ou irregularidade da mucosa esofágica deve ser considerada suspeita e biopsiada. Pode-se realizar como recurso adicional a cromoscopia com uso de solução de Lugol a 3%, que permite diferenciar tecido suspeito de tecido sem comprometimento neoplásico, corando de marrom as células normais, guiando com maior precisão a biópsia do tecido com comprometimento celular tumoral[29].

Estadiamento

Após o diagnóstico com a realização de EDA, deve-se obter o estadiamento do câncer de esôfago através de tomografia de pescoço, tórax, abdome e pelve com contraste endovenoso, PET-TC, ultrassonografia endoscópica e laringotraqueobroncoscopia. A tomografia avalia tanto a presença de metástases à distância quanto o comprometimento linfonodal e de estruturas vizinhas. A ultrassonografia endoscópica, nos casos de tumores precoces, possibilita a avaliação da extensão locorregional e permite a biópsia de linfonodos paraesofagianos suspeitos através de punção por agulha fina. A broncoscopia é indicada na presença de tumores de terço médio e proximal, ao nível da carina ou acima dela, tanto para identificar outras neoplasias quanto para determinar ressecabilidade do tumor. A PET-TC sempre deve ser realizada desde que disponível, uma vez que possibilita a identificação de linfonodos e metástases ocultas.

Quanto ao estadiamento TNM, segue o publicado pelo American Join Commitee on Cancer (AJCC) e distingue-se entre o tipo histológico CEC e adenocarcinoma[30] (Tabelas 34.2 e 34.3):

- **TX:** tumor primário não avaliável;
- **T0:** sem evidência de lesão primária;
- **Tis:** displasia de alto grau;
- **T1a:** tumor invade a lâmina própria ou muscular da mucosa;
- **T1b:** tumor invade a submucosa;
- **T2:** tumor invade a muscular própria;
- **T3:** tumor invade a adventícia;
- **T4a:** tumor invade estruturas adjacentes, como pleura, pericárdio, veia ázigos, traqueia, estruturas ressecáveis;
- **T4b:** tumor invade outras estruturas adjacentes, como aorta, corpo vertebral, traqueia, estruturas irressecáveis.
- **NX:** linfonodos regionais não avaliáveis;
- **N0:** sem metástases em linfonodos regionais;
- **N1:** com metástases em um a dois linfonodos regionais;
- **N2:** com metástases em três a seis linfonodos regionais;
- **N3:** com metástases em sete ou mais linfonodos regionais.
- **M0:** sem metástases à distância;
- **M1:** com metástases à distância.

Tabela 34.2. Estadiamento do carcinoma epidermoide

T	N	M	Estadiamento
Tis	N0	M0	0
T1	N0-N1	M0	I
T2	N0-N1	M0	II
T3	N0	M0	II
T3	N1	M0	III
T1-T3	N2	M0	III
T4	N0-N2	M0	IVA
Qualquer T	N3	M0	IVA
Qualquer T	Qualquer N	M1	IVB

Tabela 34.3. Estadiamento do adenocarcinoma

T	N	M	Estadiamento
Tis	N0	M0	0
T1	N0	M0	I
T1	N1	M0	IIA
T2	N0	M0	IIB
T2	N1	M0	III
T3	N0-N1	M0	III
T4a	N0-N1	M0	III
T1-T4a	N2	M0	IVA
T4b	N0-N2	M0	IVA
Qualquer T	N3	M0	IVA
Qualquer T	Qualquer N	M1	IVB

Tratamento

Tumores iniciais:

Estádio 0: ressecção endoscópica ou ablação por radiofrequência, crioablação ou terapia fotodinâmica[31];

Estádios I a II: para tumores T1a, são recomendadas ressecção endoscópica, terapia fotodinâmica ou cirurgia, caso margens cirúrgicas comprometidas, deve-se discutir radioterapia adjuvante[31]. Para tumores TIb a recomendação é cirurgia para tumores de esôfago médio e distal. Para tumores cervicais, a opção é quimioterapia definitiva.

Para estádio II, carcinoma epidermoide:

- quimiorradioterapia definitiva;
- para adenocarcinoma: quimiorradioterapia neoadjuvante seguida de cirurgia, com ou sem quimioterapia adjuvante ou cirurgia upfront[31].

Tumores localmente avançados

- **Estádio 3:** quimiorradioterapia neoadjuvante seguida de cirurgia (esofagectomia);
- **Estratégia cirúrgica:** esofagectomia (acesso abdominal e torácico + cervical ou cirurgia minimamente invasiva – videolaparoscopia + videotoracoscopia); a reconstrução se dá com a confecção de tubo gástrico e a anastomose esofagogástrica pode ser feita intratorácica (lesões infracarinais) ou cervical.

A linfadenectomia é parte crucial do tratamento, pois o comprometimento de linfonodos é fator prognóstico nesta doença. A linfadenectomia transtorácica tem-se demonstrado superior em relação à trans-hiatal no que se refere à sobrevida do doente, quando analisado o tratamento cirúrgico exclusivo, não submetido à neoadjuvância.

Ainda é um grande desafio o tratamento do câncer de esôfago em estádios mais avançados. Para estes doentes, podemos oferecer estratégias paliativas como as dilatações endoscópicas, as próteses e até mesmo a rádio e quimioterapia com a esofagectomia de resgate, porém todas essas estratégias, no tumor avançado, não modificam a sobrevida, demonstrando ainda elevadas taxas de mortalidade.

PONTOS-CHAVE

- Doença do refluxo gastroesfágico (DRGE) – sintomas e diagnóstico.
- DRGE – tratamento medicamentoso e indicações para tratamento cirúrgico.
- DRGE – avaliação pré-operatória e segmento pós-operatório.
- Megaesôfago: definição, etiologia e classificação.
- Megaesôfago: tratamento.
- Câncer de esôfago – diagnóstico, estadiamento.
- Câncer de esôfago – tratamento.

▶ REFERÊNCIAS BIBLIOGRÁFICAS

1. Moayyedi P, Talley NJ. Gastro-oesophageal reflux disease. Lancet. 2006;367:2086-100.
2. Katz PO, Gerson LB, Vela MF. Guidelines for the diagnosis and management of gastroesophageal reflux disease. Am J Gastroenterol. 2013;108:308-28; quiz 329.
3. Dent J, Becher A, Sung J, Zou D, Agréus L, Bazzoli F. Systematic review: patterns of reflux induced symptoms and esophageal endoscopic findings in large-scale surveys. Clin Gastroenterol Hepatol. 2012;10:863-73.e3.
4. Hunt R, Quigley E, Abbas Z, Eliakim A, Emmanuel A, Goh KL, et al. Coping with common gastrointestinal symptoms in the community: a global perspective on heartburn, constipation, bloating, and abdominal pain/discomfort, May 2013. J Clin Gastroenterol. 2014;48:567-78.
5. El-Serag H. The association between obesity and GERD: a review of the epidemiological evidence. Dig Dis Sci. 2008;53:2307-12.
6. Goh KL. Changing epidemiology of gastroesophageal reflux disease in the Asian-Pacific region: an overview. J Gastroenterol Hepatol. 2004;19(Suppl 3):S22-5.
7. El-Serag HB, Satia JA, Rabeneck L. Dietary intake and the risk of gastro-oesophageal reflux disease: a cross sectional study in volunteers. Gut. 2005;54:11-7.
8. Fass R, Quan SF, O'Connor GT, Ervin A, Iber C. Predictors of heartburn during sleep in a large prospective cohort study. Chest. 2005;127:1658-66.
9. DiBaise JK. A randomized, double-blind comparison of two different coffee-roasting processes on development of heartburn and dyspepsia in coffee-sensitive individuals. Dig Dis Sci. 2003;48:652-6.
10. Akiyama T, Inamori M, Iida H, Mawatari H, Endo H, Hosono K, et al. Alcohol consumption is associated with an increased risk of erosive esophagitis and Barrett's epithelium in Japanese men. BMC Gastroenterol. 2008;8:58.
11. Gunasekaran TS, Dahlberg M, Ramesh P, Namachivayam G. Prevalence and associated features of gastroesophageal reflux symptoms in a Caucasian-predominant adolescent school population. Dig Dis Sci. 2008;53:2373-9.
12. Eslick GD, Talley NJ. Gastroesophageal reflux disease (GERD): risk factors, and impact on quality of life—a population-based study. J Clin Gastroenterol. 2009;43:111-7.
13. Nilsson M, Johnsen R, Ye W, Hveem K, Lagergren J. Lifestyle related risk factors in the aetiology of gastro-oesophageal reflux. Gut. 2004;53:1730-5.
14. Moraes-Filho JPP, Navarro-Rodriguez T, Eisig JN, Barbuti RC, Chinzon D, Quigley EMM. Comorbidities are frequent in patients with gastroesophageal reflux disease in a tertiary health care hospital. Clin São Paulo Braz. 2009;64:785-90.
15. Bruley des Varannes S, Cestari R, Usova L, Triantafyllou K, Alvarez Sanchez A, Keim S, et al. Classification of adults suffering from typical gastroesophageal reflux disease symptoms: contribution of latent class analysis in a European observational study. BMC Gastroenterol. 2014;14:112.
16. Malafaia O, Ribas Filho JM, Cuenca RM, Nassif PA, Czeczko NG, Ribas CAPM. Megaesôfago. Clínica Cirúrgica do Colégio Brasileiro de Cirurgiões. São Paulo: Atheneu; 2010. cap. 19, p. 289-298.
17. Kuipers EJ. Barrett esophagus and life expectancy: implications for screening? Gastroenterol Hepatol. 2011;7:689-91.
18. WHO Global Guidelines DRGE 36 © World Gastroenterology Organization; 2015. Disponível em: https://www.worldgastroenterology.org/UserFiles/file/guidelines/gastroesophageal-reflux-disease-portuguese-2015.pdf. Acesso em:

19. Sheikh I, Waghray A, Waghray N, Dong C, Wolfe MM. Consumer use of over-the-counter proton pump inhibitors in patients with gastroesophageal reflux disease. Am J Gastroenterol. 2014;109:789-94.
20. Lødrup A, Pottegård A, Hallas J, Bytzer P. Use of proton pump inhibitors after antireflux surgery: a nationwide register-based follow-up study. Gut. 2014;63:1544-9.
21. Madan A, Minocha A. Despite high satisfaction, majority of gastro-oesophageal reflux disease patients continue to use proton pump inhibitors after antireflux surgery. Aliment Pharmacol Ther. 2006;23:601-5.
22. Thomas V, Rangan K, Kumar S. Occurrence of functional heartburn in patients with symptoms of gastroesophageal reflux disease (GERD) not responding to proton pump inhibitors (PPI) [abstract]. 2011;106(Suppl 2):S25.
23. Leonardi CL, Cury M. Estudo prospectivo para tratamento de acalasia pela técnica de miotomia endoscópica POEM (Peroral Endoscopic Myotomy), GED Gastroenterol Endosc Dig. 2014;33(1):7-13.
24. Campos GM, Vittingghoff E, Rabl C, Takata M, Gadenstatter N, Lin F, et al. Endoscopic and surgical Treatments for achalasia: a systematic review and meta-analysis. Ann Surg. 2009;249:45-57.
25. von Renteln D, Inoue H, Minami H, et al. Peroral Endoscopic Myotomy for the treatment of achalasia: A prospective Single Center Study. Am J Gastroenterol. 2012;107:411-417. doi: 10.1038/ajg.2011.388; published online 8 November 2011.
26. Silva CM, Souza FAA, Cruz CAT, Torres AV, Barbosa CO, Magalhães VSL, et al. Laparoscopic cardiomyotomy with fundoplication in non advanced megaesophagus, ABCD Arq Bras Cir Dig. 2011;24(3):195-199.
27. Malafaia O, Ribas Filho JM, Cuenca RM, Nassif PA, Czeczko NG, Ribas CAPM. Megaesôfago. Clínica Cirúrgica do Colégio Brasileiro de Cirurgiões. São Paulo: Atheneu; 2010. cap. 19, p. 289-298.
28. Pinotti HV, Ellenbogen G, Gama-Rodrigues JJ, et al. Novas bases para o tratamento cirúrgico do megaesôfago: esofagocardiomiotomia com esofagofundogastropexia. Rev Ass Med Bras. 1974;20:331-334.
29. Pinotti HV, Ellenbogen G, Gama-Rodrigues JJ, Raia A. Tratameanto cirúrgico do megaesôfago pela técnica de esofagocardiomiotomia com esofagofundogastropexia. Observações tardias sobre 118 casos operados. Rev Ass Méd Bras. 1978;24:899-90.
30. Brasil. Ministério da Saúde. Estimativa 2016: Incidência do Câncer no Brasil. 2016. Disponível em: http://www.inca.gov.br/estimativa/2016/estimativa-2016-v11.pdf. Acesso em: 11 abr. 2021.
31. Ximenes Netto M, Piauilino MA, Oliveira HA, Vaz Neto JP. Linfoma esofágico primário. In: Revista do Colégio Brasileiro de Cirurgiões. 2012;39(3):243-246.
32. Lagergren J, Bergström R, Nyren O. Association between body mass and adenocarcinoma of the esophagus and gastric cardia. Ann Intern Med. 1999;130(11):883-90.
33. López M, Laurentys-Medeiros J. Semiologia Médica: as bases do diagnóstico clínico. 4ª ed. Rio de Janeiro: Revinter; 2001. p. 683-94.
34. AJCC. Cancer Staging Manual 2017. Disponível em: https://cancerstaging.org/Pages/default. Acesso em: 11 abr. 2021.
35. Faria LDBB, Leal FS, Santos M, Castro RS, Souza RC. Diretrizes oncológicas. Disponível em: http://diretrizesoncologicas.com.br. 2020. Acesso em:

Cirurgia do Fígado e Vias Biliares

35

▶ **35.1.** Cirurgia do Fígado

- ▶ 35.1.1 Colangiocarcinoma
- ▶ 35.1.2 Hepatocarcinoma
- ▶ 35.1.3 Tratamento cirúrgico das metástases neuroendócrinas
- ▶ 35.1.4 Tratamento cirúrgico das metástases coloretais.
- ▶ 35.1.5 Tratamento cirúrgico das metástases não colorretais e não neuroendócrinas

▶ **35.2.** Cirurgia das Vias Biliares

- ▶ 35.2.1. Vesícula e Vias Biliares
- ▶ 35.2.2. Tratamento cirúrgico da pancreatite crônica
- ▶ 35.2.3. Tumores neuroendócrinos do pâncreas
- ▶ 35.2.4. Lesões císticas do pâncreas
- ▶ 35.2.5 Tratamento cirúrgico de câncer do pâncreas

35.1. Cirurgia do Fígado

Luís Arnaldo Szutan

Mauricio Alves Ribeiro

Caroline Petersen da Costa Ferreira

Luiz Benicio Dantas Júnior

Guilherme Humeres Abrahão

No tratamento cirúrgico do fígado, o importante é descrever sobre as neoplasias malignas do órgão.

Neste capitulo discutiremos estas neoplasias:

- **Primitivas:** colangiocarcinoma e hepatocarcinoma
- **Metastáticas:** coloretais, neuroendócrinas e não coloretais e não neuroendócrinas.

Apresentamos a seguir as características próprias de cada uma destas doenças.

35.1.1. COLANGIOCARCINOMA

Apesar de ser uma doença rara, cujo diagnóstico geralmente é retardado pelo desconhecimento da doença, trata-se da neoplasia maligna mais frequente das vias biliares. Sua base anatomopatológica consiste no comprometimento dos colangiócitos, células responsáveis pela estruturação do epitélio das vias biliares, caracterizando o adenocarcinoma como o mais frequente (90%), seguido pelo espinocelular. É uma doença extremamente agressiva, com sobrevida limitada.

Dados americanos estimam que sua prevalência seja em torno de 3% de todos as neoplasias malignas do trato gastrointestinal, e é notado aumento da incidência nos últimos 30 anos. A idade média dos pacientes com essa afecção é entre 50-70 anos com leve predomínio do sexo masculino.[1]

Os fatores de riscos elencados no desenvolvimento dessa afecção são: colangite esclerosante primária, doença fibropolicística do fígado (doença de Caroli, fibrose hepática congênita), doença cística das vias biliares, hepatolitíase, hepatopatia crônica, infecção pelo HCV, síndrome de Lynch, fibrose cística, papilomatose biliar, hemocromatose, tabagismo, obesidade, uso de contraceptivos orais, mutação do BAP1 entre outros.[2]

Atualmente classificam-se, conforme a AJCC (*American Joint Committee of Cancer*) em intra hepáticos e extra hepáticos, sendo que estes ainda são subdivididos em: peri hilar, que compreende o acometimento neoplásico do ducto hepático comum; e nos da porção distal, que compreende o colédoco nas suas diversas porções, até sua fusão junto ao ducto pancreático. Não são classificados como colangiocarcinoma os tumores da vesícula biliar, nem os da ampola de Vater.

O subtipo perihilar ainda é subdividido conforme a classificação de Bismuth – Corlette em:

- **Tipo I:** tumor abaixo da confluência dos ductos hepáticos direto e esquerdo, comprometendo apenas o ducto hepático comum.
- **Tipo II (tumor de klatskin):** tumor compromete a confluência dos ductos hepáticos.
- **Tipo IIIa:** tumor compromete ducto hepático direito e ducto hepático comum
- **Tipo IIIb:** tumor compromete o ducto hepático esquerdo e ducto hepático comum
- **Tipo IV:** tumor compromete ducto hepático comum, confluência e ducto direto e esquerdo OU tumores multicêntricos na via biliar.

De todos os colangiocarcinomas, 5 a 10% são intra-hepáticos e cerca de 75% dos são do tipo perihilar, sendo que destes, cerca de 2/3 envolvem a confluência.[3] Clinicamente manifestam-se por dor abdominal inespecífica, no quadrante superior direito, associada a perda ponderal e icterícia obstrutiva, sendo febre evento menos frequente. Não é raro o diagnóstico através achados de exames laboratoriais e de imagem alterados. Ao exame físico podemos notar massa palpável no QSD, hepatomegalia, sinais de síndrome consumptiva e icterícia, especialmente nos casos avançados.

Há alteração laboratoriais relacionadas ao aumento da bilirrubina total, às custas da sua fração direta, bem como da fosfatase alcalina e gama glutamiltransferase. As transaminases, bem como as provas de coagulação também tendem a estar comprometidas. Atenção especial deve ser dada ao colangiocarcinoma intra-hepático que pode cursar com alteração de enzimas canaliculares com bilirrubina sérica normal. CA 19-9 é o marcador tumoral a ser solicitado e geralmente está elevado na ocasião do diagnóstico, pode ser associado ao CEA, principalmente nos pacientes com colangite esclerosante primária. Alfa fetoproteina deverá ser solicitada para diagnóstico diferencial com o carcinoma hepatocelular.

Em relação aos métodos de imagem, a investigação inicia-se com a ultrassonografia, que pode revelar um fígado aumentado de tamanho, com dilatação da via biliar intra-hepática ou dilatação segmentar, associada a imagem heterogênea e mal delimitada. É útil também para identificação de doença litiásica, entretanto é um exame inicial que pouco se presta para decisão terapêutica. Para tal utilizamos a tomografia computadorizada em três fases e/ou ressonância nuclear magnética com reconstrução biliar. Tais exames demonstram a presença de retração capsular como achado sugestivo, bem como lesão heterogênea, mal delimitada, com pobre realce pelo meio de contraste, porem consegue determinar os segmentos hepáticos comprometidos e proporcionar o planejamento cirúrgico, no caso dos intra hepáticos. No tipo perihilar consiste um desafio determinar o comprometimento das estruturas vasculares (artéria hepática e veia porta) pela neoplasia, o que pode inclusive impossibilitar uma ressecção mesmo com lesões pequenas. Para tal, faz-se necessário um exame de boa qualidade e avaliação de radiologista experiente. Tais exames ainda conseguem determinar presença de doença abdominal avançada, seja pela presença de metástases intra hepáticas (mais comuns), peritoniais e/ou pleurais/pulmonares. Portanto são exames fundamentais para diagnóstico e planejamento terapêutico.

A maioria dos pacientes receberá o diagnóstico em uma fase avançada da doença, na presença de icterícia severa e exames de imagem demonstrando comprometimento vascular e/ou presenças de metástases, que impossibilitem terapêutica cirúrgica curativa. Nesse cenário resta a opção de drenagem da via biliar, que até pode ser feita através de CPRE, entretanto a drenagem transparieto hepática interna e externa consiste na opção com maior taxa de sucesso, associada a biópsia da lesão. Tal estratégia visa minimizar as repercussões clínicas da obstrução biliar e possibilitar o emprego de quimioterapia paliativa (capecitabina e/ou gencitabina), com objetivo de aumentar sobrevida. Outras opções como radioterapia e quimioradioembolização são possíveis através de avaliação individualizada.

Para os que recebem diagnóstico numa fase precoce, a melhor opção é a ressecção cirúrgica associada a quimioterapia adjuvante na grande maioria dos casos. Nos intra hepáticos consiste em hepatectomias maiores ou menores a depender da extensão da lesão associada a linfadenectomia hilar e geralmente não é necessária reconstrução biliar. Nos perihilares, o comprometimento vascular e extensão da lesão é a baliza para o procedimento a ser realizado, geralmente é realizada uma hepatectomia maior (direita, esquerda ou trisetorectomias), com ressecção da árvore biliar e reconstruções biliares complexas com alça em Y de Roux, associada a linfadenectomia. Nesse contexto a biópsia de congelação é fundamental para determinar margem livre de acometimento neoplásico.

Eventualmente torna-se necessário a drenagem da via biliar pre operatória caso os níveis de bilirrubina encontrem-se demasiadamente aumentados, valores para tal são controversos, mas recomenda-se não submeter pacientes com bilirrubina acima de 10mg/dl a procedimentos ressectivos.

Apesar dos avanços relacionados a técnica cirúrgica, com uso de novos materiais e novas terapias adjuvantes, o prognóstico continua ruim, com alta taxa de recorrência e baixa sobrevida em 5 anos, especialmente naqueles pacientes cujas margens cirúrgicas mostraram-se comprometidas no exame anatomopatológico. Nesse contexto torna-se necessária cada vez mais a expertise e treinamento do cirurgião hepatobiliopancreático no tratamento dessa grave afecção.

▶ REFERÊNCIAS

1. Biliary tract cancer incidence and trends in the United States by demographic group, 1999-2013. Van Dyke AL, Shiels MS, Jones GS, Pfeiffer RM, Petrick JL, Beebe-Dimmer JL, Koshiol J Cancer. 2019;125(9):1489. Epub 2019 Jan 15
2. Risk factors for intrahepatic and extrahepatic cholangiocarcinoma: A systematic review and meta-analysis.Clements O, Eliahoo J, Kim JU, Taylor-Robinson SD, Khan SA J Hepatol. 2020;72(1):95. Epub 2019 Sep 16.
3. Carcinoma of the extrahepatic bile ducts. Histologic types, stage of disease, grade, and survival rates.Henson DE, Albores-Saavedra J, Corle D. Cancer. 1992;70(6):1498.

35.1.2. HEPATOCARCINOMA

O carcinoma hepatocelular (CHC) representa o principal subtipo do câncer de fígado, contando com 85-90% do total de tumores primários nesse órgão. Essa doença vem apresentando uma taxa global de cerca de 782.000 novos casos ao ano, sendo responsável por 600.000 mortes no mesmo período[1]. A semelhança desses números demostra o quão agressiva essa doença pode ser. No que compete a incidência, o CHC é quinta doença maligna mais comum entre homens e nona entre as mulheres e a segunda causa de morte por câncer ao redor do mundo[2].

Fatores de Risco

CHC aparece geralmente num contexto de doença hepática crônica e a maior parte dos seus fatores de risco é bem definida: infecção por vírus da hepatite C (VHC), da B (VHB), e da D (VHD), consumo excessivo de álcool (50-70g/dia), exposição à aflatoxinas (toxina produzida pelo fungo *Aspergillus* que infesta grãos, amendoins, soja e milho armazenados em locais quentes e úmidos), doença hepática gordurosa não alcoólica (DHGNA), doenças metabólicas (hemocromatose, deficiência de alfa-1-antitripsina, doença de Wilson, tirosinemia, doença de depósito de glicogênio tipo I e II e porfirias) e outras doenças que evoluem para cirrose, como hepatite autoimune e síndrome de Budd-Chiari[3,4]. VHB é o principal agente causador, responsável por mais de 50% dos casos, em especial nas áreas de alta incidência de CHC (à exceção do Japão e Egito), enquanto VHC é o fator etiológico mais comum em áreas de baixa incidência da doença como América do Norte e América do Sul[1]. A DHGNA é um fator de risco em ascensão, com potencial de contribuir e, eventualmente, até sobrepor a hepatite C, devido ao aumento vertiginoso nas taxas de obesidade e diabetes no mundo desenvolvido[5].

Rastreamento

Segundo as recomendações do *guideline* da Associação Americana do Estudo das doenças hepáticas (AASLD), o rastreamento deve ser realizado com Ultrassonografia acompanhado ou não de Alfafetoproteina a cada 4-8 meses. Ele está recomendado, de acordo com o concenso brasileiro de CHC (2019), em populações de risco, sendo os cirróticos compensados a principal população alvo para a vigilância, nos pacientes com hepatite B não-cirróticos com alto risco para desenvolvimento de CHC e nos pacientes com hepatopatia cônica e fibrose avançada (F3)[6]. No Brasil, em pacientes com DHGNA e CHC foi demonstrado que 31% dos casos aconteceram em pacientes sem cirrose7. Contudo, ainda não existem evidências e estudos de custo-eficácia suficientes para corroborar a realização do rastreamento em pacientes sem cirrose.

Diagnóstico

Em 2005 foi adotada uma nova marca radiológica para o CHC: captação de contraste na fase arterial e wash out nas fases tardias (achados relacionados à alteração no suprimento vascular que se torna predominantemente arterial durante o processo da carcinogênese) e, além disso, os níveis de AFP (que antes faziam parte dos critérios diagnósticos) foram retirados[8].

Atualmente, as normas de orientação clínica da AASLD orientam que, nos paciente cirróticos, uma técnica imaginológica - Tomografia Computadorizada (TC) ou Ressonância Magnética (RM)- evidenciando a marca radiológica do CHC é suficiente para o diagnóstico de tumores maiores que 1,0 cm de diâmetro[9]. (Figura 35.1.2.1).

Dessa forma, a biópsia tem espaço principalmente nos casos de dúvida diagnóstica e em pacientes não cirróticos em que a marca radiológica não é identificada. Alguns grupos têm realizado biópsia no intuito de formar banco de tumores para avaliação de aspectos moleculares na tentativa de fazer correlação entre evolução e sobrevida dos doentes.

Com o objetivo de padronizar a técnica de obtenção das imagens e a terminologia utilizada para descrever e classificar as lesões focais hepáticas, assim como para auxiliar na interpretação dos resultados e na padronização dos relatórios criou-se o LI-RADS® (Liver Imaging Reporting And Data System). As seguintes categorias de diagnóstico são

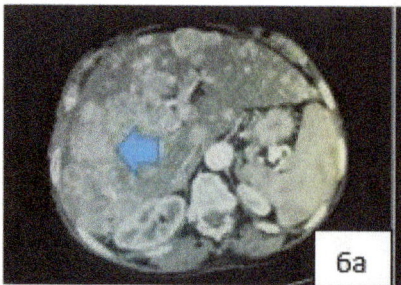

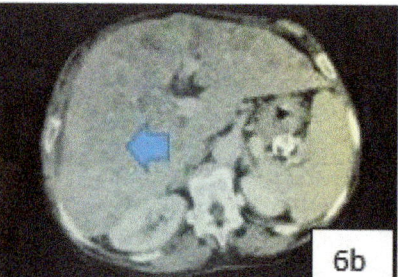

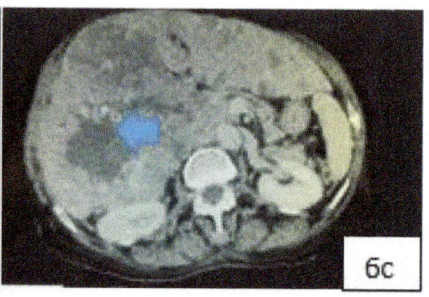

Figura 35.1.2.1. TC de abdômen: 6a: fase arterial com captação de contraste pelo tumor (seta); 6b: fase portal com lavagem de contraste com lesão isoatenuante ao restante do parênquima (seta); 6c: fase tardia com lavagem completa do contraste com tumor hipoatenuante em relação ao restante do parênquima (seta).

utilizadas no LI-RADS®: LR-NC: não categorizável, devido omissão de fases relevantes do estudo ou degradação das imagens, impossibilitando a interpretação fidedigna dos achados; LR-1: lesão focal definitivamente benigna; LR-2: lesão focal provavelmente benigna; LR-3: lesão intermediária de malignidade; LR-4: lesão provavelmente CHC; LR-5: lesão definitivamente CHC; LR-M: lesão provavelmente ou definitivamente maligna, porém não necessariamente CHC e LR-TIV: presença de invasão vascular tumoral10.

Classificação

O paciente com CHC, em geral, apresenta não uma, mas duas doenças associadas: a doença hepática e o tumor em si. E para seu tratamento, é necessário que ambas sejam compreendidas e classificadas. O estadiamento do CHC é fundamental para avaliar a extensão e prognóstico da doença. Diversas classificações desse tumor foram desenvolvidas em vários centros ao redor do mundo. Todavia, não existe consenso sobre qual a melhor, todos têm suas vantagens e desvantagens e cada uma se encaixa mais adequadamente a um determinado tipo de paciente. Entre elas, temos: Okuda, Tumor/node/metastasis (TNM), *Cancer of the Liver Italian Program* (CLIP), *Japan Integrated Staging* (JIS), *Hong Kong Liver Cancer* (HKLC), porém a mais difundida no mundo ocidental atualmente, endossada pela EASL e AASLD, é *Barcelona Clinic Liver Cancer* (BCLC)[11,12].

BCLC utiliza parâmetros da função hepática, estado geral do doente e grau de comprometimento tumoral para, então, recomendar um tratamento[13]. Entretanto, seu emprego irrestrito pode gerar uma limitação importante na ressecção hepática, especialmente no estádio intermediário.

Tratamento

O tratamento do CHC depende do estágio do diagnóstico do tumor. Ele se divide em tatamento curativo: ressecção hepática (RH), transplante hepatico (TH) e ablação com terapias percutâneas(radiofrequencia, alcoolização) e tratamento paliativo (quimioembolização e terapia sintêmica).

De acordo com BCLC:

- **Estágio BCLC 0:** paciente com função hepática preservada, sem sintomas relacionados ao câncer - Eastern Cooperative Oncology Group Performance Status14(ECOG-PS) 0 - e com tumor único, menor do que 2 cm. Principais opções de tramento são ressecção e terapia ablativa.

- **Estágio BCLC A:** paciente com tumor único ou até três nódulos < 3 cm, com função hepática preservada e ECOG-PS 0. Opçoes de tratamento: ressecção hepática (RH), transplante hepático (TH) ou ablação por radiofrequência (RFA), a depender da função hepática - Child-Pugh (CP)- e presença ou não de hipertensão portal. O transplante hepático é o tratamento de escolha para pacientes com CHC precoce, função hepática comprometida e/ ou hipertensão portal104,105 e utiliza os Critérios de Milão (CM) - tumores únicos ≤ 5 cm ou até 3 nódulos ≤ 3 cm, sem invasão vascular macroscópica ou comprometimento a distância nos exames de imagem pré-transplante.

- **Estágio BCLC B:**or pacientes com tumor multinodular e/ou irressecável, que não apresentam invasão vascular ou metástase extra-hepática, com função hepática preservada (ECOG-PS 0)105. O tratamento de escolha para esse estágio é a quimioembolização transarterial (TACE).

- **Estágio BCLC C:** pacientes com sintomas leves relacionados ao câncer (ECOG-PS 1-2) e/ou invasão vascular ou metástases extra-hepáticas e função hepática relativamente preservada. o tratamento de escolha é o tratamento sistêmico. Sorafenibe (inibidor de múltiplas tirosina-quinases) foi o único tratamento sistêmico disponível por quase uma década, porém nos últimos anos, a imunoterapia vem aparecendo como uma opção importante.

- **Estágio BCLC D:** pacientes não passíveis de transplante hepático, com disfunção hepática grave e/ou com condição física muito deteriorada, definida como ECOG-PS superior a 2. Nesse estágio, os pacientes apresentam um prognóstico muito reservado, estando indicado, na grande maioria dos casos, apenas tratamento de suporte.

▶ REFERÊNCIAS

1. Ozakyol A. Global Epidemiology of Hepatocellular Carcinoma (HCC Epidemiology). J Gastrointest Cancer. 2017;48(3):238–40
2. Park JW, Chen M, Colombo M, et al. Global patterns of hepatocellular carcinoma management from diagnosis to death: the BRIDGE Study. Liver Int 2015;35(9):2155–2166
3. Balogh J, Iii DV, Asham EH, Li X, Ghobrial RM, Jr HPM. Hepatocellular carcinoma : a review. J Hepatocell Carcinoma. 2016;41–53
4. Chedid MF. Carcinoma Hepatocelular: Diagnóstico e Manejo Cirúrgico. Arq Bras Cir Dig. 2017;30(4):272–8
5. Dhanasekaran R, Limaye A, Cabrera R. Hepatocellular carcinoma: current trends in worldwide epidemiology, risk factors, diagnosis, and therapeutics. Hepat Med. 2012;4:19–37.
6. Sociedade Brasileira de Hepatologia. (2018). Atualização Das Recomendações Da Sociedade Brasileira De Hepatologia Para O Diagnóstico E Tratamento Do Carcinoma Hepatocelular. 1–97.
7. (. Cotrim HP, Oliveira CP, Coelho HS, Alvares-da-Silva MR, Nabuco L, Parise ER, Ivantes C, Martinelli AL, Galizzi-Filho J, Carrilho FJ. Nonalcoholic steatohepatitis and hepatocellular carcinoma: Brazilian survey. Clinics (Sao Paulo). 2016 May;71(5):281-4.)
8. Khalili K, Kim TK, Jang HJ, Haider MA, Khan L, Guindi M, et al. Optimization of imaging diagnosis of 1-2 cm hepatocellular carcinoma: An analysis of diagnostic performance and resource utilization. J Hepatol. 2011;54(4):723–8.
9. Zhu A. Normas de Orientação Clínica da EASL e da EORTC : Abordagem de carcinoma hepatocelular. J Hepatol. 2012;56:908–43.
10. Elsayes KM, Kielar AZ, Elmohr MM, Chernyak V, Masch WR, Furlan A, et al. White paper of the Society of Abdominal Radiology hepatocellular carcinoma diagnosis disease-focused panel on LI-RADS v2018 for CT and MRI. Abdom Radiol (NY). 2018;43(10):2625-42. 80. Referência LIRADs em português (https://www.acr.org/-/media/ACR/Files/RADS/LI-RADS/Translations/LI-RADS-2018-CT-MRICore-Portuguese.pdf?la=en).

11. Faria SC, Szklaruk J, Kaseb AO, Hassabo HM, Elsayes KM. TNM/Okuda/Barcelona/UNOS/CLIP International Multidisciplinary Classification of Hepatocellular Carcinoma: concepts, perspectives, and radiologic implications. Abdom Imaging. 2014;39(5):1070–87.
12. Subramaniam S, Kelley RK, Venook AP. A review of hepatocellular carcinoma (HCC) staging systems. Chin Clin Oncol. 2013;1971(2):1–12
13. Bruix J, Sherman M. Management of hepatocellular carcinoma: An update. Hepatology. 2011;53(3):1020–2.
14. 14.Oken M, Creech R, Tormey D, Horton J, Davis T, McFadden E, et al. Toxicity and response criteria of the Eastern Cooperative Oncology Group. Vol. 5, American Journal of Clinical Oncology. 1982.

35.1.3. TRATAMENTO CIRÚRGICO DAS METÁSTASES NEUROENDÓCRINAS

Os tumores neuroendócrinos compreendem uma classe de tumores raros, atingindo cerca de 85% dos seus casos no aparelho digestivo. São tumores de características heterogêneas que se originam das células do sistema nervoso e endócrino. Podem ser classificados em dois grupos histológicos: os carcinóides e os pancreáticos. Os carcinóides originam-se embriologicamente do intestino médio e podem secretar serotonina e outros hormônios vasoativos. Os tumores neuroendócrinos pancreáticos também têm sua origem embriológica no intestino médio e podem ser funcionantes (Insulinoma, Glucagonoma, Gastrinoma, VIPoma).[1]

Atualmente, apresentam incidência de cerca de 7 casos por 100.000 habitantes/ano, índice observado em registros de estudos realizados no Reino Unido, onde a incidência global sofre aumento gradual e constante nos últimos 30 anos.[1,2]

No aparelho digestivo, os tumores neuroendócrinos apresentam-se com maior frequência no fígado, de forma metastática, seguido do intestino delgado, pâncreas, estômago, cólon e apêndice cecal, sendo que nesses casos, como neoplasia primária.[5]

A evolução metastática da doença acomete inicialmente linfonodos, seguido do fígado, pulmão e ossos, tendo o fígado como principal órgão acometido quando trata-se de doença metastática.

Os tumores neuroendócrinos podem ser sintomáticos ou assintomáticos. Os sintomas estão diretamente relacionados ao sítio primário, a presença de metástases e ao comportamento biológico (funcionante ou não funcionante) desses tumores.

Em cerca de 80% dos casos, o diagnóstico é realizado sob avançados estágios de doença, isto é, já apresentando comprometimento metastático de forma sincrônica.[6,7] Fato este, que condiciona a sintomatologia mais prevalente estar relacionada ao fígado. Manifestações como dor abdominal, distensão abdominal, astenia, náuseas, vômitos e perda ponderal destacam-se dentre os mais prevalentes.

A incidência das metástases hepáticas dos tumores neuroendócrinos do aparelho digestivo apresenta-se notavelmente mais marcada nos casos de tumor primário no intestino delgado (67% - 91%), pâncreas (28% - 77%) e menos de 1% nos casos originários do apêndice cecal.[2] A síndrome carcinóide é característica marcante dos tumores neuroendócrinos funcionantes, que alcançam 5% dos casos apenas.[5] Compreende sintomas quais manifestam-se devido a produção intrínseca de serotonina e outros hormônios vasoativos pelo tumor e que posteriormente são liberados na corrente sanguínea desses pacientes. Os principais sintomas desse processo são: rubor, geralmente facial e de partes superiores do tórax, diarréia secretora, que pode ser intensa acarretando distúrbios eletrolíticos e desidratação; dor abdominal tipo cólica, devido a reação desmoplásica do mesentério ou distensão da cápsula de Glisson em casos quais apresentam-se com carga tumoral extensa; náuseas e vômitos; broncoconstrição, que pode ser induzida pela histamina. Cerca de 50% dos pacientes com síndrome carcinóide apresenta comprometimento cardíaco, causado pelo excesso de serotonina induzindo a fibrose cardíaca.[5] Os níveis elevados de serotonina na circulação sanguínea têm sido associados a insuficiência cardíaca, devido a depósitos fibrosos no endocárdio. Estes depósitos são provavelmente responsáveis pela degeneração fibrosa do aparelho da válvula.

O diagnóstico das metástases hepáticas de tumores neuroendócrinos é realizado principalmente por modalidades de exames de imagem, que avaliam tanto o aspecto morfológico, quanto o aspecto funcional dessas lesões. Em paralelo, há, todavia, aspectos clínicos-laboratoriais específicos desse tipo histológico, quais também detêm valor investigativo neste momento.

Laboratorialmente, uma parcela dos tumores neuroendócrinos apresenta expressão de hormônios na corrente sanguínea, fato qual os fazem ser considerados funcionantes. Em vista dessa característica peculiar, métodos laboratoriais permitem dosar e utilizar esses resultados como valor preditivo para o diagnóstico desse grupo de tumores. Dosagem da Cromogranina A e B e o ácido 5 hidroxi-indolacético (5-HIAA) são os principais marcadores utilizados. Esses também são úteis no controle pós-operatório, no que concerne a verificação de estabilização da doença e alívio dos sintomas, quando há uma queda de cerca de 80% do valor desses índices.[5] Por outro lado, atua também no controle de possível recidiva, quando as concentrações desses índices voltam a ter expressão mais alta.

Dentre os exames de imagem, uma variedade de modalidades pode ser usada na avaliação de características morfológicas e funcionais das metástases hepáticas dos tumores neuroendócrinos. Destacam-se o ultrassom, a tomografia computadorizada helicoidal multifásica e ressonância magnética por difusão.[8]

Ao exame de ultrassonografia com doppler, caracteristicamente, as metástases hepáticas dos tumores neuroendócrinos são hipervasculares, exibem um padrão hiper/hipoecóico misto com uma aparência cística central.[8,9]

Quando comparados os métodos de imagem entre si, a ressonância magnética é o método de escolha, uma vez que apresenta maior sensibilidade para as metástases hepáticas de tumores neuroendócrinos e quando ponderada em T2 e associação com o contraste gadolíneo é capaz de detectar focos de doença ainda menores.[8,9]

Cerca de 60-100% dos tumores neuroendócrinos expressam receptores de somatostatina. Os métodos de imagem funcionais, baseado nesses receptores, exploram este alvo em específico.[8,9]

A imagem funcional pode empregar diversos traçadores radiomarcados, como 111 In-Octreotide, 68 Ga-radiomarcado "DOTA"peptídeos, 64Cu-DOTA, 18F-DOPA e 11C-5hidroxi-triptofano HTP.[8]

Estudos das modalidades diagnósticas por imagem, demostraram que a sensibilidade e especificidade da tomografia por emissão de pósitrons associada a 68Ga-DOTATOC, apresentou capacidade de alterar a estratégia terapêutica diante de cerca de 33% dos pacientes que apresentavam esse tipo de doença.[8,9]

A imagem funcional com 68Ga-DOTATOC é capaz de detectar lesões não identificáveis por exame de tomografia e ressonância em até 67% dos pacientes que apresentam tumores funcionantes.[8,9]

No entanto, os fatores mais preponderantes tanto para o diagnóstico, como também para definição das linhas terapêuticas das metástases hepáticas dos tumores neuroendócrinos, são, certamente, as características histopatológicas de cada tumor, grau de diferenciação celular e aspectos morfológicos de apresentação da doença.[10]

De acordo com as normativas da Organização Mundial da Saúde de 2010, o tipo biológico ou grau de diferenciação celular, define o tipo de tratamento. Levando-se em consideração a proliferação dos marcadores de índice mitótico e Ki-67, os tipos biológicos desses tumores são divididos em: G1 (bem diferenciado), G2 (moderadamente diferenciado) e G3 (indiferenciado), conforme mostra a Tabela 35.1.3.1.

Além disso, as características morfológicas desses tumores estratificados por exames de imagem, permitem subdividir a apresentação da doença em:

- **tipo 1** - metástase única de qualquer tamanho;
- **tipo 2** - lesões bi-lobares isoladas com baixa carga tumoral; e
- **tipo 3** - lesões disseminadas por todo o fígado, associado a baixo volume de parênquima sadio residual, conforme mostra a Tabela 35.1.3.2.[10]

Tabela 35.1.3.1. Comportamento Biológico: Grau de diferenciação celular (OMS 2010)

Grau de diferenciação	Índice Mitótico (10 HPF)	Ki-67
G1	<2	<2
G2	2-20	3-20
G3	>20	>20

Tabela 35.1.3.2. Classificação Morfológica das Metástases Hepáticas de Tumores Neuroendócrinos

Classificação Morfológica	Descrição
Tipo 1	Metástase única de qualquer tamanho
Tipo 2	Lesões bilobares isoladas com baixa carga tumoral
Tipo 3	Lesões disseminadas pelo órgão com baixo volume de parênquima sadio residual.

Os métodos de tratamento atualmente disponíveis, podem ser divididos em 3 grupos principais:

▶ **Terapias específicas para o fígado:** nesse subgrupo compreendem métodos terapêuticos não sistêmicos e não cirúrgicos, dos quais destacam-se a terapia ablativa, embolização trans-arterial (TAE), químioembolização trans-arterial (TACE) e as terapias radioativas, como a radioterapia interna seletiva (SiRt).

▶ **Terapias sistêmicas:** neste subgrupo está incluso o uso de análogos da somatostatina/imunoterapia, radioterapia com receptores de peptídeos (pRRt), terapia de células alvo e a quimioterapia (chemo).

▶ **Tratamento Cirúrgico:** método qual inclui 3 tipos de abordagem: a Ressecção simples (R0/R1), a Cirurgia Citoredutora (R2) e o Transplante Hepático (Lt)

Dentre as terapias específicas para o fígado, as ablativas desempenham importante papel terapêutico e podem ser utilizadas no manejo das metástases hepáticas irressecáveis, tanto por via percutânea, quanto laparoscópica ou em procedimentos abertos/convencionais. A radiofrequência é a técnica mais utilizada desse método terapêutico, porém técnicas ablativas por micro-ondas, laser, crioablação e infusão de álcool também são alternativas possíveis. Podem ser utilizadas repetidas vezes com a intenção de controle de carga tumoral e ou sintomas. Os melhores resultados foram demonstrados com o uso da radiofrequência e micro-ondas; ambos tiveram resultados comparáveis, menor tempo de utilização e uso abrangente inclusive para tumores maiores ou multifocais. Akyildis et al, em 2010, com um estudo de coorte contando com 119 pacientes, obteve taxa de sobrevida global em 5 anos, de 37% a 57%, com melhores resultados obtidos em pacientes com baixa carga tumoral, margens maiores de 1 centímetro e tumores menores de 5 cm. Taxas de recidiva local, novas lesões primárias e aparecimento de novas lesões extra-hepáticas foram 23%, 63% e 53% dos pacientes, respectivamente, com tempo médio de acompanhamento 30 meses.[11] As técnicas ablativas representam uma estratégia adequada para pacientes que não podem ser submetidos a ressecção cirúrgica, que apresentem número pequeno de lesões, baixo grau de diferenciação celular (G1/G2), tumores menores de 5 centímetros e distante de estruturas vasculares e ou biliares principais.[10,11]

Outro método terapêutico específico para o fígado compreende as embolizações. As metástases hepáticas dos tumores neuroendócrinos são lesões classicamente hipervasculares, ou seja, a maior parte do aporte sanguíneo das lesões tumorais são provenientes de tributárias da artéria hepática, fato que contrasta com o parênquima sadio, tecido qual obtém oxigenação principalmente via sistema Portal. A embolização e a químioembolização trans-arterial são métodos quais exploram essa peculiaridade anatômica. Constituem opção de tratamento paliativo, eficaz em evitar progressão tumoral e produzir alívio de sintomas dos tumores funcionantes e ou relacionados a carga tumoral extensa. O mecanismo desse tipo de abordagem consiste em ocasionar necrose por isquemia através de acesso transarterial. O procedimento inicial (TAE) consiste na embolização da artéria nutridora tumoral, sem agentes biologicamente ativos. Posteriormente foram desenvolvidas partículas carreadoras de agentes quimioterápicos (doxorrubcina e estreptozocina) (TACE). No entanto, Pitt et al, em uma análise retrospectiva multicêntrica com 100 pacientes, demonstrou diferenças não significativas entre ambos métodos, quando analisado sistematicamente fatores como sobrevida global, alívio de sintomas, taxa de morbidade e mortalidade.[12]

A Radioterapia interna seletiva (SiRt), também conhecida como radioembolização, compreende uma técnica qual usa-se a emissão de partículas beta de Yttrium-90 (90Y) trans-artéria hepática, para que essas microesferas se alojem na microvascularização tumoral. Essa técnica permite tratar especificamente múltiplos sítios de doença, combinando a embolização com altas doses de radiação citotóxica. Estudos de longo prazo ainda são escassos. No entanto, Kennedy et al, demonstrou em ensaio clínico com 148 pacientes que se submeteram a este tipo de tratamento, 2.7% de resposta completa; 60.5% obtiveram resposta parcial; 22.7% estabilização da doença; 4.9% houve progressão da doença e taxa de sobrevida global média de 70 meses.[13] Em uma revisão sistemática realizada por Yang et al em 2012, observou-se sobrevida global média entre TACE e SiRt de 34.9 meses (15-69 meses) versus 28 meses (14-70 meses), respectivamente. Todavia, pacientes que se submetem aos procedimentos trans-arteriais podem manifestar a "síndrome pós-embolização", apresentando sintomas como fadiga, febre, dor abdominal e alterações nos exames laboratoriais referentes a função hepática.[14]

Embora as terapias específicas para o fígado e as sistêmicas possam contribuir com algum efeito terapêutico benéfico aos pacientes com metástases hepáticas extensas de tumores neuroendócrinos, elas não proporcionam chance de cura.[20,21,22,23]

A ressecção cirúrgica com margens livres (R0) é a forma de tratamento associada as maiores taxas de sobrevida, alívio imediato de sintomas e o único tipo de intervenção que pode representar potencial curativo, por isso é considerada padrão-ouro para o tratamento das metástases hepáticas de tumores neuroendócrinos. No entanto, já no diagnóstico inicial, mais de 80% dos pacientes apresenta metástase hepática multi-focal ou bilobar, tipo morfológico 3, quais podem torná-los inaptos a esse tipo de tratamento.[24,25,26]

Diante da incidência de doença hepática extensa já inicialmente, associado a casos de síndrome carcinóide refratária ao tratamento clínico, a modalidade de cirúrgica paliativa ou citorredutora (R2), qual não deixa margens livres, pode ser oferecida a seletos pacientes com objetivo de controlar os sintomas causados pela carga tumoral em si, bem como pelos sintomas ocasionados pelo excesso de serotonina, no caso de tumores funcionantes, taxa que se aproxima de 7 a 10% de todos os pacientes e 35 a 50% dos pacientes com metástases hepáticas.[27] Esse tipo de indicação cirúrgica, reserva-se para pacientes quais pelo menos cerca de 70% a 90% da carga tumoral hepática possa ser ressecada.

Os principais estudos neste segmento, mostraram que a ressecção do sítio primário do tumor neuroendócrino, independentemente de abordagem da metástase hepática, implica em melhores resultados de sobrevida global e de sobrevida livre de doença. No entanto, quando a possibilidade de ressecção do sítio primário inclui grandes ressecções, as taxas de morbidade e mortalidade aumentam proporcionalmente ao porte do procedimento.[28]

Os resultados das ressecções cirúrgicas curativas tanto quanto das paliativas, ficam muitas vezes minimizados devido a significantes taxas de recidiva. No entanto, a abordagem citorredutora (R2) está destacadamente associada a baixas taxas de sobrevida global, na maioria dos casos. Saxena et al, em 2011, reportou através de revisão sistemática, uma série com resultados de 71 pacientes submetidos a ressecção como tratamento cirúrgico das metástases hepáticas de tumores neuroendócrinos. Taxas de sobrevida global média de 1-, 3-, 5- e 10 anos foram 94%, 83%, 70.5% e 42%, respectivamente e 71% e 18% quando comparado apenas ressecção R0/R1 versus R2.[29]

recente, Mazaferro et al, em 2016, realizou o único estudo prospectivo referente ao tema. Sob restritos critérios de seleção, nomeados como os "Critérios de Milão para as metástases hepáticas de tumores neuroendócrinos" e obteve de uma amostra de 88 pacientes, taxas de sobrevida global de 97.2% e 88.8% em 5 e 10 anos, respectivamente.[28]

No entanto, o aspecto que ainda pode gerar certo nível de controvérsia sobre a indicação do transplante hepático para os tumores secundários, neste caso referente às neoplasias secundárias de fígado irressecáveis de tumores primários neuroendócrinos, trata-se da taxa de recorrência, que pode atingir índices significativos, como os apreciados no estudo de Gedaly e Nguyen, em 2000, que chegou de 17.7% até 38.7% em 1 e 3 anos, respectivamente.[35,36]

Demais possíveis pontos de viés desse tipo histológico, são: a escassez de amostra; qual apenas 700 casos foram realizados por metástases hepáticas de tumores neuroendócrinos em todo o mundo, equivalendo a cerca de 0.2% de todas as indicações de transplante nos EUA e também à falta de estudos prospectivos.[37]

Em estudo de revisão sistemática realizado em nosso grupo concluímos.

As características moleculares são os pontos mais preponderantes na análise da indicação do transplante como tratamento para os casos de metástases hepáticas difusas e ou irressecáveis de tumores neuroendócrinos. Há ainda a necessidade do desenvolvimento de mais estudos que abranjam de forma mais específica, prospectiva e experimental essas características tão recentes e importantes para o tratamento do câncer, no seu sentido mais amplo.

De todo modo, atualmente já há nível de evidência suficiente que suporte a empregabilidade do transplante hepático para as metástases hepáticas de tumores neuroendócrinos, fato que representa expressivos ganhos de sobrevida livre de doença, sobrevida global e até chance de cura. Esses resultados positivos são ainda potencializados quando os pacientes se enquadram dentro dos critérios específicos.

▶ REFERÊNCIAS BIBLIOGRAFICAS

1. Dasari A, Shen C, Halperin D, Zhao B, Zhou S, Xu Y, et al. Trends in the incidence, prevalence, and survival outcomes in patients with neuroendo- crine tumors in the United States. JAMA Oncol 2017; 3:1335e42.

2. Clift AK, Frilling A. Management of patients with hepatic metastases from neuroendocrine tumors. Ann Saudi Med. 2014 Jul-Aug;34(4):279-90. doi: 10.5144/0256-4947.2014.279. PMID: 25811199; PMCID: PMC6152559.

3. Mazzaferro V, Pulvirenti A, Coppa J. Neuroendocrine tumors metastatic to the liver: how to select patients for liver transplantation? J Hepatol. 2007 Oct;47(4):460-6. doi: 10.1016/j.jhep.2007.07.004. Epub 2007 Jul 26. PMID: 17697723.

4. Lonser, R. R., Glenn, G. M., Walther, M., Chew, E. Y., Libutti, S. K., Linehan, W. M., & Oldfield, E. H. (2003). *von Hippel-Lindau disease. The Lancet, 361*(9374), 2059–2067. doi:10.1016/s0140-6736(03)13643-4

5. Falconi M, Eriksson B, Kaltsas G, Bartsch DK, Capdevila J, Caplin M, Kos-Kudla B, Kwekkeboom D, Rindi G, Klöppel G, Reed N, Kianmanesh R, Jensen RT; Vienna Consensus Conference participants. ENETS Consensus Guidelines Update for the Management of Patients with Functional Pancreatic Neuroendocrine Tumors and Non-Functional Pancreatic Neuroendocrine Tumors. Neuroendocrinology. 2016;103(2):153-71. doi: 10.1159/000443171. Epub 2016 Jan 5. PMID: 26742109; PMCID: PMC4849884.

6. Moertel CG. Karnofsky memorial lecture. An odyssey in the land of small tumors. J Clin Oncol 1987;5:1502-22.

7. Norheim I, Oberg K, Theodorsson-Norheim E, et al. Malig- nant carcinoid tumors. An analysis of 103 patients with re- gard to tumor localization, hormone production, and survival. Ann Surg 1987;206:115-25.

8. Sanli Y, Garg I, Kandathil A, Kendi T, Zanetti MJB, Kuyumcu S, Subramaniam RM. Neuroendocrine Tumor Diagnosis and Management: 68Ga-DOTATATE PET/CT. AJR Am J Roentgenol. 2018 Aug;211(2):267-277. doi: 10.2214/AJR.18.19881. Epub 2018 Jul 5. PMID: 29975116.

9. Strosberg JR, Halfdanarson TR, Bellizzi AM, Chan JA, Dillon JS, Heaney AP, Kunz PL, O'Dorisio TM, Salem R, Segelov E, Howe JR, Pommier RF, Brendtro K, Bashir MA, Singh S, Soulen MC, Tang L, Zacks JS, Yao JC, Bergsland EK. The North American Neuroendocrine Tumor Society Consensus Guidelines for Surveillance and Medical Management of Midgut Neuroendocrine Tumors. Pancreas. 2017 Jul;46(6):707-714. doi: 10.1097/MPA.0000000000000850. PMID: 28609356; PMCID: PMC5642985.

10. Frilling A, Li J, Malamutmann E, Schmid KW, Bockisch A, Broelsch CE. Treatment of liver metastases from neuroendocrine tumours in relation to the extent of hepatic disease. Br J Surg. 2009 Feb;96(2):175-84. doi: 10.1002/bjs.6468. PMID: 19160361.

11. Akyildiz HY, Mitchell J, Milas M, Siperstein A, Berber E. Laparoscopic radiofrequency thermal ablation of neuroendocrine hepatic metastases: long-term follow-up. Surgery. 2010 Dec;148(6):1288-93; discussion 1293. doi: 10.1016/j.surg.2010.09.014. PMID: 21134563.

12. Pitt SC, Knuth J, Keily JM, McDermott JC, Weber SM, Chen H, Rilling WS, Quebbeman EJ, Agarwal DM, Pitt HA. Hepatic neuroendocrine metastases: chemo- or bland embolization? J Gastrointest Surg. 2008 Nov;12(11):1951-60. doi: 10.1007/s11605-008-0640-6. Epub 2008 Aug 16. PMID: 18709512; PMCID: PMC3342849.

13. Kennedy A, Brown DB, Feilchenfeldt J, Marshall J, Wasan H, Fakih M, Gibbs P, Knuth A, Sangro B, Soulen MC, Pittari G, Sharma RA. Safety of selective internal radiation therapy (SIRT) with yttrium-90 microspheres combined with systemic anticancer agents: expert consensus. J Gastrointest Oncol. 2017 Dec;8(6):1079-1099. doi: 10.21037/jgo.2017.09.10. PMID: 29299370; PMCID: PMC5750172.

14. Yang TX, Chua TC, Morris DL. Radioembolization and chemoembolization for unresectable neuroendocrine liver metastases - a systematic review. Surg Oncol. 2012 Dec;21(4):299-308. doi: 10.1016/j.suronc.2012.07.001. Epub 2012 Jul 28. PMID: 22846894.

15. Kwekkeboom DJ, de Herder WW, Kam BL, van Eijck CH, van Essen M, Kooij PP, Feelders RA, van Aken MO, Krenning EP. Treatment with the radiolabeled somatostatin analog [177 Lu-DOTA 0,Tyr3]octreotate: toxicity, efficacy, and survival. J Clin Oncol. 2008 May 1;26(13):2124-30. doi: 10.1200/JCO.2007.15.2553. PMID: 18445841.

16. Steinmüller T, Kianmanesh R, Falconi M, Scarpa A, Taal B, Kwekkeboom DJ, Lopes JM, Perren A, Nikou G, Yao J, Delle Fave GF, O'Toole D; Frascati Consensus Conference participants. Consensus guidelines for the management of patients with liver metastases from digestive (neuro)endocrine tumors: foregut, midgut, hindgut, and unknown primary. Neuroendocrinology. 2008;87(1):47-62. doi: 10.1159/000111037. Epub 2007 Nov 21. PMID: 18097131.

17. Raymond E, Hobday T, Castellano D, Reidy-Lagunes D, García-Carbonero R, Carrato A. Therapy innovations: tyrosine kinase inhibitors for the treatment of pancreatic neuroendocrine tumors. Cancer Metastasis Rev. 2011 Mar;30 Suppl 1:19-26. doi: 10.1007/s10555-011-9291-2. PMID: 21308478.

18. Raymond E, Dahan L, Raoul JL, Bang YJ, Borbath I, Lombard-Bohas C, Valle J, Metrakos P, Smith D, Vinik A, Chen JS, Hörsch D, Hammel P, Wiedenmann B, Van Cutsem E, Patyna S, Lu DR, Blanckmeister C, Chao R, Ruszniewski P. Sunitinib malate for the treatment of pancreatic neuroendocrine tumors. N Engl J Med. 2011 Feb 10;364(6):501-13. doi: 10.1056/NEJMoa1003825. Erratum in: N Engl J Med. 2011 Mar 17;364(11):1082. PMID: 21306237.

19. Kouvaraki MA, Ajani JA, Hoff P, Wolff R, Evans DB, Lozano R, Yao JC. Fluorouracil, doxorubicin, and streptozocin in the treatment of patients with locally advanced and metastatic pancreatic endocrine carcinomas. J Clin Oncol. 2004 Dec 1;22(23):4762-71. doi: 10.1200/JCO.2004.04.024. Erratum in: J Clin Oncol. 2005 Jan 1;23(1):248. PMID: 15570077.

20. Oche A, Girish BV, de Baere T, et al. Trans-catheter arterial chemoembolization as first-line treatment for hepatic me- tastases from endocrine tumors. Eur Radiol 2003;13:136-40.

21. Forrer F, Valkema R, Kwekkeboom DJ, et al. Neuroendo- crine tumors. Peptide receptor radionuclide therapy. Best Pract Res Clin Endocrinol Metab 2007;21:111-29.

22. Oberg K, Norheim I, Alm G. Treatment of malignant carci- noid tumors: a randomized controlled study of streptozocin plus 5-FU and human leukocyte interferon. Eur J Cancer Clin Oncol 1989;25:1475-9.

23. Kolby L, Persson G, Franzen S, et al. Randomized clinical trial of the effect of interferon alpha on survival in patients with disseminated midgut carcinoid tumours. Br J Surg 2003;90:687-93.

24. Chamberlain RS, Canes D, Brown KT, et al. Hepatic neuro- endocrine metastases: does intervention alter outcomes? J Am Coll Surg 2000;190:432-45.

25. Modlin IM, Oberg K, Chung DC, et al. Gastroenteropancre- atic neuroendocrine tumours. Lancet Oncol 2008;9:61-72.

26. McEntee GP, Nagorney DM, Kvols LK, et al. Cytoreductive hepatic surgery for neuroendocrine tumors. Surgery 1990; 108:1091-6.

27. Ortiz J, Balasubramanian M, Brown T, Cetrulo L. Liver transplant for neuroendocrine tumor metastatic to the liver: literature review and report of extirpation at 16-year recurrence. Exp Clin Transplant. 2015 Feb;13(1):86-91. doi: 10.6002/ect.2013.0215. Epub 2014 Oct 20. PMID: 25343464.

28. Mazzaferro V, Sposito C, Coppa J, Miceli R, Bhoori S, Bongini M, Camerini T, Milione M, Regalia E, Spreafico C, Gangeri L, Buzzoni R, de Braud FG, De Feo T, Mariani L. The Long-Term Benefit of Liver Transplantation for Hepatic Metastases From Neuroendocrine Tumors. Am J Transplant. 2016 Oct;16(10):2892-2902. doi: 10.1111/ajt.13831. Epub 2016 Jun 9. PMID: 27134017.

29. Saxena A, Chua TC, Sarkar A, Chu F, Liauw W, Zhao J, Morris DL. Progression and survival results after radical hepatic metastasectomy of indolent advanced neuroendocrine neoplasms (NENs) supports an aggressive surgical approach. Surgery. 2011 Feb;149(2):209-20. doi: 10.1016/j.surg.2010.06.008. Epub 2010 Aug 2. PMID: 20674950.

30. PORTARIA Nº 2.600, DE 21 DE OUTUBRO DE 2009 – Ministerio da saúde - Regulamento Técnico do Sistema Nacional de Transplantes

31. Mazzaferro V, Regalia E, Doci R, et al. Liver transplantation for the treatment of small hepatocellular carcinomas in pa- tients with cirrhosis. N Engl J Med 1996; 334:693-9.

32. Xu X, Lu D, Ling Q, Wei X, Wu J, Zhou L, et al. Liver transplantation for he- patocellular carcinoma beyond the Milan criteria. Gut 2016; 65:1035e41.

33. Silva M, Moya A, Berenguer M, Sanjuan F, Lopez-Andujar R, Pareja E, et al. Expanded criteria for liver transplantation in patients with cirrhosis and hepatocellular carcinoma. Liver Transplant 2008; 14:1449e60.

34. Rea DJ, Heimbach JK, Rosen CB, Haddock MG, Alberts SR, Kremers WK, et al. Liver transplantation with neoadjuvant chemoradiation is more effective than resection for hilar cholangiocarcinoma. Ann Surg 2005; 242:451e8. discussion 8-61.

35. Nguyen NT, Harring TR, Goss JA, O'Mahony CA. Neuroendocrine Liver Metastases and Orthotopic Liver Transplantation:

36. Gedaly R, Daily MF, Davenport D, McHugh PP, Koch A, Angulo P, Hundley JC. Liver transplantation for the treatment of liver metastases from neuroendocrine tumors: an analysis of the UNOS database. Arch Surg. 2011 Aug;146(8):953-8. doi: 10.1001/archsurg.2011.186. PMID: 21844436.

37. Frilling A, Clift AK. Surgical Approaches to the Management of Neuroendocrine Liver Metastases. Endocrinol Metab Clin North Am. 2018 Sep;47(3):627-643. doi: 10.1016/j.ecl.2018.04.001. Epub 2018 Jul 11. PMID: 30098720.

38. Starzl TE, Groth CG, Brettschneider L, Penn I, Fulginiti VA, Moon JB, et al. Orthotopic homotransplantation of the human liver. Ann Surg 1968;168: 392e415.

39. Durand F. How to improve long-term outcome after liver transplantation? Liver Int 2018;38(Suppl 1):134e8.

40. Amer A, Wilson CH, Manas DM. Liver transplantation for unresectable malignancies: Beyond hepatocellular carcinoma. Eur J Surg Oncol. 2019 Dec;45(12):2268-2278. doi: 10.1016/j.ejso.2019.07.024. Epub 2019 Jul 24. PMID: 31387755.

41. Rea DJ, Heimbach JK, Rosen CB, Haddock MG, Alberts SR, Kremers WK, et al. Liver transplantation with neoadjuvant chemoradiation is more effective than resection for hilar cholangiocarcinoma. Ann Surg 2005; 242:451e8. discussion 8-61.

42. Andersen MH, Dueland S, Hagness M, Vidnes T, Finstad ED, Wahl AK, et al. Quality of life following liver transplantation in patients with liver metas- tases from colorectal carcinoma. Scand J Caring Sci 2012; 26:713e9.

43. Abreu P, Gorgen A, Oldani G, Hibi T, Sapisochin G. Recent advances in liver transplantation for cancer: The future of transplant oncology. JHEP Rep. 2019 Jul 30;1(5):377-391. doi: 10.1016/j.jhepr.2019.07.004. PMID: 32039389; PMCID: PMC7005652.

44. van Vilsteren FG, Baskin-Bey ES, Nagorney DM, Sanderson SO, Kremers WK, Rosen CB, Gores GJ, Hobday TJ. Liver transplantation for gastroenteropancreatic neuroendocrine cancers: Defining selection criteria to improve survival. Liver Transpl. 2006 Mar;12(3):448-56. doi: 10.1002/lt.20702. PMID: 16498656.

45. Kauffman HM, McBride MA, Delmonico FL. UNOS Transplant Tumor Registry: donors with a history of cancer. Transplant Proc. 2001 Feb-Mar;33(1-2):1844-5. doi: 10.1016/s0041-1345(00)02703-2. PMID: 11267537.

46. Nobel YR, Goldberg DS. Variable Use of Model for End-Stage Liver Disease Exception Points in Patients With Neuroendocrine Tumors Metastatic to the Liver and Its Impact on Patient Outcomes. Transplantation. 2015 Nov;99(11):2341-6. doi: 10.1097/TP.0000000000000723. PMID: 25989503; PMCID: PMC4646738.

47. Le Treut YP, Grégoire E, Klempnauer J, Belghiti J, Jouve E, Lerut J, Castaing D, Soubrane O, Boillot O, Mantion G, Homayounfar K, Bustamante M, Azoulay D, Wolf P, Krawczyk M, Pascher A, Suc B, Chiche L, de Urbina JO, Mejzlik V, Pascual M, Lodge JP, Gruttadauria S, Paye F, Pruvot FR, Thorban S, Foss A, Adam R; For ELITA. Liver transplantation for neuroendocrine tumors in Europe-results and trends in patient selection: a 213-case European liver transplant registry study. Ann Surg. 2013 May;257(5):807-15. doi: 10.1097/SLA.0b013e31828ee17c. PMID: 23532105.

48. Grąt M, Remiszewski P, Smoter P, Wronka KM, Grąt K, Lewandowski Z, Koperski L, Górnicka B, Pacho R, Zborowska H, Patkowski W, Krawczyk M. Outcomes following liver transplantation for metastatic neuroendocrine tumors. Transplant Proc. 2014 Oct;46(8):2766-9. doi: 10.1016/j.transproceed.2014.09.003. PMID: 25380913.

49. Rosenau J, Bahr MJ, von Wasielewski R, Mengel M, Schmidt HH, Nashan B, Lang H, Klempnauer J, Manns MP, Boeker KH. Ki67, E-cadherin, and p53 as prognostic indicators of long-term outcome after liver transplantation for metastatic neuroendocrine tumors. Transplantation. 2002 Feb 15;73(3):386-94. doi: 10.1097/00007890-200202150-00012. PMID: 11884935.

50. Sher LS, Levi DM, Wecsler JS, Lo M, Petrovic LM, Groshen S, Ji L, Uso TD, Tector AJ, Hamilton AS, Marsh JW, Schwartz ME. Liver transplantation for metastatic neuroendocrine tumors: Outcomes and prognostic variables. J Surg Oncol. 2015 Aug;112(2):125-32. doi: 10.1002/jso.23973. Epub 2015 Jul 14. PMID: 26171686; PMCID: PMC7492100.

51. Moris D, Tsilimigras DI, Ntanasis-Stathopoulos I, Beal EW, Felekouras E, Vernadakis S, Fung JJ, Pawlik TM. Liver transplantation in patients with liver metastases from neuroendocrine tumors: A systematic review. Surgery. 2017 Sep;162(3):525-536. doi: 10.1016/j.surg.2017.05.006. Epub 2017 Jun 16. PMID: 28624178.

52. Bonaccorsi-Riani E, Apestegui C, Jouret-Mourin A, Sempoux C, Goffette P, Ciccarelli O, Borbath I, Hubert C, Gigot JF, Hassoun Z, Lerut J. Liver transplantation and neuroendocrine tumors: lessons from a single centre experience and from the literature review. Transpl Int. 2010 Jul;23(7):668-78. doi: 10.1111/j.1432-2277.2010.01086. x. Epub 2010 May 5. PMID: 20478000.

53. Pasqual EM, Bertozzi S, Londero AP, Bacchetti S, Lorenzin D, Pasqualucci A, Mroccheggiani F, Federici A, Vivarelli M, Risaliti A. Long term results of hepatic resection or orthotopic liver transplantation in patients with liver metastases from gastrointestinal neuroendocrine tumors. Oncol Lett. 2016 Nov;12(5):3563-3570. doi: 10.3892/ol.2016.5045. Epub 2016 Aug 25. PMID: 27900037; PMCID: PMC5103983.

35.1.4. TRATAMENTO CIRÚRGICO DAS METÁSTASES COLORETAIS

TÉCNICAS CIRÚRGICAS DE HEPATECTOMIAS

O câncer colorretal representa a terceira causa de tumor mais frequente no Brasil e Estados Unidos. 50% destes pacientes poderão evoluir com metástases ao longo da vida, o fígado é o sítio mais comum de aparecimento destas metástases, sendo que dentre esses metastáticas exclusivas no fígado ocorrem em torno de 25% dos tumores colorretal. A evolução de terapêuticas em oncologia clínica são significativas.

A par desta significativa evolução a ressecção hepática permanece sendo a melhor terapêutica para as metástases hepáticas colorretais. Uma discussão relevante diz respeito à estratégia a ser adotada em relação à quimioterapia/cirurgia se adjuvante (pós ressecção) ou neo adjuvantes (quimioterapia/cirurgia/quimioterapia) para melhor interpretação destas terapêuticas. Iremos abordar o tempo nas situações de metástases sincrônicas hepáticas (quando ao diagnóstico temos o tumor colorretal e a metástase hepática diagnosticadas no mesmo momento) que corresponde de 25 a 30% de todas situações e de metástases metacrônicas (quando a lesão hepática surge tempo após o tratamento do câncer colorretal).

Hepatectomias

Como vamos discorrer sobre o tratamento cirúrgico é importante entender a viabilidade de ressecções hepáticas.

A par de ser órgão único e com inúmeras funções na economia orgânica (síntese proteica, fatores de coagulação, produção de bile relevante no processo digestivo e metabolização de agentes inseridos no organismo) o fígado normal (situação mais frequente nas metástases colorretais) mantêm sua função com em torno de 30 a 35% do parênquima o que permite ressecção significativa para extirpação de doenças.

O fígado é dividido em 8 segmentos e as ressecções podem ser subdivididas em hepatectomias menores (segmentos laterais ⅔ à esquerda e 6/7 á direita) hepatectomia maiores (hepatectomia direita ou esquerda) e hepatectomias complexas (ressecção dos segmentos centrais ou hepatectomia maiores e segmento medial contralateral chamadas de trisetorectomias) a este respeito pela oportunidade de ressecções hepáticas significativas no intuito de extirpar todas lesões metastáticas pós quimioterapia utilizamos técnicas para aumentar o remanescente hepático (embolizações portais, hepatectomias em dois tempos ou cirurgia de ALPPS que é a ligadura da veia porta e transecção hepática em um primeiro tempo e a trisetorectomia no segundo tempo).

Tratamento de metástases sincrônicas

Quando o diagnóstico simultâneo da neoplasia do cólon e metástases hepáticas três possibilidades terapêuticas se apresentam.

- Ressecção do cólon/quimioterapia/cirurgia do fígado.
- Ressecção do fígado/quimioterapia/cirurgia do cólon
- Quimioterapia inicial e cirurgia em 1 ou 2 tempos a posteriori.

Apesar de não termos um nível de evidência significativa em relação à melhor opção, a literatura teve evolução salva em complicações dos tumores do cólon (obstrução e sangramento) para o tratamento neoadjuvante (quimioterapia e cirurgia em 1 a 2 tempos a seguir).

Em relação aos tempos cirúrgicos de tumor de cólon e ressecção hepática menor pode ser realizada em 1 tempo.

Tumor de reto e/ou ressecção hepática maior/complexa inicialmente cirurgia colorretal e em segmento tempo hepatectomia.

Em casos excepcionais quando a metástase é mais significativa do que a lesão do cólon, hepatectomia inicial e colectomia no segundo tempo (liver-first).

Metástases metacrônicas

A situação de metástases que se apresenta períodos variáveis após a ressecção colônica é a mais prevalente isto justifica um acompanhamento sistemático no pós-operatório do paciente portador de neoplasia maligna colorretal, este deverá ser realizado através de dosagem do antígeno tumoral - CEA (quando elevado no pré-operatório) e exames de imagem a priori ultrassonografia abdominal e em casos de dúvida tomografia computadorizada ou ressonância nuclear magnética, a periodicidade mais aceita é de que veja de 3 em 3 meses nos 2 primeiros anos semestral entre o 2° e 5° anos e anual a seguir.

Quando do diagnóstico de metástase hepática desde que sejam passíveis de remanescente hepático sem tumor o que permite ressecção hepática mesmo que extensa sem tumor residual.

As possibilidades são de:

- Tratamento fisioterápico inicial seguido de ressecção hepática.
- Hepatectomia inicial seguida de quimioterapia.

Apesar de não existir um padrão definido em função de inúmeras variáveis (idade, localização de tumor primitivo tempo de aparecimento de metástases, grau de acometimento do fígado) nessa impressão prevalente é que quando o aparecimento é mais tardio (acima de 2 anos) e o número de metástase é restrito (hepatectomias menores) a melhor orientação é cirurgia up front seguida de quimioterapia quando a situação não se enquadra nesse princípios devemos iniciar com quimioterapia (realizando metade dos ciclos propostos) reavaliação da imagem e se estiver estável ou tiver redução (down staging) realizar a hepatectomia.

Nos pacientes onde não houver resposta à quimioterapia (progressão da doença, doença extra hepática, ou doença disseminada do fígado) a cirurgia não tem benefício evidente.

Em caso de ressecção hepática com recidiva posterior, a rehepatectomia tem sido proposta e desde de que atendido princípios já explicitados, a cirurgia pode ser realizada com bons resultados no controle da doença.

▶ REFERÊNCIAS

1. Fontana R, Herman P, Pugliese V, Perini MV, Coelho FF, Cecconello I. Surgical outcomes and prognostic factors in patients with synchronous colorectal liver metastases. Arq Gastroenterol.2014; 51(1):4-9.
2. Lupinacci Rm, Coelho FF, Perini MV, Lobo EJ, Ferreira FG, Szutan LA et al. [Current management of liver metastases from colorectal cancer: recommendations of the Sao Paulo Liver Club}. Rev Col Bras Cir. 2013; 40(3)251-60
3. Mayo S, Pulitano C, Marques H, Lamelas J, Wolfgang C, de Saussure W, et al. Surgical management of patients with synchronous colorectal liver matastases: a multicenter international analysis. J Am Coll Surg. 2013; 216:707-18.
4. Nordlinger B, Sorbye H, Glimelius B, Poston GJ, Schlag PM, Rougier P et al. Perioperative chemotherapy with FOLFOX4 and surgery versus surgery alone for resectable liver metastases from colorectal cancer (EORTC Intergroup trial 40983): a randomized controlled trial. Lancet. 2008; 371(9617):1007-16.
5. Wichters D, De Haas R, Salloum C, Andreani P, Pascal G, Sotirov D, et al. Repeat hepatectomy for recurrent colorectal metastases. Br J Surg. 2013;100:808-18.
6. Yin Z, Liu Ch, Chen Y, Bai Y, Shang Ch, Yin R, et al. Timing of hepatectomy in resectablesynchronous colo-rectal liver metastases (SCRLM): simultaneous or delayes. Hepatology. 2013;57:2346-57.

▶ 35.1.5.
TRATAMENTO CIRÚRGICO DA METÁSTASE NÃO COLORRETAL E NÃO NEUROENDÓCRINA

O tratamento das metástases hepáticas apresentou grandes avanços nas últimas décadas, como bem demonstrado nas metástases colorretal, no passado o diagnóstico da metástase hepática representava a interrupção do tratamento ou mudança de rumos.

Com o passar dos anos ocorreu uma melhora do tratamento quimioterápico, cuidados anestésicos, resultados cirúrgicos e cuidados pós-operatórios em terapia intensiva e com isso houve um estímulo em aumentar as indicações de cirurgia.

Atualmente, o tratamento das metástases colorretal obtém uma sobrevida de mais de 50% em 5 anos e cerca de 25% em 10 anos em pacientes submetidos a hepatectomia e tratamento quimioterápico. Entretanto, apesar das melhorias já citadas as metástases não colorretais (MNCRNNE) não neuroendócrinas não apresentam resultados semelhantes, e, portanto, o tratamento ainda não está bem estabelecido e permanece controverso.

Desta forma, o tratamento das MNCRNNE, deve ser reservada a casos selecionados, e realizados por cirurgiões com expertise em cirurgia de fígado e instituições com bom suporte peri-operatórios.

O fígado recebe sangue pela artéria hepática, ramo do tronco celíaco e ela veia porta que recebe sangue de suas tributarias veia mesentérica superior, veia esplênica e na maioria das pessoas a veia mesentérica inferior é tributária da esplênica. Desta forma o trato gastrointestinal intra-abdominal é praticamente todo drenado pelas tributarias do sistema porta, o que justifica o número elevado de metástases hepáticas de estômago, pâncreas, colón e reto entre outras. Por outro lado, 25-30% do fluxo sanguíneo do fígado é proveniente da artéria hepática e, portanto, qualquer célula metastática que circule pela aorta pode chegar ao fígado, o que explica que metástases de mama, melanoma entre outras possam acometer o tecido hepático.

Os tumores primários com metástases hepáticas são adrenal, adenocarcinoma gástrico, testicular, pâncreas, ovário, melanoma Cutâneo, intestino delgado, melanoma coroide, papila, duodeno, mama, junção gastresofágicas, GIST, renal, pulmão, esôfago, cabeça e pescoço e útero. Nos últimos 15 anos em nosso ambulatório no Hospital Central da ISCMSP, avaliamos pacientes com metástases de praticamente todos esses primários. Entretanto, devido a seleção criteriosa de casos para indicação cirúrgica operamos metástases de: adrenal, estomago, pâncreas, ovário, melanoma cutâneo, mama, rim, útero.

Devido a grande diversidade de características destas doenças torna-se difícil avaliação dos doentes em um grupo único. Porém, estudo francês multicêntrico compilou retrospectivamente dados de 1452 doentes, no período de 1983 até 2004, 41 centros da França e propuseram um modelo prognostico.

Obtiveram uma sobrevida global de 36% em 5 anos, e 23% em 10 anos, quando consideramos a sobrevida sem recorrências esses números pioram sendo de 14% em 5 anos e 10% em 10 anos, respectivamente, devemos considerar que apesar de resultados inferiores aos observados atualmente no câncer colorretal, esses dados foram coletados até 2004, e talvez não reflitam as melhorias do tratamento cirúrgico e do tratamento sistêmico, nesses período e quase duas décadas após permanece a maior casuística mundial.

Neste estudo após análises univariadas e multivariadas obtiveram 6 fatores: idade, tipo histológico e local, tempo de intervalo livre de doença, se a ressecção foi completa ou não (R0, R1 e R2), doença extra-hepática e re-hepatecomia.

Estabeleceram um escore e avaliaram a sobrevida de acordo com a pontuação nesses escore, obtendo assim sobrevida de 69% a 0% em 5 anos, do escore 0 até 10, respectivamente. Quanto maior a pontuação no escore piore a sobrevida.

Nos últimos anos inúmeros autores publicaram revisões sistemáticas e outros trabalhos avaliando tratamento de metástases hepáticas por neoplasias primarias especificas. Abaixo apresentamos alguns trabalhos para exemplificar:

▶ Michalski et al. fizeram uma revisão sistemática em 2008, apontaram a necessidade de estudos melhores e o que o tratamento sistêmico deveria ser aprimorado, para justificar ressecções maiores em metástase hepatica de câncer de pâncreas.

▶ Cannistrà et al. realizaram nova análise em 2015 de pacientes com metástases hepáticas de adenocarcinoma de pâncreas, e concluíram que avaliar melhor os mecanismos de metástases, a seleção e sobrevida dos pacientes e a programar intervenções apropriadas para melhorar os resultados.

▶ Vlastos et al. analisaram pacientes tratados de metástases hepáticas de câncer de mama e concluíram que seleção adequada dos doentes e uma abordagem agressiva pode melhorar a sobrevida. E que a ressecção hepática deve fazer parte destes pacientes.

▶ Rivoire et al. em 2005, avaliaram pacientes com metástases hepáticas de melanoma uveal e apontaram que o tratamento agressivo permite a erradicação do tumor parece oferecer uma chance de sobrevida em longo prazo para pacientes selecionados.

▶ Posteriormente Rantala et al., 10 anos após, também avaliaram tratamento de metástases hepáticas de melanoma uveal e concluíram que a diferença de sobrevida relatado provavelmente é atribuível à vigilância, seleção e viés de publicação, e não ao prolongamento relacionado ao tratamento. Portanto, teria mais relação com a seleção adequada do que ao método.

▶ Hameed et al, em 2014, concluíram que pacientes submetidos a hepatectomias por metástase de melanoma podem conferir um benefício de sobrevida distinto em um grupo seleto de pacientes, embora a recorrência da doença seja a norma.

Resumidamente, está ocorrendo um aumento do número de indicação nos últimos anos de hepatectomias para MNCRNNE, para garantir bons resultados precisamos de uma seleção adequada do doente, avaliação de um cirurgião com experiência em cirurgia hepática, associado ao melhor tratamento sistêmico disponível e indicado para cada doente.

▶ REFERÊNCIAS

1. Adam R, Chiche L, Aloia T, Elias D, Salmon R, Rivoire M, Jaeck D, Saric J, Le Treut YP, Belghiti J, Mantion G, Mentha G; Association Française de Chirurgie. Hepatic resection for noncolorectal nonendocrine liver metastases: analysis of 1,452 patients and development of a prognostic model. Ann Surg. 2006 Oct;244(4):524-35. doi: 10.1097/01.sla.0000239036.46827.5f. PMID: 16998361; PMCID: PMC1856551.

2. Michalski CW, Erkan M, Hüser N, Müller MW, Hartel M, Friess H, Kleeff J. Resection of primary pancreatic cancer and liver metastasis: a systematic review. Dig Surg. 2008;25(6):473-80. doi: 10.1159/000184739. Epub 2009 Feb 12. PMID: 19212120.

3. Cannistrà M, Ruggiero M, Zullo A, Serafini S, Grande R, Nardo B. Metastases of pancreatic adenocarcinoma: A systematic review of literature and a new functional concept. Int J Surg. 2015 Sep;21 Suppl 1:S15-21. doi: 10.1016/j.ijsu.2015.04.093. Epub 2015 Jun 26. PMID: 26123383.

4. Vlastos G, Smith DL, Singletary SE, Mirza NQ, Tuttle TM, Popat RJ, Curley SA, Ellis LM, Roh MS, Vauthey JN. Long-term survival after an aggressive surgical approach in patients with breast cancer hepatic metastases. Ann Surg Oncol. 2004 Sep;11(9):869-74. doi: 10.1245/ASO.2004.01.007. PMID: 15342348.

5. Rivoire M, Kodjikian L, Baldo S, Kaemmerlen P, Négrier S, Grange JD. Treatment of liver metastases from uveal melanoma. Ann Surg Oncol. 2005 Jun;12(6):422-8. doi: 10.1245/ASO.2005.06.032. Epub 2005 May 5. PMID: 15886904.

6. Rantala ES, Hernberg M, Kivelä TT. Overall survival after treatment for metastatic uveal melanoma: a systematic review and meta-analysis. Melanoma Res. 2019 Dec;29(6):561-568. doi: 10.1097/CMR.0000000000000575. PMID: 30664106; PMCID: PMC6887637

7. Hameed AM, Ng EE, Johnston E, Hollands MJ, Richardson AJ, Pleass HC, Lam VW. Hepatic resection for metastatic melanoma: a systematic review. Melanoma Res. 2014 Feb;24(1):1-10. doi: 10.1097/CMR.0000000000000032. PMID: 24300091

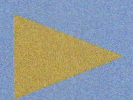

35.2. Cirurgia das Vias Biliares

35.2.1. VESÍCULA E VIAS BILIARES

Henrique Cunha Mateus

André de Moricz

Adhemar Monteiro Pacheco Jr.

COLELITÍASE

Há formação de cálculos na vesícula biliar naqueles pacientes que apresentam o que se chama de bile litogênica. A bile é uma emulsão onde estão em equilíbrio sais biliares, lecitina e colesterol. Quando há saturação de um de seus componentes, ocorre cristalização e formação de cálculos. Os mais comuns são os de colesterol e ocorrem sobretudo, em pacientes portadores de síndrome metabólica. Os cálculos pigmentares são menos comuns e se formam em pacientes portadores de doenças hemolíticas (anemia falciforme, esferocitose, por exemplo).

Quadro clínico

O sintoma clássico associado à colelitíase é a cólica biliar: dor de início súbito no hipocôndrio direito de intensidade forte e ascendente que melhora (mesmo que parcialmente) com o uso de antiespasmódicos e que pode ou não estar associada a náuseas e vômitos. Muitos pacientes podem apresentar sintomas dispépticos leves ou mesmo serem assintomáticos.

Diagnóstico

Qualquer exame de imagem que comprove a presença de cálculos na vesícula biliar é suficiente para definir o diagnóstico. Na maioria das vezes, a detecção das pedras é feita pela ultrassonografia de abdome. Naqueles pacientes com quadro clínico compatível com colelitíase e duas ultrassonografias normais (realizadas por dois radiologistas diferentes em momentos distintos), o exame de escolha é a ecoendoscopia da vesícula e das vias biliares, melhor forma de fazer diagnóstico de microlitíase. A ressonância nuclear magnética falha na detecção de cálculos menores que 5mm e a tomografia computadorizada não se presta ao diagnóstico de litíase biliar uma vez que a maior parte desses cálculos é de colesterol, ou seja, não são radiopacos.

Tratamento

O tratamento da colelitíase sintomática é a colecistectomia videolaparoscópica. Em casos em que o risco operatório é alto, a conduta deverá ser individualizada em que se pese a qualidade de vida do paciente e a chance de complicações cirúrgicas. Nos pacientes assintomáticos, existem duas posturas aceitas: colecistectomia mandatória e seletiva. O acompanhamento dos casos assintomáticos é possível uma vez que sabemos que a chance do quadro sintomático abrir com uma forma complicada da doença biliar (uma colecistite aguda, por exemplo) é muito baixa. Isso não é verdade em pacientes diabéticos que, pelas alterações de sensibilidade prevalentes nesses doentes, poderemos ter logo de início uma forma grave da doença. Também merecem ser submetidos à retirada da vesícula biliar, mesmo que assintomáticos, pacientes com cálculos maiores que 2cm, pacientes que serão submetidos à cirurgia na cavidade abdominal por outro motivo (colecistectomia de oportunidade), pacientes imunossuprimidos por quaisquer motivos e pacientes candidatos à transplantes.

COLECISTITE AGUDA

A colecistite aguda é causada pela obstrução da via de saída da vesícula biliar, qualquer que seja a causa. A mais comum é a presença de cálculos, a colecistite aguda litiásica. Destacam-se também como fatores obstrutivos as neoplasias e as próteses biliares. A patogenia envolvida na colecistite alitiásica é diferente, essa doença pode ser atribuída à isquemia da víscera associada à estase biliar por viscosidade aumentada da bile, desidratação, uso de drogas vasoativas, opióides (comuns em pacientes internados em terapia intensiva com doenças que causam comprometimento sistêmico).

Quadro clínico

A cólica biliar é a manifestação clínica da colelitíase. Quando ela é refratária à analgesia ou quando o paciente apresenta sinais clínicos sistêmicos ou abdominais de processo inflamatório, suspeitamos de colecistite aguda. Ao exame físico abdominal, o sinal mais comum é a defesa no hipocôndrio direito. O sinal de Murphy (interrupção da inspiração por dor à compressão do ponto cístico) só está presente em 30% das vezes. Em pacientes diabéticos ou em pacientes idosos, pode se manifestar com um quadro inespecífico de abdome agudo inflamatório ou sepse. A ictérica quando presente poderá indicar coledocolitíase associada (em até 12 a 18%), Síndrome de Mirizzi, colangite ou hepatite transinfecciosa.

Diagnóstico

É de fundamental importância no diagnóstico da colecistite aguda entender a sua patogenia: pela obstrução infundibular ocorre distensão da vesícula e estase venosa; essa estase leva à espessamento da sua parede e, com o decorrer do processo, isquemia e necrose. Logo, esse são os sinais radiológicos da doença: cálculo impactado no infundíbulo, distensão da vesícula biliar, espessamento de sua parede que pode estar delaminada e líquido perivesicular. Na maioria das vezes a ultrassonografia de abdome é suficiente para o diagnóstico de colecistite aguda, porém a tomografia computadorizada tem maior sensibilidade e especificidade nesses casos mesmo que, a capacidade desse exame seja limitada para detectar cálculos de colesterol. A fim de padronizar o diagnóstico dessa doença e torná-lo mais objetivo, foram elaborados critérios diagnósticos para essa doença: os Tokyo Guidelines (Tabela 35.2.1.1).

Tabela 35.2.1.1. Critérios Diagnósticos de Colangite Aguda

A. Sinais locais de inflamação, etc. sinal de Murphy, (2) massa/dor/sensibilidade QSD
B. Sinais sistêmicos de inflamação, etc. (1) febre, (2) PCR elevado, (3) leucograma elevado
C. Achados de imagem Achados de imagem típicos de colecistite aguda Suspeita de diagnóstico: Um item em A + um item em B Diagnóstico definido: um item em A + um item em B+C

Hepatite aguda, outras doenças abdominais agudas e colecistite crônica devem ser excluídos

QSD quadrante abdominal superior direito, PCR proteína C-reativa

Tratamento

O melhor tratamento para a colecistite aguda é a colecistectomia videolaparoscópica. Em pacientes cujo risco operatório seja elevado ou quadro clínico sugestivo de colecistite aguda de início há mais de 10 dias, pode-se optar pelo tratamento clínico com ou sem a colecistostomia guiada por ultrassonografia.

O Tokyo Guidelines classifica a colecistite em 3 grupos:

- **A:** sem complicação.
- **B:** com complicação local e /ou mais de 72h de surto e / ou leucograma com mais de 18mil células por mm3.
- **C:** complicações sistêmicas (Tabela 35.2.1.2)

Tabela 35.2.1.2. Critérios para Colecistite aguda grave (Grau III).

Colecistite aguda "grave" é acompanhada de disfunções em qualquer um dos seguintes órgãos/sistemas
1. Disfunção cardiovascular (hipotensão que requer tratamento com dopamina ≥ 5μ/kg por min, ou qualquer dose de dobutamina
2. Disfunção neurológica (nível reduzido de consciência)
3. Disfunção respiratória (razão PaO2/FiO2 <300)
4. Disfunção renal (oligúria, creatinina >2,0 mg/dl)
5. Disfunção hepática (PT-INR >1,5)
6. Disfunção hematológica (contagem de plaquetas <100.000/mm3)

Segundo esse consenso, nos pacientes "Tokyo A" e "Tokyo B", o tratamento de escolha é a colescistectomia videolaparoscópica. Aqueles que apresentem alto risco cirúrgico, é recomendado o tratamento clínico medicamentoso e, no seu insucesso, a colecistostomia. Nos pacientes "Tokyo C", a regra é a colecistostomia exceto naqueles sem comorbidades graves que apresentem resposta satisfatória às medidas iniciais do tratamento da sepse cuja disfunção orgânica não tenha sido neurológica nem respiratória ou hepática. Essas disfunções estão associadas a maior risco operatório mesmo em pacientes sem comorbidades.

SÍNDROME DE MIRIZZI

A compressão da via biliar, com ou sem fístula, por um cálculo biliar impactado no infundíbulo da vesícula é chamada de Síndrome de Mirizzi. É uma complicação da colecistite aguda tratada de maneira inadequada. Geralmente são pacientes com história de múltiplos surtos da doença, por vezes tratados com antibiótico, cujo processo inflamatório regional acaba aderindo a Bolsa de Hartmann no colédoco e comprometendo a drenagem biliar podendo chegar até a ocorrer a passagem completa desse cálculo para a via biliar comum. O diagnóstico pré-operatório pode ser feito com a tomografia computadorizada ou ressonância nuclear magnética caso mostrem dilatação das vias biliares acima da implantação do ducto cístico, podendo ou não determinar hiperbilirrubinemia, presença de fístula entre a vesícula e a via biliar e coledocolitíase (geralmente cálculos grandes na via biliar). Em alguns casos, pode ocorrer fístula digestiva sendo a mais comum da vesícula com o duodeno. A migração do cálculo para o tubo digestivo pode determinar obstrução de intestino delgado na altura da válvula ileocecal. Essa situação é conhecida como íleo bililar (Figura 35.2.1.1).

O tratamento cirúrgico desses casos sempre é desafiador. Recomenda-se que o cirurgião seja alguém com experiência em via biliar, sobretudo em cirurgias abertas. O intenso processo inflamatório determina dificuldade extrema na dissecção e sempre há a possibilidade de uma derivação biliodigestiva se fazer necessária (a depender do tamanho da fístula).

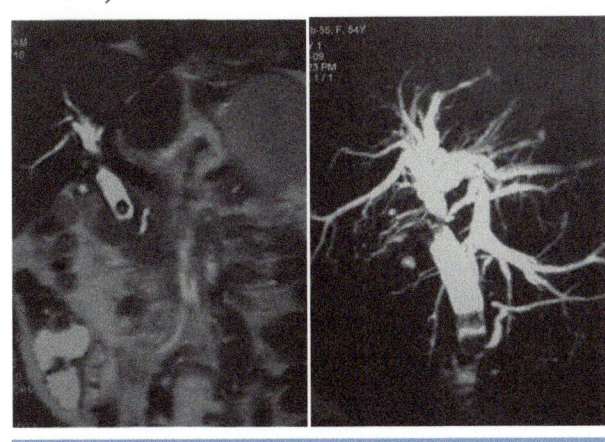

Figura 35.2.1.1. Ressonância de Vias biliares co Sindrome de Mirizzi Grau II com compressão e estenose do hepático comum e coledocolitíase distal associada (Grupo de Fígado, Pâncreas e Vias Biliares, Depto. de Cirurgia da Santa Casa de São Paulo – 2021)

COLEDOCOLITÍASE

A presença de cálculos na via biliar é chamada de coledocolitíase. É dita secundária quando a pedra se forma na vesícula biliar e migra para o colédoco. A forma primária ocorre quando ela é original da via biliar. Considera-se como secundário e residual, qualquer cálculo detectado na via biliar até 2 anos após a retirada da vesícula por colelitíase. A doença na sua forma primária é incomum uma vez que a formação desses cálculos depende de estase biliar. Portanto nessas situações torna-se obrigatória a investigação de condições que alterem o fluxo normal de bile: divertículo de papila duodenal, estenoses e doenças inflamatórias.

Quadro clínico

A icterícia obstrutiva, muitas vezes flutuante(o cálculo geralmente não obstrui de forma fixa a via biliar), é a manifestação clássica da coledocolitíase. A ocorrência de dor nesses casos sugere que a causa obstrutiva seja um cálculo uma vez que a obstrução por neoplasia é gradual e não costuma doer. Também é válido lembrar que o câncer como fator obstrutivo ocorre em pacientes mais idosos. O sinal de Corvoisier-Terrier (vesícula palpável e indolor em um paciente ictérico) e emagrecimento poderão estar presentes nestes casos. Além disso, a icterícia dos tumores é gradual e progressiva.

Em alguns casos, a coledocolitíase poderá ser um achado de exame ou detectada na colangiografia intraoperatória. Esse procedimento deverá ser realizado na dúvida anatômica durante dissecções difíceis do triângulo de hepatocístico durante a colecistectomia ("Critical View Technique"). Também poderá ser indicado de maneira seletiva em pacientes com antecedente de icterícia ou de pancreatite aguda, alterações de níveis séricos de fosfatase alcalina, gama GT e bilirrubinas ou dilatação das vias biliares. Há divergências de protocolos e a colangiografia intraoperatória de rotina durante a realização da colecistectomia é preconizada em muitos serviços É importante salientar, como será reforçado a diante, que na suspeita de coledocolitíase assintomática deve ser aventada a possibilidade de realização de ressonância nuclear magnética pré-operatória.

Diagnóstico

Consideramos como obstrutiva aquela hiperbilirrubinemia às custas de bilirrubina direta que apresenta dilatação das vias biliares em algum exame de imagem. O principal exame nessas situações é a ultrassonografia e seu achado mais relevante é justamente essa dilatação. O local de ocorrência mais comum de cálculos é na via biliar distal, intrapancreática. Esse segmento é pouco acessível ao exame ecográfico de maneira que a detecção de cálculos na via biliar confirma coledocolitíase, no entanto, a sua não visualização não exclui o diagnóstico. A chance de um paciente portador de litíase na vesícula biliar, hiperbilirrubinemia às custas de bilirrubina direta e dilatação da via biliar à ultrassonografia ser portador de coledocolitíase (mesmo sem visualização do cálculo na via biliar) é muito alta e, por isso, consideramos a presença desses 3 critérios como definidora de coledocolitíase. Naqueles casos em que a causa da icterícia obstrutiva não é definida pela ecografia, devemos nos valer da ressonância nuclear magnética. A tomografia computadorizada não se presta ao diagnóstico de coledocolitíase, deverá ser solicitado como primeiro exame na suspeita de neoplasia periampolar. Na persistência da dúvida de coledocolitíase após a realização da ressonância nuclear magnética, o exame de escolha é a ecoendoscopia das vias biliares, melhor exame para esse propósito sendo capaz, inclusive, de detectar microlitíase (principal deficiência da ressonância nuclear magnética com ressonância de vias biliares que tem limitação de detecção de cálculos menores de 3 mm).

Tratamento

O tratamento de escolha da coledocolitíase secundária é a retirada endoscópica dos cálculos da via biliar seguida de colecistectomia videolaparoscópica. A exploração da via biliar é reservada à falha da terapêutica endoscópica (que geralmente ocorre por dificuldade na cateterização da papila duodenal ou por desproporção entre o tamanho do cálculo e da via biliar distal). Esse procedimento, seja ele realizado por laparoscopia ou laparotomia, tem morbidade relevante principalmente devido à internação prolongada e ao risco futuro de estenose cicatricial da via biliar.

Nos casos de coledocolitíase primária, além da investigação de condições que levem à estase na via biliar, o tratamento de escolha é o endoscópico com as mesmas ressalvas relativas à exploração citadas acima. Quando há nítida deficiência na drenagem da via biliar, estenoses inflamatórias, colédoco maior que 2cm ou presença de múltiplos cálculos, a derivação biliodigestiva é uma opção.

COLANGIT

É a infecção das vias biliares. Ocorre quando há obstrução, logo, o diagnóstico da colangite começa com o diagnóstico de icterícia obstrutiva e é definido quando existem sinais de inflamação. Esses sinais podem ser clínicos (taquicardia, febre, calafrios, mal estar, quedo do estado geral), laboratoriais (hemograma com leucocitose e/ou desvio à esquerda, aumento de PCR) ou indiretos (descompensação diabética, delirium em idosos). Dificilmente há comprovação etiológica nesses casos uma vez que a positividade de hemoculturas é muito baixa (em infecções abdominais, de maneira geral) e a coleta de bile para exame microbiológica não é feita de rotina.

Diagnóstico

A fim de tornar objetivo o diagnóstico de colangite, o Tokyo Guidelines produziu um algoritmo que segue na tabela abaixo (Tabela 35.2.1.3).

Table 35.2.1.3. Critérios diagnósticos TG18/TG13 para colangite aguda.

A. Inflamação sistêmica
A-1. febre e/ou calafrios com tremores
A-2. Dados laboratoriais: evidência de resposta inflamatória
B. Colestase
B-1. icterícia
B-2. dados laboratoriais: testes de função renal anormais
C. Imagens
C-1. dilatação biliar
C-2. Evidência de etiologia na imagem (estreitamente, cálculo, stent, etc.)
Suspeita de diagnóstico: um item em A + um item em B ou C
Diagnóstico definido: um item em A, um item em B e um item em C

É importante ressaltar que esses critérios são altamente sensíveis uma vez que os especialistas envolvidos consideraram a colangite uma doença que não pode deixar de ser detectada no atendimento de urgência desses pacientes.

Tratamento

As bases do tratamento da colangite são a drenagem das vias biliares e antibioticoterapia. O tratamento medicamentoso deverá ser iniciado precocemente assim que o diagnóstico é feito ou presumido (na vigência de um quadro séptico). A drenagem da via biliar deverá ser feita preferencialmente por via endoscópica e, por vezes, o tratamento da causa obstrutiva poderá ser postergado. Por isso, é importante estratificar esses pacientes segundo a gravidade (Tabela 35.2.1.4)

Table 35.2.1.4. Grau de gravidade para colangite aguda.

Colangite aguda de Grau III (grave)
Colangite aguda de "grau III" é definida como colangite aguda que está associada ao início de disfunção em pelo menos um dos seguintes órgãos/sistemas:
1. Disfunção cardiovascular: hipotensão que requer dopamina ≥5 µg/kg por min, ou qualquer dose de norepinefrina
2. Disfunção neurológica: distúrbio de consciência
3. Disfunção respiratória: razão PaO_2 <300
4. Disfunção renal: oligúria, creatinina sérica >2,0 ng/dl
5. Disfunção hepática: PT-INR > 1,5
6. Disfunção hematológica: contagem de plaquetas <100.000/mm³
Colangite aguda de grau II (moderada)
Colangite aguda de "grau II" está associada a qualquer das seguintes condições:
1. Leucograma anormal (>12.000/mm3, <4.000/mm3)
2. Febre alta (≥39°C)
3. Idade (≥75 anos de idade)
4. Hiperbilirrubinemia (bilirrubina total ≥5 mg/dl)
5. Hipoalbuminemia (<Padrãoax 0,7)
Colangite aguda de Grau I (leve)
Colangite aguda de "grau I" não atende aos critérios de colangite aguda de "Grau III (grave)" ou "Grau II (moderada)" no diagnóstico inicial.

Pacientes com colangite leve, após instituição da antibioticoterapia, poderão aguardar pela drenagem da via biliar; pacientes com colangite moderada deverão ser submetidos à drenagem precoce e pacientes com colangite grave, portadores de disfunção orgânica, deverão ter a via biliar drenada prontamente. Naqueles com comprometimento sistêmico grave, a passagem de prótese biliar sem retirada do cálculo parece ser o melhor tratamento.

LESÃO IATROGÊNICA DAS VIAS BILIARES

Atualmente, aceita-se que a incidência da lesão inadvertida da via biliar varia entre 0,2-0,3% nas colecistectomias videolaparoscópicas. Essa é a mesma taxa encontrada na cirurgia aberta. Desde o início da cirurgia laparoscópica para retirada da vesícula biliar, a ocorrência dessa que é a sua principal e mais temida complicação vem caindo. Além disso, o padrão de lesão também vem se modificando. Outro aspecto relevante é que o desenvolvimento dos procedimentos endoscópicos e transparieto-hepáticos guiados por radiologia sobre a via biliar aumentaram o arsenal do cirurgião no tratamento dessa afecção.

Diagnóstico

A lesão inadvertida da via biliar pode se apresentar ao cirurgião em três momentos distintos:

- No intra-operatório
- No pós-operatório precoce
- Tardiamente

O sinal que sugere lesão dos ductos biliares durante a cirurgia é o extravazamento de bile. Qualquer vazamento de bile que não tenha como fonte óbvia uma perfuração da vesícula biliar é altamente suspeito e aconselha-se que seja realizado um exame contrastado da via biliar (colangiografia intraoperatória). Os casos em que essa lesão passa desapercebida podem se manifestar no período pós-operatório como um coleperitônio. Qualquer paciente que apresente queixas tipo náuseas, vômitos, má aceitação da dieta ou dor abdominal nesse período é suspeito. Os sinais relacionados ao coleperitônio são: vazamento de bile pelo dreno abdominal ou ferida operatória, icterícia, distensão abdominal e peritonismo. A apresentação tardia é a estenose benigna da via biliar cujas manifestações são a icterícia de padrão obstrutivo, com colangites de repetição em casos mais exuberantes, ou sinais mais tênues de colestase (aumento de enzimas hepáticas).

É imperativo que a lesão da via biliar seja classificada. Três são os modelos usados, do mais antigo para o mais recente: Bismuth, Strassberg e Stewart-Way. As modificações que se seguem entre eles são consequentes às modificações na colecistectomia ao longo do tempo: da cirurgia aberta para a "jovem" cirurgia laparoscópica até a técnica menos invasiva já estabelecida como padrão-ouro para a retirada da vesícula biliar (Figuras 35.2.1.2 e 35.2.1.3).

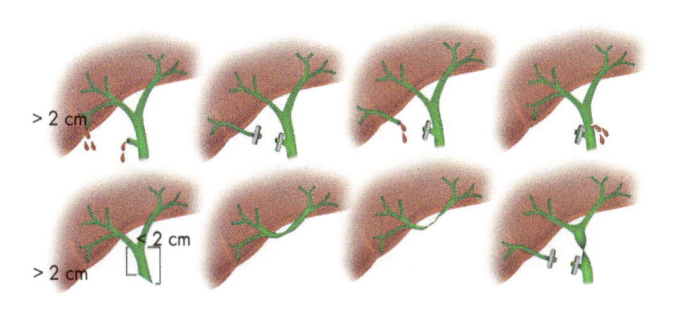

Figura 35.2.1.2. Classificação de Strasberg.

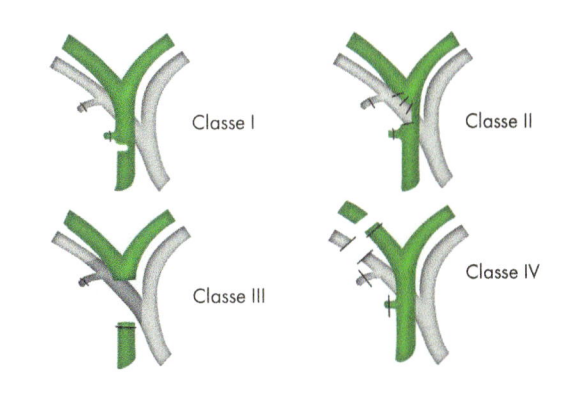

Figura 35.2.1.3. Classificação de Stweart-Way.

A classificação de Stewart-Way da Universidade da Califórnia, descrita para lesões de vias biliares durante a cirurgia laparoscópica, define como grau I as lesões incompletas da via biliar comum abaixo da implantação do ducto cístico. É a lesão do cirurgião que disseca o ducto colédoco considerando que ele é o ducto cístico e realiza sua secção incompleta para um exame de colangiografia intraoperatória. No grau II, ocorre a secção incompleta do ducto hepático comum. No grau III, há secção e/ou ligadura completa da via biliar comum, seja ela na altura do ducto colédoco ou hepático comum. Por último, o grau IV representa a lesão completa do ducto hepático da direita associada à lesão do ramo direito da artéria hepática. Há destaque para a lesão vascular pois a chance de deiscência e estenose nesses casos, mesmo reparados adequadamente, é maior (uma vez que há isquemia da via biliar lesada).

Tratamento

Como já foi dito, devemos realizar o tratamento baseado no tipo de lesão da via biliar e no momento de seu diagnóstico. Pacientes cuja percepção não é imediata devem ser tratados como portadores de uma fístula biliar. O primeiro passo é a drenagem adequada da cavidade os casos que se apresentam com peritonismo (caso não tenha sido realizada no momento da cirurgia, a via de escolha é a laparoscópica ou a guiada por radiologia). Não é recomendado o reparo definitivo da lesão nesses casos uma vez que a cavidade está inflamada, exceto naqueles em que a via biliar está ligada. Em pacientes estáveis, o exame que define a anatomia da lesão é a ressonância nuclear magnética com colangiorressonância.

Lesões incompletas da via biliar podem ser tratadas por endoscopia através da passagem de um stent na via biliar (para ocluir o orifício de vazamento e direcionar o fluxo biliar preferencial através da papila duodenal) e / ou da papilotomia (para diminuir a pressão da árvore biliar e reduzir o volume de bile extravasado). Aquelas lesões cujo diagnóstico é feito durante o procedimento, o tratamento é mais simples: lesões incompletas cuja sutura não imponha redução significativa na luz da via biliar podem ser reparadas primariamente e a drenagem da cavidade abdominal é recomendada. Lesões não passíveis de sutura, diatermo- lesões são tratadas geralmente drenagem da via biliar ou com uma derivação biliodigestiva com alça exclusa de jejuno. A anastomose primária da via biliar é uma conduta possível mas de exceção devido a maior risco de estenose pós-operatória, a depender da experiência do cirurgião. É importante lembrar que a simples drenagem da via biliar com um tubo em T (dreno de Kehr) pela lesão é uma conduta possível, sobretudo para cirurgiões inexperientes, e está associada a uma chance maior de estenose de via biliar.

Pacientes com estenose benigna da via biliar pós-colecistectomia devem ser referenciados para serviços de referência e a conduta nesses casos (apesar de na grande maioria das vezes ser uma derivação biliodigestiva), deverá ser individualizada.

NEOPLASIA DAS VIAS BILIARES

Ocorre entre a 7ª e a 8ª décadas de vida. Nos pacientes com doença cística da via biliar, litíase intra-hepática e colangite esclerosante primária, pode se instalar precocemente. O tipo histológico mais comum é o adenocarcinoma. O tratamento cirúrgico é praticamente a única opção visto que até o momento nenhum quimioterápico se mostrou eficiente. Podem ser de 3 tipos: intra-hepáticos (5-10%), Peri-hilares (Tumor de Klastkin; 60%) e periampulares (20-30%).

Quadro clínico

A manifestação clínica dos colangiocarcinomas depende do local que ele acomete. Os periampulares e hilares causam icterícia de padrão obstrutivo. Clinicamente, podem ser diferenciados: nos primeiros a vesícula costuma ser palpável (sinal de Corvoisier-Terrier) e nos últimos, murcha. O colangiocarcinoma intra-hepático, nas fases iniciais, apresenta sintomas inespecíficos (dor, mal estar epigástrico, perda de peso) ou é descoberto como um módulo hepático em um exame de rotina. Nesses casos, a icterícia é preditor de acometimento bilateral (doença avançada).

A avaliação imagenológica pode ser feita através da tomografia computadorizada ou da ressonância nuclear magnética. A partir desses exames, podemos definir o tumor segundo a classificação de Bismuth (Figura 35.2.1.4). A ecoendoscopia tem papel importante na diferenciação entre neoplasia e coledocolitíase; além disso, pode avaliar de maneira mais detalhado a relação do tumor com vasos.

Os marcadores tumorais que podem estar alterados nos colangiocarcinomas são o CA19.9 e o CEA.

Tratamento

O tratamento curativo é a ressecção completa com margens livres do tumor e linfadenectomia locorregional, a depender do tipo de tumor:

Bismuth I: duodenopancreatectomia com preservação pilórica ou gastroduodenopancreatectomia e linfadenectomia do hilo hepático.

Bismuth II: ressecção da via biliar com reconstrução em alça de jejuno em "Y-de-Roux", ressecção do segmento I do fígado (a drenagem biliar do lobo caudado é direta para os ductos hepáticos direito e esquerdo) e a linfadenectomia do hilo hepático.

Bismuth III e IV: hepatectomia e ressecção da via biliar acometida com reconstrução com alça de jejuno em "Y-de-Roux"(Figura 35.2.1.5)

Aqueles casos com doença peritoneal, metastática (inclusive para linfonodos não regionais), invasão vascular venosa irressecável ou arterial não são candidatos à tratamento curativo. Nesses casos, além daqueles em que o paciente não tenha status clínico para ser submetidos à cirurgia, o tratamento paliativo é aconselhado.

O tratamento paliativo consiste no controle da dor e na drenagem da via biliar. A via de escolha para essa drenagem é a endoscópica, caso não seja possível, a drenagem transparietohepática com stents definitivos num segundo tempo, é uma possibilidade. As anastomoses biliares cirúrgicas periféricas paliativas tipo Couinaud- Soupault e Longmire são opções realizadas na impossibilidade do tratamento endoscópico ou radiológico.

A drenagem pré-operatória da via biliar (endoscópica ou transparietal) só é aconselhada quando há colangite, coagulopatia pela colestase ou insuficiência renal (nefropatia bilirrubínica). Naqueles pacientes em que a hepatectomia faça parte da programação cirúrgica, a drenagem é conveniente nos pacientes com bilirrubina total maior ou igual a 2-3 mg/dL. A extensão topográfica da lesão na via biliar irá determinar a extensão da

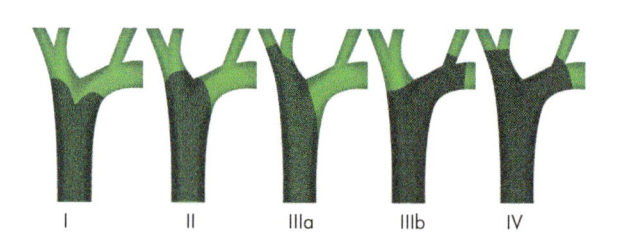

Bismuth-Colette – Localização Anatômica	
Tipo I	Tumor no hepático comum, distal a confluência biliar
Tipo II	Envolve a confluência dos ductos hepáticos
Tipo IIIa	Envolve a confluência dos hepáticos e o ducto hepático direito
Tipo IIIb	Envolve a confluência dos hepáticos e o ducto hepático esquerdo
Tipo IV	Tumor multicêntrico, ou que envolve ambos ductos hepáticos direito ou esquerdo

Figura 35.2.1.4. Classificação de Bismuth-Colette para tumor de vias biliares.

hepatectomia com ou sem ressecção vascular associada á linfadenectomia peri-hilar. Esta será a única possibilidade de cura para esses doentes e em serviços de grande volume em cirurgia hepática, os índices de ressecabilidade para esse tipo de tumor chegam a 40%. As taxas de sobrevida estarão relacionadas à presença de gânglios comprometidos, margens livres e invasão vascular no estadiamento final destes doentes (Quadro 35.2.1.1).

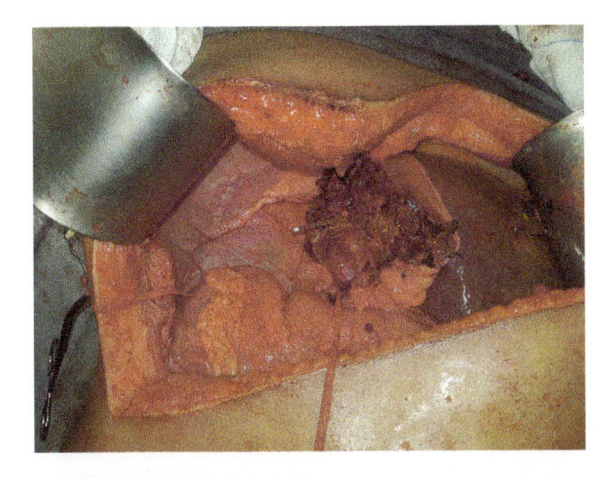

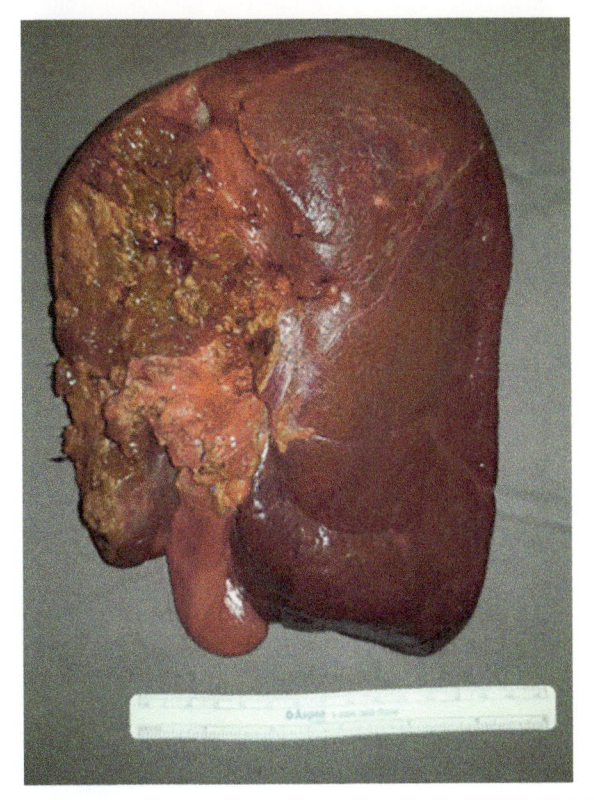

Figura 35.2.1.5. Trissigmentectomia direita com drenagem transparieto-hepática prévia de Colangiocarcinoma Peri-hilar Bismuth IIIA (Grupo de Fígado, Pâncreas e Vias Biliares, Depto. de Cirurgia da Santa Casa de São Paulo – 2021)

Quadro 35.2.1.1. Classificação da American Joint Committee on Cancer para Colangiocarcinoma Intra-hepático e Peri-hilar.

Colangiocarcinoma intra-hepático (CCIH) – 8ª AJCC	
T	Critério T
TX	Tumor não pode ser avaliado
T0	Sem evidência de tumor primário
Tis	Carcinoma in situ (tumor intraductal)
T1	Tumor solitário sem invasão vascular, ≤ 5 cm ou >5 cm
T1a	Tumor solitário ≤ 5 cm sem invasão vascular
T1b	Tumor solitário > 5 cm sem invasão vascular
T2	Tumor solitário com invasão vascular intra-hepática ou múltiplos tumores, com ou sem invasão vascular
T3	Tumor que perfura o peritônio visceral
T4	Tumor que envolve estruturas extra-hepáticas locais por invasão direta

N	Critério N (pelo menos ≥ 12 LN)
NX	LN regional não pode ser avaliado
N0	Sem envolvimento de LN regional
N1	Envolvimento de LN regional

M	Critério M
M0	Sem metástase à distância
M1	Metástase à distância presente

T	N	M	Estágio
Tis	N0	M0	0
T1a	N0	M0	IA
T1b	N0	M0	IB
T2	N0	M0	II
T3	N0	M0	IIIA
T4	N0	M0	IIIB
Qualquer T	N1	M0	IIIB
Qualquer T	Qualquer N	M1	IV

Colangiocarcinoma peri-hilar (Klatskin) – 8ª AJCC	
T	Critério T
TX	Tumor primário não pode ser avaliado
T0	Sem evidência de tumor primário
Tis	Carcinoma in situ/alto grau de displasia
T1	Tumor restrito ao ducto biliar, com extensão até a camada muscular ou tecido fibroso
T2	Tumor invade além da parede do ducto biliar até tecido adiposo circundante, ou tumor invade parênquima hepático adjacente
T2a	Tumor invade além da parede do ducto biliar até tecido adiposo circundante
T3	Tumor invade ramos unilaterais da VP ou AH
T4	Tumor invade a VP principal ou seus ramos bilateralmente, ou a AHC; ou os radicais biliares de segunda ordem unilaterais com envolvimento da veia portal contralateral ou artéria hepática

M	Critério M
M0	Sem metástase à distância
M1	Metástase à distância presente

N	Critério N (pelo menos ≥ 12 LN)
NX	LN regional não pode ser avaliado
N0	Sem metástase de LN regional
N1	1~3 LN positivos envolvendo hilar, ducto cístico, DBC, AH, VP e pós. LN pancreatoduodenais
N2	Metástases até ≥ 4 LN regionais

T	N	M	Estágio
Tis	N0	M0	0
T1	N0	M0	I
T2a-b	N0	M0	II
T3	N0	M0	IIIA
T4	N0	M0	IIIB
Qualquer T	N1	M0	IIIC
Qualquer T	N2	M0	IVA
Qualquer T	Qualquer N	M1	IVB

NEOPLASIA DA VESÍCULA BILIAR

É mais frequente em mulheres (3 para cada homem), ocorre nas 7ª e 8ª décadas de vida; é a quinta neoplasia mais frequente do tubo digestivo. São fatores de risco para a sua ocorrência a presença de cálculos de vesícula maiores que 2cm, Síndrome de Mirizzi, vesícula em porcelana e ingestão de substâncias carcinogênicas (como a nitrosamina, presente em fármacos), Doemnça cística da via bliar e anomalias de junção bilio-pancreática. O tempo médio de vida após o diagnóstico é de 6 meses e, em 5 anos, somente 5% dos pacientes estarão vivos.

Quadro clínico

Na maioria das vezes (80%), por ser oligossintomática nas fases iniciais, manifesta-se como grandes tumores irressecáveis no fígado. Em 20% dos casos, é achado incidental em vesículas retiradas por colelitíase (0,3 a 1,0% das colecistectomias). Pacientes com diagnóstico pré-operatório da doença são raríssimos. Esses pacientes geralmente são portadores de pólipos na vesícula biliar. Considera-se de risco um pólipo adenomatoso maior que 1cm (a vesícula deve ser ressecada por vídeo com todo cuidado para que sua integridade seja mantida e não exista extravazamento do seu conteúdo na cavidade). Cálculos maiores que 2cm devem ser operados por cirurgia aberta e congelação intraoperatória.

Tratamento

Apenas 25% dos casos são ressecáveis. Além da retirada da vesícula biliar, devem ser ressecados os segmentos IVb e V. A linfadenectomia do hilo hepático é recomendada (colecistectomia ampliada). Caso o ducto cístico se mostre positivo para neoplasia durante a congelação do intra-operatório, a ressecção da via biliar é necessária (Figura 35.2.1.6).

Em pacientes cujo diagnóstico foi feito após a retirada da vesícula biliar, a colecistectomia é tratamento suficiente nos tumores 1a (tumor na mucosa invadindo a lâmina própria e poupando a camada muscular). Em pacientes com tumores de T1b, além da ressecção hepática, da linfadenectomia e das considerações acerca da via biliar, é conveniente a ressecção dos portões da laparoscopia. O tratamento adjuvante é somente feito nesses casos (além de T1a) com 5-fluoruracil e radioterapia. Nos casos de tumores T4 e estádio III, discute-se conforme estado clíncio e "Status Performance" e Karnofsky do doente, ressecções hepáticas extendidas e até multiviscerais, que visam melhorar a qualidade de sobrevida destes doentes (Quadro 35.2.1.2.).

Em pacientes cuja ressecção não seja possível, o tratamento paliativo também é feito com 5-fluoruracil e radioterapia. A desobstrução da via biliar preferencial é por endoscopia, drenagem transparieto-hepática ou derivação biliodigestiva periférica (Figura 35.2.1.7).

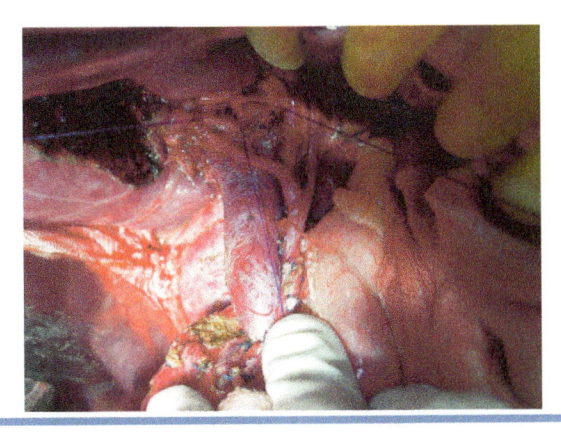

Figura 35.2.1.6. Colecistectomia ampliada para tratamento de tumor de Vesícula Biliar Estadio IIIA com comprometimento de ducto cístico e ressecção de via biliar com linfadenectomia do porta-hepatis (Grupo de Fígado, Pâncreas e Vias Biliares, Depto. de Cirurgia da Santa Casa de São Paulo – 2021).

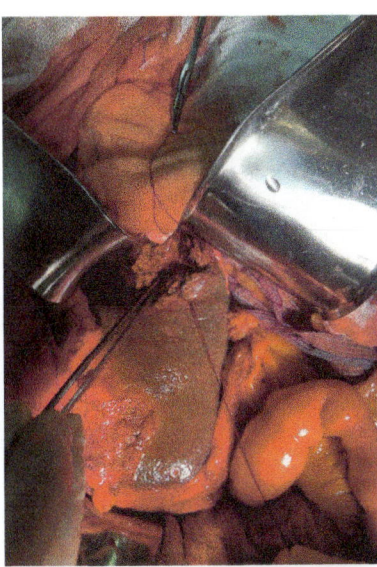

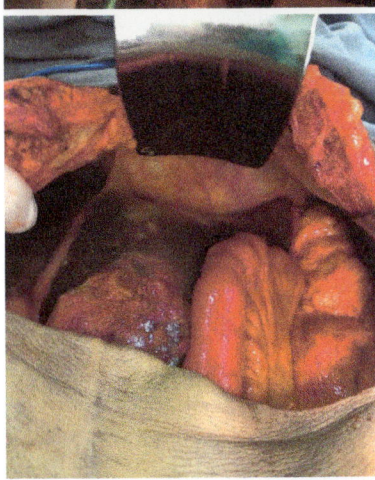

Figura 35.2.1.7. Hepaticojejunostomia periférica em "Y de Roux" no Segmento III para tratamento de tumor de vesícula avançado (Grupo de Fígado, Pâncreas e Vias Biliares, Depto. de Cirurgia da Santa Casa de São Paulo – 2021).

Quadro 35.2.1.2. Classificação da American Joint Committee on Cancer para Câncer de Vesícula Biliar.

Vesícula – 8ª AJCC	
T	**Critério T**
TX	Tumor primário não pode ser avaliado
T0	Sem evidência de tumor primário
Tis	Carcinoma in situ
T1	Tumor invade lâmina própria ou camada muscular
T1a	Tumor invade a lâmina prórpira
T1b	Tumor invade a camada muscular
T2	Tumor invade o tecido conjuntivo perimuscular no lado peritoneal, sem envolvimento da serosa (peritônio visceral) Ou tumor invade o tecido conjuntivo perimuscular no lado hepático, sem extensão para o fígado
T2a	Tumor invade o tecido conjuntivo perimuscular no lado peritoneal, sem envolvimento da serosa (peritônio visceral)
T2b	Tumor invade o tecido conjuntivo perimuscular no lado hepático, sem extensão para o fígado
T3	Tumor perfura a serosa (peritônio visceral) e/ou invade diretamente o fígado e/ou um órgão ou estrutura adjacente, como estômago, duodeno, cólon, pâncreas, omento ou ductos biliares extra-hepáticos
T4	Tumor invade a veia portal principal ou artéria hepática ou invade dois ou mais órgãos ou estruturas extra-hepáticos

N	Critério N (pelo menos ≥ 12 LN)
NX	LN regional não pode ser avaliado
N0	Sem metástase de LN regional
N1	Metástase para 1~3 LN regionais
N2	Metástases até ≥ 4 LN regionais

M	Critério M
M0	Sem metástase à distância
M1	Metástase à distância presente

T	N	M	Estágio
Tis	N0	M0	0
T1	N0	M0	I
T2a	N0	M0	IIA
T2b	N0	M0	IIB
T3	N0	M0	IIIA
T1-3	N1	M0	IIIB
T4	N0-1	M0	IVA
Qualquer T	N2	M0	IVB
Qualquer T	Qualquer N	M1	IVB

BIBLIOGRAFIA

1. Abboud PC, Malet PF, Berlin JA, Staroscik R, Cabana MD, Clarke JR, et al. Predictors of common bile duct stones prior to cholecystectomy: a meta-analysis. Gastrointest Endosc 1996; 44: 450-7.
2. Barkun NA, Barkun JS, Fried GM, Ghitulescu G, Steinmetz O, Pham C. Useful predictors of bile duct stones in patients undergoing laparoscopic cholecystectomy. Ann Surg 1994; 220:32-9.
3. Bingener J, Richards ML, Schwesinger WH, et al. Laparoscopic cholecystectomy for elderly patients: gold standard for golden years? Arch Surg. 2003;138:531–535.
4. Bismuth H, Majno PE. Biliary strictures: classification based on the principles of surgical treatment. World J Surg. 2001 Oct;25(10):1241-
5. Brunt LM, Quasebarth MA, Dunnegan DL, et al. Outcomes analysis of laparoscopic cholecystectomy in the extremely elderly. Surg Endosc.2001;15:700–705.
6. Chau CH, Tang CN, Siu WT. Laparoscopic cholecystectomy versus open cholecystectomy in elderly patients with acute cholecystitis: retrospective study. Hong Kong Med J. 2002;8: 394–399.
7. De Campos T, Parreira JG, de Moricz A, Rego RE, Silva RA, Pacheco Junior AM. Predictors of choledocholithiasis in patients sustaining gallstones. Rev Assoc Med Bras. 2004 Apr-Jun;50(2):188-94.
8. Deziel DJ, Millikan KW, Economou SG. Complications of laparoscopic cholecystectomy: A national survey of 4,292 hospitals and analysis of 77,604 cases. Am J Surg 165:9-14, 1993.
9. Garber SM, Korman J, Cosgrove JM, et al. Early laparoscopic cholecystectomy for acute cholecystitis. Surg Endosc. 1997;11: 347–350.
10. Franceschi D, Brandt C, Margolin D, Szopa B, Ponsky J, Priebe P, et al. The management of common bile duct stones in patients undergoing laparoscopic cholecystectomy. Am Surg 1993; 59:525-532.
11. Garber SM, Korman J, Cosgrove JM, et al. Early laparoscopic cholecystectomy for acute cholecystitis. Surg Endosc. 1997;11: 347–350.
12. Hauer-Jensen M, Karesen R, Nygaard K, Solheim K, Amlie EJB, Havig O, et al. Prospective randomized study of routine intraoperative cholangiography during open cholecystectomy: long-term follow-up and multivariate analysis of predictors of choledocholithiasis. Surgery 1993; 113:318-23.
13. Hawasli A, Lloyd L, Cacucci B. Management of choledocholithiasis in the era of laparoscopic surgery. Am Surg 2000; 66: 425-431.
14. Hirota M, Takada T, Kawarada Y, Nimura Y, Miura F, Hirata K, Mayumi T, Yoshida M, Strasberg S, Pitt H, Gadacz TR, de Santibanes E, Gouma DJ, Solomkin JS, Belghiti J, Neuhaus H, Büchler MW, Fan ST, Ker CG, Padbury RT, Liau KH, Hilvano SC, Belli G, Windsor JA, Dervenis C. Diagnostic criteria and severity assessment of acute cholecystitis: Tokyo Guidelines. J Hepatobiliary Pancreat Surg. 2007;14(1):78-82.
15. Kane RL, Lurie N, Borbas C, et al. The outcomes of elective laparoscopic and open cholecystectomies. J Am Coll Surg 1995; 180:136-145.
16. Kitahama A, Elliott LF, Overby JL. The extrahepatic biliary tract injury. Perpectives in diagnosis and treatment. Ann Surg 196: 536,1982.
17. Lam CM, Yuen AW, Chik B, et al. Variation in the use of laparoscopic cholecystectomy for acute cholecystitis: a population based study. Arch Surg. 2005;140:1084–1088.
18. Lee AY, Carter JJ, Hochberg MS, Stone AM, Cohen SL, Pachter LH. The timing of surgery for cholecystitis: a review of 202 consecutive patients at a large municipal hospital. The American Journal of Surgery 2008;195: 467–470.
19. Liu TH, Consorti ET, Kawashima A, Ernst RD, Black CT, Greger PH, et al. The efficacy of magnetic resonance cholangiography for the evaluation of patients with suspected choledocholithiasis before laparoscopic cholecystectomy. Am J Surg 1999; 178:480-4.
20. Majeed AW, Johnson AG. Pitfalls in cholecystectomy. Surgical Management of Hepatobiliary and Pancreatic Disorders. Martin Dunitz. London. 2003: 301-314.
21. Menezes N, Marson LP, Debeaux AC, Muir IM, Auld CD. Prospective analysis of a scoring system to predict choledocholithiasis. Br J Surg 2000; 87:1176-81.
22. Merriam LT, Kanaan SA, Dawes LG, et al. Gangrenous cholecystitis: analysis of risk factors and experience with laparoscopic cholecystectomy. Surgery 1999;126:680–85.
23. Meyers WC, Club TSS. A prospective analysis of 1518 laparoscopic cholecystectomies. N Engl J Med 1991; 324:1073-1078.
24. Moossa AR, Mayer AD, Stabile B. Iatrogenic injury to the bile duct: Who, how, where? Arch Surg 125: 1028, 1990.
25. Onken JE, Brazer SR, Eisen GM, Williams DM, Bouras EP, DelongER, et al. Predicting the presence of choledocholithiasis in patients with symptomatic cholelithiasis. Am J Gastroenterol 1996; 91:762-767.
26. Rego RE, De Campos T, de Moricz A, Silva RA, Pacheco Júnior AM. Cholecystectomy in the elderly: early results of open versus laparoscopic approach. Rev Assoc Med Bras. 2003 Jul-Sep;49(3):293-9.
27. Rossi RL, Schirmer WJ, Braasch JW. Laparoscopic bile duct injuries: Risk factors, recognition, and repair. Arch Surg 127: 596, 1992.
28. Saldinger PF, Jarnagin WR, Blumgart LH. Management of hilar cholangiocarcinoma. In: Poston GJ & Blumgart LH. Surgical Management of Hepatobiliary and Pancreatic Disorders. Martin Dunitz. London. 2003: 281-300.
29. Savassi-Rocha PR, Ferreira JT, Diniz MTC, Sanches SR. Laparoscopic cholecystectomy in Brazil: analysis of 33.563 cases. Int Surg 1997;82:208-12.
30. Savassi-Rocha PR, Almeida SR, Sanches MD, Andrade MAC, Ferreira JT, Diniz MTC. Iatrogenic bile duct injuries: a multicenter study of 91.232 laparoscopic cholecystectomies performed in Brazil. Surg Endos 2003;17:1356-61.
31. Shpitz B, Sigal A, Kaufman Z, et al. Acute cholecystitis in diabetic patients. Am Surg. 1995;61:964–967.
32. Singh G, Gupta PC, Sridar G, Katariya RN. Role of selective intra-operative cholangiography during cholecystectomy. Aust N Z J Surg 2000; 70:106-9.
33. Stewart L. Treatment strategies for benign bile duct injury and biliary stricture. In: Poston GJ & Blumgart LH. Surgical Management of Hepatobiliary and Pancreatic Disorders. Martin Dunitz. London. 2003: 315-329.
34. Strasberg SM, Hertl M, Soper NJ. An analysis of the problem of biliary injury during laparoscopic cholecystectomy. J Am Coll Surg 1995; 180:101-125.
35. Suter M, Meyer A. A 10-year experience with the use of laparoscopic cholecystectomy for acute cholecystitis Is it safe? Surg Endosc (2001)15.
36. Varghese JC, Liddell RP, Farrell MA, Murray FE, Osborne H, Lee MJ. Diagnostic accuracy of magnetic resonance cholangiopancreatography and ultrasound compared with direct cholangiography in the detection of choledocholithiasis. Clin Radiol 2000; 55:25-35.
37. Wang CH, Mo LR, Lin RC, Kuo JY, Chang KK. Rapid diagnosis of choledocholithiasis using biochemical tests in patients undergoing laparoscopic cholecystectomy. Hepatogastroenterology 2001; 48:618-621.
38. The NCCN HEPATOBILIARY CANCERS. Clinical Practice Guidelines in Oncology (Version 2.2008). © 2006 National Comprehensive Cancer Network, Inc. Available at: http://www.nccn.org. Accessed [Month and Day, Year]. To view the most recent and complete version of the guideline, go online to www.nccn.org.

39. Fong Y, Bartlett DL. Treatment of laparoscopically discovered gallbladdercancer. In: Poston GJ & Blumgart LH. Surgical Managementof Hepatobiliary and Pancreatic Disorders. Martin Dunitz. London.2003: 331-343.
40. Perpetuo MD, Valdivieso M, Heilbrun LK, Nelson RS, Connor T,Bodey GP. Natural history study of gallbladder cancer: a review of36 years experience at M. D. Anderson Hospital and Tumor Institute.Cancer. 1978;42(1):330-5.
41. Piehler JM, Crichlow RW. Primary carcinoma of the gallbladder. Arch Surg. 1977;112(1):26-30.
42. Matsumoto Y, Fujii H, Aoyama H, Yamamoto M, Sugahara K, SudaK. Surgical treatment of primary carcinoma of the gallbladder basedon the histologic analysis of 48 surgical specimens. Am J Surg.1992;163(2):239-45.
43. Wanebo HJ, Vezeridis MP. Treatment of gallbladder cancer. CancerTreat Res. 1994;69:97-109.
44. Fong Y, Malhotra S. Gallbladder cancer: recent advances and currentguidelines for surgical therapy. Adv Surg. 2001;35:1-20.
45. Fong Y. Treatment of T2 gallbladder cancer. Ann Surg Oncol.2003;10(5):490.
46. Shoup M, Fong Y. Surgical indications and extent of resection ingallbladder cancer. Surg Oncol Clin N Am. 2002;11(4):985-94.
47. Fong Y, Heffernan N, Blumgart LH. Gallbladder carcinoma discoveredduring laparoscopic cholecystectomy: aggressive reresectionis beneficial. Cancer. 1998;83(3):423-7.
48. Cleary SP, Dawson LA, Knox JJ, Gallinger S. Cancer of the gallbladderand extrahepatic bile ducts. Curr Probl Surg. 2007;44(7):396-482.
49. Solda SC, Silva RA, Pacheco Jr AM, Rasslan S, Fava J. Neoplasia davesícula biliar. Arq Med Hosp Fac C Med Sta Casa SP. 1991;11:56-9.
50. Pesce A, Palmucci S, La Greca G, Puleo S. Iatrogenic bile duct injury: impact and management challenges. Clin Exp Gastroenterol. 2019 Mar 6;12:121-128. doi: 10.2147/CEG.S169492. PMID: 30881079; PMCID: PMC6408920.
51. Williams E, Beckingham I, El Sayed G, Gurusamy K, Sturgess R, Webster G, Young T. Updated guideline on the management of common bile duct stones (CBDS). Gut. 2017 May;66(5):765-782. doi: 10.1136/gutjnl-2016-312317. Epub 2017 Jan 25. PMID: 28122906.
52. Mayumi T, Okamoto K, Takada T, Strasberg SM, Solomkin JS, Schlossberg D, Pitt HA, Yoshida M, Gomi H, Miura F, Garden OJ, Kiriyama S, Yokoe M, Endo I, Asbun HJ, Iwashita Y, Hibi T, Umezawa A, Suzuki K, Itoi T, Hata J, Han HS, Hwang TL, Dervenis C, Asai K, Mori Y, Huang WS, Belli G, Mukai S, Jagannath P, Cherqui D, Kozaka K, Baron TH, de Santibañes E, Higuchi R, Wada K, Gouma DJ, Deziel DJ, Liau KH, Wakabayashi G, Padbury R, Jonas E, Supe AN, Singh H, Gabata T, Chan ACW, Lau WY, Fan ST, Chen MF, Ker CG, Yoon YS, Choi IS, Kim MH, Yoon DS, Kitano S, Inomata M, Hirata K, Inui K, Sumiyama Y, Yamamoto M. Tokyo Guidelines 2018: management bundles for acute cholangitis and cholecystitis. J Hepatobiliary Pancreat Sci. 2018 Jan;25(1):96-100. doi: 10.1002/jhbp.519. Epub 2017 Dec 16. PMID: 29090868.
53. Yokoe M, Hata J, Takada T, Strasberg SM, Asbun HJ, Wakabayashi G, Kozaka K, Endo I, Deziel DJ, Miura F, Okamoto K, Hwang TL, Huang WS, Ker CG, Chen MF, Han HS, Yoon YS, Choi IS, Yoon DS, Noguchi Y, Shikata S, Ukai T, Higuchi R, Gabata T, Mori Y, Iwashita Y, Hibi T, Jagannath P, Jonas E, Liau KH, Dervenis C, Gouma DJ, Cherqui D, Belli G, Garden OJ, Giménez ME, de Santibañes E, Suzuki K, Umezawa A, Supe AN, Pitt HA, Singh H, Chan ACW, Lau WY, Teoh AYB, Honda G, Sugioka A, Asai K, Gomi H, Itoi T, Kiriyama S, Yoshida M, Mayumi T, Matsumura N, Tokumura H, Kitano S, Hirata K, Inui K, Sumiyama Y, Yamamoto M. Tokyo Guidelines 2018: diagnostic criteria and severity grading of acute cholecystitis (with videos). J Hepatobiliary Pancreat Sci. 2018 Jan;25(1):41-54. doi: 10.1002/jhbp.515. Epub 2018 Jan 9. PMID: 29032636.
54. Gomi H, Solomkin JS, Schlossberg D, Okamoto K, Takada T, Strasberg SM, Ukai T, Endo I, Iwashita Y, Hibi T, Pitt HA, Matsunaga N, Takamori Y, Umezawa A, Asai K, Suzuki K, Han HS, Hwang TL, Mori Y, Yoon YS, Huang WS, Belli G, Dervenis C, Yokoe M, Kiriyama S, Itoi T, Jagannath P, Garden OJ, Miura F, de Santibañes E, Shikata S, Noguchi Y, Wada K, Honda G, Supe AN, Yoshida M, Mayumi T, Gouma DJ, Deziel DJ, Liau KH, Chen MF, Liu KH, Su CH, Chan ACW, Yoon DS, Choi IS, Jonas E, Chen XP, Fan ST, Ker CG, Giménez ME, Kitano S, Inomata M, Mukai S, Higuchi R, Hirata K, Inui K, Sumiyama Y, Yamamoto M. Tokyo Guidelines 2018: antimicrobial therapy for acute cholangitis and cholecystitis. J Hepatobiliary Pancreat Sci. 2018 Jan;25(1):3-16. doi: 10.1002/jhbp.518. Epub 2018 Jan 9. PMID: 29090866.
55. Okamoto K, Suzuki K, Takada T, Strasberg SM, Asbun HJ, Endo I, Iwashita Y, Hibi T, Pitt HA, Umezawa A, Asai K, Han HS, Hwang TL, Mori Y, Yoon YS, Huang WS, Belli G, Dervenis C, Yokoe M, Kiriyama S, Itoi T, Jagannath P, Garden OJ, Miura F, Nakamura M, Horiguchi A, Wakabayashi G, Cherqui D, de Santibañes E, Shikata S, Noguchi Y, Ukai T, Higuchi R, Wada K, Honda G, Supe AN, Yoshida M, Mayumi T, Gouma DJ, Deziel DJ, Liau KH, Chen MF, Shibao K, Liu KH, Su CH, Chan ACW, Yoon DS, Choi IS, Jonas E, Chen XP, Fan ST, Ker CG, Giménez ME, Kitano S, Inomata M, Hirata K, Inui K, Sumiyama Y, Yamamoto M. Tokyo Guidelines

35.2.2. TRATAMENTO CIRÚRGICO DA PANCREATITE CRÔNICA

Bernard Costa Favacho

Ricardo Tadashi Nishio

André de Moricz

Adhemar Monteiro Pacheco Jr

INTRODUÇÃO

A pancreatite crônica é uma síndrome fibroinflamatória multifatorial de caráter irreversível, difuso ou segmentar, caracterizada pela perda da arquitetura acinar do parênquima pancreático, associada à dilatação do sistema ductal e formação de cálculos no seu interior. Os sinais de pancreatite crônica são a presença de calcificações parenquimatosas ou intraductais, fibrose pancreática, insuficiência pancreática exócrina e endócrina, que evoluem para disabsorção, diabetes, dor e risco aumentado para câncer de pâncreas.

Devido à associação etiológica em 70 a 80% dos casos com o alcoolismo crônico, estar associada a dor de tratamento difícil, desnutrição e, afastar o indivíduo do trabalho em fase produtiva, a pancreatite crônica é um problema de saúde pública e social relevante.

Sua fisiopatogenia não é totalmente elucidada. Embora o uso de álcool e tabaco sejam os fatores de risco mais prevalentes entre pacientes adultos com pancreatite crônica, agora entendemos que é raro que um único fator de risco, ao invés de múltiplas suscetibilidades cause pancreatite crônica.

Dessa forma, sua etiologia pode ser vinculada à ingestão alcoólica, tabagismo, fatores hereditários, nutricionais, metabólicos e anatômicos, como nos casos de etiologia obstrutiva.

Cerca de 20% dos indivíduos no decorrer da doença desenvolverão necessidade de tratamento cirúrgico. Este será direcionado conforme a apresentação das alterações inflamatórias pancreáticas e periviscerais encontradas nos exames de imagem que serão fundamentais para definição da melhor conduta a ser tomada. Existem várias possibilidades terapêuticas cirúrgicas, desde as ressecções, derivações e ablações no tratamento do principal sintoma da pancreatite crônica que é a dor incapacitante e, que serão o escopo deste capítulo.

ETIOLOGIA E FISIOPATOGENIA

O evento inicial que leva à pancreatite é a ativação intra-pancreática prematura de proteases pancreáticas. O álcool, um dos principais fatores associados, produz efeitos tóxicos nas células acinares pancreáticas por meio de metabólitos oxidativos e não oxidativos. Além disso, o etanol induz distúrbios microcirculatórios e isquemia pancreática que perpetua a lesão das células dos ácinos, ativação de cascata necroinflamatória, resultando em fibrose e doença crônica.

Independente da etiologia, em praticamente todos os casos o fenômeno comum é a obstrução ductal segmentar ou difusa, de canais secundários e primários com formação de cálculos de carbonato de cálcio, polissacarídeos e proteínas por precipitação do suco pancreático nos ductos, dilatação do sistema canalicular e regime de hipertensão ductal. A fibrose, de início perilobular, dissemina-se por entre a glândula gerando retração e perda progressiva da arquitetura acinar.

Estudos em animais mostram que macrófagos ativados, potencialmente por ação do álcool, contrabalançam a sinalização imune pró-inflamatória de neutrófilos no início do curso da doença e promovem processos de cura, incluindo ativação de células estreladas pancreáticas. Mantendo exposição sob esses estímulos, entretanto, essa resposta torna-se desequilibrada, levando ao excesso de deposição de matriz extracelular e remodelação do tecido ativo, resultando em fibrose.

Outros fatores etiológicos são citados na gênese da pancreatite crônica, como mutações no tripsinogênio catiônico humano (PRSS1), que causam pancreatite hereditária com penetrância incompleta e atuam como um fator de risco para pancreatite crônica esporádica. Essas alterações seriam responsáveis por ativação precoce da tripsina nos canais pancreáticos e consequente autodigestão glandular. Os sintomas aparecem na infância ou no adulto jovem e, no decorrer da vida, a fibrose e calcificação progressivas evoluem para insuficiência pancreática, diabetes e aumento do risco de câncer pancreático.

Na pancreatite autoimune, cuja apresentação pode ser de surto agudo isolado e radiologicamente apresentar-se com aumento difuso da glândula ("sausage-like pâncreas") ou formação de nódulos pancreáticos sugestivos de tumores malignos, a dosagem de imunoglobulinas IgG e em especial a IgG4, e a resposta aos esteroides são o substrato clínico para o diagnóstico diferencial da pancreatite crônica calcificante. Atualmente a pancreatite autoimune tem sido considerada como fator de risco para pancreatite crônica.

Quadro Clínico

A dor é o principal sintoma da pancreatite crônica, associada às síndromes de má absorção, desnutrição e diabetes. Geralmente se localiza no andar superior do abdome e dorso e se agrava com a ingestão alimentar. Os mecanismos envolvidos na dor pancreática não são totalmente conhecidos. Dentre eles podemos citar: 1) hipertensão intracanalicular causada pelos cálculos ductais e fibrose do parênquima, 2) inflamação perineural causada pelo extravasamento de enzimas digestivas e mediadores inflamatórios, 3) excitabilidade dos neurônios medulares devido a aumento da liberação de neurotransmissores pela estimulação dolorosa repetida, 4) isquemia pancreática por fibrose e perda da arquitetura glandular que leva a dificuldade de fluxo sanguíneo no parênquima.

A esteatorreia decorrente da insuficiência exócrina, o diabetes e a "falsa caloria" (proveniente do etanol) ajudam a explicar o quadro de desnutrição proteico-calórica que pode aparecer nestes doentes.

A icterícia está associada ao envolvimento e compressão do colédoco intrapancreático durante o processo inflamatório. A ascite pancreática, proveniente do acúmulo de líquido pancreático que alcança a cavidade peritoneal através do forâmen Omental, é um quadro grave de irritação peritoneal, de difícil tratamento e associa-se a desnutrição com muita frequência. Outras manifestações clínicas como obstrução intestinal por compressão duodenal e hemorragia digestiva, por varizes gastro-esofágicas se manifestam mais raramente.

Diagnóstico

O diagnóstico de pancreatite crônica continua sendo um desafio clínico em muitos casos. A maioria dos critérios diagnósticos foi desenvolvida utilizando-se de casos de pancreatite crônica clássica em estágio avançado. O entendimento atual de um desenvolvimento gradual e o desejo de identificar os pacientes no início do desenvolvimento da doença não é plenamente atendido pelos critérios atualmente usados na prática clínica de rotina. No entanto, como a doença pode vir com estigma social, um alto grau de certeza deve ser alcançado para evitar um diagnóstico falso positivo. Dessa forma, um modelo de diagnóstico precoce baseado em achados de imagem (Ito e colaboradores) é difundido pela Sociedade Japonesa de Gastroenterologia com objetivo de identificar essas alterações mais precocemente, e pode ser encontrado em detalhes no artigo original.

Classicamente, a partir do quadro clínico de dor, desnutrição, esteatorreia, diabetes e história de alcoolismo o diagnóstico de pancreatite crônica é confirmado através de exames laboratoriais e de imagem. Os exames laboratoriais visam avaliar a existência de insuficiência exócrina com provas de estimulação da glândula e colheita da secreção pancreática no duodeno (prova da secretina, pancreozimina, ceruleína, pancreolauril, NBT-PABA) e da presença de resíduos de gorduras e proteína nas fezes (Dosagem de Elastase I e Balanço de gordura fecal). A glicemia elevada com peptídeo–C normal diagnosticam a disfunção endócrina. Se há presença de colestase por obstrução do colédoco distal, as bilirrubinas, transaminases e enzimas canaliculares hepáticas estarão elevadas. Na ausência de quadro agudo, a amilase e a lipase na maioria das vezes estão normais, sendo que valores aumentados sugerem formação de pseudocisto. Na presença de pseudotumores cefálicos, os marcadores tumorais como antígeno carcinoembrionário e Ca19-9 podem ser úteis no diagnóstico diferencial de neoplasias. A punção com análise bioquímica (dosagem de amilase) de derrames cavitários auxilia no diagnóstico da ascite pancreática e da origem do derrame pleural. No momento, nenhum biomarcador individual ou painel de biomarcadores pode ser recomendado para o diagnóstico de pancreatite crônica.

Os exames de imagem são fundamentais para confirmação do diagnóstico e para o tratamento. A tomografia computadorizada é o exame de eleição para avaliação da extensão do comprometimento pancreático (dilatação ductal, calcificações, cálculos, cistos de retenção, atrofia) e perivisceral do retroperitônio (Figura 35.2.2.1). Avalia ainda a presença de complicações da doença como os pseudocistos, hipertensão portal segmentar e ascite pancreática (Figura 35.2.2.2)

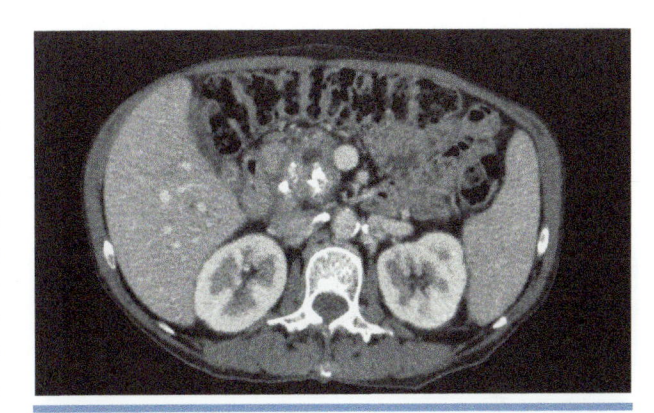

Figura 35.2.2.1. Tomografia computadorizada de abdome demonstra pseudotumor cefálico calcificado em doente com pancreatite crônica (Grupo de Vias Biliares e Pâncreas, Santa Casa SP- 2021).

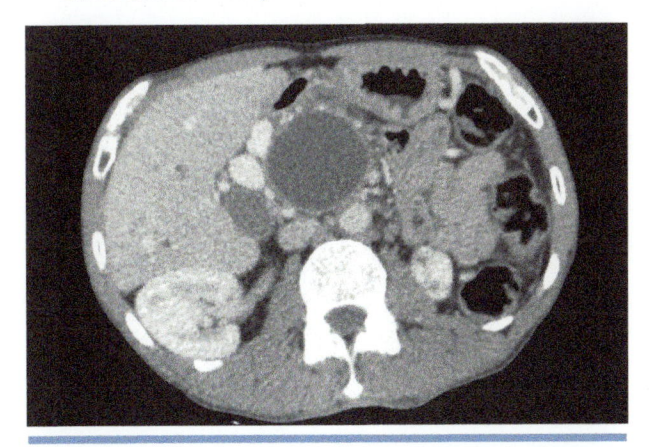

Figura 35.2.2.2. Tomografia Computadorizada de Abdome em doente com pancreatite crônica alcoólica com pseudocisto em cabeça pancreática que promove obstrução ductal à montante, compressão da confluência espleno-portal e consequente hipertensão portal. (Grupo de Vias Biliares e Pâncreas, Santa Casa de SP- 2021).

A endoscopia digestiva alta demonstra a presença de varizes gástricas nos casos de hipertensão portal e pode demonstrar estenoses inflamatórias do duodeno. Mais recentemente, a ecoendoscopia ou ultrassom endoscópico (EUS) pode auxiliar no diagnóstico diferencial das lesões císticas do pâncreas, dos tumores cefálicos e do comprometimento vascular mesentérico por permitir acesso seguro ao pâncreas através de biopsias transgástricas e duodenais além de possibilitar o tratamento de pseudocistos e até o controle da dor. A ressonância nuclear magnética com colangiorressonância (CPRM) permite avaliação tridimensional das vias biliares e dos ductos pancreáticos e acaba por substituir a colangiopancreatografia endoscópica (CPRE) como método diagnóstico por ser menos invasivo, restando para este último um papel terapêutico (Figura 35.2.2.3). Entretanto, em situações menos frequentes como a ascite pancreática, a CPRE se torna útil no diagnóstico de fístulas pancreáticas e pseudocistos com ruptura para cavidade peritoneal.

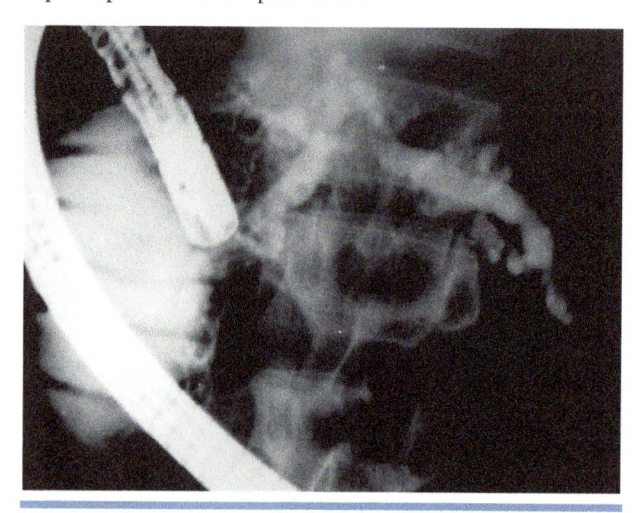

Figura 35.2.2.3. Pancreatografia retrógrada endoscópica com diagnóstico de pancreatite crônica com dilatação e tortuosidade dos ductos pancreáticos principal e secundários e estenose do ducto de Wirsung na região do colo pancreático (Grupo de Vias Biliares e Pâncreas da Santa Casa SP-2021).

Tratamento clínico

A cessação do tabagismo, alcoolismo ou ambos reduz substancialmente o risco de progressão da doença. De maneira geral, o tratamento inicial é essencialmente clínico e em média 20% dos doentes necessitarão de tratamento cirúrgico na evolução da doença. Aqueles pacientes que têm pancreatite associada ao alcoolismo costumam ter mais queixas de dor se comparados aos pacientes com pancreatite de início tardio. Dessa forma, se o doente continuar consumindo álcool, tanto o tratamento clínico como o cirúrgico não vão obter bons resultados.

A dor costuma ser o principal sintoma relatado. Quando esta é persistente, a abstinência alcoólica, a dieta hipogordurosa e normoproteica, a utilização de enzimas pancreáticas, analgésicos não opioides e opioides, costumam controlar a dor.

O rastreio precoce para avaliação nutricional e suplementação das deficiências é fundamental. A terapia de reposição enzimática pancreática e a terapia nutricional para prevenir a desnutrição devem ser otimizadas. O controle da glicemia através de dieta, hipoglicemiantes orais e insulina fazem parte do tratamento da insuficiência glandular endócrina da pancreatite crônica e contribuem para melhoria do estado nutricional do doente.

Tratamento Cirúrgico

A terapia intervencionista para a dor na pancreatite crônica deve ser reservada para pacientes com ataques recorrentes de dor que não respondem à terapia não opióide, e deve ser realizada em centros experientes.

O diagnóstico de dor refratária, dilatação e estenoses ductais permanentes com cálculos no seu interior, a presença de pseudotumor cefálico com obstrução biliar e suboclusão duodenal, pseudocistos maiores de 6 cm, hipertensão portal e ascite pancreática são os principais sinais da falha do tratamento clínico e da evolução da doença, constituindo as principais indicações de intervenção cirúrgica na pancreatite crônica.

Os objetivos do tratamento cirúrgico são: alivio da dor, correção das complicações dos órgãos adjacentes, preservação da função exócrina e endócrina pancreáticas, reabilitação social e profissional, com melhora da qualidade de vida.

Se a terapia cirúrgica ou endoscópica deve ser oferecida primeiro é uma questão em debate. Dois ensaios clínicos randomizados publicados por Cahen et al e Ceyhan et al mostraram melhor controle da dor a longo prazo após procedimento cirúrgico em comparação com tratamento endoscópico inicial. A explicação para esse efeito está relacionada ao fato de que o tratamento cirúrgico não apenas diminue a hipertensão ductal ao fornecer drenagem, mas também remove o tecido inflamado que induz alterações neurais relacionadas a dor.

De acordo com as mais recentes publicações, os resultados cirúrgicos são melhores se os pacientes forem encaminhados para centros de referência dentro de 3–5 anos a partir do início dos sintomas e tiverem menos de quatro intervenções endoscópicas antes da cirurgia.

Quando o componente principal da dor parece ser a hipertensão ductal, expressa pela dilatação e tortuosidade do ducto principal, estão indicados os procedimentos de derivação pancreato-jejunal (Partington- Rochelle e Puestow modificado). É necessária presença de dilatação ductal maior que 6 mm e ausência de tumor cefálico. As vantagens são a preservação da função pancreática e a baixa morbimortalidade. Alcança sucesso de 70 a 80% no controle da dor.

Outra cirurgia de drenagem pancreática, proposta por Izbick, é a pancreatojejunostomia com incisão do pâncreas ventral em "V", indicada nos casos de ducto principal de pequeno calibre e sem tumoração cefálica, onde persiste a dor mesmo com tratamento clínico.

Na presença de pseudotumor calcificado na cabeça do pâncreas, por causa da ectasia biliar, da hipertensão ductal pancreática e pela infiltração nervosa retroperitoneal, a tumoração cefálica se torna o "marca-passo" da doença. Nestes casos, estão indicados procedimentos ressectivos e ressectivo-derivativos. Neste grupo, há praticamente dois tipos de procedimentos: duodenopancreatectomias e pancreatectomias com preservação duodenal.

No primeiro grupo, classicamente a gastroduodenopancreatectomia (cirurgia de Whipple) e a duodenopancreatectomia com preservação do piloro (cirurgia de Longmire-Traverso) são os procedimentos mais realizados. A crítica a estas cirurgias são a retirada de órgãos sadios (estômago e duodeno) em doentes nos quais há significativa preocupação com aspecto nutricional pré e pós-operatório e maior expectativa de vida.

No segundo grupo, a escola alemã de cirurgia propõe cirurgias onde se procura a preservação de órgãos sadios, ressecando-se parte do parênquima pancreático cefálico. A cirurgia de Beger (Figura 35.2.2.4) alcança alívio efetivo da dor, preserva órgãos sadios, mantém o fluxo biliar e duodenal e preserva a função pancreática. É necessária obrigatoriamente a exclusão de neoplasia do pâncreas, pois não é considerado um procedimento oncológico. Possui dificuldade técnica considerável no que diz respeito a manutenção da vascularização duodenal e a secção pancreática junto aos vasos mesentéricos.

Segundo publicação de 2007 do grupo alemão de Heidelberg, benefícios a curto prazo após cirurgias com preservação duodenal foram observados nos primeiros 6 meses de pós-operatório, com melhor controle de dor, ganho de peso e manutenção da função endócrina, quando comparados aos pacientes submetidos a duodenopancreatectomias. Essas diferenças, entretanto, não foram observadas quando houve seguimento a longo prazo, fato demonstrado em recente publicação de 2017 em estudo multicêntrico europeu.

No Brasil, a maior experiência neste tipo de cirurgia é do Grupo de Vias Biliares e Pâncreas da Santa Casa de São Paulo. De 1995 a 2021 foram realizados 35 procedimentos em doentes com pancreatite crônica e tumor inflamatório localizado na cabeça pancreática. É procedimento de alta complexidade, devendo ser reservado para centros com experiência em cirurgia pancreática.

Com intuito de evitar a dissecção junto ao tronco mesentérico-portal, foram propostas cirurgias que preservam a cápsula pancreática posterior e descomprimem o duodeno e a via biliar, associados à derivação exócrina pancreática. São elas a cirurgia de Frey e o procedimento de Bern, menos realizados atualmente.

No tratamento dos pseudocistos pós-necróticos não complicados, as derivações internas tanto endoscópicas como cirúrgicas apresentam bom resultado. Geralmente, pseudocistos maiores que 6 cm de diâmetro não apresentarão absorção espontânea. A preferência do tipo de derivação a ser utilizado vai depender da experiência e da logística do serviço, além da localização do pseudocisto. Situações raras como a ascite pancreática podem ser tratadas clinicamente por punções repetidas, nutrição parenteral e análogos de somatostatina e octreotide. Acreditamos que este tratamento apresenta índices de complicação infecciosa grandes por causa do cateter central de uso prolongado, do estado de desnutrição do doente e das múltiplas paracenteses. Nestes casos, adquirimos experiência com o tratamento videolaparoscópico de drenagem do retroperitônio e da retrocavidade dos epíploons, com intuito de transformar a fístula pancreática interna em externa e, conforme seu comportamento no pós-operatório, esta poderá ser tratada de maneira conservadora por endoscopia, derivação cirúrgica interna ou até ressecção caudal do pâncreas. Tal tratamento acaba sendo mais curto, permite alimentação precoce e acreditamos possuir menor risco de infecção. Por fim, o tratamento cirúrgico da dor pancreática pode ser realizado por neurólise do plexo celíaco, através da alcoolização (10 a 15 ml de álcool a 50% ou 70% em cada lado do tronco celíaco) por punção percutânea para-vertebral guiada por tomografia; transgástrica, guiada por via eco-endoscópica ou intraoperatória, por punção direta dos gânglios do plexo celíaco. A esplancnicectomia pode ser realizada por videotoracoscopia, com resultados satisfatórios no alívio da dor em médio prazo.

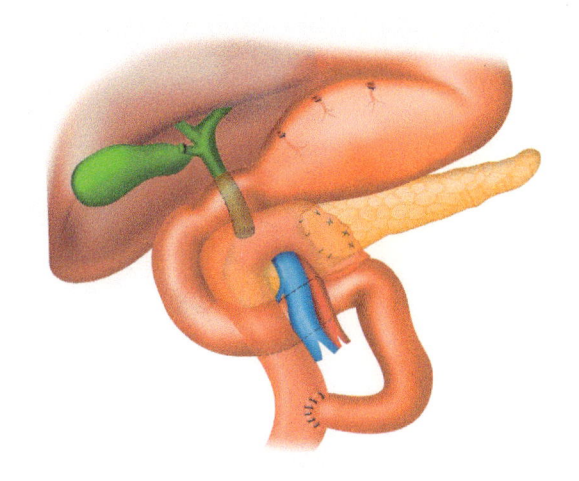

Figura 35.2.2.4. Reconstrução após pancreatectomia cefálica com preservação duodenal, utilizada pelo Grupo de Vias Biliares e Pâncreas da Santa Casa de São Paulo, 2021

CONSIDERAÇÕES FINAIS

A pancreatite crônica é uma doença grave, relacionada principalmente ao alcoolismo e devido à fisiopatogenia da dor, da inflamação e da fibrose não serem totalmente esclarecidos, de tratamento difícil. Cerca de 20% dos doentes vão necessitar de cirurgia, na qual o cirurgião experiente deverá se preocupar em sanar a dor e preservar a função endócrina e exócrina pancreáticas, visando buscar a melhoria na qualidade de vida do doente. Não há terapia clínica isenta de falhas ou cirurgia ideal para o tratamento da pancreatite crônica. Portanto, se nos casos de etiologia familiar e de bases genéticas ainda não podemos atuar, nos doentes cuja causa é a desnutrição e o alcoolismo, a melhor terapêutica é sem dúvida a prevenção.

▶ REFERÊNCIAS

1. Amman RW, Largiader F, Akoubiantz A. Pain relief by surgery in chronic pancreatitis? Relationship between pain relief, pancreatic dysfunction and alcohol withdrawal. Scand J Gastroenterol. 14:209-215,979.
2. Barnes SA, Lillemoe KD, Kaufman HS et al. Pancreatico duodenectomy for benign disease. Am J Surg.123:815-819,1988.
3. Beger HG, Buchler M, Bittner R et al. Duodenum-preserving resection of the pancreas in severe chronic pancreatitis: Early and late results. Ann Surg. 209:273-278,1989.
4. Beger HG, Büchler M, Bittner R et al. Duodenum preserving resection of the head of the pancreas: An alternative to Whipples's procedure in chronic pancreatitis. Hepato-gastroentero. 37:283-289,1990.
5. Beger HG, Krautzberger W, Bittner R et al. Duodenum-preserving resection of the head of pancreas in patients with severe chronic pancreatitis. Sugery. 97:467-473,1985.
6. Beger HG, Witte C, Kraas E et al. Erfahrung mit einer das Duodenum erhaltenden Pnakreaskofresektion bei chronischer Pankreatitis. Chirurg. 51:303-309,1980.
7. Beyer G, Mahajan UM, Budde C, et al. Development and validation of a chronic pancreatitis prognosis score in 2 independent cohorts. Gastroenterology 2017; 153: 1544–54.e2.
8. Beyer, G., Habtezion, A., Werner, J., Lerch, M. M. & Mayerle, J. Chronic pancreatitis. The Lancet 396, 499–512. 2020.
9. Braasch JW, Rossi RL, Watkins E Jr et al. Pyloric and gastric preserving pancreatic resection: experience with 87 patients. Ann Surg. 204:411-419,1986.
10. Büchler MW, Ulrich A, Hackert, T, et al. ChroPac Trial Group. Partial pancreatoduodenectomy versus duodenum-preserving pancreatic head resection in chronic pancreatitis: the multicentre, randomised, controlled, double-blind ChroPac trial. Lancet. 2017 Sep 9;390(10099):1027-1037.
11. Cahen DL, Gouma DJ, Nio Y, et al. Endoscopic versus surgical drainage of the pancreatic duct in chronic pancreatitis. N Engl J Med 2007; 356: 676–84.
12. Ceyhan GO, Bergmann F, Kadihasanoglu M, et al. Pancreatic neuropathy and neuropathic pain—a comprehensive pathomorphological study of 546 cases. Gastroenterology 2009; 136: 177–86.e1.
13. Dani R, Mott CB, Guarita DR et al. Epidemiology and etiology of chronic pancreatitis in Brazil A tale of two cities. Pancreas. 5:474-478,1990.
14. Dominguez Munoz JE, Drewes AM, Lindkvist B, et al. Recommendations from the United European Gastroenterology evidence?based guidelines for the diagnosis and therapy of chronic pancreatitis. Pancreatology 2018; 18: 847–54.
15. Frey CF, Amikura K – Local resection of the head of pancreas combined with longitudinal pancreatojejunostomy in the management of patients with chronic pancreatitis. Ann Surg. 220:492-507,1994.
16. Gardner, T. B. et al. ACG Clinical Guideline: Chronic Pancreatitis. American Journal of Gastroenterology 115, 322–339 (2020)
17. Greenlee HB – Roux-en-Y pancreatojejunostomy for chronic pancreatitis. In Nyhus LM, Baker RJ – Mastery of Surgery. 2nd edition, vol II, 1992, LittleBrown.
18. Gu H, Werner J, Bergmann F, Whitcomb DC, Büchler MW, Fortunato F. Necro?inflammatory response of pancreatic acinar cells in the pathogenesis of acute alcoholic pancreatitis. Cell Death Dis 2013; 4: e816
19. Hegyi, P. et al. International Consensus Guidelines for Risk Factors in Chronic Pancreatitis. Recommendations from the working group for the international consensus guidelines for chronic pancreatitis in collaboration with the International Association of Pancreatology, the American Pancreatic Association, the Japan Pancreas Society, and European Pancreatic Club. Pancreatology 20, 579–585 (2020).
20. Ito T, Ishiguro H, Ohara H, et al. Evidence based Clinical Practice Guidelines for Chronic Pancreatitis 2015. J Gastroenterol 2016; 51: 85–92.
21. Izbiki JR, Bloechle C, Knoefel WT et al – Complications of adjacente organs in chronic pancreatitis managed by duodenum-preserving resection of the head of pancreas. Brit J Surg. 81:1351-1355,1994.
22. Kempeneers, M. A. et al. International consensus guidelines for surgery and the timing of intervention in chronic pancreatitis. Pancreatology 20, 149–157 (2020).
23. Lankisch PG, Löhr-Happe A, Otto J et al. Natural course in chronic pancreatitis. Pain, exocrine and endocrine pancreatic insufficiency and prognosis of the disease. Digestion. 54:148-55,1993.
24. Lee AT, Xu Z, Pothula SP, et al. Alcohol and cigarette smoke components activate human pancreatic stellate cells: implications for the progression of chronic pancreatitis. Alcohol Clin Exp Res 2015;
25. Lugea A, Gerloff A, Su HY, et al. The combination of alcohol and cigarette smoke induces endoplasmic reticulum stress and cell death in pancreatic acinar cells. Gastroenterology 2017; 153: 1674–86.
26. Machado MCC, Cunha JEM, Bacchella T, Penteado S, Jukemura J, Abdo EE, Montagnini AL. Pylorus –preserving pancreatoduodenectomy associated with longitudinal pancreatojejunostomy for treatment of chronic pancreatitis. Hepatogastroenterology. 50(49):267-268, 2003.
27. Mannell A, Adson MA, Mc Ilrath DC et al – Surgical management of chronic pancreatitis: long-term results in 141 patients. Brit J Surg..75:467-472,1988.
28. Maruyama M, Arakura N, Ozaki Y, Watanabe T, Ito T, Yoneda S, et al. Risk factors for pancreatic stone formation in autoimmune pancreatitis over a long-term course. J Gastroenterol 2012;47:553e60
29. Mayerle J, Sendler M, Hegyi E, Beyer G, Lerch MM, Sahin?Toth M. Genetics, cell biology, and pathophysiology of pancreatitis. Gastroenterology 2019; 156: 1951–68.e1
30. Miksch RC, D'Haese JG, Werner J. Surgical Therapy of Chronic Alcoholic Pancreatitis: A Literature Review of Current Options. Visc Med. 2020;36(3):191-197.
31. Mott CB, Guarita DR, Coelho MEP et al. Etiologia das pancreatitis crônicas em São Paulo: Estudo de 407 casos. Rev Hosp Clin Fac Med Univ S. Paulo. 44:214-230,1989
32. Müller MW, Fires H, Beger HG et al..Gastric emptying following pylorus-preserving Whipple and duodenum-preserving pancreatic head resection in patients with chronic pancreatitis. Surgery. 173:257-263,1997.
33. Müller MW, Friess H, Martin DJ, Hinz U, Dahmen R, Büchler MW. Long-term follow-up of a randomized clinical trial comparing

34. Nordback I, Sand J, Andrén-Sandberg À. Criteria for Alcoholic Pancreatitis- Results of an International Workshop in Tampere, Finland,June 2006. Pancreatology.7:100-104,2007.
35. Olesen SS, Krarup H, Poulsen JL, et al. Pancreas?specific plasma amylase for assessment and diagnosis of chronic pancreatitis: new insights on an old topic. United European Gastroenterol J 2019; 7: 955–64
36. Pacheco JR AM, Sassatani AS, Sazaki AR, Rêgo REC, Moricz A. Pancreatectomia cefálica com preservação duodenal no tratameto da pancreatite crônica. In: Habr-Gama A, Gama-Rodrigues J, Bressiani C, Zilbernstein B. Atualização em cirurgia do aparelho digestivo e coloproctologia. São Paulo, Editora Frôntis Editorial.2:450-461,2003.
37. Pandol SJ, Raraty M. Pathobiology of alcoholic Pancreatitis. Pancreatology. 7:105-114,2007.
38. Sand J, Lankisch PG, Nordback I. Alcohol consumption in Patients with Acute or Chronic Pancreatitis. Pancreatology.7:147-156, 2007.
39. Sarles H. Definitions and Classifications of pancreatitis. Pancreas. 6:470,1991.
40. Sarles H, Bernard JP, Gullo L. Pathogenesis of chronic pancreatitis. Gut. 31:629,1990.
41. Schlosser W, Schoenberg MH, Siech M et al. Development of pancreatic cancer in chronic pancreatitis. Z Gastroenterol. 34:3-8,1996.
42. Szabo G, Mandrekar P, Oak S, Mayerle J. Effect of ethanol on Inflammatory Responses. Pancreatology. 7:115-123,2007.
43. Stone WM, Sarr MG, Nagourney DM et al. Chronic pancreatitis – Results of Whipple's resection and total pancreatectomy. Arch Surg.123:815-819,1988.
44. Taylor RH, Bagley FH, Braasch JW et al. Ductal drainage or resection for chronic pancreatitis. Am J Surg.141:28-33,1981.
45. Traverso LW, Longmire WP. Preserving the pylorus in pancreaticoduodenectomy. Surg Gynecol Obstet. 146:959-962,1978.
46. Traverso LW, Kozarec RA. The Whipple procedure for severe complications of chronic pancreatitis. Arch Surg.128:1047-1053,1993.
47. Vonlaufen A, Wilson JS, Pirola RC, Apte MV. Role of alcohol metabolism in chronic pancreatitis. Alcohol Res Health 2007; 30: 48–54.
48. Xue J, Zhao Q, Sharma V, et al. Aryl hydrocarbon receptor ligands in cigarette smoke induce production of interleukin?22 to promote pancreatic fibrosis in models of chronic pancreatitis. Gastroenterology 2016; 151: 1206–17.
49. Warshaw AI, Torchiana DL – Delayed gastric emptying after pylorus-preserving pancreaticoduodenectomy. Surg Gynecol Obstet. 160:1-4,1985.
50. Werner J, Laposata M, Fernández del Castillo C, et al. Pancreatic injury in rats induced by fatty acid ethyl ester, a nonoxidative metabolite of alcohol. Gastroenterology 1997; 113: 286–94.
51. Whitcomb DC, Shimosegawa T, Chari ST, et al. International consensus statements on early chronic pancreatitis. Recommendations from the working group for the international consensus guidelines for chronic pancreatitis in collaboration with The International Association of Pancreatology, American Pancreatic Association, Japan Pancreas Society, PancreasFest Working Group and European Pancreatic Club. Pancreatology 2018; 18: 516–27.
52. Wilson TG, Hollands MJ, Little JM – Pancreatojejunostomy for chronic pancreatitis. Aust N Z J Surg. 62:111-115,1992.
53. Worning H - Chronic pancreatitis: pathogenesis, natural history and conservative treatment. Clin Gastroenterol. 13:871,1984.

35.2.3. TUMORES NEUROENDÓCRINOS DO PÂNCREAS

Talita Magalhães Bernardo

André de Moricz

Adhemar Monteiro Pacheco Jr

INTRODUÇÃO

Os tumores neuroendócrinos (TNE) são um grupo heterogêneo de neoplasias que se originam difusamente do sistema neuroendócrino, podendo acometer diversos órgãos e sistemas. Os tumores neuroendócrinos do pâncreas (pTNE) são lesões diversas que se originam das ilhotas pancreáticas [1,2].

Sua incidência aumentou consideravelmente nos últimos anos, sendo cerca de 1,0 caso para cada 100.000 habitantes/ano nos EUA, com pico de ocorrência em torno da 5ª década de vida 3. Isso pode ser explicado pela identificação incidental através de exames de imagem e endoscopia cada vez mais solicitados. Cerca de 20% dos pacientes têm doença localmente avançado no diagnóstico e mais de um terço, doença metastática.

Houve também aumento da sobrevida geral desses pacientes, fato provavelmente relacionado ao aperfeiçoamento nos exames de diagnóstico por imagem e das terapias alvo específicas [3,4].

QUADRO CLÍNICO

Os pNET podem sem classificados de acordo com a produção hormonal pelo estroma tumoral, uma vez que por terem origem endócrina sempre apresentam marcadores de membrana relacionados com hormônios. Porém, não é sempre que haverá liberação em quantidade significativa na corrente sanguínea a ponto de gerar manifestações clínicas.

Dessa forma, os tumores podem ser classificados como não funcionantes e funcionantes. As lesões não funcionantes geralmente não geram sintomas e, por vezes, são achados incidentais em exames de imagem. Contudo, podem levar à sintomas inespecíficos ou secundários ao crescimento tumoral, como dor abdominal, icterícia ou saciedade precoce [5]. Os tumores funcionantes, que correspondem a cerca de 50 % dos pNETS, apresentam sintomas, relacionados ao neuropeptídeo secretado pela lesão, (tabela 1), sendo o insulinoma o mais comum [6].

DIAGNÓSTICO

O diagnóstico dos pNETs é baseado em exames de imagem, biomarcadores e anatomopatológico.

Exames de imagem

A tomografia computadoriza (TC) e a ressonância magnética (RM) são de fundamental importância para avaliação da localização e da extensão da doença. As lesões são altamente vascularizadas, conferindo a elas características bem marcadas nas fases arteriais dos estudos com contraste [7]. No entanto, esses exames podem não conseguir identificar lesões muito pequenas sendo necessário lançar mão de exames de imagem funcionais.

Os exames de imagem funcionais são baseados na expressão de receptores de somatostatina pelos tumores neuroendócrinos e relacionados ao grau de diferenciação celular destas lesões. Utilizava-se para tal o OctreoScan® (câmara gama marcada com octreotide) porém estudos recentes evidenciaram maior acurácia com a utilização do gálio 68 (Ga)-DOTATATE PET/CT, que se tronou padrão ouro para avaliação imaginológica funcional, com sensibilidade elevada de tumores bem diferenciados [8]. Já o PET/CT FDG com 18F-fluordeoxiglicose marcada, apresenta maior sensibilidade para tumores indiferenciados. Esses exames são utilizados para estadiamento da doença e procura de tumor primário oculto, sendo mais sensível que a tomografia convencional para avaliação de TNE [9-10]. No entanto, o Galio-DOTATATE PET/TC e OctreoScan® são frequentemente negativos para avaliação dos insulinomas devido sua baixa expressão de receptores relacionados a somatostatina quando comparado com os demais NET. Dessa foram, novos alvos moleculares vêm sendo estudados, com o Ga-DOTA-Exedin4- PET/TC se destacando como exame de escolha para avaliação de insulinomas (Figura 35.2.3.1) [11-13].

A ecoendoscopia é um exame útil na avaliação dos pTNE possibilitando uma avaliação mais acurada da lesão assim como suas relações com o ducto pancreáticos e os órgãos e estruturas adjacentes, além de possibilitar a realização de biópsia do tumor.

Biomarcadores

A cromogranina A (CgA) é considerada marcador universal dos TNE e geralmente está elevada nos pacientes com TNE, porém, apesar de ter sensibilidade próxima de 70%, ela é pouco específica, podendo estar elevada em pacientes em uso de inibidor de bomba de prótons, com gastrite atrófica e insuficiência renal. Vários estudos mostram a relação entre altos níveis de cromogranina A com menor sobrevida e maior chance de doença avançada [14-16]. Na suspeita de tumores funcionantes, o biomarcador a ser solicitado, deverá estar relacionado ao tipo específico do TNE que se suspeita, conforme mostrado na Tabela 35.2.3.1.

Tabela 35.2.3.1. Tipos de tumores neuroendócrinos funcionantes do pâncreas

Tumor	Hormônio	Síndrome Clínica	Avaliação bioquímica
Insulinoma	Insulina ou pró-insulina	Sintomas relacionados à hipoglicemia, hiperfagia	Glicose, insulina, pró-insulina, peptídeo C
Gastrinoma	Gastrina	Síndrome de Zollinger-Ellinson (refluxo gastrointestinal severo, dor, diarreia, sintomas esofágicos	Gastrina, avaliação do pH gástrico por endoscopia
VIPoma	VIP	Diarréia aquosa profusa e hipocalemia	VIP, painel metabólico básico
Glucagonoma	Glucagon	Intolerância a glicose, rash cutâneo, perda de peso	Glucagon e hemoglobina glicada
Somatostastinoma	Somatostatina	Diabetes melitus, hiperglicemia, colelitíase, diarréia	Somatostatina e hemoglobina glicada
ACTHoma	ACTH (raramente CRH)	Síndrome de Cushing	ACTH, cortisol, teste de supressão com dexametasona, cortisol livre na urina de 24h, cortisol salivar noturno
GRHoma	Hormônio liberador de hormônio do crescimento	Acromegalia	Fator de crescimento semelhante a insulina tipo 1 (IGF1)
PTHrPoma	Proteína relacionada ao PTH	Hipercalcemia	PTHrP, PTH, cálcio, albumina, 25-hidroxivitamina D; 1,25-hidroxivitamina D
Outros	Serotonina, calcitonina Qualquer outro hormônio	Diarréia, rubor Sintomas relacionados ao hormônio produzido	

Fonte: Adaptado de Halfdanarson et al, 2020 6

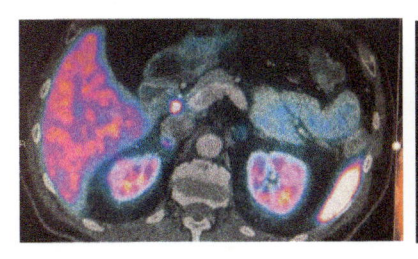

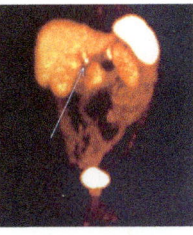

Figura 35.2.3.1. PET_CT Scan Gálio 68 DOTATATE de Gastrinoma peripancreático, supraduodenal (Grupo de Fígado, Vias Biliares e Pâncreas, Depto. de Cirurgia, Santa Casa de São Paulo, 2021).

ANATOMOPATOLÓGICO

A avaliação anatomopatológica tem papel fundamental na definição do manejo adequado do paciente. A avaliação histológica apropriada não apenas confirma a natureza do tumor neuroendócrino como determina seu grau de diferenciação e o potencial de proliferação celular. As lesões neuroendócrinas podem ser classificadas, de acordo com a OMS, baseados em sua morfologia celular, potencial de proliferação tumoral (Ki-67) e número de mitoses em campo de grande aumento 17 (Tabela 35.2.3.2).

A avaliação imunohistoquímica para os marcadores neuroendócrinos gerais é considerada mandatória, sendo que praticamente todas as lesões expressam sinaptofisina enquanto 80 a 90 % expressam cromogranina A [18]. No entanto, a sinaptofisina é menos específica para lesões pancreáticas que a CgA, e quando confrontado com um tumor pancreática sinaptofisina+/CgA -, deve-se considerar diagnóstico diferencial com outras lesões como tumor sólido pseudopapilar ou carcinoma de células acinares [19]. Outros marcadores também podem estar presentes como a queratina de amplo espectro e a enolase neurônio-específica, devendo fazer parte do painel de avaliação imunhistoquímico da lesão.

Definir o grau da lesão neuroendócrina é fundamental para o planejamento terapêutico do paciente. No mais, a análise detalhada da peça cirúrgica, relatando a profundidade da invasão, presença de acometimento linfovascular e perineural, a condição das margens de ressecção e do comprometimento linfonodal complementarão o estadiamento TNM (Quadro 35.2.3.1).

Quadro 35.2.3.1. Classificação TNM para tumores neuroendócrinos pancreáticos, American Joint Committee on Cancer.

Pâncreas (NET) – 8ª AJCC	
T	Critério T
TX	Tumor não pode ser avaliado
T1	Tumor limitado ao pâncreas, < 2 cm
T2	Tumor limitado ao pâncreas, 2-4 cm
T3	Tumor limitado ao pâncreas, >4 cm; ou tumor que invade o duodeno ou ducto biliar
T4	Tumor que invade órgãos adjacentes (estômago, baço, cólon, glândula suprarrenal) ou a parede de grandes vasos (eixo celíaco ou AMS)

N	Critério N (pelo menos ≥ 12 LN)
NX	LN regional não pode ser avaliado
N0	Sem envolvimento de LN regional
N1	Envolvimento de LN regional

M	Critério M
M0	Sem metástase à distância
M1	Metástase à distância presente
M1a	Metástase restrita ao fígado
M1b	Metástase em pelo menos um local extra-hepático (p.ex., pulmão, ovário, LN não regional, peritôneo, osso
M1c	Metástase hepática e extra-hepática

T	N	M	Estágio
T1	N0	M0	I
T2	N0	M0	II
T3	N0	M0	II
T4	N0	M0	III
Qualquer T	N1	M0	III
Qualquer T	Qualquer N	M1	IV

Tabela 35.2.3.2. Classificação da Organização Mundial de Saúde para neoplasias endócrinas do trato gastrointestinal e órgãos hepatobiliopancreáticos

Definição	Morfologia celular	Índice de proliferação Ki-67	Mitoses
TNE G1	Bem diferenciados	< 3%	< 2
TNE G2	Bem diferenciados	3 – 20 %	2 – 20
TNE G3	Bem diferenciados	> 20%	> 20
CNE G3 (pequenas células ou grande células)	Pouco diferenciados	> 20%	> 20

TNE: tumor neuroendócrino; CNE: carcinoma neuroendócrino Fonte: Adaptado de WHO, 2019 [17]

CONDUTA

O tratamento para os pTNEs, geralmente é cirúrgico, sendo a definição da melhor abordagem relacionada à localização e extensão da doença. Nos últimos anos, têm-se defendido a possibilidade de vigilância ativa das lesões em paciente com tumores não funcionantes menores que 2 cm com diversos estudos mostrando segurança e viabilidade dessa abordagem, porém essa conduta ainda não é amplamente aceita [20-23].

Em pacientes com doença avançada ou lesões não passíveis de ressecção existe ainda a possibilidade de terapia sistêmica como veremos a seguir.

TRATAMENTO

Tratamento Cirúrgico

O tratamento cirúrgico é considerado o pilar do tratamento de tumores neuroendócrinos bem diferenciados, sendo que a ressecção pancreática com linfadenectomia padrão é recomendada para todos os pacientes com lesões não funcionantes maiores que 2 cm e para aqueles sintomáticos ou com achados radiológicos sugestivos de malignidade. Em casos selecionados, a enucleação da lesão pode ser considerada como tratamento alternativo possibilitando a preservação de parênquima pancreático, porém há a preocupação com a margem cirúrgica e o fato de não se realizar a linfadenectomia. Desse modo, devem ser indicadas em pacientes com cautela nas lesões não funcionantes e com índice de proliferação celular (Ki67) abaixo de 2%. Nos tumores funcionantes, sem comprometimento do canal pancreático principal, habitualmente no caso dos insulinomas, que são geralmente diagnosticados em fase inicial de crescimento, essa conduta é realizada com certa frequência. Nestes casos a cirurgia minimamente invasiva e robótica estão bem indicadas.

O envolvimento linfonodal é considerado o principal fator prognóstico após a cirurgia curativa, ainda não consenso em relação ao número mínimo de linfonodos necessários para garantir um estadiamento adequado, mas aparentemente a coleta de 13 linfonodos nas duodenopancreatectomias e 7 nas pancreatectomias distais parece um número satisfatório [24-27].

A ressecção por videolaparoscopia pode ser considerada obedecendo-se os mesmos critérios para ressecção já descritos. Devido à impossibilidade de palpação da glândula, a realização de ultrassonografia laparoscópica intraoperatória auxilia o cirurgião na identificação de tumores intraparenquimatosos, lesões multifocais e no limite de margem para secção pancreática [28].

O papel da cirurgia em pacientes com lesões grau 3 ainda é contestável embora alguns estudos mostrem benefícios em relação a terapia sistêmica, especialmente quando a lesão é bem diferenciada. Nos casos de carcinoma neuroendócrinos com envolvimento vascular arterial mesentérico e de tronco celíaco, e nos metastáticos, a opção preferencial tem sido pelo tratamento quimioterápico sistêmico e o radioterápico [29,30].

DOENÇA METASTÁTICA HEPÁTICA

Em paciente com TNE, a ressecção hepática deve sempre sem considerada como opção de tratamento uma vez que auxiliam a aliviar os sintomas, prolongam a sobrevida do paciente e controlam a progressão de doença oligometastática.. Em casos de lesões hepáticas extensas, o objetivo é a redução da massa tumoral (cirurgia de debulking), podendo ser combinado com outros tratamentos intraoperatórios como ablação por radiofrequência. Somente 20 a 30% dos doentes co tumor neuroendócrino de pâncreas com metástases hepáticas serão passíveis de cirurgia ressectiva R0, R1 ou debulking A quimioembolização pré-operatória também pode ser considerada nesses casos. Por último, pacientes com doença hepática extensa, porém limitada a esse órgão, podem ser candidatos a transplante hepático, desde que sejam jovens, tenham doença estável por pelo menos 1 ano e com Ki-67 menor que 10%. A classificação de Frilling permite a divisão desses pacientes em 3 grupos, orientando o tratamento adequado (Tabela 35.2.3.3) [31].

Tratamento sistêmico

Os análogos da somatostatina (octreotide e lanreotide) são geralmente indicados para os pacientes com tumores bem diferenciados funcionando tanto para controle de sintomas em pacientes com tumores funcionantes quanto no tratamento antineoplásico de lesões G1 e G2 localmente avançadas ou metastáticas [32].

Outra opção terapêutica antineoplásica é o uso de radionuclídeos receptores de peptídeos (177Lu-DOTATATE PRRT), observando-se melhores resultados na sobrevida livre de progressão de doença em paciente com pTNEs

Tabela 35.2.3.3. Classificação de Frilling para ressecção de metástases hepáticas de tumores neuroendócrinos

Tipo	Lesão hepática	Tratamento
1	Lesão única, de qualquer tamanho	Ressecção cirúrgica
2	Lesão volumosa, acompanhada de lesões menores, com acometimento de ambos os lobos hepáticos.	Considerar cirurgia de citorredução associada ablação por radiofrequência, quimioembolização ou terapia sistêmica. Considerar transplante hepático em casos selecionados
3	Lesões disseminadas com acometimento bilateral ou lesão única volumosa, e virtualmente sem parênquima hepático saudável	Considerar ablação por radiofrequência, quimioembolização ou terapia sistêmica. Considerar transplante hepático em casos selecionados

Fonte: Adaptado de Frilling et al., 2009 [31]

submetidos a tratamento neoadjuvante que aqueles submetidos a cirurgia upfront [33].

A terapia alvo com agentes inibidores de tirosinoquinase e citotóxicos específicos como sunitinibe e everolimus também poderão ser utilizadas, mostrando resultados promissores em relação a tempo de progressão e sobrevida livre de doença, respectivamente [34,35].

Quimioterapia sistêmica geralmente é reservada para paciente com progressão ou doença extensa e naqueles com lesões de alto grau. Em tumores poucos diferenciados, os esquemas recomendados são cistaplatina/carboplatina com etoposídeo/iritoecano enquanto nos bem diferenciados a preferência é por estreptozocina/temozolomida com 5-fluorucila/capecitabina. A duração do tratamento assim como sua eficácia global ainda suscita controvérsia [36].

COMENTÁRIOS FINAIS

Os tumores neuroendócrinos de origem pancreática compreendem uma variedade grande de lesões com prognóstico geralmente melhor do que os adenocarcinomas de pâncreas. São extremamente desafiadores por sua variedade de sintomas, complexidade molecular e possibilidades diversas de tratamentos e prognóstico, exigindo avaliação multidisciplinar muitas vezes e tratamento multimodal.

As evidências de alto nível no que concerne a maioria das intervenções e seguimento desses pacientes ainda são escassas. Espera-se, porém, que algumas respostas sejam respondidas com estudos prospectivos em andamento sobre o assunto.

▶ REFERÊNCIAS BIBLIOGRÁFICAS

1. Chan CS, Laddha SV, Lewis PW, et al. ATRX, DAXX or MEN1 mutant pancreatic neuroendocrine tumors are a distinct alpha-cell signature subgroup. Nat Commun. 2018; 9:4158.
2. Jensen RT, Bodei L, Capdevila J, et al. Unmet needs in functional and nonfunctional pancreatic neuroendocrine neoplasms. Neuroendocrinology. 2019; 108:26–36.
3. Sonbol MB, Mazza GL, Starr JS, et al. Incidence and survival patterns of pancreatic neuroendocrine tumors over the last two decades: a SEER database analysis. J ClinOncol. 2020;38(Suppl 4):abstr 629.
4. Singh S, Chan DL, Moody L, et al. Recurrence in resected gastroenteropancreatic neuroendocrine tumors. JAMA Oncol. 2018; 4:583–585.
5. Demos TC, Posniak HV, Harmath C, Olson MC, Aranha G. Cystic lesions of the pancreas. AJR Am J Roentgenol. 2002 Dec;179(6):1375-88.
6. Halfdanarson TR, Strosberg JR, Tang L, Bellizzi AM, Bergsland EK, O'Dorisio TM, Halperin DM, Fishbein L, Eads J, Hope TA, Singh S, Salem R, Metz DC, Naraev BG, Reidy-Lagunes DL, Howe JR, Pommier RF, Menda Y, Chan JA. The North American Neuroendocrine Tumor Society Consensus Guidelines for Surveillance and Medical Management of Pancreatic Neuroendocrine Tumors. Pancreas. 2020 Aug;49(7):863-881.
7. Kumbasar B, Kamel IR, Tekes A, Eng J, Fishman EK, Wahl RL. Imaging of neuroendocrine tumors: accuracy of helical CT versus SRS. Abdom Imaging. 2004 Nov-Dec;29(6):696-702.
8. Vanoli A, La Rosa S, Klersy C, Grillo F, Albarello L, Inzani F, et al. Four Neuroendocrine Tumor Types and Neuroendocrine Carcinoma of the Duo- denum: Analysis of 203 Cases. Neuroendocrinology 2017; 104:112–25.
9. Crown A, Rocha FG, Raghu P, Lin B, Funk G, Alseidi A, et al. Impact of initial imaging with gallium-68 dotatate PET/CT on diagnosis and management of patients with neuroendocrine tumors. J Surg Oncol 2020; 121:480–5.
10. Hofman MS, Lau WFE, Hicks RJ. Somatostatin receptor imaging with 68Ga DOTATATE PET/CT: clinical utility, normal patterns, pearls, and pitfalls in in- terpretation. Radiographics 2015; 35:500–16.
11. Christ E, Antwi K, Fani M, Wild D. Innovative imaging of insulinoma: the end of sampling? A review. Endocr Relat Cancer 2020.
12. Reubi JC, Waser B. Concomitant expression of several peptide receptors in neuroendocrine tumours: molecular basis for in vivo multireceptor tu- mour targeting. Eur J Nucl Med Mol Imaging 2003; 30:781–93.
13. Antwi K, Fani M, Heye T, Nicolas G, Rottenburger C, Kaul F, et al. Compar- ison of glucagon-like peptide-1 receptor (GLP-1R) PET/CT, SPECT/CT and 3T MRI for the localisation of occult insulinomas: evaluation of diagnostic accu- racy in a prospective crossover imaging study. Eur J Nucl Med Mol Imaging 2018; 45:2318–27.
14. Marotta V, Zatelli MC, Sciammarella C, Ambrosio MR, Bondanelli M, Colao A, et al. Chromogranin A as circulating marker for diagnosis and management of neuroendocrine neoplasms: more flaws than fame. Endocr Relat Cancer 2018;25:R11–29.
15. Oberg K, Modlin IM, De Herder W, Pavel M, Klimstra D, Frilling A, et al. Consensus on biomarkers for neuroendocrine tumour disease. Lancet Oncol 2015;16:e435–46.

16. Andreasi V, Partelli S, Manzoni M, Muffatti F, Colombo B, Corti A, et al. Associ- ation between preoperative Vasostatin-1 and pathological features of aggres- siveness in localized nonfunctioning pancreatic neuroendocrine tumors (NF- PanNET). Pancreatology 2019; 19:57–63.
17. Board WC of TE. WHO classification of tumours. digestive system tumours. 5th ed editor. Lyon: IARC Press; 2019.
18. Tanigawa M, Nakayama M, Taira T, et al. Insulinoma-associated protein 1 (INSM1) is a useful marker for pancreatic neuroendocrine tumor. Med Mol Morphol. 2018; 51:32–40.
19. Bordi C, Pilato FP, D'Adda T. Comparative study of seven neuroendocrine markers in pancreatic endocrine tumours. Virchows Arch A Pathol Anat Histopathol. 1988; 413:387–398.
20. Falconi M, Eriksson B, Kaltsas G, Bartsch DK, Capdevila J, Caplin M, et al. ENETS consensus guidelines update for the management of patients with functional pancreatic neuroendocrine tumors and non-functional pancreatic neuroendocrine tumors. Neuroendocrinology 2016; 103:153–71.
21. Howe JR, Merchant NB, Conrad C, Keutgen XM, Hallet J, Drebin JA, et al. The North American neuroendocrine tumor society consensus paper on the surgi- cal management of pancreatic neuroendocrine tumors. Pancreas 2020; 49:1–33.
22. Partelli S, Cirocchi R, Crippa S, Cardinali L, Fendrich V, Bartsch DK, et al. Sys- tematic review of active surveillance versus surgical management of asymp- tomatic small non-functioning pancreatic neuroendocrine neoplasms. Br J Surg 2017; 104:34–41.
23. Mintziras I, Keck T, Werner J, Fichtner-Feigl S, Wittel U, Senninger N, et al. Implementation of current ENETS guidelines for surgery of small (≤2 cm) pancreatic neuroendocrine neoplasms in the german surgical community: an analysis of the prospective DGAV StuDoQ|Pancreas registry. World J Surg 2019.
24. Zaidi MY, Lopez-Aguiar AG, Switchenko JM, Lipscomb J, Andreasi V, Partelli S, et al. A novel validated recurrence risk score to guide a pragmatic surveillance strategy after resection of pancreatic neuroendocrine tumors: an international study of 1006 patients. Ann Surg 20197
25. Partelli S, Gaujoux S, Boninsegna L, Cherif R, Crippa S, Couvelard A, et al. Pattern and clinical predictors of lymph node involvement in nonfunctioning pancreatic neuroendocrine tumors (NF-PanNETs). JAMA Surg 2013; 148:932–9.
26. Partelli S, Javed AA, Andreasi V, He J, Muffatti F, Weiss MJ, et al. The num- ber of positive nodes accurately predicts recurrence after pancreaticoduo- denectomy for nonfunctioning neuroendocrine neoplasms. Eur J Surg Oncol 2018;44.
27. Lopez-Aguiar AG, Zaidi MY, Beal EW, Dillhoff M, Cannon JGD, Poultsides GA, et al. Defining the role of lymphadenectomy for pancreatic neuroendocrine tumors: an eight-institution study of 695 patients from the US neuroen- docrine tumor study group. Ann Surg Oncol 2019; 26:2517–24.
28. Al-Kurd A, Chapchay K, Grozinsky-Glasberg S, Mazeh H. Laparoscopic resection of pancreatic neuroendocrine tumors. World J Gastroenterol. 2014 May 7;20(17):4908-16.
29. Yoshida T, Hijioka S, Hosoda W, Ueno M, Furukawa M, Kobayashi N, et al. Surgery for pancreatic neuroendocrine tumor G3 and carcinoma G3 should be considered separately. Ann Surg Oncol 2019.
30. Merola E, Falconi M, Rinke A, Staettner S, Krendl F, Partelli S, et al. Radical intended surgery for highly selected stage IV neuroendocrine neoplasms G3. Am J Surg 2020.
31. Frilling A, Li J, Malamutmann E, Schmid KW, Bockisch A, Broelsch CE. Treatment of liver metastases from neuroendocrine tumours in relation to the extent of hepatic disease. Br J Surg. 2009 Feb;96(2):175-84
32. Pavel M, O'Toole D, Costa F, Capdevila J, Gross D, Kianmanesh R, et al. ENETS consensus guidelines update for the management of distant metastatic disease of intestinal, pancreatic, bronchial neuroendocrine neoplasms (NEN) and NEN of unknown primary site. Neuroendocrinology 2016; 103:172–85.
33. Partelli S, Bertani E, Bartolomei M, Perali C, Muffatti F, Grana CM, et al. Peptide receptor radionuclide therapy as neoadjuvant therapy for resectable or potentially resectable pancreatic neuroendocrine neoplasms. Surg (United States) 2018.
34. Raymond E, Dahan L, Raoul J-L, Bang Y-J, Borbath I, Lombard-Bohas C, et al. Sunitinib malate for the treatment of pancreatic neuroendocrine tumors. N Engl J Med 2011; 364:501–13.
35. Yao JC, Shah MH, Ito T, Bohas CL, Wolin EM, Van Cutsem E, et al. Everolimus for advanced pancreatic neuroendocrine tumors. N Engl J Med 2011; 364:514–23.
36. Andreasi V, Partelli S, Muffatti F, Manzoni MF, Capurso G, Falconi M. Update on gastroenteropancreatic neuroendocrine tumors. Dig Liver Dis. 2021 Feb;53(2):171-182.

35.2.4. LESÕES CÍSTICAS DO PÂNCREAS

Talita Magalhães Bernardo

André de Moricz

Adhemar Monteiro Pacheco Jr

INTRODUÇÃO

As neoplasias císticas do pâncreas (PCN) constituem um grupo heterogêneo de lesões (Tabela 35.2.4.1), com características clínicas, radiológicas e patológicas diversas, que incluem as neoplasias mucinosas papilares intraductais (IPMN), neoplasias císticas mucinosas (MCN), neoplasias císticas serosas (SCN) e outras lesões mais raras, como as neoplasias sólidas pseudopapilares (SPN), anteriormente conhecidas como tumores de Frantz e que na verdade, são tumores sólidos que devido à necrose e hemorragia durante seu crescimento, apresentam degeneração cística e, por fim, os tumores císticos neuroendócrinos (cNETs)[1-2] (Tabela 35.2.4.2). Juntos eles representam cerca de 90 % das lesões císticas pancreáticas, sendo o IPMN a mais comum das lesões.

A detecção de lesões císticas tem crescido de forma significativa, provavelmente devido ao aumento no número de exames de imagem realizados nas mais diversas situações. Os estudos mostram taxas que variam de 2,4 % a 49,1% de achados incidentais de lesões císticas em tomografia computadorizada (TC) e ressonância magnética (RM)[3-4]. Em séries de autópsias, esses índices podem atingir até 50 % dos pacientes[5].

QUADRO CLÍNICO

A maioria das lesões císticas é diagnosticada incidentalmente em exames de imagem, sendo a maioria dos doentes assintomáticos. Doentes com IPMN podem apresentar pancreatite aguda como sintoma inicial devido à obstrução do ducto pancreático principal por tampões de mucina. Algumas séries mostram que cerca de 13 – 35% dos pacientes com IPMN podem apresentar pancreatite aguda[6-8]. As alterações causadas pela inflamação contínua assim como a atrofia do parênquima secundária à dilatação do ducto pancreático principal resultam em danos celulares permanentes, capazes de levar a insuficiência exócrina e endócrina do órgão, com surgimento de diarreia, perda de peso e diabetes.

Lesões císticas extensas podem levar a compressão extrínseca do hepatocolédoco, causando icterícia obstrutiva ou de órgãos adjacentes como duodeno e estômago, causando epigastralgia, saciedade precoce, náuseas e vômitos.

Alguns sintomas podem estar presentes em pacientes com neoplasia avançada do pâncreas, sendo de extrema importância o diagnóstico e conduta adequada para a lesão que está causando tais sintomas (Tabela 35.2.4.2).

Tabela 35.2.4.1. Classificação das lesões císticas do pâncreas

Lesões neoplásicas	Lesões não neoplásicas
Epiteliais	Epiteliais
Benignas Cistoadenoma seroso Cistoadenoma mucinoso Lesão mucinosa papilar intraductal Cistoadenoma de células acinares Cisto dermoide Hamartoma cístico Bordelines Cistoadenoma mucinoso Lesão mucinosa papilar intraductal Tumor sólido pseudopapilar Malignas Cistoadenocarcinoma seroso Cistoadenocarcinoma mucinoso Adenocarcinoma ductal cístico Lesão mucinosa papilar intraductal associado a carcinoma Neoplasia epitelial cística metastática Tumor neuroendócrino cístico	Cisto congênito Cisto linfoepitelial Cisto mucinoso não neoplásico Cisto de retenção Cistos endometriais
Não epiteliais	Não epiteliais
Neoplasias benignas (linfangioma) Malignas (sarcoma)	Pseudocisto Cistos parasitários

Fonte: Adaptado de Kosmahl M, et al, 2004 26

DIAGNÓSTICO

Exames de imagem

O manejo da lesão cística varia de acordo com seu tipo, sendo fundamental o seu diagnóstico adequado. A abordagem inicial geralmente é realizada com tomografia computadorizada ou ressonância magnética de abdome. Em caso de necessidade, pode-se complementar a avaliação com ecoendoscopia (EUS), sendo este o exame de escolha quando há dúvida diagnóstica ou alguma característica clínica ou radiológica preocupante (Tabela 35.2.4.3).

Os IPMNs são morfologicamente divididos em 3 tipos: IPMN de ducto principal (MD-IPMN), IPMN de ductos secundários (SB-IPMN) e IPMN do tipo misto (MT – IPMN), em que ambos os ductos se encontram acometidos. O MD-IPMN se caracteriza por dilatação abrupta do ducto principal, em que alguns casos é possível observar uma protuberância na ampola com saída de mucina (ampola em olho de peixe) durante a endoscopia, que é considerado patognomônico do MD-IPMN. Já o SB-IPMN é caracterizado pela

Tabela 35.2.4.2. Principais características demográficas e clínicas das lesões císticas do pâncreas

Características	SCN	MCN	MD/MT-IPMN	SB-IPMN	SPN	cNET
Idade	Variável, em geral entre 5ª e 7ª década de vida	Variável, em geral entre 5ª e 7ª década de vida	Variável, em geral entre 5ª e 7ª década de vida	Variável, em geral entre 5ª e 7ª década de vida	2ª e 3ª década de vida	Variável, em geral entre 5ª e 6ª década de vida
Sexo	70% feminino	90-95% feminino	Igual	Igual	90% feminino	Igual
Quadro clínico	Achado incidental, dor abdominal, tumoração palpável	Achado incidental, dor abdominal, sintomas relacionados à malignidade	Achado incidental, icterícia, pancreatite, insuficiência exócrina, sintomas relacionados à malignidade	Achado incidental, icterícia, pancreatite, sintomas relacionados a malignidade	Achado incidental, dor abdominal, tumoração palpável	Achado incidental (geralmente não funcioannte), dor abdominal, crescimento tumoral
Características típicas em exame de imagem	Microcístico (favo de mel)	Unilocular, macrocístico	Dilatação do ducto pancreático principal ou associado a dilatação de ductos secundários	Dilatação de ductos secundários	Tumor sólido-cístico	Tumor sólido-cístico, hipervascular
Conexão ou envolvimento do ducto pancreático principal	Não	Não	Sim	Sim	Não	Não
Solitário ou multifocal	Solitário	Solitário	Solitário/Multifocal	Solitário/Multifocal	Solitário	Solitário
Potencial de malignidade	Desprezível	10-39%	36-100%	11-30%	10-15%	10%

MD - IPMN: neoplasia mucinosa papilar intraductal de ducto principal; SB - IPMN: neoplasia mucinosa papilar intraductal de ducto secundário; MT - IPMN: neoplasia mucinosa papilar intraductal do tipo misto; MCN: neoplasias císticas mucinosas; SCN: neoplasia cística serosa; SPN: neoplasia sólida pseudopapilar; cNET: tumor neuroendócrino cístico) Fonte: Adaptado de van Huijgevoort et al, 2019 [27]

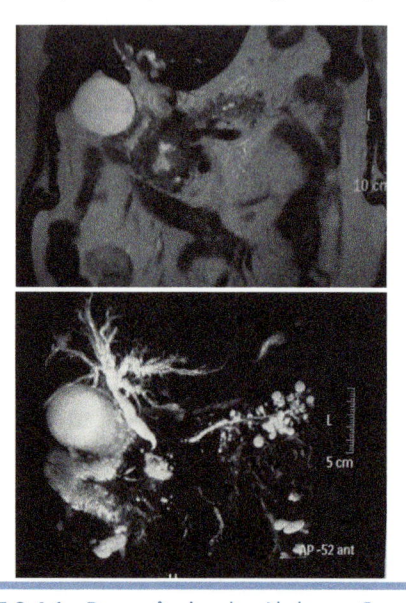

Figura 35.2.4.1. Ressonância de Abdome Superior com Ressonância de Vias biliares de doente com IPMN difuso de ductos secundários e cefálico Tipo Misto com degeneração maligna para adenocarcinoma ductal e obstrução biliar (Grupo de Figado, Vias Biliares e Pâncreas. Depto de Cirurgia, Santa Casa de São Paulo- 2021).

dilatação dos ductos secundários, ou por lesões semelhantes a cachos de uva com comunicação com o ducto principal. Cerca de 70% dos IPMNs se encontram na cabeça do pâncreas, 20% no corpo e cauda e 5-10% são multifocais (Figura 35.2.4.1) [9].

Os cistos mucinosos geralmente ocorrem no corpo e cauda do pâncreas e se apresentam como lesões macrocísticas, uniloculares ou septadas, enquanto os cistos serosos possuem uma grande variedade morfológica. Mais comumente, eles se apresentam como lesões microcísticas com aparência em favo de mel, com cicatriz ou calcificação central ("Explosão Solar"). Outras formas podem estar presentes, sendo por vezes necessário diagnóstico diferencial com cistos mucinosos, IPMN de ducto secundário e tumor sólido pseudopapilar. Os cNET geralmente apresentam realce heterogêneo ao contraste devido alterações necróticas e hemorrágicas.

A vigilância das lesões geralmente é realizada com RM de abdome uma vez que ela é mais sensível que a TC para identificação de conexão com ducto principal e para visualização de nódulos murais captantes [10-11].

Análise do conteúdo cístico pancreático

A ecoendoscopia com punção com agulha fina do cisto possibilita a avaliação citopatológica, identificação extracelular de mucina, análise bioquímica e de marcadores biológicos moleculares do conteúdo cístico.

Frequentemente o líquido aspirado na punção é acelular. No entanto, quando no aspirado é capaz de se identificarem mucina ou células neoplásicas, aumentam-se a especificidade e o valor preditivo negativo do exame [12].

A análise bioquímica geralmente envolve a dosagem de CEA, CA 19-9 e amilase. Valores de CEA acima de 192 ng/ml são sugestivos de lesões mucinosas [1,2,13], uma vez que o CEA, glicoproteína encontrada em epitélio do endoderma embriogênico, é produzido pelas células dos cistos mucinosos. Outro marcador é a amilase, que em valores maiores que 250 U/L sugere lesões com contato com ducto pancreático principal (IPMN ou pseudocistos). Já o CA [19-9], em valores abaixo de 37 U/L no fluído do cisto indicam um baixo risco para lesão mucinosa.

A avaliação de marcadores moleculares parece ter um papel promissor na diferenciação de lesões císticas pancreáticas. Mutações nos genes KRAS são altamente sensíveis e especificas para IPMN, enquanto mutações no gene GNAS são associadas a MCNs. Já nas SCNs, observam-se mutações no gene VHL (Von-Hippel-Lindau). No entanto, são necessários mais estudos para determinar melhor a relação desses marcadores com o conteúdo cístico e incorporá-los na avaliação rotineira das amostras estudadas.

Tabela 35.2.4.3. Indicações de ecoendoscopia nas lesões císticas do pâncreas

Guideline AGA 2015
Pelo menos 2 das seguintes características preocupantes:
- Diâmetro do cisto > 30 mm
- Nódulo mural
- Dilatação de ducto pancreático principal
Guideline IAP 2017
- Crescimento ≥ 5 mm acima de 2 anos
- Níveis elevados de CA 19-9
- Dilatação de ducto pancreático principal entre 5 e 9 mm
- Diâmetro do cisto > 30 mm
- Pancreatite aguda causada por IPMN
- Nódulo mural captante (< 5 mm)
- Mudança abrupta do calibre do ducto pancreático com atrofia pancreática distal
- Linfadenopatia
- Espessamento ou realce das paredes do cisto
Guideline Europeu 2018
- Ecoendoscopia com punção deve ser realizada somente se for alterar o manejo clínico
- Ecoendoscopia com punção é recomendada se a lesão cística apresenta alterações preocupantes clínicas ou radiológicas identificadas na investigação inicial ou durante follow-up

AGA: American Gastroenterological Association; IAP: International Association of Pancreatology; CA [19-9]: antígeno de câncer [19-9]; IPMN: neoplasia mucinosa papilar intraductal; Europeu: European Study Group on Cystic Tumour of the Pancreas

CONDUTA

As lesões císticas pancreáticas com potencial de malignização devem ser observadas uma vez que evoluem lentamente para neoplasias invasivas e, portanto, têm potencial de detecção precoce e potencial cura cirúrgica. A melhor modalidade e forma de vigilância variam entre os principais Guidelines (Tabela 35.2.4.4). Estes concordam que se deve pesar o risco de malignidade com a expectativa de vida e comorbidades do paciente.

Os tumores císticos serosos raramente se tornam malignos e em geral, são assintomáticos, entretanto pode haver queixas relacionadas ao crescimento da lesão, devendo-se nesses casos considerar o tratamento cirúrgico para alívio dos sintomas. Tanto os IPMNs quanto os cistos mucinosos têm potencial de crescimento e malignização e por conseguinte devem ser avaliados periodicamente. Em caso de IPMN multifocal, recomenda-se que o intervalo de vigilância seja baseado na lesão de maior tamanho. Em relação aos cistos mucinosos, o guideline europeu indica vigilância para lesões até 40 mm, em contraste com as demais diretrizes que indicam ressecção cirúrgica a despeito do tamanho e características da lesão. Essa orientação é baseada em estudos retrospectivos e uma revisão sistemática nos quais se observou que pequenas lesões mucinosas, assintomáticas e sem características preocupantes podem ser acompanhadas de forma segura com exames de imagem devido ao baixo risco de malignidade [14-16].

Já os tumores neuroendócrinos císticos, podem ser observados quando assintomáticos e menores que 20 mm sendo que vários estudos mostram que é seguro e viável o manejo não operatório, uma vez que os tumores císticos tendem a ser biologicamente menos agressivos que os tumores neuroendócrinos sólidos [17-18].

O exame de preferência para seguimento é a colangiopancreatografia por ressonância magnética devido à ausência de radiação e ao melhor delineamento do ducto pancreático. Em caso da não possibilidade de realização do exame deve-se considerar a ecoendoscopia como opção.

TRATAMENTO

Quando há indicação de tratamento da lesão, a opção é por ressecção cirúrgica (Tabela 35.2.4.5). As diretrizes recomendam que o procedimento seja realizado em centros de alto volume com cirurgiões experientes [1,2,19]. O procedimento a ser realizado depende da localização e do tipo de lesão abordada.

O procedimento padrão para lesões em cabeça do pâncreas e processo uncinado é duodenopancreatectomia podendo ou não haver preservação do piloro. Já nas lesões de corpo e cauda o paciente é submetido a pancreatectomia distal (Figura 35.2.4.2). Em centros especializados, a morbidade perioperatória pode variar de 20% a 40%, com taxas de mortalidade de 1-3% nas duodenopancreatectomas e menor que 1% nas pancreatectomias distais. As taxas de complicações da duodenopancreatectomia são em torno de

Tabela 35.2.4.4. Intervalo de seguimento para cistos pancreáticos não ressecados

Guideline	Tipo de lesão	Tamanho	Intervalo de seguimento	Modalidade de seguimento
AGA 2015	IPMN	< 30 mm	Anual por 1 ano, então a cada 2 anos	RM com CPRM
IAP 2017	IPMN	< 10 mm	Cada 6 meses então a cada 2 anos	TC ou RM com CPRM
		10 – 20 mm	Cada 6 meses por 1 ano, após anual por 2 anos então a cada 2 anos	TC ou RM com CPRM
		20- 30 mm	3 – 6 meses então anual	Ecoendoscopia, alternar com RM
Europeu 2018	IPMN	< 40 mm	Cada 6 meses por 1 ano, então anual	CA 19-9, Ecoendoscopia e/ou RM
	MCN	< 40 mm	Cada 6 meses por 1 ano, então anual	CA 19-9, Ecoendoscopia e/ou RM

AGA: American Gastroenterological Association; IAP: International Association of Pancreatology; Europeu: European Study Group on Cystic Tumour of the Pancreas; IPMN: neoplasia mucinosa papilar intraductal, MCN: neoplasia cística mucinosa; CA [19-9]: antígeno de câncer [19-9]; RM: ressonância magnética; CPRM: colangiopancreatografia por ressonância magnética; TC: tomografia computadorizada

40%, em centros experientes, sendo cerca de 15% fístulas pancreáticas, 10% diabetes de início no pós-operatório e 40% de risco de insuficiência pancreática exócrina. Na pancreatectomia distal, as taxas de complicações são em torno de 20%, sendo cerca de 15% fístulas pancreáticas, 10% diabetes de início no pós-operatório e 20% de risco de insuficiência exócrina [20-23].

As indicações cirúrgicas absolutas e relativas para lesões císticas pancreáticas estão apresentadas na tabela 5, com as recomendações em relação ao IPMN e às lesões mucinosas variando de acordo com a diretriz avaliada. Já as lesões sólidas pseudopapilares (tumor de Frantz) devem ser sempre consideradas para ressecção cirúrgica pois apesar do baixo potencial de malignidade, pode haver acometimento linfonodal e metastático em até 20% dos casos [24].

Em tumores neuroendócrinos císticos sintomáticos, com crescimento maior que 5mm ao ano, sinais de comportamento maligno ou tamanho maior que 20 mm, a indicação é de ressecção cirúrgica., podendo-se nesses casos realizar a enucleação da lesão, preservando assim parênquima pancreático, sendo as ressecções maiores com linfadenectomia associada reservadas para casos com alta suspeição de malignidade.

Nos casos de IPMN com acometimento difuso do ducto principal ou doença multifocal deve-se optar por ressecção do segmento com lesão radiologicamente mais relevante, associada à linfadenectomia quando há forte suspeita de malignidade. Durante o procedimento é recomendado a realização de biópsia por congelação da margem ressecada. Se identificada displasia de alto grau ou neoplasia avançada, é indicada a ampliação da margem mesmo que seja necessário a realização de pancreatectomia total. A ressecção segmentar do IPMN não previne o aparecimento de novas lesões ou de neoplasia invasiva no remanescente pancreático, devendo o paciente manter seguimento pós-operatório de longo prazo.

Os pacientes com diagnóstico pós-operatório de lesão mucinosa sem neoplasia invasiva não necessitam de follow-up pois não há risco de recorrência da lesão [16]. Aqueles com neoplasia associada apresentam risco de recorrência de 25%, devendo realizar seguimento semelhante ao dos pacientes em pós-operatório de adenocarcinoma de pâncreas 25 assim como pacientes com IPMN associado a câncer. Pacientes com IPMN no remanescente pancreático ou com lesões de baixo grau ou borderline grau de displasia devem realizar follow-up da mesma forma que pacientes não submetidos a procedimento cirúrgico.

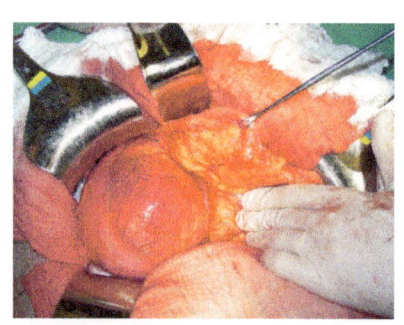

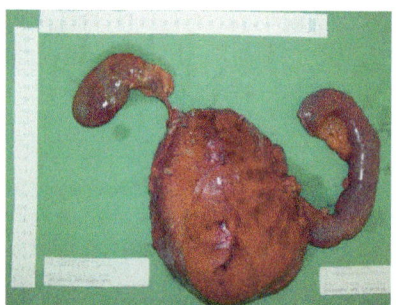

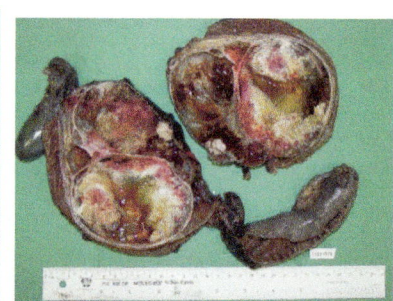

Figura 35.2.4.2. Duodenopancreatectomia por Cistoadenocarcinoma Mucinoso cefálico do pâncreas (Grupo de Figado, Vias Biliares e Pâncreas. Depto de Cirurgia, Santa Casa de São Paulo- 2021).

Tabela 35.2.4.5. Indicações de resseção cirúrgica dos cistos pancreáticos

Guideline	Tipo de lesão	Indicação absoluta	Indicação relativa
AGA 2015	MCN	- MCN	-
	IPMN	- Ducto pancreático ≥ 5 mm e componente sólido ou citologia positiva para malignidade	-
IAP 2017	MCN	- MCN	-
	IPMN	- Icterícia relacionada ao tumor - Ducto pancreático ≥ 10 mm - Nódulo mural captante (≥ 5mm) - Citologia suspeita ou positiva para malignidade	- Crescimento ≥ 5 mm acima de 2 anos - Níveis elevados de CA 19-9 - Dilatação de ducto pancreático principal entre 5 e 9 mm - Diâmetro do cisto ≥ 30 mm - Pancreatite aguda causada por IPMN - Nódulo mural captante (< 5 mm) - Mudança abrupta do calibre do ducto pancreático com atrofia pancreática distal - Linfadenopatia - Espessamento ou realce das paredes do cisto
Europeu 2018	MCN	- Cisto ≥ 40 mm - Nódulo mural captante - Sintomas (icterícia relacionada ao tumor, pancreatite aguda causada pelo cisto, diabetes de início recente)	-
	IPMN	- Icterícia relacionada ao tumor - Ducto pancreático ≥ 10 mm - Nódulo mural captante (≥ 5mm) - Citologia positiva para malignidade ou com alto grau de displasia - Massa sólida	- Crescimento ≥ 5 mm por ano - Níveis elevados de CA 19-9 (> 37 U/ml na ausência de icterícia) - Dilatação de ducto pancreático principal entre 5 e 9,9 mm - Diâmetro do cisto ≥ 40 mm - Pancreatite aguda causada por IPMN - Nódulo mural captante (< 5 mm) - Diabetes mellitus de início recente

AGA: American Gastroenterological Association; IAP: International Association of Pancreatology; Europeu: European Study Group on Cystic Tumour of the Pancreas; IPMN: neoplasia mucinosa papilar intraductal, MCN: neoplasia cística mucinosa; CA 19-9: antígeno de câncer 19-9

COMENTÁRIOS FINAIS

Os tumores císticos do pâncreas são detectados cada vez mais frequentemente devido ao aprimoramento nos métodos de imagem, particularmente em pacientes assintomáticos. Este novo cenário obriga o cirurgião a definir a melhor estratégia diagnóstica, a selecionar apropriadamente os pacientes para procedimento cirúrgico, a escolher a estratégia cirúrgica adequada e para o seguimento dos pacientes ressecados e não ressecados.

A decisão de quais pacientes deverão realizar acompanhamento prolongado e aqueles que poderão ser dispensados merece atenção especial. Essas questões demonstram claramente que estudos multicêntricos e prospectivos são necessários para fornecer melhores evidências para guiar o manejo dessas lesões.

▶ REFERÊNCIAS BIBLIOGRÁFICAS

1. Tanaka, M. et al. Revisions of International Consensus Fukuoka guidelines for the management of IPMN of the pancreas. Pancreatology 17, 738–753 (2017).
2. European Study Group on Cystic Tumours of the Pancreas. European evidence- based guidelines on pancreatic cystic neoplasms. Gut 67, 789–804 (2018).
3. Lee, K. S., Sekhar, A., Rofsky, N. M. & Pedrosa, I. Prevalence of incidental pancreatic cysts in the adult population on MR imaging. Am. J. Gastroenterol. 105, 2079–2084 (2010).
4. Kromrey, M. L. et al. Prospective study on the incidence, prevalence and 5-year pancreatic- related mortality of pancreatic cysts in a population- based study. Gut 67, 138–145 (2018).
5. Zaheer, A., Pokharel, S. S., Wolfgang, C., Fishman, E. K. & Horton, K. M. Incidentally detected cystic lesions of the pancreas on CT: review of literature and management suggestions. Abdom. Imaging 38, 331–341 (2013).
6. Tsutsumi, K. et al. A history of acute pancreatitis in intraductal papillary mucinous neoplasms of the pancreas is a potential predictive factor for malignant papillary subtype. Pancreatology 10, 707–712 (2010).
7. Ringold, D. A. et al. Pancreatitis is frequent among patients with side- branch intraductal papillary mucinous neoplasia diagnosed by EUS. Gastrointest. Endosc. 70, 488–494 (2009)
8. Pelletier, A. L. et al. Acute pancreatitis in patients operated on for intraductal papillary mucinous neoplasms of the pancreas: frequency, severity, and clinicopathologic correlations. Pancreas 39, 658–661 (2010).

9. Sugiyama, M. & Atomi, Y. Intraductal papillary mucinous tumors of the pancreas: imaging studies and treatment strategies. Ann. Surg. 228, 685–691 (1998).
10. Waters, J. A. et al. CT vs MRCP: optimal classification of IPMN type and extent. J. Gastrointest. Surg. 12, 101–109 (2008).
11. Pilleul, F. et al. Preoperative evaluation of intraductal papillary mucinous tumors performed by pancreatic magnetic resonance imaging and correlated with surgical and histopathologic findings. J. Magn. Reson. Imaging 21, 237–244 (2005).
12. Hoda, R. S., Lu, R., Arpin, R. N. 3rd, Rosenbaum, M. W. & Pitman, M. B. Risk of malignancy in pancreatic cysts with cytology of high-grade epithelial atypia. Cancer Cytopathol. 126, 773–781 (2018).
13. Dumonceau, J. M. et al. Indications, results, and clinical impact of endoscopic ultrasound (EUS)-guided sampling in gastroenterology: European Society of Gastrointestinal Endoscopy (ESGE) clinical guideline — updated January 2017. Endoscopy 49, 695–714 (2017).
14. Keane, M. G. et al. Risk of malignancy in resected pancreatic mucinous cystic neoplasms. Br. J. Surg. 105, 439–446 (2018).
15. Kimura, W. et al. Multicenter study of serous cystic neoplasm of the Japan pancreas society. Pancreas 41, 380–387 (2012).
16. Nilsson, L. N. et al. Nature and management of pancreatic mucinous cystic neoplasm (MCN): a systematic review of the literature. Pancreatology 16, 1028–1036 (2016).
17. Koh, Y. X., Chok, A. Y., Zheng, H. L., Tan, C. S. & Goh, B. K. A systematic review and meta- analysis of the clinicopathologic characteristics of cystic versus solid pancreatic neuroendocrine neoplasms. Surgery 156, 83–96.e2 (2014).
18. Partelli, S. et al. Systematic review of active surveillance versus surgical management of asymptomatic small non-functioning pancreatic neuroendocrine neoplasms. Br. J. Surg. 104, 34–41 (2017).
19. Vege, S. S. et al. American Gastroenterological Association Institute guideline on the diagnosis and management of asymptomatic neoplastic pancreatic cysts. Gastroenterology 148, 819–822 (2015).
20. Allen, P. J. et al. A selective approach to the resection of cystic lesions of the pancreas: results from 539 consecutive patients. Ann. Surg. 244, 572–582 (2006).
21. Clancy, T. E. Surgery for pancreatic cancer. Hematol. Oncol. Clin. North Am. 29, 701–716 (2015).
22. McPhee, J. T. et al. Perioperative mortality for pancreatectomy: a national perspective. Ann. Surg. 246, 246–253 (2007).
23. Amini, N., Spolverato, G., Kim, Y. & Pawlik, T. M. Trends in hospital volume and failure to rescue for pancreatic surgery. J. Gastrointest. Surg. 19, 1581–1592 (2015).
24. Del Chiaro, M. et al. European Experts Consensus Statement on cystic tumours of the pancreas. Dig. Liver. Dis. 45, 703–711 (2013).
25. Postlewait, L. M. et al. Association of preoperative risk factors with malignancy in pancreatic mucinous cystic neoplasms: a multicenter study. JAMA Surg. 152, 19–25 (2017).
26. Kosmahl M, Pauser U, Peters K, Sipos B, Lüttges J, Kremer B, Klöppel G. Cystic neoplasms of the pancreas and tumor-like lesions with cystic features: a review of 418 cases and a classification proposal. Virchows Arch. 2004 Aug;445(2):168-78.
27. Van Huijgevoort NCM, Del Chiaro M, Wolfgang CL, van Hooft JE, Besselink MG. Diagnosis and management of pancreatic cystic neoplasms: current evidence and guidelines. Nat Rev Gastroenterol Hepatol. 2019 Nov;16(11):676-689.

35.2.5. TRATAMENTO CIRÚRGICO DO CÂNCER DE PÂNCREAS

André de Moricz

Ricardo Tadashi Nishio

Rodrigo Altenfelder Silva

Adhemar Monteiro Pacheco Jr

RESUMO

▶ Dos tumores malignos que acometem o pâncreas, sem dúvida o mais prevalente é o Adenocarcinoma Ductal. Tumor exócrino, de prognóstico sombrio, apesar dos avanços em seu tratamento cirúrgico e quimioterápico das últimas décadas. No momento do diagnóstico, a maioria dos doentes apresenta doença localmente avançada ou metastática, passíveis somente de tratamento paliativo e com sobrevida média de 8 a 10 meses. No entanto, após o advento de regimes modernos de poliquimioterapia neoadjuvante e adjuvante, com Folfirinox e Nab-Paclitaxel e da identificação de padrões moleculares específicos, um grupo selecionado de doentes respondedores têm alcançado possibilidade de ressecções R0, com melhores índices de sobrevida em 5 anos. Na dependência da localização do tumor, a duodenopancreatectomia (DP) com ressecção do assim denominado "mesopâncreas", a pancreatectomia corpo-caudal extendida (RAMPS e APPLEBY), cirurgias de alta complexidade com ressecções vasculares, são os procedimentos mais realizados e, na dependência do estadiamento da lesão, são a única opção de cura da doença. Apesar da importante diminuição dos índices de mortalidade nas últimas três décadas, as taxas de complicações não caíram, permanecendo em 30% a 40% na dependência do volume cirúrgico das instituições e da experiência da equipe cirúrgica. A fístula pancreática continua sendo a principal complicação da operação, seguindo-se do retardo do esvaziamento gástrico e a hemorragia pós-operatória.

▶ A monitorização dos grupos de risco para desenvolvimento do tumor em doentes portadores de síndromes genéticas como Pancreatite Aguda Familiar, Síndrome de Von Hippel Lindau, PeutzJegher, entre outras, nas lesões de potencial maligno como IPMN e Tumores císticos mucinosos, o cirurgião poderá chegar antes da doença, alcançando índices de cura elevados.

▶ O conhecimento do genoma tumoral capaz de nortear tratamentos alvo, a imunoterapia, a procura de biomarcadores para diagnóstico precoce e o acompanhamento da resposta sistêmica através de biópsia líquida, estão no campo das pesquisas mais recentes no auxílio do cirurgião e do oncologista no combate desta doença tão agressiva.

INTRODUÇÃO

No grupo de doentes portadores de neoplasias pancreáticas, a mais frequente é o adenocarcinoma ductal, seguido pelas neoplasias císticas, tumores neuroendócrinos, e tumores sólidos menos frequentes. O adenocarcinoma ductal pancreático é um tumor do pâncreas exócrino. È o 11º tumor maligno em frequência e responsável pela quinta causa de morte por câncer entre homens e mulheres (8 a 10 casos novos / 100.000 hab, entre 40 e 50 anos/ ano; 116/100.000 hab, entre 80 a 85 anos nos EUA; equivalente, em 2019, a 56.000 novos casos ano). Em 2018, nos EUA, foi a sétima causa de morte por câncer no mundo, com 459000 casos novos e 432.000 mortes. Segundo dados do INCA de 2017, houve 10.574 casos novos /ano no Brasil, com 4,6% em homens e 5,4 % em mulheres, sendo responsável por 2,8% das causas de óbito por câncer naquele ano.

A partir de estudos genéticos e histológicos analisando as lesões neoplásicas pancreáticas ductais intra-epiteliais (PanINs), presentes em amostras de doentes com tumores de pâncreas, sabe-se que após sequências de mutações, a maioria pontuais, adquiridas no decorrer da vida nos genes supressores e oncogenes responsáveis pelas várias vias de controle do ciclo celular, o câncer poderá se desenvolver. As mutações nos assim chamados "BIG FOUR" (KRAS, CDKN2A,TP53 e SMAD4), seriam as principais responsáveis pela sequência de alterações nas células ductais como metaplasia, displasia, anaplasia e por fim, desenvolvimento do adenocarcinoma ductal. A partir daí, características adquiridas pelo tumor como capacidade de inativação imunológica linfocitária peritumoral, pleomorfismo celular, angiogênese e poder de metastatização, vão conferir agressividade a essa lesão que, antes de se tornar um nódulo diagnosticável capaz de gerar sintomas, durante anos, já se tornará uma doença sistêmica (Figura 35.2.5.1). Hábitos alimentares dos países industrializados; obesidade, uma doença pré-neoplásica e inflamatória que leva a esteatose pancreática, tabagismo, ingesta alcoólica crônica, diabetes, contribuem como fatores individuais de stress oxidativo celular e potenciais geradores de mutações somáticas no processo de carcinogênese.

Estudos multicêntricos para avaliar as características genéticas populacionais estão em andamento no intuito de entender melhor a propensão e distribuição geográfica deste tumor em certas populações de ocidentais, negros, judeus. Cerca de dez por cento dos doentes com adenocarcinoma ductal de pâncreas estão associados a síndromes e doenças hereditárias ou mesmo, apresentam um ou mais parentes com precedente de câncer de pâncreas em sua história, com risco relativo conhecido de desenvolvimento da doença no decorrer da vida. Cerca de 3,0% destes doentes irão apresentar PALB2, BRCA1 ou BRCA2 mutados, com chances de 6 a 10 vezes a população geral de desenvolver a doença no decorrer de suas vidas. Tais doentes e suas famílias devem passar por aconselhamento genético e são

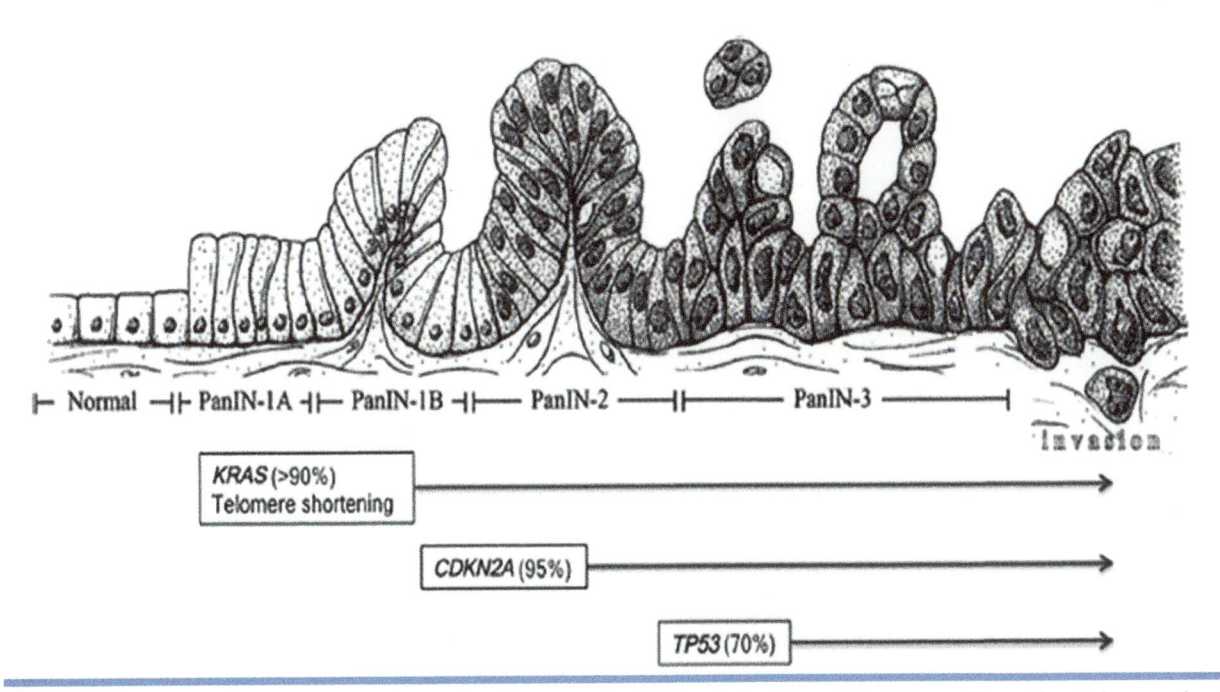

Figura 35.2.5.1. Sequência proposta de carcinogêse a partir da Neoplasia Intraepitelial Pancreática até o Adenocarcinoma Ductal. Vincent Bernard et al. Surg Oncol Clin N Am 25 (2016).

potenciais candidatos a monitoramento para diagnóstico precoce do câncer de pâncreas. São exemplos: a Pancreatite hereditária, com mutação do cromossomo 7(7q35), gerando defeito no tripsinogênio catiônico (PRSS1), com consequentes pancreatites agudas de repetição, apresentando risco relativo de 50 a 80 vezes maior (40%) de desenvolvimento de neoplasia pancreática; a Síndrome de Lynch, com mutação germinativa nos genes MMR, gerando carcinoma de cólon não polipóide, câncer de endométrio e 8,6 vezes risco de carcinoma pancreático (3,9%): a Síndrome do Melanoma Maligno Familiar, com gene CDKN2A mutado, com 20 a 34 vezes o risco de carcinogênese, pancreática associado às lesões de pele; a Síndrome de Peutz-Jegher, uma doença autossômica dominante caracterizada por polipose hamartomatosa do trato gastrintestinal, associada à pigmentação melânica cutâneo-mucosa com alteração do gene STK11, com cerca de, 132 vezes risco de desenvolver câncer de pâncreas (11-36%) até os 70 anos de idade. Outras doenças como a Síndrome de Li-Fraumeni (mutação do p53) e polipose adenomatosa familiar, Doença de Von-Hippel-Lindau, também apresentam risco para desenvolvimento de câncer pancreático em sua evolução.

Ainda no grupo de risco com potencial de desenvolvimento do câncer pancreático, estão os doentes portadores das lesões císticas de pâncreas, o NIMP (Neoplasia Intraductal Papilífera Mucinosa de Pâncreas) e a Neoplasia Cística Mucinosa. Lesões com risco de degeneração maligna em sua evolução, que a partir de características clínicas e radiológicas específicas permitirão muitas vezes ao cirurgião e oncologista o tratamento precoce e prevenção do aparecimento do carcinoma. Tais lesões serão discutidas em um capítulo à parte deste livro.

Uma vez desenvolvido o tumor, na dependência da localização na glândula pancreática, o doente apresentará um quadro clínico muitas vezes sugestivo que suscitará por parte do médico assistente investigação laboratorial e radiológica direcionadas e, a partir do seu estadiamento local e sistêmico (TNM), das condições clínicas e do "status performance" (Karnofsky e ECOG), o doente receberá um tratamento com intenção curativas ou paliativa, de alívio de sintomas, como discutiremos a seguir.

QUADRO CLÍNICO E DIAGNÓSTICO

Como vimos, o adenocarcinoma ductal do pâncreas é um tumor poligênico, fruto de uma sequência de mutações adquiridas por anos no decorrer da vida do doente, e por isso, sua maior incidência aparece após a sexta e sétimas décadas de vida. É mais raro antes da quarta década, caso não associado às síndromes hereditárias acima descritas e, sem evidências de maior agressividade como intuitivamente se imagine, quando presente em idades mais jovens. O pâncreas é uma glândula mista do trato digestivo de aproximadamente 80,0 gr em média em indivíduos de 70,0 kg, retroperitoneal, localizada na bolsa omental, na retrocavidade dos epíplons. Na porção exócrina da glândula esse tumor se desenvolve com maior frequência na região cefálica, processo uncinado e colo pancreático (65%), região de maior volume celular glandular. De características invasivas e estroma fibroso, pode gerar obstrução do colédoco intra-pancreático com icterícia obstrutiva progressiva, colúria, acolia e prurido. Ao se estender para o retroperitônio com acometimento da inervação dos plexos mesentérico e celíaco, gera dor retroperitoneal dorsal e epigástrica, considerada sinal de doença localmente avançada. Poderá crescer silenciosamente, de maneira insidiosa, permitindo invasão angiolinfática e perineural com metastatização ganglionar para linfonodos regionais e hematogênica para o fígado, peritônio (60 a 80%) (a confluência espleno-porto-mesentérca se localiza topograficamente abaixo do colo pancreático, sítio de invasão local e disseminação venosa hepática), adrenais (25%), e até extracavitária para pulmões (até 50%) e medula óssea. Pelas razões acima descritas, no momento do diagnóstico, a maioria dos doentes estará com doença irressecável, boderline ou localmente avançada para tratamento cirúrgico (75-80% dos casos). De sintomas mais frustros como dorsalgia, epigastralgia e dispepsia vagas, os tumores que acometem o corpo e cauda pancreáticos (15%) e difusos (20%) serão usualmente de diagnóstico mais tardio e, não infrequentemente diagnosticados em estadio avançado com índices de ressecabilidade ainda menores. Devido a estas características anatômicas do pâncreas e ao tipo de crescimento tumoral, sintomas de diabetes de início até 2 anos prévios ao diagnóstico, diarréia (esteatorréia) com síndromes de má absorção, podem indicar obstrução com pancreatopatia crônica associado a quadros de desnutrição proteico-calórica e consupção, depressão de causa inexplicável, que são sinais de síndromes paraneoplásicas e devem chamar a atenção do clínico. Eventualmente, casos de obstrução intraductal em tumores iniciais ou NIMP degenerados, poderão ter como sintoma inicial quadro de pancreatite aguda como primeira manifestação da neoplasia.

Na história clínica, do total dos doentes com câncer de pâncreas, entre 30 a 40% apresentarão icterícia (colestase laboratorial em 50%) e, cerca de 40% a 60% dor abdominal como principais sintomas além de sintomas dispépticos (20%), alteração de hábito intestinal, diabetes e perda ponderal. Nos casos de tumores cefálicos essa chance será maior e nos tumores distais corpo-caudais, a icterícia será decorrente de doença metastática hepática. No exame físico o cirurgião deverá se atentar ao estado nutricional, presença de escarificação na pele sugestiva de prurido, presença de sinais de doença avançada como gânglio supraclavicular esquerdo aumentado (sinal de Troisier), hepatomegalia, vesícula palpável e indolor (sinal de Courvoisier-Terrier), sugerindo obstrução biliar periampolar (presente em até 25-30% dos casos). Sinais como ascite e implante tumoral periumbilical (Sinal de Syster- Mary–Joseph),quando presentes no exame físico sugerem carcinomatose peritoneal.

O doente com icterícia obstrutiva deverá realizar exames laboratoriais para avaliação da função hepática tais quais, transaminases, enzimas canaliculares e bilirrubinas que comprovarão o padrão obstrutivo da icterícia diferenciando de outras causas hepatocelulares ou doenças benignas como coledocolitíase, estenoses cicatriciais etc. Na maioria das vezes, esses exames diagnosticarão se o tempo de colestase terá sido suficiente para comprometer a coagulação do doente, que ocorrerá devido à alteração na absorção dos fatores vitamina K dependentes e a função renal, pela lesão tubular distal como discutiremos mais a frente. Doentes idosos deverão fazer uma avaliação clínica pormenorizada para descartar doenças associadas, cardiovasculares, respiratórias e do aspecto nutricional devido à caquexia tumoral.

Uma vez confirmada a suspeita pela hiperbilirrubinemia direta e elevação das enzimas canaliculares, deverá ser realizado exame de imagem. O exame inicial mais rápido, acessível, de baixo custo a ser realizado é a ultrassonografia abdominal total, que será importante no diagnóstico diferencial de doenças benignas como colelitíase, coledocolitíase, demonstrará a dilatação da via biliar e sua topografia. No entanto, terá menor sensibilidade para região periampolar, devido á interposição gasosa. A Tomografia Helicoidal Computadorizada de abdome e tórax são os exames de eleição, com fases arterial, venosa e de equilíbrio a fim de avaliar o pâncreas, fígado e vias biliares e a relação da lesão com a vascularização retroperitoneal, com os vasos mesentéricos e tronco celíaco, a fim de confirmar a causa da obstrução e a extensão local do tumor pancreático, a presença de variações anatômicas arteriais, a presença de mestástases, avaliação imprescindível para o estadiamento da doença e para programação do tratamento a ser realizado. Além disso, as características radiológicas da lesão, tipicamente hipoatenuante em relação ao parênquima pancreático devido ao seu estroma fibroso mal vascularizado, a presença de dilatação do ducto pancreático principal junto com atrofia glandular auxiliam a diagnosticar o aspecto típico do adenocarcinoma ductal, diferenciando de outras lesões tumorais neuroendócrinas, císticas, sólido-císticas, etc. (Figura 35.2.5.2). Uma vez confirmado pelos exames se tratar de tumor pancreático, os marcadores tumorais Ca 19-9 (antígeno carboidrtao de Lewis liberado na superfície da célula cancerosa) com sensibilidade de 79-81% e especificidade de 86-90%, CEA (Antígeno Carcinoembrionário) auxiliarão no estadiamento biológico da lesão e serão úteis no acompanhamento oncológico e na resposta ao tratamento cirúrgico e quimioterápico empregados.

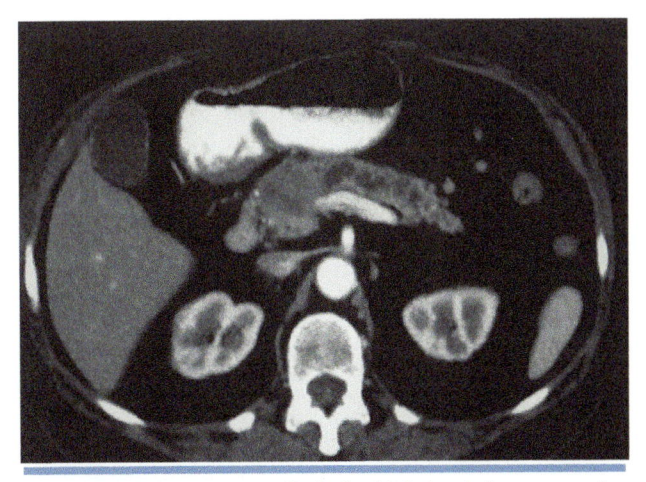

Figura 35.2.5.2. Tomografia helicoidal de abdome superior em fase arterial de Adenocarcinoma Ductal de Pâncreas demonstrando lesão cefálica e de colo pancreáticos, hipoatenuante em relação ao parênquima, com obstrução e dilatação do ducto principal, atrofia glandular e em contato com a confluência esplenomesentérica.(Grupo de Fígado, Vias Biliares e Pâncreas da Santa Casa de São Paulo, 2021).

TRATAMENTO

A única possibilidade de cura para o adenocarcinoma ductal de pâncreas reside na possibilidade de cirurgia ressectiva R0 seguida de quimioterapia ou quimioradioterapia adjuvante com resposta completa do tumor ao tratamento. A partir da anamnese, exame físico, exames laboratoriais e de imagem para estadiamento final, o doente portador de câncer de pâncreas será classificado segundo a NCCN (National Cancer Comprehensive Cancer Network) como doente ressecável, "boderline" (clínico, biológico e anatômico), localmente avançado e irressecável (Quadro 35.2.5.1). Será decidido por tratamento curativo com indicação de cirurgia ressectiva "upfront" para tumores restritos ao pâncreas, sem evidência de doença ganglionar extra-pancreática ou metastática, invasão vascular venosa ou arterial; sem evidência de doença biologicamente extensa (Ca 19-9 elevados acima de 100U/ml) e em condições clínicas para o tratamento cirúrgico. Após o tratamento cirúrgico, o doente será submetido a tratamento adjuvante quimioterápico, havendo alguns protocolos à base de 5-Fluoracil, Gemcitabina, Oxiliplatina, Capecitabina, poliquimioterapia com Folfirinox e Nab-paclitaxel e associações.

Para os doentes classificados como "Boderline" para ressecção (doentes com contato menor ou igual a 180° dos vasos mesentéricos, artéria hepática ou tronco celíaco – vide Quadro 35.2.5.1), há um consenso mais recente na literatura pelo tratamento neoadjuvante com poliquimioterapia ou poliquimioradioterapia prévio ao tratamento cirúrgico com intenção curativa. Esse tratamento seria a base de Folfirinox (Ácido folínico, 5-Fluoracil, Irinotecano, Oxiliplatina) com resposta de até 40% e tolerância de 65% dos doentes. Outros agentes quimioterápicos como

Quadro 35.2.5.1. Adenocarcinoma Pancreático – Critérios de definição de status de ressecabilidade[1]

Status de Ressecabilidade	Arterial	Venosa
Ressecável	Nenhum contato com tumor arterial (eixo celíaco, AMS ou artéria hepática comum)	Sem contato com tumor com VMS ou VP ou contato ≤180° sem irregularidade de contorno da veia
Ressecável borderline[2]	Cabeça do Pâncreas/processo uncinado: • Contato de tumor sólido com AHC sem extensão para o eixo celíaco ou bifurcação de artéria hepática possibilitando ressecção e reconstrução segura e completa. • Contato de tumor sólido com AMS de ≤180° • Presença de anatomia arterial variante (ex.: artéria hepática direita acessória, artéria hepática direita substituída, AHC substituída e a origem de artéria substituída ou acessória) e a presença e grau de contato do tumor deve ser observada se presente pois pode afetar o planejamento cirúrgico. Corpo/cauda do pâncreas: • Contato de tumor sólido com AC de ≤180° • Contato de tumor sólido com AC de >180° sem envolvimento da aorta e com artéria gastroduodenal íntegra e não envolvida [alguns membros preferem que esse critério seja na categoria não ressecável].	• Contato de tumor com VMS ou PV de >180°, contato ≤180° com irregularidade de contorno da veia ou trombose da veia mas com vaso adequado proximal e distal ao local de envolvimento que possibilita ressecção segura e completa e reconstrução da veia. • Contato de tumor sólido com VCI
Não ressecável[2]	• Metástase à distância (incluindo metástase de linfonodo não regional) Cabeça/processo uncinado: • Contato de tumor sólido com AMS >180° • Contato de tumor sólido com AC >180° • Contato de tumor sólido com ramo da primeira AMS jejunal Corpo e cauda • Contato de tumor sólido >180° com MAS ou AC • Contato de tumor sólido com AC e envolvimento aórtico	Cabeça/processo uncinado: • VMS/VP não reconstruível devido a envolvimento ou oclusão tumoral (pode ser devido a tumor ou trombo não maligno) • Contato com ramo jejunal de drenagem mais proximal na VMS Corpo e cauda • VMS/VP não reconstruível devido a envolvimento ou oclusão de tumor (pode ser devido a tumor ou trombo não maligno)

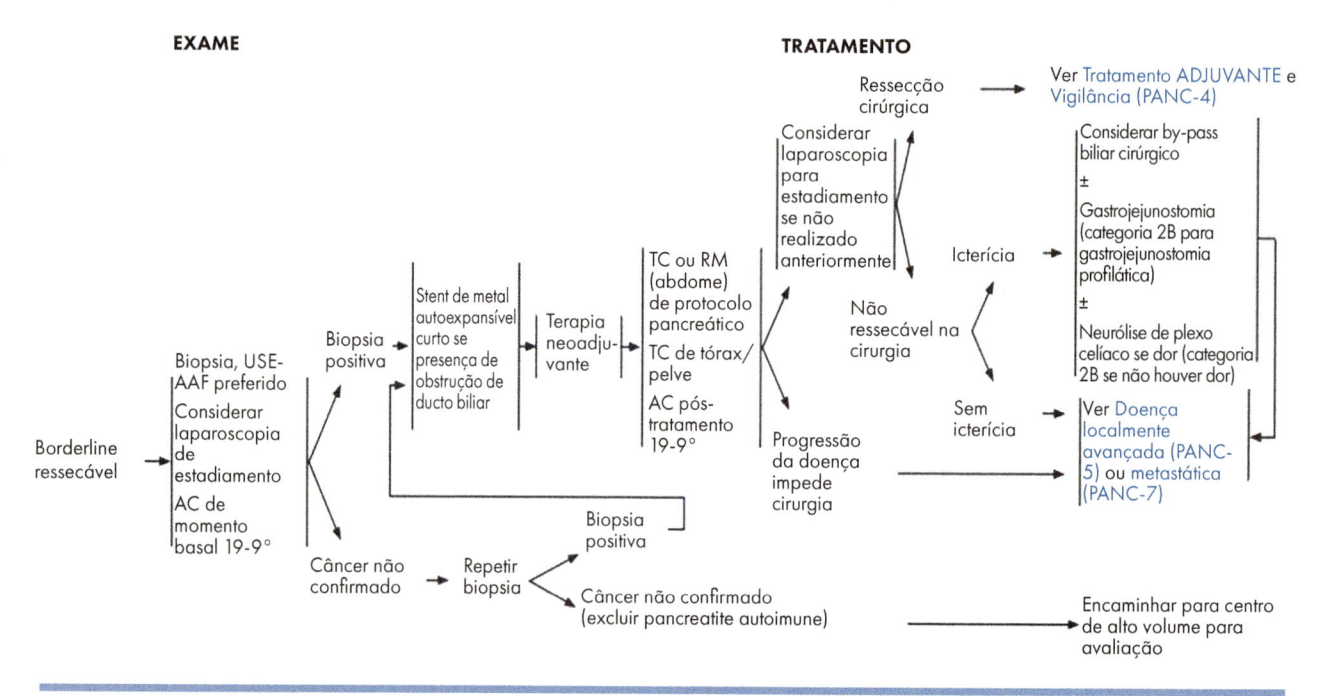

EXAME — **TRATAMENTO**

Borderline ressecável → Biopsia, USE-AAF preferido; Considerar laparoscopia de estadiamento; AC de momento basal 19-9°

→ Biopsia positiva → Stent de metal autoexpansível curto se presença de obstrução de ducto biliar → Terapia neoadjuvante → TC ou RM (abdome) de protocolo pancreático; TC de tórax/pelve; AC pós-tratamento 19-9°

→ Câncer não confirmado → Repetir biopsia → Biopsia positiva / Câncer não confirmado (excluir pancreatite autoimune)

→ Considerar laparoscopia para estadiamento se não realizado anteriormente → Ressecção cirúrgica → Ver Tratamento ADJUVANTE e Vigilância (PANC-4)

→ Não ressecável na cirurgia → Icterícia → Considerar by-pass biliar cirúrgico ± Gastrojejunostomia (categoria 2B para gastrojejunostomia profilática) ± Neurólise de plexo celíaco se dor (categoria 2B se não houver dor)

→ Sem icterícia → Ver Doença localmente avançada (PANC-5) ou metastática (PANC-7)

→ Progressão da doença impede cirurgia

→ Encaminhar para centro de alto volume para avaliação

Quadro 35.2.5.2. Adenocarcinoma Pancreático – Borderline ressecável sem metástases

Gencitabine associada a Nab-paclitaxel ou Gencitabine com Capecitabina também têm sido utilizados. A lógica deste tratamento moderno reside no fato de após este tratamento inicial, o doente que não apresentar avanço local ou metastático da doença e demonstrar resposta biológica com diminuição dos níveis séricos de Ca19-9 (doentes selecionados em torno de 30 a 55%), quando submetidos ao tratamento cirúrgico apresentarão maiores chances de cirurgia R0 com melhores índices de margens cirúrgicas negativas (acima de 80-85%) e gânglios regionais não comprometidos e, portanto, melhores índices de sobrevida quando comparados aos doentes operados sem quimioterapia prévia. Os graus de resposta locais após o tratamento avaliados pelo RECIST (Response Evaluation Criteria in Solid Tumors) variam desde diminuição total do tumor (1%), cerca de 10% a 30% com estabilização da lesão (resposta parcial) e, em mais de 20% a 40% ocorre avanço da doença. Outra justificativa para esta abordagem estaria vinculada a elevada morbidade da cirurgia pancreática de grande porte (fístulas, coleções, demora na recuperação do "status performance") que atrasaria ou impediria em até 40% dos doentes, o recebimento de quimioterapia adjuvante pós-operatória, comprometendo os índices de sobrevida. Vários são os protocolos em diferentes serviços quanto ao tempo de quimioterapia, doses, drogas utilizadas, tempo de avaliação da resposta radiológica e, há uma tendência mundial na maioria destes protocolos para não utilização de radioterapia. Para os tumores cefálicos, nos doentes ictéricos é necessária a descompressão da via biliar por CPRE com utilização de próteses endoscópicas e é imprescindível a biópsia do tumor para confirmação do adenocarcinoma ductal, na maioria das vezes realizada por Ecoendoscopia ou, guiada por Tomografia, previamente ao tratamento neoadjuvante. A ecoendoscopia, além de possibilitar a biópsia, devido a alta sensibilidade, se torna um exame útil para finalizar o estadiamento e a relação de aderência ou invasão vascular do tumor, importante na programação do tratamento operatório.

Para os doentes com doença localmente avançada, com trombose mesentérico portal ou invasão de troncos arteriais sem evidências de doença metastática à distância, indica-se poliquimioterapia e, em casos selecionados de doentes respondedores com queda do Ca 19-9, doença localmente estável ou rara redução do seu tamanho, estará autorizada a exploração cirúrgica com chance de resgate de até 15% destes doentes e ressecção R0 do tumor. Nestes casos, muitos serviços adotam a videolaparoscopia diagnósotica com intuito de avaliar presença de doença peritoneal não diagnosticada nos exames de imagem (até 20-30%). A equipe cirúrgica tem que estar preparada para cirurgias complexas com alto índice de ressecções vasculares associadas, venosas e arteriais a fim de alcançar margens cirúrgicas livres.

Nos doentes considerados irressecáveis com doença metastática, só restará quimioterapia paliativa, conforme seu status clínico, associada ao alívio da icterícia, da suboclusão digestiva e da dor neoplásica pancreática através de próteses endoscópicas, derivações biliodigestivas e gastrojejunais e analgesia ou neurólise de plexos celíaco e mesentérico (Quadro 35.2.5.2).

Na dependência do diagnóstico e da localização da lesão o doente poderá necessitar de pancreatectomias parciais cefálicas, distais e, mais raramente, pancreatectomias totais. O porte cirúrgico poderá variar de médio até grande porte e, o acesso poderá ser realizado tanto por laparotomia como minimamente invasivo, laparoscópico ou robótico, com riscos variáveis de perda sanguínea e tempo operatório prolongado com suas repercussões clínicas intraoperatórias e pós-cirúrgicas.

O pâncreas, uma glândula mista localizada no retroperitôneo, de vascularização e inervação exuberantes é particularmente sujeita a hemorragia e inflamação agudas após manipulação e trauma cirúrgicos, fatores que vão repercutir tanto do ponto de vista local como sistêmico no pós-operatório. O tecido glandular disposto em forma de ácinos, entremeado por ductos de escoamento da secreção exócrina é particularmente sujeito a fístulas após ressecções e anastomoses que podem ter evolução benigna até, verdadeiras catástrofes abdominais pós-operatórias.

Neste contexto, no intuito de alcançar bons resultados pós-operatórios é primordial para o cirurgião se concentrar na avaliação pré-operatória adequada, tanto da condição clínica como psicossocial dos doentes portadores de doença pancreática de tratamento cirúrgico.

Cuidados pré-operatórios gerais

Conforme sugerido anteriormente, quando preparamos o doente para cirurgia pancreática estaremos lidando com cirurgias de médio e grande porte. Portanto, citaremos cuidados gerais para este tipo de operação, chamando atenção para aspectos específicos relacionados ao doente e a doença pancreática.

Uma vez estabelecido o diagnóstico da doença pancreática neoplásica de indicação operatória, acreditamos que o doente deva conhecer os riscos e benefícios do tratamento proposto. Embora possa parecer uma premissa óbvia, ao lidarmos com doença maligna de prognóstico reservado, baixas expectativas de cura e sobrevida, em doentes de idade avançada, dentro de determinado contexto familiar a abordagem poderá não ser muito simples.

É importante o cirurgião assumir uma postura ética, humanista, positiva e demonstrar sensibilidade e confiança ao lidar com o paciente e seus familiares frente ao diagnóstico da doença grave. Mas, deve dividir as responsabilidades. O tratamento adequado destes doentes é mais abrangente. Em centros de referência no tratamento da doença bilio-pancreática, com abordagem multidisciplinar, acompanhamento oncológico precoce, pscicológico, clínico e social simultâneos, o doente será melhor compreendido e atendido.

O doente que será submetido à intubação orotraqueal, necessitará de período de jejum pré-operatório de 8 horas para sólidos e 4 horas para líquidos, a fim de evitar estímulo de secreção gástrica e prevenir broncoaspiração durante indução anestésica. Raramente prescrevemos preparo do cólon em cirurgias de andar supramesocólico, exceto, nos casos de grandes tumores pancreáticos nos quais possa haver risco de ressecção colônica concomitante.

Semelhante a qualquer preparo para cirurgia abdominal, não diferente na cirurgia do pâncreas orienta-se, a suspensão de alguns medicamentos:

a. Antiagregantes plaquetários (ácido acetilsalicílico e derivados)

b. Anticoagulantes orais

c. Antiinflamatórios não hormonais

d. Diuréticos.

e. Hipoglicemiantes orais,.

f. Antidepressivos.

Medicamentos de controle da pressão como betabloqueadores e antiarrítmicos, corticóides, antialérgicos, insulina, na sua maioria devem ser mantidos até o pré-operatório imediato.

Uma história clínica bem feita associada a exame físico detalhado permite ao clínico ou cirurgião solicitar os exames laboratoriais e de propedêutica armada que, serão necessários para cada doente e por fim, caracterizar seu risco cirúrgico. A classificação da condição clínica utilizada "ASA Physical Status" resume bem o "status performance" pré-operatório.

A obstrução biliar extra-hepática prolongada pode levar a disfunção hepática por dilatação ductal biliar intra e extra-hepática com alterações por compressão de fluxo portal e isquemia funcional dos hepatócitos, peroxidação lipídica, impregnação tecidual e hepática de sais biliares, culminado com lesão hepatocelular.

À exceção da tromboplastina tissular (fator III), do cálcio iônico (fator IV) e do fator VIII de Von Willebrand, todos os outros fatores de coagulação são sintetizados no fígado. Destes, os fatores dependentes de vitamina K (II, VII, IX, X) têm importância no doente com icterícia obstrutiva de longa duração devido a não absorção da vitamina lipossolúvel pela falta de sais bilares no intestino que, irá refletir no tempo de protrombina que se apresentará alargado, levando à hemostasia deficiente em pacientes com obstrução biliar extra-hepática. Recomenda-se nestes doentes, a reposição de 10mg/dia de vitamina K por, 3 a 5 dias consecutivos, seguido de nova dosagem do tempo de protrombina. O fígado é importante na síntese proteica e, pacientes com neoplasia, com caquexia tumoral ou mesmo, com pancreatite crônica e desnutrição proteico-calórica que, se apresentarem com icterícia obstrutiva prolongada e síntese de pré-albumina e albumina diminuídas, terão risco operatório elevado. Portanto, uma avaliação clínica e hepática funcional pré-operatória (Child Pugh) alterada no doente ictérico deverá alertar o cirurgião para disfunção hepática associada e risco para cirurgia pancreática de grande porte.

As alterações na função renal do doente ictérico apesar de não totalmente elucidas estão relacionadas à depressão miocárdica, vasodilatação periférica e natriurese aumentada. No doente com função hepática alterada, haverá subsequente hipotensão, tornando o rim mais suscetível à ação do acúmulo tecidual e excreção de sais biliares e, bilirrubina conjugada, circulantes em excesso. A frequência de disfunção renal pós-operatória em pacientes operados com icterícia obstrutiva pode chegar a 60% com média de IRA de 9%, com mortalidade de até 80%. E a intensidade da lesão renal estará associada à intensidade da icterícia com queda da depuração renal, lesão tubular renal e nefrotoxicidade direta pelos componentes biliares com níveis plasmáticos de bilirrubina acima de 25 mg/dl como sendo de valor preocupante.

A sepse é uma das principais causas de morbidade e mortalidade pré e pós-operatórias do doente com icterícia obstrutiva, devido ao risco de colangite aguda e endotoxemia portal, principalmente nos doentes com icterícia prolongada. A perda dos mecanismos de defesa por causa da hipertensão ductal biliar, de imunoglobulinas da mucosa biliar, do fluxo biliar hepatofugal, dos mecanismos papilares e baixa imunidade celular hepática (células de Küpffer) do doente com colestase, causam o ambiente propício para infecção. A translocação bacteriana do cólon para o sistema porta devido à perda do efeito emulsificante e antiendotóxico dos sais biliares no intestino delgado são a fonte bacteriana da endotoxemia. Por estas razões supracitadas, doentes ictéricos que apresentam alterações de função hepática com TP alargado que não respondem à reposição de vitamina K endovenosa, apresentam hipoalbuminemia, algum grau de disfunção renal associados à icterícia de longa duração e muito elevada (BT > 25mg/dl), temos dado preferência à drenagem biliar pré-operatória endoscópica ou ainda, derivações biliodigestivas antes de submeter o paciente a ressecções pancreáticas extensas. O intuito é observar a melhora da reserva hepática e operar o doente em segundo tempo.

É conhecido na literatura que a drenagem endoscópica pré-operatória pode acarretar no aumento de infecção pós-operatória além de dificuldade técnica local que pode ser encontrada durante a cirurgia, devido à perivisceríte da manipulação biliar. Por isso, reservamos a drenagem endoscópica para os doentes com colangite aguda (contra-indicação absoluta de ressecção pancreática maior) e nos doentes que apresentam as condições citadas acima.

Aproximadamente 85% dos pacientes com câncer de pâncreas que, forem passar por um procedimento cirúrgico estarão desnutridos. A desnutrição está diretamente vinculada a complicações como pneumonia, fístulas e eventrações. Os mecanismos mais aceitos de desnutrição causados pela neoplasia estão relacionados à produção pelas células tumorais de citocinas pró-inflamatórias como Il1, IL6 e TNF-a que reduziriam o apetite, aumentando o gasto energético em repouso, gerando resposta inflamatória aguda, modificando o metabolismo com elevação da proteólise muscular, lipólise e consequente perda ponderal. Diversos serviços do mundo, inclusive o nosso adota suplementação alimentar no pre-operatório de 2 a 3 semanas antes, do procedimento operatório.

TRATAMENTO CIRÚRGICO

Para os tumores localizados na região cefálica e do processo uncinado, classicamente a cirurgia de eleição para o tratamento ressectivo curativo será a Gastroduodenopancreatectomia (cirurgia de Whipple) ou a Duodenopancreatectomia com preservação pilórica (Cirurgia de Longmire –Traverso). Para o adenocarcinoma ductal pancreático, a cirurgia upfront"consiste em avaliação inicial da cavidade para presença de lesões metastáticas peritonias, hepáticas, em gânglios do tronco celíaco e intra-aórtico-cavais, infiltração da raíz do mesentério do cólon transverso e jejuno proximal, distantes do sítio primário do tumor, e se positivos em congelação, contra-indicação para o procedimento ressectivo de princípio.

Uma vez livre de doença metastática, realizam-se manobras de Kocher extensa e Cattell-Braasch-Valdoni com rotação medial do ângulo hepático e transverso do cólon e duodeno para avaliação da emergência da artéria mesentérica superior junto à aorta ou, conforme preferência da equipe cirúrgica, o "arterial first approach" poderá ser realizado pela dissecção através da raíz do mesentério, junto ao primeiro ramo arterial jejunal com ou sem ligadura dos vasos cólicos médios (técnica de Nakao). O intuito é avaliar a ressecabilidade e invasão arterial da artéria mesentérica, que se invadida e sem diagnóstico prévio, na maioria dos serviços, seria contra-indicação para ressecção. Além disso, permitiria a linfonodectomia do território da artéria mesentérica superior (cadeias 14p e 14d) com excisão do mesopâncreas, evitando abordagem direta do tumor.

Segue-se com abertura da retrocavidade dos epíplons, preservando-se a arcada da gastroepiplóica para a retirada do coxim gorduroso pré-pancreático a fim de realizar o isolamento da veia mesentérica superior, inferiormente ao colo pâncreas e dissecar de maneira romba o túnel retropancreático, território normalmente avascular, acima da veia mesentérica superior e da confluência espleno-porto-mesentérica. Se não houver aderência tumoral nessa região, conduz-se a cirurgia com abertura do ligamento hepatoduodenal e isolamento da artéria hepática comum, limite medial superior da linfonodectomia da região peri-hilar (cadeias 8p e 8a). Realiza-se a colecistectomia, isolamento e secção do hepatocolédoco acima da inserção do ducto cístico com esvaziamento ganglionar desta região (cadeias 5, 12a, 12b e 12p). Importante o cirurgião, atentar-se às variações anatômicas da artéria hepática direita que pode vir da artéria mesentérica superior, evitando-se ligaduras iatrogênicas deste vaso e, prejudicando a irrigação da via biliar. A cirurgia segue no sentido anti-horário com isolamento e ligadura da artéria gastroduodenal. Neste tempo, é importante antes de sua ligadura, teste do clampeamento da artéria gastroduodenal e avaliação do fluxo da artéria hepática própria, devido a variações anatômicas arteriais.

No caso de preservação do piloro, o cirurgião, preservará a artéria pilórica e gástrica direita, e seccionará com grampeador linear cortante o duodeno, 1,5 cm abaixo do piloro. Na suspeita de aderências do tumor nos vasos mesentéricos e para ressecção adequada do limite posterior do processo uncinado junto à artéria mesentérica superior, advoga-se para cirurgia oncologicamente adequada nos casos de adenocarcinoma ductal, a importância da retirada do assim denominado mesopâncreas (tecido conectivo frouxo perivascular junto à adventícia que contém a inervação dos plexos celíaco e mesentéricos que poderá estar invadido pela neoplasia), na porção lateral da artéria (AMS) e posterior à veia mesentérica superior até no seu limite superior, a artéria hepática comum e, posteriormente, os vasos renais (Figura 35.2.5.3). Para isso, antes de seccionar o pâncreas, para um controle vascular adequado, seccionamos primeiro com grampeador a primeira alça jejunal, abaixo do mesocólon transverso.

Secciona-se o colo pancreático com cautério e reparo lateral do coto pancreático com pontos de algodão, identificando-se o ducto pancreático principal para seccioná-lo com bisturi (a fim de facilitar a anastomose posterior), com coto de secção do ducto um pouco a frente da borda da secção pancreática, com margem proximal livre, enviada para congelação. Libera-se com ligadura das veias tributárias o processo uncinado, veia e artéria pancreatoduodenais inferiores e excisa-se o mesopâncreas em conjunto, com reparo dos vasos mesentéricos com auxílio de "Vessel-loop". Termina-se a extirpação da peça com a liberação retroperitoneal duodenal, normalmente junto à emergência da artéria mesentérica superior na aorta. Revisada a hemostasia, será realizada a reconstrução do trânsito. Existem várias maneiras descritas de reconstrução na literatura e em alça única, a mais realizada mundialmente, mais simples inclusive com a disseminação progressiva da cirurgia minimamente invasiva, principalmente com a robótica. Em nosso grupo, damos preferência para reconstrução em dupla alça, a Keneth-Warren Modificada a fim de separar a pancreato-jejunostomia, que tem maior risco de fístula, da secreção biliar (Figura 35.2.5.4). A anastomose pancreato-jejunal é realizada de maneira ducto-mucosa término-lateral tipo Cattel-Warren modificada com pontos de algodão seromusculares um "U" e em PDS 4.0 ou 5.0, para anastomose ducto-mucosa. Não deixamos cateter perdido no ducto e algumas vezes utilizamos de dilatação progressiva. Em ductos muito finos, não passíveis de anastomose, damos preferência pela pancreato-jejunostomia término-terminal por telescopagem, tipo "Peng". A pancreatogastrostomia, utilizada mais por grupos europeus para diminuir a fístula pancreática, não é nossa preferência.

Deixamos sonda nasoenteral para alimentação precoce e drenamos com dois drenos siliconados a anastomose pancreato-jejunal e biliodigestiva anteriormente e posteriormente, exteriorizados em flanco direito. Dosamos a amilase do dreno e sanguínea no terceiro dia e nos casos de anastomoses de baixo risco para fístulas (pâncreas fibroso e ducto largo), dosamos no quinto dia para retirada mais precoce se valores de amilase normais. O tempo médio de cirurgia varia de 6 a 8 horas e hemotrasnfusão de 1,5 unidades de concentrado de hemácias por doente.

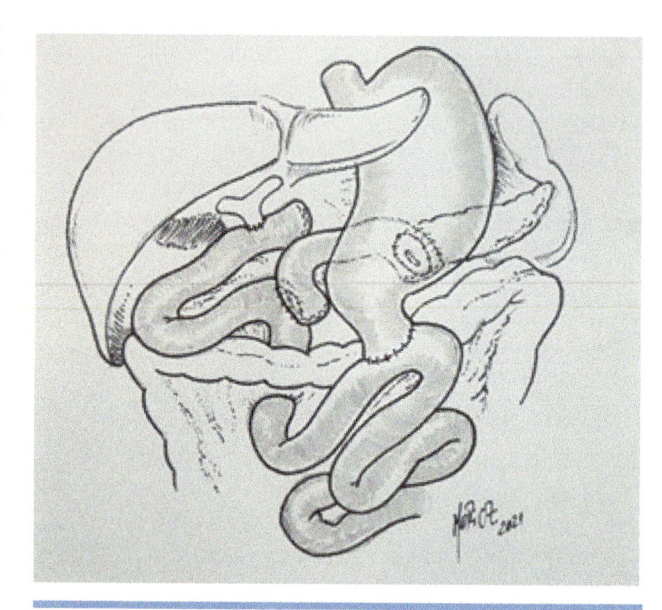

Figura 35.2.5.4. Reconstrução do trânsito após duodenopancreatectomia com preservação do piloro, tipo Keneth-Warren Modificada (Grupo de Fígado, Vias Biliares e Pâncreas da Santa Casa de São Paulo, 2021).

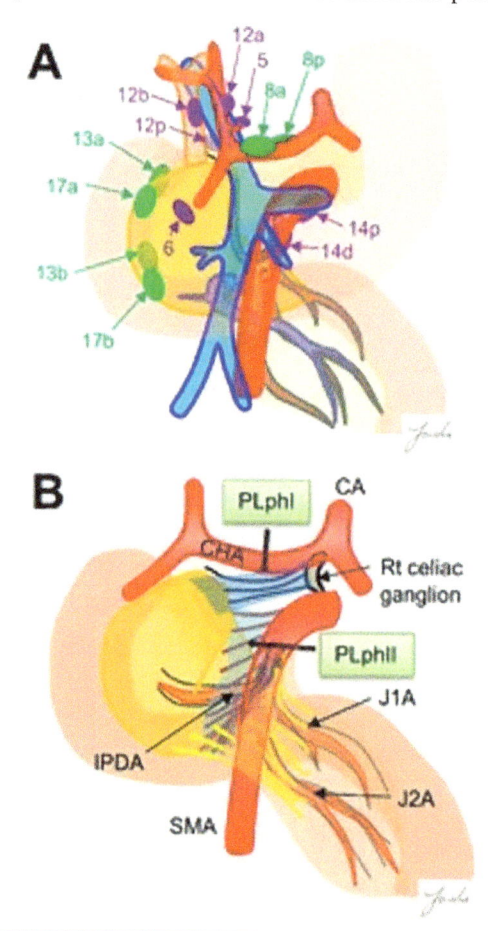

Figura 35.2.5.3. A- Cadeias linfonodais para linfonodectomia standard preconizada pela escola japonesa, na duodenopancreatectomia para o adenocarcinoma ductal. B- Inervação do território do mesopâncreas, no triângulo entre a artéria hepática comum (CHA), confluência porto-mesentérica e artéria mesentérica superior (SMA). Nagakawa Y, et al. Cancer 2021;13(14),3605.Tokyo Medical University.

A gastroduodenopancreatectomia é uma cirurgia complexa com alta morbidade, até 40%, com índices de mortalidade perioperatória aceitáveis abaixo de 5%. Tais resultados são alcançados em grupos e serviços de referência com volume cirúrgico entre 20 a 50 cirurgias ano, pelo menos. Devido à alta complexidade é umas das últimas fronteiras do treinamento do cirurgião para realizá-la com segurança e com critérios oncológicos semelhantes, de maneira minimamente invasiva. Além de um tempo de ressecção do tumor extenso e com planos vasculares retroperitoneais e linfonodectomia ampla, alberga no procedimento um desafio ainda maior tecnicamente que é a reconstrução do trânsito bilio-pancreático e digestivo. O cirurgião necessitará de treinamento em cirurgia videolaparoscópica, além de habilidade pessoal e vivência em cirurgia bilio-pancreática para realização de anastomoses pancreato-jejunais e hepático-jejunais que poucos terão oportunidade de vivenciar devido ao número de doentes limitado para treinamento, fora de centros de referência. Neste contexto, com o desenvolvimento e popularização progressiva da cirurgia robótica no meio cirúrgico e nos grandes centros do mundo, essa cirurgia se tornou mais factível pelas características de visão tridimensional, articulação de 360° das pinças permitindo maior facilidade de realização das anastomoses, energia avançada e precisa e ergonomia para cirurgias longas. Vantagens oferecidas pela plataforma do robô. A experiência de vários serviços e consenso das sociedades cirúrgicas e "Guidelines" têm demonstrado menores taxas de sangramento com índices de complicação e relação à fístula pancreática, retardo de esvaziamento gástrico, reinternações e critério oncológico comparáveis as cirurgias convencionais. A seleção dos doentes para o procedimento tem se tornado mais abrangente conforme avança a experiência de cada grupo. Detalhes técnicos de portais, docking, pinças utilizadas mereceriam um capítulo à parte.

Se o tumor estiver localizado em corpo e cauda pancreáticos, a cirurgia para tratamento do tumor será a Pancreatectomia corpo-caudal com Esplenectomia. Em 2003, Steven Strasberg de Washington, padronizou a ressecção oncológica em bloco com linfonodectomia com ou sem ressecção da gerota e adrenal, baseado na extensão retroperitoneal radiológica do tumor (Radical Anterior Modular Pancreato Splenectomy – RAMPS) alcançando índices de margem livre de tumor e maior número de linfonodos ressecados cujos resultados demonstraram impacto nas curvas de sobrevida.

De sintomatologia muitas vezes tardia e negligenciada com quadros de dispepsia vaga e dor dorso-lombar, sem icterícia, quando do momento do diagnóstico frequentemente o cirurgião se depara com tumores localmente avançados devido ao crescimento retroperitoneal dos tumores corpo-caudais com invasão vascular, trombose venosa, circulação colateral e acometimento arterial do tronco celíaco. Nestes casos, em doentes respondedores à poliquimioterapia neoadjuvante, a DP-CAR (Distal Pancreatectomy with Celiac Axis Resection - cirurgia de APPLEBY), é um procedimento que tem possibilidade de alcançar margens cirúrgicas livres e, envolve a ligadura do tronco celíaco ou de seus ramos. Se o doente anatomicamente tiver a arcada das pancreatoduodenais patente, irrigando a artéria hepática própria através da artéria gastroduodenal avaliada por angiotomografia (Arcada de Rio Branco), a cirurgia poderá ser realizada: uma pancreato-esplenectomia subtotal com gastrectomia total. Na dependência da extensão local da lesão tumoral para o colo pancreático ou poupando a artéria gástrica esquerda, poderão ser necessárias ressecções venosas de mesentérica superior ou mesmo, preservação do estômago (procedimento modificado). Tal procedimento alcança melhor controle oncológico e da dor retroperitoneal do doente.

Nos raros tumores de disseminação difusa pelo pâncreas (15-20%) que não demonstrem sinais de doença à distância e carcinomatose, a gastroduodenopancreatectomia total com esplenectomia estará indicada (até 6% das ressecções pancreáticas em grandes serviços). Uma vez que a drenagem venosa do estômago através dos vasos curtos foi interrompida na esplenectomia, o cuidado com a manutenção da veia gástrica direita e da arcada das gastroepiplóicas é um cuidado que o cirurgião tem que ter para preservar a drenagem venosa gástrica nesta cirurgia. O controle rigoroso da glicemia pós-operatória com insulinoterapia e a reposição de enzimas pancreáticas no pós-operatório será essencial para manter uma qualidade de sobrevida adequada e diminuir os índices de reinternação hospitalar.

Conforme citado anteriormente, nos casos de tumores cefálicos classificados como localmente avançados, que responderam ao tratamento neoadjuvante quimio ou quimioradioterápico, vale citar a técnica descrita pelo grupo de Heidelberg, a assim chamada Cirurgia do Triângulo, com ressecção completa do tecido conjuntivo perivascular que contém a inervação dos ramos do plexo celíaco e mesentérico (mesopâncreas) entre a veia mesentérica superior lateralmente, a artéria hepática comum superiormente e a artéria mesentérica superior medialmente, com vaia cava inferior e vasos renais e aorta no assoalho e triângulo de dissecção. A fim de obter cirurgias R0 alcançadas em metade dos doentes, na casuística descrita pelo serviço, foram necessárias ressecções vasculares e pancreatectomias totais em número não desprezível. A qualidade de vida boa foi descrita em 70% dos casos, sem mortalidade perioperatória e com morbidade relacionada a coleções, diarréia persistente pós-operatória e diabetes em 30 % dos doentes.

Para os tumores irressecáveis, resta o alívio dos sintomas com a paliação endoscópica ou cirúrgica da icterícia, da suboclusão digestiva e da dor pancreática neoplásica. Estará na dependência do estado clínico e nutricional do doente, da presença de doença metastática extensa, carcinomatose e ascite para escolha da melhor terapia, visto que a expectativa de vida será curta. Sempre que possível, damos preferência à paliação cirúrgica, com derivação biliodigestiva colecistojejunal ou hepaticojejunal associada, na dependência da extensão do tumor, à gastrojejunostomia retrogástrica transmesocólica e à neurólise do plexo celíaco e mesentérico no mesmo tempo operatório. Caso a doente apresente risco elevado para o procedimento e Karnofsky e ECOG mais comprometido, opta-se pela prótese endoscópica auto-expansível biliar e duodenal, seguida de alcoolização do plexo celíaco através da Ecoendoscopia. Alguns doentes com síndromes mal absortivas poderão se beneficiar de reposição enzimática.

PÓS-OPERATÓRIO

A cirurgia bíliopancreática obteve nas últimas décadas desenvolvimento técnico significativo com grandes melhorias nos cuidados pré-operatórios, intra-operatórios e pós-operatórios. Parte desta melhoria ocorreu devido aos cuidados pós-operatórios nas Unidades de Terapia Intensiva (UTI). A melhoria no pós-operatório somada à avaliação mais criteriosa no pré-operatório juntamente com os avanços da técnica cirúrgica possibilitaram uma maior interação do intensivista com o cirurgião. O conhecimento mais aprofundado sobre a doença pancreática e do paciente, possibilitaram um cuidado mais individualizado com melhores resultados.

Os aspectos de maior interesse para os cuidados pós-operatórios imediatos são: o correto manejo do paciente admitido na Unidade de Terapia Intensiva (UTI) e o conhecimento das possíveis complicações imediatas e tardias das duodenopancreatectomias (DP) e Pancreatectomias distais e Totais (PT).

As principais intercorrências nas primeiras 24 horas de pós-operatório são sangramento, insuficiência respiratória e distúrbios hidroeletrolíticos e glicêmicos. O fator de maior mortalidade imediata é o sangramento, podendo ser secundário à corrosão de algum grande vaso (normalmente associado á fístulas pancreáticas) ou escape de ligadura; este em período mais precoce de pós-operatório. Os exames laboratoriais seriados (hemoglobina e hematócrito), o aspecto do dreno abdominal além dos parâmetros hemodinâmicos auxiliam no diagnóstico. A arteriografia permite o tratamento e diagnóstico da fonte hemorrágica podendo evitar a reoperação. A mortalidade nos casos de corrosão por fístulas é elevada.

A insuficiência respiratória deve-se, sobretudo, à somatória das alterações cardiovasculares, à idade avançada, ao grande volume de fluidos administrado durante a operação, à resposta inflamatória alveolar, ao tempo prolongado da cirurgia e à politransfusão de hemoconcentrados. A associação destes fatores prolonga o tempo de ventilação mecânica e aumenta a necessidade de nova entubação precocemente.

Após as primeiras 24 horas de pós-operatório os principais fatores de risco para complicações são: infecção, estase gástrica prolongada nos casos de preservação pilórica e fístula pancreática ou biliar, com suas possíveis repercussões locais ou sistêmicas.

A antibioticoterapia é profilática idealmente e, deverá ser mantida por até 48 horas. Nos pacientes submetidos às intervenções cirúrgicas em vigência de colangite ou abscesso, a antibioticoterapia deverá ser terapêutica e o espectro de cobertura antibacteriana deverá abranger principalmente bactérias Gram negativas e anaeróbias.

A monitorização de infecção na ferida cirúrgica ou em sítios distantes tais como pulmão, urina (sonda vesical de demora) ou cateter central deverá ser contínua, considerando-se parâmetros clínicos, laboratoriais e de imagem. A frequência cardíaca, frequência respiratória e a temperatura devem ser associadas ao estado clinico do paciente. A dosagem da procalcitonina, um pré-hormônio que tem sua elevação relacionada à infecção bacteriana e pode ser um excelente marcador.

A Proteína C Reativa (PCR) é a dosagem laboratorial mais comumente utilizada. Sua utilidade encontra-se não relacionada a valores absolutos e sim, na sua dispersão em curva. A elevação da PCR nos primeiros dias ou sua persistência elevada aumenta a suspeita de complicações locais como fístula pancreática ou biliar. Seu aumento após o sétimo dia de pós-operatório associa-se à formação de coleção abdominal.

A utilização dos métodos de imagem no auxílio do diagnóstico das coleções abdominais antes de 7 a 10 dias possui pouca sensibilidade por não haver coleções formadas. Utilizam-se tais exames precocemente com o objetivo de avaliar o líquido peri anastomose, especialmente na investigação de fístula ou quando suspeita-se de trombose do enxerto.

A fistula pancreática pós-operatória é definida após consenso mundial (ISGPF – Internnational Study Group of Pancreatic Fistula), pelo extravasamento de secreção pancreática em qualquer volume por período maior ou igual a 5 dias em eventual dreno abdominal cujo valor da amilase da secreção colhida seja maior ou equivalente a 3 vezes a amilase sanguínea.

Vários são os fatores relacionados ao aparecimento da fístula no pós–operatório de duodenopancreatectomia, tanto referente ao doente como, o estado nutricional e doenças associadas; quanto ao tempo cirúrgico, complicações hemorrágicas e drogas vasoativas. Por fim, fatores relacionados à própria glândula, amolecida e de ducto pancreático principal fino e com esteatose (comum em obesos). De acordo com as repercussões locais intracavitárias ou sistêmicas associadas ao aparecimento da fístula da anastomose pancreática ela será classificada conforme critérios de gravidade nos tipos A (hipermamilaseia do dreno, fístula transitória sem coleção pancreática e bem clinicamente), tipo B (repercussão clínica moderada com coleção peripancreática na tomografia e sinais de infecção com necessidade de redrenagem percutânea e antibioticoterapia de penetração pancreática – ciprofloxacina e metronidazol ou carbapenêmicos) e tipo C (repercussão clínica grave com coleção ou líquido difuso, peritonite e sepse com necessidade de UTI e intervenção cirúrgica e antibioticoterapia de amplo espectro até anti-fúngicos).

O extravasamento da secreção pancreática e a ativação enzimática pelo contato com a secreção digestiva na região da secção glandular levam ao processo inflamatório corrosivo de proteínas do tecido conjuntivo e saponificação das gorduras, provocando trombose da microcirculação, necrose e por fim, deiscência da anastomose.

Conforme o grau de deiscência, parcial ou total, GAP visto na tomografia com coleção associada, capacidade de escoamento e posicionamento do dreno e presença de hemorragia e sinais de fístula tipo C a conduta será intervencionista. Nos casos de deiscência total complicada, na reoperação, além da higiene da cavidade com soro aquecido, será necessária abordagem direta da anastomose, com desbridamento da borda de secção do coto pancreático remanescente, hemostasia com pontos em "U", com cateterização do ducto pancreático e exteriorização do dreno através da alça jejunal, aproximada da glândula, tipo Witzel.

Tanto na Gastroduodenopancreatectomia (GDP) como Duodeno- pancreatectomia com preservação pilórica (DPPP) poderá haver estase gástrica prolongada, sendo mais comum na DPPP. Estimulando-se precocemente o trato gastrointestinal diminui-se a chance da estase gástrica e a reintrodução precoce da dieta por via enteral previne não somente a estase como também o risco de translocação bacteriana. O Retardo do Esvaziamento Gástrico (REG) costuma se manifestar pelo débito persistentemente elevado da sonda nasogástrica ou pela necessidade da repassagem da mesma, sensação de plenitude ou empachamento, náuseas e vômitos em jejum ou pós-alimentares e, impossibilidade de ingestão oral de líquidos ou alimentos.

É uma das complicações mais frequentes da DP e sua prevalência varia de 20% a 40%. Essa variação pode ser explicada pela adoção de critérios diferentes para sua caracterização.

Em 2007 e posteriormente em 2010, um consenso do International Study Group of Pancreatic Surgery estabeleceu critérios mais objetivos para sua definição, baseados na necessidade de sondagem nasogástrica, suporte nutricional enteral ou parenteral, realização de exames de imagem ou endoscópicos para o diagnóstico, tempo de internação e terapêutica intervencionista (medicamentosa ou cirúrgica).

Foram descritos três graus de REG (A, B e C) e foi estabelecido uma classificação do REG (Quadro 35.2.5.3), sendo que o mais grave implica em maior tempo de sondagem gástrica, suporte nutricional, realização de exames de imagem e/ou endoscopia, reintervenção cirúrgica e hospitalização prolongada.

Quadro 35.2.5.3

Classificação do REG			
	Grau A	Grau B	Grau C
Sondagem Nasogástrica	4 a 7 ds	8 a 14 ds	≥ 14ds
Suporte Nutricional	10% a 15%	30% a 35%	70% a 75%
Exames Diagnósticos	5%	15%	30%
Terapêutica Específica	20%	45%	80%
Tempo de Internação 2sem	3ª	4 sem	≥ 6 sem

Embora o REG seja uma manifestação transitória, em alguns doentes pode permanecer de 4 a 6 semanas e necessitar tratamento específico. O quadro 4 mostra as principais hipóteses que procuram explicar seu aparecimento.

Quadro 35.2.5.4.

Fatores implicados no REG
Isquemia antropilórica
Disfunção vagal
Deficiência de motilina
Inflamação peripancreática
Coleção retro-gástrica

A isquemia antro-pilórica e a disfunção vagal podem estar presentes quando ocorre uma maior desvascularização da região durante a ressecção. Na DPPP é importante preservar os vasos do piloro, particularmente das artérias Gástrica D e Gastroepiplóica D. A deficiência da motilina resulta da remoção do duodeno e, pode ser necessária utilização de eritromicina via oral, que por apresentar uma estrutura molecular semelhante, contribui para o restabelecimento das contrações do estômago.

A manipulação do pâncreas pode causar uma inflamação da glândula remanescente. O processo inflamatório e o extravasamento e acúmulo de líquido peripancreático e retro-gástrico determinam a paresia do órgão com consequente REG. A presença de coleções infectadas e abscessos intra-cavitários estão associadas a REG mais grave (Grau C), tratamento intervencionista mais frequente (cirúrgico ou radiológico) e maior tempo de internação. Nessa eventualidade, a realização de exames de imagem, radiológico ou tomográfico, mostram distensão acentuada do estômago e a ausência de contraste (iodado) nas alças de delgado e cólon. A endoscopia digestiva deve ser feita para comprovar ausência de estenose na anastomose duodenojejunal ou gastrojejunal, afastando uma causa mecânica que impeça o esvaziamento gástrico.

O tratamento do REG envolve administração de medicações anti-heméticas e prócinéticas como a metoclopramida e domperidona, podendo-se associar a administração oral da eritromicina.

Nos casos mais graves de REG (Graus B e C) o suporte nutricional enteral ou parenteral deve ser mantido até a resolução do quadro. Nos doentes que já saem da operação com uma sonda nasoenteral posicionada após a anastomose duodeno-jejunal ou gastro-jejunal isso não é problema. Caso seja necessário a passagem da sonda no pós-operatório ela deve ser guiada por endoscopia para a correta localização da mesma. Nos casos em que o REG esteja relacionado a coleções retrogástricas ou peripancreáticas, a drenagem das mesmas por métodos menos invasivos como as punções guiadas por ultrassonografia ou tomografia, deverão ser tentadas. Nos casos de insucesso a drenagem cirúrgica deverá ser indicada.

Evitar a desnutrição é de extrema importância. São pacientes oncológicos operados muitas vezes em suboclusão duodenal com perdas significativas do seu peso e com grande comprometimento nutricional. A desnutrição gera também maior chance de complicações pulmonares, perda de massa muscular, aumento da chance de infecção por a imunossupressão e aumento da ocorrência de fístulas principalmente pancreática e biliar com prejuízo da cicatrização e pode contribuir para o REG. A nutrição deverá ser preferencialmente por sonda nasoenteral, que é introduzida com segurança no intraoperatório. A jejunostomia vem sendo cada vez menos utilizada devido suas maiores complicações.

A dieta enteral ideal para cada paciente e o momento correto para sua introdução deverá ser escolhida após discussão entre a equipe multidisciplinar da unidade de terapia intensiva e o cirurgião. A introdução de imunomoduladores como glutamina e arginina e o tipo dieta, deverão estar correlacionadas com a função pancreática residual de cada paciente.

PROGNÓSTICO

Segundo projeções, o câncer de pâncreas deverá ser a segunda causa de morte por câncer dentro dos próximos 20 a 30 anos. Em vista desta constatação, há uma importância tremenda no desenvolvimento de pesquisas e no aprimoramento constante em busca do melhor tratamento desta doença de prognóstico ainda muito reservado.

A sobrevida para o doente ressecado é duas vezes maior que o submetido à derivação biliodigestiva e gastro-jejunal ou paliado endoscopicamente. Segundo Gudjonsson, em levantamento de 340 artigos, com 80.000 pacientes, 3.000 deles apresentaram sobrevida longa. Esta sobrevida, nos mais variados serviços, pode alcançar de 4 a 18% com sobrevida maior de 5 anos até 10 anos e, metade livre de recidiva. E estes doentes, foram operados com tumores menores de 2,0 cm com margens livres e linfonodos negativos, sem atrofia pancreática demonstrando menos tempo de presença tumoral (estadio 1). Doentes que apresentam invasão perineural positiva a sobrevida diminui em média de 2,5 meses e, angiolinfática, em aproximadamente 10 meses.

Ou seja, fundamentalmente, o prognóstico do doente ressecado estará relacionado, quando adequadamente tratado, ao estadiamento anátomo-patológico (Quadro 5 e 6).

Pacientes que tiveram necessidade de ressecção vascular e alcançaram cirurgia R0 tanto arterial como venosa, não aumentaram sua sobrevida média. Segundo Birkmeyer, et al (2002), a maior sobrevida esteve relacionada a hospitais de maior volume e equipes com maior experiência em cirurgia pancreática.

PERSPECTIVAS FUTURAS E COMENTÁRIOS FINAIS

Os mais recentes avanços visam o diagnóstico mais precoce da doença. A monitorização dos grupos de risco para desenvolvimento do tumor como em pacientes pertencentes a famílias com histórico de câncer de pâncreas em dois ou mais parentes. Doentes portadores de síndromes genéticas com mutações germinativas como Pancreatite Aguda Familiar, Síndrome de Von Hippel Lindau, Peutz Jegher, Síndrome de Lynch com instabilidade nos genes de reparo, entre outras. A identificação de pacientes as lesões de potencial maligno como IPMN e Tumores císticos mucinosos, o cirurgião poderá chegar antes da doença, alcançando índices de cura mais elevados.

O conhecimento do genoma tumoral capaz de nortear tratamentos alvo, como tumores que expressão BRCA1 e BRCA2 (3 a 7%), sensíveis à platina e inibidores da PARP (Poliadenosina Difosfato Ribose Polimerase), semelhante ao tratamento para neoplasias de mama. A definição através dos estudos do genoma tumoral procurando identificar subtipos geneticamente diferentes de adenocarcinoma ductal (escamoso, progenitor pancreático, imunogênico, etc.), com diferentes graus de resposta à quimioterapia. A imunoterapia, na tentativa de ativação imunológica de linfócitos no

Quadro 35.2.5.5. Estadiamento do câncer pancreático exócrino

Pâncreas (Exócrino) – 8ª AJCC	
T	Critério T
TX	Tumor primário não pode ser avaliado
T0	Sem evidência de tumor primário
Tis	Carcinoma in situ. Isso inclui neoplasia intraepitelial pancreática de alto grau (Panin-3), neoplasia mucinosa papilar intraductal com displasia de alto grau, neoplasia tubulopapilar intraductal com displasia de alto grau e neoplasia cística mucinosa com displasia de auto grau
T1	Tumor ≤ 2 cm na maior dimensão
T1a	Tumor ≤ 0,5 cm na maior dimensão
T1b	Tumor > 0,5 cm e < 1 cm na maior dimensão
T1c	Tumor 1-2 cm na maior dimensão
T2	Tumor >2 cm na maior dimensão
T3	Tumor > 4 cm na maior dimensão
T4	Tumor envolve eixo celíaco, AMS e/ou AHC, independentemente do tamanho

M	Critério M
M0	Sem metástase à distância
M1	Metástase à distância presente

N	Critério N (pelo menos ≥ 12 LN)
NX	LN regional não pode ser avaliado
N0	Sem metástase de LN regional
N1	Metástase de 1~3 LN regionais
N2	Metástase de ≥4 LN regionais

T	N	M	Estágio
Tis	N0	M0	0
T1	N0	M0	IA
T2	N0	M0	IB
T3	N0	M0	IIA
T1-3	N2	M0	III
T1-3	N2	M0	III
T4	N0	M0	III
Qualquer T	Qualquer N	M1	IV

Ducto Biliar distal – 8ª AJCC	
T	Critério T
TX	Tumor primário não pode ser avaliado
T0	Sem evidência de tumor primário
Tis	Carcinoma in situ/alto grau de displasia
T1	Tumor invade parede do ducto biliar com profundidade menor que 5 mm
T2	Tumor invade parede do ducto biliar com profundidade menor que 5-12 mm
T4	Tumor invade o eixo celíaco, artéria mesentérica superior e/ou AHC

N	Critério N (pelo menos ≥ 12 LN)
NX	LN regional não pode ser avaliado
N0	Sem metástase de LN regional
N1	Metástase para 1~3 LN regionais
N2	Metástases até ≥ 4 LN regionais

M	Critério M
M0	Sem metástase à distância
M1	Metástase à distância presente

T	N	M	Estágio
Tis	N0	M0	0
T1	N0	M0	I
T1	N1	M0	IIA
T2	N0	M0	IIA
T2	N1	M0	IIB
T3	N0-1	M0	IIB
T1-3	N2	M0	IIIA
T4	N0-1	M0	IIIB
Qualquer T	Qualquer N	M1	IV

Quadro 35.2.5.6. Sobrevida média baseada no Estadiamento:

Estadio I-II: Ressecável (T1 a T3 e T4 selecionados, N0, Mx) com envolvimento parcial da VMS e VPorta, sem envolvimento arterial ou doença à distância.
Sobrevida média de 13 a 20 meses
Estadio III: Localmente Avançado (T4, Nx – N1, M0) com envolvimento do tronco celíaco ou AMS ou, oclusão da VMS, confluência porto-mesentérica e sem doença extra-pancreática.
Sobrevida Média de 6 – 10 meses
Estádio IV: Metastático (Qualquer T, Qualquer N, M1)
Sobrevida Média de 3 – 6 meses

microambiente peritumoral. Inibidores de tirosino-quinase somados ao ácido hialurônico e bloqueadores da angiotensina visando atacar o estroma fibroso do tumor, a fim de permitir maior alcance de ação dos quimioterápicos. A procura de novos biomarcadores para diagnóstico precoce (um tumor de 2mm de tamanho apresenta 1 bilhão de células, sendo necessária 3 a 4mm de volume tumoral para que haja elevação do marcador sanguíneo Ca19-9) e o acompanhamento da resposta sistêmica através de biópsia líquida, estão no campo das pesquisas mais recentes no auxílio do cirurgião e do oncologista a fim de individualizar o tratamento do adenocarcinoma ductal do pâncreas, esta doença tão agressiva.

▶ REFERÊNCIAS BIBLIOGRÁFICAS

1. Siegel RL, Miller KD, Jemal A. Cancer statistics, 2020. CA Cancer J Clin 2020; 70: 7–30.
2. Bray F, Ferlay J, Soerjomataram I, Siegel RL, Torre LA, Jemal A. Global cancer statistics 2018: GLOBOCAN estimates of incidence and mortality worldwide for 36 cancers in 185 countries. CA Cancer J Clin 2018; 68: 394–424.
3. Pereira SP, Oldfield L, Ney A, et al. Early detection of pancreatic cancer. Lancet Gastroenterol Hepatol 2020; published online March 2. https://doi.org/10.1016/S2468–1253(19)30416–9.
4. Blackford A, Parmigiani G, Kensler TW, et al. Genetic mutations associated with cigarette smoking in pancreatic cancer. Cancer Res 2009; 69: 3681–88.
5. Brose MS, Rebbeck TR, Calzone KA, Stopfer JE, Nathanson KL, Weber BL. Cancer risk estimates for BRCA1 mutation carriers identified in a risk evaluation program. J Natl Cancer Inst 2002; 94: 1365–72.
6. van der Gaag NA, Rauws EA, van Eijck CH, et al. Preoperative biliary drainage for cancer of the head of the pancreas. N Engl J Med 2010; 362: 129–37.
7. Owens DK, Davidson KW, Krist AH, et al. Screening for pancreatic cancer: US Preventive Services Task Force reaffirmation recommendation statement. JAMA 2019; 322: 438–44.
8. Canto MI, Hruban RH, Fishman EK, et al. Frequent detection of pancreatic lesions in asymptomatic high-risk individuals. Gastroenterology 2012; 142: 796–804.
9. Bernard V, Fleming J, Maitra A. Molecular and Genetic Basis of pancreatic carcinogenesis – Wich Concepts may be Clinically relevant? Surg Oncol Clin N Am 25 (2016) 227–238.
10. Guo J, Xie K, Zheng S. Molecular biomarkers of pancreatic intraepithelial neoplasia and their implications in early diagnosis and therapeutic intervention of pancreatic cancer. Int J Biol Sci 2016; 12: 292–301.
11. Bockhorn M, Uzunoglu FG, Adham M, et al. Borderline resectable pancreatic cancer: a consensus statement by the International Study Group of Pancreatic Surgery (ISGPS). Surgery 2014; 155: 977–88.
12. Isaji S, Mizuno S, Windsor JA, et al. International consensus on definition and criteria of borderline resectable pancreatic ductal adenocarcinoma 2017. Pancreatology 2018; 18: 2–11.
13. Neoptolemos JP, Palmer DH, Ghaneh P, et al. Comparison of adjuvant gemcitabine and capecitabine with gemcitabine monotherapy in patients with resected pancreatic cancer (ESPAC-4): a multicentre, open--label, randomised, phase 3 trial. Lancet 2017; 389: 1011–24
14. Versteijne E, Suker M, Groothuis K, et al. Preoperative chemoradiotherapy versus immediate surgery for resectable and borderline resectable pancreatic cancer: results of the Dutch randomized phase III PREOPANC Trial. J Clin Oncol 2020; published online Feb 27. DOI:10.1200/JCO.19.02274.

15. Chan KKW, Guo H, Cheng S, et al. Real-world outcomes of FOLFIRINOX vs gemcitabine and nab-paclitaxel in advanced pancreatic cancer: a population-based propensity score-weighted analysis. Cancer Med 2020; 9: 160–69.
16. Wong D, Ko AH, Hwang J, Venook AP, Bergsland EK, Tempero MA. Serum CA19–9 decline compared to radiographic response as a surrogate for clinical outcomes in patients with metastatic pancreatic cancer receiving chemotherapy. Pancreas 2008; 37: 269–74.
17. Farzad A, et al. Preoperative Imaging characteristics predict poor survival and inadequate resection for left-sided pancreatic adenocarcinoma: a Multi-Institutional analysis. HPB 2020;22,1216-1221.
18. Almeida RVS, Pacheco Jr. AM, Silva RA, Moricz A, Campos T. Angiolymphatic invasion as a prognostic factor in resected N0 pancreatic adenocarcinoma. Arq Bras Cir Dig, 2017 Jan-Mar;30(11):42-46.
19. Birkmeyer JD, et al. Hospital Volume and Surgical Mortality in the United States. N Engl J Med 2002; 346:1128-1137
20. Nagakawa Y, et al. Reconsideration of the Appropriate Dissection Range Based on Japanese Anatomical Classification for Resectable Pancreatic Head Cancer in the Era of Multimodal Treatment. Cancer 2021;13(14),3605.
21. Inoue Y, et al. Pancreatoduodenectomy with Systemic Mesopancreas Dissection Using a Supracolic Anterior Artery-First Approach. Annals of Surg, 262(6);2015.
22. Sy Peng, JW Wang, JT Li, YP Mou, XJ Cai. Binding Pancreatico jejunostomy – a safe and reliable anastomosis procedure. HPB 2004;6(3):154-160.
23. Strasberg SM, Fields R. Left-Sided Pancreatic Cancer. Distal Pancreatectomy and its Variants: radical Antegrade moduilar Pancreatosplenectomy and Distal Pancreatectomy with Celiac Axis Resection. Cancer J.2021;18:562-570.
24. Zureikat AH, Breaux JA, Steel JL, Hughes SJ. Can laparoscopic pancreaticoduodenectomy be safely implemented? J Gastrointest Surg 2011; 15: 1151–57.
25. Kendrick ML, Cusati D. Total laparoscopic pancreaticoduodenectomy: feasibility and outcome in an early experience. Arch Surg 2010; 145: 19–23.
26. Zureikat AH, et al. 500 Minimally Invasive Robotic Pancreatoduo denectomies: One Decade of Optimizing Performance. Ann Surg 2021. may 1;273(5):966-972.
27. Asbun HJ, et al. The Miami International Evidence-based Guidelines on Minimally Invasive Pancreas resection. Ann Surg. Jan;271(1):1-14.
28. Moss AC, Morris E, Leyden J, MacMathuna P. Malignant distal biliary obstruction: a systematic review and meta-analysis of endoscopic and surgical bypass results. Cancer Treat Rev 2007; 33: 213–21.
29. Oliveira MB, et al. Twelvw years of experience using cholecystojejunal by-pass for palliative treatment of advanced pancreatic câncer. Arq Bras Cir Dig 2017;30(3):201-204.
30. Sohal DPS, Kennedy EB, Khorana A, et al. Metastatic pancreatic cancer: ASCO Clinical Practice Guideline Update. J Clin Oncol 2018; 36: 2545–56.
31. Neoptolemos JP, Urrutia R, Abbuzzese JL, Büchler MW. Pancreatic Cancer. 2nd ed. Switzerland; Springer Nature, 2019.
32. Solez K, Racunsen LC, Jewell LD. Pathology of acute renal failure occuring in liver disease. In: Willians and Wilkins (ed). The Kidney in Liver Disease 3rd edn (ed. M Epstein) 1988. p182-208.
33. Correia MITD. Avaliação Nutricional de Pacientes Cirúrgicos. In ACL Campos (ed). Nutrição em Cirurgia. Atheneu. São Paulo, Rio de Janeiro, Belo Horizonte: 2001.p.1-13.
34. Traverso LW, Longmire WP. Preserving the pylorus in pancreaticoduodenectomy. Surg Gynecol Obstet. 146:959-962,1978.
35. Fernandes ESM, Strobel O, Girão C, Moraes-Junior JMA, Torres OJM. What do surgeons need to know about the mesopancreas. Langenbecks Arch Surg.2021 Jun12.
36. T. Welsch, M. Borm, L. Degrate, U. Hinz, M. W. Büchler and M. N. Wente. Evaluation of the International Study Group of Pancreatic Surgery definition of delayed gastric emptying after pancreatoduodenectomy in a high-volume centre British Journal of Surgery 2010; 97: 1043–1050
37. Grobmyer SR, Pieracci FM, Allen PJ, Brennan MF,Jaques DP. Defining morbidity after pancreaticoduodenectomy: use of a prospective complication grading system. J Am Coll Surg 2007; 204: 356–364.
38. Pereira Fl, Vasques FT, Moricz A, Pacheco Jr AM, Silva RA. Correlation Analysis Between Post-Pancreatoduodenectomy Pancreatic Fistula and Pancreatic Histology. Rev Col Bras Cir 39(1), 2012.
39. Fabre JM, Burgel JS, Navarro F, Boccarat G, Lemoine C, Domergue J. Delayed gastric emptying after pancreaticoduodenectomy and pancreaticogastrostomy. Eur J Surg 1999; 165: 560–565.
40. Yeo CJ, Barry MK, Sauter PK, Sostre S, Lillemoe KD, Pitt HA et al. Erythromycin accelerates gastric emptying after pancreaticoduodenectomy. A prospective, randomized, placebo-controlled trial.Ann Surg 1993; 218: 229–237.
41. Berge Henegouwen MI, van Gulik TM, DeWit LT, Allema JH, Rauws EA, Obertop H et al. Delayed gastric emptying after standard pancreaticoduodenectomy versus pylorus-preserving pancreaticoduodenectomy: an analysis of 200 consecutive patients. J Am CollSurg 1997; 185: 373–379.
42. Kurosaki I, Hatakeyama K. Clinical and surgical factors influencing delayed gastric emptying after pyloric-preserving pancreaticoduodenectomy. Hepatogastroenterology 2005; 52: 143–148.
43. Nishio RT, Pacheco Jr AM, Moricz A, Silva RA. What factors contribute to delayed gastric emptying after duodenopancreatectomy with pyloric preservation. Arq Bras Cir Dig 2021;34(2):1592.
44. Wente MN, Bassi C, Dervenis C, Fingerhut A, Gouma DJ,Izbicki JR et al. Delayed gastric emptying (DGE) afterpancreatic surgery: a suggested definition by the International Study Group of Pancreatic Surgery (ISGPS). Surgery 2007; 142: 761–768.
45. Akizuki E, Kimura Y, Nobuoka T, Imamura M, Nagayama M, Sonoda T et al. Reconsideration of postoperative oral intake tolerance after pancreaticoduodenectomy: prospective consecutive analysis of delayed gastric emptying according to the ISGPSdefinition and the amount of dietary intake. Ann Surg 2009; 249: 986–994.
46. DeOliveira ML, Winter JM, Schafer M, Cunningham SC, Cameron JL, Yeo CJ et al. Assessment of complications after pancreatic surgery: a novel grading system applied to 633 patients undergoing pancreaticoduodenectomy. Ann Surg2006; 244: 931–937.
47. Park JS, Hwang HK, Kim JK, Cho SI, Yoon D, Lee WLet al. Clinical validation and risk factors for delayed gastric emptying based on the International Study Group of Pancreatic Surgery (ISGPS) classification. Surgery 2009; 146: 882–887.
48. Lermite E, Pessaux P, Brehant O, Teyssedou C, Pelletier I, Etienne S et al. Risk factors of pancreatic fistula and delayed gastric emptying after pancreaticoduodenectomy with pancreaticogastrostomy. J Am CollSurg 2007; 204: 588–596.
49. Blanc T,Cortes A,Goere D,Siber A, Pessaux P,Belghiti J, Sauvanet A.Hemorrhage after pancreaticoduodenectomy: when is surgery still indicated? The American Journal of Surgery.2007; 194; 3–9.
50. De Castro SMM, Kuhlmann KFD, Bush ORC, et al. Delayed massive hemorrhage after pancreatic and biliary surgery: embolization or surgery? Ann Surg. 2005;241:85–91.
51. Tien YW, Lee PH, Yang CY, et al. Risk factors of massive bleeding related to pancreatic leak after pancreaticoduodenectomy. J Am CollSurg. 2005;201:554–9.
52. Wellner UF, Kulemann B, Lapshyn H, Hoeppner J, Sick O, Makowiec F, Bausch D, Hopt UT, Keck T. Postpancreatectomy hemorrhage-incidence, treatment, and risk factors in over 1,000 pancreatic resections.J GastrointestSurg. 2014; Mar;18(3):464-75

53. Asari S, Matsumoto I, Toyama H, Yamaguchi M, Okada T, Shinzeki M, Goto T, Ajiki T, Fukumoto T, Ku Y.Recommendation of treatment strategy for postpancreatectomy hemorrhage: Lessons from a single-center experience in 35 patients.2016; Feb; 17.
54. Domchek SM, Aghajanian C, Shapira-Frommer R, et al. Efficacy and safety of Olaparib monotherapy in germline BRCA1 or BRCA2 mutation carriers with advanced ovarian cancer and three or more lines of prior therapy. Gynecol Oncol 2016; 140: 199–203.
55. Collisson EA, Sadanandam A, Olson P, et al. Subtypes of pancreatic ductal adenocarcinoma and their differing responses to therapy. Nat Med 2011; 17: 500–03.
56. Bailey P, Chang DK, Nones K, et al. Genomic analyses identify molecular subtypes of pancreatic cancer. Nature 2016; 531: 47–52
57. Bettegowda C, Sausen M, Leary RJ, et al. Detection of circulating tumor DNA in early- and late-stage human malignancies. Sci Transl Med 2014; 6: 224ra24.

CIRURGIA DO ESTÔMAGO

36

Antonio Carlos Accetta

Alexandre Ferreira de Oliveira

DESTAQUES

Em função da importância e complexidade do tema, neste capítulo abordaremos exclusivamente o manejo do adenocarcinoma gástrico, desde o seu diagnostico, avaliação pré-tratamento com estadiamento da doença e, por fim, seu tratamento cirúrgico associado a terapias adjuntivas e neoadjuntivas

INTRODUÇÃO

No mundo, estima-se que anualmente ocorram 1,4 milhões de novos casos de câncer gástrico (CG), o que o classifica como o sexto tumor maligno em incidência, atrás apenas dos cânceres de pulmão, mama, colorretal, próstata e pele. Mais de 70% dos casos ocorrem nos países em desenvolvimento, sendo que a metade de todos concentram-se na Ásia Oriental. O CG é a terceira causa de óbito por câncer no mundo, em ambos os sexos, suplantado apenas pelo câncer de pulmão e colorretal .

A ressecção permanece como a única forma de tratamento curativo no adenocarcinoma gástrico (AG), ainda que grande parte desses pacientes venha a desenvolver recidiva locorregional ou à distância. Com isso, tem sido grande o interesse no desenvolvimento de estratégias neoadjuvantes e adjuvantes, para prevenir recidivas e melhorar a sobrevida global dos pacientes com esta doença.

EPIDEMIOLOGIA E FATORES DE RISCO

A incidência do CG aumenta com a idade e tem seu pico na sétima década de vida, sendo mais comum no sexo masculino tanto nos países desenvolvidos como nos subdesenvolvidos. Existe uma interação complexa entre fatores ambientais e étnicos contribuindo para diferenças nas suas taxas de incidência, sendo as maiores vistas no Japão e outros países da Ásia oriental, como China e Coréia. Estudos sobre a mobilidade de populações mostram que os imigrantes adquirem, com a adoção de um novo estilo de vida, as mesmas taxas de incidência do país no qual passam a viver, a partir das suas segunda e terceira gerações. Isso sugere fortemente que os fatores ambientais desempenham um importante papel na etiologia do CG.

A infecção pelo *H. pylori* representa o principal fator de risco para o desenvolvimento do AG, principalmente aqueles localizados no corpo e antro, onde diversos estudos mostram um risco duas a seis vezes maior nas populações infectadas. A infecção pelo *H. pylori* é mais prevalente nas populações das nações em desenvolvimento e está desproporcionalmente associada com o CG do tipo intestinal, com uma incidência próxima a 90%, comparada com 32% do tipo difuso. Apesar dessa clara associação, somente uma minoria desses indivíduos desenvolvem CG, o que mostra que a carcinogênese não pode ser justificada pela infecção do *H.pylori* isoladamente. A etiologia do AG é multifatorial, podendo ser dividida em dois grandes grupos de fatores de risco: adquiridos (ou ambientais) e os genéticos (ou relacionados ao hospedeiro).

A classificação de Lauren, apresenta dois tipos histológicos de adenocarcinoma, intestinal e difuso, que são duas entidades biológicas diferentes com relação a epidemiologia, etiologia, patogênese e comportamento. O tipo intestinal surge de lesões precursoras como gastrite crônica atrófica, metaplasia intestinal e displasia, sendo mais comum no sexo masculino, em pessoas idosas e representa o tipo predominante nas regiões onde o CG é endêmico, sugerindo uma etiologia predominantemente ligada a fatores ambientais, sendo o H. pylori o principal fator de risco para essas lesões precursoras, estando recomendada a sua erradicação. Já o tipo difuso, que não surge de lesões pré-malignas reconhecíveis, tem incidência semelhante em ambos os sexos, é mais comum em pacientes jovens e associa-se a um pior prognóstico. O padrão histológico do CG vem mudando com o maior declínio mundial na incidência do tipo intestinal comparado com o tipo difuso, cuja diminuição vem ocorrendo de forma mais gradual.

Apesar do declínio global nas últimas décadas, principalmente pela redução nas taxas dos tumores distais, observa-se, concomitantemente, um aumento na incidência do adenocarcinoma da cárdia, que tem pior prognóstico, quando comparados as demais localizações no estômago. Embora as causas de tal fenômeno sejam incertas, a obesidade, o refluxo gastroesofágico e o tabagismo parecem estar associados ao aumento do risco de desenvolvimento do câncer proximal.

Quanto ao tipo de dieta vemos que há aumento no risco com grandes ingestas de sal, nitratos e água não potável. Alimentos conservados em sal ou armazenados de maneira inadequada, principalmente em ambientes não refrigerados, também são fatores de risco. Por outro lado, há forte evidência que frutas, vegetais e fibras integrais são fatores protetores contra o CG.

A realização de gastrectomia parcial com reconstrução a Billroth II representa fator de risco para desenvolvimento de câncer do coto gástrico, a partir de 15 a 20 anos da operação, em função da gastrite alcalina ocasionada pelo refluxo do suco biliopancreático.

Anemia perniciosa é um fator de risco para diferentes tipos de CG, estando associada a um risco 2 vezes maior para AG e de até 11 vezes para tumores neuroendócrinos (TNE). Já a presença de pólipos gástricos, diferentemente nos adenocarcinomas colorretais, raramente são lesões precursoras para AG. Os pólipos hiperplásicos são o tipo mais comum localizados no estômago e, geralmente, não estão associados com risco de malignidade quando não há presença de displasia nos mesmos. Vemos um risco aumentado de AG naqueles pólipos >1 cm e com forma pediculada.

ANATOMIA PATOLÓGICA

Aproximadamente 95% de todas as neoplasias gástricas malignas são adenocarcinomas. Os linfomas gástricos primários, GIST, TNE (carcinóide) e carcinoma adenoescamoso ou células escamosas respondem pelos 5% restantes. Vale ressaltar que o estômago é o sítio mais comum dos linfomas do trato gastrointestinal. A diferenciação entre adenocarcinoma e linfoma algumas vezes pode ser difícil mas é essencial, pois o estadiamento, tratamento e prognóstico são diferentes para cada doença.

Classificação Macroscópica

O CG é dividido em precoce (superficial) ou avançado, de acordo com a profundidade de invasão do tumor. O precoce é definido como aquele que infiltra, no máximo, até a camada submucosa (T1), independentemente da presença de metástases linfonodais. Já o carcinoma avançado é aquele que infiltra a partir da camada muscular própria, ou seja, um tumor ≥ T2.

A classificação do CG avançado proposta por Borrmann, em 1926, agrupa-o em quatro tipos de acordo com o seu aspecto macroscópico, e é amplamente utilizada por cirurgiões, patologistas e endoscopistas em todo o mundo. O tipo I representa uma lesão vegetante ou polipóide; o tipo II caracteriza uma lesão ulcerada; o tipo III é aquela úlcero-infiltrante e o tipo IV um tumor infiltrativo. A lesão que não se enquadra em nenhum dos tipos acima, pode ser denominada como tipo V. O CG infiltrativo, que ocupa todo o estômago, é denominado *linitis plastica*.

A classificação macroscópica do CG precoce foi formulada em 1962, pela Sociedade Japonesa de Endoscopia, de acordo com os achados endoscópicos das lesões, sendo denominada de tipo 0 e apresentando cinco subtipos: tipo I ou Polipóide, tipo II ou Superficial (IIa:elevado, IIb:plano ou IIc:deprimido) e tipo III ou Ulcerado.

Classificação Microscópica

Existem diversas classificações microscópicas sendo a de Lauren, descrita em 1965, que divide os AG nos tipos intestinal e difuso, a mais importante e usada no mundo. O tipo intestinal recebe este nome por ser formado por células tumorais que se aderem entre si, constituindo formações glandulares semelhante aos adenocarcinomas provenientes de outras regiões do trato intestinal. O tipo difuso caracteriza-se pela presença de mínima coesão entre suas células pouco diferenciadas, não formam glândulas e podem apresentar grande quantidade de mucina no seu citoplasma, que empurra o núcleo para a sua periferia, dando aspecto conhecido como anel de sinete.

A classificação de Broders divide o carcinoma gástrico conforme o seu grau de diferenciação celular podendo ser bem diferenciado (grau 1), moderadamente diferenciado (grau 2), pouco diferenciado (grau 3) ou indiferenciado (grau 4). Já a classificação da Organização Mundial de Saúde (OMS) subdivide o AG em tipo papilífero, tubular, mucinoso e tipo de célula em anel de sinete, sendo baseada no componente histológico predominante em cada tumor.

Uma importante expansão sobre a compreensão genética e epigenética do AG foi obtida em 2014, quando quatro principais subtipos moleculares da doença foram descritos pelo consórcio *The Cancer Genome Atlas* (TCGA). Dentre os quatro subtipos moleculares estão: o relacionado à infecção pelo vírus Epstein-Barr (EBV), principalmente localizados no fundo e corpo gástrico; o grupo de alta instabilidade de microssatélite (*MSI*) que é caracterizado pela instabilidade genômica devido ao deficiente sistema de reparo de mau pareamento do DNA (*mismatch repair system*), estando preferencialmente relacionado ao subtipo histológico intestinal; o grupo chamado genomicamente estável (*GS*) mais frequente no tipo histológico difuso de Lauren; por último, o subtipo mais prevalente, caracterizado pela instabilidade cromossômica, então chamado "CIN", com mutação frequente de *TP53*, amplificação gênica muito frequente de diferentes receptores tirosina quinase ou vias relacionadas e mais frequente no tipo histológico intestinal de Lauren.

APRESENTAÇÃO CLÍNICA E DIAGNÓSTICO

Sinais e sintomas

O CG caracteriza-se em um estágio inicial pela ausência de sintomatologia ou pela presença de sintomas vagos e inespecíficos, o que contribui para o seu diagnóstico em estágios avançados, muitas vezes já com metástases à distância (M1). Com a evolução da doença vemos o aparecimento de diversos sintomas, sendo a perda de peso e a dor abdominal os mais comuns. Quando presente, a dor tende a ser epigástrica, vaga e de leve intensidade no início, porém mais severa e constante com a progressão da doença.

Alguns sintomas podem sugerir a localização do tumor. A presença de disfagia indica um tumor localizado no terço proximal infiltrando a JEG, enquanto vômitos persistentes e associados à plenitude pós-prandial sugerem um tumor distal com invasão do piloro. O envolvimento de toda extensão do estômago (*linitis plastica*) leva a perda da distensibilidade do mesmo, ocasionando queixas de náuseas e saciedade precoce. Sangramento oculto não é incomum pois 40% dos pacientes apresentam anemia, ainda que hematêmese ou melena sejam observados em apenas 15% dos casos.

O principal objetivo da anamnese e exame físico é afastar doença metastática. Os sítios mais comuns de doença M1 são fígado, peritônio e os linfonodos não-regionais; outros menos comuns são ovários, pulmões, ossos, sistema nervoso central e partes moles. A presença de massa epigástrica palpável é o sinal mais comum ao exame físico e indica doença localmente avançada.

Durante a avaliação sempre se deve pesquisar sinais patognomônicos de doença metastática, que incluem linfonodomegalias supraclavicular esquerda (nódulo de Virchow) ou axilar esquerda (nódulo de Irish). A presença de ascite, implantes em peritônio pélvico pelo toque retal (prateleira de Blummer), em região periumbilical (nódulo da irmã Maria José) ou massa ovariana palpável (tumor de Krukenberg) denotam sinais de carcinomatose peritoneal. Hepatomegalia pode indicar metástase hepática, frequentemente multifocal, e o aparecimento de icterícia ou insuficiência hepática denota evolução terminal da doença metastática.

Diagnóstico

Quando a anamnese e exame físico levam a suspeita de CG, deve ser realizada uma endoscopia digestiva alta (EDA) com biópsia para obtenção do diagnóstico histológico, que é considerada o método padrão ouro. Quando múltiplas biópsias (7 ou mais) são realizadas, o método apresenta uma acurácia diagnóstica acima de 98%. Adicionalmente, a EDA deve definir o tamanho, tipo macroscópico, localização e a distância proximal do tumor em relação à JEG. Quando a EDA mostrar um estômago com pouca distensibilidade cuja biópsia foi negativa para malignidade, deve-se pensar em *linitis plastica*. Nesses casos, deve ser solicitado exame contrastado do estômago e repetir o exame endoscópico, sendo mandatória a realização de biópsias múltiplas e profundas que alcancem a camada submucosa.

AVALIAÇÃO PRÉ-TRATAMENTO

Diante do diagnóstico do AG a avalição pré-tratamento é fundamental para predizer o prognóstico e determinar a melhor estratégia terapêutica a ser desenvolvida, podendo-se separar os pacientes em dois grandes grupos: doença locorregional (estádio I ao III) e sistêmica (estádio IV).

Tomografia computadorizada (TC) de tórax e abdome total com contraste oral e venoso

Importante a avaliação dos seguintes elementos:

- Invasão por contiguidade das estruturas adjacentes como cólon, baço, pâncreas, lobo esquerdo do fígado e grandes vasos.
- Linfonodomegalias periesofageanas distais, perigástricas e retroperitoneais
- Metástases pulmonar e hepática e carcinomatose peritoneal (ascite, implantes peritoneais ou massas anexiais).

A ressonância magnética é uma opção a TC nos pacientes com história de alergia a iodo, que não podem receber contraste venoso.

Videolaparoscopia estadiadora (VE)

É particularmente importante na avaliação de implantes no peritônio e metástases ocultas à TC, visto que lesões < 5mm não costumam ser vistas pelo método. Ela detecta metástases à distância em cerca de 30% dos pacientes com doença considerada localizada a TC.

O lavado peritoneal deve ser colhido de rotina quando a VE não demonstrar doença macroscópica em peritônio. Os pacientes com citologia positiva sem doença macroscópica em peritônio devem ser considerados como tendo doença M1 pelo National Comprehensive Cancer Network (NCCN). Entretanto, trabalhos mostram que a negativação da citologia após quimioterapia se associa a aumento na sobrevida.

Preconizamos o uso da VE nos pacientes com uma das seguintes situações: tumores ≥ T3, cN+, lesões da JEG, tumores ocupando todo o estômago ou Borrmann tipo IV, sem evidência de doença metastática pelos exames de imagem.

Ultrassonografia endoscópica (Ecoendoscopia)

Trata-se de exame fundamental quando se pretende considerar o tratamento endoscópico de lesões iniciais, não sendo indicado nas lesões avançadas detectadas por outros métodos. Agrega à boa avaliação das camadas internas do estômago a possibilidade de identificação e eventual biópsia de linfonodos ou implantes perigástricos.

Tomografia Computadorizada por Emissão de Pósitrons (PET-TC)

O PET-TC pode ser útil em situações de dúvidas sobre lesões supostamente metastáticas, cujo esclarecimento diagnóstico poderia implicar em mudança de conduta. Ele não mostra captação (falso negativo) em 30% dos AG, e a taxa de detecção é ainda menor nos tumores do tipo difuso de Lauren (células em anel de sinete) e naqueles que possuem mucina, em função de maioria possuir uma atividade metabólica bastante reduzida. Com isso não deve ser solicitado na rotina do estadiamento.

ESTADIAMENTO E CLASSIFICAÇÃO

As diferenças entre sistemas de estadiamentos utilizados no Oriente e no Ocidente representavam importante barreira à uniformização de condutas e comparações de resultados. Em 2010 a classificação japonesa da Japanese Gastric Cancer Association (JGCA) passa a adotar as mesmas definições em relação às categorias T/N/M e grupamento por estádios da 7ª edição do estadiamento da AJCC/UICC, havendo a partir de então uma uniformização das classificações.

Atualmente, o estadiamento do CG é baseado em duas grandes classificações: uma é a 8ª edição do sistema TNM, desenvolvido em conjunto pela *American Joint Committee on Cancer* (AJCC) e *International Union Against Cancer* (UICC), sendo o sistema de estadiamento mais utilizado no mundo; a outra é a 15ª edição (ou 5ª edição inglesa) da Classificação Japonesa.

Sistema TNM (AJCC/UICC)

T – TUMOR PRIMÁRIO
Tx - Tumor primário não pode ser avaliado
T0 - Não há evidência de tumor primário
Tis - Carcinoma in situ: tumor intraepitelial sem invasão da lâmina própria, displasia de alto grau
T1 - Tumor invade a lâmina própria, muscular da mucosa ou submucosa
T1a - Tumor invade a lâmina própria ou muscular da mucosa T1b - Tumor invade a submucosa
T2 - Tumor invade a muscular própria
T3 - Tumor penetra no tecido conjuntivo da subserosa sem invasão do peritônio visceral ou estruturas adjacentes
T4 - O tumor invade a serosa (peritônio visceral) ou estruturas adjacentes
T4a - Tumor invade a serosa (peritônio visceral)
T4b - Tumor invade estruturas/órgãos adjacentes

N – LINFONODOS REGIONAIS
Nx - Os linfonodos regionais não podem ser avaliados
N0 - Sem metástase de linfonodos regionais
N1 - Metástase em um ou dois linfonodos regionais
N2 - Metástase de em três a seis linfonodos regionais
N3 - Metástase em sete ou mais linfonodos regionais
N3a - Metástase em sete a 15 linfonodos regionais
N3b - Metástase em 16 ou mais linfonodos regionais

M – METÁSTASE À DISTÂNCIA
Mx – Metástase à distância não pode ser avaliada
M0 – Ausência de metástase à distância
M1 - Metástase a distância

Grupamento por Estágios	T	N	M
0	Tis	N0	M0
I	T1 ou T2	N0	M0
IIA	T1 ou T2	N+	M0
IIB	T3 ou T4a	N0	M0
III	T3 ou T4a	N+	M0
IVA	T4b	Qualquer N	M0
IVB	Qualquer T	Qualquer N	M1

Classificação Japonesa

A classificação japonesa é um sistema de estadiamento bem mais detalhado em relação ao TNM da AJCC/UICC. Este detalhamento adicional, agrega potenciais benefícios, dentre outros, diferenciar e quantificar as metástases à distância, peritoneais e hepáticas, e a citologia peritoneal. A aplicação destas informações direciona-se a abordagens terapêuticas específicas, aparte das condutas usuais, interessando aos serviços dedicados ao manuseio de situações complexas no AG, e/ou envolvidos em procedimentos investigacionais.

TRATAMENTO CIRÚRGICO

A ressecção cirúrgica permanece como o pilar principal no tratamento dos pacientes com CG, sendo recomendada nos estádios I, II e III. O objetivo principal do tratamento cirúrgico é a ressecção completa do tumor junto com seus linfonodos regionais e margens cirúrgicas livres adequadas, ou seja, uma ressecção R0.

Ressecção endoscópica

O AG restrito a mucosa (T1a) possui baixa incidência de metástases linfonodais, na ordem de até 4%, e esse racional se baseia na anatomia da parede gástrica, onde os vasos linfáticos se encontram na submucosa. Portanto, em caso de possibilidade de ressecção completa destas lesões via endoscópica, a chance de cura da lesão pode ser conseguida. A principal indicação é para tumores bem ou moderadamente diferenciados, menores que 2cm de diâmetro, não ulcerados e, clinicamente, restritos à mucosa (cT1a). Nestes, a taxa de sobrevida em 5 anos é próxima de 95%, similares à encontrada ao tratamento com cirurgia. A taxa de recorrência local fica em torno de 6%, podendo ser manejada com novas ressecções endoscópicas ou cirurgia, se necessário, sem comprometer sobrevida. A ressecção é considerada como curativa quando todas das seguintes condições são preenchidas: ressecção em bloco, tamanho do tumor ≤ 2 cm, tipo histológico diferenciado(G1-G2), pT1a, margem profunda e lateral negativas e ausência de invasão linfática e venosa. Com isso toda ressecção endoscópica que *a priori* é diagnóstica, pode tornar-se terapêutica

Critérios expandidos podem incluir tumores maiores que 2cm, ulcerados ou indiferenciados, porém com taxas de cura menor que aqueles que preenchem os critérios restritos. Tais critérios expandidos tem pouca adesão na prática clínica ficando restritos à pacientes com condições clínicas desfavoráveis para cirurgia.

Extensão da Gastrectomia

O tipo de ressecção vai depender da localização do tumor no estômago. Nos tumores do terço proximal a ressecção padrão é a gastrectomia total (GT), enquanto naqueles do terço distal, a gastrectomia distal (GD) é a cirurgia de escolha. Nos tumores do terço médio realizaremos a GT quando a lesão estiver no corpo superior do estômago, ao passo que nas lesões do corpo inferior poderemos indicar GT ou GD, se houver margem cirúrgica segura, neste último caso. As margens devem ser avaliadas por exame histopatológico de congelação no intra-operatório. A JGCA recomenda uma margem macroscópica de 2 cm nos tumores T1, 3 cm nos tumores T2 a T4 com padrão de crescimento expansivo (Borrmann 1 e 2), e uma margem de 5 cm nas lesões com padrão de crescimento infiltrativo (Borrmann 3 e 4).

Nos tumores T4b será realizada a ressecção em bloco das estruturas adjacentes envolvidas diretamente pela neoplasia. Nestes casos, esplenectomia, pancreatectomia, colectomia segmentar do transverso ou ressecção do lobo esquerdo do fígado quando realizadas em monobloco estão associadas a uma maior morbidade, porém com ganho de sobrevida

Extensão da Linfadenectomia

A extensão da linfadenectomia passa a ser definida de acordo com o tipo de gastrectomia (total *vs* distal), independentemente da localização do tumor, sendo denominada D1, D1+ e D2 (Figuras 1 e 2). A JCGA recomenda a linfadenectomia D2 para todos os carcinomas gástricos cT2-T4 ou cN+, enquanto a D1 ou D1 + são indicadas para tumores precoces cT1N0, ou em casos dos pacientes com condições clínicas ruins ou quando a D2 não pode ser feita de maneira segura. Linfadenectomias mais extensas, também denominadas D2+, como a paraaórtica (No.16), em função dos resultados negativos do estudo JCOG9501 não possuem indicação clínica de rotina, devendo ser considerada apenas em casos selecionados pós quimioterapia neoadjuvante. A cirurgia com intenção curativa padrão é a gastrectomia com linfadenectomia D2, realizada de rotina nos grandes centros de tratamento dos países do Oriente e Ocidente

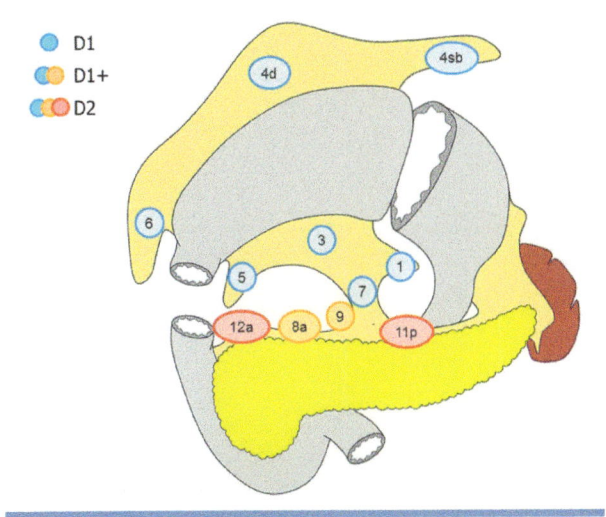

Figura 36.1. Linfadenectomia na gastrectomia subtotal
D0: Linfadenectomia menor que D1 | D1: No. 1-7
D1+: D1 + No. 8a, 9, 11p | D2: D1 + No. 8a, 9, 11p, 12a

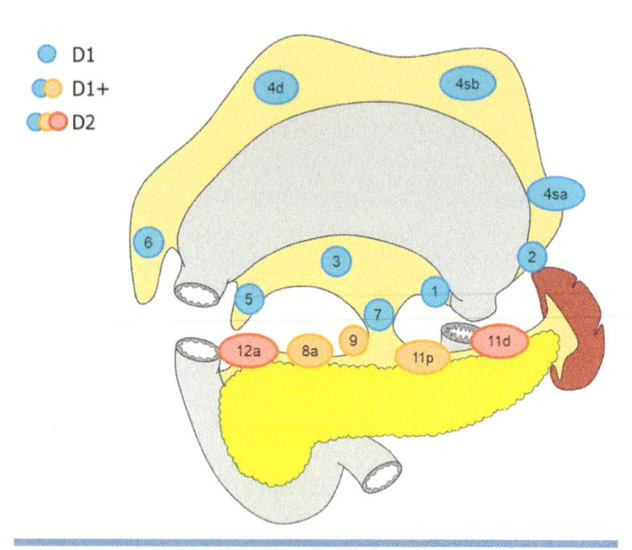

Figura 36.2. - Linfadenectomia na gastrectomia total
D0: Linfadenectomia menor que D1 | D1: No. 1-7
D1+: D1 + No. 8a, 9, 11p | D2: D1 + No. 8a, 9, 11p, 11d, 12a

Esplenectomia, Omentectomia e Bursectomia

A realização de rotina da esplenectomia em tumores proximais na intenção de linfadenectomia adequada do hilo esplênico é associada à alta morbimortalidade sem benefício oncológico e deve ser realizada apenas na presença de invasão direta do baço pelo tumor gástrico ou na presença de linfonodomegalia no hilo esplênico. A retirada do omento maior e da *bursa omentalis* foram aconselhadas por um longo período da história do tratamento cirúrgico curativo do AG. A omentectomia faz parte da gastrectomia padrão para tumores T3/T4, ao passo que aqueles T1/T2 o omento pode ser preservado a partir de 3 cm da artéria gastroepiplóica. Já a bursectomia não deve mais ser realizada, nem nos tumores T4a e localizados na parede posterior, visto que não demostrou aumento de sobrevida.

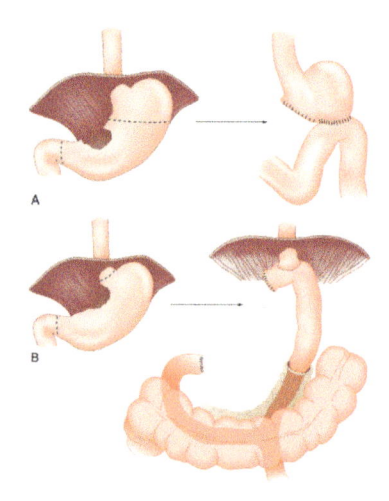

Figura 36.3. Recontruções após gastrectomias. A – Reconstrução à Billroth II   B – Reconstrução em Y-de Roux

Reconstruções após gastrectomias

Na GT a reconstrução pode seguir várias técnicas mas a preferencial é em Y-de-Roux com segmento de jejuno seccionado a 40cm do ângulo de Treitz, passando para o andar supramesocólico, trans ou précólico com anastomose esôfago-jejunal termino-lateral com grampeador circular, latero-lateral com grampeador linear ou ainda com suturas contínuas, especialmente quando se utiliza a plataforma robótica. Realiza-se então anastomose jejuno-jejunal 40 cm abaixo com a alça biliar. Pode-se colocar sonda nasoenteral com extremidade distal após as anastomoses e drenagem de cavidade com drenos em sistema fechado à critério do cirurgião. Na GD a reconstrução preferencialmente é através de gastrojejunostomia em Y-de-Roux, podendo ser realizada também uma gastrojejunostomia à Billroth II, ou menos frequentemente gastroduodenostomia à Billroth I (Figura 3).

TRATAMENTO NEOADJUVANTE

A estratégia neoadjuvante tem como vantagens o tratamento precoce das micrometástases, avaliação *in vivo* da quimiosensibilidade tumoral e diminuição do volume tumoral (*downstaging*), aumentando a possibilidade de uma ressecção R0.

O estudo multiinstitucional prospectivo MAGIC randomizou 503 pacientes com AG potencialmente ressecáveis estádio II ou superior em um braço com cirurgia exclusiva *versus* cirurgia com QT perioperatória com esquema ECF (epirrubicina, cisplatina e 5-FU infusinonal), sendo três ciclos antes e mais três após a ressecção. Esse estudo mostrou aumento da sobrevida global (SG) e sobrevida livre de progressão(SLP) a favor do braço com QT.

Em 2017 foram apresentados os resultados do estudo alemão fase III FLOT-4 que comparou dois esquemas de QT perioperatoria, randomizando 716 pacientes com AG ou da JEG T2-T4 ou N+. Um grupo recebeu o tratamento tradicional (esquema ECF ou ECX) por 3 ciclos, seguido por cirurgia e mais 3 ciclos, e o outro grupo recebeu o tratamento experimental com FLOT (Docetaxel, Oxaliplatina e 5-Fluorouracil/Leucovorin) por 4 ciclos, seguido de cirurgia e mais 4 ciclos, demonstrando aumento de SLP e da SG a favor do FLOT, o transformando então no tratamento neoadjuvnate/perioperatorio padrão ouro. Vale ressaltar que esse esquema é mais tóxico, com 35% dos pacientes apresentando efeitos colaterais graves, e apenas 50% dos pacientes conseguiram completar todos os ciclos do tratamento.

TRATAMENTO ADJUVANTE

Pacientes submetidos à ressecção R0 com linfadenectomia D2 e tumor pT2N0, não se recomenda nenhum tratamento adjuvante. Já os pacientes com qualquer pT N+ ou pT2N0 com linfadenectomia D0 ou D1 (principalmente com menos de 16 linfonodos ressecados), indica-se tratamento com quimiorradiação ou QT adjuvante.

O *Intergroup* INT- 0116, estudo fase III com 556 pacientes com AG(80%) ou da JEG(20%) submetidos a ressecção R0, onde foram randomizados para observação ou tratamento adjuvante com QT e RT. A SG (50% *vs* 41%), sobrevida mediana (36 *vs* 27 meses) e sobrevida livre de doença (SLD) (48% vs 31%) foram melhores para o grupo submetido a tratamento combinado quando comparado ao grupo observação, todos com diferença estatística significativa. Dados de atualização de dez anos de seguimento mostraram manutenção do benefício nos desfechos citados acima. O grupo submetido à quimiorradiação apresentou uma alta taxa de efeitos adversos, denotando a agressividade da mesma. Apesar dessa elevada toxicidade, a radioquimioterapia adjuvante passou a ser o tratamento padrão nos Estados Unidos. Críticas a este estudo referem-se à extensão da linfadenectomia, onde apenas 10% dos pacientes tiveram uma linfadenectomia D2 e 54% não apresentavam linfonodos na peça operatória.

DOENÇA METASTÁTICA

Aproximadamente 25% dos pacientes apresentarão doença estádio IV ao diagnóstico inicial e 30 % daqueles com doença considerada localizada à TC de abdome, possuirão implantes em peritônio ou metástases hepáticas ocultas durante a videolaparoscopia estadiadora ou laparotomia, demonstrando que mais da metade dos pacientes com AG não são candidatos ao tratamento curativo. Com isso o tratamento paliativo (TP) torna-se um componente essencial, assumindo grande importância no manejo desses doentes.

O TP tem como objetivo principal aliviar ou diminuir os sintomas causados pela doença em estágio avançado, proporcionando melhor qualidade de vida aos pacientes com o mínimo de complicações. É um tratamento multimodal interdisciplinar onde determinadas intervenções, como controle de sangramento e resolução de quadros obstrutivos, podem resultar no aumento de sobrevida.

As principais indicações do TP são os pacientes com doença M1 ou M0 irressecável devido à invasão de estruturas vasculares adjacentes, os pacientes com PS ruim para suportar uma ressecção mais alargada e nos que apresentarem recidiva ao longo do seu seguimento. Os principais sintomas a serem tratados são a dor, obstrução, hemorragia digestiva, náuseas, disfagia e, mais raramente, perfuração.

Quanto às modalidades de tratamento, temos o TP local representado pela cirurgia paliativa, radioterapia, métodos endoscópicos ou radiologia intervencionista, enquanto o TP sistêmico consiste na quimioterapia paliativa (QP).

CIRURGIA PALIATIVA

Os pacientes com doença M1 assintomáticos a princípio não são candidatos ao tratamento cirúrgico. Nos casos de sangramento ou obstrução, a gastrectomia paliativa ou gastrojejunostomia devem ser consideradas visto que os pacientes não poderão iniciar o seu tratamento sistêmico (QT paliativa) até a resolução de tais sintomas. A linfadenectomia não deve ser realizada e uma margem de ressecção positiva é aceitável dentro deste contexto.

MÉTODOS ENDOSCÓPICOS

A prótese endoscópica é um recurso paliativo que visa a restituição do trânsito alimentar nos casos de obstrução completa do estômago, estando melhor indicada em pacientes que não possuem condição cirúrgica e que estão impossibilitados de alimentar-se pela via oral.

RADIOTERAPIA PALIATIVA

Quando a endoscopia digestiva falha no controle do sangramento do tumor primário, a radioterapia pode ser indicada como próxima etapa no cenário do TP. Também pode ser importante no controle da dor em virtude de metástases ósseas e nos casos de dor refratária ocasionada pela invasão tumoral das estruturas adjacentes ao estômago.

QUIMIOTERAPIA PALIATIVA

Os mais diversos esquemas de QT foram avaliados no AG metastático, não existindo, até o presente momento, esquema que possa ser considerado como o de escolha. Vale ressaltar que nos tumores com receptores Her-2, o Trastuzumab mostra benefício.

▶ REFERÊNCIAS BIBLIOGRÁFICAS

1. BRAY, F. et al. Global cancer statistics 2018: GLOBOCAN estimates of incidence and mortality worldwide for 36 cancers in 185 countries.CA Cancer J Clin. 2018;68(6):394-424.
2. BASS, AJ. Et al. Comprehensive molecular characterization of gastric adenocarcinoma. Nature. 2014 Sep 11;513(7517):202-9.
3. National Comprehensive Cancer Network. NCCN GuidelinesVersion 3.2020- August 14,2020. Gastric Cancer. Disponível em:< http://www.nccn.org >. Acesso em: 19 de dez. 2020.
4. AJANI, JA. et al. Stomach. In: AJCC Cancer Staging Manual, 8 ed, Amin MB (Ed), AJCC, Chicago 2017.p.203.
5. JAPANESE GASTRIC CANCER ASSOCIATION. Japanese gastric cancer treatment guidelines 2018 (5th edition). Gastric Cancer 2020.
6. SASAKO, M. et al. D2 lymphadenectomy alone or with para-aortic nodal dissection for gastric cancer. New Engl J Med 2008 Jul 31; 359 (5): 453-62.
7. SANO T. et al. Stomach Cancer Study Group of the Japan Clinical Oncology Group. Randomized Controlled Trial to Evaluate Splenectomy in Total Gastrectomy for Proximal Gastric Carcinoma. Ann Surg 2017 Feb;265(2):277-283.
8. CUNNINGHHAM D. et al. Perioperative Chemotherapy versus Surgery Alone for Resectable Gastroesophageal Cancer. N Engl J Med 2006 Jul 6; 355 (1): 11-20.
9. AL-BATRAN, S.E. et al. FLOT4-AIO Investigators. Perioperative chemotherapy with fluorouracil plus leucovorin, oxaliplatin, and docetaxel versus fluorouracil or capecitabine plus cisplatin and epirubicin for locally advanced, resectable gastric or gastro-oesophageal junction adenocarcinoma (FLOT4): a randomised, phase 2/3 trial. Lancet 2019 May; 393(10184): 1948-1957.
10. MACDONALD, J.S. et al. Chemoradiotherapy after surgery compared with surgery alone for adenocarcinoma of the stomach or gastrosophageal junction. N Engl J Med 2001 Sep 6; 345 (10): 725-730.

Cirurgia do Intestino Delgado

37

Marcio Eduardo de Souza Pereira

INTRODUÇÃO

Um dos grandes desafios na cirurgia abdominal com certeza recai sobre o intestino delgado (ID). Isso ocorre devido a vários fatores, dentre eles a grande dimensão do órgão, suas características embriológicas, inespecificidade dos sintomas das afecções que o acometem e a dificuldade de diagnosticá-las através de exames de imagem ou endoscópicos.

Nas próximas páginas discutiremos as principais afecções cirúrgicas do ID do ponto de vista de um manual prático e fácil, com passos da cirurgia do intestino delgado nas afecções mais comuns.

ANATOMIA

a. O intestino delgado (ID) é composto por duodeno, jejuno e íleo[1,2].

b. Extensão: entre 3 a 8 m (com diferenças no vivente e *post mortem*)[1,2].

c. Tem a função básica digestiva com mobilidade e secreções por todo o tubo, de calibre progressivamente decrescente até a região ileal[1-3].

d. O duodeno constitui a primeira parte e tem cerca de 20 cm, sendo em seguida o jejuno (2/5 proximais) e o íleo (3/5 distais)[1,3].

   ▸ O comportamento do duodeno se apresenta muitas vezes diferente, portanto quando se fala em cirurgia do ID, fala-se em jejuno-íleo, opção que teremos neste capítulo.

e. Fixados ao abdome por um mesentério (cerca de 15 cm) com duas lâminas serosas[1].

f. O jejuno costuma ocupar o andar superior esquerdo do abdome, enquanto o íleo ocupa a região central e os quadrantes inferiores[3] (Figura 37.1).

g. Não há um limite claro entre o jejuno e o íleo, mas apresentam características importantes a serem consideradas, expostas na Tabela 37.1.

Tabela 37.1. Características entre Jejuno e Íleo

Jejuno[1,2]	Íleo[1,2]
Vazio com mais frequência	Mais repleto
Diâmetro entre 20-25 mm	Diâmetro entre 10-12 mm
Parede mais calibrosa	Parede mais fina
Pregas de mucosa (válvulas coniventes de Kerckring) numerosas	Pregas de mucosa (válvulas coniventes de Kerckring) reduzidas
Arcadas arteriais curtas e vasos retos, grossos e longos	Arcadas arteriais maiores e vasos retos mais curtos

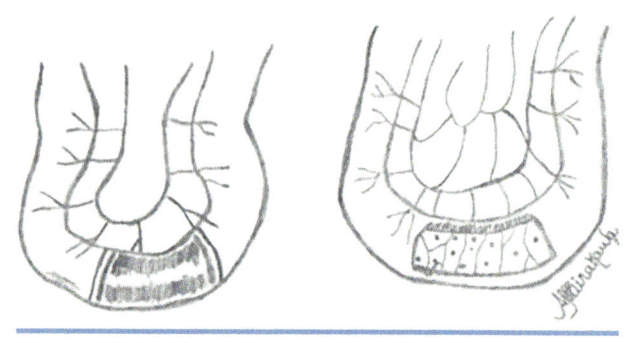

Figura 37.1. Jejuno à esquerda e íleo à direita. Fonte: Elaboração própria.

h. **Vascularização:** artéria mesentérica superior (AMS) dando origem a múltiplas artérias jejunais e ileais em sua convexidade (lado esquerdo)[1,2]. Estas artérias vão se ramificando e formando arcadas (cerca de quatro arcadas) emitindo vasos retos, sendo que estes no jejuno são mais grossos e longos em comparação ao íleo[1,2]. O retorno venoso é feito pela veia mesentérica superior (VMS) formada pelas veias jejunais e ileais e a VMS se une à veia esplênica para contribuir na formação da veia porta[1,2].

i. **Linfáticos:** rede submucosa – transporte de quilomícrons através dos vasos quilíferos (lactíferos) situados no mesentério. Grupos linfonodais de onde vão se originar coletores eferentes e formar o tronco linfático intestinal que desembocará mais tarde na cisterna quilífera[1,2].

j. **Inervação:** sistema nervoso autônomo (fibras eferentes e aferentes simpáticas e parassimpáticas). As fibras acompanham as artérias e fazem sinapses nos plexos mioentérico de Auerbach e submucoso de Meissner.

▶ O intestino é sensível à distensão e bem resistente à sensibilidade de cortes ou cauterizações.[1,2]

FISIOLOGIA

a. **Função:** conduzir alimentos numa velocidade adequada através de movimentos peristálticos segmentares e propulsivos com a secreção de sucos digestivos e absorver nutrientes, água e eletrólitos[1-3].

2. Fragmenta o quimo e o expõe à mucosa para realizar absorção com movimentos controlados pelos plexos mioentéricos e submucosos[1].

▶ O intestino delgado apresenta quatro camadas do lúmen para região exterior (Tabela 37.2):

Tabela 37.2. Quatro camadas do lúmen do intestino delgado

Mucosa →	Epitélio que forma as criptas e as vilosidades, a lâmina própria e a muscular da mucosa
Submucosa → →	Tecido conjuntivo, vasos sanguíneo, linfáticos e plexos nervosos
Muscular → → →	Camada longitudinal externa e camada circular interna
Serosa → → → →	Proveniente das camadas peritoniais que recobrem o mesentério

DESAFIOS DIAGNÓSTICOS

Certamente um dos maiores desafios no ID é a propedêutica na elaboração diagnóstica das afecções cirúrgicas. A tecnologia evoluiu e trouxe grandes avanços no setor de endoscopia e imagem, mas ainda temos obstáculos a serem vencidos no que se refere ao jejuno e íleo, principalmente quanto a sua morfologia enovelada e extensão.

Os exames de imagem mais realizados no tocante ao jejuno e íleo de acordo com a investigação são:

a. **Ultrassonografia abdominal:** exame não invasivo, inócuo e sem necessidade de meios contrastados iodados, mas o gás nas alças dificulta a visualização e são necessários um operador experiente e um aparelho moderno com recursos dinâmicos[3].

▶ O objetivo é auxiliar principalmente em processos inflamatórios intestinais (fluidos, abscessos, espessamentos de paredes, divertículos etc.) tais como doença de Crohn (DC), tuberculose intestinal, intussuscepção intestinal e divertículo de Meckel[2,3].

b. **Tomografia Computadorizada Helicoidal (TC):** avalia o jejuno/íleo, colabora para a visualização de outras estruturas da cavidade abdominal[2,3]. O exame adequado do intestino delgado necessita de contrastes (vias venosa e oral)[2,3]. A TC tem impacto muito importante no estudo do jejuno e íleo, além do mesentério, podendo identificar causa de obstrução intestinal em até 73% dos casos[2].

▶ Massas mesenteriais, tumores de parede de delgado, espessamento em paredes, processos inflamatórios, traumas, sinais diretos ou indiretos de acometimento intestinal de delgado podem ser muito bem explorados pela tomografia em protocolo adequado. Pode-se considerar um exame imprescindível no estudo do delgado[2,3].

c. **Ressonância Magnética (RMI):** deve ser enfatizado que a ressonância magnética de abdome para estudo de delgado ainda esbarra na velocidade do exame e nos seus altos custos. Sua aplicabilidade se reduz mais ainda quando pensamos nos artefatos resultantes de movimentos respiratórios[1-3].

▶ Tem o seu valor nos estudos de vasos (distúrbios vasculares isquêmicos) e da anatomia abdominal de maneira mais precisa[2,3].

d. **Estudo radiológico (Rx contrastado):** uma das mais antigas armas no estudo do delgado, tem seu lugar até hoje nas avaliações. Os Rx simples de abdome em pé e deitado (ortostático e decúbito dorsal) são de uso rotineiro nos casos de abdome agudo obstrutivo[2,3].

▶ Estudo radiológico pode ser feito pelo trânsito intestinal (contrastado) ou por enteróclise (contrastado mas feito com uso de sonda posicionada na transição duodenojejunal) – fora da emergência[1,2]. Pode ser aplicado nas doenças inflamatórias intestinais, obstrução ou semiobstrução do delgado (com protocolos rígidos), nas suspeitas de neoplasias de delgado, no sangramento intestinal (mais restrito neste caso)[1-3].

e. **Cintilografia (medicina nuclear):** como a endoscopia e a colonoscopia não são suficientes para a observação de todo o intestino delgado, nos casos de sangramento de etiologia obscura a cintilografia com hemácias marcadas ou com enxofre coloidal pode auxiliar na etiologia de sangramentos digestivos no intestino delgado (atinge uma detecção mínima de 0,1 mL/min).

▶ Apesar de não invasiva, não é terapêutica como a arteriografia[2].

f. **Arteriografia:** a radiologia intervencionista evoluiu muito nos últimos tempos e o papel da arteriografia é fundamental em terapêuticas não cirúrgicas nos sangramentos digestivos do intestino delgado e no diagnóstico de síndromes isquêmicas. Nas hemorragias a detecção necessita de um sangramento ativo com cerca de 0,5 mL/min e o seu maior trunfo está na identificação e terapêutica, mas não é livre de complicações[2].

▶ Também pode auxiliar no direcionamento da localização em laparotomias com a injeção de substâncias como azul de metileno, delineando o segmento de intestino a ser ressecado com extravasamento[4]. Risco de isquemias, uso de grandes quantidades de contraste e embolias podem trazer prejuízos[2].

g. **Métodos Endoscópicos:** a esofagogastroduodenoscopia (EDA) e a colonoscopia não conseguem atingir o jejuno e íleo, sendo assim são necessários procedimentos complementares principalmente na aplicabilidade clínica de investigação de sangramentos, síndromes de má absorção e biópsias[1]. A cápsula endoscópica e a enteroscopia vieram com o intuito de auxiliar nesta lacuna de ferramentas para o estudo do intestino delgado[5]. A cápsula endoscópica seria a abordagem inicial em hemorragias digestivas obscuras, por ser minimamente invasiva, mas o potencial terapêutico é nulo[5,6].

▶ A enteroscopia tem a vantagem de ser diagnóstica e terapêutica, sendo de duplo ou simples balão ou espiral. Pode ser indicada em casos de sangramento oculto digestivo como procedimento inicial em detrimento da cápsula, principalmente em alta suspeição de angiectasias como etiologia ou em casos de alteração anatômica prévia[5].

AFECÇÕES OPERATÓRIAS MAIS COMUNS

Perfuração intestinal não traumática

a. Pouco comuns perfurações não traumáticas de jejuno/íleo[1,7].

b. Atraso no diagnóstico: maior gravidade[1,7].

c. Ocorrem principalmente por doenças bacterianas – tuberculose, febre tifoide – ou ainda ingesta de corpos estranhos[1,7] (Tabela 37.3).

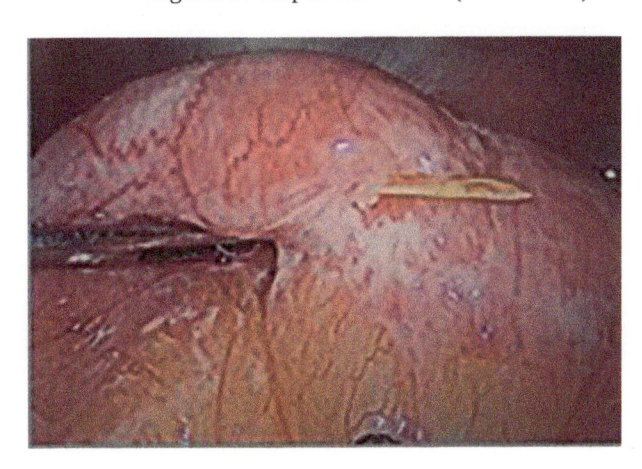

Tabela 37.3. Causas e Condutas na Perfuração intestinal não traumática

CAUSA	DESCRIÇÃO	CONDUTA
Ingesta de corpo estranho	Perfuração somente em 1% dos casos. Locais: íleo e cólon. Palitos, espinhas de peixe, fragmentos ósseos.	Diagnóstico: no intra-operatório. Sutura simples do local da perfuração (desde que condições permitam clínica e localmente).
Febre Tifóide	Salmonella typhii. Perfuração do íleo terminal.	Tratamento cirúrgico: sutura em dois planos após desbridamento. Ressecção e anastomose primária com ou sem ostomia protetora.
Tuberculose	Prevalência: 20 - 40 anos. Formas: ulcerativa e hipertrófica. A perfuração ocorre mais na ulcerativa, no íleo terminal.	Diagnóstico: Como abdome agudo perfurativo (pneumoperitônio). Sutura simples da perfuração evolui mal com 50% de deiscência ou fístula. Há controvérsia no tratamento, sugere-se dirigir a lesão após biópsia como uma enterostomia ou ressecção do segmento e ostomia protetora.

Figura 37.2. Perfuração de íleo por corpo estranho (palito de dente) – visão laparoscópica. Fonte: Elaboração própria.

Perfuração Intestinal Traumática (contusa e perfurante)

a. Contusos (jejuno/íleo menos atingidos 1 a 5%) ou penetrantes[8].

b. Mesentério e pontos fixos das alças são mais atingidos nos contusos (jejuno proximal, íleo distal)[7,8].

c. Trauma aberto: intestino delgado mais acometido (31%)[7,8].

d. Pneumoperitônio: sinal tardio.

e. Diagnóstico: clínico – peritonite, taquicardia, taquipneia e desidratação progressiva[1,9,10].

f. Tomografia de abdome total:

- presença de fluidos livres na cavidade sem lesão de órgãos sólidos[1-3,8,9];
- densificação focal de gordura mesentérica[1-3,8,9];
- alças intestinais dilatadas[1-3,8,9];
- pneumoperitônio, espessamento da parede intestinal[1-3,8,9];
- extravasamento de contraste na cavidade abdominal[1-3,8,9];
- descontinuidade da parede intestinal[1,8,9].

g. Tratamento cirúrgico: suturas simples ou enterectomias[1,2].

h. Enterectomias: quando[1,2]?

- ferimentos extensos e irregulares[1,2];
- lesões em que a sutura primária leva a estenose da luz da alça[1,2];
- múltiplas perfurações em um segmento curto[1,2];
- lacerações longitudinais extensas[1,2];
- áreas com esmagamento ou sofrimento vascular[1,2];
- grandes hematomas ou lacerações do mesentério[1,2].

- Observar os princípios técnicos de cirurgia intestinal no final do capítulo[10,11].

Obstrução do Intestino Delgado

Mais uma afecção que representa um grande desafio nas condutas terapêuticas, principalmente no momento adequado da decisão de operar ou em condutas conservadoras.

a. Vinte por cento de todas as cirurgias de emergência[1,2,12,13].

b. Síndrome de obstrução do intestino delgado: interrupção do funcionamento intestinal mecânico ou não mecânico[1,2,12,13].

c. Classificação[1,2] (Quadro 37.1):

ETIOPATOGENIA	
ÍLEO PARALÍTICO (NÃO MECÂNICO)	MECÂNICO
Sem fator causal obstrutivo mecânico. Fatores metabólicos. Tratamento clínico baseado na sua origem.	Extraluminal: aderências, bridas, hérnias externas ou internas, tumores de órgãos adjacentes. Intraluminal: causado por bezoares, novelos de parasitas, intussuscepção, grandes pólipos e íleo biliar, entre outros. Parede intestinal: neoplasias benignas ou malignas e por estenoses inflamatórias como na doença de Crohn.
LOCALIZAÇÃO	
ALTA	BAIXA
Obstáculo se situa em delgado proximal (jejuno)	Obstáculo se situa em delgado distal (íleo)

Além de outras classificações relacionadas à obstrução total ou parcial, de instalação abrupta ou crônica, ou ainda simples ou alça fechada, dentre outras[1,2].

a. Quadro clínico: dor, distensão abdominal, obstipação aguda, náuseas e vômitos como principais manifestações[1,2,12]. No íleo paralítico ausência de cólica, menos vômitos com ruídos hidroaéreos ausentes[13].

b. Dor tipo cólica, se houver mudança para contínua, pensar em sofrimento de alça[1,2].

c. **Etiologia:** bridas (75 a 80%), hérnias encarceradas, neoplasias, intussuscepção, volvos, doença inflamatória intestinal[1,2,13].

d. **Diagnóstico:** história + exame físico/quadro clínico + radiografia de abdome agudo[1,2,13].

e. **Tomografia de abdome total:** quando não fecha diagnóstico. Orienta sobre a etiologia (90% acurácia)[13] (Quadro 37.2).

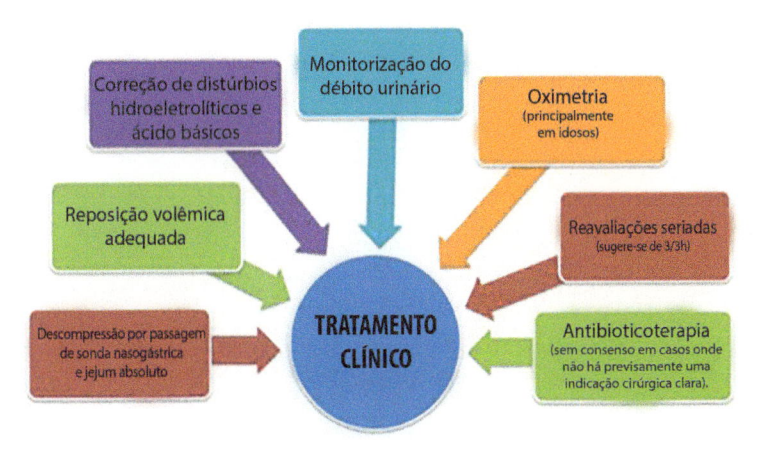

Sugerimos que se nas 12 h iniciais não houver melhora importante, é conveniente o procedimento de cirurgia.

- Quarenta a 70% dos pacientes podem ter resolução conservadora. Menor permanência hospitalar, mas alta recorrência do quadro. Difícil estabelecer quando suspender o tratamento clínico e indicar cirurgia[13].

- Em períodos mais prolongados de tentativa de tratamento clínico a probabilidade de cirurgia será muito maior, mas acompanhada de maior índice de complicações pós-operatórias[12,13].

f. **Tratamento cirúrgico:** inicialmente com condutas clínicas sem procrastinar condutas cirúrgicas[12]. Vai depender da etiologia da doença.

- Manobras básicas no tratamento cirúrgico[1,12-14]:

a. acesso à cavidade abdominal por laparotomia:
- "inguinotomias" em casos de hérnias ou a laparotomia no insucesso na ressecção de alças pela incisão usual da hérnia[1,12-14];
- evitar incisão nas cicatrizes anteriores, buscando áreas "virgens" para o início do acesso[12-14];

b. esvaziamento do conteúdo para o estômago e sua aspiração[12-14];

c. exploração da cavidade abdominal meticulosa em busca da causa[12-14];
- bridas são as maiores causas, seguidas de hérnias ou tumores, a depender da idade do paciente, volvo, intussuscepção e corpos estranhos (incluindo cálculos biliares – íleo biliar), dentre outros (Figura 37.3)[12-14];
- técnicas que consistem em fixação de alças ou mesentérios em paralelo têm caráter histórico e são proscritas (Noble, Child-Phillips)[1,2].

d. Tentar restabelecimento imediato do trânsito intestinal: por ressecção e anastomoses primárias ou ainda derivações internas.

▶ Lembrar que estomas no intestino delgado acarretam distúrbios metabólicos importantes[1,2].

e. **Pacientes idosos:** necessitam de decisões mais rápidas. Recuperação mais prolongada em pós-operatórios e ao mesmo tempo no tratamento clínico interrompemos suas medicações de uso habitual[14].

Complicações de Pós-operatório → Recorrência da obstrução, fístulas, abscessos, síndrome do intestino curto. Mortalidade 10% [1,2]

→ Substâncias antiaderentes podem ser utilizadas na cavidade abdominal após procedimento cirúrgico. Icodextrina, carboximetilcelulose (ainda sem consenso nos *guidelines*)[14].

→ Laparoscopia: pacientes selecionados, equipe experiente e etiologia relacionada a obstrução alta[14].

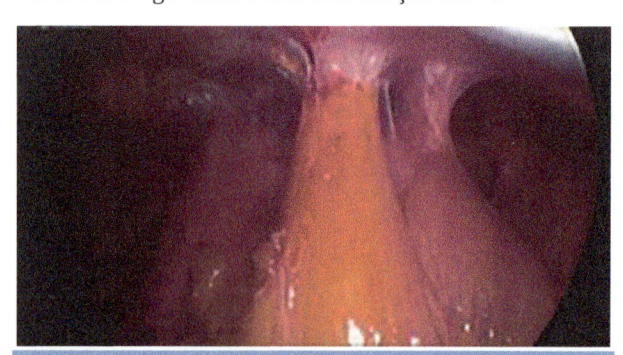

Figura 37.3. Visão laparoscópica de bridas de delgado com parede abdominal. Fonte: Elaboração própria.

Isquemia Mesentérica Aguda

Considerada uma das mais catastróficas afecções abdominais. Caracterizada por uma redução ou obstrução arterial ou venosa além da microcirculação intestinal[2,15].

a. Como toda doença isquêmica: velocidade do diagnóstico (*golden hour*) que seria em torno de 6 a 8 h;

b. Incidência baixa, em torno de 0,09 a 0,2% das admissões hospitalares (emergências cirúrgicas)[2,15,16];

c. Cinquenta por cento dos casos: obstrução da artéria mesentérica superior (AMS) por embolia (origem principal: arritmias)[15,16];

d. Vinte e cinco por cento dos casos: trombose de AMS – (isquemia crônica)[15].

e. Vinte por cento dos casos: isquemia mesentérica não oclusiva (IMANO) – hipovolemias severas, sepse[15,16];

f. O restante responde pela trombose da veia mesentérica associada a estases e processos de desequilíbrio da coagulação ou idiopática[15].

▶ **Cenários diferentes:** a apresentação clínica dependerá do grau de oclusão e do território acometido.

g. Quadro clínico inespecífico: repercussões sistêmicas de hipovolemia, desidratação e taquicardia mais importantes do que sintomas abdominais[2,15,16].

h. Distúrbios sistêmicos, hemograma com leucometria elevada (maioria dos casos), hemoconcentração, acidose metabólica, aumento de lactato e de d-dímero podem sugerir isquemia[2,15,16].

i. Diagnóstico tardio com peritonite já instalada significa infarto, portanto com pior prognóstico[2].

j. Raios X simples – pneumoperitônio – estágio mais tardio[15,16].

k. Tomografia abdominal, angiotomografia e arteriografia seletiva da AMS e artéria mesentérica inferior (AMI): exames de escolha quando o quadro clínico permitir[2,15].

l. Em casos de peritonite franca, laparotomia[15].

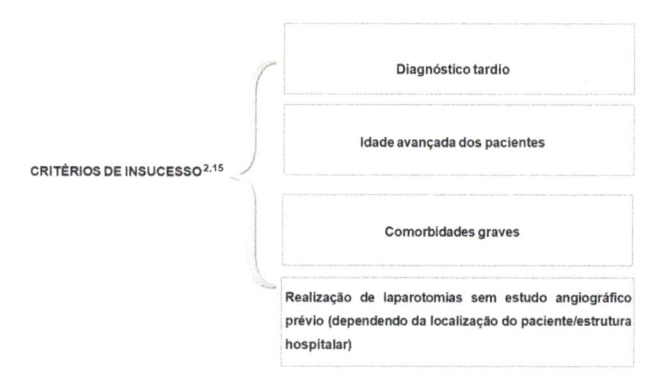

CRITÉRIOS DE INSUCESSO[2,15]
- Diagnóstico tardio
- Idade avançada dos pacientes
- Comorbidades graves
- Realização de laparotomias sem estudo angiográfico prévio (dependendo da localização do paciente/estrutura hospitalar)

▶ Para um tratamento adequado necessita um diagnóstico rápido e preciso com restauração precoce do fluxo sanguíneo intestinal[2,15,16]. Devemos estar atentos para a reperfusão e suas complicações[2,15,16].

▶ Em caso de laparotomia, incisão mediana, medioumbilical com seus respectivos prolongamentos, caso necessário[2,15].

m. Critérios de viabilidade intestinal:

TRATAMENTO INICIAL

| 1. Corrigir a instabilidade hemodinâmica, distúrbios eletrolíticos e ácido básicos com reposição volêmica vigorosa | 2. Antibióticos de amplo espectro devido a translocação bacteriana | 3. Cuidado com uso de anticoagulantes pré cirurgia (na trombose venosa da mesentérica, a utilização de heparina é indicada) | 4. Uso de vasodilatadores Agentes trombolíticos podem ser usados em período ultra curto de início e sem irritação peritoneal.[2] |

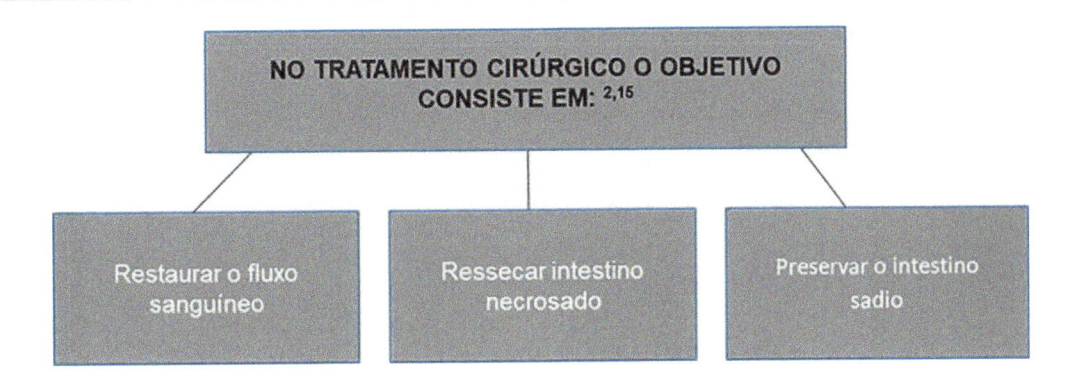

NO TRATAMENTO CIRÚRGICO O OBJETIVO CONSISTE EM:[2,15]

- Restaurar o fluxo sanguíneo
- Ressecar intestino necrosado
- Preservar o intestino sadio

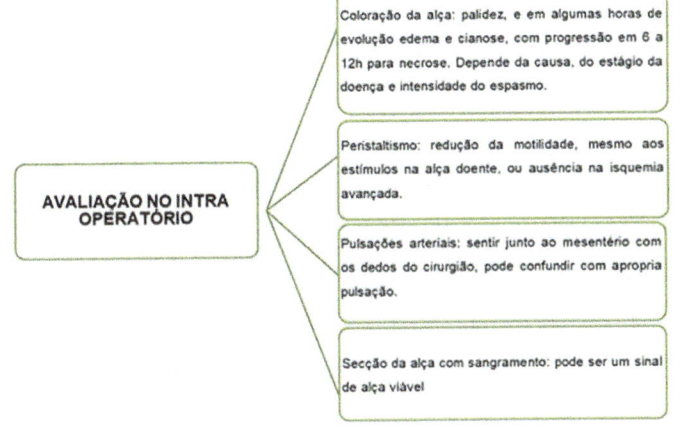

AVALIAÇÃO NO INTRA OPERATÓRIO

- Coloração da alça: palidez, e em algumas horas de evolução edema e cianose, com progressão em 6 a 12h para necrose. Depende da causa, do estágio da doença e intensidade do espasmo.
- Peristaltismo: redução da motilidade, mesmo aos estímulos na alça doente, ou ausência na isquemia avançada.
- Pulsações arteriais: sentir junto ao mesentério com os dedos do cirurgião, pode confundir com apropria pulsação.
- Secção da alça com sangramento: pode ser um sinal de alça viável

▶ Todas estas avaliações são extremamente difíceis em casos limítrofes e costumam falhar sensivelmente, mas podem auxiliar.

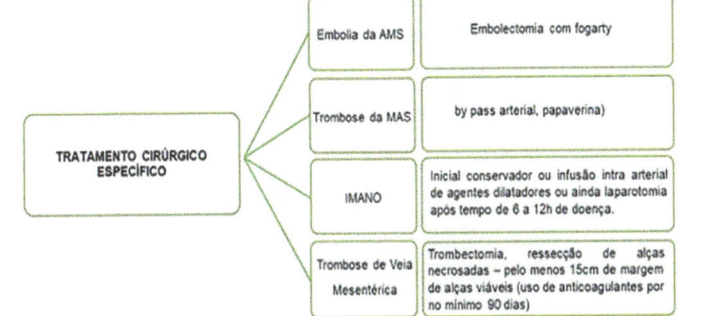

TRATAMENTO CIRÚRGICO ESPECÍFICO

Embolia da AMS	Embolectomia com fogarty
Trombose da MAS	by pass arterial, papaverina
IMANO	Inicial conservador ou infusão intra arterial de agentes dilatadores ou ainda laparotomia após tempo de 6 a 12h de doença.
Trombose de Veia Mesentérica	Trombectomia, ressecção de alças necrosadas – pelo menos 15cm de margem de alças viáveis (uso de anticoagulantes por no mínimo 90 dias)

▶ Desde que não haja contraindicações, os pacientes geralmente são tratados com anticoagulação sistêmica após a intervenção cirúrgica[16].

n. Relaparotomia ou *second look* – muitos pacientes necessitam, de acordo com as seguintes tomadas de decisões[2,15,16]:

▶ previamente tomada devido a dúvida de viabilidade; ou

▶ revisão, independentemente da condição do paciente.

Permite a reavaliação do tratamento instituído.

Na trombose de veia mesentérica em que o índice de recidiva é alto, sugere-se como procedimento de rotina.

▶ Laparoscopia: pode auxiliar deixando um trocarte para ser reavaliado no second look[2].

Doença de Crohn (DC)

a. Etiologia desconhecida.

b. Doença inflamatória crônica, granulomatosa, evolutiva com surtos de remissão e exacerbação.

c. Segunda à quarta década de vida e depois da 6ª década[1,2].

d. ID está acometido em quase 90% dos casos, e em 75% a lesão é a ileíte terminal[1,2].

e. Histopatologia: lesões inflamatórias, fibróticas, descontínuas (saltatórias), que acometem toda a parede intestinal[1,2].

f. Complicações da doença: estenoses, perfurações, peritonites ou fístulas[1,2].

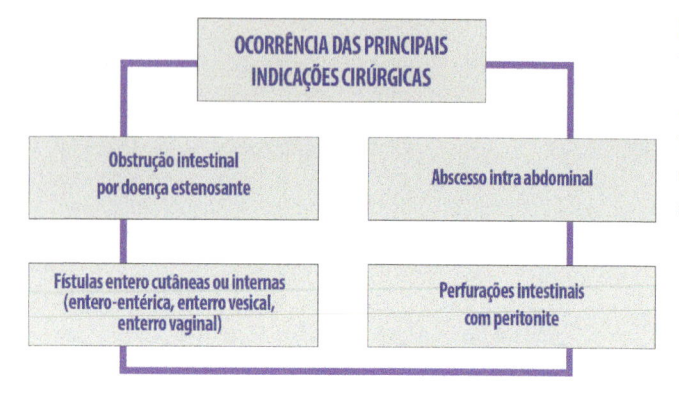

OCORRÊNCIA DAS PRINCIPAIS INDICAÇÕES CIRÚRGICAS
- Obstrução intestinal por doença estenosante
- Abscesso intra abdominal
- Fístulas entero cutâneas ou internas (entero-entérica, entero vesical, entero vaginal)
- Perfurações intestinais com peritonite

a. **Pacientes:** crônicos, hipercatabólicos com deficiências nutricionais, anemia, distúrbios eletrolíticos e por vezes ácido-básicos – pré-operatório criterioso, seja eletiva ou de urgência[1,2,17].

b. Tratamento cirúrgico: evitar grandes ressecções – trata-se a complicação e não a DC[1,2].

c. Acesso abdominal: acesso laparotômico mediano ou laparoscopia (múltiplas cirurgias prévias – laparotômico)[1,2,17].

▶ Em algumas situações que evoluem para síndrome do intestino curto, o transplante poderá ser uma opção.

Divertículo de Meckel

Malformação mais comum do tubo gastrointestinal consistindo na permanência do ducto onfalomesentérico ou vitelino (resquício embrionário resultante de persistência deste ducto que deveria estar totalmente eliminado na 8ª semana)[1,2,18].

a. **Local:** habitualmente no íleo a cerca de 60 cm da válvula ileocecal (variando entre 50 a 100 cm), normalmente com presença de metaplasias em seu interior[1,2,18].

b. Quatro por cento dos pacientes podem apresentar sintomatologia pelas suas complicações[1,2,18].

c. Acesso laparoscópico é mais indicado.

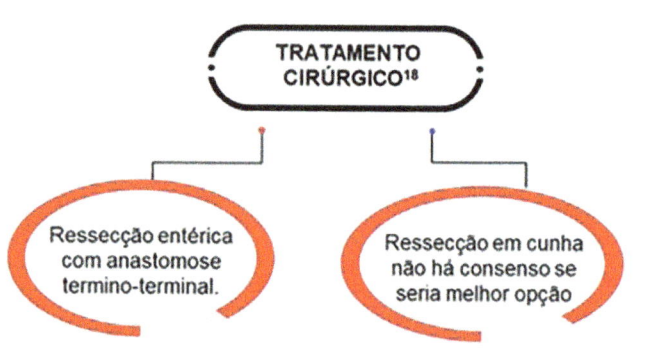

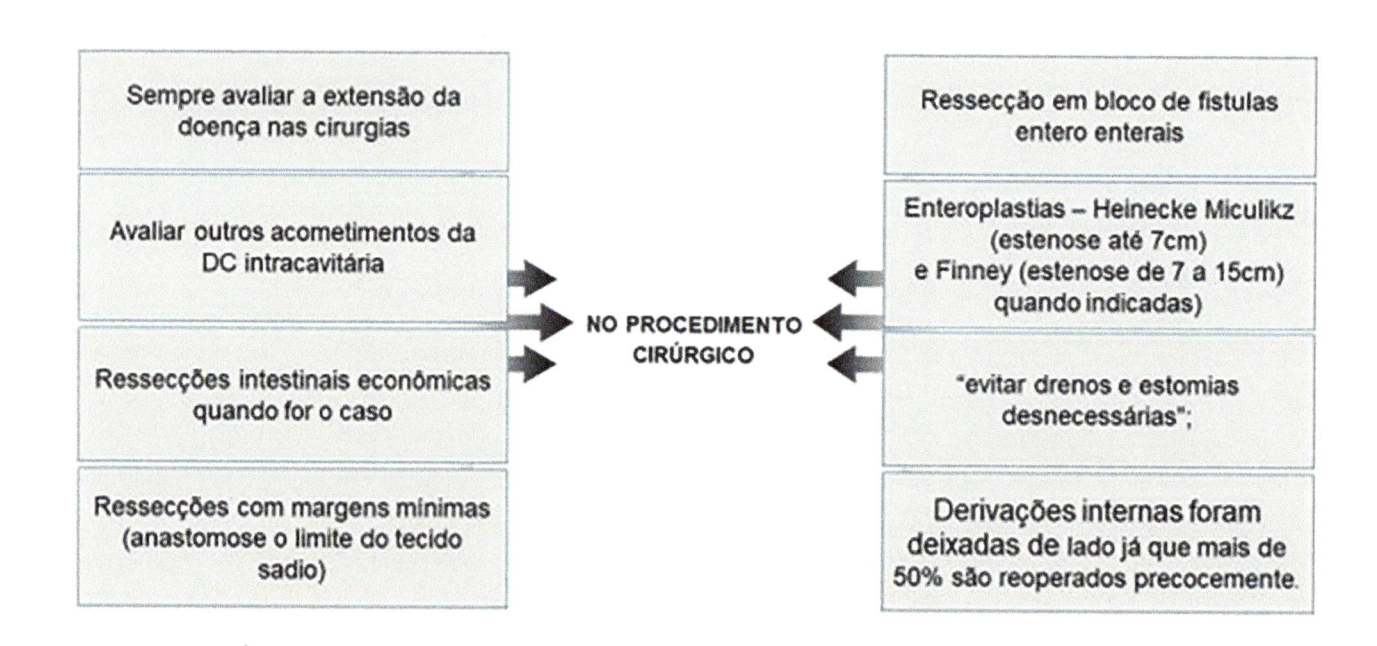

TRATAMENTO CIRÚRGICO[18]
- Ressecção entérica com anastomose termino-terminal.
- Ressecção em cunha não há consenso se seria melhor opção

NO PROCEDIMENTO CIRÚRGICO
- Sempre avaliar a extensão da doença nas cirurgias
- Avaliar outros acometimentos da DC intracavitária
- Ressecções intestinais econômicas quando for o caso
- Ressecções com margens mínimas (anastomose o limite do tecido sadio)
- Ressecção em bloco de fístulas entero enterais
- Enteroplastias – Heinecke Miculikz (estenose até 7cm) e Finney (estenose de 7 a 15cm) quando indicadas)
- "evitar drenos e estomias desnecessárias";
- Derivações internas foram deixadas de lado já que mais de 50% são reoperados precocemente.

COMPLICAÇÕES MAIS COMUNS

Hemorragias — Crianças, hemorragia digestiva com sangramentos. Episódicos de pequena ou grande monta, sem dor associada.[1,18] — Diagnóstico pela cintilografia em 80% dos casos.[1]

Obstrução Intestinal — Por intussuscepção ou por bridas e hérnias internas. — Diagnóstico praticamente no ato cirúrgico.[1,2]

Diverticulite de Meckel — Sintomatologia mimetizando a apendicite e no intra operatório. — Cautela na apendicectomia duvidosa, buscando avaliar os últimos 100cm de íleo.[18]

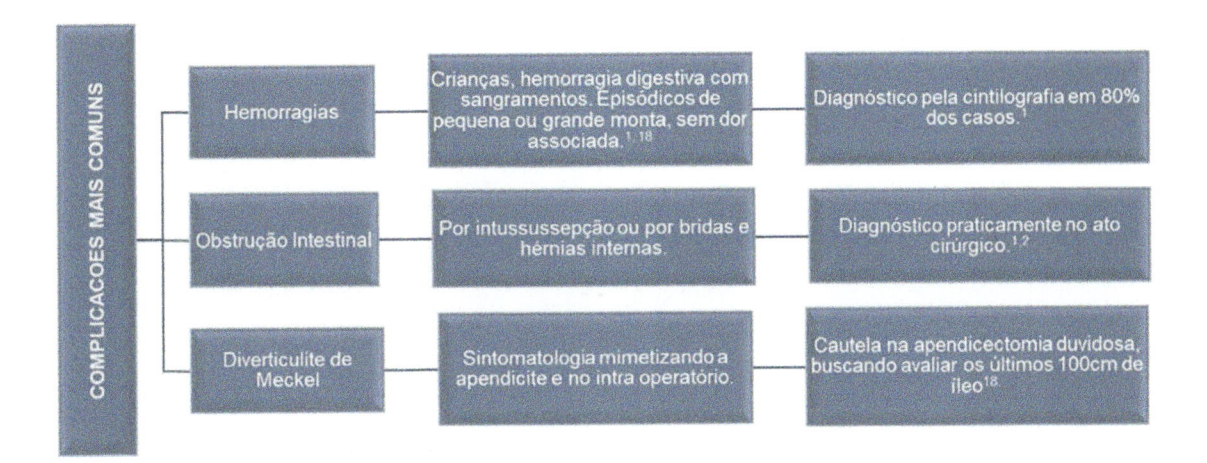

▶ Divertículo de Meckel como achado em cirurgias com outros fins: tendência é retirar, caso não haja impedimento sistêmico ou técnico, porém não é consenso[1,18].

Neoplasias

Benignas

a. **Local:** preferencial em direção caudal ao íleo, de incidência rara (3 a 5% dos tumores gastrointestinais) e frequentemente assintomáticas.

b. Divididas em tumores epiteliais e mesenquimais[1,2].

MESENQUIMAIS
- Leiomioma
- Lipoma
- Tumores de tecido neural (schwanoma, neurofibroma).
- Hemangioma
- Tumores estromais.[1,2]

EPITELIAIS
- Endoluminais e mais frequentes: Adenomas.
- Lesões de Glândulas de Brunner.
- Pólipos epiteliais hamartomatosos (síndrome de Peutz Jeghers).[1,2]

a. **Pouca sintomatologia:** diagnóstico intraoperatório. Vinte e cinco a 30% dos casos através de estudos radiológicos contrastados, enteroscopias e cápsulas, arteriografias e com maior contribuição a tomografia computadorizada[2,19].

b. **Adenomas:** 30 a 40% dos casos (maioria) e quando há sintomas, a manifestação clínica mais comum é a obstrução. A conduta é a ressecção (enterectomia)[20].

c. Em seguida, os leiomiomas, lipomas e hemangiomas, em que a tônica silenciosa é a mais comum[1,19,20].

Malignas

Adenocarcinomas

a. Menos de 5% do total de cânceres gastrointestinais[2,21].

b. São mais comuns no jejuno, ocorrem a partir da 6ª década de vida.

c. Fatores de risco: doença de Crohn, adenomas, fibrose cística e síndrome de Peutz-Jeghers[2].

▶ No caso específico da doença de Crohn, o sítio mais acometido é o íleo[21].

d. O tratamento é cirúrgico e a escolha é a ressecção da doença com margem de cerca de 10 cm distal e proximal com o mesentério, lembrando sempre da possibilidade de tumores sincrônicos em cerca de 20% dos casos[2,10].

Tumores neuroendócrinos (carcinoides) – TNE

a. Mais comum dos TNE (tem uma frequência maior no apêndice cecal)[2];

b. Sua incidência vem aumentando[22].

c. Tumor de crescimento lento produtor de substâncias ativas (aminas-serotonina), com grande potencial metastático[2].

d. Achado intraoperatório – sinais obstrutivos (reação desmoplásica com retração intestinal e do mesentério) ou ainda sangramentos[1,2].

e. Pacientes frequentemente diagnosticados com metástases[22].

f. Dez por cento dos pacientes evoluem com síndrome carcinoide caracterizada por diarreia secretora, sudorese, eritemas em face, tórax, desencadeados por estresse, exercícios físicos, bebidas alcoólicas e alimentos com tiamina[1,2].

g. Apesar das metástases, o paciente tem uma sobrevida mediana, portanto o tratamento deverá ser agressivo com linfadenectomia em bloco + ressecção, observando sempre a multicentricidade dos tumores (chega a 40%)[2,22].

Linfoma

a. Terceiro tumor maligno mais comum do jejuno/íleo, sendo o íleo o mais acometido por esta doença imunoproliferativa.

b. Linfomas não Hodgkin (B de baixo grau tipo MALT ou B de alto grau).

c. Sintomas inespecíficos: dores abdominais, síndromes dispépticas, perda de peso progressiva e anemia.

d. Nas imagens radiológicas pode ocorrer confusão com doença de Crohn.

e. O tratamento, quando cirúrgico, é o mais indicado, porém nem sempre possível, quando deverá ser biopsiado, seguido da realização de tratamento clínico quimioterápico[1,2].

PRINCÍPIOS TÉCNICOS DE RESSECÇÃO EM CIRURGIA DO INTESTINO

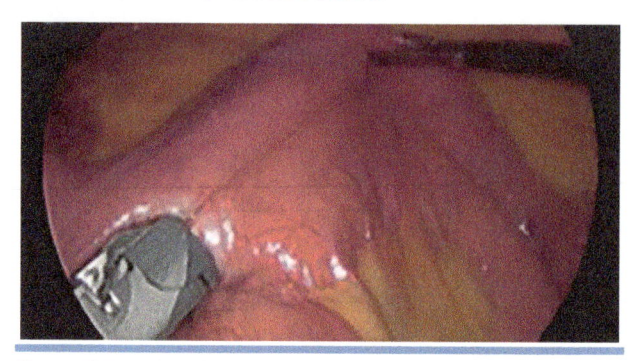

Figura 37.4. Visão laparoscópica de grampeamento mecânico laterolateral jejunojejunal. Observar a orientação adequada do mesentério sem rotação. Fonte: Elaboração própria.

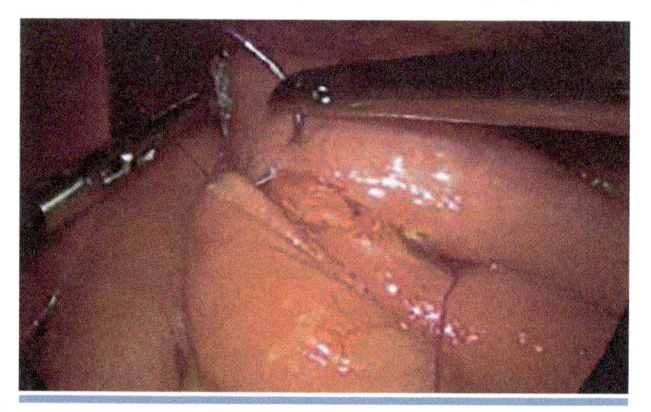

Figura 37.5. Visão laparoscópica de anastomose manual em plano único laterolateral jejunojejunal. Fonte: Elaboração

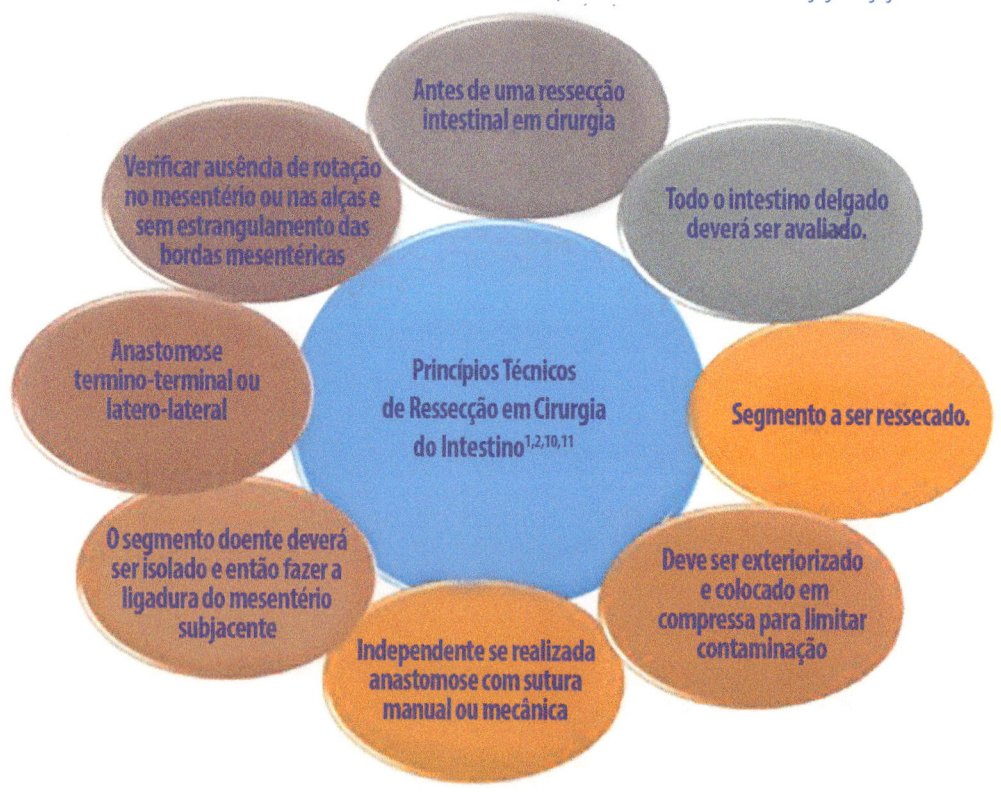

Princípios Técnicos de Ressecção em Cirurgia do Intestino[1,2,10,11]

- Antes de uma ressecção intestinal em cirurgia
- Verificar ausência de rotação no mesentério ou nas alças e sem estrangulamento das bordas mesentéricas
- Todo o intestino delgado deverá ser avaliado.
- Anastomose termino-terminal ou latero-lateral
- Segmento a ser ressecado.
- O segmento doente deverá ser isolado e então fazer a ligadura do mesentério subjacente
- Deve ser exteriorizado e colocado em compressa para limitar contaminação
- Independente se realizada anastomose com sutura manual ou mecânica

PONTOS-CHAVE

► ID com dificuldade na abordagem devido a sua extensão e grandes enfermidades que o acometem, além de exames complementares de imagem ou endoscópicos, que são desafios diagnósticos.

► No trauma, o ID tem grande relevância, principalmente no penetrante.

► Obstrução é uma das maiores urgências relacionadas ao ID, junto a isquemia mesentérica aguda, sendo ambas difíceis de manuseio na instauração do tipo e do momento do tratamento cirúrgico.

► Doença de Crohn comporta-se como um desafio nas afecções do ID e o tratamento cirúrgico se aplica basicamente às complicações, e não à doença de base.

► Divertículo de Meckel é quase sempre um achado, mas não se deve esquecer de sua existência nos abdomes agudos inflamatórios, em que o apêndice pareça normal.

► Neoplasias do ID são relativamente raras, mas com diagnóstico extremamente difícil e com sinais e sintomas inespecíficos. Praticamente achados intraoperatórios.

► REFERÊNCIAS BIBLIOGRÁFICAS

1. Saad Júnior R, Salles RARV, Carvalho WR, Maia AM, Castro Filho HF. Tratado de Cirurgia do CBC. 2ª ed. São Paulo: Editora Atheneu; 2015.
2. Gama-Rodrigues JJ, Del Grande JC, Martinez JC. Tratado de Clínica Cirúrgica do Sistema Digestório: Vol. 2. Intestino Delgado. 2ª ed. São Paulo: Editora Atheneu; 2004.
3. Laghi A, Hara AK. Small Bowel Disease. In: Hodler J, Kubick-Huch RA, Von Schulthess GK. Diseases of the abdomen and pelvis 2018 – 2021. Switzerland: Springer; 2018. p. 117-122. doi: https://doi.org/10.1007/978-3-319-75019-4_12.
4. Pai M, Frampton AE, Virk JS, et al. Preoperative superselective mesenteric angyograph and methylene blue injection for localization of obscure gastrointestinal bleeding. JAMA Surg. 2013;148(7):665-668. Pubmed: 23754065.
5. Kashab MA, Pasha SF, Muthusamy VR, et al.; ASGE Standards of Practice Committee. The Role of deep enteroscopy in the management of small-bowel disorders. Gastrointest Endosc. 2015;82(4):600-607. Pubmed: 26253015.
6. Gurudu SR, Bruining DH, Acosta RD, et al.; ASGE Standards of Practice Committee. The Role of endoscopy in the management of suspected small-bowel bleeding. Gastrointest Endosc. 2017;85(1):22-31. Pubmed: 27374798.
7. Ribas-Filho JM, Malafaia O, Fouani MM, Justen MS, Pedri LE, Silva LMA, et al. Trauma Abdominal: Estudo das lesões mais frequentes do sistema digestório e suas causas. ABCD Arq Bras Cir Dig. 2008;21(4):170-174.
8. Virmani V, George U, MacDonald B, Sheikh A. Small-Bowel and mesenteric injuries in blunt trauma of abdomen. Canadian Assoc of Rad Journal. 2013;64(2):140-147.
9. Araujo ROMB, Matos MP, Penachim TJ, et al. Trauma contuso de jejuno e íleo: o que mudou com a implementação da tomografia computadorizada multislice?. Rev Col Bras Cir. 2014;41(4):278-284.
10. McGuigan A, Brown R. Early and delayed presentation of traumatic small bowel injury. BMJ Case rep. 2016. doi: 10.1136/bcr2016-214586.
11. Clatterbuck B, Moore L. Small Bowel Ressection. In: StatPearls. Treasure Island – FL: StatPearls Publishing. 2020 jan. Disponível em: <https://www.ncbi.nlm.nih.gov/books/NBK507896/>. Acesso em: 28 set. 2020.
12. Hajibandeh S, Hajibandeh S, Panda N, et al. Operative versus non-operative management of adhesive small bowel obstruction: a systematic review and meta-analysis. International Journal of Surgery. 2017;45:58-66.
13. Jackson P, Cruz MV. Intestinal Obstruction: Evaluation and Management. Am Fam Physician. 2018;98(6):362-367.
14. ten Broek RPG, Krielen P, van Goor H, et al. Bologna guidelines for diagnosis and management of adhesive small bowel obstruction (ASBO): 2017 update of the evidence-based guidelines from the world society of emergency surgery ASBO working group. World Journal of Emergency Surgery. 2018;13(24):1-13.
15. Bala M, Kashuk J, Moore EE, et al. Acute mesenteric ischemia: guidelines of the World Society of Emergency Surgery. World Journal of Emergency Surgery. 2017;12(38):1-11. doi: https://doi 10.1186/s13017-017-0150-5.
16. Gragossian A, Shaydakov ME, Dacquel P. Mesenteric Artery Ischemia. 2020 Sep 12. In: StatPearls [Internet]. Treasure Island (FL): StatPearls Publishing; 2020 Jan. PubMed ID: 30020726.
17. Toh JW, Stewart P, Rickard MJ, Leong R, Wang N, Young CJ. Indications and surgical options for small bowel, large bowel and perianal Crohn's disease. World J Gastroenterol. 2016;22(40):8892-8904. doi: 10.3748/wjg.v22.i40.8892. PubMed ID: 27833380.
18. Blouhos K, Boulas KA, Tsalis K, Barettas N, Paraskeva A, Kariotis I, et al. Meckel's Diverticulum in Adults: Surgical Concerns. Front Surg. 2018;5(55). doi: 10.3389/fsurg.2018.00055. PMID: 30234126.
19. Mussi C, Caprotti R, Scaini A, et al. Management of small bowel tumors: personal experience and new diagnostic tools. Int Surg. 2005;90(4):209-214. Pubmed ID:16548316.
20. Wilson JM, Melvin DB, Gray G, Thorbjarnarson B. Benign small bowel tumor. Ann Surg. 1975;181(2):247-50. PMID: 1078626.
21. Aparicio T, Zaanan A, Svrcek M, et al. Small bowel adenocarcinoma: epidemiology, risk factors, diagnosis and treatment. Digestive and Liver Dis. 2014;46(02):97-104.
22. Howe JR, Cardona K, Fraker DL, et al. The surgical management of small bowel neuroendocrine tumors: consensus guidelines of the north American neuroendocrine tumor society (NANETS). Pancreas. 2017;46(06):715-731.

Cirurgia do Colon Reto e Ânus

38

COORDENAÇÃO

Adriana Gonçalves Daumas Pinheiro Guimarães

Carmen Ruth Manzione Nadal

Marcus Valadão

▶ **38.1** Emergências Não Traumáticas
  ▶ 38.1.1 Apendicite Aguda
  ▶ 38.1.2 Obstrução Intestinal
  ▶ 38.1.3 Abdome Agudo de Etiologia Vascular (isquêmico) - Sindrome Vascular Oclusiva
  ▶ 38.1.4 Doença Diverticular dos Colons
  ▶ 38.1.5 Hemorragia Digestiva Baixa

▶ **38.2.** Emergências Traumáticas
  ▶ 38.2.1 Condutas nos Ferimentos do Intestino Delgado e Colon
  ▶ 38.2.2 Emergências Anorretais (Doenças Orificiais)

▶ **38.3.** Anastomoses Colorretais e Coloanais

▶ **38.4.** Complicações Pós Operatórias de Cirurgia Colorretal

▶ **38.5.** Câncer do Canal Anal

▶ **38.6.** Câncer Colorretal

▶ **38.7.** Infecções Sexualmente Transmissíveis

▶ **38.8.** Colonoscopia Terapêutica

▶ **38.9.** Emergências em Doenças Inflamatórias Intestinais

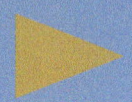

38.1. Emergências não Traumáticas

38.1.1. APENDICITE AGUDA – ABORDAGEM DIAGNÓSTICA E TERAPÊUTICA

Carlos Walter Sobrado Júnior

Carlos de Almeida Obregon

INTRODUÇÃO

A apendicite aguda é a mais comum das causas de abdome agudo inflamatório, sobretudo entre a segunda e terceira décadas de vida. Sua patogênese é similar à dos demais processos inflamatórios que envolvem vísceras ocas: inflamação inicial com edema parietal, seguida por congestão venosa, isquemia, supercrescimento bacteriano, perfuração e – por fim – evolução para abscesso contido ou peritonite generalizada.

A obstrução do lúmen apendicular tem sido apontada como evento causal primário da apendicite, embora nem sempre seja detectada. Quando ocorre, pode ser secundária a impactação fecal (fecalito), hiperplasia linfoide, doenças parasitárias e neoplasias (malignas e benignas).

QUADRO CLÍNICO

O quadro clínico classicamente descreve dor abdominal, inicialmente periumbilical com posterior migração para fossa ilíaca direita (FID), associada a anorexia, náuseas e vômitos. Febre geralmente é um sintoma mais tardio, sendo leve a moderada. Quando alta, deve alertar para quadros inflamatórios/infecciosos mais exuberantes. Ao exame físico, a dor na palpação da FID fala positivamente, embora possa não ocorrer quando o apêndice é retrocecal. Apesar de a migração da dor ser descrita como sintoma clássico, só é observada entre 50-70% dos pacientes, estando associada à mudança no seu padrão (de visceral para parietal) com a progressão do processo inflamatório.

Em mulheres (sobretudo na menacme), o diagnóstico pode ser dificultado por vários diagnósticos diferenciais que podem apresentar quadro clínico semelhante. Em especial, para a doença inflamatória pélvica aguda (associada a abscesso tubo-ovariano) e cisto de ovário complicado.

ACHADOS LABORATORIAIS

Na maior parte dos pacientes é encontrada leucocitose leve a moderada (acima de 10.000 células/µL). Destes, 80% apresentam neutrofilia e desvio à esquerda. Apesar de ser um achado altamente sensível, sua especificidade é de apenas 55%. No entanto, há uma correlação clara entre a extensão da leucocitose e o curso da doença. É de leve a moderada nos quadros iniciais, alcançando acima de 17.000 células/µL ou mais quando há gangrena ou perfuração. Para mulheres em fase reprodutiva, deve-se perguntar a data da última menstruação (DUM) e solicitar gonadotrofina coriônica sérica (bHCG) para afastar uma possível gestação.

PROPEDÊUTICA POR IMAGEM

Os métodos de imagem mais usados são a ultrassonografia (USG) e a tomografia computadorizada (TC). A ressonância magnética (RM) de abdome é útil quando há limitação ou impossibilidade para o uso dos métodos anteriores (p. ex., na gestação). Na ultrassonografia, o achado mais acurado é o diâmetro apendicular maior que 6 mm. O espessamento parietal e a presença de nível líquido periapendicular também falam a favor do diagnóstico. A TC com contraste endovenoso é capaz de detalhar a localização e o diâmetro do apêndice cecal, bem como a presença de coleções ou complicações locais. Tem grande utilidade especialmente para pacientes obesos.

ALGORITMO TERAPÊUTICO:

Quando estamos autorizados a indicar cirurgia imediatamente e quando devemos complementar com mais exames?

O escore de Alvarado (EA) é o mais utilizado quando nos deparamos com essa questão. Quando negativo, é capaz de excluir apendicite aguda com elevada sensibilidade (99% quando somatória inferior a 5 pontos).

Contudo, o EA isoladamente é incapaz de confirmar o diagnóstico de apendicite aguda. Apresenta limitações por não ser bem aplicado em crianças e apresentar resultados falso-negativos em idosos e falso-positivos em gestantes. De forma geral, recomenda-se a complementação com exames de imagem (TC) quando há resultado intermediário (EA entre 5-7 pontos) e quando o escore geralmente apresenta limitações (como adultos acima de 40 anos, mulheres no menacme e gestantes). A indicação cirúrgica pode prescindir de exames de imagem em pacientes masculinos, menores que 40 anos, sob suspeição elevada de apendicite aguda (EA > 8 pontos).

Escore de Alvarado	
Característica	Escore
Migração da dor	1
Anorexia	1
Náusea	1
Dor em quadrante inferior direito do abdome	1
Defesa/descompressão brusca positiva em FID	2
Febre	1
Leucocitose	2
Desvio à esquerda	1
Total	10

TRATAMENTO

A apendicite aguda é tratada com apendicectomia, por via aberta ou laparoscópica. O momento para sua realização depende das condições clínicas do paciente:

- na presença de peritonite generalizada ou de sinais de sepse, a cirurgia deve ser instituída o mais breve possível;
- na presença de abscesso pélvico (em casos tardios de apendicite aguda), discute-se a possibilidade de drenagem percutânea, sendo a cirurgia realizada eletivamente num segundo tempo (procedimento popularmente descrito como "apendicectomia de intervalo" – descrito mais a seguir);
- para os demais casos, a cirurgia deverá ser realizada brevemente, na mesma internação;
- para casos selecionados, nos pacientes sem complicações (perfuração ou abscesso) e nos que recusam a cirurgia, o tratamento não operatório (com uso de antimicrobianos) pode ser oferecido – devendo o mesmo ser informado sobre riscos de insucesso e também de recorrência (superiores a 20%).

ANTIMICROBIANOS

Uma vez feito o diagnóstico, antimicrobianos são indicados. Quinolonas (como o ciprofloxacino) ou cefalosporinas de terceira geração (ceftriaxone) associadas ao metronidazol são capazes de cobrir germes Gram-negativos e anaeróbios, comumente associados a infecção na apendicite aguda. A continuidade dos antimicrobianos dependerá dos achados intraoperatórios. De forma geral, para quadros em que há somente edema ou flegmão, o esquema pode ser suspenso no pós-operatório imediato. Na presença de complicações infecciosas (e elas são adequadamente tratadas na cirurgia), os antibióticos podem ser mantidos por 3-5 dias.

APENDICECTOMIA DE INTERVALO

Em situações complicadas, quando há abscesso pélvico ou periapendicular de diâmetro maior que 4 cm, a drenagem percutânea da coleção (associada à antibioticoterapia) tem se mostrado benéfica. Recomenda-se a apendicectomia videolaparoscópica eletiva após a resolução do quadro agudo e a retirada do dreno. Essa conduta diminui os riscos de conversão, de infecção de ferida operatória e de complementação para ileotiflectomia ou colectomia direita. Alguns serviços preconizam a realização de colonoscopia previamente à apendicectomia eletiva, pelo risco em potencial de haver neoplasia do ceco ou da base apendicular associada ao quadro prévio de apendicite. Todavia, essa medida é pouco realizada pela falta de evidências clínicas robustas.

▶ BIBLIOGRAFIA CONSULTADA

[1.] Di Saverio S, Podda M, De Simone B, et al. Diagnosis and treatment of acute appendicitis: 2020 update of the WSES Jerusalem guidelines. World J Emerg Surg. 2020;15:27. doi: https://doi.org/10.1186/s13017-020-00306-3.

[2.] Gorter RR, Eker HH, Gorter-Stam MA, Abis GS, Acharya A, Ankersmit M, et al. Diagnosis and management of acute appendicitis. EAES consensus development conference 2015. Surg Endosc. 2016;30(11):4668-4690. doi: 10.1007/s00464-016-5245-7. Epub 2016 Sep 22. PMID: 27660247; PMCID: PMC5082605.

[3.] Sartelli M, Chichom-Mefire A, Labricciosa FM, et al. The management of intra-abdominal infections from a global perspective: 2017 WSES guidelines for management of intra-abdominal infections. World J Emerg Surg. 2017;12:29. doi: https://doi.org/10.1186/s13017-017-0141-6.

38.1.2. OBSTRUÇÃO INTESTINAL

Pedro Antônio Mufarrej Hage

Thais Tapajos Gonçalves

INTRODUÇÃO

A obstrução intestinal ocorre quando o fluxo normal do conteúdo intraluminal é interrompido. Existem dois tipos principais:

- **funcional** – ou pseudo-obstrução, quando há deficiência na motilidade do intestino;
- **mecânica** – causada por obstrução da luz intestinal. A obstrução mecânica pode ser completa ou parcial (suboclusão). É classificada em simples ou estrangulada, dependendo se há ou não isquemia do segmento comprometido. Pode ser em alça fechada se houver oclusão simultânea das extremidades proximal e distal da alça intestinal (p. ex., volvo e obstrução colônica na presença de válvula ileocecal competente).

A diferenciação entre os dois tipos é de extrema importância, uma vez que a obstrução funcional permite manejo clínico, enquanto a mecânica poderá exigir tratamento cirúrgico.

FISIOPATOLOGIA

A obstrução intestinal causa distensão da alça pelo acúmulo de gás e líquido na região proximal. Esse ar é deglutido. O produzido pelas bactérias contribui pouco para essa distensão. O fluido e gás acumulados aumentam a pressão intraluminal, promovendo ainda mais distensão, afetando a sua motilidade. Inicialmente na obstrução se observa aumento do peristaltismo ("peristalse de luta"). Com a evolução, há diminuição até o completo relaxamento intestinal (aperistalse ou atonia intestinal). A estase causada pela obstrução promove crescimento das bactérias residentes (Gram-negativas e anaeróbias) que provocarão translocação bacteriana e liberação de endotoxinas na circulação sanguínea, causando instalação progressiva do quadro séptico.

Na obstrução simples, o fluxo sanguíneo está preservado. Se o processo obstrutivo continuar, a pressão intraluminal aumentará ainda mais, prejudicando a perfusão da parede do intestino, evoluindo para isquemia, necrose e perfuração.

A dissecção da parede intestinal pelo ar resulta em um achado radiológico que pode preceder a perfuração, denominado pneumatose intestinal.

DIAGNÓSTICO

A Tabela 38.1.2.1 mostra as bases para diagnóstico nos aspectos clínico, laboratorial e radiológico. É importante conhecer os antecedentes pessoais do paciente, questionando sobre cirurgias abdominais prévias, constipação intestinal, neoplasia maligna, doença inflamatória intestinal e pesquisar os sinais de alarme.

TRATAMENTO

É importante, durante a investigação da obstrução intestinal, conseguir diferenciar a obstrução parcial da completa, que poderá exigir abordagem cirúrgica de urgência.

No pós-operatório imediato de cirurgias abdominais não complicadas, é normal que ocorra o íleo funcional, que pode acontecer de maneira diferenciada nas diversas partes do tubo digestivo (estômago, delgado e cólon) pelas primeiras 24 horas. A liberação de flatos ocorre 48 h após o procedimento, marcando a retomada do peristaltismo. A Tabela 38.1.2.2 nos mostra como iniciar o tratamento clínico do paciente obstruído, bem como as diretrizes iniciais do tratamento cirúrgico.

Manobras de redução podem ser tentadas nas hérnias de parede abdominal em que há encarceramento de até 6 horas e sem sinais de sofrimento de alça, deixando-se que a correção cirúrgica seja feita eletivamente. Após a redução manual o paciente deve ficar em observação para que se detectem sintomas de irritação peritoneal. A correção com tela é a melhor opção, quando houver necessidade de tratamento cirúrgico de urgência, exceto para os doentes com perfuração ou que necessitam de ressecção de segmento intestinal.

As hérnias internas são tratadas com redução, fechamento da abertura mesentérica ou ressecção com anastomose em caso de necrose intestinal.

Nas obstruções por bridas devemos optar pela laparotomia para a lise dessas aderências quando houver falha do tratamento conservador. O uso da laparoscopia é controverso, por aumentar o risco de lesões durante o procedimento, quando comparada à cirurgia aberta. Tumores de intestino delgado devem ser tratados com ressecção segmentar e anastomose primária.

Nas intussuscepções em crianças, usualmente não há doença intestinal de base. Entretanto, há lesão associada em 90% dos adultos incluindo tumores, doenças inflamatórias e divertículo de Meckel. O tratamento em adultos consiste em ressecção do segmento e anastomose primária.

O íleo biliar pode ser a causa do processo obstrutivo em 1 a 4% dos casos e acomete principalmente os idosos. O tratamento cirúrgico emergencial resume-se à enterolitotomia seguida de rafia primária. A colecistectomia com correção da fístula deve ser realizada posteriormente, em caráter eletivo.

Nas obstruções causadas por volvo de sigmoide, sem isquemia ou perfuração, a melhor estratégia é tentar

Tabela 38.1.2.1.

	Critérios Diagnósticos
Sinais e Sintomas	• Dor, náuseas, vômitos e distensão abdominal, além de parada progressiva de eliminação de flatos e fezes- Dor abdominal tipo cólica. Se mudar para dor contínua e progressiva é indicativo de complicação - Febre, taquicardia, taquipneia, hipotensão, diminuição da diurese e sinais de irritação peritoneal indicam choque séptico com necrose e perfuração
Exame Físico	• Distensão abdominal – podendo ocorrer a visualização de ondas peristálticas (ondas de Kussmaul); presença de hérnias na parede abdominal • Ausculta: na fase inicial notaremos o aumento dos ruídos hidroaéreos ("peristalse de luta"), diminuído com a progressão do quadro, chegando a silêncio abdominal (outro indício de complicação)- O toque retal é fundamental para detectar a presença de fecalomas, sangramentos e tumores retais
Laboratorial	• Hemograma, ureia, creatinina, gasometria arterial e eletrólitos – alterações metabólicas devem levantar a suspeita de isquemia intestinal • Leucocitose, acidose metabólica hiperclorêmica, lactato aumentado
Imagem (Radiografia)	• Rotina radiológica do abdome agudo – três incidências: Rx de tórax em PA ortostática e Rx de abdome em AP em decúbito dorsal e ortostase- Sinal de "empilhamento de moedas" (válvulas coniventes) sugere obstrução de delgado (Figura 38.1.2.1), enquanto a presença das haustrações sugere obstrução de cólon (Figura 38.1.2.2)- Níveis hidroaéreos difusos: níveis na mesma altura da alça intestinal costumam sinalizar para a obstrução funcional • Os "níveis em escada" são mais comuns em obstrução mecânica- Pneumoperitônio na radiografia de tórax é o sinal radiológico de perfuração intestinal **Figura 38.1.**2.1. A. Sinal de "empilhamento de moedas" (setas) em decúbito dorsal. B. Presença de vários níveis hidroaéreos (setas) (Fonte: arquivo pessoal). **Figura 38.1.**2.2. Distensão de cólon (setas) com evidência das haustrações (Fonte: arquivo pessoal).
Imagem (Tomografia)	• Sensibilidade em identificar a etiologia da obstrução (70 a 95%) (Figura 38.1.2.3)- Identifica o ponto de transição com dilatação proximal e descompressão distal- O uso de contraste oral iodado aumenta a especificidade, sendo útil para observar a não progressão além do ponto de obstrução- Pneumatose significa o rompimento da barreira de integridade da mucosa intestinal e relacionado a isquemia (ruptura iminente)- Gás livre na cavidade abdominal ou gás no sistema porta são sinais de isquemia irreversível **Figura 38.1.2.3.** Tomografia evidenciando empilhamento de moedas (seta azul), níveis hidroaéreos (seta amarela) e edema de parede (seta vermelha) (Fonte: arquivo pessoal).
Imagem (Endoscopia)	• Boa aplicabilidade em obstruções baixas- A retossigmoidoscopia permite a localização de obstruções distais- No volvo de sigmoide a progressão cuidadosa do aparelho pode desfazer a torção e descomprimir a alça fechada- Colonoscopia pode ser utilizada em pacientes subocluídos para diagnóstico etiológico e avaliação de lesões sincrônicas, e contraindicada nas obstruções completas. A insuflação de ar agrava a distensão e favorece a perfuração
Imagem (Outros)	• Ultrassonografia e ressonância nuclear magnética são opções alternativas a tomografia computadorizada- RNM tem uma sensibilidade e especificidade semelhantes às da TC, sendo útil e mulheres grávidas e crianças

Tabela 38.1.2.2.

	Linhas Gerais do Tratamento
Suporte Clínico	• Descompressão com sondagem nasogástrica (SNG) calibrosa, aliada a sonda retal no volvo de sigmoide- Dieta oral zero; Hidratação venosa; Analgesia simples (evitar os agentes opiáceos), Correção das alterações metabólicas- Monitorar volume e aspecto do conteúdo da SNG: bilioso x fecaloide- Avaliações sequenciadas após a instituição das medidas clinicas, com repetição do exame físico e da radiografia simples de abdome a cada 6 h- Prazo limite do tratamento expectante é de 48 a 72 h- Antibiótico profilático buscará conter a translocação bacteriana. Uso terapêutico se sofrimento vascular com necessidade de ressecção com cobertura ampla (Gram-negativos e anaeróbios) • Considerar colonoscopia na pseudo-obstrução colônica
Tratamento Cirúrgico (Conceitos Gerais)	• Correção do obstáculo mecânico e ressecção dos segmentos necróticos após compensação clinica- Via de acesso: laparotomia mediana, que permite ampliação para cima ou para baixo, preservando as bainhas musculares para exteriorização de ostomias e • Videolaparoscopia possui recomendação cautelosa de uso em casos selecionados. O campo cirúrgico exíguo em virtude da distensão abdominal e o risco de lesão iatrogênica por manipulação de alças friáveis embasam as limitações

desfazer a rotação por procedimento endoscópico. O paciente permanecerá internado para encaminhamento à cirurgia eletiva. Tratamento endoscópico exclusivo deve ser reservado para casos excepcionais e com risco cirúrgico muito elevado.

Tumores obstrutivos de intestino grosso devem ser preferencialmente ressecados, desde que o quadro clínico do paciente o permitir. Para lesões irressecáveis, o desvio do trânsito deve ser realizado por ileostomia ou colostomia.

Nas ressecções, na ausência de contaminação de cavidade e em vigência de estabilidade hemodinâmica, optar sempre pela anastomose primária. Em lesões de cólon esquerdo abordadas emergencialmente, é frequente a não realização da anastomose primária ou realizá-la com um estoma de proteção. Uma alternativa é a ressecção do segmento com fechamento do coto retal e colostomia terminal (cirurgia de Hartmann), apesar de o método estar associado a expressivas taxas de complicação durante a reconstrução do trânsito intestinal.

Nas colectomias direitas, habitualmente é realizada a anastomose primária entre o íleo terminal e o cólon remanescente.

As próteses endoscópicas autoexpansíveis são uma opção para o alívio das obstruções causadas por tumores malignos do cólon, servindo de ponte para a cirurgia definitiva, assim como podem ser usadas como medida paliativa em pacientes com doença incurável.

Síndrome de Ogilvie ou pseudo-obstrução aguda do cólon consiste em uma dilatação de parte ou todo o cólon e reto, sem obstrução intrínseca ou processo inflamatório extrínseco. O tratamento inicial de dieta zero, sondagem nasogástrica descompressiva, correção dos distúrbios metabólicos evitando-se drogas hipnoanalgésicas e anticolinérgicas é realizado. Uma opção medicamentosa é o uso de neostigmina (2 mg em 2 a 3 minutos) ficando a colonoscopia reservada para eventuais fracassos da terapêutica farmacológica. É importante a monitoração cardíaca durante a administração da medicação.

A dilatação do ceco maior ou igual a 12 cm é um sinal de alarme para a abordagem cirúrgica emergencial.

▶ BIBLIOGRAFIA CONSULTADA

1. Azagury D, Liu RC, Morgan A, Spain DA. Small bowel obstruction: A practical step-by-step evidence-based approach to evaluation, decision making, and management. J Trauma Acute Care Surg. 2015;79(4):661-8. doi: 10.1097/TA.0000000000000824. PMID: 26402543.
2. Catena F, De Simone B, Coccolini F, Di Saverio S, Sartelli M, Ansaloni L. Bowel obstruction: a narrative review for all physicians. World J Emerg Surg. 2019;14:20. doi: 10.1186/s13017-019-0240-7. PMID: 31168315; PMCID: PMC6489175.
3. El-Chammas K, Sood MR. Chronic Intestinal Pseudo-obstruction. Clin Colon Rectal Surg. 2018;31(2):99-107. doi: 10.1055/s-0037-1609024. Epub 2018 Feb 25. PMID: 29487492; PMCID: PMC5825855.
4. Gore RM, Silvers RI, Thakrar KH, Wenzke DR, Mehta UK, Newmark GM, et al. Bowel Obstruction. Radiol Clin North Am. 2015;53(6):1225-40. doi: 10.1016/j.rcl.2015.06.008. PMID: 26526435.
5. Jaffe T, Thompson WM. Large-Bowel Obstruction in the Adult: Classic Radiographic and CT Findings, Etiology, and Mimics. Radiology. 2015;275(3):651-63. doi: 10.1148/radiol.2015140916. PMID: 25997131.
6. Pereira P, Djeudji F, Leduc P, Fanget F, Barth X. Ogilvie's syndrome-acute colonic pseudo-obstruction. J Visc Surg. 2015;152(2):99-105. doi: 10.1016/j.jviscsurg.2015.02.004. Epub 2015 Mar 11. PMID: 25770746.
7. Sawai RS. Management of colonic obstruction: a review. Clin Colon Rectal Surg. 2012;25(4):200-3. doi: 10.1055/s-0032-1329533. PMID: 24294120; PMCID: PMC3577614.

38.1.3. ABDOME AGUDO DE ETIOLOGIA VASCULAR (ISQUÊMICO) — SÍNDROME VASCULAR OCLUSIVA

José Antonio Dias da Cunha e Silva

Marcus Valadão

Em geral, devemos desconfiar de abdome agudo vascular naquele paciente que apresenta, além da dor abdominal, náuseas (44%), vômitos (35%), diarreia (35%), e hematoquezia (16%). Alguns podem ter dor súbita epigástrica, desproporcional ao exame físico, e febre. Podem ter uma história pregressa de angina e perda de peso ou até mesmo uma dor mais insidiosa e mais difusa. Dentre os principais fatores de risco[1] estão: hipertensão arterial sistêmica (78%), tabagismo (71%), doença vascular periférica (62%), coronariopatia (50%), além de passado de evento cardíaco, embolismo, aterosclerose, distúrbios da coagulação; e nas mulheres, uso de estrogênio. Nos exames laboratoriais, dentre as alterações, o lactato está elevado em 91% dos casos, importante marcador nessa condição. Dentre os exames de imagem, o padrão-ouro para essas situações são a angiotomografia e a angiografia, obviamente, dependendo da gravidade do caso e dos recursos hospitalares disponíveis.

No abdome agudo vascular isquêmico o tratamento tem como objetivo restabelecer o fluxo sanguíneo e ressecar os segmentos inviáveis. Quando necessária, a cirurgia para o abdome agudo vascular de urgência possui grande mortalidade e morbidade. Após o procedimento e, em geral após a reperfusão, ocorre intensa liberação de mediadores inflamatórios, levando a grandes síndromes inflamatórias e até mesmo a insuficiência de múltiplos órgãos e sistemas.

Neste capítulo, a isquemia mesentérica merece destaque, pois quando o clínico ou cirurgião pensam no abdome agudo de origem vascular, esta é a primeira hipótese a ser levada em consideração; não só por ser a mais comum, mas também porque apresenta maior morbimortalidade. A isquemia mesentérica pode ser secundária à insuficiência arterial ou venosa, seja aguda ou crônica[2]. A isquemia aguda do cólon é a forma mais comum de isquemia mesentérica, e tende a ocorrer nos pontos críticos de vascularização de Griffith (ângulo esplênico) e Sudeck (transição retossigmoide). Em 85% dos casos a isquemia é autolimitada e se resolve com medidas clínicas e correção das condições de baixo fluxo. E nos 15% restantes o tratamento é cirúrgico, com ressecção do segmento necrosado e derivação proximal com ostomia.

Na oclusão mesentérica arterial aguda, a causa mais comum é a embolia para a artéria mesentérica superior (porções mais distais), decorrente da embolia cardiogênica (90%). Então, deve-se ficar atento e suspeitar em pacientes com história recente de arritmias, infarto ou doenças valvares. Uma dor acentuada periumbilical está presente com frequência e torna-se maior à medida que o intestino isquêmico provoca peritonite. Os exames laboratoriais cursam com elevação do número de leucócitos, lactato e acidose metabólica. O tratamento precoce depende da suspeição diagnóstica, o que muitas das vezes é difícil, justamente no início do quadro, quando ainda não se tem uma peritonite parietal instalada. E mesmo assim, já nessa fase, os diagnósticos diferenciais a serem excluídos são muitos. Portanto, neste momento os exames de imagem e a arteriografia podem ajudar pouco no diagnóstico e retardar o tratamento. Sendo assim, a laparotomia exploradora permite a confirmação.

Se todo o intestino estiver francamente necrótico, não se deve fazer qualquer intervenção, pois a probabilidade de sobrevida é praticamente zero. Se houver uma necrose segmentar ou isquemia (sofrimento) difusa, mas que pareça reversível, disseca-se a artéria mesentérica superior na base do mesocólon transverso (em geral no primeiro ponto de bifurcação da artéria) e realiza-se uma tromboembolectomia. Nos pacientes com doença arterial crônica difusa, nos quais ocorreu trombose, somente a tromboembolectomia pode não ser capaz de restaurar o fluxo sanguíneo. Nesses casos, utiliza-se uma arteriotomia da artéria mesentérica superior como local de anastomose distal de uma ponte. Na maioria das vezes uma veia autógena é preferível ao enxerto sintético, por risco de infecção. Em geral, esses pacientes ficam em unidade de terapia intensiva, em peritoneostomia, para que cirurgias de revisão sejam realizadas. O índice de mortalidade chega a 85%, mas se abordados precocemente, os índices podem ser reduzidos a cerca de 25%[3].

Na insuficiência mesentérica não oclusiva, geralmente ocorre em pacientes gravemente enfermos que estão internados em unidades de tratamento intensivo em condições de inflamação, sepse e hipotensão. Na oclusão mesentérica venosa, assim como na insuficiência mesentérica não oclusiva, também ocorre na presença de doença concomitante grave, e resulta em comprometimento vascular devido à redução do retorno venoso. A trombose venosa é menos drástica que a oclusão arterial aguda, no entanto um diagnóstico precoce é difícil em razão de o quadro clínico ser discreto. O tratamento deve consistir em suporte hemodinâmico e anticoagulação.

A insuficiência mesentérica crônica é quase que exclusiva da faixa etária mais avançada, com aterosclerose difusa que acomete a aorta e as artérias mesentéricas proximais. Como nesta população os vasos colaterais tendem a já estar formados, o que ocorre é uma dor isquêmica transitória principalmente após as refeições, onde existe um aumento da demanda de fluxo sanguíneo intestinal, causando angina. Diante disso, devemos ter em mente que de uma maneira geral a doença oclusiva vascular pode resultar em lesão tissular com liberação de citocinas e produtos secundários do metabolismo anaeróbico para a circulação sistêmica; e que o diagnóstico precoce é fundamental para reduzir o desfecho desfavorável de uma doença que já apresenta grande morbimortalidade, sobretudo quando acomete doentes idosos e graves.

REFERÊNCIAS BIBLIOGRÁFICAS

1. Walker AM, Bohn RL, Cali C, Cook SF, Ajene AN, Sands BE. Risk factors for colon ischemia. Am J Gastroenterol. 2004;99(7):1333-7. doi: 10.1111/j.1572-0241.2004.21436.x. PMID: 15233674.
2. Park WM, Gloviczki P, Cherry KJ Jr, Hallett JW Jr, Bower TC, Panneton JM, et al. Contemporary management of acute mesenteric ischemia: Factors associated with survival. J Vasc Surg. 2002;35(3):445-52. doi: 10.1067/mva.2002.120373. PMID: 11877691.
3. Souza HP, Utiyama EM, Andrade JI, et al. Algoritmo no diagnóstico do abdome agudo: Consenso 9. Consensos do XXVI Congresso do Colégio Brasileiro de Cirurgiões; 2005 jun 5-9; Rio de Janeiro, Brasil. Bol CBC. 2006;(ed.esp.):40-3. Disponível em: https://www.cbc.org.br/wpcontent/uploads/2013/06/cbc-boletim-informativo-consenso.pdf. Acesso em:

38.1.4. DOENÇA DIVERTICULAR DOS CÓLONS

Luis Roberto Manzione Nadal

INTRODUÇÃO

Divertículos colônicos são achados comuns na população em geral. Sua presença é relacionada principalmente aos hábitos de vida desenvolvidos pela civilização ocidental nos últimos séculos. A importância do tema se dá pela grande frequência dessa condição, notadamente ascendente com o avançar da idade.

EPIDEMIOLOGIA

Doença diverticular dos cólons (DDC) representa a quinta afecção gastrointestinal mais importante nos países do Ocidente, com letalidade de 2,5 por 10 mil habitantes por ano. Nesta população são mais comuns nos cólons descendente e sigmoide, contando com 95% dos casos. Em outras localidades a prevalência é substancialmente menor, chegando a menos de 0,2% em áreas rurais da África e Ásia, e a 20% dos indivíduos de áreas urbanizadas como Japão, Cingapura e Hong Kong. Em 70% desses indivíduos asiáticos surgem primariamente no ceco e cólon ascendente, mesmo após a ocidentalização das áreas urbanas asiáticas. A prevalência claramente aumenta com a idade, variando de menos de 10% em menores de 40 anos a uma estimativa de 66-72% em pessoas com 80 anos ou mais. Estas diferenças na etiologia sugerem a relevância de fatores ambientais e estilo de vida, além de fatores genéticos.

CONCEITO

Os divertículos dos cólons são herniações da mucosa e submucosa do órgão entre orifícios da camada muscular por onde passam os *vasa recta*. Estes são vasos oriundos dos mesentéricos, chegam subserosos e colocam-se para nutrir as camadas mais internas comumente em quatro pontos distintos: em ambos os lados da tênia mesentérica e nos lados mesentéricos das tênias omental e livre. Estão normalmente ausentes na região da tênia antimesentérica.

A mera presença de divertículos nos cólons é denominada diverticulose. Quando existem sintomas ou complicações associados aos divertículos colônicos, chamamos doença diverticular (Figura 38.1.4.1).

> ► Doença diverticular não complicada (*Symptomatic Uncomplicated Diverticular Disease* – SUDD): caracterizada por episódios de dor inespecífica em abdome inferior sem evidência macroscópica de inflamação. A dor é usualmente em cólica ou contínua, com melhora

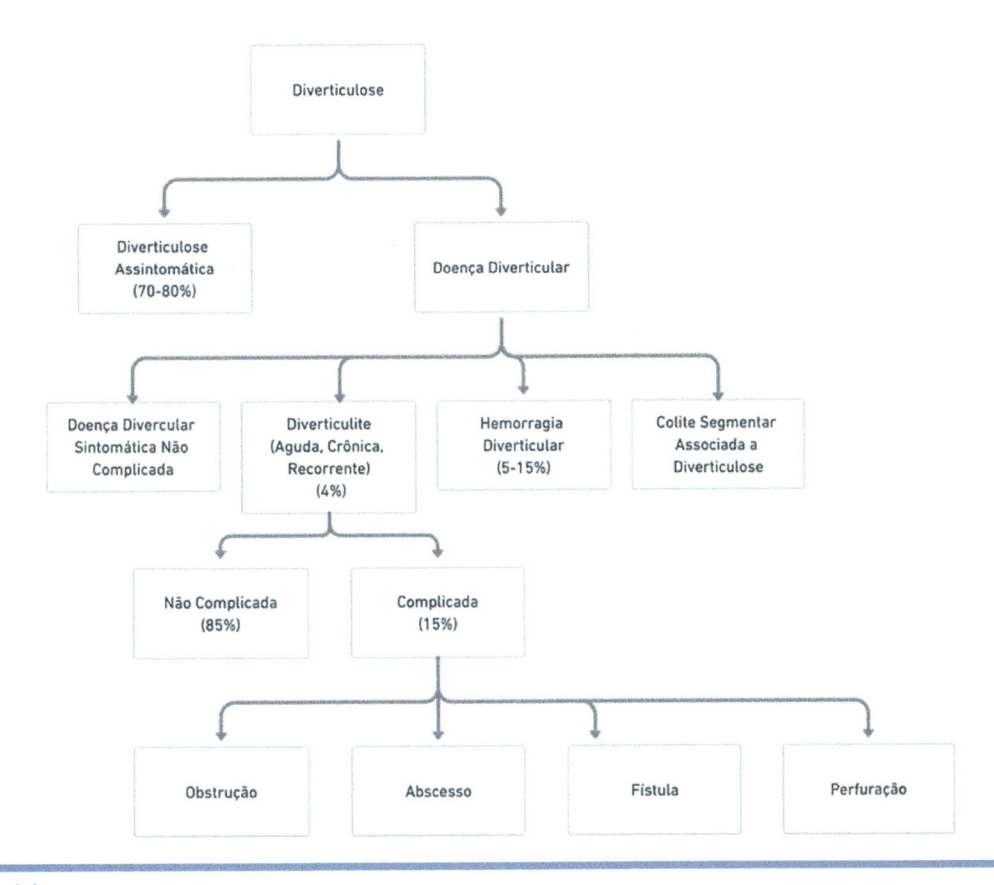

Figura 38.1.4.1.

à eliminação de flatos ou fezes. Distensão abdominal e alteração de hábito intestinal, mais comumente constipação, podem ocorrer, e estão relacionadas à superproliferação bacteriana. Dor no quadrante inferior esquerdo e, por vezes, alça de intestino delgado ou cólon sigmoide podem ser palpados ao exame físico.

▸ Doença diverticular recorrente: presença dos sintomas da SUDD em episódios recorrentes durante o ano.

▸ Doença diverticular complicada: a complicação mais comum é a diverticulite aguda seguida pela hemorragia diverticular.

▸ *Diverticulite aguda* pode variar em gravidade desde inflamação peridiverticular limitada à parede do cólon (diverticulite aguda descomplicada) até peritonite (inflamação do revestimento da cavidade abdominal; diverticulite complicada) resultante de perfurações de divertículos.

▸ *Hemorragia diverticular* ocorre como consequência da ruptura de artérias associadas a divertículos, levando à hemorragia do cólon.

FISIOPATOLOGIA

Acredita-se que patogênese da doença diverticular envolva predisposição genética, desequilíbrio de microbiota intestinal, anormalidades neuromusculares, inflamação crônica de baixo grau ou inflamação aguda, bem como motilidade colônica alterada.

Outros fatores relacionados à alimentação foram propostos. Uma dieta deficiente em fibras, além de promover a formação de divertículos, também traz mudança na microbiota colônica, com redução da flora saudável e aumento de bactérias patogênicas, o que leva à redução da resposta imune do hospedeiro e diminuição da produção bacteriana de ácidos graxos de cadeia curta, que resulta da degradação das fibras solúveis. Isso permite inflamação crônica e proliferação de células epiteliais no interior e no colo do divertículo. A inflamação crônica da mucosa sensibiliza neurônios aferentes primários intrínsecos na submucosa e nos plexos mioentéricos, induzindo hipersensibilidade e alterações na função motora do cólon.

Além disso, a alteração da microbiota e a menor tolerância imunológica às bactérias comensais podem permitir superproliferação bacteriana, fenômeno associado a exposição prolongada do epitélio intestinal a antígenos e toxinas intraluminais, a inflamação de divertículo e peridiverticular e a isquemia colônica. O grau da inflamação aparentemente está relacionado à severidade da doença: se severa ou persistente pode levar a necrose focal e microperfurações da parede diverticular.

DIAGNÓSTICO

O diagnóstico pode ser difícil devido aos sintomas inespecíficos e à possibilidade de condições sobrepostas, principalmente na população idosa, na qual deve ser descartada a hipótese de neoplasia colorretal. Por esse motivo, habitualmente o primeiro exame a diagnosticar a DDC, e preferencial na doença não complicada, é a colonoscopia. Está contraindicada na suspeita de diverticulite aguda, pela possibilidade de desbloqueio de pontos de perfuração e de abscesso. Se já há história de processo inflamatório prévio, esse exame pode se tornar de difícil realização devido a aderências inflamatórias do cólon na cavidade abdominal ou estreitamentos da luz colônica. O enema baritado de duplo contraste pode adicionar informações valiosas, apesar da baixa sensibilidade à detecção de grandes adenomas (menos de 50% dos maiores de 1 cm). Não deve, portanto, ser realizado como exame único.

Tomografia do abdome é o método de escolha para estudo das complicações da DDC, principalmente da diverticulite aguda, mas também pode auxiliar no diagnóstico da doença não complicada. Os achados incluem espessamento da parede do cólon, com pequenas bolsas externas a ela contendo ar ou contraste.

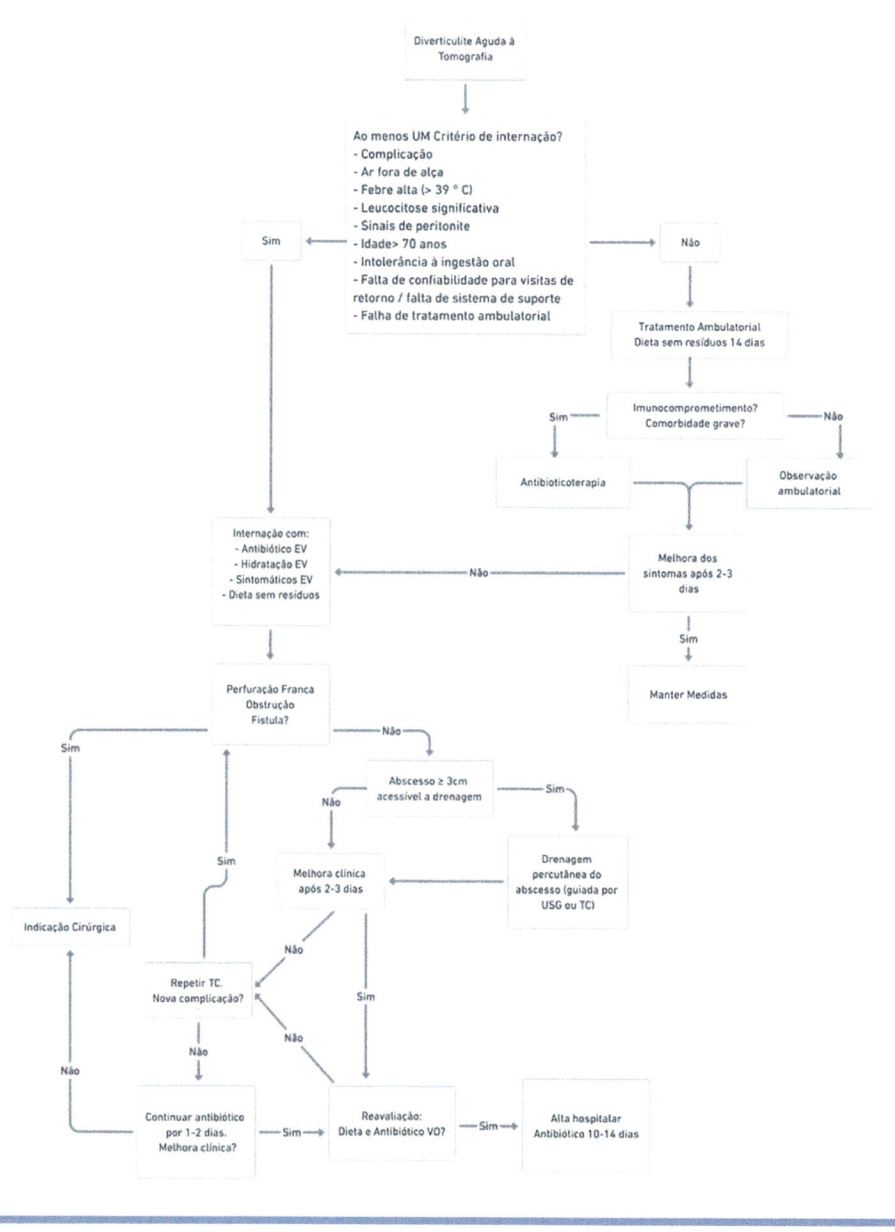

Figura 38.1.4.2. Conduta preconizada para a diverticulite aguda.

TRATAMENTO

A conduta preconizada para a diverticulite aguda está disposta na Figura 38.1.4.2. As novas diretrizes autorizam a não utilização de antibióticos no tratamento de diverticulite aguda não complicada sem contraindicações para tal (pacientes com comorbidades graves ou imunocomprometidos, ou sinais de sepse). Quando necessária, a terapia antibacteriana deve cobrir a flora gastrointestinal habitual, composta em sua maioria por agentes Gram-negativos e anaeróbios, particularmente *Escherichia coli* e *Bacteroides fragilis*. São as medicações para uso por via oral em caráter ambulatorial em adultos com funções renal e hepática normais:

- quinolona (ciprofloxacino 500 mg 12/12 horas ou levofloxacino 750 mg/dia; ou moxifloxacino 400 mg/dia), ou sulfametoxazol-trimetoprim (800/160 mg 12/12 horas), associada a metronidazol (400-500 mg 8/8 horas);
- amoxicilina-clavulanato (875/125 mg 12/12 horas ou 500/125 mg 8/8 horas);
- moxifloxacina (400 mg por dia) se intolerância a betalactâmicos ou ao metronidazol. Para as demais manifestações da doença diverticular:
- SUDD: 5-ASA pode reduzir sintomas, apesar de não reduzir a recorrência de episódios de diverticulite. Sigmoidectomia pode ser considerada para controle dos sintomas; fístulas: tratamento cirúrgico, com ressecção do segmento colônico envolvido e ressecção ou reparo do outro órgão;
- hemorragia diverticular: abordada no capítulo Hemorragias Digestivas;
- colite segmentar associada a diverticulose: antibioticoterapia por 10-14 dias. À não melhora, adiciona-se mesalazina; persistindo o quadro, corticoterapia (prednisona).

▶ BIBLIOGRAFIA CONSULTADA

1. Bhuket TP, Stollman NH. Diverticular Disease of the Colon. In: Sleisenger and Fordtran's Gastrointestinal and Liver Disease. 11ª ed. Philadelphia: Elsevier; 2021.
2. Galetin T, Galetin A, Vestweber K-H, et al. Systematic review and comparison of national and international guidelines on diverticular disease. International Journal of Colorectal Disease. 2018;33(3):261-272. Disponível em: <http://link.springer.com/10.1007/s00384-017-2960-z>. Acesso em:
3. Hall J, Hardiman K, Lee S, et al. The American Society of Colon and Rectal Surgeons Clinical Practice Guidelines for the Treatment of Left-Sided Colonic Diverticulitis. Diseases of the Colon & Rectum. 2020;63(6):728-747. Disponível em: <http://journals.lww.com/10.1097/DCR.0000000000001679http://journals.lww.com/10.1097/DCR.0000000000001679>. Acesso em:
4. Jacobs DO. Diverticulitis. New England Journal of Medicine. 2007;357(20):2057-2066. Disponível em: <http://www.nejm.org/doi/abs/10.1056/NEJMcp073228>. Acesso em:
5. Pemberton JH. Acute colonic diverticulitis: Medical management. [S.l.]: UpToDate, 2020. Disponível em: <https://www.uptodate.com/contents/acute-colonic-diverticulitis-medical-management?topicRef=1379>. Acesso em: 15 out. 2020.
6. Tursi A, Brandimarte G, Di Mario F, et al. International Consensus on Diverticulosis and Diverticular Disease. Statements from the 3rd International Symposium on Diverticular Disease. Journal of Gastrointestinal and Liver Diseases. 2020;28:57-66. Disponível em: <https://www.jgld.ro/jgld/public/public/Supplements/supplement_2019_4_562.pdf>. Acesso em:

38.1.5. HEMORRAGIA DIGESTIVA BAIXA

Ives Uchôa de Azevedo

Rafael José Romero Garcia

DEFINIÇÃO E EPIDEMIOLOGIA

A hemorragia digestiva baixa é o sangramento que tem origem no tubo digestivo após o ângulo de Treitz. Tem incidência de 36/100.000 indivíduos. Corresponde a 20 a 30% dos casos de hemorragia digestiva. A incidência aumenta com a idade, é mais comum em homens e em pessoas em uso de polifármacos.

Aproximadamente 80 a 85% das hemorragias digestivas baixas têm origem distal à válvula ileocecal, com 1 a 9% originando-se no intestino delgado. O restante corresponde a casos de hemorragia digestiva alta com exteriorização pelo ânus. Cerca de 80% dos casos de sangramento digestivo baixo terão resolução espontânea, com mortalidade geral em torno de 2 a 4%.

FISIOPATOLOGIA

A principal causa de sangramento digestivo baixo é a doença diverticular dos cólons, sendo responsável por 40% dos casos. Entretanto, em pessoas abaixo de 50 anos é de origem orificial, principalmente decorrente da doença hemorroidária.

A colite isquêmica é responsável por cerca de 20% dos casos de sangramento baixo, sendo mais comum nos indivíduos mais idosos.

Outras causas incluem ectasias vasculares (em torno de 10%), doença inflamatória intestinal e pós-procedimentos endoscópicos.

QUADRO CLÍNICO

A hemorragia digestiva baixa tem um grande espectro de apresentações clínicas, variando desde anemia até grandes sangramentos associados a choque hipovolêmico.

A história clínica deve incluir a periodicidade do sangramento (contínuo ou intermitente), associação com outros sintomas e uso de medicações, especialmente os agentes antiagregantes plaquetários, anticoagulantes e anti-inflamatórios. História familiar de neoplasia de cólon ou doença inflamatória intestinal também deve ser interrogada.

O exame físico abdominal e o toque retal são mandatórios. O toque retal e a anuscopia podem identificar doenças orificiais ou lesão vegetante retal, enquanto o exame do abdome pode revelar dor, distensão e massa palpável.

Sangramentos com origem no cólon esquerdo tendem a ter aspecto vermelho vivo, enquanto os originados no cólon direito geralmente são mais escurecidos e com coágulos.

AVALIAÇÃO E ATENDIMENTO INICIAL

São pacientes potencialmente graves e podem descompensar rapidamente. Por isso devem ser avaliados com rapidez e minúcia. Se houver sinais de choque e/ou presença de rebaixamento do nível de consciência ou confusão mental, o paciente deve ser tratado em unidade de terapia intensiva.

A ressuscitação inicial deve ser realizada com soluções cristaloides, reservando-se os hemocomponentes conforme o quadro clínico e laboratorial. A avaliação laboratorial deve constar de hemograma, coagulograma, gasometria, lactato e eletrólitos.

Pode-se utilizar o critério BLEED em qualquer caso de sangramento digestivo, para avaliação de risco. Os pacientes são considerados de alto risco quando possuírem pelo menos um dos seguintes critérios:

- **Ongoing Bleeding:** hematêmese ou sangramento espontâneo pelo reto (melena ou sangue vivo);
- **Low sistolic blood pressure:** pressão arterial sistólica menor que 100 mmHg;
- **Elevated Prothrombin Time:** tempo de protrombina maior que 1,2 vez o normal;
- **Erratic Mental Status:** qualquer alteração do estado mental;
- **Unstable Comorbid Disease:** qualquer comorbidade que indique terapia intensiva.

DIAGNÓSTICO

Os diagnósticos do sítio e da causa do sangramento são essenciais para a definição da estratégia terapêutica. A colonoscopia tem se mostrado eficaz em identificar a origem do sangramento digestivo baixo em mais de 75% dos casos, além de ser uma modalidade terapêutica. O melhor período para a realização da colonoscopia permanece controverso, porém a maioria dos estudos sugere sua realização em até 24 horas da admissão, após o preparo intestinal.

Se o paciente não estiver suficientemente estável para colonoscopia, deve-se considerar avaliação radiológica. A angiotomografia é pouco invasiva e rápida, quando disponível. Consegue identificar sangramentos com débito acima de 0,3 mL/min, entretanto possui baixa sensibilidade.

Angiografia percutânea transcateter pode ser utilizada quando não se consegue identificar a origem da hemorragia por outros métodos ou no sangramento recorrente. Imagens por medicina nuclear com hemácias marcadas com tecnécio (^{99m}Tc) também podem ser utilizadas, com sensibilidade de 0,1 mL/min de débito.

TRATAMENTO

A modalidade de tratamento irá depender do quadro clínico do paciente, do local de origem do sangramento e do tipo de lesão.

A colonoscopia pode ser terapêutica durante o procedimento para diagnóstico, especialmente nos casos de sangramento diverticular. Os tratamentos endoscópicos incluem injeção de solução de adrenalina, ligadura elástica, coagulação com plasma de argônio e aplicação de clipes metálicos.

A arteriografia seletiva também pode ser terapêutica, com embolização do vaso nutridor do sangramento.

A cirurgia estará reservada nas indisponibilidades ou falha na aplicação dos procedimentos endoscópicos e radiológicos, ou ainda na vigência de sangramento grave com instabilidade hemodinâmica (necessidade de transfusão de mais de seis unidades de concentrados de hemácias ou pacientes não responsivos à ressuscitação inicial).

▶ BIBLIOGRAFIA CONSULTADA

1. Amin SK, Antunes C. Lower Gastrointestinal Bleeding. 2020 Jul 19. In: StatPearls [Internet]. Treasure Island (FL): StatPearls Publishing; 2020 Jan–. PMID: 28846221. Disponível em: https://pubmed.ncbi.nlm.nih.gov/28846221/. Acesso em:

2. Antunes C, Copelin II EL. Upper Gastrointestinal Bleeding. 2020 Jul 21. In: StatPearls [Internet]. Treasure Island (FL): StatPearls Publishing; 2020 Jan–. PMID: 29262121. Disponível em: https://pubmed.ncbi.nlm.nih.gov/29262121/. Acesso em:

3. Loffroy R, Falvo N, Nakai M, Pescatori L, Midulla M, Chevallier O. When all else fails – Radiological management of severe gastrointestinal bleeding. Best Pract Res Clin Gastroenterol. 2019;42-43:101612. doi: 10.1016/j.bpg.2019.04.005. Epub 2019 Apr 17. PMID: 31785732.

4. Oakland K. Risk stratification in upper and upper and lower GI bleeding: Which scores should we use? Best Pract Res Clin Gastroenterol. 2019;42-43:101613. doi: 10.1016/j.bpg.2019.04.006. Epub 2019 Apr 17. PMID: 31785738.

5. Serur A, Rhee R, Ramjist J. Current Nonoperative Therapeutic Interventions for Lower Gastrointestinal Hemorrhage. Clin Colon Rectal Surg. 2020;33(1):22-27. doi: 10.1055/s-0039-1695033. Epub 2019 Nov 11. PMID: 31915422; PMCID: PMC6946602.

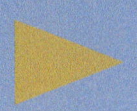

38.2. Emergências Traumáticas

38.2.1. CONDUTA NOS FERIMENTOS DE INTESTINO DELGADO E CÓLON

Cleinaldo de Almeida Costa

EPIDEMIOLOGIA

Os ferimentos abdominais penetrantes guardam importante relação com a violência interpessoal e, por conta de sua topografia, o intestino delgado e o cólon são as principais vísceras acometidas. Apesar da pandemia de Covid-19, os números da violência continuam a pressionar as sobrecarregadas salas de trauma dos prontos-socorros em todo o País[1].

Qualquer ferimento penetrante de abdome precisa ser entendido conforme o mecanismo vulnerante, se arma de fogo, projétil único ou múltiplo, trajetos, calibre e potencial lesivo e se arma branca, se ferimento único ou múltiplo, sua posição e potenciais relações com as vísceras de transição toracoabdominal, abdominais, pélvicas e/ou retroperitoneais. Os traumatismos abdominais contusos com lesões de vísceras ocas são incomuns e relacionam-se a mecanismos de desaceleração produzidos por acidentes com veículos automotores ou quedas de altura[2].

ATENDIMENTO INICIAL

Toda e qualquer vítima de trauma abdominal deve ser atendida de acordo com o protocolo sequencial do Suporte Avançado de Vida no Trauma (ATLS). Após avaliar vias aéreas e ventilação, a preocupação seguinte relacionada ao ferimento abdominal é voltada à ocorrência de sinais de hipovolemia, cuja prioridade inicial visa diagnosticar e fazer cessar a(s) fonte(s) de hemorragia que antecedem a preocupação com os ferimentos de intestino delgado ou cólon. De acordo com o ATLS, de cada quatro vítimas de ferimento abdominal penetrante, uma possuirá lesão vascular abdominal[3,4].

EXPLORAÇÃO DE FERIMENTOS ABDOMINAIS

A definição de ferida penetrante abdominal baseia-se na descontinuidade do peritônio à exploração digital da lesão. A indicação imediata de laparotomia exploradora só não ocorrerá nos pacientes hemodinamicamente estáveis que serão submetidos a reavaliação contínua intra-hospitalar nas primeiras 24 horas que se seguem[5-9]. Porém, considerando que nem todos os serviços de Trauma do Brasil dispõem de exames de imagem, sobretudo tomografia computadorizada, 24 horas por dia, e pelo regime de plantões e heterogeneidade de experiência das equipes, este autor só recomenda a conduta expectante em serviços com protocolo chancelado e assegurado pela Instituição, com disponibilidade ininterrupta de imagenologia e condições de intervenção cirúrgica imediata[10].

CLASSIFICAÇÃO DAS LESÕES DE INTESTINO DELGADO, CONFORME A AAST

As lesões de intestino delgado são classificadas pela *American Association for the Surgery of Trauma* – AAST conforme o grau de dano à parede da víscera, desde um hematoma até a avulsão e/ou desvascularização (Tabela 38.2.1.1).

Tabela 38.2.1.1. Classificação das lesões de intestino delgado conforme a AAST[11]

Grau I	Hematoma	Contusão ou hematoma sem laceração
Grau I	Laceração	Espessura parcial, sem perfuração
Grau II	Laceração	Menor que 50% da circunferência
Grau III	Laceração	Maior que 50% da circunferência, sem transecção
Grau IV	Laceração	Transecção do intestino delgado
Grau V	Laceração	Transecção do intestino delgado com perda de tecido segmentar
Grau V	Vascular	Desvascularização segmentar

Fonte: Moore et al. (1990).

TRATAMENTO OPERATÓRIO DAS LESÕES DE INTESTINO DELGADO

Com a laparotomia é importante localizar e controlar prioritariamente os focos de hemorragia. Em seguida a atenção se voltará para as lesões de vísceras ocas, onde cabe um aforisma recebido no início de minha formação: "Em lesão de víscera oca, procurar obrigatoriamente lesão dupla ou múltipla".

A atenção à viabilidade perfusional do segmento de intestino lesionado determinará a sutura primária, que será transversa em relação ao eixo longitudinal da víscera, em plano único extramucoso, com pontos separados de polipropileno 3-0 ou 4-0, ou a ressecção em cunha do segmento em caso de inviabilidade (grau V de AAST), seguida de anastomose terminoterminal pela mesma técnica ou ainda a anastomose completa manual ou mecânica com grampeador (se disponibilidade e treino prévio)[2] (Figuras 38.2.1.1 e 38.2.1.2).

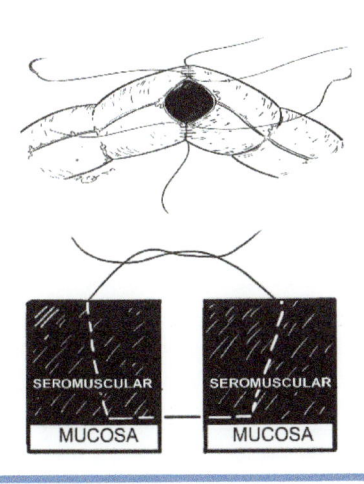

Figura 38.2.1.1. Sutura transversa ou anastomose visceral com pontos separados em plano único extramucoso de polipropileno 3-0 ou 4-0.

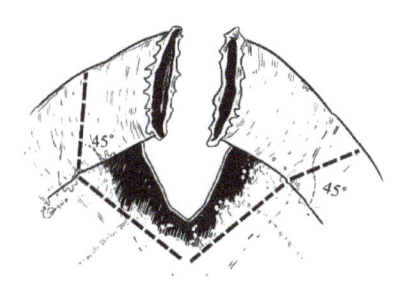

Figura 38.2.1.2. Ressecção de segmento visceral (em cunha) e anastomose terminoterminal em plano único extramucoso, com pontos separados de polipropileno 3-0 ou 4-0.

De acordo com Fraga e cols. (2007), a mortalidade relacionada às lesões de intestino está associada a escores de gravidade mais elevados, falhas técnicas e lesões complexas[12].

LESÕES DE CÓLON

As lesões de cólon ocupam a segunda posição na incidência de lesões no abdome, perdendo para as lesões de intestino delgado[2]. O seu tratamento foi motivo de intenso debate ao longo do século passado. Em 1979, Stone[13] demonstrou que a sutura primária colônica pode ser empregada de forma segura, sendo seguido por inúmeros outros estudos, reservando a colostomia para situações de exceção, relacionadas a grande destruição colônica, choque e lesões retais complexas[14-16] (Figura 38.2.1.3).

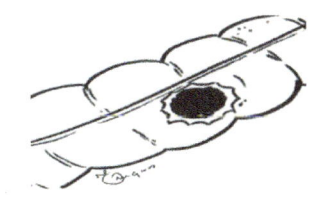

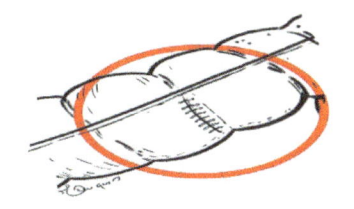

Figura 38.2.1.3. Desbridamento seguido de sutura simples, transversa (em relação ao eixo da alça), em plano único extramucoso, com pontos separados de polipropileno 3-0 ou 4-0.

CLASSIFICAÇÃO DAS LESÕES DE CÓLON, CONFORME A AAST

As lesões de cólon são classificadas pela *American Association of Surgery of Trauma* – AAST desde o hematoma à desvascularização total e/ou secção.

Tabela 38.2.1.2. Classificação das lesões de cólon, conforme a AAST[12]

Grau I	Hematoma	Contusão ou hematoma sem desvascularização ou perfuração
Grau II	Laceração	Laceração menor que 50% da circunferência
Grau III	Laceração	Laceração maior que 50% da circunferência
Grau IV	Laceração	Secção completa sem desvascularização
Grau V	Laceração	Secção completa com perda segmentar de tecido

Fonte: Moore et al. (1990).

O atraso na intervenção cirúrgica está associado a maior taxa de complicações[16].

LESÕES RETAIS

Frente à suspeita de lesão retal no toque retal, uma proctoscopia rígida está indicada, e a tomografia (TC) auxiliará a detecção de pneumorretroperitônio e lesão visceral nos pacientes hemodinamicamente estáveis[17]. Tais lesões retais também foram classificadas por AAST, diferindo no grau IV (laceração profunda com extensão para o períneo) e no grau V (desvascularização segmentar)[11].

A combinação de reparo direto do reto, desvio do trânsito intestinal, lavagem do reto distal e drenagem pré-sacral para tratamento de lesões retais foi preconizada desde o pós-guerra do Vietnã. Esta técnica, conhecida como "quatro "Ds", apesar de ainda aplicada[3,13-16], foi constatada por diversos autores, e em 2017, apesar de se alertar para a necessidade de estudos prospectivos adicionais, a AAST defendeu a não realização da colostomia proximal na gestão da lesão do reto intraperitoneal, decorrente da maior taxa de complicações abdominais, bem como nas lesões do reto extraperitoneal, onde o estoma de desvio proximal e a drenagem pré-sacral estiveram associados a um aumento três vezes maior de tais complicações. A AAST defende ainda que lesões selecionadas extraperitoneais sejam tratadas sem reparo e sem desvio proximal, sem que haja aumento nas taxas de abscesso pélvico[17].

Marie Shella De Robles e Cristopher J. Young resumem a conduta atual nas lesões de cólon: "Independentemente do mecanismo de lesão, o reparo primário ou a ressecção e anastomose são um método seguro no tratamento da maioria das lesões traumáticas do cólon"[16].

▶ REFERÊNCIAS BIBLIOGRÁFICAS

1. Anuário Brasileiro de Segurança Pública. Disponível em: https://forumseguranca.org.br/anuario-brasileiro-seguranca-publica/.
2. Pereira JG, Lovato WJ, Carvalho JB, Horta MFV. Abordagem geral trauma abdominal. Medicina (Ribeirão Preto). 2007;40(4):518-30. doi: https://doi.org/10.11606/issn.2176-7262.v40i4p518-530.
3. Starling SV, Rodrigues BL, Martins MP, Silva MS, Drumond DA. Non operative management of gunshot wounds on the right thoracoabdomen. Rev Col Bras Cir. 2012;39(4):286-94. English, Portuguese. doi: 10.1590/s0100-69912012000400008. PMID: 22936227.
4. Costa CA, Baptista-Silva JCC, Rodrigues LME, Mendonça FLP, Paiva TS, Burihan E. Traumatismo de veia cava inferior. Rev Col Bras Cir. 2005;32(5). Disponível em: https://www.scielo.br/scielo.php?script=sci_arttext&pid=S0100-69912005000500005. doi: https://doi.org/10.1590/S0100-69912005000500005.
5. Leppäniemi A. Nonoperative management of solid abdominal organ injuries: From past to present. Scand J Surg. 2019;108(2):95-100.
6. Al Rawahi AN, Al Hinai FA, Boyd JM, Doig CJ, Ball CG, Velmahos GC, et al. Outcomes of selective nonoperative management of civilian abdominal gunshot wounds: a systematic review and meta-analysis. World J Emerg Surg. 2018;13:55. doi: 10.1186/s13017-018-0215-0. PMID: 30505340; PMCID: PMC6260713.
7. Peponis T, Kasotakis G, Yu J, Alouidor R, Burkott B, Maung AA, et al. Selective Nonoperative Management of Abdominal Gunshot Wounds from Heresy to Adoption: A Multicenter Study of the Research Consortium of New England Centers for Trauma (ReCoNECT). J Am Coll Surg. 2017;224(6):1036-1045. doi: 10.1016/j.jamcollsurg.2016.12.055. Epub 2017 Mar 1. PMID: 28259545.
8. Lamb CM, Garner JP. Selective non-operative management of civilian gunshot wounds to the abdomen: a systematic review of the evidence. Injury. 2014;45(4):659-66. doi: 10.1016/j.injury.2013.07.008. Epub 2013 Jul 27. PMID: 23895795.
9. Starling SV, Rodrigues BL, Martins MP, Silva MS, Drumond DA. Non operative management of gunshot wounds on the right thoracoabdomen. Rev Col Bras Cir. 2012;39(4):286-94. English, Portuguese. doi: 10.1590/s0100-69912012000400008. PMID: 22936227.
10. Starling SV, Drumond DAF. Tratamento não operatório de 1.768 pacientes portadores de lesões das vísceras maciças abdominais por trauma contuso atendidos no Hospital João XXIII. Rev Med Minas Gerais. 2014;24(4):447-456. doi: https://doi.org/10.1590/S0100-69912012000400008.
11. Moore EE, Cogbill TH, Malangoni MA, Jurkovich GJ, Champion HR, Gennarelli TA, et al. Organ injury scaling II: Pancreas, duodenum, small bowel, colon, and rectum. J Trauma. 1990;30(11):1427-9. PMID: 2231822. Disponível em: https://pubmed.ncbi.nlm.nih.gov/2231822/.
12. Fraga GP, Silva FHBS, Almeida NA, Mantovani M. Fatores Preditivos de Morbimortalidade no Trauma de Intestino Delgado. Rev CBC. 2007;3(3). Disponível em: https://www.scielo.br/pdf/rcbc/v34n3/a05v34n3.pdf.
13. Stone HH, Fabian TC. Management of perforating colon trauma: randomization between primary closure and exteriorization. Ann Surg. 1979;190(4):430-6. doi: 10.1097/00000658-197910000-00002. PMID: 384941.
14. Gonzalez RP, Merlotti GJ, Holevar MR. Colostomy in penetrating colon injury: is it necessary? J Trauma. 1996;41(2):271-5. doi: 10.1097/00005373-199608000-00012. PMID: 8760535.
15. Frederes SA, Camargo CFG. Trauma penetrante de cólon: manejo embasado em evidências. Rev bras Coloproct. 2002;22(4):284-289. Disponível em: https://www.sbcp.org.br/revista/nbr234/P284_289.htm.
16. De Robles MS, Young CJ. Outcomes of Primary Repair and Anastomosis for Traumatic Colonic Injuries in a Tertiary Trauma Center. Medicina (Kaunas). 2020;56(9):440. doi: 10.3390/medicina56090440. PMID: 32878038; PMCID: PMC: 7558995.
17. Schellenberg M, Brown CVR, Trust MD, et al. Rectal Injury after Foreign Body Insertion: Secondary Analysis from the AAST Contemporary Management of Rectal Injuries Study Group. The Journal of Surgical Research. 2020;247:541-546. doi: 10.1016/j.jss.2019.09.048.

38.2.2. EMERGÊNCIAS ANORRETAIS

Ivan Tramujas da Costa e Silva

O paciente de emergências anorretais apresenta um ou mais dos seguintes sintomas: dor, sangramento, tumoração anal, diarreia, febre e tenesmo. O exame proctológico (inspeção, toque e retossigmoidoscopia) é fundamental para o diagnóstico e, sempre que possível, deve ser feito na primeira consulta. Não havendo possibilidade de realizá-lo em virtude de dor ou resistência do paciente, um exame sob narcose deve ser providenciado. Exames de imagem raramente são necessários.

Serão abordadas a seguir as afecções proctológicas mais observadas na emergência e a conduta inicial.

HEMORROIDAS INTERNAS

Pacientes com hemorroidas internas costumam procurar atendimento de urgência por sangramento indolor ou por prolapso com trombose (pseudoestrangulamento hemorroidário).

O sangramento hemorroidário caracteriza-se por sangramento no papel higiênico ou em gotejamento ou em borrifo. O diagnóstico é feito pelo exame proctológico completo. A inspeção não acusará anormalidade nas hemorroidas grau I, ou evidenciará prolapso à manobra de Valsalva, em caso de hemorroidas dos demais graus (Figura 38.2.2.1).

A anuscopia poderá mostrar uma variz sangrante ou, na ausência de sangramento ativo no momento do exame, hemorroidas volumosas com pontos hemáticos são indicativas de sangramento recente. A retossigmoidoscopia afasta causas de hemorragia dos segmentos proximais do intestino grosso.

A conduta em geral é conservadora, com banhos de assento gelados, medicações flavonoides vasotônicas para diminuir a congestão hemorroidária (p. ex.: hesperidina 450 mg + diosmina 50 mg VO de 12/12 h), moderadores do trânsito intestinal para amolecimento das fezes em casos de constipação (à base de goma guar, resina do *psyllium*, *Plantago ovata* etc.), ou medicações antidiarreicas (p. ex.: probióticos, loperamida, racecadotrila etc.), conforme o caso. O paciente deve ser encaminhado aos cuidados de proctologista que avaliará ambulatorialmente a necessidade de outros tratamentos.

O pseudoestrangulamento hemorroidário, ou prolapso com trombose hemorroidária, consiste no aprisionamento de hemorroidas internas prolapsadas por um conjunto esfinctérico anal hipertônico. Por conseguinte, sofrem processo tromboflebítico, edemaciam sobremaneira e não conseguem ser reduzidas manualmente. O prolapso com trombose hemorroidária é causa de extrema dor e impotência funcional, dificultando em muitos casos até a deambulação. Pode ou não ser acompanhado de sangramento. Os pacientes referem que essa complicação foi precedida por esforço evacuatório desmedido ou surto diarreico quando possuem hemorroidas volumosas.

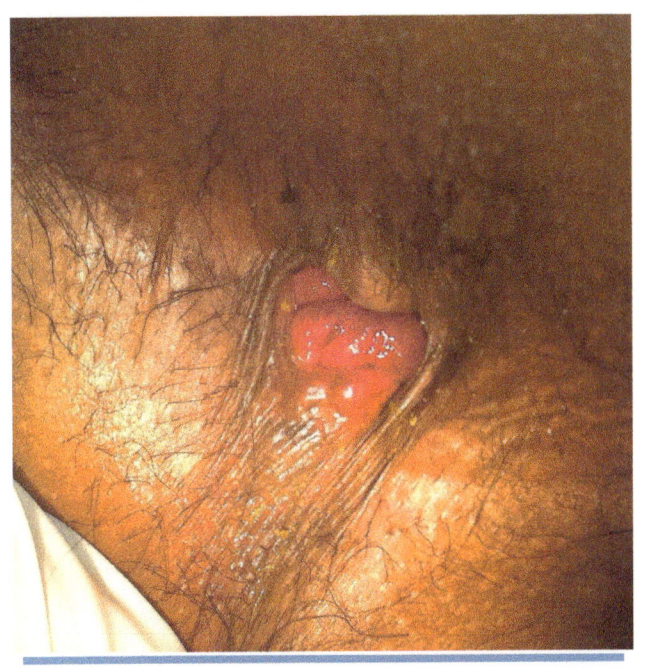

Figura 38.2.2.1. Hemorroidas grau II. Paciente em decúbito lateral esquerdo (12 h na comissura anal anterior, à direita, apontando para o púbis), promovendo a manobra de Valsalva, estando a pele orificial afastada centrifugamente, observa-se discreto *soiling* (sujidade fecal) perianal, pequeno intumescimento hemorroidário externo às 2 e 3 h, prolapso hemorroidário interno (hemorroidas revestidas com mucosa) às 3 h e 6 h. Cessados o afastamento da pele orificial e a manobra de Valsalva, os mamilos hemorroidários internos reduziram-se espontaneamente e o plexo hemorroidário externo esvaziou-se. Fonte: o Autor.

A inspeção revelará acentuado prolapso hemorroidário de coloração vinhosa, acompanhado de exuberante edema do conjunto hemorroidário externo (revestido por pele) associado, de aspecto azuláceo (Figura 38.2.2.2).

O tratamento inicial é clínico, semelhante ao prescrito para o sangramento indolor, mas deverá incluir anti-inflamatórios não hormonais para diminuir o edema e a dor e o banho de assento deverá ser morno para atuar com anti-inflamatório, e não para estancar sangramento como na hemorroida sangrante que é utilizada fria (p. ex.: piroxican supositórios 20 mg a cada 12 h por 2 dias, seguido de 20 mg uma vez ao dia por mais 3 dias e suspender). Moderadores do trânsito intestinal para amolecimento das fezes em casos de constipação ou medicações antidiarreicas (p. ex.: probióticos, racecadotrila etc.), conforme o quadro que levou ao pseudoestrangulamento.

O paciente deve ser encaminhado aos cuidados do proctologista, que avaliará ambulatorialmente a necessidade de outros tratamentos. Hemorroidectomias na emergência devem ser evitadas, pois poderão cursar com excisões teciduais ampliadas que acabarão resultando em estenose anal pós-operatória ou lesões esfinctéricas. Revertido o quadro de pseudoestrangulamento, a doença hemorroidária basal deverá ser tratada cirurgicamente.

aguda (primeiros 2-3 dias do quadro), mas a ferida resultante destas intervenções causará desconforto ao paciente por períodos idênticos ou superiores aos do tratamento conservador, sendo este preferível e resolutivo quanto à trombose, exceto nas grávidas ou nas pacientes com dor intensa, em que a trombectomia tem melhora instantânea da dor.

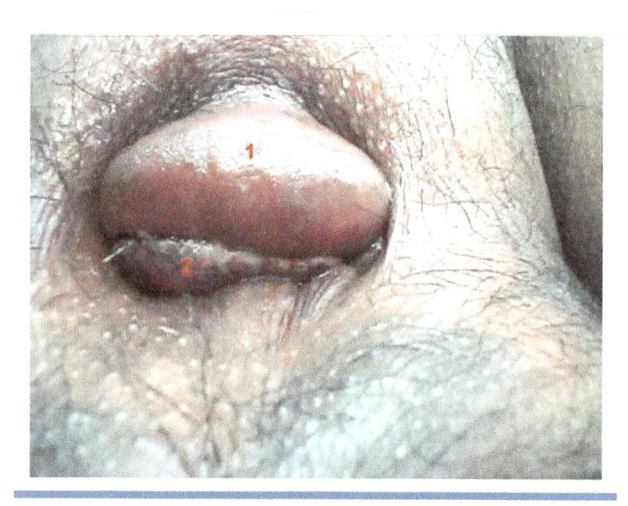

Figura 38.2.2.2. Prolapso com trombose hemorroidária. 1 – Mamilo hemorroidário externo trombosado (recoberto por pele edemaciada). 2 – Mamilo hemorroidário interno prolapsado e trombosado (coloração arroxeada e revestido por mucosa). Paciente em decúbito lateral esquerdo. Fonte: o Autor.

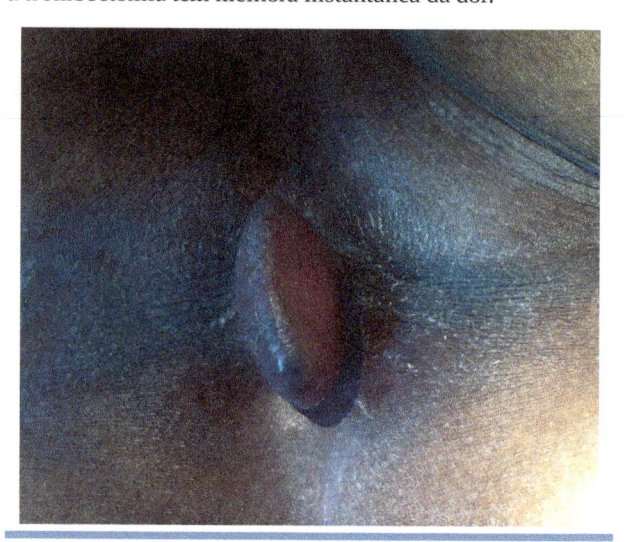

Figura 38.2.2.3. Trombose hemorroidária externa. Observa-se nódulo orificial no dimídio lateral direito do orifício anal (paciente na posição de litotomia), com coloração azulada, mais intensa em situação apical. Fonte: o Autor.

TROMBOSE HEMORROIDÁRIA EXTERNA

Talvez a urgência orificial mais frequentemente observada na prática clínica diária seja a trombose hemorroidária externa. Constitui-se do aparecimento súbito de nódulo anal doloroso (em geral um apenas) após esforços físicos (esforço evacuatório demasiado no decurso de quadros de constipação intestinal ou de doenças diarreicas, levantamento ou empurramento de pesos, espirros, tosse frequente, trabalho de parto etc.) (Figura 38.2.2.3).

Ao exame proctológico observa-se nódulo orificial subcutâneo de tamanho variado, cor azulácea, com edema da pele circunjacente. Nos primeiros dias o toque retal será doloroso e o paciente poderá resistir ao exame. Em geral, passados 3 a 5 dias a dor regride, mas o nódulo persiste. Em tromboses hemorroidárias externas muito volumosas, a compressão cutânea pelo trombo subjacente pode levar à ulceração da pele de cobertura do nódulo e ocorrer sangramento (trombose hemorroidária externa rota). Em geral, nestes casos, quando a dor era intensa, com a rotura da pele e o extravasamento sanguíneo, diminui o edema com consequente abrandamento da dor.

O tratamento inicial de pacientes com trombose hemorroidária externa (íntegra ou rota) é conservador, idêntico ao dispensado ao prolapso hemorroidário com trombose. Há quem indique a trombectomia ou a hemorroidectomia na fase

FISSURA

Fissuras anais podem ser agudas ou crônicas, de acordo com sua apresentação clínica. As agudas são lineares, de bordas cortantes e leito avermelhado, e costumam cicatrizar rapidamente cessado o efeito causador. As crônicas possuem evolução arrastada, assumem formato fusiforme, com bordas elevadas, leito aprofundado avermelhado, onde se podem ver as fibras expostas da musculatura esfinctérica interna. No leito pode ou não haver secreção purulenta, de acordo com a cronicidade da ferida.

Ambas (agudas e crônicas) são causa de dor às evacuações, em geral associada à eliminação de sangue vermelho vivo. As fissuras anais crônicas podem ser extremamente dolorosas e incapacitantes. Podem também ser classificadas em primárias ou secundárias. As primárias seguem quadros de constipação intestinal. As secundárias acompanham quadros de doenças inflamatórias intestinais (principalmente doença de Crohn), infecciosas (tuberculose, sífilis, aids etc.), neoplásicas ou trauma. Em prontos-socorros, são os pacientes com fissura anal crônica que costumam procurar ajuda. Chegam queixando-se de muita dor ao defecar, que se exacerba logo após o ato da defecação para ir aliviando e voltar com grande intensidade na próxima evacuação. Comumente a dor é acompanhada de sangramento vermelho vivo no papel higiênico ou no vaso sanitário, em gotejamento. História prévia ou concorrente de constipação intestinal é comum, mas em alguns casos seguem-se a doenças diarreicas.

O exame coloproctológico adequadamente realizado diagnosticará a fissura no anoderma, não sem desconforto para o paciente. A presença de plicoma edemaciado e doloroso pode ser indício da existência de uma fissura mais acima.

Em geral, fissuras anais crônicas primárias são mais frequentemente observadas na comissura anal posterior (posição das 6 h), mas podem ser vistas às 12 h (comissura anal anterior), especialmente em mulheres.

Fissuras anais secundárias ocorrem em qualquer local na circunferência orificial, costumam ser mais largas, profundas e anfractuosas em comparação com as primárias e normalmente possuem induto purulento superficial associado, sendo este menos frequentemente observado nas fissuras anais crônicas de origem primária. Observada a fissura anal à inspeção anal num primeiro exame, deve-se evitar realizar o toque retal para não causar dor ao paciente e amedrontá-lo quanto ao seguimento que deverá realizar (Figura 38.2.2.4).

Deve-se iniciar tratamento medicamentoso para controle da doença e diminuição da dor anal com cremes anestésicos e miorrelaxantes (à base de nifedipina, diltiazem ou nitroglicerina e lidocaína) e moderadores do trânsito intestinal para amolecimento das fezes em casos de constipação. O paciente deve então ser referenciado para acompanhamento proctológico.

ABSCESSO ANAL

Pacientes com abscessos perianais queixam-se de dor anal latejante intensa, que piora às defecações e à palpação local. Em geral não se acompanham de febre. A inspeção anal revelará abaulamento cutâneo perianal com sinais flogísticos (Figura 38.2.2.5). A palpação da lesão é muito dolorosa e pode-se ou não observar flutuação local.

O tratamento de abscessos anais é eminentemente cirúrgico, com drenagem ampla da coleção sob anestesia com bloqueio do neuroeixo. Discute-se o emprego de antibióticos em pacientes em bom estado geral com abscessos anais, mas seu uso é obrigatório em pacientes imunodeprimidos. Nestes casos, deve-se solicitar cultura e antibiograma da coleção purulenta colhida por ocasião da drenagem. Inicia-se, entretanto, já na indução anestésica, com associação antibiótica de amplo espectro para cobertura de germes aeróbios e anaeróbios (ciprofloxacino 400 mg EV 12/12 h + metronidazol 500 mg EV 8/8 h). A medicação será posteriormente passada para a via oral após a alta do paciente.

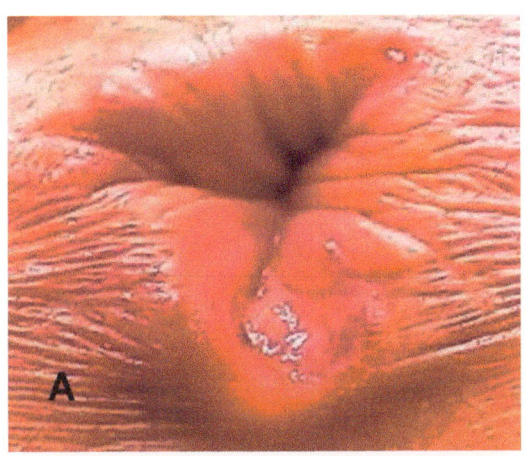

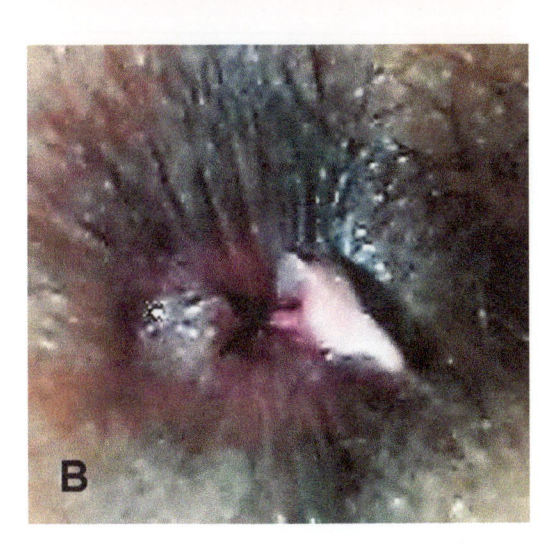

Figura 38.2.2.4. Fissuras anais crônicas. A. Fissura anal crônica às 6 h (paciente na posição de litotomia); pele perianal afastada centrifugamente, expondo o anoderma. Ferida com bordas elevadas e de conformação fusiforme. B. Fissura anal crônica às 12 h (paciente em decúbito lateral esquerdo. Pele perianal afastada centrifugamente. Presença de plicoma-sentinela. Fonte: o Autor.

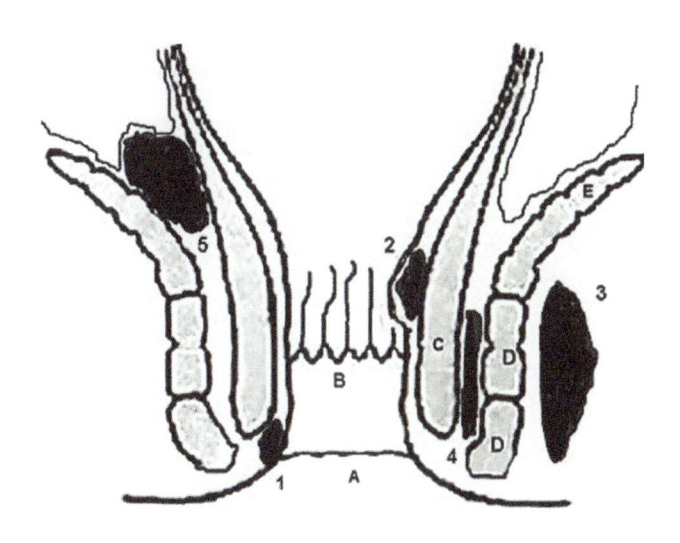

Figura 38.2.2.5. Diagrama representativo do canal anal. A. rebordo anal; B. linha pectínea; C. esfíncter interno; D. esfíncter externo; E. levantador do ânus; F. reflexão peritoneal; G. espaço isquiorretal; H. espaço interesfinctérico; I. espaço pelvirretal; J. espaço isquioanal; K. trajeto de glândula anal (linha pontilhada) que se abre em cripta anal, na linha pectínea, atravessa o esfíncter interno e estende-se pelo espaço interesfinctérico. Fonte: o Autor.

PONTOS-CHAVE

- **Hemorroidas sangrantes** – sangramento anal vermelho vivo indolor; diagnóstico por anoscopia; tratamento conservador.

- **Prolapso com trombose hemorroidária** (pseudoestrangulamento hemorroidário) – pode ser conduzido na maioria das vezes na emergência, com medidas clínicas.

- **Trombose hemorroidária externa** – pode ser conduzida na maioria das vezes na emergência, com medidas clínicas.

- **Fissura anal** – aliviar a dor com cremes tópicos à base de miorrelaxantes e anestésicos é a primeira conduta a ser tomada.

- **Abscesso anal** – o tratamento é eminentemente cirúrgico com drenagem das coleções.

▶ BIBLIOGRAFIA CONSULTADA

1. Corman ML, Jobanputra SP, Ruffo BE. Hemorrhoids; Anal Fissure; Anorectal Abscess. In: Corman ML, Bergamaschi RCM, Nichols RJ, Fazio VW, eds. Corman's Colon and Rectal Surgery. 6th ed. Philadelphia, PA: Wolters Kluwer/Lippincot Williams & Wilkins; 2013. p. 273-345; 346-66; 367-83.

2. Costa e Silva IT. Valor Propedêutico do Exame Proctológico [Internet]. Módulos de Colloproctologia da Discipliina Cirurgia do Sistema Digestório, Órgãos Anexos e Parede Abdominal (CISDOAPA) da Faculdade de Medicina da Universidade Federal do Amazonas.

3. Efron JE. Anorectal emergencies. In: Schein M, Rogers PN, Leppäniemi A, Rosin D, Efron JE, eds. Schein's Common Sense Emergency Abdominal Surgery. 4th ed. Shrewsbury (UK): TFM Publishing Limited; 2016. p. 527-50.

4. Goodbrand SA, Mander BJ. Anorectal Emergencies. In: Paterson-Brown S, Paterson HM, eds. Core Topics in General and Emergency Surgery. 6th ed. London: Elsevier; 2019. p. 234-44.

5. Jiang ZM, Cao JD. The impact of micronized purified flavonoid fraction on the treatment of acute haemorrhoidal episodes. Curr Med Res Opin. 2006;22(6):1141-7.

6. Lohsiriwat V. Anorectal emergencies. World J Gastroenterol. 2016;22(26):5867-78.

7. Steele SR, Hull TL, Read TE, Saclarides TJ, Senagore AJ, Whitlow CB. The ASCRS Textbook of Colon and Rectal Surgery. 3rd ed. Steele SR, Hull TL, Read TE, Saclarides TJ, Senagore AJ, Whitlow CB, eds. The ASCRS Textbook of Colon and Rectal Surgery. New York: Springer; 2018. 1292 p.

8. Zagriadskiĭ EA, Bogomazov AM, Golovko EB. Conservative Treatment of Hemorrhoids: Results of an Observational Multicenter Study. Adv Ther. 2018;35(11):1979-92.

38.3. Anastomoses Colorretais e Coloanais

Adriana Gonçalves Daumas Pinheiro Guimarães

Jose Jorge Pinheiro Guimarães

As anastomoses intestinais são essenciais para restabelecer a continuidade do tubo digestório após a ressecção de um segmento. Tais anastomoses podem ocorrer com a sutura direta das extremidades seccionadas (terminoterminal) ou lateralmente em uma ou ambas as extremidades (lateroterminal, terminolateral ou laterolateral).

Alguns princípios diminuem a possibilidade de intercorrências, visto que em torno de 5 a 25% das anastomoses baixas, testadas no intraoperatório, apresentam algum grau de vazamento. Esses princípios são:

► ausência de tensão e fornecimento adequado de sangue nas bordas anastomóticas são essenciais e dependem de adequada liberação do segmento a ser baixado e da qualidade das arcadas vasculares terminais. Na prática, a identificação visual de uma mucosa saudável com presença de sangramento vermelho vivo no coto a ser anastomosado costuma ser o método utilizado para essa avaliação. Após a anastomose o teste de insuflação de ar (ou teste do borracheiro) é o método mais simples para avaliar o vazamento anastomótico;

► fechamento do mesocólon após colectomias segmentares evita as hérnias internas;

► drenagem profilática tem por objetivo indicar precocemente a deiscência da sutura e, às vezes, servir como tratamento, evitando nova cirurgia. Entretanto, não previne vazamento ou abscesso cavitário, e pode favorecer a invasão de patógenos e a erosão da anastomose. Esse é o motivo para realizar essa drenagem apenas em casos selecionados, quando houver risco de complicações da anastomose.

Outros fatores como a imunossupressão grave, a contaminação fecal grosseira e a instabilidade hemodinâmica são responsáveis pelas anastomoses com alto risco de deiscência, mesmo quando associadas a estomas derivativos.

As anastomoses podem ser manuais ou mecânicas. As manuais podem ser em plano único, extramucoso, ou duplo (um total e outro seromuscular). Nas anastomoses grampeadas (ou mecânicas), a atenção aos detalhes técnicos deve ser a mesma dispensada às manuais. Ambas são seguras. Os grampeadores facilitam as anastomoses em locais de mais difícil acesso, como na pelve, e quando são múltiplas geram alguma economia do tempo operatório (Figura 38.3.1).

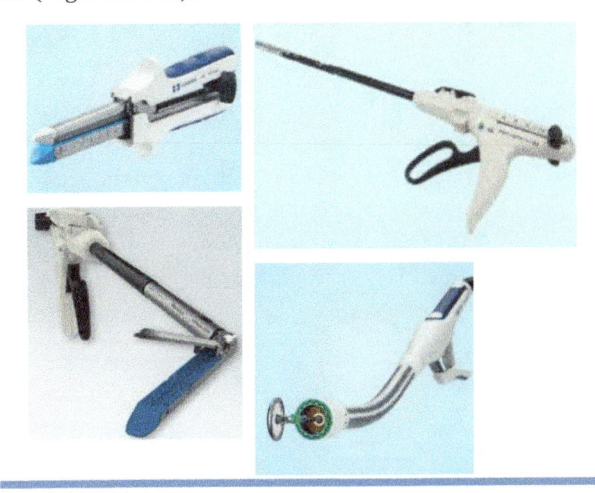

Figura 38.3.1. 1- Grampeador linear (cirurgia aberta); 2- grampeador linear (cirurgia laparoscópica); 3- grampeador linear articulado; 4- grampeador circular. Fonte: Domínio público-internet.

Na via laparoscópica, as anastomoses podem ser extracorpóreas (através de pequena incisão periumbilical) ou intracorpóreas grampeada ou manual que, a despeito da maior dificuldade técnica, não apresenta taxa maior de complicações.

ANASTOMOSES PÉLVICAS

As anastomoses pélvicas são sempre desafiadoras e demandam visualização adequada para evitar lesões e incorporação inadvertida de estruturas estranhas na linha anastomótica. Nas partes superior e média do reto, as anastomoses manuais são tecnicamente mais fáceis que as mais distais e apresentam taxas de vazamento equivalentes às das grampeadas.

Anastomose colorretal terminoterminal grampeada

É a mais praticada, pela facilidade técnica comparada à sutura manual. O grampeador circular (EEA) é introduzido pelo ânus. Após a remoção do aparelho, a integridade dos anéis de tecido excisados durante o disparo é inspecionada, devendo permanecer íntegros (Figura 38.3.2).

Anastomose Colorretal Ultrabaixa

Devido às consequências funcionais da ressecção do reto, as anastomoses coloanais diretas são desestimuladas. Apesar de os neorreservatórios, como as bolsas colônicas em J, não reduzirem o vazamento anastomótico, proporcionam melhor qualidade de vida por diminuírem a motilidade propulsora, o número de evacuações e os escapes (Figura 38.3.3).

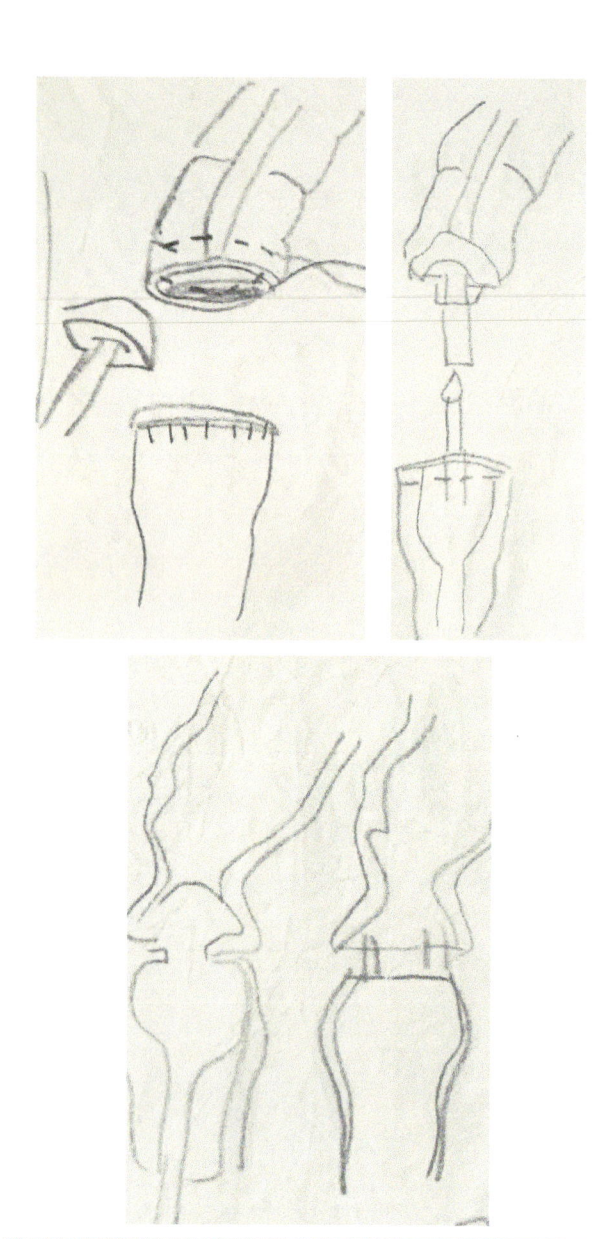

Figura 38.3.2. Anastomose colorretal terminoterminal baixa por grampeamento duplo. Fonte: Adaptado de ASCRS (2019).

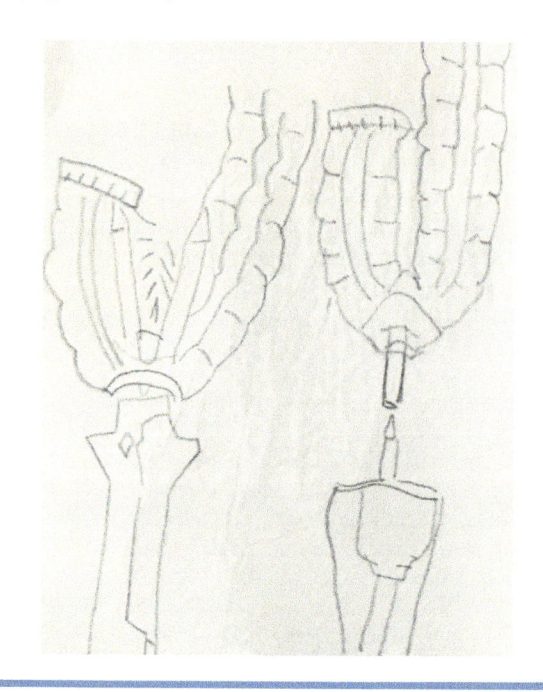

Figura 38.3.3. Anastomose colorretal ultrabaixa. Bolsa colônica em J. Fonte: Adaptado de ASCRS (2019).

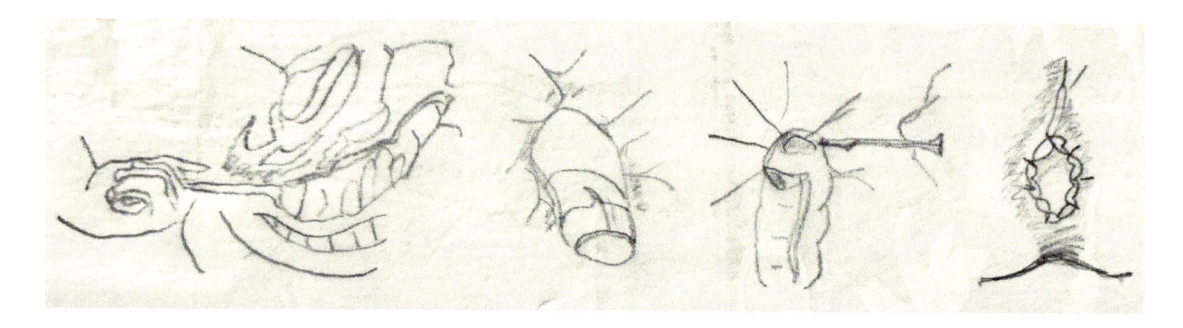

Figura 38.3.4. Etapas da cirurgia de Turnbull-Cutait. 1- Cólon sendo exteriorizado após ressecção do reto. 2- Aspecto do cólon exteriorizado. 3 e 4- Ressecção e anastomose coloanal, respectivamente. Fonte: Adaptado de Londono et al., 2014.

Anastomose Colorretal Ultrabaixa Manual

É uma das poucas opções capazes de evitar um estoma definitivo. A técnica inclui a ileostomia temporária e as principais complicações são a deiscência e os distúrbios permanentes da defecação. Devem ser evitadas em pacientes com incontinência fecal prévia pelo risco de se transformarem numa colostomia perineal. Turnbull-Cutait descreveram uma técnica de abaixamento e exteriorização colônica com anastomose coloanal tardia que permite a preservação esfinctérica (e de sua função) e dispensa a necessidade de estoma protetor, além de não comprometer o resultado oncológico. Na técnica, após a ressecção anterior ultrabaixa adequada, o segmento colônico é exteriorizado por 6 a 10 dias. Decorrido o período, todo o segmento exteriorizado é excisado e anastomosado ao ânus com pontos totais cardeais. As taxas de complicações são equivalentes, além de evitarem as complicações da colostomia, podendo também ser aplicadas como "procedimento de resgate" para falha anastomótica complexa, após anastomose colorretal (Figura 38.3.4).

CONCLUSÃO

Em conclusão, não há indícios da superioridade técnica da anastomose grampeada sobre a manual, ou de que o revestimento de uma anastomose ou a drenagem pélvica previnam o vazamento anastomótico. Já um estoma desfuncionalizante é capaz de diminuir as complicações relacionadas ao vazamento das anastomoses colorretais baixas, bem como as taxas de reoperação. Porém, os riscos da não reversão devem ser previamente informados aos pacientes.

As técnicas de anastomoses são comparáveis, ficando sua seleção a critério do cirurgião (habilidades e viabilidade), persistindo a anastomose manual como técnica de domínio essencial aos cirurgiões, mesmo no futuro.

PONTOS-CHAVE

- Testes de vazamento devem sempre ser realizados em anastomoses para o reto e canal anal.
- A característica "benigna" do conteúdo efluente de um dreno perianastomótico não exclui vazamento anastomótico ou abscesso cavitário.
- As anastomoses de camada única alcançam um realinhamento mais preciso, menor redução e menor estrangulamento do lúmen.
- As características do cólon sigmoide fazem com que as anastomoses com esse segmento sejam evitadas.
- Estoma fecal derivativo reduz complicações sépticas em pacientes com anastomose coloanal.
- Nos casos de difícil confecção da bolsa "em J", a coloplastia transversa ou a taeniectomia transversa atuam como efetivos reservatórios neorretais.
- A técnica de Turnbull-Cutait permite a ressecção de tumores retais ultrabaixos com preservação esfinctérica, sem necessidade de estoma protetor e com preservação dos princípios oncológicos.
- A diversidade de situações e achados, como uma anastomose pélvica inesperada ou o comprimento inadequado do cólon, obrigam o cirurgião a dominar diferentes abordagens de construção das anastomoses, persistindo o domínio da técnica manual das anastomoses intestinais como essencial a todos os cirurgiões.

▶ BIBLIOGRAFIA CONSULTADA

1. Allaix ME, Degiuli M, Bonino MA, Arezzo A, Mistrangelo M, Passera R, et al. Intracorporeal or Extracorporeal Ileocolic Anastomosis After Laparoscopic Right Colectomy: A Double-blinded Randomized Controlled Trial. Ann Surg. 2019;270(5):762-767. doi: 10.1097/SLA.0000000000003519. PMID: 31592811.
2. Berliner SD, Burson LC, Lear PE. Use and abuse of intraperitoneal drains in colon surgery. Arch Surg. 1964;89:686-9. doi: 10.1001/archsurg.1964.01320040102017. PMID: 14186803.
3. Biondo S, Trenti L, Galvez A, Espin-Basany E, Bianco F, Romano G, et al.; Turnbull-BCN study group. Two-stage Turnbull-Cutait pull-through coloanal anastomosis versus coloanal anastomosis with protective loop ileostomy for low rectal cancer. Protocol for a randomized controlled trial (Turnbull-BCN). Int J Colorectal Dis. 2017;32(9):1357-1362. doi: 10.1007/s00384-017-2842-4. Epub 2017 Jun 30. PMID: 28667499.
4. Farag A, Mashhour AN, Elbarmelgi MY. Taeniectomy Versus Transverse Coloplasty as Neorectum After Low Rectal Resection. World J Surg. 2019;43:1137-1145. doi: 10.1308/rcsann.2017.0085.
5. Morales-Maza J, Clemente-Gutiérrez U, Santes O. Anastomosis intestinales. Revista Mexicana de Cirurgia del aparato digestivo. 2017;6(4):162-168.
6. Pucciarelli S, Del Bianco P, Pace U, et al. Multicentre randomized clinical trial of colonic J pouch or straight stapled colorectal reconstruction after low anterior resection for rectal cancer. Br J Surg. 2019;106(9):1147-1155. doi: https://doi.org/10.1002/bjs.11222
7. Shalaby M, Thabet W, Morshed M, Farid M, Sileri P. Preventive strategies for anastomotic leakage after colorectal resections: A review. World J Meta-Anal. 2019;7(8): 389-398. doi: 10.13105/wjma.v7.i8.389.
8. Shalaby M, Thabet W, Rulli F, Palmieri F, Saraceno F, Capuano I, et al. Anastomotic leakage following laparoscopic resection of low and mid rectal cancer. Ann Ital Chir. 2019;90:57-67. PMID: 30862768.
9. The ASCRS Manual of Colon and Rectal Surgery. 2019_bok-978-3-030-01165-9.
10. Wallace B, Schuepbach F, Gaukel S, Marwan AI, Staerkle RF, Vuille-dit-Bille RN. Evidence according to Cochrane Systematic Reviews on Alterable Risk Factors for Anastomotic Leakage in Colorectal Surgery. Gastroenterology Research and Practice. Review Article. 2020. Article ID 9057963. doi: https://doi.org/10.1155/2020/9057963.
11. Z'graggen K, Maurer CA, Büchler MW. Transverse coloplasty pouch. A novel neorectal reservoir. Dig Surg. 1999;16(5):363-6. doi: 10.1159/000018747. PMID: 10567793.

38.4. Complicações pós-operatórias da cirurgia colorretal – vigilância e conduta

Carlos Walter Sobrado Júnior

Carlos de Almeida Obregon

Ao longo das últimas décadas, muito se pesquisou acerca do preparo pré e pós-operatório, antibioticoprofilaxia e técnica cirúrgica, o que contribuiu para melhorar os desfechos da cirurgia colorretal. No entanto, complicações relacionadas às anastomoses ainda ocorrem e devem ser bem conhecidas pelo cirurgião a fim de serem prevenidas e adequadamente tratadas. As principais complicações são: sangramento, deiscência e estenoses.

As estenoses, por configurarem complicações tardias, não serão contempladas neste capítulo.

Os sangramentos podem ter intensidade variável. Em geral, são quadros autolimitados, restritos às primeiras evacuações, ocorrendo com alguma frequência. Costumam ter origem na área de anastomose ou na linha de grampos, no caso de anastomoses mecânicas. O manejo clínico deve incluir hidratação, reposição de hemocomponentes e correção de fatores de coagulação, quando necessárias. Para prevenção desta complicação é fundamental a inspeção das linhas de sutura da anastomose, que podem ser corrigidas com ponto simples.

Sangramentos maciços são frequentemente relacionados a vasos do mesentério e falhas na ligadura cirúrgica, e devem ser prontamente reconhecidos e tratados. O dreno abdominal pode evidenciar conteúdo hemático, mas o exame clínico do paciente é fundamental, sendo a taquicardia o primeiro sinal de sangramento. Deve-se lembrar que um valor normal de hemoglobina e um dreno abdominal com baixo débito não excluem o sangramento abdominal, pois se sabe que a queda da hemoglobina é tardia e que drenos podem ser obstruídos por coágulos. A reabordagem cirúrgica imediata é necessária na falha do tratamento clínico e no caso de instabilidade hemodinâmica.

O tratamento endoscópico pode ser a alternativa à cirurgia imediata para sangramentos de anastomoses altas. Pode ser instituído caso exista estabilidade hemodinâmica e equipe especializada disponível. Deve ser avaliado o risco de se provocar a deiscência anastomótica, e uma medida preventiva é a realização do procedimento sob imersão em água (*water-immersion colonoscopy*).

A Figura 38.4.1 sintetiza o algoritmo de tratamento para sangramento de anastomoses colorretais.

Deiscências anastomóticas podem ocorrer em frequência variável, a depender da sua localização, sendo mais baixas nas ileotransversas (1-3%) e mais elevadas nas colorretais baixas (entre 10-20% nas coloanais). De forma geral, as extraperitoneais são mais propensas ao risco de deiscência que as intraperitoneais. Embora a sobressutura da anastomose mecânica seja realizada por muitos cirurgiões, ainda faltam evidências consistentes sobre a eficácia dessa prática na prevenção da deiscência.

A maior parte das deiscências se faz aparente entre o 5º e o 7º dia pós-operatório, embora também possam

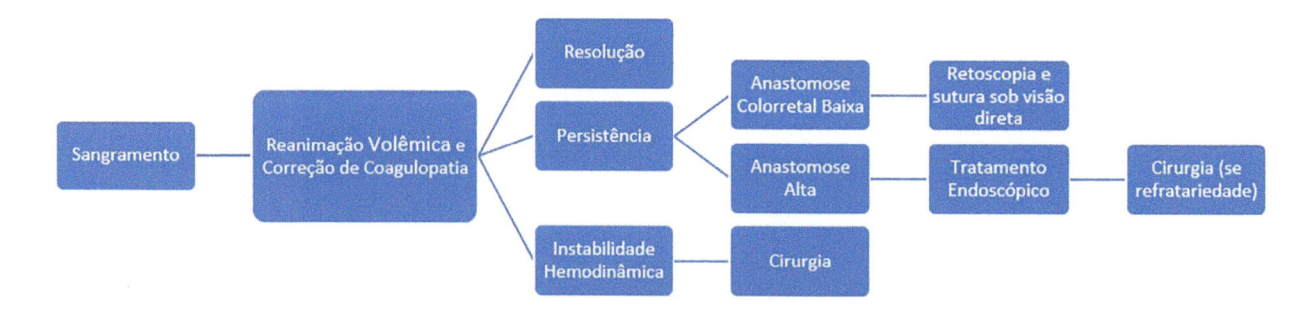

Figura 38.4.1. Algoritmo de tratamento para sangramento de anastomoses colorretais.

ocorrer tardiamente, sobretudo nas anastomoses baixas. Clinicamente, elas se manifestam com dor abdominal, cólicas, febre e taquicardia. Caso a anastomose esteja drenada, os sintomas podem ser mais sutis e o aspecto do dreno frequentemente é diagnóstico (Figura 38.4.2).

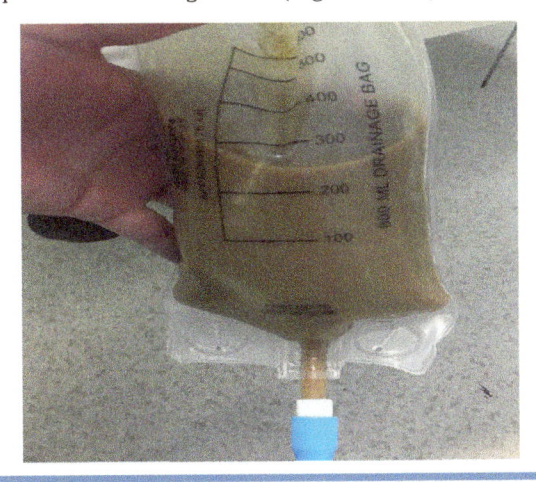

Figura 38.4.2. Saída de secreção fecaloide em anastomose colorretal (acervo pessoal).

São vários os fatores de risco associados à deiscência anastomótica. Destacam-se a isquemia e a tensão na área de sutura como fatores que devem ser evitados. Para tal, recomenda-se a liberação do ângulo esplênico de rotina para anastomoses colorretais baixas e também a avaliação do fluxo sanguíneo pela arcada marginal do cólon, conhecido como "teste da arcada". Mais recentemente, estudos com o verde indocianina (fluorescência) mostraram bons resultados na avaliação da perfusão do cólon, podendo ser empregados nos centros que dispõem desta tecnologia.

Outros fatores também podem estar relacionados ao risco de deiscência anastomótica, tais como tempo operatório prolongado, desnutrição pré-operatória, cirurgias realizadas em regime de urgência, radioterapia pré-operatória e uso perioperatório de corticoides.

O manejo das deiscências anastomóticas baseia-se nas condições clínicas do paciente, na extensão da deiscência e, caso o paciente seja levado à cirurgia, nos achados intraoperatórios.

De forma geral, peritonite generalizada, instabilidade hemodinâmica e líquido ou gás livre nos exames de imagem são indicações de cirurgia de urgência. Nos pacientes que serão submetidos à cirurgia, um algoritmo de conduta está representado na Figura 38.4.3.

Em contrapartida, a presença de deiscência subclínica, detectada apenas pelos exames de imagem em pacientes sem queixas ou alterações ao exame físico, pode ser tratada de forma conservadora com relativo sucesso. A confecção de "ostomias protetoras" (ileostomia ou colostomia em alça) não impede o surgimento dessa complicação, porém possibilita o seu tratamento de forma conservadora na maior parte das vezes (por permitir que o trânsito fecal seja desviado e a cicatrização estimulada). Os abscessos pequenos, menores que 3 cm, podem ser tratados com jejum e antibioticoterapia, ao passo que os maiores devem ser considerados para drenagem percutânea guiada por radiologia intervencionista e colheita de material para cultura e antibiograma.

BIBLIOGRAFIA CONSULTADA

1. Frossard JL, Gervaz P, Huber O. Water-immersion sigmoidoscopy to treat acute GI bleeding in the perioperative period after surgical colorectal anastomosis. Gastrointest Endosc. 2010;71(1):167-70. doi: 10.1016/j.gie.2009.07.018. PMID: 19836741.
2. Keller DS, Ishizawa T, Cohen R, Chand M. Indocyanine green fluorescence imaging in colorectal surgery: overview, applications, and future directions. Lancet Gastroenterol Hepatol. 2017;2(10):757-766. doi: 10.1016/S2468-1253(17)30216-9. PMID: 28895551.
3. Martínez-Serrano MA, Parés D, Pera M, Pascual M, Courtier R, Egea MJ, et al. Management of lower gastrointestinal bleeding after colorectal resection and stapled anastomosis. Tech Coloproctol. 2009;13(1):49-53. doi: 10.1007/s10151-009-0458-6. Epub 2009 Mar 14. PMID: 19288245.
4. Paun BC, Cassie S, MacLean AR, Dixon E, Buie WD. Postoperative complications following surgery for rectal cancer. Ann Surg. 2010;251(5):807-18. doi: 10.1097/SLA.0b013e3181dae4ed. PMID: 20395841.
5. Phitayakorn R, Delaney CP, Reynolds HL, Champagne BJ, Heriot AG, Neary P, et al.; International Anastomotic Leak Study Group. Standardized algorithms for management of anastomotic leaks and related abdominal and pelvic abscesses after colorectal surgery. World J Surg. 2008;32(6):1147-56. doi: 10.1007/s00268-008-9468-1. PMID: 18283511.

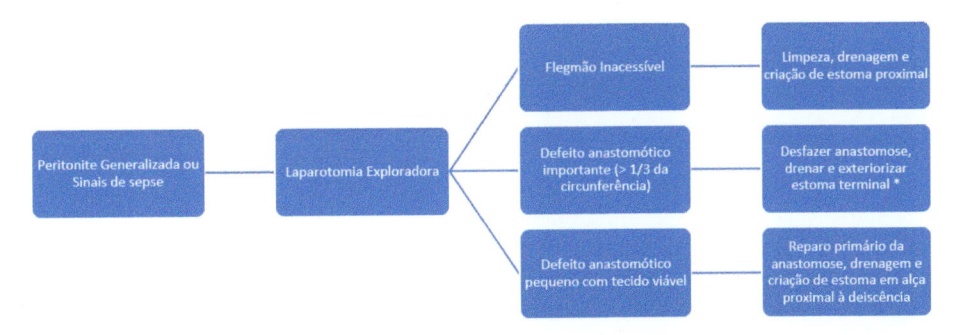

Figura 38.4.3. Algoritmo de conduta para pacientes que serão submetidos à cirurgia. * A exteriorização da boca distal (como fístula mucosa) é facultativa.

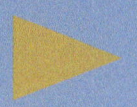

38.5. Câncer do Canal Anal

Daniel Cesar

Marcus Valadão

Rodrigo Otávio Araújo

INTRODUÇÃO E EPIDEMIOLOGIA

O câncer do canal anal (CCA) representa cerca de 2,5% dos tumores do trato gastrointestinal. Embora relativamente incomum, a incidência de câncer de células escamosas (CEC) do canal anal está aumentando. Em 2019 foram estimados 8.300 novos casos, sendo 2.770 em homens e 5.530 em mulheres. A incidência de CCA aumentou 2,7% ao ano de 2001 a 2015, principalmente entre homens negros jovens e mulheres entre 60 e 69 anos[1]. O aumento da incidência tem relação com a infecção por papilomavírus humano (HPV), o número de parceiros sexuais, verrugas genitais, tabagismo, relações sexuais anais receptivas e infecção pelo HIV. Estudos mostram que pacientes HIV-positivo têm 15 a 35 vezes mais chance de desenvolver CCA. A incidência é maior em mulheres, com relação 2:1 e ocorrem com maior frequência a partir da sexta década de vida, sendo que entre homossexuais masculinos a média de idade é de 39 anos[2,3].

Do ponto de vista etiológico, o CCA é mais semelhante às neoplasias genitais do que aos cânceres do trato gastrointestinal, sendo a infecção pelo HPV o agente mais importante. Semelhante ao que o ocorre no câncer de colo uterino, o HPV está relacionado ao surgimento de displasia e lesões intraepiteliais que podem evoluir até o câncer invasivo.

ANATOMIA E PATOLOGIA

O canal anal tem 3 a 4 cm de comprimento e é a porção terminal do tubo digestivo. Estende-se do anel anorretal até a junção da pele perineal com a margem anal, que é a área cutânea que se desenvolve concentricamente dentro de um raio de 5 cm da borda anal e é coberta por epitélio escamoso queratinizado contendo folículos capilares.

Os tumores localizados na margem anal são semelhantes aos da pele perianal e apresentam altas taxas de cura com excisão local, particularmente quando pequenos (< 3 cm) e bem diferenciados. Mais de 80% das lesões malignas do ânus são CEC, 20% restantes são tumores raros, como melanoma, carcinoma de células claras, adenocarcinomas e tumores neuroendócrinos. O CCA tem um comportamento local agressivo e se não tratado na fase inicial cursa com extensão para mucosa e submucosa do reto, para gordura e pele do períneo, além da gordura isquiorretal e região genital. A disseminação ocorre preferencialmente por via linfática e menos comum por via hematogênica. A incidência de metástase linfonodal sincrônica ocorre em cerca de 10% dos casos. Metástase à distância entre 10 e 17%, sendo fígado e pulmão os sítios mais comuns. A principal causa de morte relacionada ao câncer, no entanto, é devida a doença pélvica perianal não controlada.

APRESENTAÇÃO CLÍNICA

O sintoma mais frequente é sangramento anal, que pode acontecer em até 45% dos casos. Dor anal e sensação de tumoração perianal também são sintomas comuns. Esses sintomas são semelhantes àqueles causados por doenças benignas, as quais existem simultaneamente em cerca de 50% dos casos. História de condiloma anorretal está presente em aproximadamente 50% dos homens homossexuais e em 30% de homens e mulheres heterossexuais. Setenta a 80% dos CCA são diagnosticados inicialmente como condições benignas.

DIAGNÓSTICO

Área perineal deve ser inspecionada cuidadosamente para identificar alterações cutâneas (p. ex.: doença de Bowen, condilomas). O exame ginecológico deve ser realizado de rotina, devido à associação de lesões dos canais anal e cervical. Além disso, a região inguinal deve ser examinada minuciosamente para detecção de metástase linfonodal.

ESTADIAMENTO

Após definição histopatológica, o estadiamento deve ser feito preferencialmente com ressonância nuclear magnética (RNM) da pelve, tomografia computadorizada (TC) de pelve, abdome e tórax para avaliar linfonodos suspeitos nas cadeias inguinais e ilíacas, além metástase à distância.

Nenhum marcador tumoral deve ser recomendado rotineiramente. No entanto, sorologias para hepatites virais (B e C), sífilis (VDRL) e HIV são de suma importância devido à fisiopatologia do CCA. A avaliação pré-tratamento para pacientes com HIV deve abordar história completa, incluindo doenças infecciosas e uso de TARV, revisão da sorologia para HIV, contagem de linfócitos CD4 e carga viral.

TRATAMENTO

A abordagem mais usada atualmente e considerada padrão no tratamento é a quimiorradioterapia (CRT) combinada, mesmo em tumores iniciais (T1 ou T2, N0, M0). Essa modalidade terapêutica é capaz curar, preservando o esfíncter anal, em aproximadamente 70-85% dos casos. Ela é feita geralmente com o uso concomitante de 5-fluorouracil (5-FU) mais mitomicina C durante RT contínua de 45 Gy em frações de 1,8 Gy.

Papel da Cirurgia

O resgate cirúrgico por persistência ou recidiva de doença após CRT é feito por excisão local ou preferencialmente por ressecção abdominoperineal (RAP). Sobrevida em 5 anos do resgate cirúrgico era de 50 a 70%. Porém, estudos mais recentes mostram que o controle da doença em longo prazo é alcançado em apenas 25 a 40% dos pacientes submetidos a RAP[6]. Resultados do resgate cirúrgico do CCA são semelhantes aos dos pacientes com recidiva local e três fatores influenciaram significativamente o prognóstico: o *status* da margem cirúrgica, invasão perineural e/ou linfática e metástase linfonodal[7].

REFERÊNCIAS BIBLIOGRÁFICAS

1. Siegel RL, Miller KD, Jemal A. Cancer statistics, 2019. CA Cancer J Clin. 2019;69:7-34.
2. Chaturvedi AK, Medeleine MM, Bigar RJ, Engels EA. Risk of human papilloma virus associated cancers among persons with AIDS. J Natl Cancer Inst. 2009;101:1120-1130.
3. Hernandez-Ramirez RU, Shiels MS, Dubrow R, Engels EA. Cancer risk in HIV infected people in the USA from 1996 to 2012: a population based, registry-linkage study. Lancet HIV. 2017;4(11):e495-e504.
4. John M, Pajak T, Flam M, et al. Dose escalation in chemoradiation for anal cancer: preliminary results of RTOG 92-08. Cancer J Sci Am. 1996;2:205.
5. Benson AB, Venook AP, Al-Hawary MM, et al. Anal Carcinoma, Version 2.2018, NCCN Clinical Practice Guidelines in Oncology. J Natl Compr Canc Netw. 2018;16:852.
6. Nilsson PJ, Svensson C, Goldman S, Glimelius B. Salvage abdominoperineal resection in anal epidermoid cancer. Br J Cancer. 2002;89(11):1425-1429.
7. Correa JH, Castro LS, Kesley R, et al. Salvage abdominoperineal resection for anal cancer following chemoradiation: a proposed scoring system for predicting postoperative survival. J Surg Oncol. 2013;107(5):486-492. doi: 10.1002/jso.23283.

38.6. Câncer Colorretal

Marcus Valadão

Rodrigo Otávio Araujo

Daniel Cesar

Juliana Ominelli

INTRODUÇÃO

O câncer colorretal (CCR) é o terceiro câncer mais frequente no Brasil e a segunda causa morte por câncer na América do Norte e na Europa Ocidental. O risco de desenvolver essa doença ao longo da vida nos centros ocidentais é de 5 a 6%. Noventa por cento dos casos de CCR são diagnosticados em pacientes acima dos 50 anos e, no momento do diagnóstico, 40% deles terão doença localizada, 37% apresentarão disseminação regional e 20% cursarão com metástase à distância. A sobrevida dependerá fundamentalmente do estadiamento no diagnóstico.

FATORES DE RISCO

A forma esporádica, na qual não há história familiar, ocorre em 70% dos casos. Dentre os fatores de risco destacamos: idade maior que 50 anos (risco médio), dieta rica em gordura animal e carne vermelha, dieta pobre em fibras, sedentarismo, obesidade, consumo de bebida alcoólica, tabagismo, doença inflamatória intestinal e síndromes hereditárias (alto risco).

DIAGNÓSTICO

A colonoscopia é o melhor exame diagnóstico, podendo localizar e biopsiar as lesões, detectar lesões sincrônicas que ocorrem entre 3 e 5% dos casos, e remover pólipos. A colonoscopia, quando incompleta, por obstrução ou preparo inadequado, possui opções adicionais tais como a colonografia por tomografia computadorizada (colonoscopia virtual) ou câmera (cápsula) endoscópica.

RASTREAMENTO

Com base na alta incidência e mortalidade, e norteados pela fisiopatologia do CCR, consideramos o rastreamento (exames realizados em pacientes assintomáticos), fundamentado nos fatores de risco, como medida efetiva de prevenção.

Como diretrizes gerais para o rastreamento do CCR, temos:

1. Pacientes com risco moderado – devem iniciar o rastreamento aos 50 anos, contudo após 85 anos não deve ser indicado. O sangue oculto na fezes anual (testes guaiaco ou imunoquímicos) ou colonoscopia a cada 10 anos são estratégias utilizadas. Outras opções podem incluir sigmoidoscopia flexível a cada 5 anos, colonoscopia virtual ou cápsula endoscópica a cada 10 anos.

2. A *U.S. Preventive, Services Task Force*[1] (2016) recomenda rastreamento mais precoce e mais frequente para pacientes com alto risco para CCR (histórico familiar de câncer colorretal ou múltiplos pólipos, histórico pessoal de doença inflamatória intestinal – colite ulcerativa ou doença de Crohn), histórico familiar de síndrome de CCR hereditário como polipose adenomatosa familiar ou síndrome de Lynch. Em pacientes com parente de primeiro grau com CCR que ocorreu antes dos 60 anos de idade a colonoscopia deve ser realizada aos 40 anos ou 10 anos antes da idade do parente mais jovem acometido.

ESTADIAMENTO

O estadiamento do CCR deve ser realizado para definição de tratamento e avaliação prognóstica. O sistema de estadiamento mais utilizado atualmente é o TNM.

T – tumor primário – é classificado em TX (tumor que não pode ser avaliado), T0 (sem indício de tumor), Tis (ca *in situ*), T1 (invade a submucosa), T2 (invade a muscular própria), T3 (invade gordura pericólica), T4 (invasão de órgãos adjacentes – T4a: com perfuração para órgão adjacente e T4b: por contiguidade).

N – nódulos regionais – Nx (linfonodos regionais não podem ser avaliados), N0 (sem linfonodos regionais comprometidos), N1 (um a três linfonodos comprometidos), N1a (um linfonodo comprometido), N1b (dois ou três linfonodos comprometidos), N2 (quatro ou mais linfonodos comprometidos).

M – metástases – Mx (metástases não podem ser avaliadas) M0 (sem metástases), M1 (metástases em um ou mais órgãos e peritoneal – M1a: em um órgão, M1b: em dois órgãos e M1c: em três ou mais ou peritoneal).

Grupos de Estágio Prognóstico			
T	N	M	Estágio
Tis	N0	M0	0
T1,T2	N0	M0	I
T3	N0	M0	IIA
T4a	N0	M0	IIB
T4b	N0	M0	IIC
T1,T2	N1/N1C	M0	IIIA
T1	N2a	M0	IIIA
T3-T4a	N1/N1c	M0	IIIB
T2-T3	N2a	M0	IIIB
T1-T2	N2b	M0	IIIB
T4a	N2a	M0	IIIC
T3-T4a	N2b	M0	IIIC
T4b	N1-N2	M0	IIIC
Qualquer T	Qualquer N	M1a	IVA
Qualquer T	Qualquer N	M1b	IVB
Qualquer T	Qualquer N	M1c	IVC

O estadiamento pós-cirúrgico é chamado de estadiamento anatomopatológico (pT, pN, pM) e é oriundo da análise da peça cirúrgica.

Pacientes com antígeno carcinoembriogênico (CEA) sérico pré-operatório superior a 5 ng/mL apresentam pior prognóstico quando comparados àqueles com níveis mais baixos. Níveis elevados de CEA no pré-operatório que não normalizam após a ressecção cirúrgica implicam na presença de doença persistente e requerem avaliação adicional. Aumento do CEA após cirurgia curativa é indicativo de doença recorrente e deve-se solicitar imagens radiológicas/colonoscópicas para investigação.

TRATAMENTO DO CÂNCER DE CÓLON

Tratamento Cirúrgico

A ressecção colorretal deve ser planejada de acordo com o estádio clínico e a localização do tumor. Técnicas minimamente invasivas devem ser empregadas sempre que possível, de modo a garantir ressecção completa com margens satisfatórias (5 cm), e amostragem linfonodal mínima de 12 linfonodos. Exceção à regra são os tumores intramucosos (Tis) ou com mínima invasão da submucosa (< 1.000 μm), bem diferenciados e sem invasão linfovascular. Nesses casos, a possibilidade de metástase linfonodal é muito baixa, sendo a ressecção endoscópica com margens livres uma opção terapêutica aceitável.

Para tumores com invasão profunda da submucosa ou além desta, faz-se necessária a ressecção segmentar do cólon, considerando a drenagem linfática correspondente.

Tumores com invasão de órgãos adjacentes (T4b) requerem ressecção em bloco da estrutura acometida por contiguidade, a fim de garantir margens livres de ressecção.

Colectomia Videolaparoscopia e Robótica

Três grandes estudos (COST, CLASSIC e COLOR) consolidaram o papel da videolaparoscopia no tratamento do câncer colorretal. Também estabeleceram curva de aprendizado de aproximadamente 20 casos. Estudos semelhantes vêm sendo feitos em relação à robótica.

Tratamento Adjuvante

Estádio II – A quimioterapia adjuvante não mostrou benefício em sobrevida livre de progressão (SLP) e sobrevida global (SG) nos pacientes com tumores estádio II não selecionados. No entanto, as principais diretrizes internacionais recomendam avaliar a quimioterapia adjuvante quando houver critérios de alto risco. A presença de instabilidade microssatélite (MSI-H) ou deficiência dos genes de reparo de incompatibilidade de DNA (dMMR) está associada a melhor prognóstico e resistência ao 5-fluorouracil isolado.

Estádio III – Em pacientes com linfonodos positivos, a quimioterapia adjuvante está bem consolidada, devendo ser iniciada em até 8 semanas após a ressecção cirúrgica[2]. A adição de oxaliplatina ao 5-fluorouracil aumentou a SLP e a SG em pacientes com menos de 70 anos, sendo o tratamento de escolha.

O tratamento neoadjuvante com a combinação de 5-fluorouracil com oxaliplatina pode ser considerado em pacientes com tumores T4b ou com doença nodal volumosa.

Excisão Total do Mesorreto

O reto é dividido em intraperitoneal ou extraperitoneal, levando-se em conta sua localização em relação à reflexão peritoneal. Essa divisão tem implicações práticas, pois tumores do reto intraperitoneal apresentam comportamento biológico semelhante aos tumores do cólon, tendo maior chance de recidiva à distância do que local, enquanto os tumores do reto extraperitoneal apresentam comportamento biológico em que a recidiva local é problema tão importante quanto a recidiva à distância. Dessa forma, os tumores do reto intraperitoneal são tratados de modo semelhante aos tumores do cólon, enquanto os tumores do reto extraperitoneal são tratados de forma distinta, com estratégias que visam a redução da recidiva local. De forma prática, os tumores do reto intraperitoneal não são acessíveis ao toque retal, diferente das lesões extraperitoneais, que são mais baixas.

A técnica cirúrgica preconizada para o câncer do reto extraperitoneal deve incluir a excisão total do mesorreto (TME), que tem como fundamento a ressecção do estojo mesorretal, tentando mantê-lo íntegro, seguindo o plano embriológico avascular entre a fáscia mesorretal e a fáscia endopélvica. Para os tumores do reto intraperitoneal advoga-se que a excisão mesorretal seja parcial, ou seja, ressecção de 5 cm da víscera distal ao tumor.

Margem distal e preservação esfincteriana

Utilizamos 2 cm como margem distal ideal para os tumores do reto inferior. Margens distais menores que 2 cm podem ser consideradas em casos selecionados, com boa resposta ao tratamento neoadjuvante. A ressecção abdominoperineal (RAP)[4] fica reservada para os casos em que o tumor compromete o plano interesfincteriano ou a musculatura do esfíncter externo, bem como nos que apresentam disfunção do esfíncter anal, que teriam má qualidade de vida relacionada à incontinência fecal.

Excisão Local

Excisão local é indicada como tratamento do câncer de reto apenas nas situações em que o paciente não tenha condição clínica para ser submetido ao tratamento radical (ETM), pois alguns estudos demonstraram taxa de recidiva em torno de 18% e 37%, respectivamente, para tumores T1 e T2 tratados com excisão local de forma isolada.

Tratamentos Neoadjuvante e Adjuvante

A neoadjuvância com radioterapia combinada à quimioterapia é o tratamento padrão para pacientes com tumores do reto extraperitoneal nos estádios II e III[9]. Tumores do reto inferior e com acometimento do esfíncter externo podem ser considerados para tratamento neoadjuvante (QRT) objetivando conduta não operatória (*watch and wait*) caso haja resposta clínica completa.

A neoadjuvância total está relacionada a maior taxa de resposta e maior sobrevida livre de metástase, quando comparada ao tratamento neoadjuvante padrão.

Os estudos que avaliaram o benefício da quimioterapia adjuvante no câncer de reto avançado encontraram desfechos variados, possivelmente pela baixa tolerância ao tratamento, já que cerca de 50% dos pacientes não recebem a dose planejada. Portanto, para a decisão sobre fazer ou não a quimioterapia pós-operatória e a escolha do esquema (5-fluorouracil isolado ou sua associação com oxaliplatina) devem ser levados em consideração o risco de recidiva e o risco de toxicidade.

SEGUIMENTO

O seguimento do paciente no pós-operatório tem como objetivo a detecção precoce de recidiva local e sistêmica. A progressão local ou à distância da doença pode ser identificada e tratada com intenção curativa. Esse acompanhamento é recomendado durante 5 anos após a cirurgia. O seguimento deve ser feito com consulta médica (incluindo exame físico) e CEA a cada 6 meses. Tomografia de tórax e abdome a cada 6 meses e colonoscopia após o primeiro ano pós-operatório e a cada 3 anos.

REFERÊNCIAS BIBLIOGRÁFICAS

1. Bibbins-Domingo K, Grossman DC, Curry SJ, Davidson KW, Epling JW Jr, García FAR, et al.; US Preventive Services Task Force. Screening for Colorectal Cancer: US Preventive Services Task Force Recommendation Statement. JAMA. 2016;315(23):2564-2575. doi:10.1001/jama.2016.5989. Erratum in: JAMA. 2016;316(5):545. Erratum in: JAMA. 2017;317(21):2239. PMID: 27304597.

2. National Comprehensive Cancer Network (NCCN). NCCN Clinical Practice Guidelines in Oncology. Colon Cancer. Version 4.2020. National Comprehensive Cancer Network; 2020 Disponível em: https://www.nccn.org/professionals/physician_gls/pdf/colon.pdf. Acesso em:

3. Valadão M, Câmara E, Araújo R, et al. Low rectal cancer: current approach based on magnetic resonance imaging. Braz J Oncol. 2017;13(45):1-5. Disponível em: https://cdn.publisher.gn1.link/brazilianjournalofoncology.com.br/pdf/v13n45a04.pdf. Acesso em:

4. Cesar D, Araujo R, Valadão M, et al. Surgical and oncological short-term outcomes of prone extralevator abdominoperineal excision for low rectal cancer. J. Coloproctol 2018;38(2):124-131. Disponível em: https://www.scielo.php?pid=S2237-93632018000200124&script=sci_arttext. Acesso em:

5. Valadão M, Cesar D, Graziosi G, Leal R. Operative technique: Intersphincteric resection. J Coloproctol 2012;32(4):426-429.

6. Jeong SY, Park JW, Nam BH, Kim S, Kang SB, Lim SB, et al. Open versus laparoscopic surgery for mid-rectal or low-rectal cancer after neoadjuvant chemoradiotherapy (COREAN trial): survival outcomes of an open-label, non-inferiority, randomised controlled trial. Lancet Oncol. 2014;15(7):767-74. doi: 10.1016/S1470-2045(14)70205-0. Epub 2014 May 15. Erratum in: Lancet Oncol. 2016;17(7):e270. PMID: 24837215.

7. Jesus JP, Valadão M, Castro Araujo RO, Cesar D, Linhares E, Iglesias AC. The circumferential resection margins status: A comparison of robotic, laparoscopic and open total mesorectal excision for mid and low rectal cancer. Eur J Surg Oncol. 2016;42(6):808-12. doi: 10.1016/j.ejso.2016.03.002. Epub 2016 Mar 23. PMID: 27038996.

8. Valadão M, Araújo R, Linhares E, et al. Laparoscopic versus robotic approach in rectal cancer. J Coloproctol. 2019;39(4):351-356. National Comprehensive Cancer Network (NCCN). NCCN Clinical Practice Guidelines in Oncology. Rectal Cancer. Version 6.2020. Disponível em: https://www.scielo.br/pdf/jcol/v39n4/2237-9363-jcol-39-04-0351.pdf. Acesso em:

38.7. Infecções Sexualmente Transmissíveis

Sidney Roberto Nadal

As infecções sexualmente transmissíveis (IST) são tão antigas quanto a espécie humana. São as doenças mais comuns e acredita-se que mais de um bilhão de pessoas no mundo todo estejam contaminadas com alguma delas. Pouca gente sabe, mas são descritos mais de 30 tipos, sendo causadas por vírus, bactérias e parasitas. Dentre as infecções bacterianas, as mais frequentes são a sífilis, a gonorreia, a clamídia e a tricomoníase, que são curáveis, enquanto as infecções virais, como as provocadas pelo herpes, as hepatites B e C, a AIDS/HIV e o papilomavírus humano (HPV) são tratáveis, mas não curáveis. Algumas das IST podem provocar sequelas permanentes, como infertilidade, impotência, problemas neurológicos e psiquiátricos, e outras podem levar ao câncer e à morte. Vamos abordar as mais comuns.

- Importante lembrar que as IST têm apresentado incidências crescentes nos últimos anos, e que os casos de sífilis são os mais preocupantes pela evolução que podem ter.

- Os pacientes com IST devem ter diagnóstico e iniciar o tratamento no ato da consulta para evitar suas complicações e disseminação. Os parceiros sexuais devem ser tratados, pelos mesmos motivos. Assim, há dois tipos de abordagens para as IST anorretais. A etiológica, em que se confirma o agente antes de tratar, e a sindrômica, em que as doenças são agrupadas conforme a apresentação clínica (úlceras, tumores, retites) e tratadas empiricamente. Essa última é preconizada pela Organização Mundial de Saúde (OMS) para ser usada por qualquer profissional de saúde.

ABORDAGEM ETIOLÓGICA

Sífilis provoca úlcera com bordas elevadas (aspecto de moldura), isolada, com fundo limpo, geralmente indolor, entre 7 e 21 dias após o contato sexual desprotegido. É autolimitada e cicatriza espontaneamente. O não tratamento deixa o paciente exposto ao agente com o desenvolvimento das lesões das fases seguintes da doença. A sorologia não faz o diagnóstico na fase primária. A pesquisa do *Treponema pallidum* no campo escuro, sais de prata ou por PCR em tempo real farão o diagnóstico de certeza. Passados alguns meses, as lesões por secundarismo surgirão principalmente na forma de roséolas não pruriginosas pelo corpo (alergia que não coça). Nesta fase, a sorologia se altera e fará o diagnóstico. Caso a manifestação seja na forma de condiloma plano, a pesquisa de campo escuro ou sais de prata e a PCR em tempo real, na biópsia, podem confirmar o diagnóstico. A doença é autolimitada, mas o não tratamento poderá levar às fases tardias, incluindo a neurossífilis.

- A neurossífilis produz lesões neurológicas e psiquiátricas irreversíveis. A pesquisa do VDRL no liquor só não precisa ser feita na fase primária, exceto se o paciente desenvolver sintomas neurológicos ou psiquiátricos ou tiver doença ou situação que provoque depressão imunológica como por ex. o paciente com HIV positivo.

- Para pesquisa sorológica deve incluir testes treponêmicos (p. ex., FTA-Abs e Elisa) e não treponêmicos (VDRL, RPR). Uma vez tratada a sífilis, o acompanhamento deve ser feito por até 24 meses, com teste não treponêmico. Se a titulação não se normalizar, a pesquisa no líquor está indicada. Os testes treponêmicos serão positivos para o resto da vida, na grande maioria dos doentes. É a cicatriz imunológica.

- A primeira manifestação do *Herpes simplex* é precedida de pródromos como uma síndrome gripal. Logo após surgem múltiplas vesículas que se rompem em pequenas úlceras superficiais, redondas e dolorosas. As recidivas podem ocorrer ou não, mas os quadros serão menos intensos, sempre acompanhando períodos de queda da imunidade. O quadro clínico é típico e geralmente faz o diagnóstico, sem a necessidade de exames.

- O cancroide, ou cancro mole, é uma úlcera pouco profunda, com fundo sujo e bordas a pique. Tem como característica a autoinoculação, mostrando lesões espelhadas na margem anal. O encontro de bacilos Gram-negativos intracelulares sugere o diagnóstico, a PCR em tempo real o confirma.

- O linfogranuloma venéreo se inicia como um nódulo que se rompe formando úlcera que vai aumentando de tamanho. Exibe pródromos como uma gripe e provoca linfadenomegalia. Mais frequente nos últimos anos é a apresentação na forma de retite, nos praticantes do sexo anal. As queixas incluem desconforto retal, sensação de evacuação incompleta e várias evacuações diárias com muco, pus e sangue. O aspecto endoscópico inicial sugere retocolite ulcerativa distal e doença de Crohn, mais tardiamente. É comum os doentes serem tratados durante vários meses ou até anos como sendo portadores dessas doenças inflamatórias, sem melhora. Na forma de retite, os linfonodos acometidos estão na pelve e a região inguinal está livre. O diagnóstico é dado pela pesquisa do agente por PCR em tempo real na biópsia.

► A gonorreia retal tem sintomas parecidos com os do linfogranuloma venéreo na forma de retite, sendo menos intensos. O achado endoscópico mostra o reto distal com mucosa edemaciada com hiperemia e secreção amarelada aderida. A presença de diplococos Gram-negativos ou a PCR em tempo real da secreção confirmarão o diagnóstico. Mais recentemente, cepas resistentes a todos os agentes antimicrobianos vêm sendo diagnosticadas.

► A *Chlamydia* spp. provoca retite com produção excessiva de muco e pouca inflamação da mucosa retal. Geralmente acompanha os casos de gonorreia retal.

► As lesões verrucosas provocadas pelo papilomavírus humano (HPV) são muito características. Na dúvida, o exame histológico fará o diagnóstico. Há várias formas de tratamento. Todas têm muitas recidivas. Outra característica desse vírus é a possibilidade de provocar carcinomas anogenitais. Esses são bons motivos para o seguimento rigoroso após o tratamento. A tendência atual da literatura é ressecar quando houver poucas lesões e tratar clinicamente quando forem numerosas e volumosas, pela possibilidade de redução do número e tamanho das lesões, e assim evitar cicatrizes defeituosas, estenose e incontinência fecal. Há vários produtos tópicos para o tratamento, como por exemplo o imiquimode, a podofilina em vaselina sólida a 25%, o 5-fluorouracil, o ácido tricloroacético e o barbatimão. Particularmente, preferimos aplicações semanais de podofilina a 25% em vaselina sólida, por 4-6 h. Cada um deverá tratar conforme sua experiência e disponibilidade de recursos, uma vez que não há consenso a respeito. A vacina profilática, atualmente disponível para crianças e adolescentes de ambos os sexos, deve reduzir o número de contaminados no futuro, bem como a incidência dos carcinomas anogenitais.

Tratamentos Preconizados pelo Ministério da Saúde – 2018:

► **Sífilis Recente** (primária e secundária) – penicilina benzatina 2.400.000 U IM.

Se alérgico a penicilina ou mulher amamentando – doxiciclina 100 mg/ 2x dia por 15 dias. Se gestante – discutir com especialista.

► **Sífilis Tardia** - penicilina benzatina 7.200.000 U IM (em 3 semanas).

Se alérgico a penicilina ou mulher amamentando – doxiciclina 100 mg/ 2x dia por 21 dias. Se gestante – discutir com o especialista.

► **Neurossífilis** – penicilina cristalina 3 a 4 milhões de UI, EV, 4/4 h por 14 dias.

Se alergia a penicilina ou mulher amamentando – ceftriaxona 2 g EV/IM/dia por 14 dias ou doxiciclina 100 mg/2x/dia por 28 dias. Se gestante – discutir com o especialista.

► **Herpes Simples** – aciclovir 400 mg 8/8 h, VO por 5 a 7 dias.

► **Cancroide** – azitromicina 1 g VO em dose única.

► **Linfogranuloma Venéreo** – doxiciclina 100 mg/2 x dia por 21 dias.

► **Gonorreia** – azitromicina 1 g VO + ceftrixona 250 mg EV (doses únicas); doxiciclina 100 mg 2x/dia por 7 dias.

► **Chlamydia spp.** – azitromicina 1 g VO em dose única.

ABORDAGEM SINDRÔMICA

Úlceras

► Com relato de vesículas – tratar como herpes simples.

► Sem relato de vesículas e com menos de 30 dias – tratar sífilis e cancroide.

► Sem relato de vesículas e com mais de 30 dias – realizar biópsias e pesquisar linfogranuloma, donovanose ou carcinoma.

Retites

► Doxiciclina 100 mg/2x/dia por 7 dias e reavaliar – se pouca melhora, persistir até completar 21 dias.

Tumor

► Realizar biópsia.

BIBLIOGRAFIA CONSULTADA

[1] Brasil. Ministério da Saúde. Secretaria de Vigilância em Saúde. Departamento de DST, Aids e Hepatites Virais. Protocolo Clínico e Diretrizes Terapêuticas (PCDT) – Atenção Integral às Pessoas com Infecções Sexualmente Transmissíveis (IST). Brasília: Ministério da Saúde; 2015. Disponível em: https://bvsms.saude.gov.br/bvs/publicacoes/protocolo_clinico_diretrizes_terapeutica_atencao_integral_pessoas_infeccoes_sexualmente_transmissiveis.pdf . Acesso em: 15 mai. 2022.

[2] Nadal SR, Manzione Nadal CR. Infecções Sexualmente Transmissíveis em Proctologia. Rio de Janeiro: DiLivros; 2019.

38.8. Colonoscopia Terapêutica

Carmen Ruth Manzione Nadal

Sabemos da importância dos pólipos desde a descrição da sequência adenoma-adenocarcinoma por Vogelstein e cols., em 1988. A mutação nos genes que regulam o ciclo celular é crucial para o desenvolvimento do câncer. No carcinoma colorretal (CCR) ocorre uma mutação no gene APC, levando à proliferação desordenada da mucosa, ocorrendo focos de criptas aberrantes (adenomas). Após 1 a 5 anos e com a mutação do gene *kras* (cromossoma 12) pode haver progressão do grau de displasias (leve – moderada – grave), evoluindo para câncer invasivo. Ressecando-se o pólipo, interrompemos essa sequência e evitamos a transformação para o câncer.

Os videocolonoscópios de alta definição, com magnificação de imagens, cromoscopia e ecoendoscopia proporcionam a polipectomia, a mucosectomia e a dissecção endoscópica submucosa (ESD), que são hoje recursos fundamentais para a prevenção e o tratamento das lesões precursoras do CCR. Na magnificação de imagem os pólipos apresentam características diferentes quanto a forma e arranjo das criptas e há correlação entre esses aspectos e o padrão histológico, o que ajuda na decisão terapêutica. Em 1993, Kudo descreveu seis padrões de orifícios de abertura das criptas na superfície da mucosa, são os *pits* (Figura 38.8.1).

Quanto ao tamanho, os pólipos são classificados em: grandes, quando maiores que 20 mm, pequenos, quando medem até 10 mm e diminutos, com até 5 mm. Histopatologicamente, os pólipos podem ser epiteliais (neoplásicos e não neoplásicos) e não epiteliais (lipoma, tumor estromal ou GIST, linfoma e outros), e podem ainda ser classificados na visão endoscópica em sésseis, pediculados ou planos.

TRATAMENTO

Lesões Polipoides – Pediculadas e Sésseis

A colonoscopia tem por objetivo tratar as lesões malignas precoces, aquelas que não ultrapassem a submucosa. Estima-se que o risco de câncer em um adenoma é de 1% nos pólipos até 1 cm, 10% naqueles entre 1-2 cm e de 20 a 50% nos maiores que 2 cm. Felizmente, 80% dos pólipos têm até 1 cm de diâmetro.

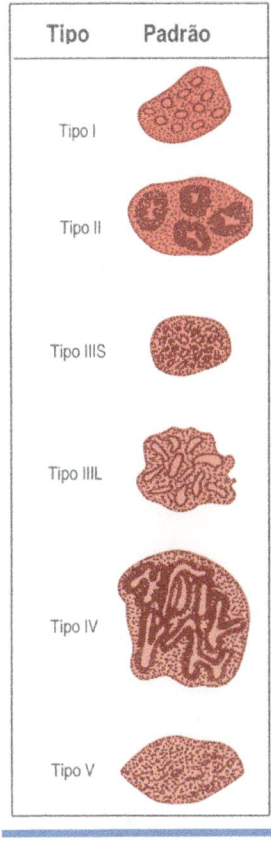

- Tipo I – normal ou arredondado – mucosa normal (incluindo a que recobre o tumor intramucoso como lipoma, leiomioma, carcinoide
- Tipo II – estrelado – pólipo hiperplásico (maior que o tipo I e regularmente arranjado)
- Tipo IIIS – tubular pequeno (menor que o tipo I, encontrado em lesões deprimidas) – câncer precoce
- Tipo IIIL – alongado tubular grande – adenoma
- Tipo IV – ramificação cerebroide (encontrado nas lesões de espalhamento lateral - LST e adenomas grandes, vilosos com focos de carcinoma intramucoso)
- Tipo V – irregular – associado às lesões que invadem a submucosa

Figura 38.8.1. Os seis padrões de orifícios de abertura das criptas na superfície da mucosa, descritos por Kudo.

A polipectomia deve remover a lesão por completo e o material retirado deve ser encaminhado para exame anatomopatológico (AP). Esse resultado irá definir se haverá necessidade de tratamento complementar e orientar o seguimento.

Pólipos pequenos podem ser removidos a frio e os sésseis menores que 2 cm devem ser ressecados em única pega. Os maiores devem ser ressecados em fragmentos (*peacemeal* ou fatiada) ou por mucosectomia (injeção com soro fisiológico na submucosa) onde a parede intestinal for mais fina. Os pediculados são removidos com alça de polipectomia e transecção única do seu pedículo.

Os pólipos maiores devem ser tatuados com tinta de nanquim esterilizada, diluída para 1 a 5%, a fim de facilitar a localização da área de ressecção no seguimento ou facilitar o seu encontro durante o tratamento cirúrgico, quando necessário.

A polipectomia tem por objetivo tratar lesões malignas precoces (aquelas que não ultrapassam a muscular mucosa). As que ultrapassam a muscular mucosa e atingem os vasos sanguíneos ou linfáticos têm maior risco de metástase, como demonstrou Haggitt (Figura 38.8.2).

Nos pólipos sésseis com infiltração da submucosa, há indicação para ressecção cirúrgica, mesmo após a remoção pela técnica de fatiamento, quando a invasão da submucosa ultrapassar 1.000 µm ou 1 mm.

POLIPO MALIGNO

classificação Haggitt – nível de invasão

Pediculado
Nível 0 - displasia grave
Nível 1 - invasão da muscular só na cabeça
Nível 2 - invasão até o colo
Nível 3 - invasão até a haste
Nível 4 - invasão até a parede intestinal abaixo da haste

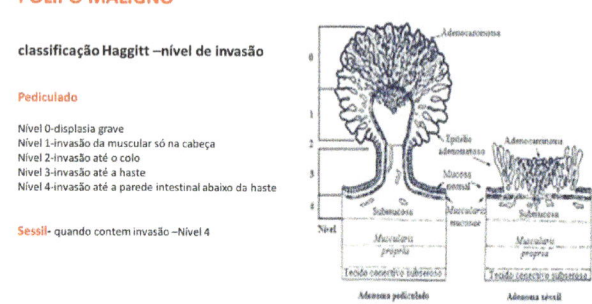

Sessil - quando contem invasão – Nível 4

Figura 38.8.2. Classificação morfológica de Haggit.

Lesões Planas

A avaliação da profundidade da invasão é importante para a decisão do tratamento entre cirúrgico e endoscópico. É feita com magnificação endoscópica, ecoendoscopia, sinal do levantamento da lesão à injeção de líquido na submucosa (sinal da bolha), morfologia e aspecto macroscópico da superfície da lesão. O carcinoma superficial do cólon foi denominado, segundo a profundidade de invasão da mucosa, em epitelial ou intramucoso. Kudo classificou a profundidade da invasão submucosa em: sm1, sm2 e sm3 (Figura 38.8.3).

Sm1 – quando a profundidade da invasão da camada submucosa é menor que 1 mm (distância medida a partir da camada muscular da mucosa até o ponto mais profundo da invasão da submucosa, na extensão vertical). As lesões que invadem minimamente a submucosa (sm1a, sm1b) não apresentam metástases linfonodais, hepáticas ou em outros órgãos. Já as mais profundas (sm1c, sm2 e sm3) podem apresentar metástases.

Assim as lesões planas podem ser ressecadas por mucosectomia ou por dissecção endoscópica da camada submucosa (ESD). A mucosectomia está indicada em lesões menores de 20 mm limitadas à camada mucosa. A ressecção em bloco requer a ESD.

Os critérios histológicos para pior prognóstico são: lesão pouco diferenciada; presença de invasão vascular e linfática; comprometimento da margem da ressecção endoscópica; ressecção endoscópica incompleta ou presença de *budding* (aglomerado de cinco a dez células tumorais). Em qualquer desses casos há indicação de tratamento cirúrgico pelo risco de metástases.

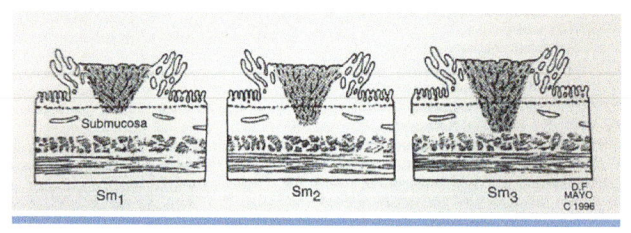

Figura 38.8.3.

SEGUIMENTO PÓS-POLIPECTOMIA

Pacientes pós-polipectomia devem ter seguimento individualizado, baseado nos fatores de risco. Recentemente, a Gastroenterology 2020 publicou uma recomendação de tempo de revisão, disponível em doi: 10.1055/s-2001-16217.

Stents

O uso de *stents* metálicos autoexpansíveis, aplicados com auxílio do colonoscópio, pode servir como ponte para que doentes com obstruções colônicas possam ser mais bem preparados para a ressecção cirúrgica. Tem como vantagem o menor número de colostomias definitivas, principalmente nos mais idosos. Entretanto, a possibilidade de perfuração deve ser considerada.

Plasma de Argônio

O plasma de argônio pode ser usado para controle da hemorragia nas angiodisplasias e nas retites actínicas. No último caso, várias sessões podem ser necessárias e a proctalgia pode ocorrer como complicação. A técnica também tem sido descrita para cauterização de lesões retais provocadas pelo papilomavírus humano (HPV) e para hemostasia pós-ressecção de grandes pólipos.

Descompressão

A descompressão da síndrome de Ogilvie (pseudo-obstrução colônica aguda) pelo colonoscópio é método eficaz para evitar o procedimento operatório. Pode-se destorcer o volvo de sigmoide, desde que esse segmento intestinal esteja viável.

Clipes

A aplicação colonoscópica de clipes metálicos está indicada para hemostasia pós-polipectomia ou biópsias. Utilizam-se nos divertículos colônicos com sangramento, clipando o óstio diverticular sangrante, e para aproximação da mucosa intestinal após ressecção de pólipos sésseis pela técnica de fatiamento, bem como para fechamento de perfuração pós-polipectomia.

BIBLIOGRAFIA CONSULTADA

1. Averbach M Fang HL, Maruta LM, et al. Atlas de Endoscopia Digestiva SOBED. 2ª ed. Rio de Janeiro: Thieme Revinter; 2020. p. 50-33.
2. Endoscopic Classification Review Group. Update on the Paris classification of superficial neoplastic lesions in the digestive tract. Endoscopy. 2005;37(6):570-8. doi: 10.1055/s-2005-861352. PMID: 15933932.
3. Fu KI, Fujii T, Kato S, Sano Y, Koba I, Mera K, et al. A new endoscopic tattooing technique for identifying the location of colonic lesions during laparoscopic surgery: a comparison with the conventional technique. Endoscopy. 2001;33(8):687-91. doi: 10.1055/s-2001-16217. PMID: 11490385.
4. Gotoda T. Endoscopic resection for premalignant and malignant lesions of the gastrointestinal tract from the esophagus to the colon. Gastrointest Endosc Clin N Am. 2008 Jul;18(3):435-50, viii. doi: 10.1016/j.giec.2008.05.008. PMID: 18674695.
5. Haggitt RC, Glotzbach RE, Soffer EE, Wruble LD. Prognostic factors in colorectal carcinomas arising in adenomas: implications for lesions removed by endoscopic polypectomy. Gastroenterology. 1985 Aug;89(2):328-36. doi: 10.1016/0016-5085(85)90333-6. PMID: 4007423.
6. Kaneko K, Kurahashi T, Makino R, Konishi K, Mitamura K. Growth patterns of superficially elevated neoplasia in the large intestine. Gastrointestinal Endoscopy. 2000;51(4 Pt 1):443-450. doi: 10.1016/s0016-5107(00)70446-9.
7. Kashida H, Kudo SE. Early colorectal cancer: concept, diagnosis, and management. Int J Clin Oncol. 2006 Feb;11(1):1-8. doi: 10.1007/s10147-005-0550-5. PMID: 16508722.
8. Kudo S, Hirota S, Nakajima T, Hosobe S, Kusaka H, Kobayashi T, et al. Colorectal tumours and pit pattern. J Clin Pathol. 1994;47(10):880-5. doi: 10.1136/jcp.47.10.880. PMID: 7962600; PMCID: PMC502170.
9. Nelson H, Petrelli N, Carlin A, Couture J, Fleshman J, Guillem J, et al.; National Cancer Institute Expert Panel. Guidelines 2000 for colon and rectal cancer surgery. J Natl Cancer Inst. 2001;93(8):583-96. doi: 10.1093/jnci/93.8.583. PMID: 11309435.
10. Vogelstein B, Fearon ER, Hamilton SR, Kern SE, Preisinger AC, Leppert M, et al. Genetic alterations during colorectal-tumor development. N Engl J Med. 1988;319(9):525-32. doi: 10.1056/NEJM198809013190901. PMID: 2841597.

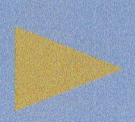

38.9. Emergências em Doenças Inflamatórias Intestinais

Carmem Cecília Guilhon Lôbo

As doenças inflamatórias intestinais (DII) são representadas pela retocolite ulcerativa (RCU) e doença de Crohn (DC), caracterizando-se pela inflamação crônica e remitente do trato gastrointestinal. Na RCU, o processo inflamatório da mucosa inicia-se distalmente no reto, com extensão contínua proximal por um segmento variável do cólon. Quando a DC se restringe ao intestino grosso, pode ser difícil a distinção entre as duas entidades. Lesões salteadas, ausência de acometimento do reto e a presença de úlceras profundas, lineares ou serpinginosas do cólon, bem como estenoses, fístulas ou inflamação granulomatosa são pistas para o diagnóstico da DC, que é fundamentalmente clínico. Não há achados realmente patognomônicos, participando critérios endoscópicos, radiográficos e histológicos.

Raramente, as DII apresentam-se com complicações emergenciais que podem colocar a vida do paciente em risco ou resultar em dano terminal e permanente dos órgãos. Devido ao largo espectro destas apresentações, uma equipe multidisciplinar é necessária para prover um cuidado de excelência.

As complicações mais comuns associadas à retocolite ulcerativa são a colite fulminante, o megacólon tóxico e o sangramento. Cada uma destas pode resolver-se com tratamento clínico agressivo, mas frequentemente há necessidade de cirurgia. Megacólon tóxico é o termo para uma colite aguda acompanhada de dilatação do cólon, que pode ser total ou segmentar. Um termo mais contemporâneo para "megacólon tóxico" seria simplesmente "colite tóxica", levando-se em consideração que os pacientes podem desenvolver toxicidade sem megacólon.

Já na DC, as principais complicações são abscessos e obstrução intestinal. Ainda que seu tratamento seja inicialmente clínico, muitas vezes resulta em operações, inclusive com necessidade de ressecção intestinal.

TRATAMENTO DA COLITE AGUDA GRAVE

A colite tóxica (ou fulminante) é uma condição potencialmente fatal que pode ocorrer tanto na RCU quanto na DC. Este quadro desenvolve-se em aproximadamente 10% dos pacientes portadores de RCU, no entanto alguns estudos já demonstraram que até 50% dos casos de colite tóxica acontecem em pacientes com colite de Crohn. Independentemente da origem da colite grave (RCU ou DC), a avaliação e o tratamento do paciente com colite tóxica serão, em termos gerais, semelhantes.

Há uma tendência a se utilizar os termos colite grave ou colite aguda grave no lugar de colite tóxica ou fulminante. A colite aguda grave é definida como seis ou mais evacuações sanguinolentas ao dia acompanhadas de um sinal de toxicidade sistêmica: anemia (hemoglobina menor ou igual a 10,5 g/dia), elevação da velocidade de hemossedimentação (VHS maior que 30 mm/h), febre (temperatura corporal superior a 37,5°C) ou taquicardia (frequência cardíaca superior a 90 batimentos por minuto). No entanto, o termo colite fulminante é ocasionalmente utilizado para designar uma forma crítica de colite aguda grave, definida pela presença de mais de dez evacuações sanguinolentas ao dia, sangramento contínuo diário, necessidade de transfusões sanguíneas, VHS > 30 mm/h, febre (> 37,5°C), dor e distensão abdominal e dilatação colônica na radiografia de abdome.

Os pacientes com colite aguda grave quando procuram o hospital muitas vezes referem uma agudização da colite crônica. Todavia, cerca de 1/3 deles pode representar uma população com início recente da colite. Ao longo da vida de um paciente com RCU o risco de uma exacerbação grave que necessite de internação é da ordem de 15 a 25%.

O diagnóstico da colite aguda grave é baseado em uma combinação de critérios clínicos, endoscópicos, histológicos e radiológicos que também servem para exclusão de outras condições, como as colites por *Clostridium difficile* e por citomegalovírus, entre outras.

Qualquer paciente que apresente sinais de colite aguda grave (ou colite tóxica) deve ser internado para monitoramento e cuidados intensivos.

Radiografia de abdome deverá ser realizada à admissão para avaliar o grau de distensão dos intestinos delgado e grosso, bem como identificar a presença de pneumoperitônio. O paciente deverá ser acompanhado por equipe multidisciplinar que inclui o cirurgião. Retossigmoidoscopia cuidadosa com insuflação mínima pode ser realizada após 24 horas da admissão hospitalar, mas a colonoscopia completa deve ser evitada devido ao risco de perfuração intestinal.

É importante evitar opioides, anticolinérgicos e antidiarreicos, bem como anti-inflamatórios não esteroidais, pois eles podem mascarar a evolução do quadro ou exacerbar a dilatação colônica devido ao comprometimento da motilidade. Estes pacientes também possuem risco aumentado da ordem de três a seis vezes de tromboembolismo venoso e devem ser submetidos à administração profilática de heparina de baixo peso molecular por via subcutânea, exceto na presença de sangramento ativo grave. Na ausência de infecções, o emprego de antibióticos não está indicado, pois vários estudos randomizados e controlados demonstraram que o seu emprego não se associa a melhores índices de remissão, nem evita colectomia.

Além da monitoração clínica e laboratorial, deve ser empregado exame radiográfico seriado durante o acompanhamento dos portadores de colite tóxica. Se o paciente apresentar sinais de peritonite ou pneumoperitônio, proceder exploração cirúrgica de urgência. Todos deverão ser tratados com corticoterapia parenteral com metilprednisolona 40 a 60 mg ou hidrocortisona 300 mg (via endovenosa em doses divididas).

Se o paciente responder à corticoterapia, deverá nos próximos 3 a 5 dias iniciar tratamento de manutenção e os corticoides serão retirados gradativamente. No caso de falha da terapêutica, o paciente poderá receber tratamento clínico de resgate com ciclosporina ou infliximabe ou ser submetido à colectomia de urgência. A despeito da semelhança da eficácia entre os dois medicamentos, o infliximabe muitas vezes é preferido devido à sua menor toxicidade, facilidade de administração e possibilidade de uso como tratamento de manutenção.

Pacientes que apresentam piora clínica após 24 a 72 horas do início do tratamento clínico ou que evoluem sem melhora apesar do uso da terapêutica deverão ser submetidos ao tratamento cirúrgico. Ainda que perfuração e peritonite sejam indicações absolutas de tratamento cirúrgico na evolução da colite aguda grave, a indicação mais frequente ainda é a falta de resposta clínica. Estudos sugerem que o progresso do tratamento clínico reduziu a indicação eletiva de colectomia, mas que na urgência este número pode permanecer mantido ou ter sofrido pouca redução.

Nestas circunstâncias, a opção de escolha é a colectomia subtotal com ileostomia terminal. O coto retal poderá ser fechado, exteriorizado em uma fístula mucosa ou posicionado no subcutâneo.

O algoritmo de tratamento da colite aguda grave pode ser acessado em https://www.sciencedirect.com/sdfe/pdf/download/eid/1-s2.0-S0039610919301082/first-page-pdf.

OBSTRUÇÃO INTESTINAL

A obstrução do intestino delgado é um problema frequente na DC, que resulta do estreitamento inflamatório ou fibroestenótico da parede intestinal. Geralmente a obstrução é intermitente ao longo do tempo, secundária a episódios de inflamação aguda que ocorrem em crises sobre regiões de fibrose devido à cicatrização do processo inflamatório crônico transmural. O íleo terminal é o local mais comum de obstrução intestinal na DC.

Métodos de imagem com tomografia computadorizada e ressonância magnética podem ajudar a avaliar se a estenose é predominantemente inflamatória, fibroestenótica ou mista. Esta diferenciação pode ser difícil e, de uma maneira geral, pacientes com DII devem ser tratados inicialmente com medidas conservadoras, como repouso intestinal, descompressão por sondagem nasogástrica, reposição hidroeletrolítica e uso de medicações que reduzam a inflamação. Se a obstrução é resultado de inflamação, os pacientes terão boa resposta a corticoides ou à iniciação ou alteração da terapia biológica.

De qualquer forma, adiar a operação para uma situação eletiva é a opção preferível em pacientes com DC que se apresentam com obstrução do delgado sem isquemia ou peritonite.

Quando disponíveis, abordagens endoscópicas como a dilatação por balão e estenoplastia endoscópica podem ser eficazes, principalmente em curto prazo em estenoses curtas (< 5 cm).

A estenoplastia cirúrgica é uma opção segura no tratamento das estenoses de delgado da DC e é preferível às ressecções de segmentos intestinais longos, sendo especialmente útil na presença de múltiplas estenoses fibróticas. A técnica de Heineke Mikulicz é a mais indicada para estenoses curtas.

Sempre que possível, a cirurgia laparoscópica deve ser ofertada como primeira escolha para abordagem cirúrgica.

Uma ostomia temporária deve ser considerada se não for possível a retirada ou redução significativa dos corticoides no pré-operatório. O uso prolongado (por mais de 6 semanas) de doses altas de corticoides (equivalente a 20 mg ou mais de prednisolona) é associado a complicações infecciosas pós-operatórias, inclusive deiscência anastomótica.

Anastomose primária pode ser realizada com segurança durante uso de anti-TNF, vedolizumabe e ustequinumabe, conquanto outros fatores de risco sejam levados em consideração.

Anastomose de delgado laterolateral ou ileocólica laterolateral é associada a menores índices de complicação que anastomoses terminoterminais na DC. Estenoses de cólon, especialmente na RCU, devem levantar a suspeita de malignidade. Quando necessária, a colectomia de urgência deve ser seguida por princípios oncológicos.

Na presença de colite de Crohn refratária pode ser adequada a colectomia subtotal ou uma ostomia desfuncionalizante para adiar ou evitar a necessidade de colectomia. O Algoritmo de Tratamento da Obstrução Intestinal pode ser acessado em https://www.sciencedirect.com/sdfe/pdf/download/eid/1-s2.0-S0039610919301082/first-page-pdf.

ABSCESSO

Abscessos intra-abdominais ou perirretais são complicações comuns da DC estenosante e penetrante. Em geral, os pacientes com DC apresentam abscessos capsulados em decorrência de translocação bacteriana e vazamento de conteúdo intestinal através de trajetos transmurais.

A localização mais frequente destes abscessos é o quadrante inferior direito, adjacente ao íleo terminal e ceco.

A apresentação clínica pode incluir dor abdominal, febre e leucocitose, mas alguns destes sinais podem ser mascarados pelo uso de corticoides e imunossupressores. Pacientes com piora de quadro álgico devem ser avaliados com exames de imagem seccional (tomografia computadorizada ou ressonância magnética).

A drenagem percutânea guiada por métodos de imagem de um abscesso bem definido e acessível é o procedimento inicial de escolha[15]. O paciente deverá ser internado e submetido à antibioticoterapia com cobertura de Gram-negativos e anaeróbios.

Após drenagem bem-sucedida de um abscesso intra-abdominal na DC, o tratamento clínico sem cirurgia pode ser recomendado. No entanto, a indicação cirúrgica precoce na suspeita da falha deste tratamento é essencial. Além disso, a operação eletiva deve ser considerada após o controle e a resolução da sepse através de drenagem percutânea e antibioticoterapia, pois a recidiva é 6,5 vezes maior com esta conduta isoladamente do que quando a mesma é seguida de tratamento cirúrgico.

O Algoritmo para tratamento dos abscessos intra-abdominais pode ser acessado em https://www.sciencedirect.com/sdfe/pdf/download/eid/1-s2.0-S0039610919301082/first-page-pd.

O paciente com DII apresenta particularidades da doença e de seu tratamento que devem ser lembradas durante o tratamento das complicações agudas que levam ao atendimento de urgência. É importante o acompanhamento por uma equipe multidisciplinar e a reavaliação frequente para se obterem bons resultados. Ao final do atendimento de urgência, encaminhar o paciente para acompanhamento em serviço com experiência no tratamento da DII ou se o mesmo já realiza tal acompanhamento, encaminhar relatório detalhando as complicações apresentadas e medidas instituídas ao médico assistente para que haja planejamento adequado da continuidade do tratamento e evitar novas complicações em longo prazo.

DESTAQUES

- Rápida caracterização das DII.
- Principais complicações da RCU e DC na Urgência: definições, abordagem e tratamento.

PONTOS-CHAVE

- Complicações agudas da retocolite ulcerativa e da doença de Crohn.
- Colite aguda grave, colite fulminante/tóxica, megacólon tóxico. Tratamento clínico e cirúrgico.
- Obstrução na DC: avaliação e tratamento clínico, endoscópico e cirúrgico. Dilatação por balão e estenoplastia endoscópica. Estenoplastia cirúrgica e ressecção.
- Abscesso no DC: drenagem percutânea guiada por imagem + antibioticoterapia; tratamento cirúrgico.

BIBLIOGRAFIA CONSULTADA

1. Adamina M, Bonavas S, Raine T, el al. ECCO guidelines on therapeutics in Crohn's disease: surgical treatment. J Crohns Colitis. 2020;14(2):155-168.
2. Cheung O, Regueiro M. Inflammatory bowel disease emergencies. Gastroenterol Clin N Am. 2003;32:1269-1288.
3. Feuerstein JD, Isaacs KL, Schneider Y, et al. AGA clinical practice guidelines on the management of moderate to severe ulcerative colitis. Gastroenterology. 2020;158:1450-1551.
4. Ghoz H, Kesler A, Hoogenboom SA, et al. Decreasing Colectomy Rates in Ulcerative Colitis in the Past Decade: Improved Disease Control?. J Gastrointest Surg. 2019;24:270-277.
5. Goldstone RN, Steighnagen RM. Abdominal emergencies in inflammatory bowel disease. Surg Clin N Am. 2019;99:1141-1150.
6. Kaplan GG, Seow CY, Ghosh S, et al. Decreasing colectomy rates for ulcerative colitis: a population-based time trend study. Am J Gastroenterol. 2012;107:1879-87.
7. Lamb CA, Kennedy NA, Raine T, et al. British Society of Gastroenterology consensus on the management of inflammatory bowel disease in adults. Gut. 2019;68:s1-s106.
8. Lichtenstein GR, Loftus Jr EV, Isaacs KL, et al. ACG Guideline: management of Crohn's disease in adults. Am J Gastroenterol. 2018;113(4):481-517.
9. Lin B. Toxic megacolon. Disponível em: https://emedicine.medscape.com/article/181054. Acesso em:
10. Ludvigsson JF, Andersson M, Bengtsson J, et al. Swedish Inflammatory bowel disease register (SWIBREG) – nationwide quality register. Scand J Gastroenterol. 2019;54(9):1089-1101.
11. Nguyen GC, Bernstein CN, Bitton A, et al. Consensus statements on the risk, prevention, and treatment of venous thromboembolism in inflammatory bowel disease: Canadian Association of Gastroenterology. Gastroenterol. 2014;146(3):835-848.
12. Oresland T, Bemelman WA, Sampietro GM, et al. European evidence based consensus on surgery for ulcerative colitis. J Crohns Colitis. 2015;9(1):4-25.
13. Parragi L, Fournier N, Zeitz J, et al. Colectomy rates in ulcerative colitis are low and decreasing: 10-year Follow-up Data From the Swiss IBD Cohort Study. J Crohns Colitis. 2018;12(7):811-818..
14. Seah D, De Cruz P. Review article: the practical management of acute severe ulcerative colitis. Aliment Pharmacol Ther. 2016;43:482-513.
15. Strong SA. Management of acute colitis and toxic megacolon. Clin Colon Rectal Surg. 2010;23:274-284.

Cirurgia do Pâncreas

39

José Marcus Raso Eulálio

Rone Antonio Alves de Abreu

ADENOCARCINOMA DO PÂNCREAS

Introdução

Entre as neoplasias do trato gastrointestinal, o câncer de pâncreas é a segunda em frequência, estando atrás apenas das neoplasias do cólon. Por outro lado, lidera as estatísticas que indicam gravidade e agressividade, apresentando baixos índices de diagnóstico precoce, de resposta a químio ou radioterapia, ressecabilidade e curabilidade cirúrgica. Apenas 5% dos portadores de adenocarcinoma pancreático possuem expectativa de sobrevida de 5 anos após o diagnóstico. Estes aspectos, somados às peculiaridades da manipulação cirúrgica do pâncreas, levam os cirurgiões a controvérsias quanto à conduta. Perguntas como: Quando operar? Tentar um procedimento curativo ou paliativo? Qual a extensão da ressecção curativa? Como reconstruir o trato digestivo? apresentam mais de uma opção válida e impõem criteriosa consideração quanto ao estado da doença, do paciente e suas comorbidades, quanto à estrutura de suporte pré, per e pós-operatório, e à experiência da equipe cirúrgica.

Adenocarcinoma

O pâncreas pode ser sede de uma série de neoplasias primárias, a mais frequente é o adenocarcinoma, que se apresenta, de regra, como um tumor sólido. Este por sua vez é mais comum na cabeça do órgão, com discreta predominância para o sexo masculino. Embora a grande maioria do contingente do pâncreas exócrino seja composta de células acinares, grande parte dos adenocarcinomas tem origem nas células ductais (> 90%). A hiperplasia das células ductais tem sido implicada como precursora de lesões que, a partir do acúmulo de mutações, dão origem ao adenocarcinoma (Figura 39.1). Dessa forma, o fumo, a dieta rica em carne vermelha, gorduras e o refluxo crônico de bile para o ducto de Wirsung têm sido estudados como fatores de risco e indutores de hiperplasia das células ductais pancreáticas.

Na maior parte destas neoplasias pode ser identificado o oncogene K-ras mutante, sugerindo o papel deste na gênese tumoral. A associação familiar com mutações dos genes BRCA-2, PRSS1 (pancreatite hereditária), p16 e HNPCC (câncer colorretal hereditário não polipose) está presente em até 10% dos casos.

O conjunto de alterações do genoma que é transmitido durante a divisão celular e que não envolve uma alteração na sequência de DNA é chamado de Epigenética. Os principais mecanismos de regulação epigenética são as modificações na conformação das histonas, metilação do DNA e regulação por miRNA (Lomberk e Urrutia, 2015). Estudos recentes elucidando as influências epigenéticas no desenvolvimento do câncer de pâncreas são promissores para o desenvolvimento de novas terapias.

A disseminação de células neoplásicas apresenta carater agressivo, com comprometimento precoce de estruturas adjacentes, vasos linfáticos, sanguíneos e nervos (especialmente plexos perivasculares). A disseminação hematogênica tem no fígado o principal foco de implantes secundários, mas são também frequentes metástases para pulmões, adrenais, cérebro e ossos. O crescimento tumoral pode envolver e obstruir o ducto pancreático principal, e esta obstrução se associa a dor epigástrica e pancreatite peritumoral. O crescimento intrapancreático tem ainda um componente infiltrativo importante e resposta desmoplásica com densidade semelhante àquela do parênquima normal. Esse fato dificulta a avaliação do tamanho real da neoplasia por exames radiológicos.

Os achados clínicos mais frequentes são anorexia, emagrecimento e dor abdominal. A dor tem caráter visceral e predomina em epigástrio e mesogástrio, mas frequentemente é mal definida. A presença de dor lombar se associa a disseminação tumoral retroperitoneal. A localização do tumor na cabeça do pâncreas leva a obstrução do colédoco distal e ao surgimento de icterícia obstrutiva, com consequente colúria e acolia. A maioria dos pacientes com nível socioeconômico baixo só procura auxílio médico após a presença de icterícia. Esta é caracteristicamente progressiva, raramente associada a colangite, e na maioria das vezes pode ser colhida história de dor abdominal e emagrecimento precedendo a icterícia.

A disseminação retroperitoneal pode estar associada a invasão do tronco celíaco, artéria hepática comum e dos vasos mesentéricos, inviabilizando a ressecção pancreática. A invasão limitada da veia porta ou mesentérica superior antes de sua ramificação, não contraindica a ressecção. Tumores de corpo e cauda raramente são acompanhados de icterícia e, embora cursem com síndrome consumptiva precoce, são de regra diagnosticados tardiamente em relação aos tumores da cabeça do pâncreas. Nos tumores do corpo do pâncreas a invasão de estruturas adjacentes por contiguidade se faz com o estômago, cólon transverso e baço. O crescimento de uma neoplasia da cabeça do pâncreas em direção ao duodeno pode levar a obstrução duodenal, impedindo o paciente de se alimentar. Dessa forma, o paciente com neoplasia pancreática evolui com um escopo de complicações que incluem a tendência a infecções pela desnutrição e imunoincompetência, icterícia obstrutiva, obstrução duodenal, obstrução dos vasos mesentéricos com hipertensão portal e ascite, insuficiência hepática por extensa disseminação hematogênica metastática para o fígado e, mais raramente, carcinomatose peritoneal por disseminação celômica. Cabe ao cirurgião avaliar o estado clínico do paciente e o grau de disseminação da doença para programar a conduta mais adequada.

No exame físico, a presença de massa palpável em topografia da cabeça do pâncreas está invariavelmente associada a doença avançada. A hepatomegalia sugere disseminação hepática. A presença de ascite pode estar associada a disseminação peritoneal (carcinomatose peritoneal) ou compressão ou invasão dos vasos mesentéricos pelo tumor. A presença de vesícula biliar palpável e indolor em um paciente com icterícia obstrutiva por neoplasia de cabeça de pâncreas constitui o sinal de Courvoisier. Sinais de doença avançada incluem linfonodo supralavicular esquerdo metastático (nódulo de Virchow, sinal de Troisier), nódulo metastático

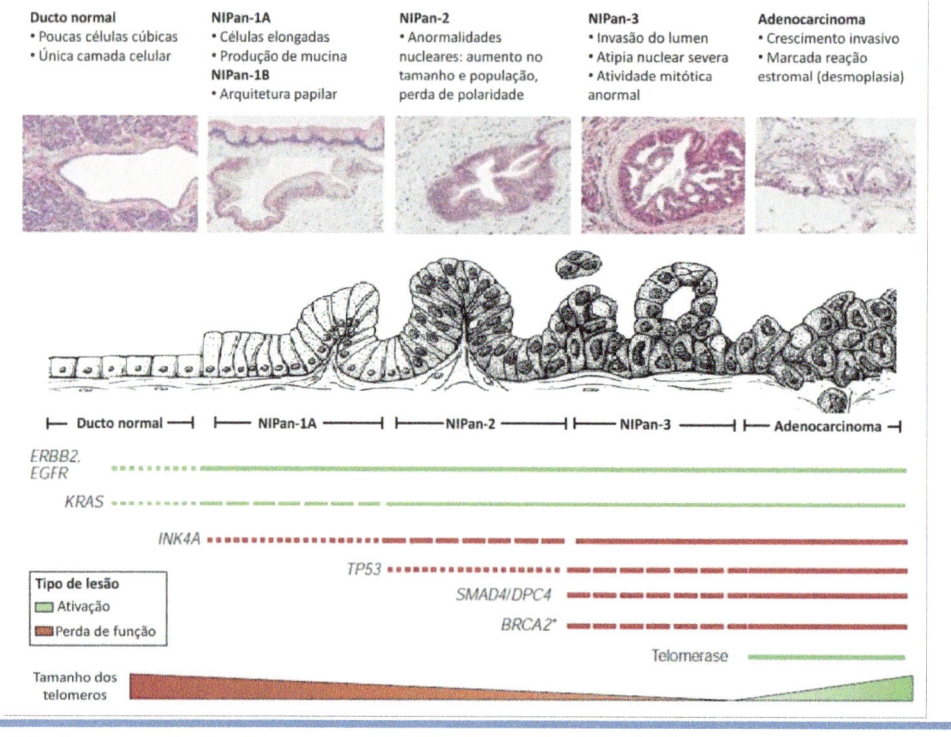

Figura 39.1. Modelo de progressão do câncer pancreático (Bardeesy e Depinho, 2002).

palpável em região periumbilical (sinal de Sister Mary Joseph), implantes em fundo de saco posterior palpáveis ao toque retal (prateleira de Blummer). Raramente, por tendência a hipercoagulabilidade sanguínea, pode ser observada trombose venosa periférica migratória (sinal de Trousseau).

Avaliação e preparo pré-operatório

O paciente com suspeita de adenocarcinoma pancreático deverá ser avaliado em relação a quatro aspectos fundamentais: (1) confirmação do diagnóstico; (2) estadiamento e definição de operabilidade; (3) presença de comorbidades; (4) avaliação e preparo imuno/nutricional.

O principal exame utilizado para confirmação diagnóstica é a ecoendoscopia. As vantagens incluem: (1) uma avaliação imagenológica privilegiada pela proximidade que o transdutor obtém quando aplicado através das paredes do tubo digestivo próximo ao pâncreas, (2) avaliação do fluxo sanguíneo pelo Doppler, (3) possibilidade de realização de elastografia, (4) possibilidade de realização de biópsia guiada da lesão suspeita. Diversos estudos mostraram alta sensibilidade (92-100%), especificidade (89-100%) e acurácia (86-99%) da ecoendoscopia na detecção de doenças malignas do pâncreas, maior que a da tomografia computadorizada, particularmente em lesões pancreáticas de pequeno diâmetro.

O estadiamento deve ser realizado com tomografia computadorizada multicanais (TCMC) ou ressonância magnética (RM) do abdome. Ambos os exames, quando realizados adequadamente, são equivalentes. A TCMC deve ser feita com contraste, cortes de 3 mm e três fases (arterial, venosa e portal). Uma angiotomografia é importante para avaliar a presença de variações anatômicas vasculares, especialmente aquelas da artéria hepática direita. Uma artéria hepática direita aberrante pode eventualmente ter seu trajeto através do parênquima da cabeça do pâncreas, necessitando de reconstrução vascular após a ressecção. O adenocarcinoma se apresenta na TC caracteristicamente como uma imagem hipovascular. A RM é melhor para identificar pequenas tumorações, mas exige mais cooperação do paciente na geração das imagens que a TCMC.

É fundamental uma avliação clínica detalhada no pré-operatório para identificação de comorbidades. A avaliação nutricional é fundamental e em casos de desnutrição o paciente deverá receber preparo nutricional no pré-operatório. A ação conjunta com equipe de suporte nutricional oferece as melhores chances de um pós-operatório com menos complicações.

A oitava edição para o estadiamento do adenocarcinoma do pâncreas traz novos conceitos (Tabela 39.1). A classificação TNM considera apenas o tamanho para classificar o T (tumor), o N (nódulos linfáticos) é definido pelo número de linfonodos acometidos (Figura 39.2).

Tabela 39.1. Oitava Edição do Sistema de Estadiamento TNM do American Joint Committee on Cancer (AJCC)

Estadiamento do Adenocarcinoma do Pâncreas (AJCC - 8a edição)	
T1	Tumor com 2,0 cm em sua maior dimensão
T1a	Tumor < 0,5 cm em sua maior dimensão
T1b	Tumor > 0,5 e < 1,0 cm em sua maior dimensão
T1c	Tumor entre 1-2 cm em sua maior dimensão
T2	Tumor > 2 e < 4 cm em sua maior dimensão
T3	Tumor > 4 cm em sua maior dimensão
T4	Tumor envolve tronco celíaco, artéria hepática comum ou artéria mesentérica superior
N1	Métástase para 1 a 3 linfonodos
N2	Métástase para 4 ou mais linfonodos
M0	Ausência de metástases à distância
M1	Metástases à distância

Grupos de Estadiamento	
IA	T1 N0 M0
IB	T2 N0 M0
IIA	T3 N0 M0
IIB	T1, T2, T3 N1 M0
III	T1, T2, T3 N2 M0
	T4 com qualquer N e M0
IV	Qualquer T e qualquer N com M1

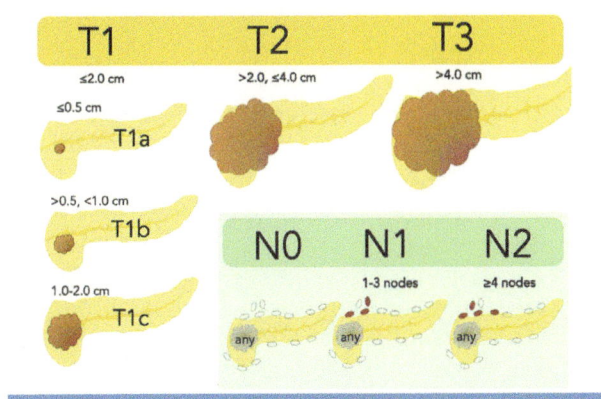

Figura 39.2. Esquema ilustrativo dos componentes T e N da Classificação TNM para adenocarcinomas pancreáticos (T: tumor; N: nódulos linfáticos). Adaptado e Martens et al.

Conforme a classificação TNM (AJCC 8ª edição), serão candidatos ao tratamento cirúrgico os pacientes T1M0, T2M0 ou T3M0, desde que não haja área de contato igual ou maior que 180° entre a junção mesentericoportal e o tumor. Para tumores T4 ou naqueles com clara invasão venosa de vasos mesentericoportais, preconiza-se terapia neoadjuvante onde são realizados ciclos de quimioterapia (três a seis) e o paciente é reestadiado para reavaliação quanto à possibilidade de ressecção. Os esquemas de quimioterapia neoadjuvante incluem em sua maioria o quimioterápico gemcitabina. Estão em avaliação resultados animadores associados a aumento da ressecabilidade com o uso do esquema FOLFIRINOX, o qual consiste em ácido folínico, 5-fluorouracil, irinotecano e oxaliplatina. Os pacientes devem ser selecionados ponderando a tolerância a um esquema que é, ao mesmo tempo, mais efetivo e mais agressivo.

O ato cirúrgico deve ser precedido de preparo pré-operatório, onde são avaliadas as condições gerais do paciente e otimizadas as limitações secundárias a comorbidades. Pacientes com icterícia de curta duração e boa função hepática sem perda ponderal maior que 10% podem ser operados sem necessidade de drenagem biliar no pré-operatório. Notar que pacientes desnutridos que necessitam de suporte nutricional no pré-operatório, se estiverem ictéricos, geralmente irão necessitar também de drenagem da via biliar. Exceção feita para aqueles raros casos com boa função hepática e bilirrubina direta inferior a 10 mg/dL ao final do preparo nutricional. A drenagem biliar percutânea tem a desvantagem de depletar sais biliares. A drenagem endoscópica se associa a maior taxa de infecção nos dias que se seguem à colocação da prótese. Temos utilizado preferencialmente a drenagem endoscópica nos casos de neoplasias próximas à papila de Vater. Repor vitamina K e garantir hidratação adequada protegem o paciente de distúrbios da coagulação e diminuem a possibilidade de síndrome hepatorrenal em portadores de icterícia severa e de longa duração.

Tratamento Cirúrgico do Adenocarcinoma – Princípios Técnicos

Para tumores de corpo e cauda deve ser realizada a pancreatoesplenectomia anterógrada modular (Strasberg, 2003). O corpo e a cauda do pâncreas são ressecados em bloco com o baço, linfonodos peripancreáticos, fáscia renal anterior (Gerota) e, se necessário, a glândula adrenal. Com essa abordagem diminui significativamente a incidência de margens comprometidas. É frequente a invasão retroperitoneal e é frequente o achado patológico indicando diâmetros das neoplasias pancreáticas maiores que os estimados por tomografia ou ressonância. A abordagem laparoscópica é possível para tumores completamente intrapancreáticos, mas não existe consenso de que esta via é adequada do ponto de vista oncológico nos tumores suspeitos de extensão transmural. Nesses casos, o padrão-ouro permanece a via aberta.

Pacientes portadores de adenocarcinoma da cabeça do pâncreas sem doença extrapancreática e sem invasão arterial (T1-T3) são candidatos à ressecção. Duodeno, jejuno proximal, cabeça do pâncreas, colédoco, vesícula biliar e linfonodos peripancreáticos incluindo os pericoledocianos (mínimo 12) devem ser ressecados. Resultados semelhantes são relatados na cirurgia com ou sem preservação do piloro. A invasão limitada da junção esplenomesentérica venosa não impede a ressecção, desde que a mesma não necessite incluir ramos jejunais. A ressecção venosa ao nível dos ramos jejunais está associada a alta taxa de trombose e deve ser evitada.

Após a ressecção da cabeça do pâncreas existem várias formas de reconstrução. A reconstrução pancreática para portadores de pâncreas mole e ducto pancreático fino é feita preferencialmente com anastomose pancreatogástrica e será comentada na sessão de tumores neuroendócrinos. Para pacientes com ducto pancreático dilatado e pâncreas endurecido preferimos a reconstrução pancreática com anastomose pancreatojejunal pela técnica ductomucosa, popularizada por Blumgart, onde pontos transfixantes verticais em "U" ancoram o jejuno (Figura 39.3).

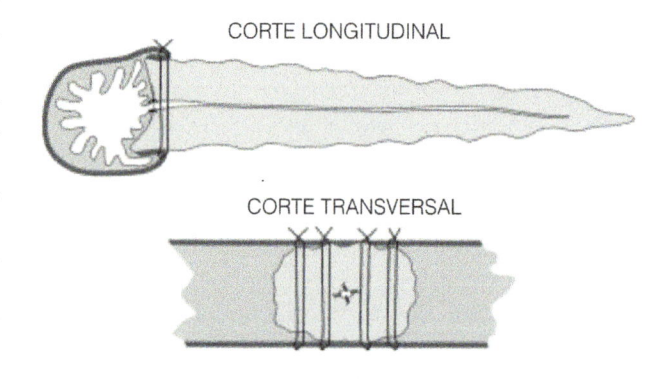

Figura 39.3. Anastomose de Blumgart.

Na reconstrução mais frequente, a extremidade proximal da alça de delgado que advém da ressecção duodenopancreática é utilizada para três anastomoses sequenciais. A primeira anastomose é a pancreaticojejunal, exemplificada na Figura 39.x. Em seguida são realizadas a hepaticojejunostomia com pontos separados, e a gastrojejunostomia. Vários autores preferem a gastrojejunostomia pré-cólica. Caso ela seja feita transmesocólica, é importante que a região da anastomose seja fixada ao mesocolo, de forma que o jejuno anastomosado permaneça inframesocólico.

Ao final da cirurgia o paciente tem no pós-operatório (PO) sonda nasogástrica (SNG) em uma narina, sonda enteral (SE) em outra e dois drenos abdominais de Blakes (DB), um peripancreático e um peri-hepático. Não havendo complicações, a SNG é retirada entre o segundo e o quarto dia e a dieta oral iniciada 24 h após a retirada da SNG. Em pacientes com pâncreas duro e ducto dilatado que tenham estabilidade no pós-operatório, baixa drenagem pelo Blakes e amilase abaixo de três vezes o valor sérico no 3º dia PO, SNG e DB podem ser retirados com segurança e a dieta oral iniciada. O mais comum porém é uma conduta cuidadosa onde inicialmente a SNG é retirada, 24 h após é iniciada a dieta oral e, 24 a 48 h após o paciente receber dieta oral sem complicações, são retirados a sonda enteral e finalmente os drenos. A longa permanência dos drenos está associada a infecção. Dessa forma, a estratégia deve ser individualizada para cada paciente com o objetivo de retirada precoce e com segurança dos drenos abdominais.

A complicação mais frequente no pós-operatório é o esvaziamento gástrico retardado (EGR). Quanto maior a dissecção retroperitoneal, maior a tendência ao aparecimento desta complicação. Coleções perigástricas e peripancreáticas também predispõem ao EGR. Pequenas coleções não infectadas podem ser acompanhadas conservadoramente.

Dosagem de amilase acima de três vezes o valor sérico no 3º dia PO é indicativa de fístula pancreática. Na maioria das vezes serão fístulas bioquímicas sem consequências clínicas e com curso benigno (grau A). Fístulas que modifiquem o curso PO atrasando a alta para outros cuidados ou necessitem de drenagem percutânea são consideradas grau B. Fístulas que evoluam com infecção grave e/ou necessidade de relaparotomia são consideradas grau C. O diagnóstico e a drenagem precoce com instituição de antibioticoterapia venosa constituem o tratamento mais efetivo para evitar a mortalidade, que pode chegar a 25% em caso de fístula grau C.

TUMORES NEUROENDÓCRINOS DO PÂNCREAS

Introdução

Os neuroendócrinos são tumores raros que exibem fenótipo neural, tais como a produção de neuropeptídeos e vesículas secretórias. A maioria dessas células tumorais expressa glicoproteínas como a cromogranina e grande quantidade de receptores de superfície para a somatostatina, características que permitem sua identificação e diagnóstico.

O comportamento dos TNEP é muito variável; há desde neoplasias benignas até tumores altamente agressivos. Com exceção dos insulinomas, os tumores neuroendócrinos do pâncreas com mais de 2 cm de diâmetro são geralmente de natureza maligna, e podem levar a óbito por distúrbios endócrinos ou disseminação local e metastática.

A maioria apresenta crescimento lento, mas em longo prazo, se não tratados, podem ocorrer invasão de estruturas nobres (veia mesentérica superior, tronco celíaco), acometimento ganglionar e metástases hepáticas, esta última a mais comum causa de óbito relacionada aos TNEP.

O conhecimento dos sinais e sintomas associados a estas patologias é importante para a pesquisa diagnóstica correta. A ressecção cirúrgica, quando possível, é a melhor forma de tratamento.

Classificação e nomenclatura

A classificação da Organização Mundial de Saúde/2016 divide os tumores neuroendócrinos em duas grandes categorias (tipos), descritas na Tabela 39.2.

Tabela 39.2. Classificação dos tumores neuroendócrinos do pâncreas (WHO, 2017)

Tipo	Diferenciação	Definição	Grau de proliferação (G = grau)	Ki67 (% por 500 ou mais células)	(Número de mitoses/ 10 campos de alta resolução – 2 mm2)
Neuroendócrino	Bem Diferenciado	Tumor Neuroendócrino	G1	< 3	< 2
			G2	3-20	2-20
			G3	> 20	> 20
	Pouco Diferenciado	Carcinoma Neuroendócrino Tipo pequenas células Tipo grandes células	G3	> 20	> 20
Neuroendócrino Misto	Bem/Pouco Diferenciado	Tumor/Carcinoma Neuroendócrino ADC ou CCE	G1-G3 G1-G3	Conforme acima	Conforme acima

Utiliza-se a expressão tumores neuroendócrinos do pâncreas para tumores bem diferenciados, que apresentam grau de proliferação baixo, intermediário ou alto (classificações G1, G2 e G3).

O carcinoma neuroendócrino, tumor pouco diferenciado que apresenta alto grau de proliferação (classificação G3), compreende o carcinoma neuroendócrino de pequenas células e o carcinoma neuroendócrino de grandes células, morfologicamente similares ao carcinoma de pequenas células e de grandes células do pulmão.

Apresentação Clínica

Os TNEP correspondem a menos de 3% dos tumores primários do pâncreas. Podem ser diagnosticados em todas as faixas etárias, mas são mais comuns da 4ª à 6ª década da vida. A maioria ocorre de forma esporádica (tumores isolados), mas podem estar associados a endocrinopatias hereditárias, como a neoplasia endócrina múltipla tipo 1 (MEN 1), a síndrome de von Hippel-Lindau, a neurofibromatose tipo 1 e a esclerose tuberosa.

Os TNEP são classificados em tumores funcionantes ou não funcionantes, na dependência de ocasionarem síndrome clínica de hipersecreção hormonal. A apresentação clínica dos TNEP funcionantes é extremamente variada, na dependência do peptídeo hormonal produzido (Tabela 39.3). Os tumores não funcionantes causam sintomas inespecíficos, principalmente dor abdominal. Há 2 ou 3 décadas, os tumores funcionantes eram os mais frequentemente diagnosticados, sempre em consequência à investigação de síndromes de hipersecreção hormonal. Atualmente, 50 a 75% dos tumores neuroendócrinos do pâncreas são caracterizados como não funcionantes, incidência crescente ao longo dos anos, provavelmente relacionada à progressiva disponibilidade e acurácia dos exames de imagem, frequentemente realizados por outras razões.

Os TNEP funcionantes são denominados de acordo com o principal hormônio secretado. Os mais prevalentes são o insulinoma, o gastrinoma, o VIPpoma, o glucagonoma e o somatostatinoma, cujas características estão resumidas na Tabela 39.3.

Diagnóstico

A abordagem diagnóstica pode ser sintetizada em cinco etapas: (a) síndromes clínicas; (b) testes bioquímicos; (c) testes genéticos; (d) localização e estadiamento; (e) diagnóstico imunoistoquímico.

Tanto a sequência como a necessidade, ou possibilidade, de se obterem testes relativos às cinco etapas discriminadas acima podem variar. Porém, na caracterização detalhada de cada paciente deveremos avaliar quais informações são imprescindíveis, visto que a escolha da modalidade terapêutica apropriada é modificada pelo estadiamento, tipo histológico, grau de diferenciação e concomitância de síndromes genéticas.

Síndromes Clínicas

Conjunto de sinais e sintomas associados com a hipersecreção hormonal. Ocorrem principalmente em cinco tipos de tumor neuroendócrino: insulinoma, gastrinoma, glucagonoma, VIPoma e somatostatinoma. *Flushing*, diarreia, dor abdominal, dispepsia, esteatorreia, asma, úlcera

Tabela 39.3. Características dos principais tumores neuroendócrinos pancreáticos funcionantes

SÍNDROMES RELACIONADAS A TNES FUNCIONANTES DO PÂNCREAS						
Nome	Peptideos secretados	Incidência (novos casos/10⁶ habitantes/ano)		% Malignidade	Associação com NEM1	Principais sinais e sintomas
A) TNEPs mais comuns	Síndromes					
Insulinoma	Insulina	1-3	Pâncreas (> 99)	< 10	4-	Sintomas de hipoglicemia (100)
Síndrome de Zollinger-Ellison (SZE)	Gastrina	0,5-2	Duodeno (70) Pâncreas (25) Outros locais (5)	60-90	20-25	Dor (79-100) Diarreia (30-75) Sintomas esofageanos (31-56)
B) TNEPs raras estabelecidas	Síndromes funcionais					
VIPoma (Síndrome de Verner-Morrison, cólera pancreática)	Polipeptídeo intestinal vasoativo	0,05-0,2	Pâncreas (90, adultos) Outros (10, neural, adrenal, periganglionico)	40-70	6	Diarreia (90-100) Hipocalemia (80-100); Desidratação (83)
Glucagonoma	Glucagon	0,01-0,1	Pâncreas (100)	50-80	1-20	Rash (67-90) Intolerância à glicose (38-87) Perda de peso (66-96)
Somatostinoma	Somatostatina	Raro	Pâncreas (55) Duodeno/jejuno (44)	> 70	45	Diabetes melito (63-90) Colelitíase (65-90) Diarreia (35-90)

péptica, hipoglicemia e dermatoses são alguns dos achados associados às síndromes clínicas de hipersecreção hormonal.

Os neuroendócrinos não funcionantes costumam crescer de forma indolente e seus sinais e sintomas ocorrem tardiamente por compressão: obstrução duodenal, icterícia, hipertensão portal segmentar e sangramento gastrointestinal eram as apresentações mais frequentes. Atualmente, com a disseminação de exames de imagem, muitos pacientes chegam ao cirurgião portando exames de tomografia, ressonância ou mesmo ultrassonografia abdominal com laudos de tumores sólidos assintomáticos do pâncreas. Nestes casos, o neuroendócrino não funcionante é um diagnóstico diferencial obrigatório.

Testes Bioquímicos

Conjunto de dosagens, em geral séricas ou urinárias, que auxilia na caracterização de uma determinada síndrome neuroendócrina (p. ex., dosagem sérica de insulina no insulinoma, glucagon no glucagonoma, dosagem urinária de 5HT no carcinoide) ou na própria identificação da presença do tumor (p. ex., dosagem sérica de cromogranina A ou polipeptídeo pancreático).

A cromogranina A tem sido utilizada como marcador tumoral, com utilidade em neoplasias endócrinas diversas (feocromocitoma, síndrome carcinoide, carcinoma medular da tireoide, adenoma hipofisário). Os níveis de cromogranina A sérica estão elevados em 56 a 100% dos pacientes com tumores de células da ilhota do pâncreas e seus níveis plasmáticos se correlacionam ao tamanho do tumor. Para que não se obtenham níveis falsamente elevados é fundamental suspender o uso de medicamentos inibidores da bomba de prótons (pantoprazol, omeprazol), por 10 dias antes da realização do exame.

Os níveis séricos de enolase neurônio-específica também são usados como marcadores para os tumores neuroendócrinos do pâncreas, mas são menos específicos que a cromogranina A, estando elevados em menos de 50% dos pacientes.

Testes Genéticos

Aplicados na suspeita de síndromes genéticas associadas a tumores neuroendócrinos, tais quais neoplasia endócrina múltipla tipo 1, doença de von Hippel-Lindau, neurifibromatose tipo1 e esclerose tuberosa.

Avaliação imagenológica

A localização imagenológica do tumor primário e a definição da extensão da doença são necessárias para todas as fases do tratamento dos pacientes com pNEN. Diferentes modalidades têm sido utilizadas, incluindo os estudos de imagem convencionais (tomografia computadorizada, ressonância magnética, ultrassom, angiografia), cintilografia de receptores de somatostatina, ultrassonografia endoscópica, estudos de localização e função com medição de gradientes hormonais, e, recentemente, a tomografia com emissão de pósitrons.

Na tomografia computadorizada com contraste venoso o neuroendócrino do pâncreas se apresenta caracteristicamente como um tumor hipervascular (diferente do adenocarcinoma, que é hipovascular), captando mais contraste que o parênquima na fase arterial.

Durante a cirurgia é recomendado o uso rotineiro de ultrassom intraoperatório (IOUS), especialmente para insulinomas ou sempre que uma enucleação for planejada. Para pequenos tumores duodenais (gastrinomas especialmente duodenais) recomenda-se transiluminação endoscópica, além de duodenotomia de rotina.

Diagnóstico Imunoistoquímico

Deve ser pesquisado através de biópsia ecoendoscópica na suspeita de tumor neuroendócrino. Além de confirmar a natureza neuroendócrina, a imunoistoquimica fornece informações sobre a linhagem celular e sua natureza secretória. Em especial, o número de mitoses por dez campos de alta resolução e a expressão do marcador de proliferação celular Ki67 são fundamentais na classificação e de importância prognóstica quanto ao comportamento tumoral.

O diagnóstico final deve: (1) caracterizar a natureza do TNEP; (2) avaliar o grau de diferenciação celular; (3) identificar anatomicamente a localização do tumor primário; (4) investigar a existência de metástase ganglionar e para outros órgãos (fígado, peritônio) e (5) determinar se o TNEP é ou não funcionante.

Abordagem diagnóstica geral

É comum que os TNEP sejam diagnosticados tardiamente. Identificar as síndromes de hipersecreção hormonal depende de experiência clínica e do acesso a recursos diagnósticos, nem sempre disponíveis. Por outro lado, os tumores não funcionantes via de regra apresentam sintomas pouco específicos, fato que retarda sua identificação. O diagnóstico preciso do TNEP requer a realização de testes endocrinológicos, exames de imagem e análise histológica do tumor.

Se na (a) apresentação clínica há suspeita de síndrome de hipersecreção hormonal (p. ex., frequente nos insulinomas), o primeiro passo na investigação é confirmar a hipótese diagnóstica através de (b) dosagens bioquímicas e hormonais. Dependendo da apresentação clínica e dos testes bioquímicos, podem ser encaminhados (c) testes genéticos para se identificar síndromes como NEM1. A identificação de uma síndrome genética irá guiar a investigação subsequente e poderá modificar sobremaneira a conduta cirúrgica. A seguir, estão indicados os (d) exames de imagem (tomografia computadorizada ou ressonância nuclear magnética) para identificação anatômica do tumor, e a ultrassonografia endoscópica com (e) biópsia e análise imunoistoquímica. Se a neoplasia pancreática e/ou metástases hepáticas são identificadas incidentalmente através de exames de imagem, há indicação de biópsia para confirmar a natureza neuroendócrina do tumor. Mesmo na ausência de síndrome clínica de hipersecreção hormonal, as dosagens bioquímicas e hormonais devem ser realizadas, porque pode haver hipersecreção hormonal ainda não acompanhada de sintomas e o acompanhamento seriado do hormônio secretado poderá ser usado como marcador de atividade da doença. O marcador mais útil para os TNEP é a cromogranina A. A cintilografia com octreotide e o PET-DOTA permitem identificar se o tumor apresenta alta afinidade para somatostatina (TNEP frequentemente expressam somatostatina) e se há outros tumores ocultos. O PET-DOTA é o exame mais sensível que utiliza uma medicação radioativa de baixa dose com afinidade específica para os receptores de somatostatina.

A biópsia ecoendoscópica dos TNEP está indicada para demonstração da natureza endócrina do tumor, realização de testes imunoistoquímicos e avaliação preliminar do grau de diferenciação celular. Avaliar o grau de diferenciação celular dos TNEP é importantíssimo, já que esse é considerado o melhor preditor de comportamento desse grupo de neoplasias.

Tratamento Cirúrgico dos Tumores Neuroendócrinos do Pâncreas

Abordaremos as bases do tratamento cirúrgico dos tumores neuroendócrinos esporádicos do pâncreas. Tumores associados a síndromes genéticas devem ser avaliados conforme as tendências de comportamento relativas à síndrome em questão.

Em relação aos tumores esporádicos, existem evidências consistentes de baixa incidência de formas malignas entre os pacientes com tumores menores que 2,0 cm, descobertos incidentalmente. Nestes casos, quando para remover a lesão é necessária uma intervenção cirúrgica agressiva, especialmente em pacientes com idade avançada e risco cirúrgico elevado, recomenda-se a conduta conservadora de observação. O seguimento deve ser baseado em exame anual de imagem (TC/RMN) com um primeiro controle após 6 meses de diagnóstico. No entanto, a ressecção é o tratamento de escolha para tumores neuroendócrinos do pâncreas (TNEps) maiores que 2 cm e/ou para formas sintomáticas com qualquer dimensão.

A conduta conservadora deve ser avaliada com cautela, e mesmo para os pacientes assintomáticos com tumores menores que 2 cm deve ser feita biópsia com imunoistoquimica, tanto para confirmação da natureza neuroendócrina, quanto para avaliação do índice mitótico e da expressão de Ki67. A caracterização de um tumor grau II ou III, mesmo menor que 2 cm, indica o tratamento cirúrgico.

A cirurgia radical para TNEp inclui tanto ressecções pancreáticas segmentares quanto ressecções limitadas. Ressecções formais diferem de acordo com o local do tumor: lesões da cabeça pancreática são tratadas por duodenopancreatectomia (DP), enquanto as lesões do corpo e da cauda são tratadas com uma pancreatectomia distal (PD).

Frequentemente os neuroendócrinos não funcionantes são pouco sintomáticos e no momento do diagnóstico já se apresentam com grandes proporções. Dessa forma, devem ser estadiados quanto à relação com os vasos pancreáticos e quanto à presença de doença extrapancreática, especialmente metástases hepáticas. O crescimento adjacente aos vasos mesentéricos ocorre, geralmente, sem invasão destes. Mesmo quando os estudos radiológicos indicam a possibilidade de invasão vascular, durante a cirurgia o cirurgião consegue na maioria das vezes um adequado plano de clivagem que permite a ressecção com preservação vascular. Nos casos em que a invasão vascular é confirmada no peroperatório, a ressecção vascular com retirada completa da massa tumoral fornece a melhor chance de cura. A presença de metástases hepáticas não contraindica a ressecção, desde que o paciente apresente condições clínicas para tal. Cada caso deve ser avaliado de forma personalizada, uma vez que a ressecção completa da massa tumoral poderá necessitar de mais de uma intervenção cirúrgica.

O tratamento das metástases hepáticas frequentemente necessita de abordagem multidisciplinar, onde a cirurgia de ressecção completa permanece, quando possível, como a abordagem mais efetiva. A conjugação de radioablação, crioablação ou embolização se justifica em casos de doença metastática hepática envolvendo os hemisférios direito e esquerdo. O limite das abordagens conjugadas é a garantia de parênquima remanescente compatível com uma recuperação pós-operatória segura, sem insuficiência hepática (em geral $\geq$ 35% de parênquima hepático residual funcionante).

PANCREATECTOMIA DISTAL

Em tumores localizados no corpo-cauda preconiza-se a pancreatectomia segmentar distal à lesão com margem de segurança ideal de 2 cm. Como nem sempre é possível a margem ideal, em caso de dúvida deve ser feita biópsia de congelação para confirmar as margens livres.

Preconiza-se a técnica de pancreatectomia anterógrada modular para qualquer neuroendócrino pancreático à esquerda dos vasos mesentéricos que ultrapasse os limites da superfície do órgão. As ressecções conservadoras são ponderadas em tumores de até 2,0 cm. Enucleação ou pancreatectomia com preservação esplênica encontram respaldo em pacientes com Ki 67 < 1%, mas nestes casos a própria observação tem sido postulada. A maioria dos neuroendócrinos não funcionantes à esquerda dos vasos mesentéricos será adequadamente abordada por uma pancreatectomia anterógrada modular.

Em tumores esquerdos limitados ao pâncreas a via laparoscópica é adequada. Na suspeita de envolvimento extrapancreático (tronco celíaco, vasos esplênicos, gordura peripancreática, fáscia de Gerota, suprarrenal, colo etc.) deve ser utilizada a via aberta.

Especial atenção deve ser dada à presença de obstrução da veia esplênica, pela concomitância de hipertensão portal segmentar. Estes pacientes têm tendência a apresentar sangramento intraoperatório de difícil controle no leito retroperitoneal, por colaterais desenvolvidas em consequência da hipertensão portal. Para os tumores volumosos, acometendo estruturas adjacentes, pode ser necessária embolização segmentar prévia, além de criteriosa hemostasia intraoperatória, auxiliada por bisturi selante harmônico (Ligasure, Ultracision ou similar).

A ressecção do tronco celíaco deve ser evitada. Em tumores volumosos, a cirurgia citorredutora se associa a melhora da sobrevida e qualidade de vida quando ao menos 90% da massa tumoral são ressecados.

DUODENOPANCREATECTOMIA

A duodenopancreatectomia é o tratamento de escolha para tumores neuroendócrinos não funcionantes localizados na cabeça do pâncreas. Extensão da ressecção e formas de reconstrução intercambiam aspectos técnicos com influência mútua que visa tanto a curabilidade quanto a diminuição de morbimortalidade pós-operatória. Na maioria das vezes, mesmo diante de grandes tumores, o paciente não apresenta dilatação das vias biliares nem dilatação do ducto pancreático. Em geral, o pâncreas remanescente é mole, friável e com ducto fino.

Para estes TNEp, na nossa preferência realizamos o procedimento com a seguinte rotina:

- **Extensão da ressecção:** cabeça do pâncreas com processo uncinado, duodeno, antro gástrico (com vagotomia troncular), colédoco, vesícula biliar, linfonodos periviscerais, jejuno proximal (10 cm).
- **Rotina de reconstrução:** pancreatogastrostomia posterior + alça jejunal única para hepaticojejunostomia terminolateral e gastrojejunostomia.

A possibilidade de cura em tumores volumosos depende da ressecção completa dos mesmos. A obtenção de margens cirúrgicas livres é particularmente mais complexa em tumores que envolvem o processo uncinado. A adequada exposição da veia mesentérica superior permite a ressecção completa do processo uncinado, incluindo o tecido gorduroso adjacente à artéria mesentérica superior. A manutenção de parte do processo uncinado pode ser necessária por dificuldades técnicas (sangramento, aderências e fibrose adjacente à art. mesentérica superior). Deve ser acompanhada de avaliação intraoperatória das margens por congelação.

A veia mesentérica em geral pode ser poupada. Nos casos em que é necessária sua ressecção, preferem-se as reconstruções com preservação da drenagem esplênica.

A ressecção tradicional inclui os linfonodos adjacentes à cabeça do pâncreas, duodeno e colédoco. Não existem evidências para indicação de linfadenectomia alargada. A preservação do piloro pode ser obtida quando não houver evidência de disseminação para linfonodos perigástricos.

A reconstrução é feita com anastomoses sequenciais de pâncreas, ducto hepático e estômago. Para pâncreas friáveis e com ducto fino a pancreatogastrostomia tem as vantagens da simplicidade, rapidez e segurança. Não é necessária anastomose ductal e o acoplamento entre estômago e pâncreas, feito de forma a obter-se um ajuste "apertado" do pâncreas na abertura gástrica posterior, diminui a possibilidade de fístula. A anastomose circunferencial é completada com pontos simples de prolene 4-0 na parede externa do estômago.

As reconstruções biliar e gástrica são feitas de forma sequencial, sobre alça jejunal única, semelhante ao descrito na sessão sobre adenocarcinoma.

Atualmente, quando realizadas em centros de alto volume, as ressecções padronizadas da cabeça do pâncreas têm uma taxa de mortalidade menor que 5%, embora a percentagem de complicações ainda seja significativa (40 a 50%). Ressecções pancreáticas padronizadas também estão associadas a significativa incidência de insuficiência exócrina e endócrina. A incidência de insuficiência endócrina varia entre 10 a 24% após uma DP, e de 8 a 60%, após uma PD, ao passo que a insuficiência exócrina varia de 30 a 60% após uma DP e de 0 a 40%, após uma PD.

Tratamento Clínico Oncológico

Os tumores neuroendócrinos do pâncreas frequentemente apresentam elevada expressão dos receptores de somatostatina (SST), principalmente do subtipo 2 (SSTR2). Esta hiperexpressão é a base para a utilização de análogos de SST, como octreotide e lanreotide, em estratégias diagnósticas e terapêuticas nos NET digestivos. A conjugação de análogos de SST com radionuclídeos também tem sido usada em tumores avançados, com resultados promissores.

A via metabólica (mTOR) desempenha papel central na regulação de processos celulares críticos, tais como o crescimento, a proliferação e a síntese de proteínas. Existem fortes evidências do envolvimento desta via (mTOR) na tumorigênese neuroendócrina que ocorre nas síndromes familiais (MEN1), (VHL), (NF1) e (TSC), bem como nos neuroendócrinos esporádicos. Estudos recentes demonstraram: (1) ativação da via mTOR, com identificação de proteínas reguladoras mutantes (PTEN e TSC2) em PNET esporádicos e, (2) superexpressão, em tumores altamente agressivos, de elementos que têm como alvo indireto a regulação mTOR. Estas pistas, entre outras, forneceram a racionalidade para o uso de inibidores de mTOR no tratamento de PNET, culminando com a aprovação de everolimus (droga-alvo mTOR) para o tratamento de PNET avançados.

Aspectos morfológicos, histológicos e moleculares indicam que a angiogênese é um alvo promissor no tratamento das neoplasias neuroendócrinas. O sunitinibe é o agente antiangiogênico que tem sido utilizado com

Tabela 39.4. Classificação dos tumores císticos do pâncreas

Epitelial/Neoplásico		Epitelial/não Neoplásico
Neoplasia papilar-mucinosa intraductal	Neoplasia cístico-sólida pseudopapilar	Cisto linfoepitelial
Neoplasia cística mucinosa	Cisto epidermoide de baço acessório	Cisto não neoplásico mucoso
Cistoadenoma seroso (microcístico, oligocístico/macrocístico)	Hamartoma cístico	Cisto enterogênico
Cistoadenoma seroso associado à VHL	Teratoma cístico (cisto dermoide)	Cisto de parede duodenal para-ampular
Cistoadenocarcinoma seroso	Adenocarcinoma ductal cístico	Cisto de retenção
Tumor neuroendócrino cístico G1-2	Pancreatoblastoma cístico	Cisto endometrial
Cistoadenoma de célula acinar	Neoplasma epitelial metastático cístico	Cisto congênito (em síndromes de malformação)
Cistoadenocarcinoma de células acinares	Outras	
Não Epitelial/Neoplásico		**Não Epitelial/não Neoplásico**
Neoplasma não epitelial benigno (p. ex., linfangioma)		Pseudocisto associado à pancreatite
Neoplasmas malignos não epiteliais (p. ex., sarcomas)		Cisto parasitário

sucesso em pacientes selecionados. Infelizmente, alguns apresentam resistência intrínseca.

Recentemente, a terapia com octreotato-DOTA-177Lu (DOTA-lutércio) tem sido indicada em pacientes com tumores neuroendócrinos, com expressão significativa de receptores da somatostatina subtipo 2 como tratamento neoadjuvante, onde a cirurgia com intenção curativa não estaria indicada. Em alguns casos, o tumor pode tornar-se passível de ressecção cirúrgica completa após o uso do octreotato-DOTA-177Lu. São realizadas de três a cinco aplicações de 7,4 GBq (200 mCi) de octreotato- DOTA-177Lu, com intervalos de 6 a 10 semanas entre as mesmas. Apresenta resposta em torno de 50% para neoplasias neuroendócrinas metastáticas.

TUMORES CÍSTICOS DO PÂNCREAS

Conceito, Definição e Classificação

A classificação Europeia (2013) considera 26 tipos diferentes de lesões císticas do pâncreas como tumores císticos, organizados a partir de dois parâmetros: 1. presença ou ausência de epitélio; 2. presença ou ausência de neoplasia (Tabela 39.4). A prevalência de lesões císticas do pâncreas varia de acordo com o método de pesquisa, de 3% de achados incidentais em tomografias a 20% em exames *post mortem*, com relato de até 45% em ressonância magnética de alta resolução.

Muitas destas lesões não necessitarão de tratamento cirúrgico, e na realidade o maior desafio é reconhecer o potencial de transformação maligna e de complicações para que se realize o tratamento precoce e não sejam operados pacientes de forma desnecessária.

Na prática clínica, quatro tipos de lesões epiteliais/neoplásicas correspondem a mais de 90% das neoplasias císticas do pâncreas: neoplasia papilar-mucinosa intraductal (NPMI), neoplasia cística mucinosa (NCM), neoplasia cística serosa (NCS) e neoplasia cisticossólida pseudopapilar (NCSP).

Aspectos gerais de diagnóstico e indicação cirúrgica

Os tumores císticos do pâncreas podem ser sintomáticos ou assintomáticos. Este aspecto é fundamental, uma vez que, como princípio geral, lesões císticas sintomáticas possuem indicação de tratamento cirúrgico. Exceção aos pseudocistos associados a pancreatite, o tratamento padrão é a ressecção cirúrgica. A sintomatologia ocorre em geral em cistos maiores que 4,0 cm e varia de dor a alterações gastrointestinais como náuseas e plenitude pós-prandial, sintomas compressivos como icterícia e vômitos por estenose pós-pilórica até pancreatite aguda ou crônica, com crises de dor e aumento da amilase sérica, diarreia e aumento da gordura fecal associados a atrofia do pâncreas distal ao tumor.

Nos casos associados a grandes tumores císticos (≥ 4,0 cm), a sintomatologia corrobora a indicação já existente de ressecção devido ao tamanho. Nos casos de tumores císticos menores que 4,0 cm, a sintomatologia associada, independentemente da natureza do tumor, é determinante na indicação cirúrgica, devendo portanto ser pesquisada com detalhe.

Tabela 39.5. Aspectos gerais dos principais tipos de lesões císticas do pâncreas

Achado	Pseudocisto	NPMI	NCM	NCS	cPNET	NCSP
Sexo	M/F	M/F	F	F	M/F	F
Idade média (anos)	60	65	40	60	50	30
Localização	todo o pancreas	Cabeça	corpo e cauda	todo o pancreas	todo o pancreas	corpo e cauda
Morfologia	Unilocular	Unilocular, septado, DPP dilatado	Unilocular	Microcístico	Massa associada	Misto - sólido e cístico
Número de cistos	Múltiplo	Múltiplo (40%)	Solitário	Solitário	Solitário	Solitário
Tipo de Epitélio	Sem epitélio próprio	Papilar mucinoso	Mucinoso	Seroso (PASþ Glicogênio)	Endócrino	Endócrino "like"
Comunicação com DPP	Sim	Sim	Não	Não	Não	Não
Risco de Malignidade	sem risco	Alto	Alto	Baixo	Baixo	Baixo
Mutações Genéticas	Nenhuma	KRAS, GNAS RNF43 CTNNB1	KRAS RNF43	VHL	esporádico	CTNNB1
Viscosidade líq. do cisto	Baixa	Alto	Alto	Baixo	Baixo	Baixo
Amilase do líq. do cisto	Alta	Variável, alto	Variável, baixo	Baixo	Baixo	Baixo
CEA do líq. do cisto	Baixo	Alto	Alto	Baixo	Baixo	Baixo

A caracterização imagenológica de um tumor cístico do pâncreas é o passo inicial para a investigação e, cada vez mais, são identificados cistos em pacientes assintomáticos. Muitos realizam ultrassom abdominal por motivos outros e são encontradas imagens císticas no pâncreas que exigem investigação detalhada. Tomografia computadorizada e ressonância magnética são os exames mais utilizados para caracterização do cisto, mas quanto menor for a imagem cística, maior será a superioridade da ressonância para a identificação de detalhes anatômicos e fatores locais de risco, sendo, por esta razão, modalidade obrigatória e preferencial.

Os fatores de risco locais, dizem respeito à possibilidade de transformação maligna e/ou presença de lesão pré-maligna em um determinado tumor cístico. Diversos consensos foram criados desde 2006, focando principalmente os tumores mucinosos, mas estes têm sido utilizados para indicação de ressecção nos tumores císticos em geral. A discussão parte do princípio que o pâncreas é um órgão duplamente complexo, onde as ressecções possuem morbidade significativa e as neoplasias invasivas, em geral, possuem baixo potencial de cura. O dilema entre identificar com precisão o tipo de lesão para não ressecar uma neoplasia assintomática sem potencial maligno, e não permitir que uma lesão com potencial maligno deixe de ser ressecada, pode gerar tanto ressecções desnecessárias como atrasar ressecções absolutamente necessárias. O resultado foi a construção de consensos com rotinas de investigação e acompanhamento que definem princípios para indicação cirúrgica em pacientes assintomáticos. Nestes, além da ressonância magnética e da tomografia computadorizada, a ecoendoscopia possui papel central, devido à possibilidade de: 1. caracterização detalhada da anatomia do cisto; 2. caracterização do conteúdo do cisto por punção direta e análise bioquímica; 3. diagnóstico citológico por punção-biópsia.

A PET-TC com 18FDG pode ser útil para diferenciar neoplasias císticas benignas de malignas em casos duvidosos. A maioria dos estudos publicados focou em NPMI, indicando uma alta especificidade na detecção de malignidade nestes casos. Em estudo prospectivo com 50 pacientes portadores de diferentes tumores císticos benignos e malignos, a sensibilidade, a especificidade, os valores preditivos positivos, preditivos negativos e a precisão da 18FDG-PET-TC na detecção de lesões pancreáticas císticas malignas foram 94%, 94%, 89% e 97%, respectivamente.

As apresentações mais frequentes das lesões císticas do pâncreas estão resumidas na Tabela 39.5. Seu conhecimento é fundamental para o diagnóstico diferencial. Este, por sua vez, é fundamental para que se definam quais lesões podem ser acompanhadas e quais lesões necessitam ser ressecadas.

Ecoendoscopia

A ecoendoscopia fornece imagens de alta resolução em curta distância do pâncreas, mostrando detalhes dos elementos dos cistos como parede, margens e estruturas internas, além de informações sobre o parênquima. É útil para identificar a presença de comunicação entre o cisto e os ductos pancreáticos, permitindo o diagnóstico confiável de NPMI. A punção do cisto por agulha fina permite a biópsia e a colheita de líquido para análises diversas.

A ecoendoscopia é superior à tomografia para classificar um cisto como neopásico (76 vs. 48%; p < 0,0001); e também superior em relação à ressonância magnética para esta diferenciação (76 vs. 34%; p < 0,0001). Na análise bioquímica do fluido aspirado, o nível de amilase < 250 U/L permite praticamente excluir um pseudocisto.

O antígeno carcinoembrionário (CEA) é o teste bioquímico disponível mais sensível para diferenciar cistos pancreáticos mucinosos de cistos serosos. Em CEA < 5 ng/mL o valor preditivo positivo para neoplasia cística serosa é de 94%. Um nível > 800 ng/mL permite para distinguir lesões mucinosas de outras lesões benignas com índice preditivo positivo de 98%. O valor do CEA de 192 ng/mL revela a maior precisão (79%) para diferenciação entre cistos mucinosos e não mucinosos, com sensibilidade de 73% e especificidade de 84%.

Apesar da ampla utilização da biópsia ecoguiada, os resultados de análise citológica são um pouco decepcionantes. Pequenas quantidades de células no aspirado fluido, cobertura epitelial irregular na parede interna dos cistos, variáveis níveis de experiência entre citopatologistas e contaminação por epitélio gastrointestinal contribuem para reduzir a precisão do procedimento. A citologia realizada a partir de uma biópsia ecoendoscópica tradicional possui alta especificidade (93%), mas apenas sensibilidade moderada, em torno de 54%.

A busca de biomarcadores fornece uma interessante perspectiva. Com base em experiência preliminar, dois metabólitos, glicose e quinurenina, mostraram-se especialmente abundantes em NCS.

A endomicroscopia de *laser* confocal (ELC) é outra metodologia promissora no diagnóstico de cistos pancreáticos. O ELC utiliza uma sonda submilimétrica compatível com uma agulha de 19 Gauge que permite imagens em tempo real com detalhes microscópicos de lesões císticas pancreáticas. A detecção de uma rede vascular superficial é uma característica histológica da NCS, que pode ser altamente iluminada por ELC.

Além da ecoendoscopia com endomicroscopia confocal, está sob investigação um conjunto crescente de testes genéticos e análise metabolômica do conteúdo aspirado dos cistos. Representam áreas de pesquisa com potencial de modificar rapidamente as rotinas de investigação e conduta nas neoplasias císticas do pâncreas.

Fatores de Risco

Ter vários consensos em poucos anos significa que ainda não existe consenso. Sendai (2006), Fukuoka (2012), Europeu (2013), Italiano (2014), Americano – AGA (2015) são os exemplos mais marcantes. Cada um apresenta critérios de risco e propostas de acompanhamento e intervenção que variam, mas se aproximam na essência de investigação clínica, imagenológica, bioquímica e patológica, enfatizando o tamanho do tumor, do ducto pancreático, a presença de imagem sólida no interior do cisto e os aspectos bioquímicos e citológicos do líquido puncionado. Embora os trabalhos recentes não sejam conclusivos sobre a superioridade dos parâmetros de um determinado consenso em relação ao outro, o consenso de Fukuoka reviu os critérios do de Sendai pelos mesmos especialistas, e teve como resultado restringir algumas indicações cirúrgicas e evitar cirurgias desnecessárias.

Em linhas gerais, cistos sintomáticos devem ser ressecados e cistos assintomáticos devem ser estratificados de acordo com o tamanho e fatores de risco identificados na ressonância magnética e na ecoendoscopia. Os critérios isolados que indicam cirurgia em cistos assintomáticos, independentemente do tamanho, são: 1. dilatação do ducto pancreático principal ≥ 1,0 cm; 2. imagem sólida captante de contraste no interior de um cisto.

Em relação ao tamanho, tumores císticos maiores ou iguais a 4,0 cm devem ser ressecados, sendo que a caracterização de lesões com comportamento benigno pode e deve ser ponderada caso a caso, uma vez que nesses a indicação se faz com o propósito de evitar o desenvolvimento de sintomatologia, o que pode demorar a acontecer ou mesmo não acontecer.

Em relação aos fatores de risco, crescimento rápido, componente sólido no interior, dilatação do ducto pancreático principal (> 6,0 mm), aumento sérico de CA19.9 e espessamento da parede do cisto com captação de contraste são elementos que devem ser cuidadosamente ponderados para a indicação de ressecção. Ao longo da investigação, a conduta é guiada a partir de exames sequenciais com complexidade crescente, onde se buscam: características imagenológicas; características bioquímicas e características patológicas de um tumor agressivo. O elemento definitivo é o diagnóstico histológico/citológico por punção de neoplasia com potencial invasivo. A análise

Tabela 39.6. Perfil genético dos principais tumores císticos do pâncreas

Tipo de Tumor Cístico	KRAS	GNAS	RNF43	VHL	CTNNB1	TP53	PIK3CA	PTEN	CDKN2A	SMAD4
Neoplasia Papilar Mucinosa Intraductal	+	+	+	–	–	+[a]	+[a]	+[a]	+[a]	+[a]
Neoplasia Cística Mucinosa	+	–	–	–	–	+[a]	+[a]	+[a]	+[a]	+[a]
Neoplasia Cística Serosa	–	–	–	+	–	–	–	–	–	–
Neoplasia Cístico-sólida Pseudopapilar	–	–	–	–	+	+[b]	+[b]	–	–	–
Cisto não-neoplásico	–	–	–	–	–	–	–	–	–	–

a Alterações nestes genes são associadas com neoplasia avançada
b Embora mutações nestes genes tenham sido descritas, elas são raramente encontradas +, presença; -, ausência.

imunoistoquímica pode ser fundamental em tumores de Frantz (NCSP) e neuroendócrinos císticos. Infelizmente muitas vezes este diagnóstico não pode ser obtido na punção biópsia.

Tumores císticos entre 3,0 e 4,0 cm devem obrigatoriamente ser avaliados por ecoendoscopia em busca de fatores de risco. Aqueles em que não se consegue a caracterização através do exame citológico e que apresentarem um dos fatores de risco devem ser ressecados. Quando se consegue a caracterização através do exame citológico, a conduta deve ser definida a partir do padrão de comportamento e o risco de malignidade.

Existem casos em que a decisão é difícil, pois a capacidade de definir o diagnóstico com ressonância e ecoendoscopia é limitada. Nesse nível de investigação (tumores entre 3,0 e 4,0 cm), eventualmente uma neoplasia cística mucinosa unilocular pode ser difícil de diferenciar de uma NPMI de ducto lateral ou de uma neoplasia cística serosa macrocística. A primeira com indicação cirúrgica imediata, a segunda com possibilidade de acompanhamento radiológico, a terceira sem indicação cirúrgica. Nesses casos, a ausência de fatores de risco autoriza o acompanhamento com reavaliação a cada 6 meses. A identificação de qualquer fator de risco indica a cirurgia.

Tumores com menos de 3,0 cm com um fator de risco observado na ressonância devem ser avaliados por ecoendoscopia. Se o cisto for caracterizado por citologia com potencial maligno ou se caracterizado como neoplasia cística mucinosa, este deve ser ressecado. Os cistos mucinosos são frequentemente positivos para mucina e possuem CEA elevado (> 200 ng/mL). Dependendo dos valores de instrumentação e de corte, o CEA elevado possui uma sensibilidade variando de 70 a 82% e especificidade de 79 a 84%.

O tempo de acompanhamento e o período para as reavaliações permanecem em discussão. Porém, considera-se razoável que tumores císticos do pâncreas assintomáticos, entre 2,0 e 3,0 cm e sem fatores imagenológicos de risco, podem ser observados com exames periódicos anuais e, quando menores que 2,0 cm, com exames bianuais.

A busca de indicadores de malignidade tem se mostrado promissora tanto no sangue quanto no líquido aspirado. Goh e cols. (2016) demonstraram que em grupo de alto risco (presença de componente sólido, dilatação do ducto pancreático principal ≥ 10 mm), uma relação plaquetas/linfócitos > 205 foi preditor independente de malignidade. Testes de análise genômica do líquido aspirado estão oferecendo perspectiva de diagnóstico etiológico com base em achados moleculares, e decisão personalizada sobre a indicação cirúrgica.

Genômica e diagnóstico molecular

Recentemente, o sequenciamento genético completo dos cistos pancreáticos mais comuns identificou diferentes perfis mutacionais para cada tipo de cisto. Um conjunto de dez mutações genéticas foi definido para auxiliar a caracterização dos tumores císticos mais frequentes do pâncreas (Tabela 39.6). O estudo deste perfil ainda não está disponível como rotina, mas em casos de necessidade de diagnóstico diferencial torna-se ferramenta valiosa disponível em centros de referência.

Tratamento Cirúrgico dos Tumores Císticos do Pâncreas – Aspectos Técnicos

O tratamento cirúrgico dos tumores císticos do pâncreas depende da localização, do tamanho, da natureza patológica da lesão e do grau de invasão local nos tumores malignos. Tumores do colo, corpo e cauda são tratados por ressecção distal e tumores da cabeça do pâncreas são tratados por duodenopancreatectomia. A ressecção do pâncreas distal à lesão com margem adequada é o padrão de tratamento. O planejamento é realizado após diagnóstico etiológico e estadiamento precisos. Caso a etiologia não possa ser definida no pré-operatório, será fundamental a avaliação da peça por um patologista na sala de cirurgia, definindo se as margens cirúrgicas estão adequadas e se existem evidências patológicas de neoplasia invasiva. Caso existam evidências de neoplasia invasiva, o procedimento oncológico adequado deverá ser complementado.

Nas lesões benignas e pré-malignas do corpo e da cauda, a via laparoscópica é a preferencial. A pancreatectomia corpocaudal videolaparoscópica está também descrita em lesões malignas limitadas ao pâncreas, sem evidências de linfadenomegalia. Porém, a ressecção deve seguir os princípios oncológicos. Na nossa opinião, tumores neuroendócrinos de corpo e cauda do pâncreas com suspeita ou evidência de doença extrapancreática devem ser abordados preferencialmente por via aberta. Isso porque em neoplasias invasivas do pâncreas distal não se consegue definir com precisão se existe ou não extensão extrapancreática apenas por exames de imagem.

O tamanho e a posição anatômica influenciam de forma variável a modalidade técnica de ressecção. Existe possibilidade crescente de conversão para a via aberta em tumores maiores que 5,0 cm e no colo pancreático. Porém, não existe uma contraindicação formal pelo tamanho para a abordagem laparoscópica, ficando a cargo da avaliação e experiência do cirurgião.

Cistoadenomas serosos sintomáticos ou mucinosos de corpo e cauda são bons candidatos à ressecção videolaparoscópica. A ressecção videolaparoscópica corpocaudal para tumores císticos do pâncreas pode ser realizada com ou sem preservação esplênica. Lesões pré-malignas ou benignas são passíveis de ressecção com preservação esplênica, mas tumores de cauda em íntima associação com o hilo esplênico necessitarão de esplenectomia associada.

Outras opções relatadas na literatura, mas menos utilizadas, são a pancreatectomia segmentar e a enucleação. A pancreatectomia segmentar é uma opção que tem a vantagem de preservar tecido endócrino viável e a desvantagem de alta incidência de fístula devido a duas superfícies de ressecção pancreática para cicatrização. Postulada em tumores do colo e corpo proximal, não tem ampla aceitação, mas deve ser ponderada em pacientes jovens com tumores císticos sem evidência de malignidade do colo do pâncreas, onde o risco de desenvolvimento de diabetes diminui a qualidade e a expectativa de vida.

As enucleações são descritas em tumores serosos e são uma possibilidade em pequenos tumores neuroendócrinos císticos com Ki67 até 2%. Relato recente de uma série de 142 enucleações pancreáticas teve como etiologias principais tumores neuroendócrinos e tumores císticos em geral. O autor ressalta a alta incidência de fistulas em tumores císticos, chegando a 38% nas neoplasias císticas serosas. A aparente pouca agressividade do procedimento contrasta com a complicação mais temida, que é a fístula. Estudos posteriores deverão apontar subgrupos de pacientes que poderão se beneficiar da enucleação. Por enquanto, consideramos como procedimento de exceção nos tumores císticos em geral.

Ter o diagnóstico etiológico correto no pré-operatório é fundamental para o planejamento da técnica cirúrgica. O conhecimento do comportamento e prognóstico de um determinado tumor influencia sobremaneira a indicação de ressecções vasculares e de metástases. É o caso das neoplasias cisticossólidas pseudopapilares e dos neuroendócrinos císticos em geral. Relatos de ressecções segmentares de veia porta, metástases hepáticas e mesmo ressecção citorredutora de no mínimo 90% da massa tumoral são associados a melhor sobrevida.

A evolução das técnicas mini-invasivas permite que tumores da cabeça do pâncreas sejam ressecados, em casos selecionados, por videolaparoscopia e/ou videorobótica, com índices relatados de complicações comparáveis aos da via aberta. Porém a abordagem mais utilizada ainda é por via aberta, especialmente em tumores malignos com extensão extrapancreática.

A cirurgia pancreática se desenvolveu imensamente nos últimos 20 anos, tanto do ponto de vista técnico como na seleção de pacientes, e principalmente nos cuidados pré e pós-operatórios. A mortalidade em centros de grande experiência e fluxo constante é próxima a 2%. Os tumores císticos do pâncreas são parte importante dessa nova casuística, pontilhada de lesões benignas e pré-malignas. Mas mesmo sendo hoje possível a ressecção segura de tumores volumosos e invasivos, permanecem os riscos de complicações pela própria natureza anatomofisiológica do pâncreas. Por sua vez, o acompanhamento clínico carrega tanta responsabilidade no momento da indicação cirúrgica, que deve ser feito também pelo cirurgião especialista.

O maior desafio no tratamento dos tumores císticos do pâncreas é o equilíbrio entre a ressecção da doença com potencial invasivo em fase precoce e a identificação precisa dos pacientes que poderão apenas ser observados, evitando os riscos e a morbidade do tratamento cirúrgico.

PANCREATITE AGUDA

Pancreatite aguda é a inflamação aguda do parênquima pancreático, resultante da autodigestão enzimática pela ativação intraglandular de suas próprias enzimas. Pode acometer tecidos peripancreáticos e/ou levar à falência de múltiplos órgãos, dependendo da intensidade.

Tabela 39.7. Etiologia

Mais frequentes	Menos frequentes	Raras
Cálculos biliares	Drogas: AZT, esteroides	Anomalias congênitas: pâncreas anular, pâncreas divisum e cisto de colédoco
Ingestão de álcool	Vírus: caxumba e Coxsakie B	Hereditária
Hiperlipemia	Câncer de pâncreas	Bacteriana: Legionella e leptospirose
Iatrogenia na papila	Hipercalcemia	Toxinas: tetracloreto de carbono e inseticidas
	Áscaris na via biliar	Balão intragástrico
	Veneno de escorpião	
	Neoplasia intraductal mucinosa	

Fisiopatologia

No curso das pancreatites, os 2 a 4 dias do início de sintomas são os mais importantes, pois é quando 15 a 25% dos doentes evoluem para a sua forma grave. Segundo dados clínicos e experimentais, este período é caracterizado por um estado inicial de hipovolemia.

Sabe-se que a morbidade da pancreatite aguda grave é bifásica. As primeiras 2 semanas são caracterizadas por uma síndrome de resposta inflamatória sistêmica (SRIS) que resulta da liberação dos mediadores inflamatórios.

A falência orgânica é comum e muitas vezes ocorrem mesmo na ausência de infecção. A mortalidade precoce é de 42 a 60%. A segunda fase começa cerca de 2 semanas após o início dos sintomas e é caracterizada por complicações relacionadas com sepse, resultantes da infecção da necrose pancreática. Há, então, uma associação com complicações sistêmicas, com insuficiência pulmonar, renal e cardiovascular, conhecida como síndrome de falência multiorgânica (FMO).

Independentemente da etiologia da pancreatite aguda, uma vez iniciados, os eventos inflamatórios das células acinares vão levar à progressão para uma síndrome de resposta inflamatória sistêmica (SRIS). Dentre as complicações mais comuns, as pulmonares são as mais frequentes e potencialmente mais graves. O espectro destas complicações vai desde a hipoxemia até a síndrome da angústia respiratória aguda (SARA).

Quadro Clínico

O sintoma predominante é a dor abdominal de início abrupto, contínua, que aumenta de intensidade e dura mais de 24 horas. Pode se apresentar também como dor em barra (50% dos casos) e, de regra, é acompanhada de náuseas e vômitos. Ao exame físico pode haver febre (76%), taquicardia (65%) e, menos frequentemente, icterícia (28%).

Distensão abdominal e RHA diminuídos podem ser secundários à inflamação que ocorre no íleo. Os casos mais graves vêm acompanhados de sinais de choque e insuficiência orgânica, como desidratação, taquicardia, hipotensão e taquidispneia, resultantes do processo inflamatório sistêmico (pancreatite aguda grave).

Podem ser encontrados sinais de hemorragia retroperitoneal: sinal de Grey Turner (equimose nos flancos), de Cullen (equimose periumbilical) e de Frey (equimose no ligamento inguinal), além do sinal de Fox (equimose na base do pênis). A atitude genupeitoral ou de prece maometana é considerada posição antálgica para aliviar a dor.

Diagnóstico

Amilase – os melhores exames subsidiários para o diagnóstico de pancreatite são amilase e lipase. A amilase eleva-se 6 a 12 horas após o início da dor e normaliza-se em 3 a 5 dias. Aumento acima de três vezes tem sensibilidade e especificidade elevadas para o diagnóstico de pancreatite aguda. Até 20% das pancreatites de origem alcoólica e 50% das causadas por hipertrigliceridemia têm amilase normal.

Lipase – aumenta após 4 a 8 horas do início do quadro, com pico em 24 horas, e volta a normalizar em 8 a 14 dias. É mais específica do que a amilase.

O diagnóstico pode ser feito com história clínica associada à elevação das enzimas (lipase e/ou amilase) > três vezes o valor normal. Nos casos de elevação persistente e/ou flutuação da amilase, deve-se pensar em formação de pseudocisto. Importante ressaltar que a amilase e a lipase não são fatores prognósticos, e valores elevados não se relacionam com a gravidade da doença.

Outros exames não específicos que auxiliam no tratamento:

▶ **hemograma**: a avaliação do hematócrito é importante, pois a sua elevação é sinal de mau prognóstico, uma vez que reflete o sequestro de líquido para o terceiro espaço;

▶ **ureia e creatinina**: preditores de mortalidade, com relação direta entre seu aumento nas primeiras 24 h de doença e o aumento da mortalidade;

▶ **bilirrubina, fosfatase alcalina e TGP (ALT):** elevação dos seus níveis pode sugerir origem biliar. A concentração de TGP > 150 UI/L tem elevado valor preditivo positivo para o diagnóstico de pancreatite biliar;

▶ **proteína C-reativa (PCR):** uma das proteínas da fase aguda de inflamação, tem sido usada como critério de gravidade quando atinge valores de 150 mg/mL a partir de 24 horas de evolução. Alta chance de necrese do pâncreas, portanto, reflete complicação local;

▶ **cálcio, colesterol e triglicérides:** podem revelar hipercalcemia ou hiperlipemia, porém os triglicérides podem estar enganosamente baixos. O cálcio baixo é um dos critérios indicativos de gravidade, pois é consumido na saponificação de gordura retroperitoneal;

▶ **gasometria arterial:** avalia o comprometimento pulmonar e o distúrbio metabólico.

Exames de imagens

Radiografia simples: afasta pneumoperitônio e, assim, várias outras causas de abdome agudo. Pode apresentar sinais inespecíficos, tais como: distensão de alças de delgado (alça sentinela), sinal de Gobiet (distensão de cólon transverso devido à sua infiltração) e sinal de cut off no cólon (distensão gasosa nos ângulos hepáticos e esplênico e ausência de gás no transverso). Um terço apresenta alterações na radiografia de tórax, como elevação de hemicúpula diafragmática, derrame pleural, atelectasias basais, infiltrado pulmonar ou SARA.

Tomografia computadorizada (TC): deve ser solicitada após 48 a 72 horas, em todos os pacientes com pancreatite aguda grave, para identificação de áreas mal perfundidas sugestivas de necrose e confirmação da suspeita de pancreatite necrosante. Também é capaz de identificar as complicações, tais como coleções e pseudocistos. É desnecessária para o tratamento da PA leve. Vale ressaltar que existe a possibilidade de piora da lesão pancreática com o uso de contraste e risco de lesão renal em paciente já suficientemente grave.

Ressonância magnética com colangiorressonância: tem a vantagem de não empregar contraste. Parece ter melhor sensibilidade para o diagnóstico de pancreatite aguda precoce quando comparada à TC e melhor caracterização dos ductos biliares e pancreáticos e das

Tabela 39.8. Critérios de Ranson

Na admissão	Primeiras 48h
Idade > 55 anos	Queda do hematócrito > 10%
Leucocitose > 16.000/mm³	Aumento > 10 mg/dL de ureia
Glicose > 200 mg/dL	Cálcio < 8 mg/dL
LDH > 350 UI/L	PaO$_2$ < 60 mmHg
TGO > 250 UI/L	BE - 4,0 ou mais
	Perda de > 6L de líquido

Nota: a presença de três ou mais parâmetros dos critérios de Ranson é fortemente indicativa de pancreatite aguda grave. A mortalidade entre os casos que apresentam menos de três critérios de Ranson é de cerca de 1%, enquanto nos casos que apresentam três ou mais, chega a cerca de 35% (ITPAC).

Tabela 39.9. Critérios de Gravidade de Balthazar

GRAU	PONTOS
A- Pâncreas normal	0
B- Pâncreas aumentado	1
C- Inflamação do pâncreas ou gordura peripancreática	2
D- Coleção única peri-pancreática	3
E- Duas ou mais coleções e/ou presença de ar intraperitoneal	4
NECROSE	
Sem necrose	0
Necrose < 30%	2
Necrose de 30% a 50%	4
Necrose > 50%	6

| INDICE TOTAL (alterações inflamatórias + necrose) = 0-10 PONTOS ||||
ESCORE	MORBIDADE (%)	MORTALIDADE (%)
0-3	8	3
4-6	35	6
7-10	92	17

CRITÉRIOS DE GLASGOW/IMRIE	
Idade	Maior que 55 anos
Leucócitos	Maior que 15.000/mm³
PaO₂*	Menor que 60 mmHg
DHL**	Maior que 600 U/L
AST ou ALT***	Maior que 200 U/L
Albumina	Menor que 3,2g/dl
Cálcio	Menor que 2 mmol/L
Glicemia	Maior que 180 mg/dl
Uréia	Maior que 45 mg/dl

complicações da pancreatite. No entanto, o tempo para completá-la ainda é longo e o seu custo é maior.

Ultrassonografia e ecoendoscopia: indicada depois da fase aguda para orientar a conduta. Avaliam a presença de cálculos ou microcálculos nas vias biliares. Outro exame que pode ser solicitado é a CPRE, que permite o diagnóstico etiológico e, em casos específicos, a terapêutica por meio de papilotomia e/ou extração de cálculos.

Complicações

▶ **Complicações pulmonares:** derrame pleural, atelectasia e síndrome da angústia respiratória aguda (SARA).

▶ **Insuficiência renal:** o sequestro de fluidos que ocorre na fase aguda da pancreatite leva a depleção do volume intravascular, podendo cursar com insuficiência renal aguda pré-renal.

▶ **Sistema cardiovascular:** pode haver falência aguda do miocárdio e choque em decorrência do processo inflamatório.

▶ **Metabólicas:** pode ocorrer hiperglicemia devida a falência pancreática endócrina, acidose metabólica, hipocalcemia e hipomagnesemia na fase aguda.

▶ **Sistêmicas:** coagulação intravascular disseminada, disfunção de múltiplos órgãos e sistemas, choque hipovolêmico, todos na fase aguda. Trombose venosa portoesplenomesentérica desenvolve-se em cerca de 50% dos casos de PA necrosante e é rara na ausência da necrose.

▶ **Outras:** gastrite hemorrágica e úlcera de estresse, pseudocisto de pâncreas e abscesso pancreático.

▶ **Síndrome compartimental abdominal:** pacientes com pancreatite grave têm riscos aumentados de hipertensão intra-abdominal. Os fatores de risco incluem edema tecidual por ressuscitação fluida agressiva, inflamação peripancreática, ascite e íleo paralítico. É uma complicação fatal que resulta em isquemia de órgãos viscerais e necrose tecidual. Ocorre com pressão intra-abdominal (PIA) > 20 mmHg. Os pacientes na UTI devem ser monitorados com medidas seriadas da pressão intravesical urinária. Quase todos apresentam extensão abdominal, oligúria progressiva e aumento dos parâmetros ventilatórios. Quando confirmada, indica-se a descompressão cirúrgica ou percutânea.

Prognóstico

Utilizamos critérios para avaliação e prognóstico. Dentre eles, os mais utilizados são o de Ranson, os quais devem ser avaliados na admissão e após 48 horas do início dos sintomas, APACHE II, tomográfico de Baltazar e proteína C-reativa. O princípio dos sistemas de sinais objetivos, como o de Ranson e o APACHE II, é identificar e quantificar as alterações sistêmicas que indiquem falência de órgãos, sinais indiretos e necrose pancreática. Os critérios de imagens de Balthazar e a proteína C-reativa, por sua vez, avaliam a presença de necrose em si.

Tabela 39.10. Classificação de Atlanta

Gravidade da pancreatite aguda	Falência orgânica e complicações locais ou sistêmicas
Pancreatite aguda leve	Sem falência orgânica Sem complicações locais ou sistêmicas
Pancreatite aguda moderadamente grave	Falência orgânica transitória (resolve em 48 horas)
Pancreatite aguda grave	Complicações locais ou sistêmicas sem persistência de falência orgânica Falência orgânica persistente (única ou múltipla)

Tratamento

Pancreatite Leve

Cerca de 85% dos pacientes evoluirão para essa forma. Corresponde aos pacientes com APACHE II < 8 ou menos de três sinais de Ranson. Geralmente apresentam melhora espontânea em 3 a 5 dias, com recuperação completa e mortalidade muito baixa (em torno de 1%). O tratamento consiste basicamente em jejum, hidratação e analgesia intravenosa. Os analgésicos de escolha são dipirona associada à hioscina e/ou tramadol. Antieméticos comuns, como metoclopromida ou bromoprida, resolvem a maioria dos casos. Inibidores de bombas de prótons (IBP) são indicados para proteger principalmente o esôfago. Não são indicados antibióticos, octreotide, glucagon e outras drogas já testadas e abandonadas.

Nos pacientes com quadro leve a dieta deve ser reintroduzida na ausência de dor, íleo paralítico, melhoras do vômito e da fome, e realizada de forma gradual, hipogordurosa e rica em triglicérides de cadeia média (absorvidos na borda "em escova" por osmoses, sem necessidade de ação enzimática).

A realização de ultrassonografia pode confirmar a etiologia biliar, caso em que a colecistectomia deve ser programada para a mesma internação.

Pancreatite Grave

Tratamento mais agressivo é indicado para esses casos, que correspondem a paciente com APACHE II a partir de 8 e três sinais de Ranson. O ideal seria a internação em uma unidade de terapia intensiva. A evolução tecnológica dos tratamentos de suporte, como respiradores, monitoração invasiva e a experiência acumulada no tratamento da pancreatite permitiram reduzir a mortalidade da pancreatite grave de 50% para 10 a 14%. Na impossibilidade de reintrodução da dieta oral, a preferência é a utilização de sonda nasoenteral locada pós-ligamento de Treitz por endoscopia digestiva, e deve ser iniciada o mais precocemente possível (nutrição enteral precoce entre 4 a 28 horas), cujo benefício está na habilidade de manter a barreira intestinal e prevenir a translocação bacteriana do intestino, a qual pode ser a maior causa de infecção. Se não for possível a dieta com uso do trato gastrointestinal, institui-se a nutrição parenteral total, com a ressalva de que se deve deixar um pouco de dieta enteral no trânsito para nutrir os enterócitos e reduzir a translocação bacteriana e a infecção da necrose, o que aumentaria notavelmente a mortalidade.

A hidratação deve ser agressiva, entre 5 e 10 mL/kg/hora de solução cristaloide, com balanço hídrico diário e controle eletrolítico ácido-básico.

O uso de IBP é indicado e a dor pode ser tratada com infusão de tramadol, meperidina ou sedação com fentanil.

A causa mais comum de óbito na pancreatite aguda grave após 2 semanas é a infecção do tecido pancreático ou peripancreático em 5 a 10% dos pacientes com pancreatite e em 1/3 daqueles com necrose, aumentando em até quatro vezes a mortalidade em relação aos indivíduos com necrose estéril. O uso de antibióticos é motivo de controvérsias. Os antibióticos utilizados na maioria dos serviços são o imipenem, as quinolonas (ciprofloxacina), associadas ao metronidazol ou a outra para anaeróbios. Um estudo controlado em pacientes com pancreatite grave demonstrou que o tratamento com quinolona (perfloxacin) é menos eficiente que o imipenem para prevenir infecção do tecido necrótico (34% *versus* 10%). A aspiração percutânea guiada por TC com Gram e cultura é recomendada quando se suspeita de necrose infectada, ou pode-se iniciar terapia empírica com antibióticos (imipenem/meropenem, quniolonas ou metronidazol). Necrose estéril usualmente não requer antibiótico, e as coleções fluidas não requerem tratamento. Podem ser feitas modificações da terapêutica antibiótica a partir da identificação das bactérias responsáveis pela infecção por meio de hemoculturas ou culturas do tecido necrótico obtidas por punção ou durante intervenções cirúrgicas.

Tratamento multidisciplinar da pancreatite grave

Um dos grandes avanços no tratamento invasivo da pancreatite aguda grave foi o advento da estratégia

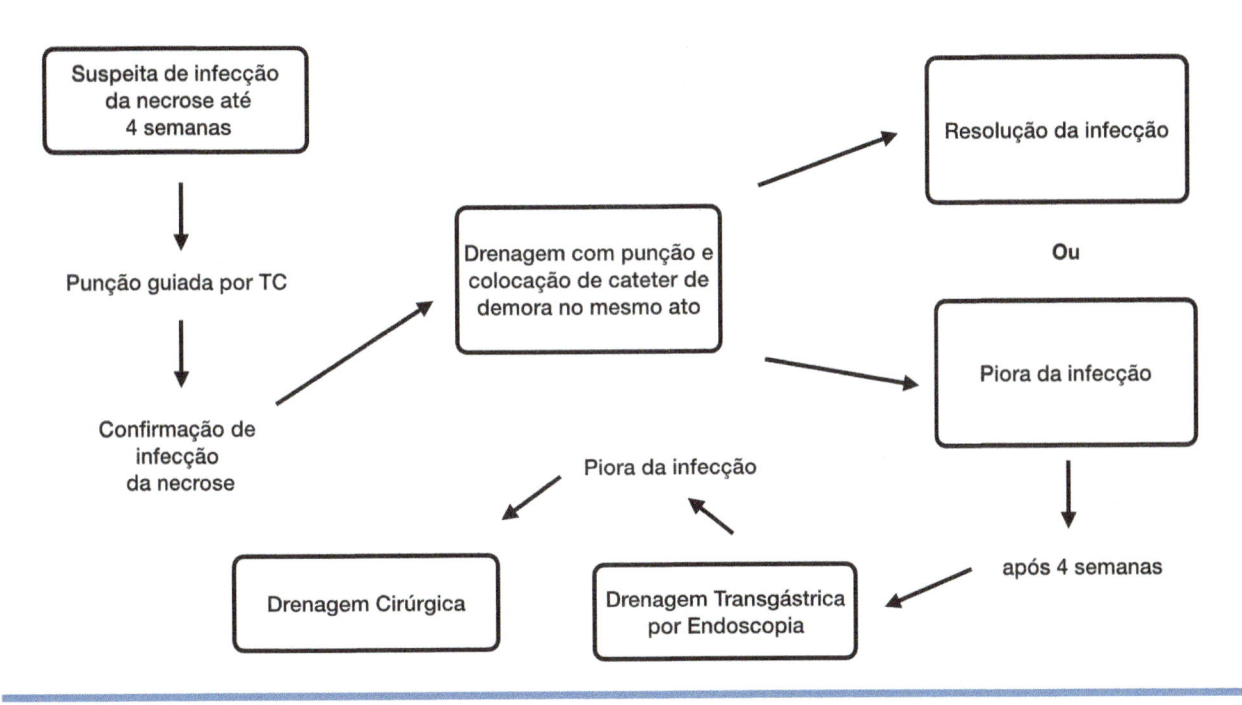

Figura 39.4. Abordagem em etapas para tratamento da necrose pancreática infectada

"intensiva em etapas". Santvoort (2010) e da Costa (2014) publicaram os resultados de abordagem racional da necrose infectada que considera, por um lado, a história natural da doença e, por outro, a possibilidade de abordagens progressivamente mais invasivas, priorizando inicialmente: (1) a drenagem percutânea de coleções necróticas infectadas não organizadas, em seguida (2) a drenagem endoscópica de coleções necróticas organizadas, e finalmente, (3) a drenagem cirúrgica. No paciente com pancreative grave a primeira semana é dominada por resposta inflamatória intensa associada a insuficiência orgânica variável, que melhora lentamente à custa de vigoroso suporte intensivo. Do ponto de vista anatômico, quanto maior a quantidade de necrose, maior a possibilidade de infecção, e quanto mais precoce a infecção, maior a mortalidade. Importante complementar que quanto mais precoce a necessidade de intervenção invasiva por infecção da necrose, mais chance existe de insucesso. Dessa forma, a classificação de Atlanta de 2012 reconhece dois momentos distintos na evolução anatômica da necrose na pancreatite grave: (1) nas primeiras 4 semanas, quando se considera que a necrose não está organizada e que sua manipulação por cirurgia tradicional se associa a elevada morbidade e mortalidade; e (2) a partir de 4 semanas de evolução, quando se considera que a necrose está organizada, em tradução livre, a chamada "necrose emparedada".

Um paciente com pancreatite grave que apresente necrose infectada antes de 4 semanas de evolução deverá ser submetido inicialmente a drenagem percutânea do componente líquido dessa necrose, associada a antibioticoterapia venosa. A abordagem por drenagem percutânea se mostrou eficaz para resolver isoladamente 1/3 dos casos. A maioria dos pacientes que não tem a infecção resolvida ganha tempo e frequentemente a piora irá ocorrer quando a evolução da doença já completou 4 semanas e a necrose já está "emparedada". Nesse momento, a melhor conduta passa a ser a drenagem endoscópica transgástrica da necrose (Figura 39.4). Alguns pacientes se beneficiam da drenagem endoscópica transpapilar (Figura 39.5). Estas abordagens estão associadas a menor morbidade, com a vantagem de poderem ser repetidas enquanto a cavidade necrótica não estiver saneada. Infelizmente, muitos pacientes desenvolvem coleções que não são abordáveis por endoscopia. Estes pacientes passam a ser candidatos ao tratamento cirúrgico. A abordagem cirúrgica preferencial após 4 semanas de evolução será ainda a tentativa de confecção de comunicação eficaz entre a parede posterior do

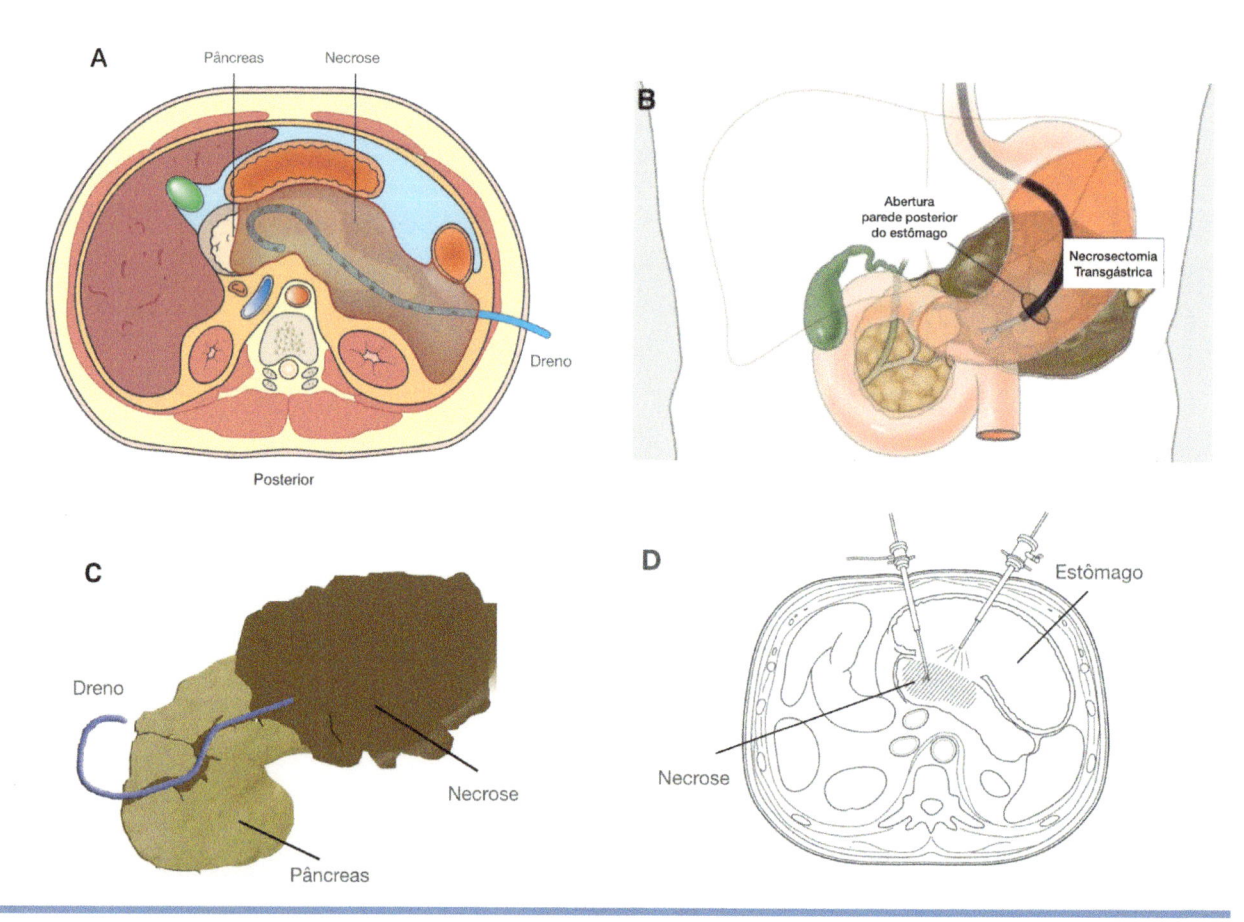

Figura 39.5. Possibilidades de drenagem da necrose infectada. A. percutânea, B. endoscópica transpapilar, C. endoscópica transgástrica e D. videolaparoscópica.

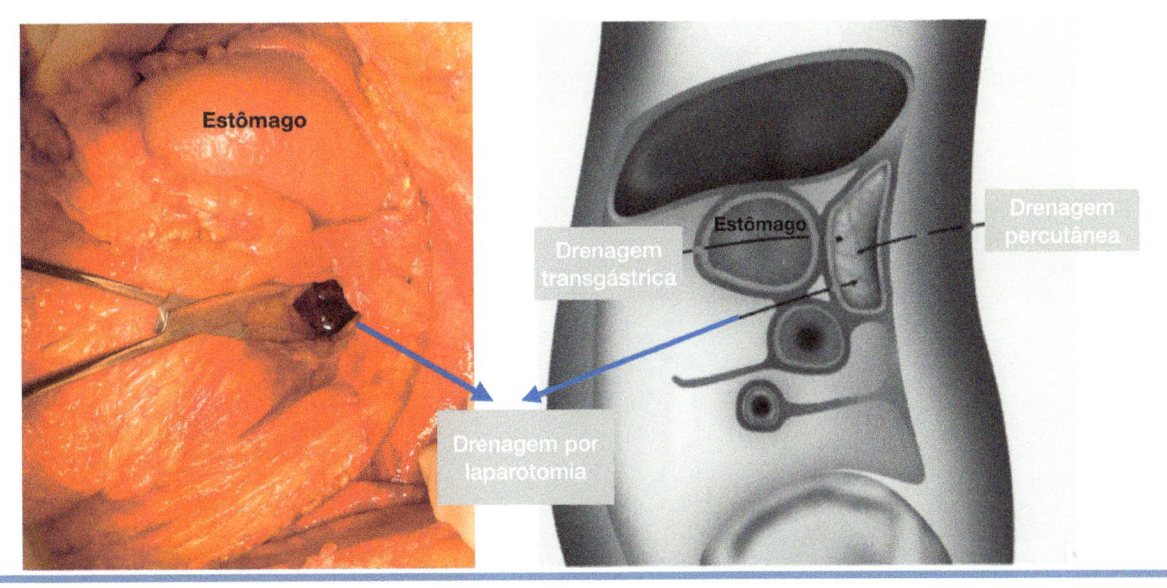

Figura 39.6. Ilustração da drenagem aberta, em relação aos acessos transgástrico e percutâneo, com abertura do omento gastrocólico entre a grande curvatura gástrica e a face superior do cólon transverso.

estômago e a cavidade necrótica oriunda da pancreatite (drenagem transgástrica da coleção necrótica).

O cirurgião pode necessitar realizar exposição do retroperitônio para abordar coleções que não estejam em contato com o estômago, mas só o fará quando estas não forem acessíveis por drenagem percutânea. Essa abordagem em etapas diminuiu sobremaneira a necessidade de peritoniostomia e a morbimortalidade associada a essa prática.

Para que a maioria dos pacientes graves, quando desenvolverem infecção, possa ter história natural que permita a organização da necrose antes que se instale sepse severa, é fundamental o suporte hemodinâmico precoce e a instalação precoce de suporte nutricional enteral. O suporte nutricional enteral irá proteger a integridade da barreira mucosa intestinal e impedir ou "atrasar" a infecção da necrose pancreática. Está bem estabelecida a relação entre atrofia da mucosa intestinal e translocação bacteriana com infecção da necrose. Existem situações em que o cirurgião não tem suporte de radiologia e endoscopia intervencionista. Nesses casos, se a cirurgia para drenagem de necrose infectada for indicada após 4 semanas de evolução, poderá ser realizada a drenagem transgástrica aberta ou, se houver estrutura e experiência, videolaparoscópica (Figura 39.5D).

Se a drenagem de necrose pancreática infectada for indicada antes de 4 semanas em local onde não haja suporte de radiologia e endoscopia intervencionista, existem grupos que preconizam tentar uma transferência para serviço especializado, onde a oportunidade de tratamento "por etapas" dará a melhor chance ao paciente. Muitas vezes essa logística é difícil e o quadro de sepse não permite que se postergue o tratamento. Nesses casos, deverá ser realizada a drenagem com acesso por abertura da bolsa omental pela secção do omento gastrocólico (Figura 39.6).

Pancreatite biliar e CPRE

A maioria dos cálculos que causam pancreatite biliar é eliminada nas fezes, e nesses pacientes a CPRE é desnecessária. A CPRE está indicada na presença de icterícia persistente com cálculo impactado na papila ou colangite. Na suspeita de coledocolitíase (hepatograma anormal), pode ser realizada colangiorressonância ou ecoendoscopia. Sendo confirmada coledocolitíase, a CPRE com extração dos cálculos deve ser realizada para prevenir novos surtos de pancreatite.

Nos pacientes portadores de pancreatite biliar confirmada, a colecistectomia deve ser realizada na mesma internação, assim que houver melhora da dor e dos exames laboratoriais. Na pancreatite leve as condições clínicas para colecistectomia costumam ser favoráveis 48 a 72 horas após o episódio inicial de dor. A não realização acarreta 25 a 30% de recorrência de pancreatite aguda, colescistite ou colangite em 6 a 18 semanas.

CONCLUSÃO

A cirurgia pancreática é uma modalidade de alta complexidade, em que mesmo os procedimentos conservadores possuem morbidade e mortalidade significativas, as quais devem ser cuidadosamente ponderadas no processo de indicação cirúrgica. A possibilidade de trabalhar de forma multidisciplinar oferece a melhor chance de cura para pacientes portadores de afecções benignas e malignas. Abordagens com o apoio de radiologistas e endoscopistas são a rotina para casos complexos. Desde o preparo pré-operatório com biópsias, colocação de próteses e drenagens, ao suporte peroperatório com identificação ultrassonográfica de metástases por ultrassom e abordagens endoscópicas conjuntas, ao pós-operatório, em que o tratamento conservador das complicações cirúrgicas não pode prescindir de uma equipe composta de radiologistas e endoscopistas treinados. O cirurgião permanece como guia e elemento ativo nas patologias pancreáticas cirúrgicas, não podendo prescindir de agregar a equipe e acompanhar todos os passos que incluam uma intervenção sobre o pâncreas.

▶ BIBLIOGRAFIA CONSULTADA

1. Banks PA, Bollen TL, Dervenis C, Gooszen HG, Johnson CD, Sarr MG, et al.; Acute Pancreatitis Classification Working Group. Classification of acute pancreatitis – 2012: revision of the Atlanta classification and definitions by international consensus. Gut. 2013;62(1):102-11. doi: 10.1136/gutjnl-2012-302779. Epub 2012 Oct 25. PMID: 23100216.
2. Carvalheiro F. Pancreatite aguda. In: Hora JAB e Barcellos LCP. Gastroenterologia. Vol. 3. São Paulo: Medcel; 2019. p. 125-36.
3. Costa DW, Boerma D, van Santvoort HC, et al. Staged multidisciplinary step-up management for necrotizing pancreatitis. Br J Surg. 2014;101(1):e65-79. doi: 10.1002/bjs.9346. Epub 2013 Nov 22. PMID: 24272964.
4. Eulalio JMR, Manso JEF. Tumores císticos do pâncreas: controvérsias In: Atualização em Cirurgia Geral, Emergência e Trauma 10. Vol. 1. Barueri/SP: Manole; 2018. p. 57-78.
5. Eulalio JMR, Perrotta LM. Tumores Neuroendócrinos do Pâncreas. Livro PROACI. Ciclo 11, Vol. 1. Porto Alegre: Artmed; 2015. p. 9-71.
6. Fagundes AC, Ragnini JM, Nolasco MF, Casagrande OF, Gadonski G. Aspectos Cirúrgicos da Pancreatite Aguda Necrosante. Acta méd (Porto Alegre). 2017;38:8.
7. Gratian L, Pura J, Dinan M, et al. Impact of Extent of Surgery on Survival in Patients with Small Nonfunctional Pancreatic Neuroendocrine Tumors in the United States. Ann Surg Oncol. 2014;21(11):3515-21.
8. Jones M, Zheng Z, Wang J, et al. Impact of next-generation sequencing on the clinical diagnosis of pancreatic cysts. Gastrointest Endosc. 2016;83:140-8.
9. Lomberk GA, Urrutia R. The Triple-Code Model for Pancreatic Cancer: Cross Talk Among Genetics, Epigenetics, and Nuclear Structure. Surg Clin North Am. 2015;95(5):935-52. ISSN 1558-3171.
10. Martens S, Lefesvre P, Nicolle R, Biankin AV, Puleo F, Van Laethem JL, et al. Different shades of pancreatic ductal adenocarcinoma, different paths towards precision therapeutic applications. Ann Oncol. 2019;30(9):1428-1436. doi: 10.1093/annonc/mdz181. PMID: 31161208.
11. Mifkovic A, Skultety J, Sykora P, et al. Intra-abdominal hypertension and acute pancreatitis. Bratisl Lek Listy. 2013;114(3):166-171.
12. Nilsson LN, Keane MG, Shamali A, et al. Nature and management of pancreatic mucinous cystic neoplasm (MCN): A systematic review of the literature. Pancreatology. 2016;16(6):1028-1036. doi: 10.1016/j.pan.2016.09.011.
13. Pietryga JA, Morgan DE. Imaging preoperatively for pancreatic adenocarcinoma. J Gastrointest Oncol. 2015;6(4):343-57. doi: 10.3978/j.issn.2078-6891.2015.024. PMID: 26261722; PMCID: PMC4502157.
14. Ribeiro WG, Salazar RM, Torres OJM. Pancreatite aguda. In: Torres OJM. Cirurgia de Fígado, Pâncreas e Vias biliares. Rio de Janeiro: Rubio; 2019. p. 259-74.
15. Tanaka M, Fernández-del Castillo C, Adsay V, et al. International consensus guidelines 2012 for the management of IPMN and MCN of the pancreas. Pancreatology. 2012;12(3):183-97.
16. van Santvoort HC, Besselink MG, Bakker OJ, et al. Dutch Pancreatitis Study Group. A step-up approach or open necrosectomy for necrotizing pancreatitis. N Engl J Med. 2010;362(16):1491-502. doi: 10.1056/NEJMoa0908821. PMID: 20410514.
17. Vege SS, Ziring B, Jain R, Moayyedi P. American gastroenterological association MA institute guideline on the diagnosis and management of asymptomatic neoplastic pancreatic cysts. Gastroenterology. 2015;148:819-822; quiz e12-13.
18. Yousaf MN, Chaudhary FS, Ehsan A, Suarez AL, Muniraj T, Jamidar P, et al. Endoscopic ultrasound (EUS) and the management of pancreatic cancer. BMJ Open Gastroenterol. 2020;7(1):e000408. doi: 10.1136/bmjgast-2020-000408. PMID: 32414753; PMCID: PMC7232396.

Cirurgia do Baço

40

Gleydson Cesar de Oliveira Borges

▶ DESTAQUES

1. Indicações de esplenectomia.
2. Tratamento cirúrgico no trauma.
3. Tratamento cirúrgico eletivo.

INTRODUÇÃO

O baço é um órgão intra-abdominal que pode ser acometido por várias situações clínicas associadas ou não ao trauma. O entendimento de cirurgiões, médicos residentes e emergentistas sobre as implicações associadas à fisiopatologia e as repercussões do tratamento cirúrgico é extremamente fundamental para o melhor prognóstico dos pacientes.

HISTÓRICO

Os estudos conhecidos sobre o baço humano se iniciaram com Hipócrates, que viveu entre 460 a 377 a.C., e determinou que esse órgão fosse o responsável pela bile negra, o que era considerado um dos quatro humores essenciais à vida. Aristóteles (384 a 322 a.C.) acreditava que o baço imitava o fígado, em sua forma e função, produzindo sangue. Já para Erasistrato (350 a 300 a.C.) o baço servia somente para manter a simetria com o fígado, contrabalanceando o peso deste órgão e impedindo que as pessoas encurvassem para a direita.

Em meados do século XVI, Zaccarelli realizou a primeira esplenectomia parcial conduzida com sedação com bebida alcóolica. A primeira esplenectomia total foi realizada por Mathias, no século seguinte. Por volta de 1877 haviam sido realizadas apenas 50 esplenectomias, com mortalidade superior a 70%. No início do século XX, uma série de esplenectomias já havia sido realizada, com uma queda da mortalidade para 40%. Em 1920, a *Mayo Clinic* relatou uma taxa de 11% de mortalidade em esplenectomias em seu serviço. Desta época até agora ocorreu bastante progresso, com um grande número de esplenectomias laparoscópicas relatando menos de 1% de mortalidade global.[1,2]

EMBRIOLOGIA E ANATOMIA

O baço (do latim, *lien*, e do grego, *splen*) é um órgão sólido, com parênquima de cor vermelho-escura ou arroxeada, de formato ovoide, irregular, friável e variável, sendo a maior massa de tecido linfoide do corpo humano. É relativamente delicado e considerado o órgão abdominal mais vulnerável aos traumas.

O tecido esplênico decorre da mesoderme primitiva como um crescimento do lado esquerdo do mesogástrio dorsal, e passa a ser evidente em um embrião por volta da 5ª semana de gestação. O órgão mantém a sua diferenciação e migração para o hipocôndrio esquerdo, onde passa definitivamente a repousar com sua face diafragmática lisa em uma posição anterossuperior.[3]

O órgão apresenta grande variabilidade de tamanho, forma e peso. No adulto, mede cerca de 14 x 8 x 3 cm e pesa entre 100 e 175 g. Está localizado principalmente na região do quadrante superior esquerdo, com sua extremidade cranial estendendo-se até o epigástrio, em um espaço chamado de loja esplênica. Tem como limite superior, o diafragma; inferior, mesocólon transverso e ligamento frenocólico; posterior, diafragma e loja renal esquerda; lateral, músculo diafragma; medial, ligamentos gastroesplênicos e pancreato-esplênicos.

O pedículo esplênico contém os vasos esplênicos, bem como os elementos nervosos e linfáticos. O baço é irrigado pela artéria lienal ou esplênica, que varia de 8 a 32 cm de comprimento, dividindo-se a 3,5 cm do hilo em dois ramos terminais, superior e inferior. A artéria lienal dá origem a ramos pancreáticos, gástricos curtos e à artéria gastroepiploica esquerda. A veia esplênica é originada por diversas tributárias que emergem do hilo. Ela incorpora a veia mesentérica inferior e percorre posteriormente ao corpo e à cauda do pâncreas, unindo-se à veia mesentérica superior para dar origem à veia porta. Os vasos linfáticos estão situados na cápsula e drenam para os linfonodos esplênicos. A inervação é representada por uma densa rede de fibras originadas do plexo celíaco, estabelecendo a vasoconstrição ou vasodilatação esplênica.[4]

Baços acessórios são pequenos aglomerados de tecido esplênico que podem ser observados em 10% da população normal, e em geral medem 1 cm de diâmetro. Localizam-se nos ligamentos gastroesplênico, gastrocólico e esplenorrenal, mas podem ser encontrados em toda a cavidade abdominal. Comumente sem significado, se não detectados e retirados durante a esplenectomia, podem persistir os sintomas que indicaram a cirurgia.

FISIOLOGIA E FISIOPATOLOGIA

O baço é um órgão linfoide que desempenha diversas funções no organismo, como visto na Tabela 40.1.

Em pacientes com distúrbios hemolíticos crônicos, o tecido esplênico pode se tornar permanentemente hipertrofiado. Os espaços reticulares na polpa vermelha ficam distendidos com os macrófagos ingurgitados devido aos produtos de degradação de eritrócitos, podendo ocorrer esplenomegalia. É importante que se diferencie esplenomegalia de hiperesplenismo, que são dois termos semelhantes, porém distintos, conforme observado na Tabela 40.2.

As alterações que causam hiperesplenismo podem ser divididas em aquelas nas quais o aumento da destruição das células sanguíneas anormais ocorre com um baço normal (p. ex., anemias hemolíticas) ou transtornos primários do baço, significando maior sequestro e destruição de células sanguíneas normais (p. ex., doenças linfoproliferativas).

Os vários tipos de células do sangue têm ciclos de vida diferentes. Os neutrófilos têm meia-vida de aproximadamente 6 horas. Não está clara ainda a depuração de neutrófilos pelo baço, mas se sabe que pode haver hiperesplenismo na neutropenia com o sequestro de glóbulos brancos normais ou com a remoção dos anormais. As plaquetas, por sua vez, sobrevivem geralmente por 10 dias na circulação, e 1/3 do total do *pool* de plaquetas é sequestrado pelo baço. Entretanto, quando este sequestro é excessivo ou há destruição acelerada de plaquetas, pode ocorrer uma trombocitopenia, como ocorre nos casos de esplenomegalia, quando até 80% do *pool* de plaquetas podem ser retirados da circulação. O baço pode também contribuir para a alteração imunológica de plaquetas, levando a trombocitopenia sem existência de esplenomegalia (p. ex., púrpura trombocitopênica idiopática).

Tabela 40.1

Funções do Baço	
Hematopoiética	Presente normalmente na vida fetal. No adulto, apenas em condições patológicas
Imunológica	Produzindo tuftsina – partícula de alfaglobulina – e opsoninas relacionadas à ativação máxima dos leucócitos
Armazenamento	Armazena células sanguíneas no parênquima, com posterior liberação na circulação conforme a necessidade
Hemocaterese	Sequestro dos eritrócitos da circulação periférica após 120 dias
Regulação Lipídica	Promove sequestro de lipídios do interior de macrófagos

Tabela 40.2.

Alterações esplênicas	
Esplenomegalia	• Aumento anormal do baço • Massa esplênica ex vivo maior que 1 kg • Baço com comprimento maior que 15 cm
Hiperesplenismo	• Presença de uma ou mais citopenias em relação ao funcionamento normal da medula óssea

ANATOMIA PATOLÓGICA

A anatomia do baço pode ser definida através de exames de imagem, para avaliar o seu tamanho antes de uma esplenectomia eletiva. Outras indicações para realização de exames de imagem são trauma, investigações de dor no quadrante superior esquerdo, suspeitas de lesões esplênicas, como cistos, abscessos ou tumores, ou ainda para a orientação de procedimentos percutâneos.[5]

Radiografia simples de abdome é raramente usada para o exame primário do baço. Pode demonstrar calcificações esplênicas, geralmente encontradas em esplenomegalias, mas são achados inespecíficos.

Ecografia abdominal é um dos primeiros exames a ser solicitado para avaliação esplênica. É rápida, fácil de ser realizada, não expondo o paciente a radiação ionizante, sendo por isso uma excelente forma de avaliar inicialmente o baço. Pode ser realizada na urgência para avaliação e ressuscitação de pacientes com trauma ou em situações eletivas, para procedimentos com fins diagnósticos ou para planejamento pré-operatório, quando a sensibilidade para detecção de lesões parenquimatosas esplênicas pode ser muito boa em mãos experientes.

Tomografia computadorizada de abdome possibilita um alto grau de detalhes e resolução do parênquima esplênico. Atualmente é uma ferramenta inestimável para avaliação e tratamento do paciente com trauma contuso. Nas situações eletivas, é fundamental para a avaliação de esplenomegalia, lesões císticas e sólidas. A utilização de contraste iodado aumenta a sensibilidade e especificidade de definição da imagem para as lesões esplênicas.

Ressonância magnética de abdome não proporciona nenhuma vantagem evidente em relação à ecografia ou à tomografia como primeira imagem do baço.

Angiografia do baço é utilizada para obtenção de imagem arterial invasiva, que pode ser combinada com a embolização terapêutica da artéria esplênica, por exemplo, em pacientes com cirrose ou hipertensão portal.[6]

Cintilografia com coloide de enxofre marcado com tecnécio pode ser especialmente útil na localização de baços acessórios após esplenectomia.

INDICAÇÕES DE ESPLENECTOMIA

Um grande número de doenças pode necessitar da esplenectomia como medida terapêutica. De uma forma geral, podemos dividir as indicações em: ruptura do baço no trauma, alterações dos glóbulos vermelhos ou hemoglobinopatias, alterações dos glóbulos brancos, alterações plaquetárias, alterações da medula óssea nos distúrbios mieloproliferativos, neoplasias císticas e sólidas, infecções e abscessos, doenças de armazenamento e infiltrativas, e lesões diversas (Tabela 40.3).

A indicação mais comum para a esplenectomia é o trauma esplênico, seja um trauma externo contuso ou penetrante, ou uma lesão iatrogênica durante procedimentos operatórios por outros motivos. Em relação à indicação eletiva, a púrpura trombocitopênica idiopática seguida da doença de Hodgkin são as indicações mais comuns.[2]

Tabela 40.3. Indicações para esplenectomia

Esferocitose	Anemia hemolítica, transfusões de repetição, úlceras intratáveis
Eliptocitose hereditária	Papel limitado da esplenectomia
Deficiência de piruvatoquinase	Somente em casos graves, transfusões de repetição
Anemia hemolítica autoimune	Falha no tratamento clínico
Doença falciforme	Crise de sequestro agudo, sintomas ou infarto esplênico
Talassemia	Esplenomegalia sintomática, infarto, necessidade excessiva de transfusão
Leucemia mieloide aguda	Esplenomegalia sintomática
Leucemia mieloide crônica	Esplenomegalia sintomática
Leucemia mielomonocítica crônica	Esplenomegalia sintomática
Trombocitemia essencial	Doença avançada com esplenomegalia sintomática
Policitemia vera	Doença avançada com esplenomegalia sintomática
Mielofibrose	Esplenomegalia sintomática
Leucemia linfocítica crônica	Citopenias e anemia
Leucemia de células pilosas	Esplenomegalia sintomática e citopenias
Doença de Hodgkin	Estadiamento cirúrgico em casos selecionados
Linfoma não Hodgkin	Esplenomegalia sintomática e citopenias
Púrpura trombocitopênica idiopática	Doença recorrente, falha do tratamento clínico
Púrpura trombocitopênica trombótica	Excessiva necessidade de plasma
Abscesso no baço	Terapia recomendada
Cistos parasitários sintomáticos	Terapia recomendada
Cistos não parasitários sintomáticos	Esplenectomia parcial para cistos pequenos, destelhamento para cistos grandes
Doença de Gaucher	Hiperesplenismo
Doença de Niemann-Pick	Esplenomegalia sintomática
Amiloidose	Esplenomegalia sintomática
Sarcoidose	Esplenomegalia sintomática ou hiperesplenismo
Síndrome de Felty	Neutropenia
Aneurisma de artéria esplênica	Para lesões próximas ao hilo esplênico
Hipertensão porta	Em decorrência de trombose da veia esplênica

TRATAMENTO

A realização da esplenectomia pode ocorrer em dois cenários: no trauma e na cirurgia eletiva.

TRATAMENTO NO TRAUMA

No trauma abdominal fechado, o baço é o órgão mais acometido, o mais associado a graves lesões e o que possui maior morbimortalidade absoluta. Devido a isso, a principal indicação de laparotomia em trauma contuso é a lesão esplênica, onde os acidentes automobilísticos são os principais causadores de tais lesões. Vários mecanismos são responsáveis pelas lesões esplênicas, entre eles: desaceleração brusca, compressão, transmissão de energia ou perfuração, levando a avulsão da cápsula, lacerações e fraturas esplênicas (Tabela 40.4).[7]

Tabela 40.4. Classificação segundo a American Association for the Surgery of Trauma (AAST)

Grau	Tipo de Lesão	Descrição
I	Hematoma Laceração	Subcapsular, área de superfície < 10% Ruptura capsular com profundidade no parênquima < 1 cm
II	Hematoma Laceração	Subcapsular, área de superfície entre 10-50%, diâmetro < 5 cm Ruptura capsular com profundidade no parênquima entre 1-3 cm, sem envolvimento de vasos
III	Hematoma Laceração	Subcapsular, área de superfície > 50%, ou progressivo ou hematoma > 5 cm Ruptura capsular com profundidade no parênquima > 3 cm ou com envolvimento de vasos
IV	Laceração	Com comprometimento de vasos com desvascularização > 25% do baço
V	Laceração	Fratura esplênica, baço pulverizado, lesão vascular hilar

Tabela 40.5. Classificação segundo a The World Society of Emergency Surgery (WSES)

Quadro	WSES Class	AAST	Estado Hemodinâmico
Leve	WSES I	I - II	Estável
Moderado	WSES II	III	Estável
	WSES III	IV - V	Estável
Severo	WSES III	I - V	Instável

Recentemente, a Sociedade Mundial de Cirurgia de Emergência publicitou uma classificação de trauma esplênico não só baseada na anatomia das lesões, mas também na condição clínica do paciente.[8] A mudança foi justificada principalmente devido à observação de pacientes com grandes lesões esplênicas sem repercussões hemodinâmicas e o contrário, pacientes com pequenas lesões e presença de instabilidade hemodinâmica (Tabela 40.5).

TRATAMENTO CONSERVADOR NÃO OPERATÓRIO NO TRAUMA

Atualmente, as lesões esplênicas graus I e II pela AAST correspondem a 70% dos casos tratados conservadoramente, isto é, sem tratamento cirúrgico. Para ser submetido ao tratamento conservador, o paciente deve estar consciente e orientado, hemodinamicamente estável, com resultado de exame ecográfico ou lavado peritoneal diagnóstico (LPD) não significativo, sem sinais de peritonite ou pneumoperitônio, coagulopatias e ausência de indicação cirúrgica por outros motivos.[9] A realização de tomografia computadorizada é indispensável para a decisão de tratamento não operatório. Quando o paciente preenche os critérios, ele deve ser internado em unidade intensiva ou semi-intensiva para monitoração constante dos sinais clínicos, como temperatura, frequência respiratória e cardíaca, pressão arterial, cardioscopia, débito urinário, saturação de oxigênio e avaliações laboratoriais, principalmente taxas de hemoglobina e hematócrito.

TRATAMENTO CIRÚRGICO NO TRAUMA

Pacientes vítimas de trauma abdominal contuso com instabilidade hemodinâmica, pressão sistólica abaixo de 90 mmHg ou frequência cardíaca maior que 120 bpm, com comprovação de sangramento intra-abdominal por *Focused Assesment with Sonography for Trauma* (FAST) ou LPD positivos, sinais clínicos de irritação peritoneal ou presença de pneumoperitônio em exame radiológico devem ser submetidos a tratamento cirúrgico.

A laparotomia exploradora deve ser realizada com incisão mediana infra e supraumbilical, para acesso amplo ao campo cirúrgico e, se necessário, conversão para cirurgia de controle de danos em pacientes que deterioram seu *status* clínico no transoperatório. Utilizam-se compressas cirúrgicas para absorver e tamponar os principais sítios de sangramento, incluindo a loja esplênica.

O cirurgião deverá visualizar o grau e a extensão da lesão esplênica e decidir a necessidade de reparo ou de esplenectomia. Para isso, deverá ser mobilizado o baço com tração e contratração. Essas manobras servem para identificar e seccionar os ligamentos esplenorrenal e esplenofrênico.

Será optado pela esplenectomia quando houver instabilidade hemodinâmica ou hemorragia proveniente de grave lesão esplênica ou de lesão hilar. Nesta situação terá que se realizar a vacinação do paciente para germes encapsulados tão logo seja possível.

Após a visualização das lesões, pode-se optar apenas pelo reparo na tentativa de conservar o baço. Poderão ser utilizados a hemostasia superficial, esplenorrafia, envoltório com tela ou desbridamento reacional. A hemostasia superficial é indicada para lesões graus I e II. A esplenorrafia é uma boa escolha para lacerações graus II e III, porém as suturas podem causar mais lacerações no tecido esplênico. O envoltório com tela e o desbridamento com ressecção são reservados para lesões mais graves.

TRATAMENTO ELETIVO

Os pacientes que irão sofrer intervenção cirúrgica programada no baço, devido ao risco de esplenectomia total, devem ser, pelo menos 2 semanas antes do procedimento, vacinados contra infecções por pneumococo, meningococo e influenza, de acordo com o Manual dos Centros de Referência de Imunobiológicos Especiais do Ministério da Saúde, com o objetivo de prevenir a ocorrência de sepse fulminante.

Se a esplenectomia for inevitável, vale ressaltar a opção pelas intervenções mais conservadoras como esplenorrafia, esplenectomia parcial, esplenectomia subtotal e os autoimplantes esplênicos no omento maior, quando houver a retirada completa do baço.

ESPLENORRAFIA

O grau de lesão é que determina a técnica a ser utilizada. Quatro tipos de esplenorrafia foram descritos:

1. agentes hemostáticos superficiais (cautério, feixe de argônio, celulose oxidada, esponja de gelatina absorvível, trombina tópica);
2. reparo com sutura;
3. envolvimento com rede absorvível;
4. desbridamento com ressecção.

As abordagens hemostáticas superficiais são úteis para as lesões graus I e II. Nas lesões graus II e III a sutura para o reparo tornou-se a técnica mais empregada. A transfixação com sutura direta de qualquer vaso identificado deve ser tentada quando possível. O sangramento difuso é passível de suturas em forma de colchão cruzadas que aproximam o tecido esplênico, o que torna possível uma tensão adequada em relação à hemostasia sem lacerar a cápsula esplênica. A oclusão temporária da artéria esplênica pode diminuir a perda sanguínea e facilitar a técnica.[10]

A rafia do parênquima esplênico requer habilidade técnica durante sua realização, pelo fato de o órgão ter um parênquima homogêneo envolvido por uma fina cápsula. Geralmente utilizamos um fio 4.0 com agulha cilíndrica, confeccionando pontos Donatti, que podem ser utilizados para fixar a gordura do omento maior junto ao parênquima com a finalidade de atuar como um tampão hemostático.

ESPLENECTOMIA PARCIAL

É uma técnica que foi desenvolvida com o intuito de diminuir as complicações decorrentes da esplenectomia total, como a sepse, hipercoagulabilidade sanguínea e sobrecarga funcional hepática. Ela é principalmente aplicada na cirurgia do trauma esplênico, na iatrogenia durante procedimentos cirúrgicos e em doenças oncológicas, parasitárias e metabólicas.

Ela pode ser realizada de algumas formas, como se segue:

- **Esplenectomia parcial com ressecção da área medial:** para lesões que atingem o segmento do baço. Deve-se realizar uma ligadura do ramo medial da artéria esplênica e definir uma zona de isquemia no parênquima que será ressecado. Após minuciosa hemostasia, os polos superior e inferior são aproximados e suturados. Pode ser necessária a utilização de *pach* de omento maior.
- **Esplenectomia parcial com retirada do segmento superior:** será realizada a ligadura do ramo superior da artéria esplênica e retirado o segmento de parênquima isquemiado. Após cuidadosa hemostasia, realiza-se sutura com técnica descrita anteriormente utilizando-se *pach* de omento maior.
- **Esplenectomia parcial com retirada do segmento inferior:** será feita ligadura do ramo inferior da artéria esplênica e retirada a porção de parênquima isquemiado. Após minuciosa hemostasia, realiza-se a esplenorrafia com *pach* de omento, como descrito anteriormente.
- **Esplenectomia parcial com retirada dos segmentos superior e inferior:** destinada para situações com lesões em polos superior e inferior do baço. Mantém-se pérvia a artéria esplênica média e ligam-se os outros ramos, ressecando-se os parênquimas isquemiados, observando-se os cuidados com a esplenorrafia, já descritos.
- **Esplenectomia subtotal:** destinada para lesões extensas que poupam o polo superior. O hilo esplênico será submetido à ligadura e o pólo superior será irrigado por vasos provenientes dos vasos contidos no ligamento esplenogástrico. A realização da esplenorrafia deve observar o descrito nas técnicas anteriormente.

ESPLENECTOMIA TOTAL

É ainda a operação mais realizada sobre o baço. É indicada quando não se deseja a função esplênica de filtração sanguínea, como em doenças hematológicas. Entretanto, no trauma é usada de forma abusiva, pela sua facilidade técnica e rapidez. Pode ser realizada por via laparotômica ou laparoscópica.

ESPLENECTOMIA TOTAL POR LAPAROTOMIA

Após a realização de uma laparotomia, mobiliza-se o baço em direção à linha média, seccionando-se os ligamentos de sustentação do órgão, com cuidado especial para o ligamento gastroesplênico, local onde passam os vasos. Com isso, o pedículo fica exposto e deve-se proceder com ligadura dupla inicialmente da artéria esplênica, com o intuito de promover um esvaziamento do baço, recuperando-se uma reserva sanguínea retida no baço e, por último, realização de ligadura dupla da veia esplênica. Em baços muito volumosos, pode-se inicialmente proceder com a ligadura da artéria esplênica, com o objetivo de diminuir o tamanho e facilitar a mobilização dele.

ESPLENECTOMIA TOTAL POR LAPAROSCOPIA

Esta técnica tem sido considerada a abordagem padrão para a remoção de um baço de tamanho normal.[11] O tempo cirúrgico é relativamente maior que a abordagem laparotômica, entretanto apresenta benefícios como menor dor pós-operatória, menor alteração da função pulmonar, redução da permanência hospitalar, retorno precoce às atividades e melhor resultado estético.[12]

As indicações para as cirurgias laparoscópicas são inúmeras, dentre elas: púrpura trombocitopênica idiopática, anemia hemolítica autoimune, esferocitose hereditária, síndrome de Felty, esplenomegalia e cistos esplênicos.[12]

O paciente deve ser posicionado em decúbito lateral com inclinação direita de 45^0, com colocação de um coxim. Utilizam-se quatro trocartes, um de 10 mm na cicatriz umbilical para a óptica de 45^0, um de 5 mm na região subxifoide, um de 10 mm na linha hemiclavicular esquerda um cm do rebordo costal e um de 5 mm na linha axilar anterior. Após isto, procede-se com a secção dos ligamentos esplenocólico e peritoneais, bem como os vasos gástricos curtos com a ajuda de fonte de energia (dissecção ultrassônica, diatermia, ablação por radiofrequência). Com a margem inferior do baço levemente retraída, o hilo esplênico fica acessível para sofrer grampeamentos endovasculares, dividindo-se a artéria e a veia esplênica separadamente, quando possível. O baço deve ser retirado da cavidade em uma *endobag*, a fim de evitar esplenose posterior.

PROGNÓSTICO

Em um recente relato, a mortalidade pós-esplenectomia foi de 9,2%, e fatores como existência de neoplasia hematológica, cirurgia de emergência e presença de leucocitose foram determinados como de mau prognóstico, aumentando esta mortalidade.[13] Cada vez mais tem diminuído a mortalidade pós-esplenectomia total, principalmente com minuciosa avaliação pré-operatória, intervenções precoces e o avanço das técnicas cirúrgicas.

CONCLUSÃO

O tratamento cirúrgico das enfermidades esplênicas está cada vez mais seguro e factível, com os procedimentos minimamente invasivos que implicaram em uma diminuição do risco perioperatório, das complicações e da mortalidade.

PONTOS-CHAVE

- Função de defesa esplênica, em especial para germes encapsulados. A lesão esplênica inadvertida é uma situação para a qual todos os cirurgiões devem estar preparados.
- A esplenectomia parcial se mostra como uma alternativa em determinadas condições.
- A esplenectomia laparoscópica oferece, com redução de morbidade, resultados iguais aos da convencional.

▶ REFERÊNCIAS BIBLIOGRÁFICAS

1. Moynihan B. The surgery of the spleen. Br J Surg. 1920;8:307.
2. Kathhouda N, Hurwitz MG, Rivera RT, et al. Laparoscopic splenectomy: Outcome and efficacy in 103 consecutive patients. Ann Surg. 1998;228:1.
3. Morgenstern L, Skandalakis JE. Amatomy and embryology of the spleen. In: Hiatt JR, Phillips EH, Morgenstern L, eds. Surgical Diseases of the Spleen. Berlin: Springer-Verlag; 1997. p. 15.
4. Aguiar GLN, Barreto JHPM, Morais LR, et al. Estudo da segmentação arterial do baço. Rev Col Bras Cir. 2008;35:5:311-14.
5. Lieberman S, Libson E, Sella T, et al. Percutaneous image-guided splenic procedures: Update on indications, technique, complications and outcomes. Semin Ultrasound CT MR. 2007;28:57.
6. Koconis KG, Singh H, Soares G. Partial splenic embolization in the treatment os patients with portal hypertension: A review of the english language literature. J Trauma. 2007;18:463.
7. Peitzman AB, Heil B, Rivera L, et al. Blunt splenic injury in adults: multi-institucional study of the Eastern Associations for the Surgery of Trauma. J Trauma. 2000;49(2):177-87.
8. Coccolini F, Fugazzola P, Morganti L, et al. The World Society of Emergency Surgery (WSES) spleen trauma classification: a useful tool in the management of splenic trauma. World J Emerg Surg. 2019;14:30. doi: 10.1186/s13017-019-0246-1. eCollection 2019.
9. Guillon F, Borie F, Millat B. Spleen trauma. J Chir (Paris). 2000;137(4):205-13.
10. Silva Filho AR, Baú PC, Nunes SI. Baço. In: Saad Júnior R. Tratado de Cirurgia do CBC. São Paulo: Atheneu; 2009. p. 1113-27.
11. Radkowiak D, Zychowicz A, Lasek A, et al. 20 years' experience with laparoscopic splenectomy. Single center outcomes of cohort study 500 cases. Int J Surg. 2018;52:285-92.
12. Borges GCO, Sena JIN, Medeiros AD et al. Videocirurgia do Baço. In: Silva Filho AR. Anatomia do Baço Aplicada à Cirurgia do Trauma. Fortaleza: Faculdade Christus; 2012. p. 155-66.
13. Simsek A. The predictors of Mortality in non-traumatic splenectomies. Arq Gastroenterol. 2020;57(4):459-465. doi: 10.1590/S0004-2803.202000000-80.

Bases da Cirurgia Vascular

41

Mateus Picada Correa

Arno von Ristow

▶ PRÓLOGO

É uma tarefa impossível abordar todo o Universo da Cirurgia Vascular em um espaço editorial tão resumido quanto o disponível neste Manual. O máximo que conseguiremos apresentar será uma versão limitada da amplidão desta especialidade, que tem como uma de suas peculiaridades tratar de enfermidades que ocorrem em todo o corpo humano, do couro cabeludo aos pés! Nosso desafio será realizado se conseguirmos, dentro desta limitação, ser um "abrolhos" para os jovens colegas que se iniciam na Arte da Cirurgia.

Para tal, foram selecionados 11 temas que serão apresentados de uma forma sucinta, abordando o que julgamos ser mais importante dentro de cada um deles:

1. Técnicas Básicas em Cirurgia Vascular;
2. Técnicas Básicas em Cirurgia Endovascular;
3. Doença Cerebrovascular de Origem Extracraniana;
4. Doença Aneurismática e Dissecções da Aorta;
5. Oclusão Arterial Aguda;
6. Doença Arterial Obstrutiva Aortoilíaca e dos Membros Inferiores;
7. Trombose Venosa e Prevenção Cirúrgica da Embolia Pulmonar;
8. Insuficiência Venosa Crônica;
9. Acessos para Hemodiálise;
10. Linfangites, Erisipelas, Celulites e Fascites Necrosantes;
11. Trauma Vascular.

TÉCNICAS BÁSICAS EM CIRURGIA VASCULAR

▶ **Com a colaboração de Pedro Guido Sartori**

Alexis Carrel é considerado o Pai da Cirurgia Vascular, pelos seus trabalhos experimentais na virada do século XX. Estudou e elaborou as bases essenciais da técnica operatória dos vasos, que se empregam até hoje!

Regras Básicas em Cirurgia Vascular

1. Exposição e mobilização dos vasos – os acessos vasculares devem ser amplos e, se possível, paralelos ao trajeto dos vasos, de maneira a permitir o controle proximal e distal dos mesmos, conforme preconizado por Fiolle e

Delmas na 1ª Guerra Mundial. Procede-se a dissecção das estruturas que cobrem os vasos obedecendo as regras da cirurgia geral até ao feixe vasculonervoso-alvo. A Figura 41.1 ilustra as projeções cutâneas das principais vias de acesso vasculares.

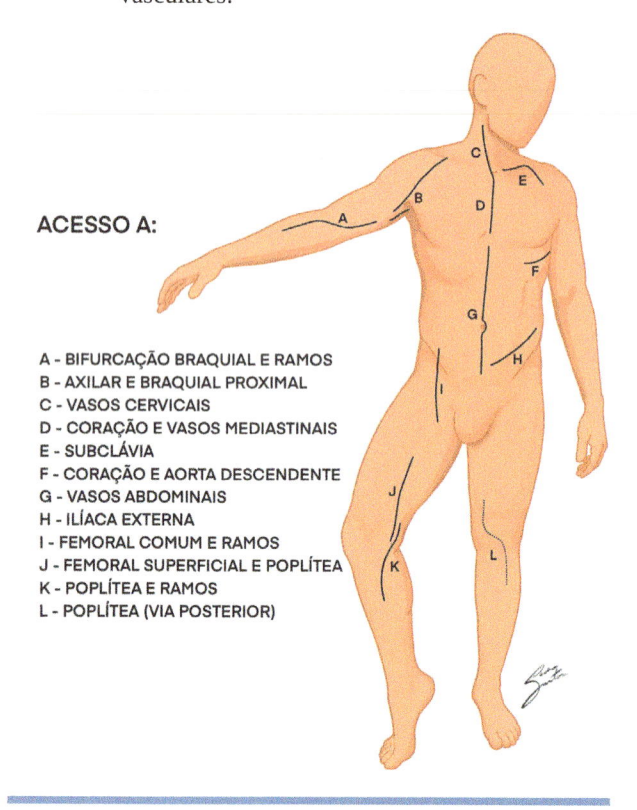

ACESSO A:

A - BIFURCAÇÃO BRAQUIAL E RAMOS
B - AXILAR E BRAQUIAL PROXIMAL
C - VASOS CERVICAIS
D - CORAÇÃO E VASOS MEDIASTINAIS
E - SUBCLÁVIA
F - CORAÇÃO E AORTA DESCENDENTE
G - VASOS ABDOMINAIS
H - ILÍACA EXTERNA
I - FEMORAL COMUM E RAMOS
J - FEMORAL SUPERFICIAL E POPLÍTEA
K - POPLÍTEA E RAMOS
L - POPLÍTEA (VIA POSTERIOR)

Figura 41.1. Projeções cutâneas das principais vias de acesso vasculares.

Inicialmente nos deparamos com a bainha do feixe vasculonervoso, que após delicada tração é aberta longitudinalmente (Figura 41.2A). Após identificação da adventícia, a dissecção prossegue neste nível, conhecido com "plano de Leriche", circundando delicadamente o vaso e geralmente aplicando um cadarço de silicone (Figura 41.2B). Cuidado deve haver para não lesar ramos posteriores e/ou bifurcações. Dificuldades se impõem nos vasos com doença crônica – fibrose adventícia e nos casos de trauma, pela presença de hematoma.

2. Oclusão/clampeamento vascular – uma vez isolado(s) o(s) segmento(s) vascular(es) a ser(em) abordado(s), geralmente o paciente deverá ser anticoagulado por via venosa com heparina e após um tempo de cerca de 3 minutos pode-se ocluir o vaso, geralmente com um clampe atraumático. Existem diferentes desenhos e tamanhos de clampes para cada finalidade específica, que devem ser aplicados com a menor força capaz de ocluir o vaso. Apesar de "atraumáticos", os clampes lesam qualquer estrutura se aplicados com força (Figura 41.2C).

3. Arteriotomia ou flebotomia – após o isolamento e oclusão estanque do vaso, procede-se à sua abertura, que pode ser longitudinal ou transversal. Geralmente é iniciada com uma lâmina n 11 e estendida com tesoura pontiaguda (Figura 41.2D). A Figura 41.2 ilustra os quatro detalhes fundamentais da exposição vascular:

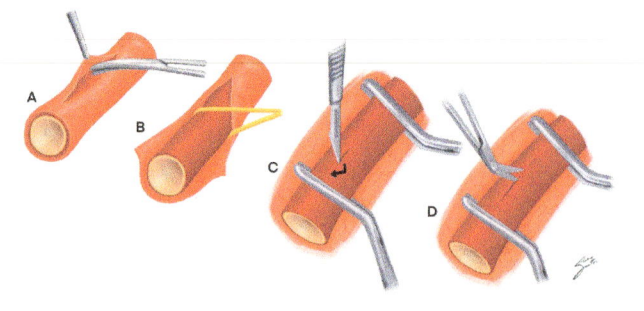

Figura 41.2. Os quatro detalhes fundamentais da exposição vascular: dissecção, isolamento, clampeamento e arteriotomia e o alargamento da arteriotomia.

4. Métodos de anastomoses vasculares – a anastomose dos vasos constitui o pilar fundamental da cirurgia vascular e deve obedecer a normas clássicas:

▶ boa exposição e visão clara do campo operatório;
▶ hemostasia perfeita antes de seu início;
▶ controle da coagulação, com heparinização prévia;
▶ utilizar materiais adequados;
▶ em caso de sutura contínua, iniciar no ponto mais distal do cirurgião e suturar em direção ao operador.

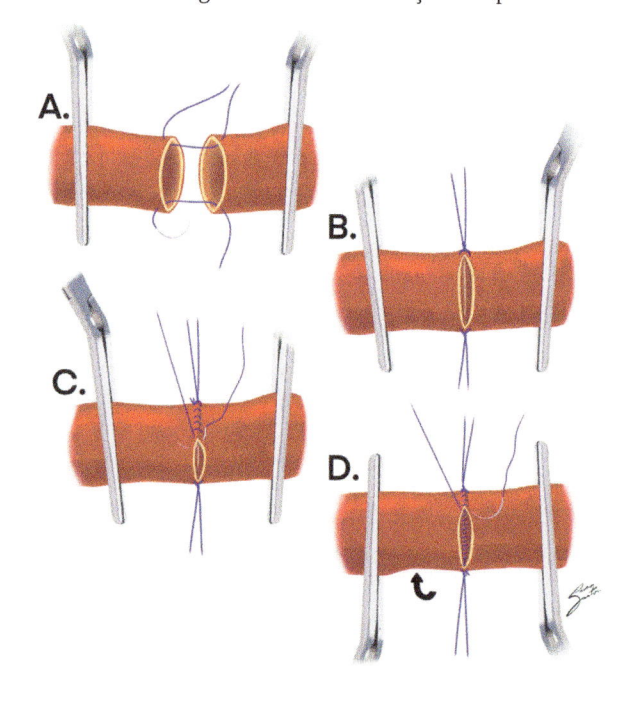

Figura 41.3. ATT com dois pontos angulares de fixação.

Sempre se devem utilizar fios inabsorvíveis, de preferência monofilamentares, montados em agulhas cilíndricas atraumáticas. O calibre do fio deve ser o menor possível, que confira resistência à sutura de cada vaso em particular. De uma maneira genérica, a aorta e grandes vasos são suturados com fios 2, 3 e 4/0, ilíacas e femorais com 4 e 5/0, carótidas, poplíteas e veias em geral com 5 e 6/0 e vasos viscerais, do antebraço e perna com 6 e 7/0. As anastomoses terminoterminais (ATT) podem ser realizadas com diferentes técnicas: iniciando com dois pontos equidistantes entre si ou com três pontos – triangulação de Carrel. A Figura 41.3 ilustra uma ATT com dois pontos angulares de fixação (geralmente se sutura a face posterior do vaso em primeiro lugar – observar a inversão dos clampes). As anastomoses são usualmente realizadas com sutura contínua em chuleio, com o cuidado de não permitir que a adventícia se projete para dentro da luz vascular (causa de trombose). Pontos separados devem ser empregados em crianças e adolescentes menores e em artéria de pequeno calibre.

Anastomoses terminolaterais (ATL) também podem ser realizadas de várias formas: um ponto inicial pode fixar o calcanhar do vaso doador ou há cirurgiões que preferem fixar a extremidade distal primeiro (Figura 41.4A-C), com o cuidado de deixar o(s) nó(s) para o lado de fora do vaso. Outra opção que utilizamos muito é realizar o terço proximal do calcanhar com sutura em paraquedas, à distância, e após completar este terço da anastomose, aproximar o vaso doador do receptor e terminar a sutura (Figura 41.4D-F). O final da sutura sempre deve ser na face lateral da anastomose, do lado do cirurgião.

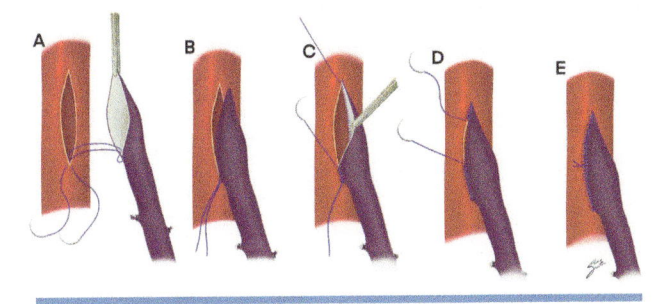

Figura 41.4. ATL com dois pontos angulares de fixação (vide texto para detalhes).

5. Métodos de reconstrução vascular arterial – os métodos de reconstrução vascular são basicamente três: a sutura vascular direta, com o uso de materiais autógenos, homólogos ou aloplásticos (com interposições, pontes ou remendos [ ]) e as desobstruções (embolectomias, trombectomias ou endarterectomias).

   a. A sutura vascular direta é a forma mais simples de realizar um reparo vascular, mas deve ser realizada sem reduzir substancialmente o lúmen vascular. É aplicável em vasos de grosso calibre, como a aorta e veia cava e ramos destes, mas acarreta redução luminal e de fluxo e até trombose em vasos menores. É aplicável nas situações em que é possível uma ATT (usualmente em trauma ou em encurtamento de artérias alongadas).

Revascularização com enxertos e próteses vasculares: podem ser empregados vários materiais e aplicados de várias formas. Como enxerto, entendem-se todos os materiais biológicos, autógenos (veias ou artérias do próprio paciente) ou homólogos (o mais usado é o pericárdio bovino modificado); os materiais protéticos mais comuns são confeccionados com polímeros, como o poliéster (Dacron) e o politetrafluoroetileno expandido (PTFe). Estão indicados quando não é possível realizar uma sutura direta ou uma desobstrução. De uma maneira geral, os materiais deste grupo devem ter um calibre e comprimento semelhantes aos dos vasos que substituem. Podem ser implantados em interposição (com ATT com os cotos vasculares) ou em ponte ( ), deixando intocada a área enferma e desviando o fluxo por conduto artificial, não anatômico. Várias combinações de ATT e ATL e de trajetos são possíveis. Pela sua facilidade de execução, abreviando o tempo operatório e preservando a circulação colateral, as derivações em ponte são empregadas com maior frequência na cirurgia vascular reconstrutora. As interposições devem ser implantadas sob leve tensão longitudinal, para evitar alongamentos futuros e acotovelamentos. A Figura 41.5 ilustra os três tipos básicos de revascularização com enxertos e próteses vasculares, com ATL nas duas extremidades (A), com uma ATT e outra ATL (B) e finalmente, duas ATT em ambas as conexões (C).

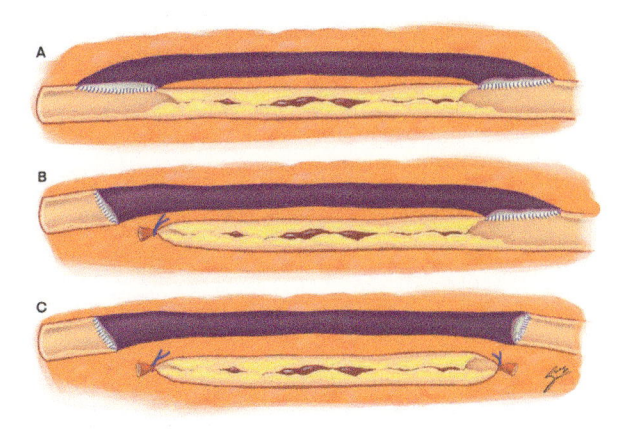

Figura 41.5. Os três tipos básicos de revascularização com enxertos e próteses vasculares (vide texto para detalhes).

b. A revascularização com remendos livres, mais conhecida pelo termo inglês , consiste na utilização de um fragmento de enxerto ou prótese suturado às paredes da arteriotomia ou flebotomia, alargando seu calibre e evitando as estenoses. É aplicável no trauma e após cirurgias de endarterectomia.

c. As desobstruções são técnicas que visam restaurar a luz vascular removendo o material oclusivo de seu interior. Neste grupo temos a embolectomia, a trombectomia e a endarterectomia. Nas duas primeiras o material é removido do lúmen sem intervir na artéria propriamente dita e, na última, um material obstrutivo, geralmente uma placa de ateroma, é removido por delicada separação do interior de uma artéria, geralmente em um plano de dissecção que mantenha ou a camada média mais externa, a circular ou obrigatoriamente a lâmina elástica externa, principal responsável pela resistência arterial à dilatação.

6. Métodos de reconstrução vascular venosa – a grande maioria das lesões venosas pode ser tratada por sutura lateral. A ligadura, tratamento padrão até a Guerra da Coreia, hoje só é aceitável em veias de menor importância e em situações excepcionais. Lesões maiores podem ser reparadas com e raramente enxertos. A técnica deve ser ainda mais meticulosa que no reparo arterial, pela fragilidade venosa: clampes devem ser evitados, usando preferencialmente laços de silicone; trombectomia deve ser realizada antes da reconstrução; a eversão da parede para evitar a protrusão de adventícia para a luz venosa é crucial e se for necessário enxerto, este deve ser implantado sem tensão longitudinal, ao contrário das artérias. O emprego de tecido autógeno deve ser sempre preferido, obtido de uma área não comprometida pela enfermidade tratada (p. ex., veia safena do membro contralateral).

7. Técnica microcirúrgica – os resultados das reconstruções vasculares melhoraram significativamente com a introdução e divulgação do uso de técnicas microcirúrgicas, e todos os cirurgiões que desejam se dedicar a esta especialidade devem obter treinamento e proficiência com esta técnica. O uso de lupas, iluminação adequada, instrumental cirúrgico refinado e materiais de reconstrução dedicados é fundamental para o sucesso.

TÉCNICAS BÁSICAS EM CIRURGIA ENDOVASCULAR

A cirurgia endovascular consiste na utilização da luz dos vasos como "hidrovias", no intuito de levar, através de cateteres, diferentes tratamentos até um determinado alvo. Apesar do seu início discreto, como uma subespecialidade da cirurgia vascular, o avanço expressivo das técnicas endovasculares em um curto espaço de tempo a fez ganhar terreno no tratamento da maioria das áreas das doenças circulatórias.

Histórico

A história da cirurgia endovascular está intimamente relacionada à da aquisição de imagens radiológicas. As primeiras angiografias foram realizadas ainda nos anos 1920, sendo aprimoradas pelos portugueses Egas Moniz (Prêmio Nobel), Reynaldo dos Santos e seu filho João Cid dos Santos. Seldinger, em 1952 na Suécia, divulgou o uso de cateteres introduzidos sobre um fio-guia. Em 1963, o americano Thomas Fogarty introduziu o cateter de embolectomia arterial e, em 1964, Dotter e Judkins realizaram a primeira dilatação arterial guiada por cateter e fluoroscopia. A angioplastia por balão foi apesentada pelo suíço Andreas Grüntzig, em 1975, e os foram introduzidos de forma prática por Julio Palmaz, da Argentina, em 1985. A aorta torácica foi tratada por Volodos, em 1986, e a aorta abdominal por Parodi, em 1989, firmando a Cirurgia Endovascular (CE) como uma atividade terapêutica. E evolui rapidamente!

Princípios de Cirurgia Endovascular

A anatomia vascular deve ser objeto de conhecimento profundo e sempre revisada. Os vasos que na cirurgia aberta poderiam ser interrompidos, muitas vezes servem como via terapêutica ou mesmo rede colateral, devendo então ser corretamente identificados e muitas vezes preservados. A habilidade adquirida com a experiência de "enxergar tridimensionalmente" uma imagem bidimensional é fundamental para navegar nestas artérias.

Materiais e dispositivos

- Para percorrer artérias de diferentes calibres, são utilizados dispositivos de diferentes formatos, muitas vezes um dentro do outro – sistemas coaxiais.

- Fios-guias: descritos desde a técnica de Seldinger, são "trilhos" por onde deslizam o restante dos dispositivos. Possuem diferentes tipos de ponta, estrutura mais ou menos rígida e diferentes coberturas que facilitam sua navegabilidade, dependendo do tipo de vaso a ser vencido. São descritos em polegadas, variando desde 0,010" a 0,038", o que permite sua utilização em diferentes territórios.

- Bainhas: implantadas de início sobre os fios-guia, situadas externamente, são mais rígidas e de diâmetro maior que os cateteres que receberão. Servem para manter posição quando ocorrem angulações desafiadoras ou necessidade de trocas muito contínuas de dispositivos, preservando a parede arterial. Geralmente ficam alocadas em determinadas posições próximas às áreas-alvo, por onde o restante dos materiais passa para realizar uma terapia. São calibradas em medidas F – (cada French equivale a 0,33 mm de diâmetro).

▶ Cateteres: introduzidos por sobre os guias. Possuem desenhos e espessuras diferentes, com o intuito de acessar vasos de diferentes angulações e diâmetros. Os cateteres são oferecidos também em uma escala de diâmetro French.

▶ Agentes terapêuticos: didaticamente, podem ser divididos em endoluminais, isto é, para tratarem obstruções ou doenças vasculares como aterosclerose ou compressões, e agentes teciduais, para serem utilizados no tratamento de órgãos ou vísceras. Os principais são:

▶ endoluminais: 1. – estruturas metálicas que se expandem, não permitindo que vasos ocluam após uma angioplastia; 2. endopróteses – revestidos que impedem o sangue de sair da linha de orientação, que servem para tratar aneurismas e ferimentos arteriais; 3. aterótomos – dispositivos que visam eliminar as placas de ateroma; 4. – causa lesão térmica à parede vascular, impedindo a circulação naquele ponto, utilizado no tratamento de varizes (também pode ser utilizado para pulverizar placas ateroscleróticas).

▶ Agentes teciduais: divididos em obstrutivos ou não. Há uma variedade de agentes obstrutivos, desde molas metálicas, esferas de polivinil-álcool e radioesferas, utilizadas em braquiterapia. Entre os últimos, temos principalmente quimioterápicos injetados diretamente por cateteres em tumores, como o hepatocarcinoma (CHC) e também antibióticos.

Não é do escopo desde capítulo descrever todas as indicações destes dispositivos.

Cuidados com o paciente na Suíte de Hemodinâmica

A cirurgia endovascular pode ser realizada em centro cirúrgico, em uma suíte de hemodinâmica e idealmente em salas híbridas. Em todas elas devemos seguir as mesmas regras destes procedimentos.

▶ Uma avaliação pré-operatória é necessária, com especial atenção para as funções renal, pulmonar e cardiovascular, especialmente nos pacientes com doenças arteriais periféricas, que geralmente são tabagistas com doença aterosclerótica em diferentes gravidades e sítios anatômicos, como carotídeo, coronário e periférico.

▶ Cuidados com hidratação devem ser tomados, com atenção redobrada nos pacientes com qualquer grau de insuficiência cardíaca congestiva.

▶ Atenção especial deve ser dispensada à: 1. assepsia e antissepsia rigorosa; 2. volume de contraste utilizado; 3. temperatura do paciente; 4. sangramento pelos acessos, mesmo os não importantes.

DOENÇA CEREBROVASCULAR DE ORIGEM EXTRACRANIANA

Ocorrem no Brasil cerca de 250.000 acidentes vasculares cerebrais/ano no Brasil. Destes, 60% são no território carotídeo e destes, 30% por doença da carótida cervical. Nas estatísticas do IBGE, a doença cerebrovascular alterna com a coronariana como principal nas estatísticas.

Quadro clínico da doença carotídea

1. Sistema carotídeo:
▶ disfunção motora contralateral;
▶ amaurose fugaz ipsilateral;
▶ sintomas sensitivos contralaterais;
▶ afasia ocorre na isquemia do hemisfério dominante.

2. Sistema vertebrobasilar:
▶ disfunção motora em qualquer combinação D/E;
▶ sintomas sensitivos direito, esquerdo ou ambos;
▶ perda visual em um ou ambos os campos visuais homônimos.

Obs. Perda de equilíbrio, vertigem, instabilidade, diplopia ou disartria – não são considerados AIT quando isolados!

A Tabela 41.1 sumariza a classificação de insuficiência vascular cerebral, segundo Vollmar.

Tabela 41.1. Classificação de Insuficiência Vascular Cerebral (Vollmar)

Estágio I. Assintomático com lesão carotídea
Estágio II. AIT (acidente isquêmico transitório)
Estágio III. AVE (acidente vascular encefálico) em fase aguda (até 3 semanas)
Estágio IV. Sequelas após 3 semanas

Indicações Gerais de Tratamento das Carótidas

▶ Todos os portadores de doença carotídea devem receber o melhor tratamento médico disponível.

Indicações de Cirurgia Direta – Endarterectomia

▶ Estenoses sintomáticas têm indicação de intervenção a partir de 50% de obstrução.

▶ Estenoses assintomáticas têm indicação de intervenção a partir de 75% de obstrução, em indivíduos com boa expectativa de vida.

► Quando uma das carótidas internas é ocluída, considerar:

► se o paciente for sintomático, há indicação de cirurgia em estenoses > 50%. Se assintomático, a partir de 70%.

► Sempre que um exame evidenciar que a carótida está ocluída, é bom confirmar com outro exame de imagem, pois pode se tratar de uma lesão crítica.

► Intervenção bilateral: preferencialmente intercalar 3 semanas entre as cirurgias.

Contraindicações de Cirurgia Direta que Constituem Indicações de Angioplastia

► Reestenose pós-endarterectomia.
► Radioterapia cervical prévia – arterite actínica.
► Cirurgia cervical radical prévia.
► Traqueostomia – elevado risco de infecção.
► Lesões ou bifurcações altas.
► Lesões ostiais de artéria carótida comum.
► Imobilidade de coluna cervical.
► Lesões em (lesões associadas – na artéria carótida interna e outra no sifão, ou lesões sequenciais próximas no mesmo vaso, por exemplo).

Contraindicações de Angioplastia
- Placas calcificadas circunferenciais ou semicirculares.
- Placas irregulares.
- Tortuosidade extrema do arco aórtico.
- Lesão de comprimento maior que 2 cm.
- Evidência de placa instável.
- Arcos tipos III e IV.
- AVC prévio ipsilateral.
- Impossibilidade de cateterização do arco em 20 min.
- Insuficiência renal.

Avaliação Pré-operatória
► Anamnese + exame físico.
► Ecodoppler de carótidas (e vertebrais) (Figura 41.6A).
► Angiotomografia computadorizada (ATC) (Figura 41.6B); eventualmente angiorressonância magnética*. Solicitar estudo de arco aórtico, artérias cervicais e intracranianas (o volume de contraste é idêntico ao do estudo cervical isolado e o tempo de exame aumenta somente alguns segundos – mas a informação é muito maior!).

Medicamentos
► AAS 100 mg/dia.
► Estatinas.
► Suspensão dos β-bloqueadores e metformina 24 h antes da cirurgia. Manter a maioria dos outros hipotensores.

Nos pacientes que serão submetidos a tratamento endovascular:

► administrar quatro comprimidos de clopidogrel antes da internação (300 mg) e manter com 75 mg diários por pelo menos 30 dias após o procedimento.

* A angiorressonância magnética fornece importantes informações anatômicas, mas não é adequada para avaliar o grau de estenose, assim como calcificações.

A Figura 41.7 é um fluxograma da conduta de investigação e tratamento da IVC de origem carotídea extracraniana.

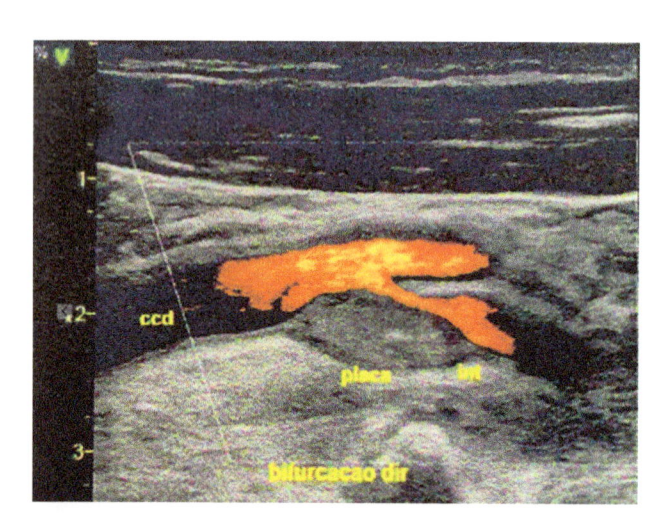

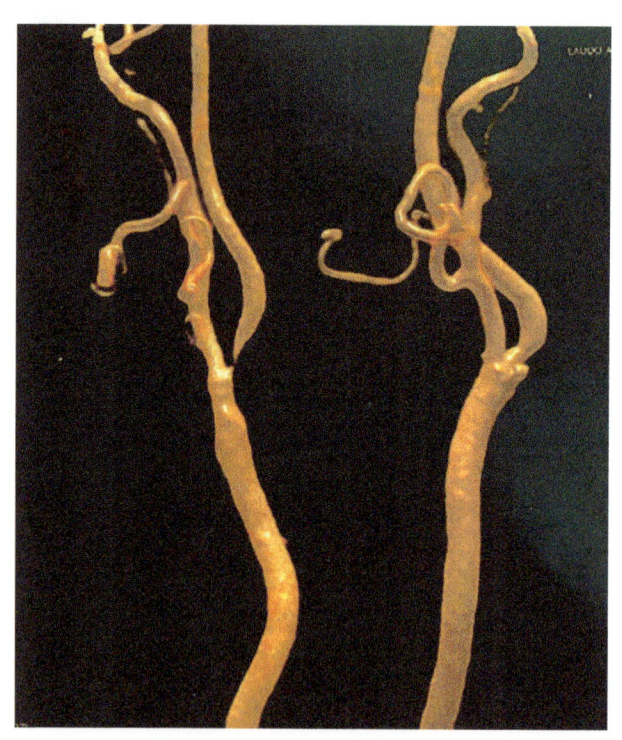

Figura 41.6. A. Ecodoppler em cores de carótida com estenose crítica. B. ATC de estenose crítica da carótida interna direita; placa ulcerada no bulbo esquerdo.

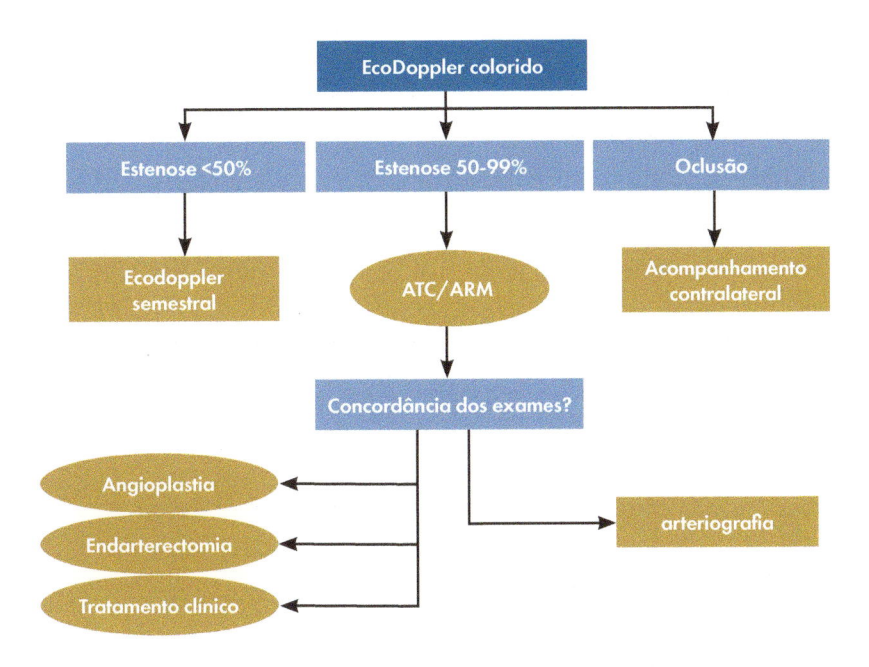

Figura 41.7. Fluxograma da conduta de investigação e tratamento da IVC de origem extracraniana (vide texto para detalhes).

Procedimentos Terapêuticos mais Frequentes

Cirúrgico – Endarterectomia de Carótida – Atualmente, é o procedimento mais indicado para o tratamento da doença obstrutiva carotídea. A Figura 41.8 mostra uma placa carotídea removida por endarterectomia da bifurcação, com mais de 90% de obstrução e transformação necro-hemorrágica (mesmo caso da Figura 41.6A e B).

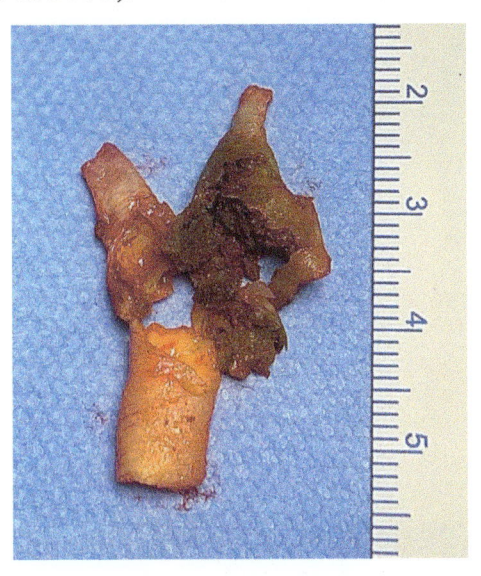

Figura 41.8. Placa necro-hemorrágica obtida por endarterectomia.

Tratamento Endovascular – Angioplastia + Implante de – Tem indicação em casos específicos.

DOENÇA ANEURISMÁTICA E DISSECÇÕES DA AORTA

Aneurismas são dilatações anormais dos vasos sanguíneos. Afetam sobretudo artérias, mas também podem ocorrer em veias. São consideradas aneurismáticas artérias ou veias em que a dilatação tem mais de 50% do tamanho normal do vaso. A aorta é a artéria mais afetada por aneurismas e estes podem ocorrer em qualquer segmento da maior artéria do corpo. A ruptura é o caminho da evolução natural e sua consequência, a morte.

Aneurismas da Aorta Torácica, do Arco Aórtico e Toracoabdominais

► Cerca de 10% dos aneurismas da aorta (AA) envolvem a aorta torácica (AAT), aí incluídos a aorta ascendente, o arco aórtico e a aorta descendente.

► A maioria dos aneurismas é assintomática ao diagnóstico; são evidenciados principalmente por radiografias de tórax ou tomografia computadorizada.

► Sintomas, quando presentes, são geralmente decorrentes da compressão de órgãos adjacentes:

   ► dor dorsal por compressão dos nervos intercostais e corrosão vertebral;

   ► rouquidão por compressão e estiramento do nervo recorrente esquerdo;

   ► hemoptise por ruptura para a árvore bronquial;

- hematêmese por ruptura para o esôfago;
- estridor por compressão bronquial;
- síncope por ruptura para a cavidade pleural ou para o esôfago.

Indicações Gerais de Tratamento

O maior determinante de necessidade de tratamento de qualquer aneurisma assintomático é o seu maior diâmetro. Os AAT têm indicação de tratamento quando atingem diâmetros de 5,5 cm na aorta ascendente e 6 cm no arco e na aorta descendente. Com raras exceções, um AAT evolui sem romper em diâmetros superiores a 7 cm. Outras indicações são a presença de sintomas e obviamente a rotura. O tratamento dos AAT é cirúrgico, seja por cirurgia aberta ou pelo método endovascular.

Avaliação e Preparo do Paciente para Cirurgia

Todo paciente a ser tratado de um AAA deve ser submetido a uma criteriosa avaliação clínica, radiológica, cardiológica e laboratorial visando detectar e eventualmente otimizar possíveis coexistências de enfermidades que possam ameaçar o sucesso do tratamento. Ecocardiograma transtorácico e um ecodoppler das carótidas e vertebrais servirão de apoio ao cardiologista para estabelecer a avaliação do risco cirúrgico. Cintilografia miocárdica, assim como provas de função pulmonar, podem ser necessárias.

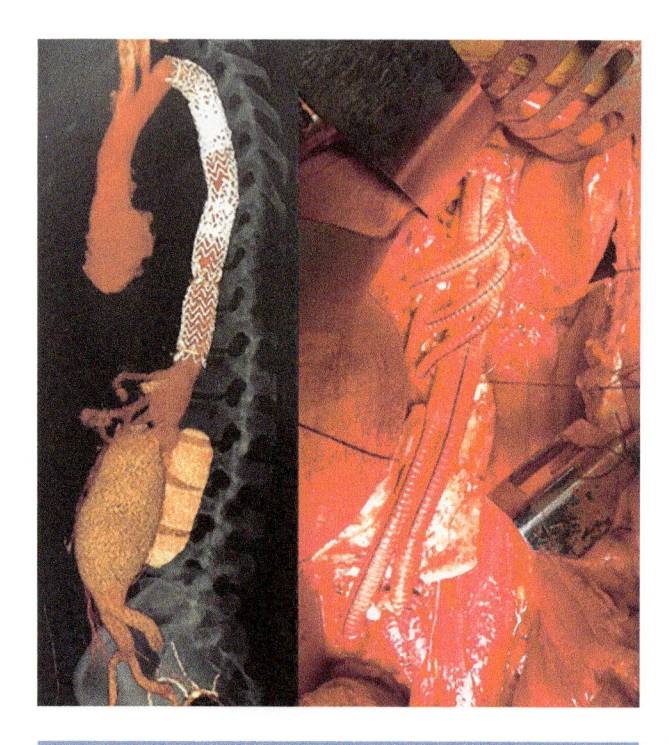

Figura 41.9. Síndrome de Marfan, tratado de AAD agudo pelo método endovascular e 7 anos depois, de um AAoToAbd por cirurgia aberta (vide texto para detalhes).

Tratamento

- Os AAT ascendentes são tratados em sua imensa maioria pela cirurgia cardíaca, por cirurgia aberta, com auxílio de parada circulatória total e circulação extracorpórea.
- Os aneurismas do arco aórtico podem ser objeto de cirurgia direta, mas cada vez mais pelo tratamento endovascular (TE). Já os aneurismas da aorta descendente (AAD) e da aorta toracoabdominal (AAoToAbd), mais de 90% são tratados hoje por TE.

A Figura 41.9 ilustra um caso de síndrome de Marfan que foi tratado de AAD agudo pelo método endovascular aos 23 anos de idade e que 7 anos após desenvolveu um enorme AAoToAbd, tratado por cirurgia aberta.

Aneurisma da Aorta Abdominal

- Cerca de 90% dos AA envolvem o segmento abdominal (AAA).
- A etiologia envolvida em mais de 90% dos casos é a arteriopatia degenerativa. Os restantes podem ter causas inflamatórias, infecciosas, traumáticas ou são relacionados com doenças genéticas (síndrome de Marfan, sobretudo).

Quadro clínico

- A maioria dos AAA tem seu diagnóstico feito de forma incidental, durante a realização de estudos por imagem do abdome (ultrassonografias, tomografias, ressonâncias magnéticas).
- Um examinador mais atento pode palpar uma massa abdominal, pulsátil, na linha média, geralmente indolor. A palpação bimanual, com percepção de pulsatilidade em abas as mãos, sugere a presença de um AAA.
- O sintoma mais comum é dor lombar de aparecimento recente. Dor abdominal é incomum em AAA intactos.

Diagnóstico

- A maioria dos AAA é evidenciada por ultrassonografia abdominal.
- O exame clínico geralmente confirma o diagnóstico ecográfico.
- A angiotomografia computadorizada é o exame que fornece o maior número de informações sobre a anatomia patológica da aorta e das ilíacas (Figura 41.10).
- Angiorressonância magnética também confirma o diagnóstico, mas peca na acurácia das mensurações, hoje indispensáveis ao tratamento endovascular.
- Arteriografia é raramente empregada para o diagnóstico.

Indicações Gerais de Tratamento

O tratamento dos AAA é cirúrgico, seja por cirurgia aberta ou pelo método endovascular. A Sociedade Brasileira de Angiologia e Cirurgia Vascular (SBACV)

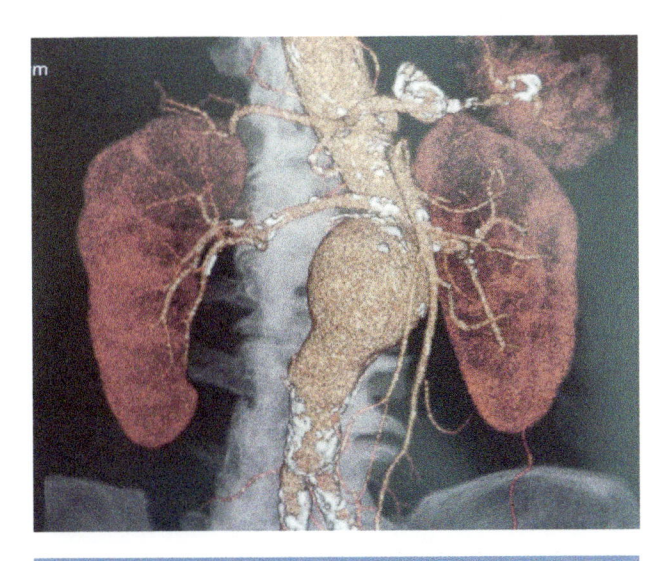

Figura 41.10. ATC em reconstrução volumétrica de aneurisma da aorta abdominal justarrenal.

recomenta o tratamento em mulheres a partir de diâmetro de 4,5 cm e em homens acima de 5,0 cm. Outras indicações são a presença de sintomas, crescimento de mais de 10 mm em 1 ano e, obviamente, a rotura. Aneurismas justa e suprarrenais assintomáticos só têm indicação de cirurgia se apresentarem mais de 6,0 cm de diâmetro.

Avaliação e Preparo do Paciente para Cirurgia

Vide acima, em Aorta Torácica, pois o preparo é semelhante.

Tratamento

Cirurgia Aberta

Dubost realizou o primeiro tratamento bem-sucedido de um AAA na França, em 1951. Pela sua elevada prevalência, apresentaremos aqui sumariamente a cirurgia do AAA:

- A aorta abdominal e as ilíacas podem ser expostas por laparotomia por uma incisão longitudinal, mediana, xifopubiana ou por um acesso transverso supraumbilical. Outra opção é o acesso retroperitoneal.

- Na laparotomia, após a abertura da cavidade e realização do inventário, procede-se à evisceração com tração delicada do cólon transverso e do epíplon cranialmente e do ceco, cólon ascendente e o delgado para a direita, expondo o peritônio posterior e o AAA. O peritônio é incisado e cauterizado com pinças LigaSure entre a primeira porção do jejuno e a veia mesentérica inferior.

- Exposta a aorta e as ilíacas, hepariniza-se o paciente e procede-se ao clampeamento e à abertura do saco do AAA. O clampeamento deve passar por todo o diâmetro da aorta, pois o clampeamento de parte de sua circunferência aumenta o risco de a mesma rasgar.

O clampe, ao ser fechado, a ponta inferior do clampe deve "arrastar" sobre o corpo vertebral até ocluir delicadamente toda a artéria.

- Após a extração dos trombos, geralmente presentes, procede-se à ligadura das lombares e implanta-se uma prótese de Dacron reta ou bifurcada, conforme decidido pela extensão do aneurisma.

- Após jatos de purga, a liberação dos clampes distais deve sempre ser gradual, esperando o paciente estabilizar a pressão arterial entre cada abertura.

- A prevenção de fístula aortoduodenal é fundamental:

    - A sutura da aorta deve terminar às 3 h, e não na parede anterior.
    - O saco aneurismático remanescente deve ser suturado sobre a prótese de Dacron, para evitar qualquer contato com as vísceras.

Eventualmente há indicações de reimplante da artéria mesentérica inferior (AMI) na prótese de Dacron.

Tratamento endovascular

Parodi realizou o primeiro tratamento endovascular bem-sucedido de um AAA (TE-AAA), na Argentina, em 1989. Hoje em dia, a maioria dos AAA é tratada por este método (Figura 41.11).

- O TE-AAA apresenta como vantagens sobre a cirurgia aberta uma mortalidade e morbidades menores (de cerca de 5% para menos de 2%) e recuperação mais rápida, além de não ser necessária laparotomia e evitar o clampeamento aórtico.

- Como desvantagens, tem uma taxa de complicações maior em longo prazo, com necessidade de acompanhamento especializado por toda a vida e uma taxa de reintervenções maior, além do custo elevado dos materiais implantáveis.

- O acesso endovascular à aorta e às ilíacas é realizado geralmente pelas artérias femorais comuns, nas regiões inguinais.

- O estudo pormenorizado obtido pela angiotomografia computadorizada permite ao cirurgião selecionar qual o melhor dispositivo a ser empregado em cada caso particular, baseado em seus conhecimentos dos materiais e sua experiência pessoal.

- Sempre que for realizado um TE-AAA, o material cirúrgico para uma eventual conversão para cirurgia aberta deve estar presente na sala operatória.

- O TE-AAA trouxe consigo várias complicações até então desconhecidas da Medicina, como os (fugas internas), a migração dos dispositivos implantados e fraturas e desgaste dos materiais. Estas e outras ocorrências exigem atento acompanhamento dos pacientes por seus médicos assistentes.

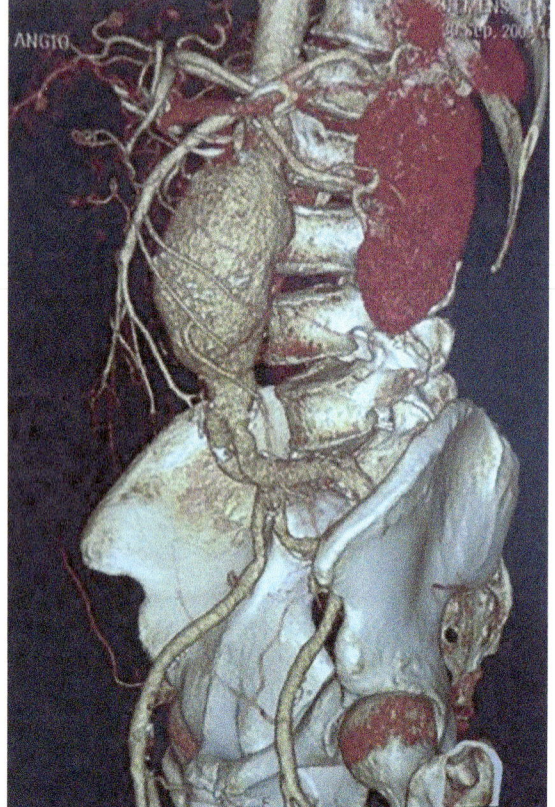

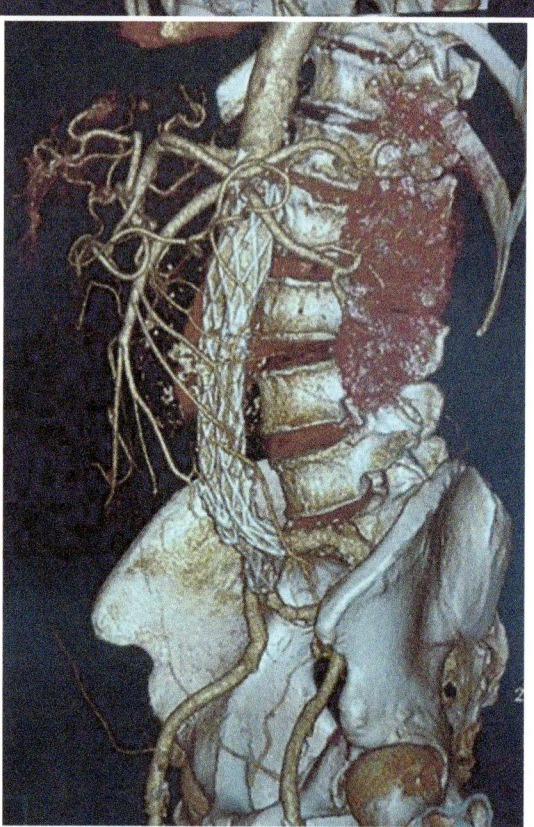

Figura 41.11. A. ATC pré-operatória de volumoso AAA (reconstrução volumétrica). B. ATC de controle tardio do mesmo caso, tratado pelo método endovascular, com endoprótese bifurcada.

AAA Roto

Uma vez diagnosticado, todo preparo do AAA roto (AAAr) deve ser realizado dentro da sala de cirurgia ou sala híbrida.

Enquanto o paciente é preparado, monitorado, invadido, o cirurgião realiza o planejamento terapêutico em seu computador pessoal, baseado nos dados da angiotomografia. A Figura 41.12 demonstra o aspecto do peritônio posterior em um AAAr.

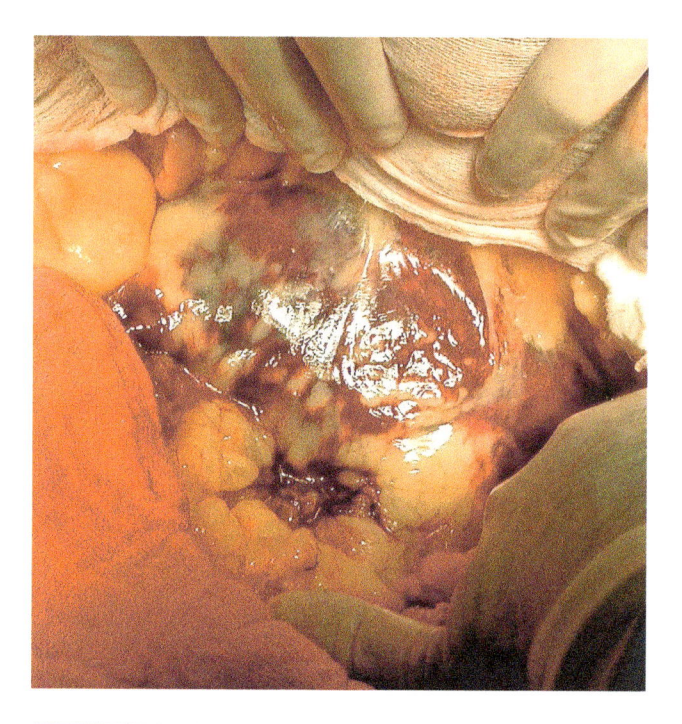

Figura 41.12. AAAr – Hemorragia retroperitoneal após evisceração.

No pré-operatório há algumas considerações a se fazer que melhoram os índices de mortalidade:

▸ Não abrir a sonda vesical. Se isto não puder ser feito, o ideal é não sondar o paciente. Ao abrir a sonda reduz-se a pressão intra-abdominal e pode agravar o sangramento.

▸ Não administrar sangue ou plasma: o objetivo é realizar uma . Estes componentes do sangue só devem ser administrados após o controle do AAA pelo clampeamento/oclusão intravascular.

▸ Não hiperidratar: pelo mesmo motivo supracitado. A hidratação deve ser apenas para manter a PAS entre 70-100 mmHg.

▸ Anestesia deve ser induzida imediatamente antes da laparotomia: o paciente deve ser induzido imediatamente antes da incisão mediana; ao relaxar a musculatura abdominal ocorre novo sangramento e o paciente descompensa.

▸ Cada vez mais AAAr têm sido operados pelo método endovascular, com o paciente acordado, sob anestesia local.

- Na abordagem endovascular, bainhas calibrosas são introduzidas pelas femorais e balões oclusores avançados até a aorta suprarrenal antes do implante das endopróteses.

Há situações em que se deve abster de tratar um AAAr, tendo em vista o elevado risco de morte em curtíssimo prazo na presença de hipotensão grave com inconsciência e midríase, hipotensão e anúria persistente por mais de 8 horas, conhecimento de que o aneurisma é toracoabdominal ou suprarrenal, conhecimento de doença cardíaca, pulmonar grave, enfermidades neurológicas irreversíveis ou neoplasia avançada. Estes pacientes não dispõem de reserva fisiológica para suplantar uma agressão terapêutica das dimensões do tratamento de um AAAr. Lembrar que não é todo paciente que ainda precisa sofrer uma operação antes de morrer!

Dissecção Aórtica

Definição

Anagnostopoulos definiu dissecção aguda da aorta (DAA) como a separação aguda das camadas da parede aórtica – a mais grave e letal catástrofe envolvendo a aorta humana. A dissecção aguda da aorta (DAA) é uma situação de emergência, com grande risco de vida. O risco de óbito cresce exponencialmente a partir do episódio agudo. A evolução natural sem tratamento é sombria.

Classificação

Existem várias classificações das DAA. A mais empregada atualmente é a de Stanford, que engloba a DAA iniciada na aorta ascendente e no arco aórtico no tipo A e as com fenda intimal dista à artéria subclávia esquerda, no tipo B.

Diagnóstico

O sintoma mais prevalente é a dor, presente em 90% dos casos. De início súbito, já com sua intensidade máxima! A dor é descrita como dilacerante, pulsante, como uma "facada, rasgando a carne", centrada no precórdio (nas dissecções tipo A) e na região dorsal, interescapular (nas dissecções tipo B), dirigindo-se paralelamente ao sentido da dissecção. Síncope é o sintoma inicial em cerca de 20% dos casos.

A maioria dos pacientes apresenta hipertensão arterial. Na presença de hipotensão, pensar em tamponamento pericárdico, insuficiência aórtica aguda e infarto agudo do miocárdio. Redução ou abolição de pulsos periféricos ocorrem em cerca da metade dos casos, assim como cerca de 1/3 dos pacientes com DAAA tem distúrbios neurológicos centrais e/ou medulares, decorrentes da redução do aporte vascular.

Indicações de Tratamento

- Degeneração aneurismática (aguda: > 4 cm).
- Dissecções tipo B, tratar se:

  - diâmetro da falsa luz > 22 mm;
  - diâmetro total > 4 cm;
  - trombose parcial da falsa luz;
  - extensão retrógrada.

- Tipo A com colo proximal ou após tratamento pela cardíaca.

Tratamento

Todos os pacientes com DAA tipo A devem ser tratados dentro do menor tempo possível.

As DAA tipo B recebem inicialmente tratamento conservador, com controle do duplo produto cardíaco, tendo indicação de tratamento em situações específicas, listadas abaixo (as indicações se alargam progressivamente, tendo em vista os melhores resultados em longo prazo do tratamento endovascular).

Indicações de tratamento endovascular da DAAD Tipo B:

- ruptura;
- dor intratável;
- isquemia visceral, renal e/ou periférica;
- degeneração aneurismática aguda;
- hipertensão incontrolável;
- degeneração aneurismática (aguda: > 4 cm) e na presença de:

  - diâmetro da falsa luz > 22 mm;
  - diâmetro total > 4 cm;
  - trombose parcial da falsa luz;
  - extensão retrógrada;

- possibilidade de excluir toda a luz aórtica dissecada.

O tratamento direto das DAA tipo B iniciou-se na década de 1950, mas evoluiu timidamente em face dos maus resultados da cirurgia direta. As indicações e a melhora dos resultados deram um salto a partir dos primeiros anos deste século.

- Cirurgia aberta – DeBakey realizou o primeiro tratamento bem-sucedido de uma dissecção de aorta descendente nos Estados Unidos, em 1955.
- Cirurgia endovascular – Palma realizou o primeiro tratamento endovascular de uma dissecção de aorta descendente com sucesso, no Brasil, em 1997.

São passíveis de tratamento endovascular a maioria das dissecções Tipo B listadas abaixo:

- dissecção aguda;
- dissecção crônica;
- úlcera penetrante aórtica;
- hematoma parietal aórtico.

Uma situação que se apresenta com frequência nas DAA é a oclusão arterial dos membros inferiores associada à dissecção, geralmente por exclusão de uma das ilíacas comuns pela lâmina da dissecção:

- se o paciente não apresentar pulso em uma femoral, a primeira consideração a tomar é determinar qual o tipo de dissecção;
- se for do tipo A, o paciente deve ser encaminhado à cirurgia cardíaca.

OCLUSÃO ARTERIAL AGUDA

Oclusão arterial aguda (OAA) é o fenômeno que ocorre quando o fluxo de irrigação arterial de uma área suprida por este vaso é subitamente interrompido. Quando ocorre em uma extremidade, o sintoma mais típico é dor, de início súbito, na extremidade afetada, decorrente de isquemia.

- Dependendo da gravidade da isquemia, pode ser uma emergência vascular.
- Possui uma mortalidade de 18-25% e taxa de amputação de 6 a 30%.

A Figura 41.13 apresenta os locais de alojamento de êmbolos na periferia. A Figura 41.14 é de paciente com embolia aguda do membro inferior esquerdo (nível femoral comum), em profunda isquemia.

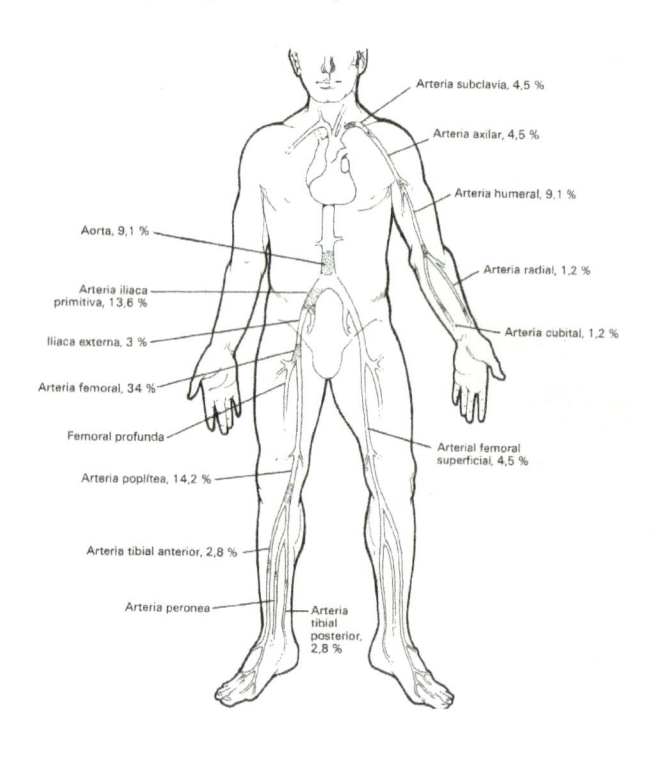

Figura 41.13. Embolia arterial: locais de alojamento de êmbolos.

Tabela 41.2. Os 6 Ps da OAA

Inglês	Português
Pu Pulselesness	Au Ausência de pulso
Pa Pain	D Dor
Pal Pallor	Pal Palidez
Par Paresthesia	Pa Parestestesia
Pa Paralysis	Pa Paralisia
Po Poikilothermia	Poi Poiquilotermia (membro frio)

Etiologia

- Embólica: 65% dos casos. Isquemia mais profunda, com sintomas mais evidentes (oclusão aguda de vasos previamente sadios, na maioria das vezes).
- Trombótica: na maioria das vezes o paciente possui estigmas de doença arterial periférica, como alterações ungueais e de fâneros, redução da musculatura ou história de claudicação intermitente, o que pode resultar em isquemia menor.

A Tabela 41.3 demonstra as diferenças mais importantes entre os eventos embólicos e trombóticos.

Tabela 41.3. Diferenças mais importantes entre os eventos embólicos e trombóticos

	Embólico	Trombótico
Origem do trombo	Identificável (p. ex., origem cardíaca)	Pode não ser identificável
Claudicação preexistente	Raro	Frequente
Exame físico	Pulsos proximais e contralaterais presentes	Evidências de doença arterial periférica ipsi ou contralateral
Grau de isquemia	Frequentemente profunda	Frequentemente ameaçado, porém viável
Achados de imagem	Vasos normais com oclusão abrupta, geralmente em bifurcações, com pouca colaterização. Sinal do menisco ou saca-bocado	Aterosclerose difusa, colaterais bem desenvolvidas, geralmente oclusão no terço médio do vaso. Sinal da ponta de lápis

Quadro clínico

As manifestações clínicas podem ser sumarizadas no mnemônico em inglês – os 6Ps da OAA, apresentados na Tabela 41.2.

Classificação e conduta

A classificação mais usada é a de Rutherford, apresentada na Tabela 41.4.

DOENÇA ARTERIAL OBSTRUTIVA PERIFÉRICA

A doença arterial obstrutiva periférica é uma enfermidade de elevada incidência na Humanidade, predomina entre os idosos e em sua evolução causa desde sintomas menores, claudicação intermitente, dor isquêmica e necroses. Ocorre em 20% dos pacientes acima de 70 anos. A etiologia mais comum é a doença aterosclerótica. Entre os agentes etiológicos mais importantes, citamos o tabagismo, o diabete, a hipertensão arterial, as hiperlipidemias e também o próprio processo de envelhecimento dos pacientes.

Quadro Clínico

Os sintomas dependem do nível da obstrução, da presença ou não de circulação colateral, da presença de comorbidades, das quais a mais comum é o diabete. Os sintomas ocorrem no(s) membro(s) acometido(s), distalmente ao(s) processo(s) obstrutivo(s).

- Claudicação intermitente: sintoma patognomônico, onde há dor ou câimbras no exercício, muitas vezes incapacitantes, aliviando após alguns minutos de repouso.
- Conforme a isquemia progride podem ocorrer alterações cutâneas como rarefação de pelos, crescimento alterado das unhas e úlceras, dor isquêmica em repouso e gangrena, nos casos de doença avançada.
- No exame físico, tipicamente há redução de temperatura, palidez da extremidade e ausência dos pulsos periféricos distalmente à obstrução.

Diagnóstico

- O diagnóstico é clínico. Os exames de imagem auxiliam na identificação anatômica das lesões e no planejamento terapêutico.

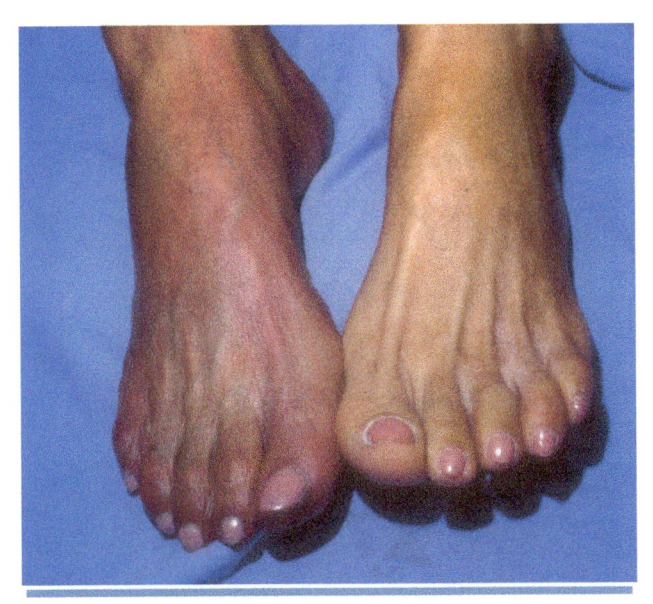

Figura 41.14. Isquemia do pé em paciente com oclusão arterial aguda embólica.

Pacientes presentes na categoria I e IIa podem ser tratados em regime de urgência. Pacientes na categoria IIb devem ser imediatamente tratados, sob risco de inviabilidade, e pacientes na categoria III já possuem indicação de amputação.

Tratamento

- O tratamento cirúrgico ainda é muito utilizado, com a embolectomia com cateter de Fogarty sendo indicada com oclusão embólica e reconstruções vasculares, como pontes, em casos selecionados.
- O tratamento endovascular, com ou sem trombólise, pode ser utilizado em membros sem ameaça imediata.

Tabela 41.4. Classificação de Rutherford de Oclusão Arterial Aguda

Categoria		Achados clínicos			Achados Doppler	
		Prognóstico	Perda de Sensibilidade	Alteração da Motricidade	Arterial	Venoso
I	Viável	Sem risco de perda imediata do membro	Nenhuma	Nenhuma	Presente	Presente
II	Risco de perda do membro					
IIa	Menor	Bom prognóstico se prontamente tratado	Mínima ou nenhuma	Nenhuma	Frequentemente ausente	Presente
IIb	Maior	Bom prognóstico com imediata revascularização	Dor de repouso ou parestesia	Moderada	Usualmente ausente	Presente
III	Irreversível	Perda tecidual grande ou dano nervoso permanente	Anestesia	Paralisia	Ausente	Ausente

- A determinação do índice de pressões deve fazer parte do exame inicial.
- Segue-se estudo com ecodoppler. Angiotomografia e arteriografia são utilizadas quando há indicação de tratamento, para determinar a estratégia terapêutica.

Tratamento

- Todos os pacientes devem iniciar terapia medicamentosa com ácido acetilsalicílico, estatinas e agentes vasoativos, além de controlar os fatores de risco da aterosclerose. Cessar o tabagismo imediatamente é fundamental para a terapia clínica.
- Na necessidade de tratamento, abordagem endovascular é a mais empregada atualmente, mas o tratamento cirúrgico com pontes ou endarterectomia tem indicação específica. A anatomia da lesão define a conduta.

TROMBOSE VENOSA PROFUNDA DOS MEMBROS INFERIORES

> Com a colaboração de Daniel Marques de Figueiredo Leal

▶ INTRODUÇÃO

A trombose venosa profunda (TVP) constitui-se na formação de trombos dentro de veias localizadas em áreas subfasciais de um organismo vivo. É enfermidade de alta prevalência no ser humano, sendo seu diagnóstico precoce fundamental, evitando assim complicações tais como o tromboembolismo pulmonar (TEP) e a síndrome pós-trombótica (SPT). Raramente uma TVP pode apresentar-se ou evoluir para sua forma mais grave – a flegmasia cerúlea, com manifestações isquêmicas.

A TVP pode ocorrer nos mais diferentes sistemas venosos do organismo (circulação cerebral, cava superior, cava inferior, portal-visceral e periférica) com etiologias, sintomatologias e abordagens terapêuticas distintas.

Virchow propôs, em 1856, a tríade responsável pela TVP, válida até hoje – estase sanguínea, lesão endotelial e hipercoagulabilidade, e estabeleceu a relação entre a trombose dos membros inferiores e a pelve com a embolia pulmonar.

A Tabela 41.5 lista os fatores de risco para desenvolvimento de TEV.

Diagnóstico

O diagnóstico da TVP se baseia em quatro pilares: anamnese, exame físico, exames laboratoriais e exames de imagem. O exame clínico isolado tem baixa sensibilidade para o diagnóstico da TVP: cerca de 50% dos pacientes não apresentam sinais ou sintomas típicos, sendo importante a sua confirmação através de métodos de imagem.

Tabela 41.5. Fatores de risco para desenvolvimento de TEV

Fatores de risco para TEV	
• mobilidade reduzida • idade • história pregressa de TEV • história familiar de TEV • uso de anticoncepcional • uso de terapia de reposição hormonal • gravidez e puerpério • insuficiência venosa crônica • obesidade • cirurgia recente • lesão medular • traumas grave recente • neoplasia • quimioterapia • infarto agudo do miocárdio • insuficiência cardíaca • viagens aéreas prolongadas • trombofilias	• malformações venosas congênitas • síndrome de compressão venosa ilíaca (Síndrome de May-Thurner) • síndrome de aprisionamento da veia poplítea (congênito ou tumoral) • síndrome nefrótica • doenças inflamatórias intestinais (doença de Crohn / retocolite ulcerativa) • policitemia vera • trombocitemia essencial • hiper-homocisteinemia • LES / SAF • doença de Behçet • cateter venoso central • etnia (controverso) • tabagismo (controverso) • grupo sanguíneo (grupo A)

A anamnese e o exame físico têm como objetivos observar e identificar:

- TVP – dor, aumento do volume do membro, aumento da temperatura, edema, proeminência de veias superficiais;
- TEP – dispneia, dor torácica, hipotensão e choque;
- flegmasia – grande aumento de volume do membro, dor intensa, alterações da cor (palidez ou cianose) e isquemia;
- identificar fatores de risco para TEV;
- descartar diagnósticos diferenciais.

Sintomas sistêmicos inespecíficos como febre baixa e mal-estar são frequentes. De uma forma geral, os sintomas estão diretamente relacionados com a topografia da TVP. No território de drenagem dos membros inferiores – infrapatelar, femoropoplítea, iliacofemoral e cava inferior. Nos membros superiores e pescoço – axilossubclávia, jugulares e cava superior.

Diagnóstico Laboratorial

Devemos solicitar a dosagem de D-dímero (marcador de alta sensibilidade e baixa especificidade), hemograma/bioquímica, pesquisa de marcadores tumorais (síndrome paraneoplásica), beta-HCG em mulheres na idade fértil. A pesquisa de trombofilias não deve ser solicitada na fase aguda do TEV.

Doppler Ultrassom de Ondas Contínuas

O Doppler ultrassom de ondas contínuas tem valor nos pacientes com TVP proximal, quando não há disponibilidade imediata do eDc. O método, embora de simples e fácil execução, requer a experiência do examinador para a interpretação dos resultados.

Diagnóstico por Métodos de Imagem

Ecodoppler Colorido do Sistema Venoso

O ecodoppler colorido (eDc) é principal exame complementar solicitado na suspeita de TVP, com boa sensibilidade global e boa especificidade (ambas acima de 90%) para o diagnóstico de TVP dos membros.

Angiotomografia Computadorizada

A angiotomografia computadorizada (ATC), com estudo da fase venosa, agrega várias informações relevantes no tromboembolismo venoso (TEV):

- confirmar o diagnóstico de TVP de veias ilíacas e cava inferior;
- avalia a extensão proximal das tromboses;
- confirma o diagnóstico de TEP;
- identifica compressões venosas – síndrome de May-Thurner e compressão tumoral;
- identifica malformações venosas (diagnóstico diferencial);
- identifica dispositivos venosos (filtros de veia cava inferior previamente implantados).

A ATC possui sensibilidade de 71-100% e especificidade de 93-100% para o diagnóstico de TVP no segmento iliacofemoral e femoropoplíteo. Pacientes com quadro de TEP e eDc venoso de membros inferiores negativo para TVP podem se beneficiar da ATC de abdome e pelve em busca da origem do trombo. Sugerimos que esses pacientes, ao realizarem um angiotomografia de tórax por suspeita de TEP (estudo em fase arterial), complementem o exame com estudo de fase venosa de abdome e pelve.

Fluxograma de Diagnóstico e Manejo Terapêutico da TVP

A Figura 41.15 apresenta o fluxograma do diagnóstico e manejo propostos para TVP (reproduzido de Leal & Ristow, no prelo).

Pacientes com D-dímero negativo e ECD MMII normal, podem ter a suspeita de TVP descartada, contudo, devem ter os possíveis diagnósticos diferenciais também avaliados. Pacientes com D-dímero positivo e ECD MMII normal devem ter o exame de ECD MMII repetido em até 1 semana, para afastar a possibilidade de falso-negativo.

Filtro de Veia Cava Inferior

O implante de filtro de veia cava (IFVC) só deve ser considerado para tromboses venosas agudas (< 4 semanas), sobretudo nas seguintes situações:

- embolia pulmonar e contraindicação absoluta à anticoagulação;
- embolia pulmonar apesar de anticoagulação adequada;

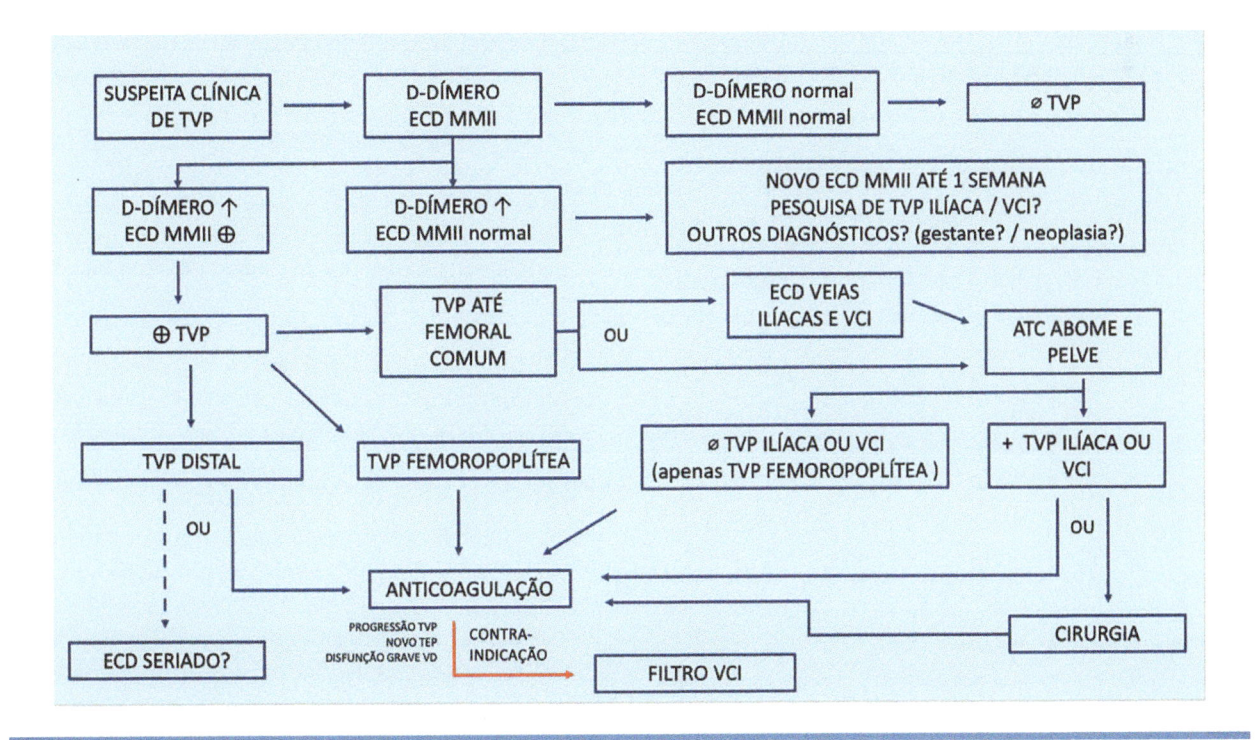

Figura 41.15. Fluxograma do diagnóstico e manejo propostos para TVP.

- trombose venosa com complicações da anticoagulação exigindo sua interrupção;
- TEP crônico em paciente com ;
- TEP séptico;
- após embolectomia pulmonar.

Existem outras situações excepcionais em que se pode realizar um IFVC, das quais destacamos: presença de trombo flutuante potencialmente letal, TVP em gestante e impossibilidade de anticoagulação sistêmica e em pacientes com alto risco de apresentarem trombose venosa profunda e embolia pulmonar ou que não suportariam mais um episódio embólico.

Hoje em dia temos FVC permanentes, removíveis e conversíveis. Atualmente, há uma clara tendência em implantar mais os dois últimos tipos, que podem ser removidos ou desativados quando desnecessária a proteção antiembólica, reduzindo assim o risco de uma complicação rara, mas existente – a trombose da veia cava. Estes filtros estão indicados sobretudo quando há contraindicação temporária à anticoagulação, em pacientes jovens e no peroperatório de procedimento de trombectomia venosa convencional ou híbrida. Indicamos os filtros permanentes nas seguintes situações: pacientes idosos; presença de comorbidades severas, principalmente patologias cardíacas e/ou pulmonares; baixa expectativa de vida; presença de neoplasia avançada e contraindicação permanente à anticoagulação.

A imensa maioria dos FVCI é implantada em posição justarrenal, com sua extremidade proximal ao nível das veias renais. Implantes suprarrenais e na veia cava superior têm indicações restritas e específicas e, de preferência, devem ser removidos ou convertidos o mais breve possível.

INSUFICIÊNCIA VENOSA CRÔNICA

A insuficiência venosa crônica (IVC) é a consequência da degeneração progressiva das veias das extremidades inferiores. É uma das doenças mais prevalentes no ser humano. Se considerarmos também os graus mais leves, 80% da população mundial possuem algum tipo de insuficiência venosa crônica. A incidência em mulheres é de 6:1 em relação aos homens. No Brasil, 20% dos pacientes evoluirão para os estágios avançados da doença.

Quadro Clínico

- O quadro clínico varia desde queixas estéticas até dor em peso, câimbras, edema perimaleolar e difuso, além de prurido e alterações tróficas, que são progressivos durante o dia, piorando à noite.
- Tromboflebite, ulcerações e sangramento (varicorragia) podem acontecer em casos avançados.

A Tabela 41.6 sumariza a classificação CEAP, utilizada para graduar a IVC.

Tabela 41.6. Classificação CEAP da IVC

0	Assintomático
1	Teleangiectasias e veias reticulares
2	Varizes
3	Edema
4a	Dermatite ocre ou eczema
4b	Lipodermatoesclerose
4c	Atrofia Branca
5	Úlcera cicatrizada
6	Úlcera ativa

Diagnóstico

- O diagnóstico é clínico, porém a ecografia vascular é necessária para avaliação do funcionamento das válvulas das veias superficiais e profundas.
- Outros exames de imagem como a fotopletismografia, angiotomografia e flebografia são utilizados em casos selecionados.

Tratamento

- O tratamento da insuficiência venosa superficial é eminentemente clínico, sendo fundamental o uso de suporte elástico. Flebotônicos, linfocinéticos e medidas de cuidados cutâneos são coadjuvantes importantes no tratamento conservador.
- Casos avançados de CEAP de graduação 2 a 6 podem se beneficiar de cirurgia. Diferentes técnicas são indicadas para veias de distintos calibres, como a escleroterapia clássica, escleroterapia com espuma densa, safenectomia por eversão e procedimentos por termoablação com radiofrequência ou .
- Tratamento endovascular está indicado em casos selecionados de insuficiência venosa pós-trombótica de veia ilíaca ou compressões venosas extrínsecas.

ACESSOS PARA HEMODIÁLISE

Hemodiálise é o procedimento dialítico utilizado por 89,6% dos pacientes portadores de insuficiência renal crônica terminal (IRCT) no Brasil. Para sua realização é indispensável um adequado acesso vascular. Este acesso pode ser uma fístula arteriovenosa (FAV) com veia autóloga ou prótese ou um cateter venoso. Cada uma destas modalidades tem suas indicações, limitações e restrições.

Fístula arteriovenosa

Atualmente deve ser a primeira escolha em todo paciente que realizará hemodiálise. Devem ser realizadas em portadores de insuficiência renal crônica (IRC) com vistas à hemodiálise se a creatinina sérica for maior que 4,0 mg/dL, o de creatinina for menor que 25 mL/min ou houver previsão da necessidade de hemodiálise dentro do período de 1 ano, visto que as FAV necessitam de tempo de maturação até seu uso.

O procedimento de eleição deve ser uma FAV confeccionada nas porções mais distais no antebraço, de preferência próximo ao punho, passando para o braço, caso não haja veias adequadas ao ecodoppler. Caso nenhuma veia esteja disponível, próteses são indicadas.

Cateteres Centrais

Os cateteres venosos centrais são indicados nos casos de hemodiálise de urgência ou nos casos em que não é possível a realização de FAV. Estão relacionados a maiores taxas de infecção, internação e morbimortalidade dos pacientes dialíticos.

▶ Devem ser implantados preferencialmente nas veias jugulares, pela menor taxa de complicações. Na sequência, a escolha fica entre as veias femorais e subclávias.

▶ Os cateteres devem permanecer heparinizados quando não estão sendo utilizados, para reduzir o risco de trombose. Ao serem utilizados, a heparina deve ser aspirada antes de usar o cateter, evitando injetar esta solução no paciente.

Manejo das complicações

▶ Com o aumento da expectativa de vida dos pacientes renais crônicos, há demanda crescente em manter a viabilidade dos acessos para diálise.

▶ Infecções devem ser tratadas agressivamente, às vezes necessitando da retirada do cateter ou do fechamento da FAV, associada a abordagem cirúrgica com retirada de condutos e desbridamento, quando a antibioticoterapia não for suficiente.

▶ As tromboses de FAV podem ser tratadas com trombectomia cirúrgica ou infusão endovascular de trombolíticos, dependendo dos achados ultrassonográficos. Em cateteres centrais, pode ser tentada trombólise dos mesmos antes de sua troca.

▶ As estenoses de FAV e das veias centrais são tratadas de forma eficaz com angioplastia e eventualmente seguida de implante de . São suspeitadas quando ocorre edema do membro, que pode estar acompanhado de dilatações venosas periféricas, cianose e dor.

▶ Roubo arterial pela fístula se manifesta com sinais isquêmicos no membro distal à FAV. Seu diagnóstico é confirmado por ecografia e o tratamento pode ser realizado com correção do diâmetro da anastomose, ponte distal ou angioplastia nos casos de aterosclerose de artéria braquial.

LINFANGITES, ERISIPELAS, CELULITES E FASCITES NECROSANTES

▶ **Com a colaboração de Esdras Marques Lins**

Linfangite é a inflamação da pele que ocorre em qualquer região do corpo onde existam vasos linfáticos. Pode ser aguda ou crônica e ocorre mais comumente nos membros, sobretudo nos membros inferiores. Erisipela é a linfangite bacteriana causada, na maioria dos casos, por estreptococos. Quadros mais graves podem ser letais quando não tratados de forma adequada. A fronteira entre a erisipela, a linfangite e as celulites infecciosas não é clara: classicamente, a erisipela é uma reação inflamatória da porção mais superficial do derma, causada por um agente específico, a celulite, que envolveria também os planos mais profundos, sobretudo o tecido subcutâneo e as linfangites, a cadeia linfática subjacente, podendo evoluir para as formas mais graves, e a fascite necrosante acomete os planos subcutâneos profundos e a fáscia. Neste breve resumo nos ateremos às formas que acometem os membros inferiores.

Breve Histórico

Embora o agente etiológico só tenha sido identificado em 1882, por Feheisen, a doença já era conhecida pelo homem há muito tempo. Hipócrates discorreu detalhadamente sobre os quadros clínicos típicos de erisipelas. O fundador da cidade do Rio de Janeiro, Estácio de Sá, faleceu de erisipela e gangrena da face, decorrente de uma flechada sofrida no rosto na guerra contra os Tamoios.

Seu tratamento somente pôde ser efetivo após a descoberta da penicilina, por Fleming, em 1928. Seu uso generalizado só foi real após a Segunda Guerra Mundial.

Etiologia, Epidemiologia e Fisiopatologia

As linfangites podem ser causadas por agentes biológicos e não biológicos, como as queimaduras. Agentes químicos também podem causar linfangite, através da injeção iatrogênica em vasos linfáticos de drogas como quimioterápicos, antibióticos e drogas ilícitas, assim como pela ação de toxinas inoculadas pela picada de insetos e animais peçonhentos.

As infecções bacterianas são a principal causa de linfangite aguda. Praticamente em todos os casos, a porta de entrada existe na forma de uma solução de continuidade cutânea. A mais frequente são as micoses interdigitais infectadas. As linfangites biológicas também podem estar associadas a vários tipos de neoplasias malignas (linfangite neoplásica ou carcinomatosa) como tumores de mama, ovário, pulmão, estômago, pâncreas, reto e pele, além dos linfomas, entre outros.

Diagnóstico Clínico e Laboratorial

O diagnóstico das linfangites normalmente é bastante óbvio ao examinador experiente e arguto. Na maioria das vezes é baseado apenas na história e no exame físico do paciente. O diagnóstico clínico se faz a partir da presença de área eritematosa bem delimitada associada a edema, dor e calor que podem ser precedidos por manifestações sistêmicas como febre, calafrios e linfadenite inguinal. É importante estar atento durante o exame físico à identificação de possíveis portas de entrada para a infecção, como picadas de insetos, lesões por trauma, , eczemas e úlceras cutâneas. A Figura 41.16 ilustra uma linfangite aguda ascendente envolvendo todo o membro inferior direito, decorrente de múltiplas picadas de insetos.

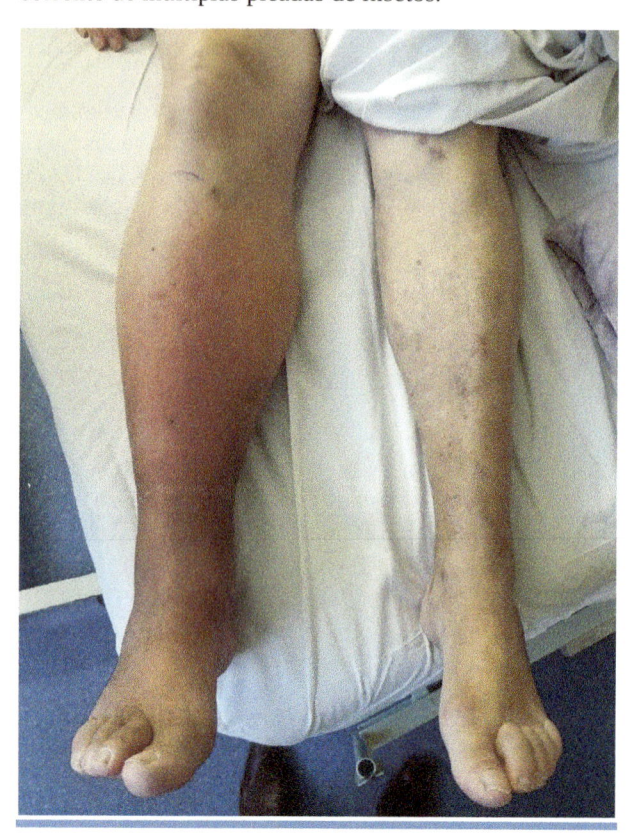

Figura 41.16. Linfangite aguda ascendente (vide texto para detalhes).

Exames laboratoriais não estão indicados para pacientes sem comorbidades ou em casos não complicados de linfangites infecciosas. É possível observar leucocitose, aumento da velocidade de hemossedimentação (VHS) e proteína C reativa. Entretanto, esses testes não são específicos e, curiosamente, às vezes inexpressivos. Métodos microbiológicos para identificar a etiologia das linfangites infecciosas têm baixa sensibilidade. Na maioria dos casos o tratamento é empírico.

Casos mais graves evoluem muitas vezes rapidamente para formas de linfangite e para fascite necrosante. Ambas são consideradas emergências médicas e necessitam de terapêutica imediata. Particularmente preocupantes são os casos de linfangites em pacientes com membros isquêmicos crônicos, que podem evoluir para necroses extensas. A fascite necrosante é geralmente polimicrobiana. A apresentação inicial é uma linfangite que falha em responder à antibioticoterapia inicial e progride rapidamente, espalhando-se pelos planos fasciais. Os pacientes podem apresentar sinais de sepse e instabilidade hemodinâmica, com dor desproporcional aos achados clínicos, edema, necrose de pele, bolhas, parestesias cutâneas, febre e crepitação. É importante realizar o diagnóstico precoce, pois o tratamento é cirúrgico e não deve ser postergado.

O diagnóstico definitivo da fascite necrosante é feito através da cultura de fragmentos de tecidos profundos ou hemoculturas. E devemos lembrar que a cultura de fragmentos superficiais pode não identificar os organismos responsáveis pelo quadro infeccioso.

Embora a pesquisa de trombose venosa profunda com ultrassom deva ser realizada em todos os pacientes hospitalizados por erisipelas e linfangites, os estudos mostram que sua incidência é baixa.

Tratamento

Erisipelas

- Antibioticoterapia:

    - quadros leves – amocixacilina + ácido clavulânico ou cefalexina. Na alergia a betalactâmicos – clindamicina, sulfametoxazol + trimetoprima ou linezolida;

    - quadros graves – tratamento parenteral: cefazolina, ceftriaxona, flucloxacilina ou clindamicina;

    - a maioria dos estreptococos é resistente às quinolonas.

- Medidas gerais – repouso, elevação do membro e analgésicos.

- Anti-inflamatórios não hormonais (AINE) por curto período, pelo efeito analgésico, sobretudo.

- Corticosteroides orais e anticoagulantes são empregados por nós, porém não há consenso na literatura.

Linfangites e Fascites Necrosantes

- O tratamento das linfangites deve ser baseado em seu fator etiológico.

- As medidas gerais são as mesmas citadas para o tratamento das erisipelas.

- Micoses interdigitais devem ser tratadas simultaneamente. Higienização dos espaços entre os dedos ou pododáctilos com solução de clorexedina ou iodopovidona e, após remoção de todo este agente, deve ser aplicado creme antifúngico (cetoconazol, itraconazol ou similares) pelo menos duas vezes ao dia. Luvas de procedimento devem ser empregadas. Nós usualmente prescrevemos fluoconazol oral (150 mg, uma cápsula de 4/4 dias por 3 semanas).

▶ O tratamento cirúrgico fica reservado para os casos que se apresentam com abscessos e/ou áreas de necrose, com necessidade de drenagem cirúrgica e desbridamento dos tecidos desvitalizados, a fim de auxiliar na resolução dos processos infeccioso e cicatricial, sempre com ampla cobertura antibiótica prévia.

TRAUMATISMOS VASCULARES

A gravidade dos traumatismos vasculares (TV) no campo de batalha é conhecida desde a Antiguidade. Já naquelas priscas eras, era um determinante de vida ou morte! A ligadura vascular, preconizada por Hipócrates, Galeno e Paulo de Aegina, foi esquecida e somente reintroduzida por Paré no século XVI. Embora o primeiro reparo arterial em trauma tenha sido descrito por Hallowel, em 1759, o reparo destes vasos só ressurgiu no início do século XX, com Carrel e Jeger, e foi timidamente aplicado na 2ª Guerra Mundial, sendo relatado por DeBakey e Simeone, em 1946. A reconstrução vascular foi aplicada em somente em 8% de 2.471 casos de lesões vasculares e ligadura nos restantes – com uma taxa de amputação de 51%! A moderna Cirurgia Vascular, estabelecida a partir da década de 1950, revolucionou a abordagem dos TV.

No Brasil, os pioneiros nessa década foram Paulo Samuel Santos, Rodolpho Perissé e Antonio Luiz de Medina. A divulgação dos métodos consolidados das táticas de transporte rápido, primeiros cuidados, abordagem com suporte à vida e tratamentos sempre visando a restauração vascular fizeram com que os resultados melhorassem consideravelmente. Este brilho tem sido ofuscado pela introdução das lesões por projéteis de alta velocidade, que elevaram novamente a mortalidade e as mutilações. A crescente violência urbana constitui-se em uma verdadeira endemia.

ETIOLOGIA, QUADRO CLÍNICO E DIAGNÓSTICO

O diagnóstico dos TV deve ser imediato e preciso. Lesões penetrantes geradas por projéteis de armas de fogo (PAF), armas brancas e contusões por acidentes de trânsito, de trabalho e domésticos, aos quais se juntam as iatrogenias, são as etiologias mais prevalentes.

Os TV são agrupados em três síndromes clássicas: a hemorrágica, a isquêmica e a tumoral. Devemos lembrar que há casos que não se enquadram em nenhuma destas três situações, somente se evidenciando tardiamente. A hemorragia ou a isquemia são evidentes na maioria dos TV, mas podem não ocorrer. Cerca de 1/3 dos pacientes com TV tem pulsos distais palpáveis. Lesões venosas normalmente são menos evidentes ao exame e detectadas usualmente no ato operatório. Cerca de metade das vítimas de TV dão entrada nos hospitais em choque hipovolêmico. Lesões associadas podem ser mais chamativas e ocultar o TV.

A presença de sangramento vivo, ativo, pela ferida é patognomônica. Palidez unilateral indica isquemia, assim como cianose, oclusão venosa. O percurso provável do agente lesivo cruzando um trajeto vascular e a formação de hematomas sugerem TV. A anamnese obtida do paciente ou de pessoas presentes ao local ou na remoção auxilia na determinação sobre o tipo do acidente, quantidade e qualidade da perda sanguínea, distância entre a vítima e a arma de fogo, seu tipo e calibre, e ajuda a formar um quadro geral do trauma. Segue-se exame físico minucioso com inspeção da ferida, palpação dos pulsos periféricos comparados com os contralaterais, verificando a presença de sangramento ativo e/ou hematomas e presença de frêmitos ou sopros, que sugerem TV. Alterações neurológicas também sugerem lesão vascular, pela proximidade das estruturas. Massas musculares próximas e distantes ao trauma, sobretudo a loja tibial anterior, devem ser cuidadosamente examinadas, buscando evidências de síndrome compartimental.

A avaliação fidedigna dos pulsos exige perícia que só é adquirida pela prática frequente e é desafiada nestas situações de hipovolemia e vasoconstrição. O uso de um fluxômetro Doppler de ondas contínuas é útil, mas também exige a quem o aplica e interpreta os resultados. Sempre lembrar que a presença de fluxo não afasta uma lesão vascular. A Figura 41.17 demonstra os mecanismos de lesões vasculares traumáticas e a correlação entre o tipo de lesão e as manifestações clínicas.

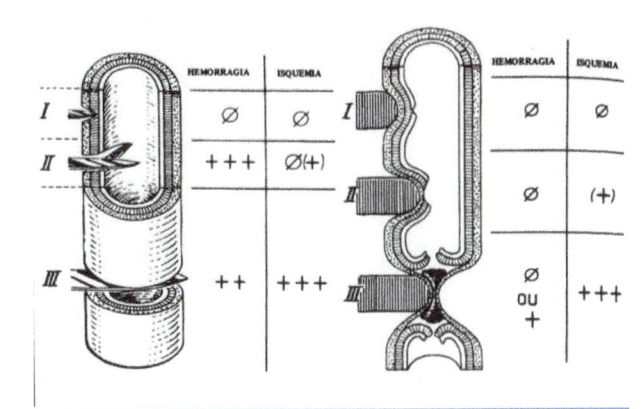

Figura 41.17. Mecanismos de lesões vasculares traumáticas e a correlação entre o tipo de lesão e as manifestações clínicas (reproduzido de Ristow e Perissé, 1983, com autorização).

Pela vastidão do tema, recomendamos aos interessados aprofundarem seus conhecimentos na ampla literatura brasileira sobre o tema Traumatismos Vasculares, na bibliografia sugerida.

▶ BIBLIOGRAFIA CONSULTADA

1. Belczak SQ, Boim de Araujo W Jr, Moraes AO, Fidelis R, Paludetto G, Razuk Filho A, et al., eds. Embolizações Vasculares. Rio de Janeiro: Rubio; 2018. 325p.

2. Bonamigo TP, Burihan E, Cinelli M, Ristow Av. Doenças da Aorta e seus Ramos. São Paulo: BIK-Procienx; 1991. 495p.
3. Bonamigo TP, Ristow Av, eds. Aneurismas. Rio de Janeiro: DiLivros; 2000. 283p.
4. Brito CJ, Silva RM, Araújo EL, et al., eds. Cirurgia Vascular. Rio de Janeiro: Thieme-Revinter; 2019. Parte III; Parte X.
5. Carnevale F. Radiologia Intervencionista e Cirurgia Endovascular. Rio de Janeiro: Revinter; 2017. Cap. 43.
6. Feliciano DV, Mattox KL, Moore EE. Trauma. 9ª ed. New York: McGraw-Hill; 2021. 1390p.
7. Henry S, Brasel K, Stewart RM, eds. ATLS - Suporte Avançado de Vida no Trauma. 10ª ed. Colégio Americano de Cirurgiões – Comitê de Trauma, 2017. 360p.
8. Lobato AC, ed. Cirurgia Endovascular. 2ª ed. São Paulo: ICVE; 2010. 630p.
9. Lobato AC, ed. Cirurgia Endovascular. São Paulo: ICVE; 2006. Cap. 26.
10. Maffei FHA, Yoshida WB, Rollo HA, et al., eds. Doenças Vasculares Periféricas. Rio de Janeiro: GEN – Guanabara Koogan; 2016. Parte 6.
11. Murilo R, ed. Trauma Vascular. Rio de Janeiro: Revinter; 2006. 680p.
12. Presti C, Simão E, Castelli V. Atualização em Cirurgia Vascular e Endovascular. São Paulo: Elsevier; 2008. 332p.
13. Puech-Leão P, Kauffman P. Aneurismas Arteriais. São Paulo: BIK-Procienx; 1998. 282p.
14. Rasmussen T, Tai NRM, eds. Rich Vascular Trauma. 3ª ed. Rio de Janeiro: Elsevier; 2017. 350p.
15. Ristow Av, Pedron C. Cirurgia de carótida. PROACI – Programa de Atualização em Cirurgia do Colégio Brasileiro de Cirurgiões, 2006. Cap. 1.
16. Ristow Av, Perissé RS, eds. Urgências Vasculares. Rio de Janeiro: Cultura Médica; 1983. Cap. 1, 2, 4.
17. Schneider PA. Técnicas Endovasculares. 3ª ed. Rio de Janeiro: DiLivros; 2011.
18. Sidawy NA, Perler BA, eds. Rutherford's Vascular Surgery and Endovascular Therapy. 9ª ed. Philadelphia: Elsevier; 2019.
19. Wolosker N, Foranelli A, Zerati AE, eds. Cirurgia Vascular e Endovascular. Rio de Janeiro: Atheneu; 2017. Cap. 10.1.

Urgências e Emergências Ginecológicas para o Cirurgião Geral

42

Vera Lúcia Mota da Fonseca

INTRODUÇÃO

A dor abdominal é uma queixa muito frequente nos prontos atendimentos, correspondendo a cerca de 20-40% das admissões hospitalares. Comumente se relaciona a condições cirúrgicas, estando por isso presente na prática diária do cirurgião geral. A dor abdominal na mulher, especialmente na menacme, torna-se um importante desafio para o cirurgião devido à ampliação das possibilidades diagnósticas, devendo-se sempre pensar em condições ginecológicas e obstétricas como possíveis diagnósticos.

A apendicite continua sendo a principal emergência cirúrgica não traumática neste grupo, porém condições como gestação ectópica, cisto ovariano roto, torção anexial, abscessos tubo-ovarianos e doença inflamatória pélvica são condições que podem ter sintomatologia semelhante, devendo ser lembradas como diagnóstico diferencial a fim de permitir diagnóstico e tratamento precoces.

A Tabela 42.1 traz as características clínicas dos principais diagnósticos gerais a serem aventados nesse tipo de atendimento na emergência.

Tabela 42.1. Principais causas de abdome agudo na mulher na menacme e suas respectivas características clínicas

Causas	Localização da dor	Outros achados clínicos
Apendicite	Periumbilical/FID, migratória	Náuseas, vômitos, febre, irritação peritoneal
Torção anexial	FID ou FIE	Náuseas, vômitos
Abscesso tubo-ovariano	FID ou FIE	Náuseas, vômitos
DIP	Hipogástrio, FID e/ou FIE	Febre, corrimento vaginal, disúria
Cisto ovariano hemorrágico	FID e/ou FIE	Choque hemorrágico, irritação peritoneal
Gestação ectópica	FID e/ou FIE	Sangramento genital, choque hemorrágico, irritação peritoneal
Infecção urinária	Hipogástrio, FID e/ou FIE, dorsalgia	Disúria, hematúria, urgência urinária, febre
Litíase urinária	FID e/ou FIE, dorsalgia e irradiação inguinal	Disúria, hematúria

DIP: doença inflamatória pélvica; FID: fossa ilíaca direita; FIE: fossa ilíaca esquerda.

Seguindo a clássica divisão para classificação do abdome agudo, as urgências ginecológicas também podem ser subdivididas entre: abdome agudo hemorrágico, sendo as principais condições a gestação ectópica, rotura de cisto ovariano e a hemorragia de corpo lúteo; abdome agudo vascular ou isquêmico, com a torção anexial como a principal entidade; e o abdome inflamatório/infeccioso, destacando-se a doença inflamatória pélvica (DIP) e o abscesso tubo ovariano.

Este capítulo tem por objetivo enfatizar os principais pontos para suspeição clínica, diagnóstico e tratamento das urgências ginecológicas para o cirurgião geral.

TORÇÃO ANEXIAL

Introdução

A torção anexial consiste na rotação do anexo sobre seu próprio eixo e seu pedículo vascular, afetando normalmente ovário e tuba uterina em conjunto, levando à isquemia e possível necrose tecidual. Representa cerca de 3% das emergências ginecológicas. A torção pode ser parcial ou completa sobre o pedículo vascular e é mais comum à direita. Sugere-se que esta predileção se deva à presença do cólon sigmoide funcionando como um amparo para o anexo esquerdo.

O processo é marcado inicialmente pelo edema das estruturas, decorrente do comprometimento da drenagem linfática e da rede venosa, até que ocorra obstrução da irrigação arterial e consequente necrose isquêmica anexial.

Ocorre com maior frequência em pacientes na menacme, em especial as que apresentam ovários com volume maior que 5 cm^3 e naquelas com massas anexiais com maior diâmetro entre 6 e 10 cm.

As tumorações benignas são mais frequentes, sendo o teratoma maduro o mais comumente encontrado. As tumorações de crescimento lento têm pedículos mais longos, propiciando a rotação. Nas pacientes com volume ovariano normal, o quadro passa a ser mais prevalente em meninas pré-púberes, já que nesta fase o ligamento infundibulopélvico se apresenta de forma mais alongada. Também deve ser lembrada como fator de risco a hiperestimulação ovariana medicamentosa.

A torção costuma estar pouco associada às lesões malignas e ao endometrioma devido à presença de reação inflamatória provocando aderências, o que reforça a diminuição de sua incidência na pós-menopausa.

Apresentação clínica

O quadro clínico caracteriza-se pelo surgimento de dor abdominal intensa, súbita e progressiva, localizada na topografia da lesão, podendo irradiar para flanco e região inguinal. A paciente costuma apresentar também queixa de náuseas e vômitos, devido à tração do infundíbulo com consequente reflexo vagal. Podem ocorrer ainda sintomas urinários como urgência ou retenção devido ao processo inflamatório local estendendo-se ao trato urinário.

Ao exame físico pode-se encontrar taquicardia e dor à palpação abdominal, porém os sinais de irritação peritoneal são incomuns no início do processo. Raramente a tumoração anexial é palpável nos casos iniciais. Com o tempo de evolução e consequente necrose anexial, os sinais de irritação peritoneal e febre baixa tornam-se evidentes. O exame físico é bastante inespecífico para este diagnóstico.

Diagnóstico

O exame padrão-ouro é a laparoscopia, não havendo método diagnóstico não invasivo que seja específico, o que, somado aos achados clínicos inespecíficos, dificulta o diagnóstico desta condição. No entanto, podemos perceber alguns indícios da torção em exames de imagem, sendo a ultrassonografia transvaginal o principal recurso. A presença de tumor anexial e líquido livre na pelve é sugestiva, porém são achados similares aos encontrados nos casos de gestação ectópica, abscesso tubo-ovariano e cisto hemorrágico, os quais são importantes diagnósticos diferenciais.

Inicialmente, pode ser visualizado à ultrassonografia apenas o aumento do volume ovariano devido a congestão e edema do anexo, com fluxo sanguíneo mantido ao Doppler. Observa-se ainda o deslocamento dos folículos para a periferia, caracterizando o sinal em "colar de pérolas" com a formação de múltiplas e pequenas (≤ 25 mm) imagens císticas periféricas. Se não houver diagnóstico e tratamento precoces há evolução com alteração do fluxo e necrose. Um sinal mais específico é o sinal do redemoinho, que evidencia ao Doppler a torção do pedículo vascular, que se apresenta espiralado. Nos casos em que ocorre isquemia e necrose observa-se ainda a ausência de fluxo venoso e arterial no Doppler (achado tardio).

A tomografia computadorizada é muitas vezes um recurso utilizado no pronto atendimento, sendo marcante o achado de aumento assimétrico ovariano.

Tratamento

A abordagem cirúrgica é necessária sendo a via laparoscópica a preferencial, com possibilidade de somente reverter a torção do anexo, ou anexectomia. É essencial a avaliação da tumoração a fim de detectar possíveis sinais de neoplasia associada. Ressalta-se ainda que existe a chance de cerca de 28% de recidiva após ser desfeita a torção.

A escolha da proposta cirúrgica varia conforme a idade da paciente e as características da lesão. No caso de mulheres com prole constituída, a abordagem preconizada é a salpingo-ooforectomia, sem tentativa de reversão da torção. Entretanto, caso se trate de mulher na menacme, e em especial aquelas sem prole constituída, deve ser tentada a reversão da torção, aguardando-se até 20 minutos o retorno da circulação sanguínea, para posterior decisão de exérese de massa anexial ou ooforopexia. A ooforopexia consiste no encurtamento do ligamento útero-ovariano e na fixação do ovário, limitando assim a sua mobilidade. Esta técnica está indicada caso a paciente tenha história de recorrência ou caso o ovário contralateral já esteja comprometido. A exérese do cisto (cistectomia/ooforoplastia) pode ser realizada tanto neste primeiro momento quanto cerca de 6 a 8 semanas após, a depender das condições cirúrgicas.

A salpingo-ooforectomia é também a escolha mediante dificuldade técnica em realizar a exérese do cisto, como sangramentos, ou caso haja suspeita de neoplasia associada ou ainda na presença de sinais de necrose (perda da estrutura anatômica, presença de tecido friável ou gelatinoso) (Figura 42.1). Cabe ressaltar que o aspecto isquêmico macroscópico (tecido arroxeado e aumentado de volume), isoladamente, não é indicação formal para ooforectomia devido à evidência de possibilidade de reversão de vascularização até 36 horas após o procedimento de reversão da torção, com preservação da função ovariana.

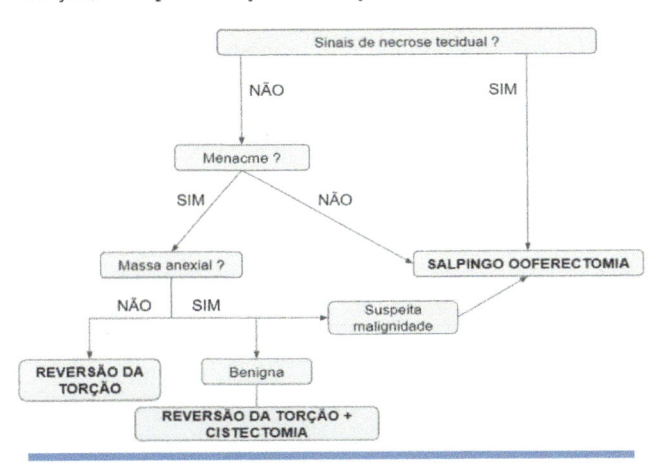

Figura 42.1. Abordagem cirúrgica na torção anexial.

ROTURA DE CISTO OVARIANO

Introdução

A rotura de cisto ovariano é uma das principais causas de dor pélvica súbita em mulheres na menacme. Ela é gerada pela irritação peritoneal que ocorre quando o fluido contido no interior da cápsula do cisto entra em contato com o meio externo.

Os cistos funcionais, como os folículos e o corpo lúteo, são fisiológicos. O surgimento dos cistos foliculares está relacionado ao ciclo menstrual normal. A sua rotura ocorre mensalmente, contudo não costuma ser clinicamente significativa. Outros tipos, como endometrioma, tumores benignos e malignos também podem estar associados, porém de maneira menos frequente. Algumas condições predispõem a sua rotura, sendo as mais relatadas: o trauma abdominal, a realização de atividade física e o coito.

Apresentação clínica

Os cistos foliculares evoluem para a rotura no ciclo ovulatório, não sendo habitual causarem sintomas clínicos relevantes. Normalmente, as pacientes apresentam-se de forma assintomática ou com discreta dor abdominal na metade do ciclo menstrual, mais conhecida como dor *mittelschmerz*.

Em relação a outros tipos de cistos, ou em alguns casos também os foliculares, a clínica pode ser exuberante, manifestada por dor abdominal súbita, unilateral e localizada na topografia da rotura, podendo posteriormente generalizar pelo abdome. O quadro costuma estar associado a queixas de náuseas e vômitos, e piora com a movimentação, uma vez que há maior contato do fluido com a cavidade abdominal. No caso de hemorragia, a paciente poderá apresentar vertigem e síncope associadas. Casos de teratoma e endometrioma roto se manifestam de maneira mais intensa devido às características de seu conteúdo.

O exame físico é bastante inespecífico, demonstrando abdome tenso, distendido, doloroso à palpação e, em alguns casos, peristalse débil, não auxiliando muito no diagnóstico diferencial de outras causas de abdome agudo. É possível identificar massa pélvica se o cisto não estiver completamente roto ou se ainda permanecer drenando fluido para a cavidade peritoneal.

Diagnóstico

O método de imagem padrão-ouro para o diagnóstico da rotura de cisto ovariano é a ultrassonografia, embora a mesma não apresente achados específicos para a doença. Muitas pacientes irão apresentar presença de líquido livre, o que corrobora o diagnóstico, porém é de suma importância ressaltar que cerca de 40% das mulheres apresentam líquido no fundo de saco de Douglas durante uma ovulação normal, demonstrando a necessidade de sempre correlacionar o exame complementar com a clínica apresentada. É possível ainda a presença de massa anexial e de sangue coagulado na periferia do cisto, demonstrando o local em que ocorreu a rotura. A não visualização do cisto ovariano não exclui completamente o diagnóstico, uma vez que o mesmo pode colapsar após romper; contudo, essa ausência torna o diagnóstico menos provável.

Exames laboratoriais podem ser solicitados para realização de diagnóstico diferencial, podendo ser solicitados hemograma completo e marcadores inflamatórios que, se alterados, levam a pensar em um quadro de DIP, por exemplo.

Tratamento

Nos casos mais brandos e sem comprometimento hemodinâmico, a observação da paciente e o controle dos sintomas são a conduta mais indicada. Contudo, caso haja instabilidade hemodinâmica, hemoperitônio volumoso, sinais de infecção, suspeita de malignidade, dúvida do diagnóstico ou ausência de melhora após 48 horas de tratamento conservador, a cirurgia deve ser realizada. O fluido costuma ser reabsorvido entre 24 horas do início do quadro até alguns dias, entretanto a paciente pode continuar apresentando massa anexial, uma vez que suas paredes podem se reaproximar.

A cirurgia mais indicada para o tratamento da rotura de cisto ovariano é a exérese do mesmo (cistectomia) por via laparoscópica, devendo ser evitada a simples aspiração de seu conteúdo. Isso se dá não só pelo risco de recorrência, mas também devido à maior chance de disseminação caso o cisto visualizado seja maligno. É imprescindível ressaltar a importância de individualizar o manejo da paciente e optar pela retirada apenas da lesão no caso de mulheres jovens e sem prole constituída, ao passo que para paciente após a menopausa ou com prole constituída, a ooforectomia também é uma opção plausível.

Caso a massa anexial apresentada pela paciente seja suspeita de teratoma maduro, a cirurgia é indicada de imediato, podendo ser realizada tanto por laparoscopia quanto por laparotomia, sem grandes diferenças nos desfechos clínicos. A irrigação e sucção do material livre na cavidade deve ser rigorosa, visando reduzir a incidência de peritonite química.

HEMORRAGIA DE CORPO LÚTEO

Introdução

O corpo lúteo é formado no ovário após a ovulação e por vezes pode ocorrer a rotura do mesmo. Na ocasião, o sangramento espontâneo preenche a sua cavidade central e, quando ocorre de maneira excessiva, acarreta aumento de seu tamanho, formando um corpo lúteo hemorrágico que apresenta como principal complicação a rotura, que ocorre durante a fase secretora do ciclo.

A real incidência da hemorragia do corpo lúteo é desconhecida, já que muitas vezes é assintomática e por isso não diagnosticada. Entretanto, sabe-se que ela é mais prevalente em mulheres jovens, fazendo parte dos diagnósticos diferenciais de abdome agudo nas mulheres em idade reprodutiva.

O sangramento causado por um corpo lúteo rompido pode variar de hemorragia leve até hemoperitônio maciço, levando a paciente ao choque e, assim, gerando a necessidade de cirurgia de emergência. A sua rotura costuma ser desencadeada por exercícios, coito, trauma ou exame pélvico, e costuma ocorrer em cistos presentes no ovário direito, uma vez que o cólon sigmoide protege o ovário esquerdo de possíveis traumas. Além disso, é importante ressaltar que o ovário direito possui maior atividade ovulatória durante a vida reprodutiva, sendo responsável por cerca de 55% das ovulações. Os sintomas clínicos são devidos principalmente à irritação peritoneal pelo extravasamento sanguíneo. O diagnóstico diferencial é extenso e inclui gravidez ectópica, torção anexial, neoplasia, entre outros.

Apresentação clínica

A rotura do corpo lúteo pode ser assintomática ou associada ao início súbito de dor no abdome inferior, que geralmente se inicia durante atividades físicas extenuantes, como exercícios ou relações sexuais. A queixa álgica pode variar desde uma sensibilidade difusa até o abdome agudo, no caso de presença de hemoperitônio.

Um terço das pacientes inicia o quadro com queixa de parestesia intermitente precedendo a dor aguda, devido ao hemoperitônio. Os episódios de parestesia são causados pela distensão da cavidade lútea consequente ao sangramento intracístico.

Outros sintomas podem incluir náuseas e vômitos, causados por reação visceral devido à irritação peritoneal, sangramento transvaginal, febre, sintomas urinários, fraqueza, hipotensão, síncope e colapso cardiovascular. A dor visceral também pode estar relacionada a queixas emocionais, como ansiedade acentuada e sinais autonômicos como palidez, sudorese, bradicardia ou taquicardia.

Mulheres com distúrbios de sangramento possuem risco exacerbado para hemoperitônio extenso em comparação a mulheres que apresentam coagulograma normal, o que costuma aumentar a probabilidade de tratamento cirúrgico.

Vale ressaltar que nem sempre é clinicamente possível diferenciar o cisto hemorrágico íntegro do roto, já que em muitos casos as pacientes permanecem hemodinamicamente estáveis.

Diagnóstico

O exame físico do abdome e o exame ginecológico são fundamentais na primeira avaliação da paciente. O diagnóstico preciso depende da apresentação clínica, dos exames complementares e do índice de suspeita.

Primeiramente, o diagnóstico requer exames laboratoriais como hemograma completo, beta-hCG, coagulograma e avaliação de marcadores inflamatórios, a fim de afastar possíveis diagnósticos diferenciais, como gestação ectópica, e auxiliar na definição da complexidade do caso. Em relação aos exames de imagem, a ultrassonografia é a mais indicada para avaliação do corpo lúteo e da presença de líquido livre na cavidade.

Na ultrassonografia, o corpo lúteo hemorrágico normalmente aparece como uma imagem arredondada, na topografia anexial, com um diâmetro médio de 3,0-3,5 cm, paredes bem definidas, regulares e finas. Um exame abdominal ou transvaginal também pode evidenciar derrame hemorrágico na cavidade abdominal, especialmente nos pontos mais baixos.

Embora a ultrassonografia seja superior à tomografia computadorizada, esta também pode ser utilizada no diagnóstico, devendo-se atentar para o fato de que o aparecimento de cistos hemorrágicos irá depender do tempo de evolução do coágulo: a hemorragia aguda tem um alto valor de atenuação, enquanto o sangue de uma hemorragia anterior possui valor de atenuação próximo ao da água. Em um cenário agudo, a TC geralmente demonstra uma massa anexial cística com áreas de alta atenuação nos locais intramural e intracístico. O hemoperitônio também pode estar presente, com coágulo de alta atenuação e acúmulo de sangue na pelve.

Tratamento

O tratamento do corpo lúteo hemorrágico pode ocorrer de duas formas diferentes: observação, suporte e tratamento medicamentoso ou manejo cirúrgico, devendo levar em consideração as características do quadro apresentado, como sintomatologia e presença de instabilidade hemodinâmica para escolha do manejo terapêutico adequado.

No tratamento expectante é importante levar em consideração as queixas da mulher, como dor abdominal e sintomas que denotam anemia, e monitorar continuamente sinais vitais, hemograma e evolução das alterações ultrassonográficas, visando a detecção precoce de sinais de gravidade. A dor aguda geralmente diminui nas primeiras 24 horas, e a persistência pode ser um sinal de piora. Caso a hemoglobina se mantenha estável ou acima de 12 mg/dL, e a avaliação por ultrassom seja compatível com a anterior, o tratamento cirúrgico não é indicado.

Alguns dados em relação ao tratamento do corpo lúteo hemorrágico ainda são controversos e demandam mais estudos, são eles: o uso do ácido tranexâmico e a profilaxia antibiótica. O ácido tranexâmico exerce seu efeito antifibrinolítico por meio do bloqueio reversível dos sítios de ligação da lisina nas moléculas de plasminogênio. Não há indicações formais para o tratamento antifibrinolítico, mas alguns estudos demonstraram que o ácido tranexâmico administrado nas primeiras 3 horas após a rotura diminui significativamente a perda de sangue. Em relação à profilaxia antibiótica, ela pode ser realizada com o intuito de prevenir a infecção bacteriana devido ao acúmulo de sangue na cavidade pélvica, que pode resultar em peritonite séptica, e deve ser realizada com antibióticos de amplo espectro, sendo prescrita de forma individualizada.

A abordagem cirúrgica preferencial é pela laparoscopia, uma vez que leva a menor morbidade e apresenta uma recuperação pós-operatória mais rápida. A mesma está indicada já na admissão da paciente se a mesma apresentar dor abdominal intensa ou grande quantidade de líquido livre na pelve. Caso haja instabilidade hemodinâmica e sinais de choque, a cirurgia indicada é a laparotomia.

Pacientes com distúrbios hemorrágicos ou em terapia anticoagulante apresentam maior risco de recorrência da doença, geralmente tendo indicação de tratamento cirúrgico. Nos casos recorrentes deve-se considerar a utilização de contraceptivos hormonais a fim de levar à supressão da ovulação.

As pacientes devem ser submetidas a seguimento clínico após a resolução do quadro com ultrassonografia pélvica, sendo esta recomendada de preferência no final do ciclo menstrual que suceder a ocorrência da hemorragia de corpo lúteo.

GESTAÇÃO ECTÓPICA

Introdução

Trata-se de uma gestação cuja implantação ocorre fora da cavidade corporal uterina. O local mais frequente de ocorrência é a implantação tubária (95-98% dos casos), sendo a região ampular o principal sítio, seguida das regiões infundibular e intersticial. A gestação ectópica extratubária é condição rara, porém cabe ressaltar que a fertilização assistida eleva a prevalência de algumas destas formas, como gravidez intersticial, cervical e heterotópica (uma gestação tópica concomitante a uma ectópica).

Observa-se um aumento na incidência de gestação ectópica nos últimos anos, o que pode ser atribuído tanto ao aumento da prevalência dos fatores de risco, como à maior disponibilidade de recursos que permitem diagnosticar esta condição precocemente – ultrassonografia transvaginal e dosagem quantitativa da fração beta da gonadotrofina coriônica humana (beta-hCG).

A gestação ectópica é uma condição potencialmente grave e um importante diagnóstico diferencial da dor abdominal da mulher na menacme. Observa-se ainda que cerca de 20% dos quadros de sangramentos e/ou dor pélvica relacionados à gestação inicial correspondem à ectópica, sendo imprescindível tanto para o ginecologista obstetra como para o cirurgião geral atentar para esta possibilidade diagnóstica.

Apresentação clínica

A gestação ectópica possui diversas formas de apresentação, desde quadros assintomáticos na sua forma íntegra, até choque hemorrágico nas gestações tubárias complicadas, seja nos casos de abortamento ou rotura. O quadro clínico mais comum cursa com dor abdominal em hipogástrio e em fossas ilíacas, além de sangramento discreto transvaginal, com início cerca de 6-8 semanas após o atraso menstrual, destacando-se a importância do registro da data da última menstruação na anamnese inicial para a elucidação diagnóstica.

É importante lembrar ainda dos fatores de risco que podem estar associados: história de gravidez ectópica prévia ou cirurgias tubárias; história de doença inflamatória pélvica; idade maior ou igual a 35 anos, tabagismo e gestação após tratamento de fertilização assistida.

O quadro clínico mais comum cursa com dor abdominal intensa em hipogástrio e nas fossas ilíacas, além de sangramento discreto transvaginal, com início em cerca de 6-8 semanas após a última menstruação. Destacamos a importância do registro dessa data na anamnese inicial para elucidação diagnóstica.

Diagnóstico

O diagnóstico desta condição deve ser o mais precoce, evitando assim as repercussões clínicas agudas e o comprometimento do futuro obstétrico da mulher. Mediante a suspeição clínica e o relato de atraso menstrual deve-se solicitar a dosagem de beta-hCG e a ultrassonografia transvaginal para confirmação diagnóstica.

Na paciente estável hemodinamicamente, idealmente se deve dosar a beta-hCG quantitativa a fim de confirmar a gestação e acompanhar sua evolução. Caso o resultado da beta-hCG for maior que 1.500 mUI/mL, espera-se encontrar saco gestacional tópico na ultrassonografia transvaginal e, se ausente, deve-se suspeitar de gestação ectópica e realizar varredura de anexos buscando a identificação de hematossalpinge, anel tubário e embrião vivo. A presença de líquido livre na pelve também é sugestiva. Caso os anexos não estejam alterados, deve-se considerar que se trata de gestação de localização desconhecida.

Sabe-se que a ultrassonografia, apesar de recurso cada vez mais valorizado no contexto de emergência para a prática do cirurgião, não é tão disponível e disseminada. Tendo isso em vista, pode-se utilizar FAST-*scan* para visualização de líquido livre na pelve, fortalecendo a hipótese diagnóstica.

Nos casos em que a paciente se encontra clinicamente estável e apresenta níveis de beta-hCG menores que 2.000 mUI/mL, deve ser realizada a dosagem seriada da beta-hCG, cujo valor se espera que dobre após 48 horas (com aumento mínimo de 35%), devendo então a ultrassonografia transvaginal ser repetida para localização da gestação. Valores de beta-hCG com curva de evolução anormal (com aumento menor que 35% em 48 horas) devem corroborar para a suspeição de gravidez ectópica com posterior abortamento. Nas mulheres que apresentam instabilidade hemodinâmica o diagnóstico muitas vezes ocorre no ato operatório.

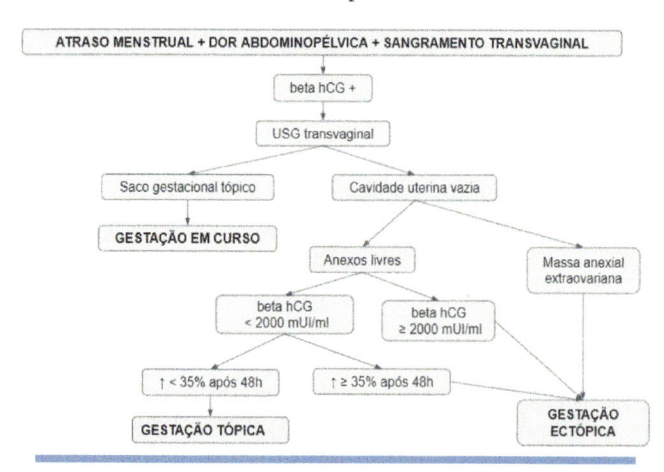

Figura 42.2. Investigação diagnóstica na gestação ectópica.

Tratamento

Existem duas possibilidades de manejo na gestação tubária: expectante ou cirúrgico. Para considerar a conduta conservadora, a paciente deve estar estável clinicamente e apresentar massa anexial menor ou igual a 3,5 cm, sem batimentos cardiofetais ao exame de imagem e a dosagem de beta-hCG deve ser menor que 5.000 mUI/mL. Caso seja realizado o tratamento medicamentoso, a droga de eleição é o metotrexato.

Nas demais condições deve-se considerar a conduta cirúrgica como o padrão-ouro de tratamento. Sempre que possível deve-se optar pela abordagem laparoscópica, levando-se em consideração seus benefícios já amplamente reconhecidos. A laparotomia deve ser considerada quando a paciente apresentar sinais de instabilidade hemodinâmica.

Existem dois tipos de tratamentos cirúrgicos possíveis:

- **salpingectomia:** está indicada mediante casos de rotura tubária, presença de danos extensivos, história de ectópica prévia no mesmo local, massas maiores ou iguais a 5 cm, valores de beta-hCG maiores que 5.000 mUI/mL ou prole constituída. Consiste na abordagem do anexo por meio de ressecção retrógrada do istmo para as fímbrias, realizando tração da região ístmica, com exérese da tuba uterina;

- **salpingostomia:** deve ser considerada principalmente naquelas mulheres sem prole constituída e que não se encaixem nos critérios anteriormente citados. Consiste na remoção do material através de incisão longitudinal da tuba uterina em sua borda antimesentérica, seguida de lavagem e aspiração. Nestes casos, deve ser realizado seguimento clínico com beta-hCG seriado a fim de acompanhar a redução de seus níveis séricos, já que em cerca de 3-20% dos casos pode haver persistência de tecido trofoblástico, estando indicado tratamento complementar com metotrexato.

DOENÇA INFLAMATÓRIA PÉLVICA

Introdução

A doença inflamatória pélvica (DIP) decorre da proliferação de microrganismos que ascendem do trato genital inferior para o superior, gerando um processo inflamatório/infeccioso na pelve. A DIP representa um grupo de afecções que inclui desde cervicite, endometrite, salpingite e abscesso tubo-ovariano até peritonite pélvica e peri-hepatite. Não se sabe ao certo a incidência dessa doença no Brasil, por não ser de notificação compulsória e muitas vezes oligossintomática e, portanto, subdiagnosticada.

Atualmente, considera-se que a DIP seja uma infecção multibacteriana, sendo os agentes etiológicos de maior relevância a *Chlamydia trachomatis* (presente em cerca de 60% das mulheres com DIP) e a *Neisseria gonorrhoeae*. Devido à relação com estas infecções sexualmente transmissíveis (IST), são considerados os principais fatores de risco para DIP: a adolescência, o padrão de comportamento sexual de risco, história de IST prévia e inserção de DIU, se portadora de cervicite na época da inserção. Cerca de 9-23% dos casos confirmados de salpingite e endometrite têm etiologia relacionada a outros microrganismos que não a clamídia ou gonococo, advindas do meio vaginal, como *Mycoplasma hominis*, *Ureaplasma urealyticum*, *Gardnerella vaginalis* e *Bacteroides* spp.

O sintoma mais marcante da DIP é a dor abdominal, sendo por isso uma importante hipótese diagnóstica a ser aventada durante o atendimento da mulher com dor abdominopélvica, especialmente nas mulheres jovens. A intensidade da dor varia com o acometimento clínico, sendo a maioria das vezes discreta, e por isso retardando o diagnóstico e tratamento. Cabe ressaltar ainda que cerca de 65% das mulheres com DIP são oligossintomáticas ou assintomáticas, não sendo assim diagnosticadas precocemente.

As principais sequelas tardias da DIP são obstrução tubária e formação de aderências. Cerca de 10-50% das mulheres com DIP apresentarão infertilidade (correspondendo a cerca de 30-40% dos casos de fator tubário), 15-60% apresentarão gravidez ectópica e 25% evoluirão com dor pélvica crônica.

Apresentação clínica

A mulher apresenta-se com dor pélvica progressiva, acometendo principalmente hipogástrio, com intensidade variável e achados de dor à palpação abdominal infraumbilical. A minoria das mulheres progride para abscesso tubo-ovariano, podendo apresentar dor mais localizada nas fossas ilíacas e massa palpável ao exame físico. Caso ocorra rotura deste abscesso e progressão para pelviperitonite, observam-se ao exame físico abdominal os sinais clássicos de irritação peritoneal, incluindo descompressão dolorosa.

O exame ginecológico é essencial para auxiliar na suspeição clínica e faz parte dos critérios utilizados como diagnóstico de DIP. Ao exame especular, o conteúdo vaginal de aspecto purulento oriundo do orifício externo do colo do útero pode estar presente, mas não é obrigatório, e ainda pode ser observado colo uterino friável. O toque vaginal é caracteristicamente associado à dor durante mobilização cervical e à palpação bimanual dos anexos. Podem estar presentes ainda dispareunia, sangramento uterino anormal (em especial na endometrite) e sintomas urinários como disúria e polaciúria. Sinais sistêmicos como febre e adinamia são relativamente raros, podendo estar presentes principalmente se nos casos de pelviperitonite.

Diagnóstico

Atualmente, recomenda-se que o diagnóstico seja eminentemente clínico. A comprovação por meio de exames complementares de imagem e/ou laboratoriais é válida, desde que não se retarde o tratamento. Para tanto, consideram-se atualmente alguns critérios para diagnóstico de DIP, presentes na Tabela 42.2. Para se considerar o diagnóstico de DIP devem estar presentes os três critérios maiores, concomitantes, somados a pelo menos um critério menor ou pela presença de um critério elaborado (isolado).

Tabela 42.2. Critérios diagnósticos para doença inflamatória pélvica

Critérios Maiores	Critérios Menores
Dor em baixo ventre Dor à palpação dos anexos Dor à mobilização do colo uterino	Temperatura axilar > 37,5 Secreção vaginal ou cervical anormal Massa pélvica Leucocitose VHS ou PCR aumentados Isolamento de gonococo ou clamídia
Critérios Elaborados	
Exame de imagem sugerindo presença de abscesso tubo-ovariano ou em fundo de saco de Douglas Biópsia endometrial evidenciando endometrite Laparoscopia com sinais de infecção tubária ou tuboperitoneal	

O exame de imagem preferencial é a ultrassonografia transvaginal, sendo o principal achado de suspeição a presença de fina camada de líquido na tuba uterina, podendo estar associada a líquido livre na cavidade pélvica. Outro achado importante é o espessamento endometrial com ou sem líquido (sugerindo endometrite). A ultrassonografia é considerada o exame de eleição, por permitir avaliar a existência de complicações como a presença de abscesso tubo-ovariano. Importantes diagnósticos diferenciais podem ser avaliados na ultrassonografia, como gestação ectópica. No entanto, ainda pode ser necessária a complementação de tomografia computadorizada ou ressonância magnética em alguns casos.

A laparoscopia não é considerada exame diagnóstico rotineiro, por ser um procedimento invasivo. Porém naqueles casos em que a propedêutica clínica e os exames complementares não forem suficientes para o diagnóstico e a paciente apresentar piora clínica, a laparoscopia poderá ser um importante recurso diagnóstico e terapêutico, que permitirá o diagnóstico e estadiamento da infecção pélvica, já que a cavidade peritoneal será mais bem visualizada.

Tratamento

Como foi explicitado previamente, existem várias possibilidades de apresentação da DIP, consequentemente, teremos várias modalidades de tratamento a serem utilizadas. Emprega-se o estadiamento de Monif a partir dos achados clínicos e ultrassonográficos, para auxiliar na decisão terapêutica e definição de onde deve ser realizado o tratamento, conforme descrito na Tabela 42.3.

Tabela 42.3. Classificação de Monif e conduta

Estágio 1	Endometrite e salpingite sem peritonite	Ambulatorial
Estágio 2	Salpingite com peritonite	Hospitalar clínico
Estágio 3	Hidrossalpinge ou abscesso tubo-ovariano	Hospitalar clínico ou cirúrgico
Estágio 4	Abscesso tubo-ovariano roto ou pelviperitonite	Hospitalar cirúrgico

Existem ainda outras indicações para tratamento em unidade hospitalar nas pacientes com DIP: ausência de melhora clínica após 72 horas de tratamento, intolerância ou impossibilidade terapêutica ambulatorial (p. ex.: questões sociais), pacientes gestantes ou imunossuprimidas ou ainda usuárias de dispositivos intrauterinos (DIU).

A antibioticoterapia deve cobrir os principais patógenos envolvidos na DIP: o gonococo e a clamídia. Devido a associação frequente de DIP com vaginose bacteriana, devem estar presentes também antibióticos com cobertura para anaeróbios. Os esquemas mais indicados estão descritos na Tabela 42.4.

Tabela 42.4. Antibioticoterapia de escolha no tratamento ambulatorial ou hospitalar da mulher com doença inflamatória pélvica

Tratamento Ambulatorial	Doxiciclina 100 mg oral 12/12 h 14 dias + Metronidazol 500 mg oral 12/12 h 14 dias + Ceftriaxona 500 mg intramuscular dose única OU Cefotaxima 500 mg intramuscular dose única
Tratamento Hospitalar	Ceftriaxona 1 g intravenoso 1 x/dia 14 dias + Doxiciclina 100 mg oral 12/12 h 14 dias + Metronidazol 400 mg intravenoso 12/12 h 14 dias OU Clindamicina 900 mg intravenoso 8/8 h 14 dias + Gentamicina 3-5 mg/kg intravenoso 1 x/dia 14 dias OU Ampicilina/sulbactam 3 g intravenoso 6/6 h 14 dias + Doxiciclina 100 mg oral 12/12 h 14 dias

Espera-se melhora clínica e laboratorial após 72 horas do início das medicações. Após este período, caso não haja resposta, deve ser revisto o diagnóstico, o local de tratamento e os antibióticos escolhidos. Mediante boa resposta, a antibioticoterapia venosa pode ser substituída pela oral após 24 horas sem sintomas.

Cabe ressaltar que durante a gestação está contraindicado o uso de doxiciclina e que durante o uso do metronidazol a mulher deve ser orientada a não utilizar bebidas alcoólicas até 24 horas após o término do mesmo, a fim de evitar o efeito dissulfiram-*like* (antabuse). Nos casos de usuárias de DIU, a mulher deve ser internada e não se indica a retirada do dispositivo de rotina. Cada caso deve ser individualizado e discutido com a paciente, caso optado pela retirada, esta deve ser realizada com no mínimo 6 horas de antibioticoterapia instituída.

Nos casos em que há presença de abscesso tubo-ovariano, o tratamento clínico intravenoso com cobertura para microrganismos anaeróbios pode ser efetivo em cerca de 70-84% dos casos, desde que o abscesso esteja íntegro e seja pequeno. Aproximadamente 25% das mulheres com abscesso tubo-ovariano necessitarão de abordagem cirúrgica. São indicações para abordagem cirúrgica:

- abscessos grandes (geralmente maiores que 10 cm);
- piora clínica durante o tratamento ou ausência de resposta nas 72 horas após o início do antibiótico;
- abscessos rotos (pelviperitonite).

A abordagem laparoscópica é preferível em relação à laparotômica, sendo esta última reservada aos casos de instabilidade hemodinâmica. A abordagem cirúrgica consiste basicamente na retirada de tecidos necróticos, drenagem do abscesso e lavagem exaustiva da cavidade, especialmente dos espaços subfrênicos, a fim de evitar formação de traves fibróticas e peri-hepatite (síndrome de Fitz-Hugh-Curtis).

Outra opção para a drenagem do abscesso é o uso de técnicas de radiologia intervencionista, com o procedimento realizado de forma guiada por ultrassonografia ou tomografia computadorizada. Dessa maneira podemos ter um manejo com taxa de sucesso similar a da laparoscopia, porém com menor número de complicações.

CUIDADOS ESPECIAIS NA ABORDAGEM CIRÚRGICA

Lesão e Cuidados com o Ureter durante o Ato Cirúrgico

Introdução

Na cirurgia ginecológica podem ocorrer lesões iatrogênicas do ureter. O local mais frequente de lesão é no cruzamento do mesmo com a artéria uterina. Os principais fatores de risco para a ocorrência de lesões do ureter correspondem às situações que podem levar à distorção da sua anatomia, tais como endometriose, útero e tumores anexiais de grandes dimensões, miomas cervicais, aderências pélvicas e anomalias congênitas, como o rim pélvico ou a duplicação ureteral. A hemorragia intraoperatória, sobretudo dos vasos uterinos, que leva a uma diminuição da visualização do campo operatório e a fulgurações repetidas, também pode estar associada à lesão ureteral.

Para prevenir as lesões ureterais é essencial que o cirurgião possua um conhecimento profundo da anatomia do ureter, sendo capaz de o identificar com precisão ao longo da intervenção cirúrgica. Uma técnica cirúrgica meticulosa também é fundamental para garantir a sua segurança. Sempre que necessário o cirurgião deve estar habilitado a realizar uma dissecção atraumática do ureter, preservando a sua camada adventícia e, consequentemente, o seu plexo vascular. Além disso, a avaliação pré-operatória é útil para identificar as pacientes que têm um maior risco de lesão do ureter. Nos casos em que existe um elevado grau de suspeita de distorção anatômica está recomendada a realização pré-operatória de exames de imagem do trato genitourinário. Em casos selecionados, pode mesmo estar indicada a colocação profilática de cateter ureteral com o objetivo de auxiliar a sua identificação intraoperatória.

No decorrer de uma cirurgia existem vários passos da técnica cirúrgica que devem ser observados com atenção para evitar a lesão do ureter, dentre eles podemos destacar:

- a dissecção do folheto posterior do ligamento largo antes da abordagem dos anexos é um passo crucial, que tem como objetivo separar o peritônio entre o ureter e o ligamento infundibulopélvico. Com a criação desta 'janela' o ureter fica localizado contra a parede pélvica, permanecendo assim afastado das outras estruturas pélvicas;
- durante a dissecção do espaço vesicouterino é necessário seccionar os pilares internos da bexiga. Tendo em vista que os ureteres passam lateralmente a estes, é importante tracionar a bexiga para cima a fim de estirar os pilares, de modo a posicionar os ureteres distalmente a estes, diminuindo assim o risco de lesão;
- antes de seccionar a artéria uterina, é fundamental dissecar o pedículo vascular, de forma a visualizar claramente os vasos uterinos e liberar qualquer aderência peritoneal que envolva o ureter. No caso de cirurgias laparoscópicas, o segundo auxiliar deve utilizar o manipulador uterino para empurrar o útero no sentido cranial, aumentando de forma substancial a distância entre o ureter e o ramo ascendente da artéria uterina (para cerca de 4 cm). A coagulação da artéria uterina deve ser realizada ao nível do seu ramo ascendente e devem ser preferidas cauterizações curtas e repetidas.

Diagnóstico

Uma grande parte das complicações intraoperatórias do ureter não é diagnosticada durante a cirurgia, o que contribui para uma importante morbidade pós-operatória, que pode até incluir ou provocar a perda do rim. Deste modo, no final do procedimento cirúrgico os ureteres devem ser inspecionados, observando sua peristalse.

Perante a suspeita intraoperatória de lesão do ureter, existem várias formas de investigar a sua integridade. Uma delas consiste na injeção por via intravenosa de um corante (índigo-carmim ou azul de metileno) enquanto simultaneamente se visualiza ou disseca-se o ureter. Normalmente, o corante aparecerá na urina após 5-10 minutos. Esta técnica permite diagnosticar uma lesão do ureter por transecção, quando é visualizado o extravasamento do corante para o campo operatório, bem como uma lesão por obstrução, se existir ausência de fluxo do corante através de um dos orifícios ureterais quando a bexiga é visualizada por cistoscopia. É também possível administrar o corante por via retrógrada através da bexiga ou do próprio ureter. A cistoscopia para avaliar o efluxo de urina através dos orifícios ureterais também pode ser utilizada, contudo pode não detectar uma transecção parcial ou uma lesão térmica. Em certas circunstâncias, a fluoroscopia intraoperatória com urografia usando um contraste radiopaco pode ser útil para caracterizar estenose ureteral, obstrução ou extravasamento de urina.

Tratamento

Para o tratamento das lesões ureterais é sempre recomendado o apoio da equipe de urologia, uma vez que o tipo de reparação vai depender do momento em que foi reconhecida a lesão, além da localização da mesma e sua extensão. Este pode variar desde uma abordagem conservadora com a colocação de um *stent* ou uma sutura absorvível para correção de uma laceração parcial, até uma reparação muito mais extensa, como a ressecção de parte do ureter lesado com posterior reanastomose ou a reimplantação do mesmo na bexiga (ureteroneocistostomia).

Futuro Reprodutivo

Como dito ao longo deste capítulo, em se tratando de emergências e urgências cirúrgicas ginecológicas, especialmente nas mulheres jovens, o cirurgião geral deve ter uma atenção especial durante sua abordagem para, sempre que possível, optar por técnicas menos invasivas e que possibilitem a preservação da capacidade reprodutiva da mulher. Isso se torna especialmente relevante tendo em vista as modificações do comportamento reprodutivo, com opção pela concepção mais tardia, levando-se em consideração as novas posições que as mulheres têm assumido na sociedade.

A preservação ovariana e de sua funcionalidade visam não somente a reprodução, como também garantir o bem-estar da mulher, evitando a menopausa precoce cirúrgica e as repercussões clínicas da mesma (fogachos, osteoporose, aumento de risco cardiovascular etc.).

CONCLUSÃO

A dor abdominal na mulher tem aspectos individualizados entre as demais populações, pela grande quantidade de diagnósticos diferenciais que surgem quando nos deparamos com as urgências e emergências ginecológicas. Estas devem, portanto, ser domínio não só do ginecologista, como do cirurgião geral, devido a sua relevância clínica, possíveis repercussões agudas e consequências associadas em longo prazo. A Figura 42.3 apresenta um fluxograma que tem como objetivo sintetizar o que foi abordado ao longo deste capítulo para que, numa avaliação inicial, as principais suspeitas diagnósticas no atendimento à mulher com dor abdominal sejam lembradas.

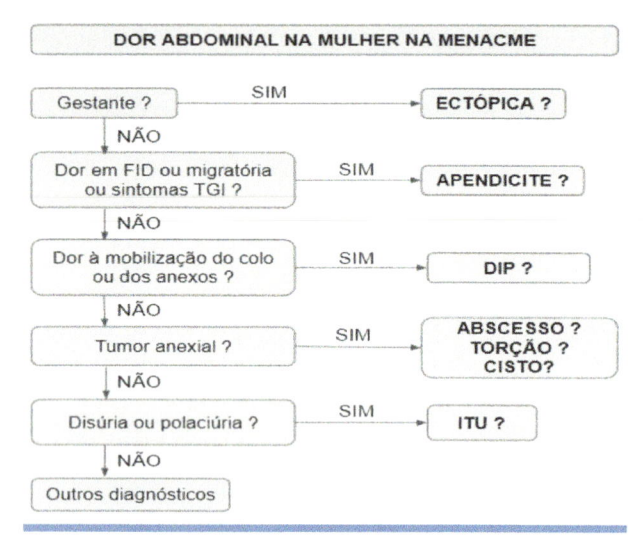

Figura 42.3. Principais questionamentos práticos durante a avaliação inicial da mulher com dor abdominal. FID: fossa ilíaca direita; TGI: trato gastrointestinal; DIP: doença inflamatória pélvica; ITU: infecção do trato urinário.

▶ BIBLIOGRAFIA CONSULTADA

1. Adnexal torsion in adolescents. ACOG Committee Opinion No. 783. American College of Obstetricians and Gynecologists. Obstet Gynecol. 2019;134:e56-63.
2. Balci O, Energin H, Görkemli H, Acar A. Management of adnexal torsion: a 13-year experience in single tertiary center. Journal of Laparoendoscopic & Advanced Surgical Techniques. 2019;29(3):293-7.
3. Bottomley C, Bourne T. Diagnosis and management of ovarian cyst accidents. Best practice & research Clinical obstetrics & gynaecology. 2009;23(5):711-24.
4. Brady PC. New evidence to guide ectopic pregnancy diagnosis and management. Obstetrical & gynecological survey. 2017;72(10):618-25.
5. Correia L, Marujo A, Queirós A, Quintas A, Simões T. Torção anexial. Acta Obstétrica e Ginecológica Portuguesa. 2015;9(1):45-55.
6. Costa SB, Estelles JG, Aguilar JG. Lesões viscerais e vasculares intraoperatórias durante a histerectomia total laparoscópica no contexto de patologia ginecológica benigna. Acta Obstétrica e Ginecológica Portuguesa. 2018;12(3):214-9.
7. Delaney CP. Netter's Surgical Anatomy and Approaches. Philadelphia: Elsevier Health Sciences; 2013.
8. Farquhar C. Ectopic pregnancy. The Lancet. 2005;366:583-91.
9. Goje O, Markwei M, Kollikonda S, Chavan M, Soper DE. Outcomes of Minimally Invasive Management of Tubo-ovarian Abscess: A Systematic Review. Journal of Minimally Invasive Gynecology. 2021;28(3):556-564.
10. Graczykowski JW, Seifer DB. Diagnosis of acute and persistent ectopic pregnancy. Clinical obstetrics and gynecology. 1999;42(1):9-22.
11. Gupta N, Dadhwal V, Deka D, Jain SK, Mittal S. Corpus luteum hemorrhage: rare complication of congenital and acquired coagulation abnormalities. Journal of Obstetrics and Gynaecology Research. 2007;33(3):376-80.
12. Huang C, Hong MK, Ding DC. A review of ovary torsion. Tzu-chi Medical Journal. 2017;29(3):143.
13. Júnior N, Zeratti Filho A, Reis BR. Urologia fundamental. São Paulo: Planmark; 2010.
14. Kim JH, Lee SM, Lee JH, Jo YR, Moon MH, Shin J, et al. Successful conservative management of ruptured ovarian cysts with hemoperitoneum in healthy women. PloS one. 2014;9(3):e91171.
15. Kives S, Gascon S, Dubuc É, Van Eyk N. No. 341-diagnosis and management of adnexal torsion in children, adolescents, and adults. Journal of Obstetrics and Gynaecology Canada. 2017;39(2):82-90.
16. Li RY, Nikam Y, Kapurubandara S. Spontaneously ruptured dermoid cysts and their potential complications: a review of the literature with a case report. Case reports in obstetrics and gynecology. 2020. Article ID 6591280. doi: https://doi.org/10.1155/2020/6591280.
17. Lucena LB, Martins DD, Costa LL, Cardoso AB, Sodré LR, Oliveira Fornaciari PH, et al. Ruptura espontânea da pelve renal após histerectomia: relato de caso. Brazilian Journal of Development. 2020;6(5):28170-8.
18. Marion LL, Meeks GR. Ectopic pregnancy: history, incidence, epidemiology, and risk factors. Clinical obstetrics and gynecology. 2012;55(2):376-86.
19. Medvediev MV, Malvasi A, Gustapane S, Tinelli A. Hemorrhagic corpus luteum: Clinical management update. Turkish Journal of Obstetrics and Gynecology. 2020;17(4):300.
20. Menezes ML, Giraldo PC, Linhares IM, Boldrini NA, Aragón MG. Protocolo Brasileiro para Infecções Sexualmente Transmissíveis 2020: doença inflamatória pélvica. Epidemiologia e Serviços de Saúde. 2021;30:e2020602.
21. Miranda AE, Freitas FL, Passos MR, Lopez MA, Pereira GF. Políticas públicas em infecções sexualmente transmissíveis no Brasil. Epidemiologia e Serviços de Saúde. 2021;30:e2020611.
22. Montenegro CA, Rezende Filho JD. Rezende obstetrícia. Rio de Janeiro: Guanabara Koogan; 2017.
23. Novak E. Berek & Novak's gynecology. Riverwoods: Wolters Kluwer Health; 2019.
24. Oliveira HC, Lemgruber I, Costa OT. Tratado de Ginecologia: FEBRASGO. Rio de Janeiro: GEN Guanabara Koogan; 2020.
25. Oliveira MA, Melki LA, de Cássia Tavares R. Abdome agudo ginecológico. Revista Hospital Universitário Pedro Ernesto. 2009;8(1).
26. Pagliari M. Clinical considerations on two cases of hemoperitoneum from rupture of the corpus luteum of menstruation. Ginecologia. 1948;14(7):317-24.
27. Passos EP, Ramos JG, Martins-Costa SH, Magalhães JA, Menke CH, Freitas F. Rotinas em ginecologia. Porto Alegre: Artmed Editora; 2017.
28. Schorge JO, Williams JW. Williams gynecology. New York: McGraw-Hill Medical; 2016.
29. Taylan E, Oktay K. Fertility preservation in gynecologic cancers. Gynecologic oncology. 2019;155(3):522-9.
30. Townsend CM, Beauchamp RD, Evers BM, Mattox KL. Sabiston textbook of surgery. Philadelphia: Elsevier Health Sciences; 2016.
31. Tubal ectopic pregnancy. ACOG Practice Bulletin No. 193. American College of Obstetricians and Gynecologists. Obstet Gynecol. 2018;131:e91-103.
32. Wang H, Guo L, Shao Z. Hemoperitoneum from corpus luteum rupture in patients with aplastic anemia. Clin Lab. 2015;61(3-4):427-30.
33. Workowski KA. Centers for Disease Control and Prevention sexually transmitted diseases treatment guidelines. Clinical Infectious Diseases. 2015;61(suppl 8):S759-62.
34. Zollinger RM, Ellison EC. Zollinger's atlas of surgical operations. New York: McGraw-Hill Medical; 2011.
35. Zugaib M. Zugaib obstetrícia. Barueri: Manole; 2019.

Princípios de Cirurgia Pediátrica

43

Lisieux Eyer de Jesus

Neste capítulo, optamos por privilegiar as informações de conduta geral na criança, incluindo procedimentos de apoio clínico e estabilização do paciente pediátrico e dados gerais com relação às doenças que exigem tratamento em um prazo curto de tempo, sob pena de risco de morte ou perda de órgãos/sequelas graves. Considerando que não seria possível uma abordagem plena das situações de abordagem cirúrgica da criança pelas limitações de espaço neste capítulo, julgamos que estas seriam as informações de maior utilidade para um cirurgião não especialista que necessita fazer o atendimento de crianças em situações de emergência.

A CRIANÇA COMO PACIENTE

O atendimento ao paciente pediátrico cirúrgico evoluiu muito desde a primeira década do século XX, quando a ideia de que profissionais dedicados exclusiva ou prioritariamente ao atendimento de crianças com problemas cirúrgicos surgiu pela primeira vez. A evolução técnica da pediatria, o desenvolvimento de equipamentos específicos para crianças e o surgimento das unidades de terapia intensiva pediátrica, juntamente com o aperfeiçoamento da cirurgia e da anestesia pediátricas, possibilitaram uma enorme melhoria dos resultados e sobrevivência de muitas crianças portadoras de malformações congênitas com boa qualidade de vida.

Os índices de sucesso em cirurgia pediátrica são hoje muito maiores. A cirurgia pediátrica se sofisticou e exige treinamento específico. A expectativa de sucesso sem complicações é sem precedentes, seja entre pessoas leigas ou entre os profissionais. O reconhecimento da necessidade de formação específica e a pouca exposição do cirurgião geral à cirurgia pediátrica durante sua formação afastaram, de certa maneira, o profissional generalista do atendimento à criança, inclusive por considerar que pode haver risco legal se ocorrem resultados desfavoráveis e a criança não foi atendida por um especialista.

Embora sejam compreensíveis, estas justificativas não estão respaldadas na prática, porque não há em todos os locais a disponibilidade de especialistas para atender a todas as situações de urgência cirúrgica pediátrica, ao menos numa primeira instância, antes de eventuais transferências para a avaliação de especialistas, inclusive em países desenvolvidos. Do ponto de vista legal e ético, não atender pacientes pediátricos com necessidades emergenciais caracteriza omissão de socorro, se há ausência de especialistas, e os cirurgiões gerais precisam de um armamentário mínimo para a abordagem do paciente pediátrico em seu dia a dia, ainda que o objetivo seja a estabilização clínica do paciente até o atendimento especializado.

A recusa ao atendimento de pacientes pediátricos em condições de urgência e emergência cirúrgica por cirurgiões gerais em plantões emergenciais, alegando não serem especialistas, não é aceitável legalmente, ainda que possa se limitar à estabilização clínica antes de eventuais transferências.

A abordagem médica do paciente pediátrico pode ser diferente daquela endereçada ao adulto em vários detalhes, examinados na Tabela 43.1.

Tabela 43.1. Diferenças na abordagem de pacientes pediátricos e adultos

Aspecto do Atendimento	Pediatria	Medicina do Adulto
Abordagem do paciente	A anamnese necessita da colaboração do cuidador	De forma geral paciente autônomo e capaz
	A abordagem é modulada de acordo com a idade da criança	De forma geral abordagem padronizada
	O consentimento informado depende de terceiros (responsáveis)	De forma geral o paciente tem autonomia decisória
	O nível de compreensão e colaboração do paciente depende da idade	De forma geral o adulto consciente é cooperativo com o atendimento médico
Escolha de medicamentos e equipamentos	Dependente de idade/porte físico, compensações/improvisos podem não ser possíveis	Doses e modelos de equipamento padronizados
Disponibilidade dos equipamentos	Pode ser difícil em serviços de saúde não especializados em pediatria. A não disponibilidade de equipamentos adequados pode ser uma limitação intransponível	De forma geral equipamentos básicos para adultos são disponíveis em qualquer serviço de emergência

HIPOTERMIA: POR QUE É FUNDAMENTAL

Nas crianças pequenas, a relação entre área (capaz de dissipar calor) e volume corporal (gerador de calor através do metabolismo) é maior que nos adultos, predispondo-as para a hipotermia, que pode ser causada, principalmente, pela exposição direta da pele ao ambiente frio, contato direto com superfícies frias e exposição visceral ao ar ambiente durante cirurgias. Neonatos têm pouca capacidade geradora de calor (pouco tecido celular subcutâneo e incapacidade de gerar calor através de tremor), uma superfície perdedora de calor proporcionalmente maior na cabeça (que também tem cobertura de pelos limitada) e uma tendência a responder à hipotermia com hipertensão pulmonar, consequências hemodinâmicas específicas, considerando o período de adaptação cardiovascular à vida extrauterina. Hipotermia pode ser causa direta de acidose metabólica e hipoglicemia.

Evitar ou corrigir a hipotermia é uma prioridade nos pacientes pediátricos, conforme explicitado na Tabela 43.2.

Tabela 43.2. Atitudes para profilaxia da hipotermia no paciente pediátrico

Mecanismo	Atitude
Exposição direta ao ambiente frio	Evitar despir completamente a criança num ambiente frio. Caso seja impraticável prover um ambiente favorável, manter a criança parcialmente coberta à medida que o exame físico, atendimento ou indução da anestesia acontecem, expondo segmentos corporais conforme a necessidade de manipulação do paciente
	Evitar o resfriamento do ambiente enquanto houver exposição do paciente com risco de hipotermia (de forma geral equipamentos de ar condicionado podem ser usados novamente quando a criança estiver devidamente protegida com campos cirúrgicos, cobertura protetora e/ou manta térmica)
	Cobrir a cabeça de neonatos e bebês, para minimizar a exposição da superfície ampla do couro cabeludo ao ambiente frio
	Na ausência de equipamentos protetores ideais (manta térmica), cobrir/envolver os membros de crianças de baixa idade durante procedimentos cirúrgicos (uma camada de algodão ortopédico estabilizada por ataduras costuma funcionar bem)
Contato com materiais frios	Aquecer previamente superfícies metálicas com as quais haverá contato direto do paciente
	Sempre que possível evitar contato direto ou prolongado do paciente com superfícies frias ou molhadas. Lembrar que superfícies molhadas com líquidos aquecidos se resfriam rapidamente, inclusive compressas e campos cirúrgicos
	Se necessário irrigação durante cirurgia, usar líquidos aquecidos à temperatura corporal
Manutenção da temperatura corporal do paciente	Manter lactentes e neonatos em incubadora ou berço aquecido durante procedimentos menores e exame físico
	Evitar exposição prolongada de vísceras ao ambiente externo

ACESSO VASCULAR PEDIÁTRICO: NÃO É SIMPLES

A obtenção de um acesso vascular é essencial na grande maioria dos pacientes cirúrgicos, mas pode não ser simples em pacientes pediátricos, que têm uma rede venosa periférica frágil e de pequenas dimensões e não cooperam (Tabela 43.3). Neles é essencial preparar o acesso, a fim de não induzir estresse desnecessário para a equipe, a família e o paciente, não desperdiçar material e não perder locais de acesso por dificuldades técnicas que causam múltiplas punções e perda do sítio de acesso potencial por deslocamentos do cateter, hematomas e trauma venoso (veja Tabela 43.3).

Acesso venoso pediátrico é uma situação em que improvisos não funcionam bem: é mais rápido e eficiente adequar o material e o ambiente da melhor maneira possível (inclusive a iluminação) antes do procedimento do que agir apressadamente. Até situações de urgência extrema obedecem a protocolos para priorizar a eficiência e acurácia. Os equipamentos de fixação/curativos precisam estar disponíveis e ao alcance do operador ao iniciar o procedimento. Nas crianças não cooperantes é fundamental a disponibilidade de um ou mais auxiliares para contenção eventual do paciente e fornecimento de material, e por vezes esta pessoa não pode ser a mãe/responsável, que nem sempre consegue ser confiável e eficiente nestas circunstâncias de estresse. Não é possível improvisar com equipamentos de dimensões inadequadas: um cateter apropriado para punção periférica de um adulto não terá dimensões adequadas para inserção numa veia periférica de um neonato. Trata-se de uma impossibilidade física.

A obtenção de acessos venosos centrais por punção em crianças exige anestesia. Em razão disto, das dificuldades técnicas e dos riscos maiores das punções centrais nas crianças de porte físico menor, acessos venosos centrais por punção em pediatria costumam ser reservados aos especialistas. É preferível, sempre que possível, usar a punção periférica com cateteres epicutâneos (PICC), que prescindem de anestesia e podem ser feitos à beira do leito, mas necessitam de vasos periféricos bem preservados.

Em crianças necessitando de acesso venoso com extrema urgência e/ou apresentando situações emergenciais com esgotamento venoso de difícil resolução por um não especialista, o acesso imediato com punção intraóssea é uma excelente opção, habitualmente pouco lembrada e utilizada. Pode salvar a vida e ser usado por até 24 h até ser substituído em condições melhores, provendo tempo para o controle da situação e eventual ressuscitação do paciente, chamamento de um especialista ou transferência para um serviço especializado.

INTUBAÇÃO OROTRAQUEAL EM CRIANÇAS: OS DETALHES SÃO FUNDAMENTAIS

A intubação de crianças jovens tem particularidades anatômicas que podem criar dificuldades sérias quando não reconhecidas e compensadas. As crianças mais jovens (neonatos e lactentes) apresentam a laringe mais anteriorizada, epiglote curta "em ômega", língua e cabeça proporcionalmente maiores e queixo proporcionalmente menor do que as crianças mais velhas e adultos. Por causa disso apresentam particularidades para a intubação:

- na grande maioria das situações as crianças podem ser bem ventiladas com um sistema de máscara-bolsa, desde que bem acoplada. Sempre que houver a possibilidade de boa ventilação com um sistema de

Tabela 43.3. Dados fundamentais para o acesso venoso em crianças

Situação	Atitudes
Acesso venoso periférico rotineiro	Preparar adequadamente o ambiente com disponibilidade de iluminação adequada, auxiliares para conter a criança conforme necessário, material com calibre adequado para a punção venosa e curativo disponível **antes** de iniciar o procedimento. Imobilizar e fixar bem o acesso é muito importante em pacientes pediátricos, que não são capazes de compreender plenamente as necessidades de cuidados específicos
	A rede periférica útil para punções venosas em crianças jovens inclui os membros inferiores. Em neonatos e lactentes a superfície do couro cabeludo também pode e deve ser considerada
Situações que têm previsão de terapia endovenosa prolongada	É aconselhável a seleção e proteção de alguns sítios preferenciais para acesso epicutâneo eletivo posterior, em casos que precisam de acesso prolongado. Estes vasos devem ser preservados e **não devem** ser alvo de tentativas de punção, idealmente
Acessos venosos centrais por punção	Exigem sedação/anestesia pela dificuldade de cooperação e posicionamento adequado em crianças
	Devem ser feitos idealmente com auxílio de ultrassonografia em tempo real
	Podem ser usadas punções das veias jugulares internas, subclávias e femorais
Acessos venosos centrais por venóclise	São usados apenas como exceção, inclusive em neonatos (em caso de contraindicação ou impossibilidade de acesso central por outros meios) e devem ser evitados (o vaso utilizado não permitirá novo acesso e a durabilidade de acessos por venóclise é relativamente curta de forma geral). É essencial, para o sucesso do procedimento, usar cateteres compatíveis com o calibre das veias disponíveis
	Veias de uso mais frequente: facial, basílica, braquial, axilar, jugular externa, safena distal, safena na croça
	Veias mais usadas em neonatos: facial, jugular externa, jugular interna (prematuros de muito baixo peso), umbilical (apenas nos primeiros dias de vida)
	Veias mais usadas para exsanguineotransfusão (exigem cateteres curtos e calibrosos, com ótimo fluxo e refluxo): facial, axilar, umbilical (apenas nos primeiros dias de vida), jugular interna
	Veias de acesso mais fácil e com menos riscos para o não especialista: safena perimaleolar, veia jugular externa
Acessos venosos de extrema urgência	Protocolo de acesso: (1) punção de veia periférica em prazo de até 1,5 min, (2) punção femoral guiada por ultrassom, (3) punção intraóssea tibial (em crianças pequenas pode ser improvisada com agulhas não específicas para o procedimento)

máscara-bolsa não são aconselháveis nem necessárias manobras intempestivas e insistentes de intubação. Em crianças pequenas, tentativas mal estruturadas de intubação podem levar a situações sérias por causa de edema de via aérea e/ou espasmo de glote, e pode ser preferível ventilar de forma não invasiva até estar disponível um profissional habilitado/ experiente;

► a criança precisa ser posicionada sem hiperextensão exagerada e de maneira muito precisa. Também aqui, apenas o posicionamento correto e o equipamento adequado garantem o sucesso do procedimento. O médico deve evitar tentativas de compensar posicionamentos inadequados com manobras de força (é comum ver operadores inexperientes "levantando" a criança com o laringoscópio): este tipo de manobra é ineficaz, retarda o procedimento e pode causar iatrogenias;

► o uso de laringoscópios de lâmina reta, que incluem a epiglote e expõem diretamente a glote pode ser vantajoso;

► na criança, diferente do adulto, a cricoide é a porção mais estreita da via aérea, determina o diâmetro do tubo traqueal e permite prescindir de tubos balonados se o tubo escolhido está justo;

► em crianças pequenas, mobilizações do tubo traqueal (inclusive por causa de reposicionamentos da cabeça) podem ser causa de extubações acidentais ou posicionamento seletivo. A cada movimentação do paciente ou deslocamentos – mesmo pequenos – do tubo endotraqueal a ventilação do paciente deve ser checada.

O calibre do tubo traqueal adequado para crianças pode ser calculado rapidamente considerando o diâmetro aproximado do dedo mínimo do paciente ou utilizando a fórmula (idade/4) + 4 = diâmetro do tubo traqueal. A profundidade de inserção do tubo desde a rima labial pode ser estimada pela fórmula 3 x diâmetro do tubo, e corresponde a 9-10 cm num neonato de cerca de 3 kg. Nas radiografias de tórax o posicionamento ideal do tubo endotraqueal é com a ponta entre a primeira vértebra torácica e a carina.

ADEQUAÇÃO DA VOLEMIA EM PACIENTES PEDIÁTRICOS

A volemia nos pacientes pediátricos corresponde a aproximadamente 75 mL/kg (85 mL/kg no neonato). Uma derivação direta é que pequenos volumes de sangramento podem determinar hipovolemia (uma perda de 10% da volemia corresponde a 7,5 mL/kg: como exemplo, este volume corresponde a aproximadamente 22 mL num neonato de 3 kg). O cirurgião que opera uma criança pequena precisa ter uma preocupação obsessiva com a hemostasia e reconhecer sangramentos que podem parecer pequenos como relevantes. O volume de sangue contido em uma unidade de gaze saturada corresponde a cerca de 3 mL.

Um guia para a reposição volêmica e hidroeletrolítica em pacientes pediátricos pode ser obtido na Tabela 43.4.

Tabela 43.4. Dados básicos para reposição hidroeletrolítica e transfusional.

Elemento	Reposição
Reposição emergencial ("etapa rápida")	20 mL/kg
Reposição hídrica padrão	Neonato D1/2: 70 mL/kg/d; D3/4: 80 mL/kg/d; D5/6: 90 mL/kg/d
	Lactentes: 120-140 mL/kg/d
	Pré-escolares: 4 mL/kg/d + 2 mL/kg/d para cada kg > 10 kg, até 20 kg
	Escolares: 4 mL/kg/d + 2 mL/kg/d para cada kg > 10 kg, até 20 kg + 1 mL/kg/d para cada kg > 20 kg
	Perdas insensíveis: laparotomia: 7 mL/kg/h; toracotomia: 5 mL/kg/h
	Reposição básica no ato anestésico: 4 mL/kg/h
Reposição eletrolítica	Sódio: 3-5 mEq/kg/d Potássio: 1-3 mEq/kg/d
Transfusão de hemácias	10 mL/kg de concentrado de hemácias aumentam o hematócrito em torno de 7%
Transfusão de plaquetas	0,2 unidade/kg de plaquetas aumenta a contagem plaquetária entre 50.000 e 100.000/mL

Não se aplicam a prematuros. Devem ser consideradas características de cada paciente e perdas anormais (cateter gástrico, estomas etc.). No cálculo da reposição hidroeletrolítica devem ser considerados os volumes transferidos ao paciente por via oral ou como veículos de medicamentos, em especial nas crianças pequenas

SITUAÇÕES DE URGÊNCIA E EMERGÊNCIA COMUNS OU PRIORITÁRIAS EM CIRURGIA PEDIÁTRICA

Nesta sessão não pretendemos, evidentemente, esgotar as orientações para atendimento de emergências em pediatria. Nosso foco será orientar de forma geral o atendimento de condições que exigem atendimento rápido e prioritário e poderão exigir a tomada de atitudes de cirurgiões gerais em plantões de urgência e emergência.

Gastrosquise

A gastrosquise é uma das malformações da parede abdominal. De forma geral, é a única que exige uma atitude emergencial do cirurgião. Nesta malformação, que é uma forma congênita de evisceração, as vísceras abdominais estarão exteriorizadas através de um orifício (que costuma estar localizado à direita e um pouco superior ao cordão umbilical). É diferente das onfaloceles, que não exigem um atendimento cirúrgico emergencial. Nestas não existe exposição visceral, a não ser que, incidentalmente, a membrana de cobertura esteja rota (as vísceras estarão cobertas pela membrana amniótica numa onfalocele íntegra) (Figura 43.1).

As gastrosquises precisam de atendimento imediato porque representam uma condição de evisceração (com riscos de hipotermia, contaminação e hipovolemia por exposição visceral e evaporação), obstrução intestinal (extrínseca, pela limitação do diâmetro do anel na parede abdominal pelo qual as vísceras extruem ou intrínseca se houver uma atresia intestinal associada) e, eventualmente, isquemia intestinal (se o mesentério das vísceras exteriorizadas estiver mal posicionado ou comprimido).

O atendimento emergencial a estas crianças implica:

- Cobertura e proteção das vísceras exteriorizadas, que NÃO devem ser feitas usando compressas úmidas, e sim utilizando plástico, de preferência estéril, recobrindo a criança por inteiro a partir do tórax ou cobrindo especificamente as vísceras expostas (Figura 43.2), o que pode ser feito usando "sacos" cobrindo as vísceras e fixados no abdome (podem ser improvisados com as mangas utilizadas habitualmente para proteger cabos ópticos em cirurgias videolaparoscópicas ou bolsas para hemoderivados)(Figura 43.2) ou "silos" pré-prontos. É fundamental garantir que a inserção do plástico protetor permita o posicionamento ideal do mesentério sem dobras ou torções.

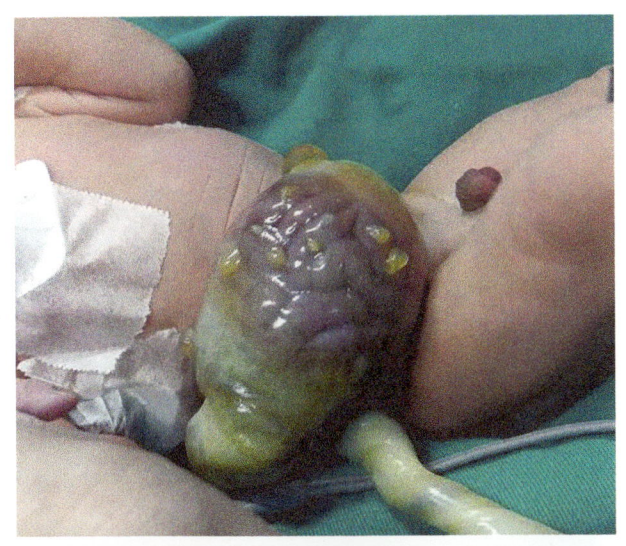

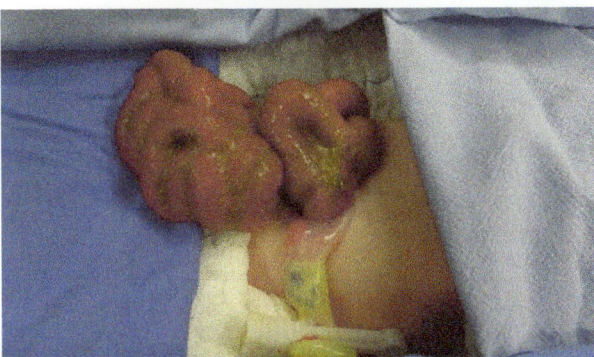

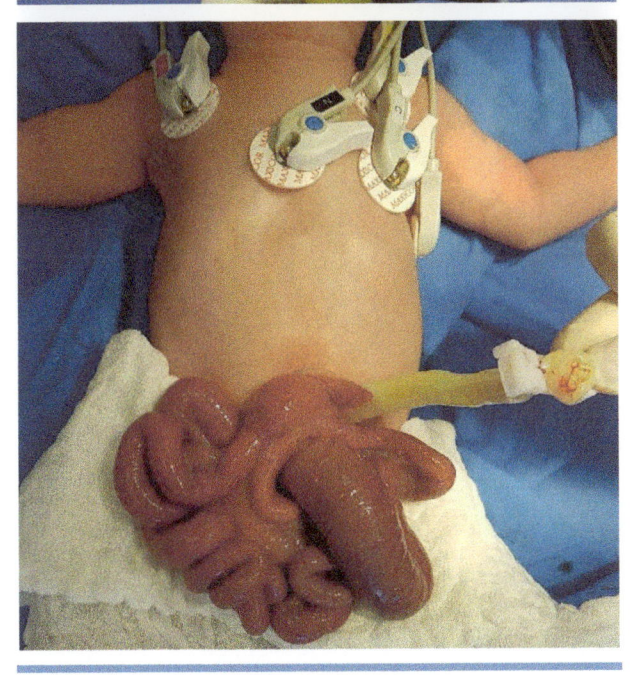

Figura 43.1. Foto superior: onfalocele. Observar as vísceras cobertas por membrana amniótica + peritônio, onde se insere o cordão umbilical. Fotos inferiores: gastrosquise. Observar que as vísceras estão expostas. Na foto à direita exibem serosite. O cordão umbilical se insere no local habitual, independente do orifício por onde as vísceras extruem (acervo do autor).

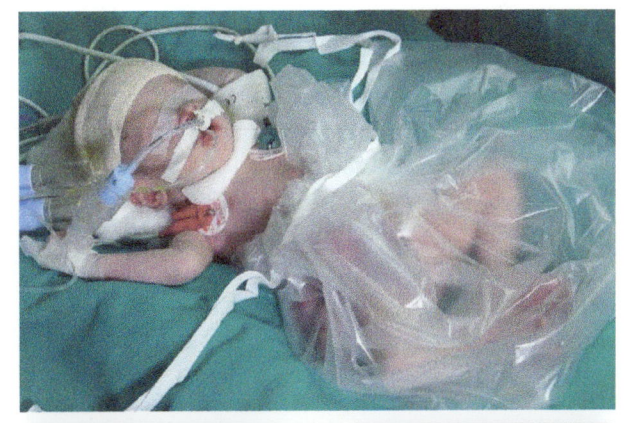

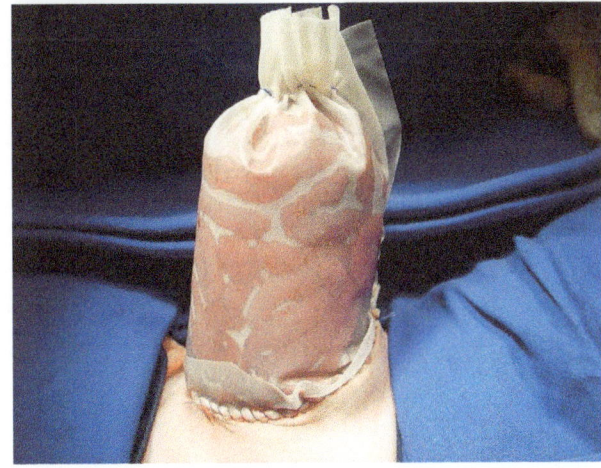

Figura 43.2. Foto superior: Gastrosquise, proteção visceral contra hipotermia e contaminação com saco plástico estéril. (cortesia Dra. Stella Sabattini, Instituto Fernandes Figueira, Fiocruz). Foto inferior: proteção visceral usando silo plástico confeccionado pelo cirurgião e suturado à parede abdominal para redução progressiva (acervo do autor).

▶ Posicionamento correto do paciente, evitando dobras do mesentério e isquemia intestinal, que pode ser de lado, sobre o lado direito, ou supino, com as vísceras apoiadas e posicionadas superiormente ao abdome. A visualização de alças intestinais violáceas ou escurecidas obriga imediatamente a descartar posição viciosa do mesentério ou estrangulamento no anel da gastrosquise, que devem ser resolvidos imediatamente.

▶ Inserção de um cateter orogástrico, para compensação da obstrução intestinal associada (em neonatos deve ser evitada a inserção de cateteres nasogástricos, porque são respiradores nasais obrigatórios).

▶ Reposição hidroeletrolítica plena, envolvendo a reposição rotineira ("cota básica"), reposição de perdas gástricas e eventualmente compensação de perdas por evaporação em crianças que tiveram exposição visceral prolongada sem proteção. Antibióticos também são usados *a priori* nas gastrosquises.

Volvo de intestino médio

Esta é uma situação de emergência. O não atendimento num prazo de 6 horas (incluindo a cirurgia) determina um risco muito alto de isquemia intestinal irreversível incluindo desde o jejuno proximal até o cólon transverso (intestino médio) e síndrome de intestino curto. É de previsibilidade muito difícil, porque é uma forma de obstrução intestinal adquirida, que acontece mais frequentemente em neonatos (3/4 dos casos surgem durante o primeiro mês de vida) previamente saudáveis e não internados. Um nível alto e precoce de suspeita é a única chance de sucesso terapêutico.

O quadro clínico típico é o de um neonato ou lactente previamente saudável que inicia subitamente um quadro de vômitos biliosos recorrentes. Outras características clínicas (queda do estado geral, toxemia, fezes com sangue, distensão abdominal e sinais de irritação peritoneal) são tardias e não auxiliam num diagnóstico precoce. Nesta situação é essencial a suspeita diagnóstica imediata e a realização de exames para o diagnóstico definitivo. Não podemos esperar por sinais mais típicos/específicos para a suspeita diagnóstica.

O exame contrastado de trato digestivo alto é o preferencial, que pode e deve ser feito e interpretado pelo próprio cirurgião na indisponibilidade de radiologista, e mostra a interrupção do trânsito a partir da terceira porção do duodeno, sinais de má rotação intestinal e, em casos típicos, uma espiral correspondente à rotação das alças intestinais (duodeno/jejuno proximal) em torno do eixo mesentérico (sinal do saca-rolhas). Exames de ultrassonografia ou contrastação retrógrada de cólon têm especificidade e sensibilidade insuficientes.

Crianças apresentando quadro provável de volvo de intestino médio precisam ser operadas até um máximo de 6 horas a partir do estabelecimento do quadro clínico, ainda que não possa ser encontrada vaga para transferência em tempo hábil, mesmo na ausência de exames de imagem, se a suspeita for bem substanciada: o risco de uma laparotomia não terapêutica é menor que o risco de uma isquemia intestinal extensa irreversível.

A cirurgia consiste fundamentalmente em expor e desfazer a torção mesentérica, normalmente no sentido anti-horário (pode haver mais de uma volta). Como complemento, bridas anormais sobre o duodeno, entre o ceco e a parede abdominal direita (bridas de Ladd) devem ser seccionadas. Uma apendicectomia é feita em pacientes cujo risco anestésico o permita e o posicionamento final do intestino é obtido com o intestino delgado à direita e o grosso à esquerda da cavidade abdominal. Não são feitas fixações das vísceras entre si ou à parede abdominal. Nos pacientes não submetidos à apendicectomia os responsáveis devem ser comunicados quanto à possibilidade futura de apendicite atípica.

Invaginação intestinal

Invaginações intestinais são típicas de lactentes a partir dos 4 meses e pré-escolares até 2 anos de idade. Surgem habitualmente em crianças previamente saudáveis, frequentemente após um episódio recente de virose respiratória ou gastroenterite aguda. O quadro típico é de cólicas recorrentes, frequentemente associadas a palidez cutaneomucosa durante os episódios de dor. É comum que a criança fique prostrada após os episódios álgicos. Vômitos podem estar presentes, inicialmente reflexos e posteriormente típicos de obstrução intestinal baixa (as invaginações típicas são do íleo distal para dentro do cólon ascendente).

Com a evolução da doença o intestino envolvido sofre isquemia mucosa, "descama" e a criança passa a apresentar evacuações com sangue ("geleia de groselha") apesar da obstrução intestinal clínica.

É importante o diagnóstico e tratamento precoce, para evitar a ocorrência de isquemia intestinal irreversível, progressão distal do *intussusceptum* e aumentar as chances de resolução incruenta através de métodos radiológicos.

Uma informação importante para cirurgiões não especialistas envolvidos na redução de invaginações intestinais por laparotomia é que a redução não deve ser feita por tração da alça intestinal interiorizada (*intussusceptum*), mas sim por condução retrógrada/compressão retrógrada a partir da porção mais distal invaginada. Manobras de tração não devem ser feitas: são pouco efetivas e podem causar ruptura de alças intestinais.

Hérnias inguinais em crianças

As complicações das hérnias inguinais das crianças acontecem com máxima frequência nos primeiros 6 meses de vida. Um episódio de estrangulamento herniário é a causa mais frequente de obstrução intestinal adquirida em lactentes nos primeiros 6 meses de vida, após a exclusão de anomalias congênitas e perinatais. São dados muito importantes para conhecimento do cirurgião geral que está de plantão em uma unidade de urgência e emergência:

▶ toda e qualquer criança apresentando quadro de dor abdominal, cólicas ou obstrução intestinal exige o exame da genitália e a exclusão de hérnia inguinal complicada (Figura 43.3). O relato espontâneo de uma hérnia presente ou complicada pelo responsável nem sempre vai estar presente;

▶ um episódio de estrangulamento herniário é uma urgência, que pode ser resolvida pela redução incruenta (possível na maioria das crianças) ou, se impossível, resolução cirúrgica emergencial num prazo curto, idealmente menor que 6 horas, pelo risco de isquemia visceral irreversível;

▶ os riscos de isquemia visceral num episódio de estrangulamento herniário numa criança do sexo masculino não se resumem à isquemia intestinal, mas também à isquemia testicular ipsilateral, por compressão dos vasos gonadais no anel herniário (Figura 43.3). Os responsáveis devem estar cientes desta possibilidade através do consentimento informado, para que uma atrofia testicular verificada em longo prazo não seja considerada iatrogênica;

▶ nas meninas, a exteriorização e impossibilidade de redução de ovários através de orifícios herniários permite prazos um pouco maiores para o atendimento definitivo (de forma geral é possível aguardar a disponibilidade de um especialista ou a transferência do paciente);

▶ sempre que uma criança portadora de hérnia inguinal tiver um episódio de estrangulamento resolvido por redução incruenta, a prioridade da cirurgia definitiva aumenta, e o encaminhamento deve ser o mais rápido possível, com critérios de prioridade sobre casos de hérnia pediátrica não complicada.

Escroto agudo

O termo genérico escroto agudo engloba várias possíveis etiologias, principalmente torção de testículo, torção de hidátide e orquiepididimite. A questão mais relevante aqui é que o diagnóstico diferencial pode ser difícil e uma das doenças envolvidas, a torção do testículo, exige a resolução em um tempo máximo de 6 horas, para uma garantia efetiva de reversão do episódio de isquemia sem atrofia ou perda do órgão.

A torção de testículo, embora possível em qualquer idade, concentra-se preferencialmente em neonatos (nos quais o quadro clínico corresponde às sequelas de uma torção testicular intrauterina na maioria absoluta dos casos) e adolescentes (após a puberdade) ou pacientes portadores de pré-condições para torção (tumores de testículo e criptorquidias).

O quadro clínico da torção testicular é hiperagudo, súbito, definido por um episódio de orquialgia muito intensa, frequentemente iniciada durante o período de sono. Irradiações da dor para a face interna da coxa e/ou flancos podem estar presentes. Náuseas e vômitos reflexos são comuns. Alguns pacientes têm história de episódios álgicos prévios, com resolução espontânea. Embora uma história

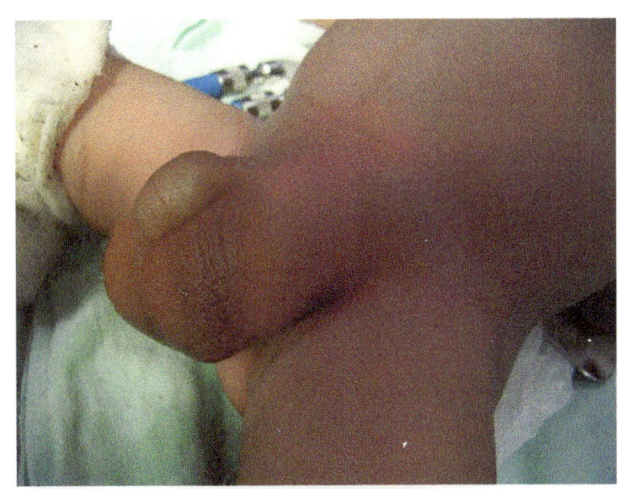

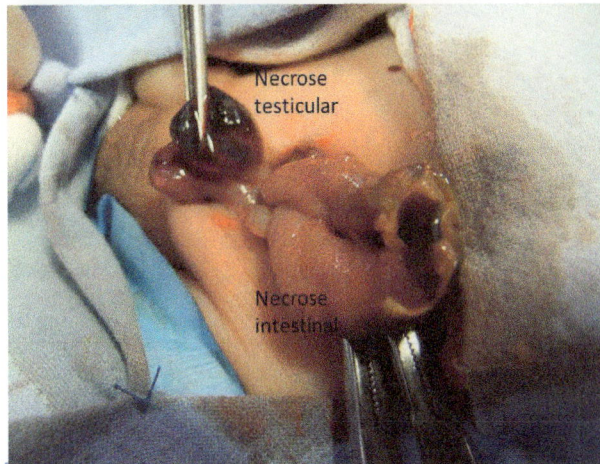

Figura 43.3. Foto superior: hérnia inguinal estrangulada em lactente admitido com queixas de vômitos recorrentes, dor e toxemia relatadas pela mãe, que não referiu a existência de uma hérnia inguinal. Foto inferior: presença de necrose intestinal segmentar e testicular ipsilateral na mesma criança (acervo do autor).

rememorada de trauma seja comum, raramente traumas testiculares têm este tipo de evolução (dor aguda verificada um tempo depois do episódio e não relacionada a qualquer achado de exame físico que denote um trauma grave). A história de um trauma testicular inicialmente julgado irrelevante como causa de orquialgia aguda posterior deve ser olhada com desconfiança: nestas situações uma torção testicular precisa ser excluída.

No exame físico o testículo afetado é extremamente doloroso à palpação e geralmente mais elevado na bolsa. Pode haver uma hidrocele reacional (por serosite) e o volume testicular aumenta na evolução do quadro. O reflexo cremastérico está ausente em praticamente todos os pacientes e não há alívio da dor com a elevação do testículo. Se o quadro clínico é mais protraído são frequentes sinais inflamatórios locais, que costumam causar muita confusão com relação ao diagnóstico diferencial com orquiepididimite.

A ultrassonografia com Doppler pode ser diagnóstica, mas como a disponibilidade deste exame não é rotineira e sua acurácia é limitada, o diagnóstico clínico é essencial e suficiente: se a possibilidade de uma torção testicular não pode ser afastada, o médico está obrigado e autorizado a indicar a cirurgia emergencial (num prazo máximo de 6 horas), mesmo na ausência de exames de imagem disponíveis ou confirmatórios.

A cirurgia inclui a exposição testicular por via escrotal e distorção do órgão (que pode ter vários giros). Se considerado viável, o testículo deve ser fixado à parede escrotal com mais de um ponto de fixação. Modernamente tem sido preconizado o uso de incisões na albugínea testicular (posteriormente cobertas com a túnica vaginal) para alívio da tensão intratesticular no órgão isquêmico, possibilitando a preservação de alguns testículos que seriam de outra forma considerados inviáveis, considerando que uma síndrome compartimental causada pela rigidez da túnica albugínea em torno da víscera edemaciada pode colaborar para o processo isquêmico. É essencial que o testículo contralateral também seja fixado, idealmente no momento da abordagem, porque a malformação responsável pela possibilidade de torção (a ausência de fixação posterior do testículo ao escroto, conhecida como malformação em badalo de sino) é bilateral na maioria absoluta dos casos. Nos pacientes que não tiveram o testículo contralateral fixado na cirurgia inicial e naqueles com redução incruenta, a fixação testicular em uma nova abordagem cirúrgica é obrigatória, no período mais breve possível, para afastar a possibilidade de torção metacrônica.

A redução incruenta de torções testiculares é possível, mas considerada manobra difícil e arriscada, já que em alguns pacientes mais de um giro do órgão pode estar presente no episódio de torção. Por outro lado, pode ser manobra útil no caso de uma transferência ou atendimento em centro cirúrgico imediatos não serem possíveis e provê o alívio imediato da dor. Idealmente, deve ser controlada com ultrassonografia com Doppler (para verificar a restauração do fluxo testicular). As torções testiculares habitualmente se fazem "para dentro" (horárias à esquerda e anti-horárias à direita), portanto as reduções se fazem "para fora", em sentido contrário.

A torção da hidátide testicular se concentra em pacientes de idade escolar, embora possa ser vista em outras idades. O quadro álgico em geral é menos brusco (subagudo) e intenso que no caso da torção testicular, e não são comuns náuseas, vômitos ou dor referida. O exame físico, em especial se precoce, mostra uma massa testicular dolorosa localizada próximo ao polo superior do testículo, que pode ser vista por transparência se a pele escrotal da criança é clara e fina (sinal da mancha azul). Hidrocele secundária e sinais inflamatórios locais são possíveis, mas em geral menos intensos e frequentes do que na torção testicular.

Um exame ultrassonográfico, se disponível, é capaz de visualizar a hidátide aumentada de volume. O tratamento cirúrgico das torções de hidátide não é obrigatório nem emergencial, mas se o diagnóstico diferencial não for seguro o episódio deve ser abordado como uma torção de testículo: o risco de uma abordagem cirúrgica emergencial é menor que o risco da perda de um testículo torcido que não é abordado em tempo hábil. O tratamento cirúrgico das torções de hidátide requer apenas a excisão do apêndice testicular envolvido no episódio.

As orquiepididimites costumam causar o maior problema com relação ao diagnóstico emergencial das torções testiculares. Precisamos lembrar que orquiepididimites em crianças sem vida sexual ativa que não são portadoras de anomalias urogenitais, infecções urinárias ou episódios virais não são comuns: a epidemiologia da doença em pediatria difere daquela encontrada em adultos com vida sexual ativa.

Episódios de orquiepididimite são subagudos, podem apresentar febre, ser associados com alterações, queixas urinárias, viroses ou doenças intercorrentes (inclusive púrpura de Henoch-Schonlein). O testículo afetado preserva o reflexo cremastérico e pode haver algum alívio com a elevação do órgão. Náuseas e vômitos são incomuns. Sinais inflamatórios locais, aumento do volume testicular e hidrocele reacional podem estar presentes.

O tratamento das orquiepididimites é clínico (medicação sintomática e antibióticos), e, no caso das crianças, exige a exclusão de infecções e malformações urinárias associadas, mediante encaminhamento após o episódio agudo. O diagnóstico de orquiepididimite implica na exclusão absoluta de torção testicular. Em caso de dúvida, a cirurgia de urgência está indicada.

▶ BIBLIOGRAFIA CONSULTADA

1. Aehlert B. PALS – Pediatric Advanced life support study guide. 4th ed. Massachusetts: Jones and Bartlett; 2018.
2. Grosfeld JL, O´Neill JA, Fonkalsrud EW, Coran AG, Caldamone AA. Pediatric Surgery. 6th ed. Philadelphia: Mosby; 2006.
3. Jesus LE, Ramos BA, Rangel M, Silveira MV, Tauffer MG. Blood loss assessment in pediatric surgery: visual versus gravimetric methods: an experimental study. Pediatr Anaesth. 2015;25:645-6.
4. Jesus LE. Escroto agudo. Rev Col Bras Cir. 2000;27:271-8.
5. Lerman J, Coté CJ, Steward DJ, eds. Manual of Pediatric Anesthesia. 7th ed. New York: Springer; 2016. p. 9-38; 77-140.
6. Mattei P, ed. Fundamentals of Pediatric Surgery. New York: Springer; 2011.

Cirurgia Minimamente Invasiva

44

Phillipe Abreu Reis

João Henrique Felicio de Lima

Flávio Daniel Saavedra Tomasich

▶ DESTAQUES

- A cirurgia minimamente invasiva descreve a abordagem moderna da cirurgia em que o trauma de acesso é minimizado sem comprometer a qualidade do procedimento cirúrgico.
- O pneumoperitônio de dióxido de carbono usado para laparoscopia induz consequências fisiopatológicas únicas.
- A cirurgia robótica tem sido mais valiosa no desempenho de procedimentos urológicos, ginecológicos, colorretais e de reconstrução complexa da parede abdominal minimamente invasivos.
- O treinamento para laparoscopia requer prática fora da sala de cirurgia em um laboratório de simulação.

INTRODUÇÃO

A incisão cirúrgica para o acesso às cavidades corporais internas, como tórax, abdome e pelve, leva em consideração aspectos relacionados à necessidade do cirurgião em ver e manipular os tecidos-alvo às dimensões dos tecidos a serem removidos. O objetivo da cirurgia minimamente invasiva é diminuir o trauma do acesso cirúrgico sem comprometer o objetivo geral do procedimento. Além disso, a utilização de gases intracavitários, para manutenção do espaço de trabalho, está relacionada com a redução de marcadores inflamatórios nos tecidos operados[1].

O impacto para o paciente da incisão do acesso é multifatorial. Geralmente, incisões maiores estão associadas a mais dor pós-operatória, períodos de recuperação mais longos, período de incapacidade física, maior morbidade em casos de infecção da ferida, maior risco de hérnias incisionais e maior taxa de obstrução intestinal por aderências sintomáticas no futuro. Estima-se que cerca de 20 a 30% das laparotomias resultem em hérnias incisionais[2]. Como o sucesso da correção de hérnias incisionais é ruim – aproximadamente 30% recidivam – uma grande incisão de laparotomia, por si só, pode levar a uma segunda operação em 30% dos pacientes e uma terceira operação em 9% ou mais dos pacientes para tratar complicações de acesso[2].

A adoção generalizada da cirurgia minimamente invasiva diminuiu muito a dor pós-operatória e a morbidade da infecção da ferida, bem como os problemas de longo prazo relacionados a hérnias e aderências[3]. No entanto, as incisões menores apresentam alguns desafios específicos para o cirurgião.

HISTÓRICO

Embora o termo cirurgia minimamente invasiva seja relativamente recente, a sua história tem quase 100 anos. O que é considerado a variedade mais recente e popular, a laparoscopia, é de fato a mais antiga. A laparoscopia primitiva, colocando um cistoscópio dentro de um abdome inflado, foi realizada pela primeira vez por Kelling, em 1901[4]. A iluminação do abdome exigia elementos quentes na ponta da luneta e era perigosa. No final da década de 1950, Hopkins descreveu as lentes de bastão, um método de transmissão de luz através de um bastão de quartzo sólido sem calor e com pouca perda de luz[4]. Por volta da mesma época, descobriu-se que fibras finas de quartzo eram capazes de capturar a luz internamente e conduzi-la em torno dos cantos, abrindo o campo das fibras ópticas e permitindo o rápido desenvolvimento de endoscópios flexíveis[5].

Na década de 1970, a aplicação da endoscopia flexível cresceu mais rapidamente do que a endoscopia rígida, exceto em alguns campos como ginecologia e ortopedia[6]. Em meados da década de 1970 os endoscópios rígidos e flexíveis fizeram uma rápida transição dos instrumentos diagnósticos para os terapêuticos. A explosão da cirurgia videoassistida nos últimos 20 anos foi resultado do desenvolvimento de dispositivos compactos de alta resolução e carga acoplada que podiam ser montados na extremidade interna de endoscópios flexíveis ou na extremidade externa de um endoscópio rígido[6]. Juntamente com fontes de luz brilhante, cabos de fibra óptica e monitores de vídeo de alta definição, o videoendoscópio mudou nossa compreensão da anatomia cirúrgica e reformulou a prática cirúrgica[6].

CONCEITOS

A cirurgia videolaparoscópica (VLP) envolve a colocação de um pequeno telescópio na cavidade corporal. A óptica fornece iluminação dos tecidos-alvo e transmite uma imagem ampliada e de alta definição ao cirurgião por meio de um sistema de câmera acoplado. A visão, especialmente quando se usam câmeras de alta definição, é extremamente clara (Figura 44.1). Elimina sombras e proporciona a todos os membros da equipe cirúrgica uma visão idêntica da cirurgia. Uma limitação importante da imagem laparoscópica é que ela geralmente é monocular (em comparação com a visão binocular que temos na cirurgia aberta) porque as ópticas tradicionais têm um sistema de lente única. Com uma óptica monocular, o cirurgião obtém uma visão bidimensional do corpo exibida em um monitor de vídeo. Avaliar as posições relativas dos instrumentos e tecidos visualizados em vista tridimensional é uma habilidade aprendida, e a maioria dos cirurgiões é capaz de se ajustar à imagem laparoscópica com um pouco de prática[7].

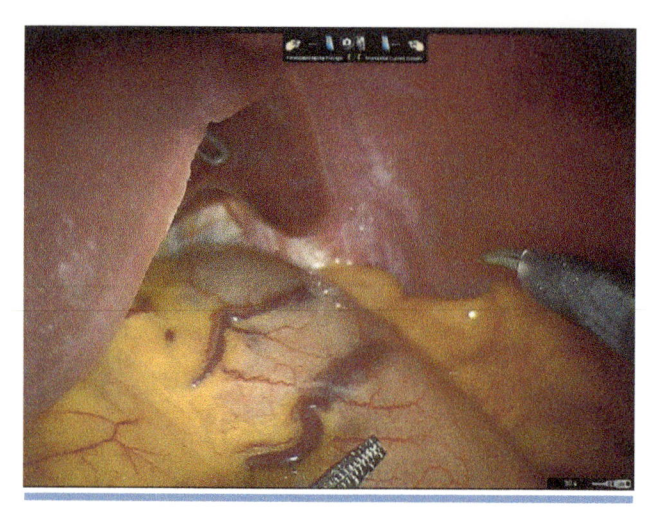

Figura 44.1. Visão laparoscópica.

A maioria dos sistemas de câmera pode ser ampliada eletronicamente e ajustada para sensibilidade à luz. Esses sistemas também são ideais para gravar imagens estáticas ou vídeos para documentação de achados cirúrgicos ou para fins de ensino. Essas imagens podem ser anexadas ao prontuário e armazenadas com o arquivamento de imagens radiológicas e imagens do sistema de registro de prontuários. Dessa forma, as imagens ficam disponíveis para o radiologista, o patologista e outros profissionais, para atendimento ao paciente ou iniciativas de melhoria da qualidade. Uma desvantagem da laparoscopia é o campo de visão limitado; a óptica deve ser mobilizada para obtenção de uma imagem ideal. Quanto mais próximo a óptica estiver do alvo, melhor será a iluminação, ampliação e detalhes da imagem, mas o campo de visão será mais limitado. A comunicação constante entre o cirurgião que está fazendo a operação e o assistente que manipula a câmera é essencial para uma cirurgia segura[7].

As imagens laparoscópicas fornecem ao cirurgião uma visão da superfície dos tecidos. Na cirurgia aberta, o cirurgião pode palpar e comprimir os tecidos para ter uma noção da presença da patologia que se encontra profundamente à superfície[7]. Como a avaliação manual direta não está disponível durante a laparoscopia, o cirurgião deve adotar outros métodos para avaliar os tecidos abaixo da superfície. Algumas dessas informações podem ser adquiridas antes da cirurgia, avaliando-se o paciente com imagens transversais, como ultrassom, tomografia computadorizada (TC) e ressonância magnética (MRI). Imagens digitais de tomografias e ressonâncias magnéticas podem ser exibidas no centro cirúrgico usando marcadores de superfície para ajudar o cirurgião a consolidar esses achados com a exibição visual da superfície do tecido durante a cirurgia. As vantagens do ultrassom (Figura 44.2) são que ele é fácil de usar no intraoperatório e pode ser posicionado para fornecer informações em tempo real do tecido que está sendo visualizado através do sistema de VLP. Um cirurgião com experiência em ultrassom intraoperatório pode incorporar a superfície e as informações transversais para avaliar cuidadosamente os tecidos-alvo.

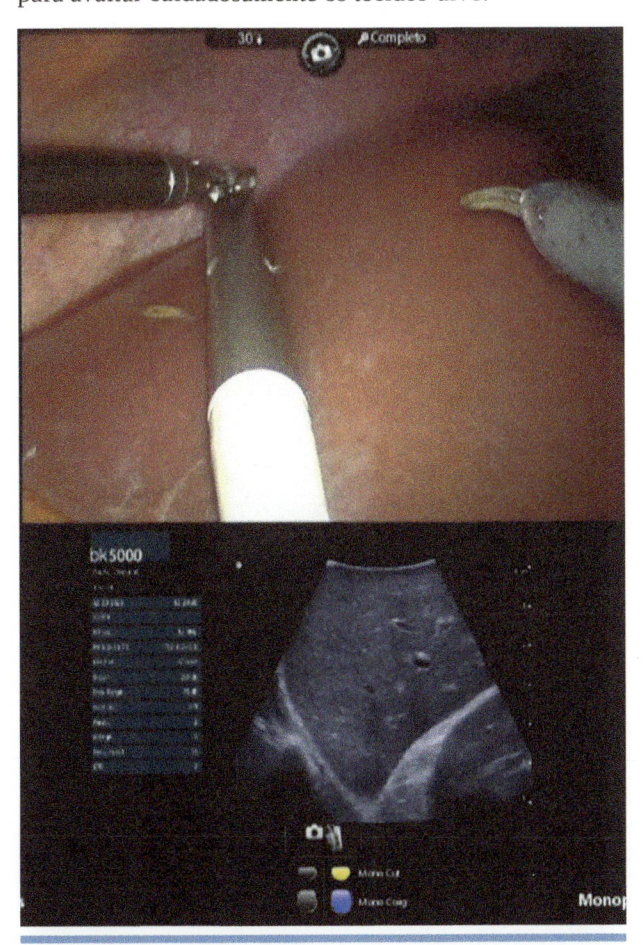

Figura 44.2. US intraoperatório.

Apesar das muitas vantagens, a VLP oferece alguns desafios muito específicos. Ao operar através de uma grande incisão, existem relativamente poucas restrições na amplitude de movimento dos instrumentos cirúrgicos. Se um cirurgião quiser mover a ponta do instrumento para cima, ele pode mover toda a mão e o instrumento para cima[3]. Na laparoscopia, o abdome é insuflado com gás para criar um espaço de trabalho. Geralmente, 5 a 6 litros de dióxido de carbono são insuflados na cavidade abdominal, separando as estruturas e permitindo que a lente se concentre no tecido-alvo a uma distância adequada. Para evitar a perda deste espaço de trabalho, os instrumentos devem ser passados por trocartes herméticos ou portais colocados na parede abdominal. Esses portais possuem válvulas que vedam os instrumentos, mantendo a pressão positiva e o espaço de trabalho. A configuração desses portais apresenta algumas limitações à utilização dos instrumentos, com relação à geometria e à curvatura dos eixos dos instrumentos (Figura 44.3). Como as alças dos instrumentos estão fora do paciente, as hastes geralmente são bastante longas. A interposição do instrumento laparoscópico entre as mãos do cirurgião e o tecido-alvo amortece o *feedback* tátil. Os cirurgiões confiam em sua determinação de textura e compressibilidade para avaliar as características e patologia do tecido. Na cirurgia VLP, o cirurgião deve aprender como interpretar essas características por meio do instrumento[3]. Na cirurgia robótica, o cirurgião opera um dispositivo em um console externo ao paciente, que controla os instrumentos dentro do paciente. Usar a tecnologia robótica sem *feedback* tátil resulta na perda completa do sentido do tato para avaliar os tecidos.

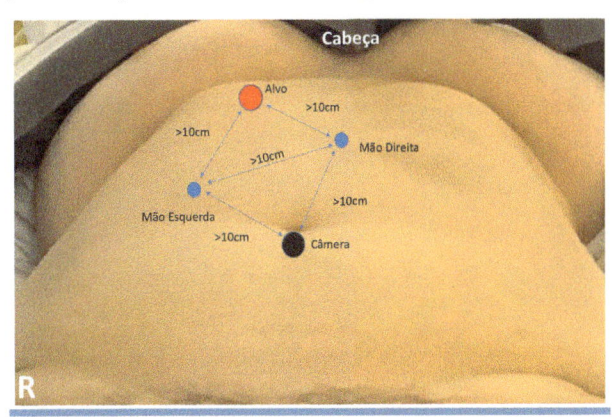

Figura 44.3. Posicionamento dos trocartes.

À medida que os cirurgiões se tornaram mais habilidosos em laparoscopia, a variedade de procedimentos cirúrgicos aos quais as técnicas de VLP foram aplicadas continuou a crescer, reforçada por evidências de eficácia e segurança, demanda do paciente e melhor instrumentação[2,3,8-10] Japan, from October 4 to 6, 2014 to evaluate the current status of laparoscopic liver surgery and to provide recommendations to aid its future development. Seventeen questions were addressed. The first 7 questions focused on outcomes that reflect the benefits and risks of LLR. These questions were addressed using the Zurich-Danish consensus conference model inwhich the literature and expert opinion were weighed by a 9-member jury, who evaluated LLR outcomes using GRADE and a list of comparators. The jury also graded LLRs by the Balliol Classification of IDEAL. The jury concluded that MINORLLRs had become standard practice (IDEAL 3. As contraindicações relativas continuaram diminuindo. Atualmente, a maioria dos procedimentos cirúrgicos abdominais eletivos e de emergência é frequentemente realizada por via VLP.

Cirurgia robótica minimamente invasiva

O conceito de cirurgia robótica é usar as características dos robôs para melhorar as capacidades do cirurgião em comparação com o trabalho à mão livre[7,11]. Em comparação com o uso da robótica na indústria, o robô não funciona de forma autônoma, mas atua como uma interface entre o cirurgião e o paciente. Nessa relação mestre-escravo, o cirurgião (mestre) senta-se em um console, em posição ergonômica e confortável, e usa os movimentos das mãos e dos pés para controlar o movimento da óptica e dos instrumentos (escravo) no

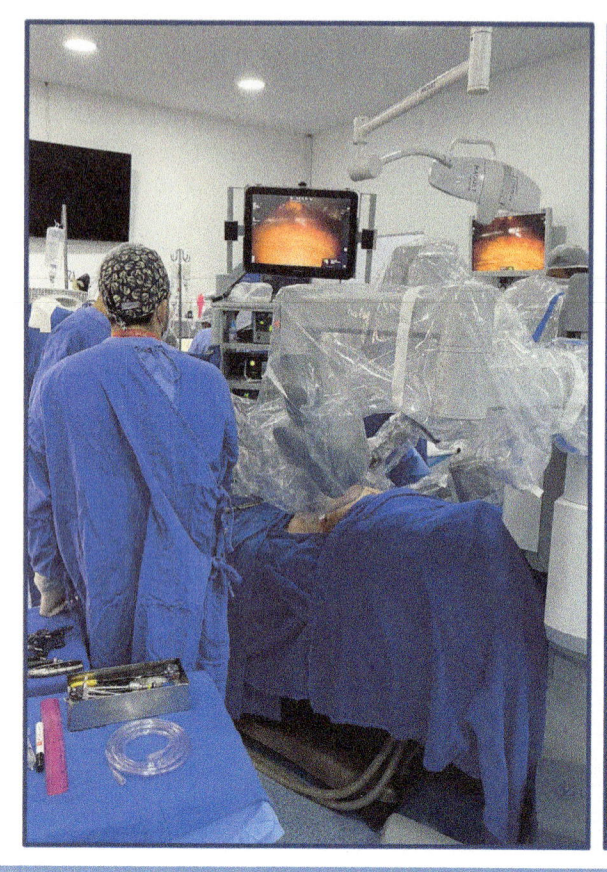

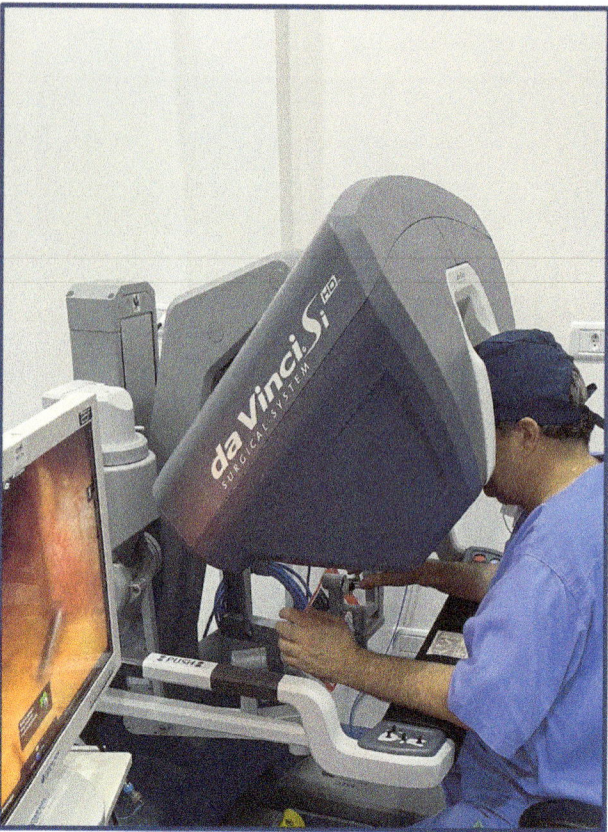

Figura 44.4. Disposição robótica.

Tabela 44.1. Efeitos fisiológicos do pneumoperitônio

Parâmetro	Efeito
Pressão arterial média	Aumento
Resistência vascular sistêmica	Aumento
Frequência cardíaca	Estabilidade
Pressão capilar pulmonar	Aumento
Pressão venosa central	Aumento
Débito cardíaco	Redução
Fluxo vascular renal	Redução
Fluxo vascular hepático	Redução
Fluxo vascular mesentérico	Redução
Fluxo vascular cerebral	Aumento

paciente. O sistema robótico clássico disponível comercialmente usa um laparoscópio com dois sistemas ópticos que fornecem visão binocular (tridimensional). Os instrumentos cirúrgicos são empunhados perto de suas pontas distais, de modo que os movimentos das mãos do cirurgião podem ser reproduzidos pelos instrumentos sem as limitações usuais do efeito de fulcro visto com instrumentos VLP tradicionais. Os graus de liberdade de movimento dos instrumentos são aumentados, tornando mais fácil fazer manobras finas do que com a cirurgia VLP tradicional. O cirurgião pode trabalhar de dentro da sala de cirurgia ou remotamente, porque não há contato direto entre o cirurgião no console e os instrumentos (Figura 44.4). Uma consequência dessa interface é que o cirurgião não tem percepção tátil dos tecidos e deve se adaptar usando informações visuais.

A cirurgia robótica abriu o conceito de telecirurgia[7,12]. Teoricamente, o cirurgião pode operar pacientes a grandes distâncias; entretanto, pessoal treinado ainda seria necessário no local para preparar o paciente, inserir os portais, aproximar o robô, trocar os instrumentos e intervir para tratar complicações ou achados inesperados que não podem ser controladas roboticamente. Quanto maior a distância que os dados precisam ser transmitidos do console para o paciente, maior o atraso latente. Atrasos de mais de 250 ms podem ter um impacto significativo na qualidade da cirurgia[13].

A cirurgia robótica oferece outras oportunidades interessantes para melhorar o desempenho cirúrgico. Como há uma interface entre o cirurgião e os instrumentos, é possível modular a relação entre o movimento do cirurgião e o movimento do instrumento eletronicamente. O robô pode ajustar o ganho ou a escala do movimento. Desta forma, o cirurgião pode fazer movimentos maiores para efetuar movimentos muito finos da ponta do instrumento; isso pode ser muito útil para cirurgias que requerem movimentos muito finos e precisos, como suturar pequenos vasos. Algoritmos também podem ser incorporados para amortecer o tremor usando filtros incorporados. Mais recentemente, a cirurgia robótica foi realizada em conjunto com a anestesia assistida por robótica. A anestesia assistida por robô envolve uma plataforma automatizada onde os agentes anestésicos são controlados usando dispositivos assistidos por computador que calculam doses de anestesia momento a momento em um sistema de circuito fechado para fornecer dosagem ideal. Sistemas semelhantes foram usados para melhorar o desempenho e a segurança em anestesia regional[14].

Atualmente, os sistemas robóticos VLP são amplamente utilizados em cirurgia urológica e cirurgia ginecológica e, em menor extensão, em cirurgia cardíaca, otorrinolaringologia e cirurgia geral[15]medical societies and proctors have to achieve leading roles in training and certification of surgeons, acting in partnership with industry. Methods: a national web-based survey was promoted by the Colégio Brasileiro de Cirurgiões (CBC-Brazilian College of Surgeons. As principais desvantagens são os custos, o volume, o tempo de preparação do equipamento e a ausência de dados definitivos para mostrar a superioridade das operações robóticas sobre as operações feitas por cirurgiões laparoscópicos experientes[16].

FISIOPATOLOGIA

A característica única da cirurgia VLP é a necessidade de levantar a parede abdominal dos órgãos abdominais. O método utilizado pela maioria dos cirurgiões é o pneumoperitônio. Ao longo do início do século XX, a visualização intraperitoneal era alcançada inflando a cavidade abdominal com ar, usando um bulbo de esfigmomanômetro[6]. O problema de usar a insuflação de ar é que o nitrogênio é pouco solúvel no sangue e é lentamente absorvido pelas superfícies peritoneais. Acreditava-se que o pneumoperitônio a ar era mais doloroso que o pneumoperitônio de óxido nitroso (N2O), mas menos doloroso do que o pneumoperitônio de dióxido de carbono (CO2).

Os efeitos fisiológicos do pneumoperitônio de CO_2 podem ser divididos em duas áreas: (a) efeitos específicos do gás e (b) efeitos específicos da pressão (Tabela 44.1). O CO_2 é rapidamente absorvido através da membrana peritoneal para a circulação. Na circulação, o CO_2 cria uma acidose respiratória pela geração de ácido carbônico[6]. Os ossos absorvem CO_2 (até 120 L) e minimizam o desenvolvimento de hipercarbia ou acidose respiratória durante breves procedimentos endoscópicos[14]. Uma vez que os reservatórios do corpo estão saturados, a acidose respiratória se desenvolve rapidamente, e o sistema respiratório assume a responsabilidade de acompanhar a absorção de CO_2 e sua liberação.

Em pacientes com função respiratória normal, isso não é difícil; o anestesiologista aumenta a frequência ventilatória ou capacidade vital do ventilador. Se a frequência respiratória necessária ultrapassar 20 respirações por minuto, pode haver troca gasosa menos eficiente e aumento da hipercarbia. Por outro lado, se a capacidade vital aumentar substancialmente, há uma maior oportunidade para barotrauma e maior interferência do movimento respiratório no campo operatório abdominal superior. Em algumas situações, é aconselhável evacuar o pneumoperitônio ou reduzir a pressão intra-abdominal para dar tempo ao anestesiologista para ajustar a hipercarbia[14]. Embora a acidose respiratória leve provavelmente seja um problema insignificante, a acidose respiratória mais grave pode levar a arritmias cardíacas. A hipercarbia também causa taquicardia e aumento da resistência vascular sistêmica, o que eleva a pressão arterial e aumenta a demanda de oxigênio do miocárdio[14].

Os efeitos da pressão do pneumoperitônio na fisiologia cardiovascular também foram estudados. No indivíduo hipovolêmico, a pressão excessiva na veia cava inferior e uma posição de Trendelenburg reversa com perda do tônus muscular dos membros inferiores podem causar diminuição do retorno venoso e diminuição do débito cardíaco[1]. Isso não é visto no paciente normovolêmico. A arritmia mais comum criada por laparoscopia é a bradicardia. Um rápido estiramento da membrana peritoneal frequentemente causa uma resposta vasovagal com bradicardia e, ocasionalmente, hipotensão[1]. O manejo apropriado desse evento é a desinflação do abdome, administração de agentes vagolíticos (p. ex., atropina) e reposição volêmica adequada[14].

Com o aumento da pressão intra-abdominal comprimindo a veia cava inferior, há diminuição do retorno venoso das extremidades inferiores. Isso foi bem documentado no paciente colocado na posição de Trendelenburg reversa para operações abdominais superiores. O ingurgitamento venoso e a diminuição do retorno venoso promovem a trombose venosa[17]. Muitas séries de procedimentos laparoscópicos avançados, nos quais a profilaxia para trombose venosa profunda (TVP) não foi usada, demonstram a frequência de embolia pulmonar. Esta geralmente é uma complicação evitável com o uso de meias de compressão pneumática, heparina subcutânea ou heparina de baixo peso molecular[17]. Em procedimentos laparoscópicos de curta duração como apendicectomia, correção de hérnia ou colecistectomia, o risco de TVP pode não ser suficiente para justificar profilaxia agressiva.

O aumento da pressão do pneumoperitônio é transmitido diretamente através do diafragma paralisado para a cavidade torácica, criando aumento da pressão venosa central e das pressões de enchimento dos lados direito e esquerdo do coração. Se as pressões intra-abdominais são mantidas abaixo de 20 mmHg, o débito cardíaco geralmente é bem mantido[17]. O efeito direto do pneumoperitônio no aumento da pressão intratorácica aumenta o pico de pressão inspiratória, a pressão através da parede torácica e, também, a probabilidade de barotrauma. Apesar dessas preocupações, a lesão pleural e o consequente pneumotórax são raros após cirurgia VLP não complicada[18].

O aumento da pressão intra-abdominal diminui o fluxo sanguíneo renal, a taxa de filtração glomerular e o débito urinário. Esses efeitos podem ser mediados por pressão direta no rim e na veia renal[14]. O efeito secundário da diminuição do fluxo sanguíneo renal é aumentar a liberação de renina plasmática, elevando assim a retenção de sódio. Níveis aumentados de hormônio antidiurético circulante também são encontrados durante o pneumoperitônio, aumentando a reabsorção de água livre nos túbulos distais[14]. Embora os efeitos do pneumoperitônio no fluxo sanguíneo renal sejam imediatamente reversíveis, as alterações mediadas por hormônios, como níveis elevados de hormônio antidiurético, diminuem o débito urinário por até 1 hora após o término do procedimento. A oligúria intraoperatória é comum durante a VLP, mas o débito urinário não é um reflexo do *status* do volume intravascular. A administração de fluidos intravenosos durante um procedimento VLP não

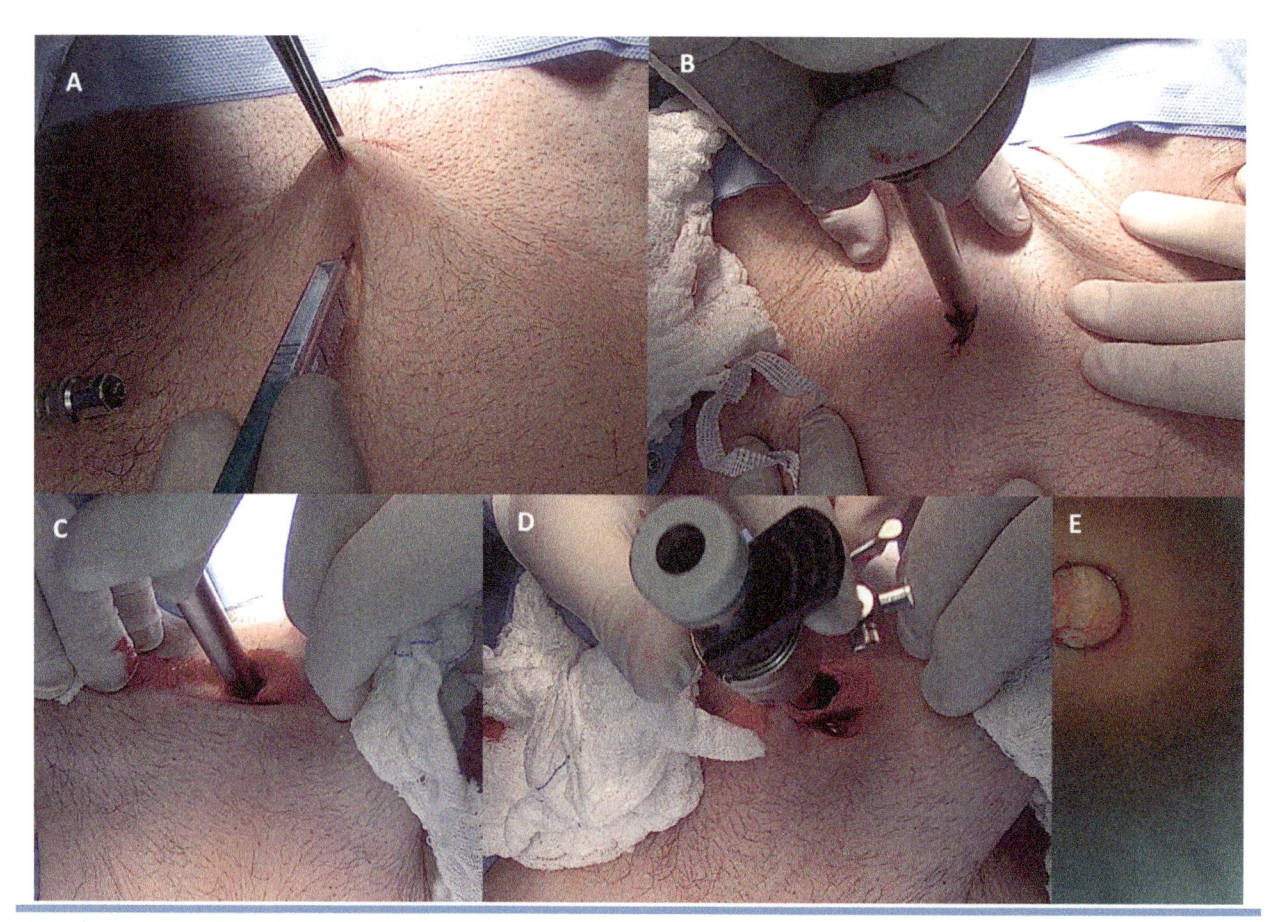

Figura 44.5. Acesso à cavidade. A: Incisão; B: posicionamento do trocarte; C: tração da parede abdominal; D: inserção do trocarte; E: confirmação da posição intraperitoneal.

complicado não deve ser associada ao débito urinário. Como as perdas insensíveis de fluido através do abdome aberto são eliminadas com laparoscopia, a necessidade de fluido suplementar durante um procedimento cirúrgico laparoscópico deve apenas acompanhar o acúmulo venoso nos membros inferiores, perdas do terceiro espaço no intestino e perda de sangue, que geralmente é menor do que ocorre com uma operação aberta equivalente.

As respostas endócrinas à cirurgia laparoscópica nem sempre são intuitivas. Os níveis de cortisol sérico após as operações laparoscópicas são frequentemente mais elevados do que após a operação equivalente realizada por via aberta[1]. A maior diferença entre a resposta endócrina da cirurgia aberta e VLP é o equilíbrio mais rápido da maioria dos níveis hormonais mediados pelo estresse após a cirurgia VLP. A supressão imunológica também é menor após a VLP do que após a cirurgia aberta. Há uma tendência de normalização mais rápida dos níveis de citocinas após um procedimento VLP do que após o procedimento equivalente realizado por via aberta[1].

PRINCÍPIOS GERAIS

Acesso laparoscópico

A criação de um pneumoperitônio requer que os instrumentos de acesso (trocartes) contenham válvulas para manter a inflação abdominal.

Dois métodos são usados para estabelecer o acesso abdominal durante procedimentos laparoscópicos. O primeiro, laparoscopia de punção direta, começa com a elevação da parede abdominal relaxada com dois clipes de toalha ou uma mão bem posicionada. Uma pequena incisão é feita no umbigo e uma agulha especializada com mola (Veress) é colocada na cavidade abdominal (Figura 44.5). A agulha de Veress deve ser presa em seu colarinho serrilhado com o polegar e o indicador. No umbigo, a parede abdominal é apreendida com os dedos ou com uma pinça traumática penetrante para elevar a parede abdominal para longe das estruturas subjacentes. Com a agulha de Veress, dois estalos distintos são sentidos quando o cirurgião passa a agulha através da fáscia da parede abdominal e do peritônio. O umbigo geralmente é escolhido como o ponto de acesso preferencial porque, neste local, a parede abdominal é bastante fina, mesmo em pacientes obesos. O abdome é inflado com um insuflador de pressão limitada. Geralmente é usado gás CO_2, com pressões máximas na faixa de 14 a 15 mmHg. Durante o processo de insuflação, é essencial que o cirurgião observe as leituras de pressão e fluxo no monitor para confirmar a localização intraperitoneal da ponta da agulha de Veress. A cirurgia laparoscópica pode ser realizada sob anestesia local, mas a anestesia geral é preferível.

Após a insuflação peritoneal, o acesso direto ao abdome é obtido com um trocarte de 5 ou 10 mm. A entrada direta da punção é observada quando o trocarte é passado através da parede abdominal. As questões críticas para uma VLP de punção direta segura incluem o uso de um estilete ventilado para o trocarte, ou um trocarte com uma proteção de segurança ou ponta dilatadora. Um trocarte de visualização óptica pode ser usado sem insuflação prévia; entretanto, o reconhecimento adequado das camadas da parede abdominal é fundamental para evitar a entrada no mesentério ou em estruturas subjacentes. Em todas as entradas diretas da punção, o trocarte deve ser apontado para longe do promontório sacral e dos grandes vasos. A posição do paciente deve ser avaliada antes da colocação do trocarte para garantir um trajeto adequado.

Ocasionalmente, a técnica de acesso peritoneal direto (Hasson) é aconselhável[19]. Com essa técnica, o cirurgião faz uma pequena incisão logo abaixo do umbigo e sob visão direta localiza a fáscia abdominal. Duas pinças de Kocher são colocadas na fáscia e, com uma tesoura de Mayo curva, uma pequena incisão é feita através da fáscia e do peritônio subjacente. Um dedo é colocado no abdome para se certificar de que não há intestino aderido. Uma sutura resistente é colocada em cada lado da fáscia e presa às asas de um trocarte específico, que é então passado diretamente na cavidade abdominal. A rápida insuflação pode compensar o tempo perdido com a dissecção inicial. Essa técnica é preferível para abdomes de pacientes que foram submetidos a operações anteriores nas quais o intestino delgado pode estar aderido à superfície inferior da ferida abdominal.

A aderência do intestino ao peritônio no abdome previamente operado não elimina a possibilidade de lesão intestinal, mas deve tornar a lesão de grandes vasos extremamente improvável. Devido às dificuldades de visualização da região abdominal imediatamente adjacente ao trocarte primário, é recomendado que a óptica seja passada através de um trocarte secundário para inspecionar o local do acesso abdominal inicial. As punções secundárias são feitas com trocartes de 5 e 10 mm. Para um acesso seguro à cavidade abdominal, é fundamental visualizar todos os locais de entrada do trocarte. No final da operação, todos os trocartes são removidos sob visão direta e os locais de inserção são inspecionados para sangramento. Se ocorrer sangramento, a pressão direta com um instrumento de outro local do trocarte ou o tamponamento com balão com um cateter de Foley colocado através do local do trocarte geralmente controlam o sangramento em 3 a 5 minutos. Quando isso não é bem-sucedido, uma sutura de espessura total da parede abdominal deve ser utilizada para tamponar o sangramento no local do trocarte.

É geralmente aceito que trocartes de 5 mm não precisem de sutura da aponeurose no local. Os trocartes de 10 mm colocados fora da linha média, através de uma bainha de dilatação radial ou acima do mesocólon transverso, normalmente não requerem reparo da aponeurose. Por outro lado, se a aponeurose foi dilatada para permitir a passagem da vesícula biliar ou outro órgão, ela deve ser reparada com suturas interrompidas. O não fechamento da aponeurose dos locais dos trocartes abdominais inferiores com diâmetro de 8 mm ou maior pode causar hérnia encarcerada.

O acesso intraperitoneal para cirurgia robótica segue os princípios do acesso VLP; no entanto, o tamanho dos portais varia de acordo com a plataforma utilizada, em geral 8 mm.

Posicionamento dos portais

Os trocartes para as mãos esquerda e direita do cirurgião devem ser colocados a pelo menos 10 cm de distância entre si. Para a maioria das operações, é possível orientar a óptica entre esses dois trocartes e ligeiramente para trás. A orientação ideal do trocarte deve criar um triângulo equilátero entre a mão direita, a mão esquerda do cirurgião e a óptica, com 10 a 15 cm em cada lado. O alvo da operação deve ser orientado no ápice de um segundo triângulo equilátero construído em espelho ao primeiro. Esses quatro pontos de referência criam um diamante (Figura 44.3). O cirurgião assistente fica atrás da óptica, o que fornece orientação ergonômica ideal. O cirurgião principal deve estar elevado em relação ao assistente para evitar conflitos entre os instrumentos e a câmera.

A posição da mesa cirúrgica deve permitir que o cirurgião trabalhe com ambos os cotovelos nas laterais, com os braços dobrados a 90° no cotovelo. Geralmente é necessário alterar a posição da mesa cirúrgica com inclinação para a esquerda ou direita com o paciente na posição Trendelenburg ou Trendelenburg reverso (Figura 44.6), dependendo do campo operatório[19].

Sistemas de Imagem e energia

A iluminação e a resolução dependem tanto da óptica, da fonte de luz e do cabo de luz quanto da câmera de vídeo utilizada. As imagens para laparoscopia usam uma óptica de metal rígida, geralmente com 30 cm de comprimento. A óptica padrão contém uma série de hastes ópticas de quartzo e lentes alinhadas.

As ópticas rígidas podem ter uma extremidade plana ou angular. A extremidade plana fornece uma visão reta (0°) e a extremidade angular fornece uma visão oblíqua (30° ou 45°). As ópticas angulares permitem maior flexibilidade na visualização de um campo operatório mais amplo através de um único trocarte.

Muitos procedimentos VLP utilizam fontes de energia convencionais, mas os benefícios da cirurgia com menos sangramento para manter a visualização ideal geraram novas maneiras de aplicar energia. A fonte de energia mais comum é a eletrocirurgia, utilizando uma corrente alternada com frequência de 500.000 ciclos/s (Hz). O aquecimento do tecido progride através das fases bem conhecidas de coagulação (60° C), vaporização e dissecção (100°C) e carbonização (> 200°C).

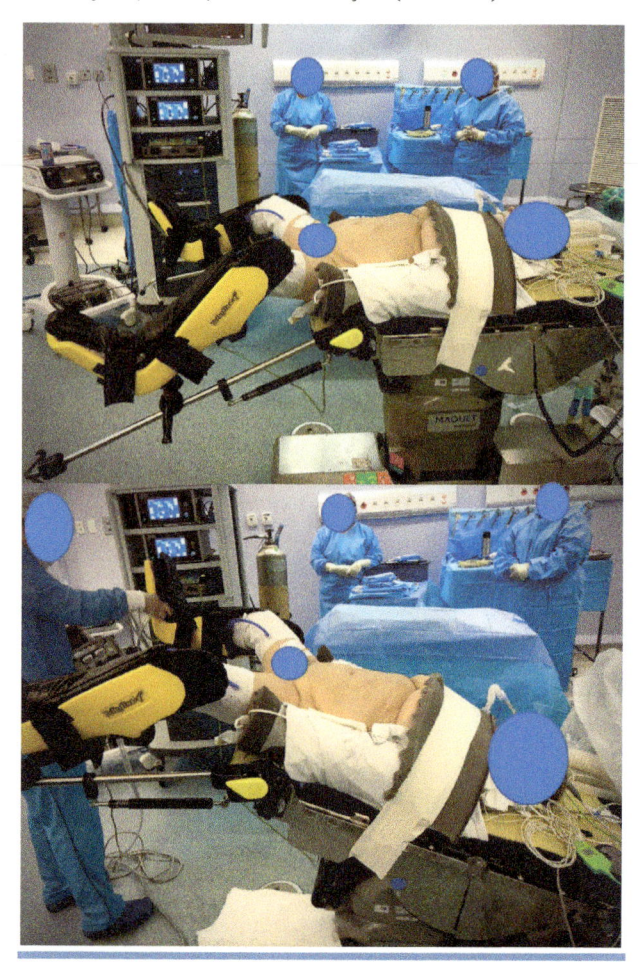

Figura 44.6. Posicionamento do paciente.

Os dois métodos mais comuns de eletrocirurgia são com eletrodos monopolar e bipolar. Com a eletrocirurgia monopolar, uma placa de aterramento remota na perna ou nas costas do paciente recebe o fluxo de elétrons que se originam em uma fonte pontual, o eletrodo cirúrgico. Um eletrodo de ponta fina causa alta densidade de corrente no local de aplicação e rápido aquecimento do tecido. A eletrocirurgia monopolar é barata e fácil de modular para atingir diferentes efeitos no tecido. Uma descarga de corrente de alta voltagem e curta duração (corrente de coagulação) fornece aquecimento extremamente rápido do tecido. A corrente de baixa voltagem e alta potência (corrente de corte) é melhor para a dissecção e vaporização do tecido. Quando o cirurgião deseja a divisão do tecido com a menor quantidade de lesão térmica e menos necrose de coagulação, uma corrente de corte é utilizada.

Com a eletrocirurgia bipolar, os elétrons fluem entre dois eletrodos adjacentes. O tecido entre os dois eletrodos é aquecido e dissecado. Há pouca oportunidade para corte de tecido quando a corrente bipolar é utilizada sozinha, mas a capacidade de coaptar os eletrodos através de um vaso fornece o melhor método de coagulação de pequenos vasos sem lesão térmica aos tecidos adjacentes. Os fabricantes de dispositivos VLP avançados alavancaram a capacidade de uso seletivo da energia bipolar e combinada com a força compressiva e uma lâmina controlável para criar uma série de ferramentas de dissecção e selagem de vasos altamente funcionais. Para evitar lesões térmicas em estruturas adjacentes, o campo de visão VLP deve incluir todas as partes não isoladas do eletrodo eletrocirúrgico (pinça de energia). Além disso, a integridade do isolamento deve ser mantida e garantida (Figura 44.7). O acoplamento capacitivo ocorre quando um trocarte de plástico isola a parede abdominal da corrente; por sua vez, a corrente é drenada por uma pinça de metal ou pela óptica para as vísceras. Isso pode resultar em necrose térmica e até fístula intestinal tardia. Outro mecanismo potencial para lesão visceral não reconhecida pode ocorrer com o acoplamento direto da corrente à óptica e ao intestino adjacente.

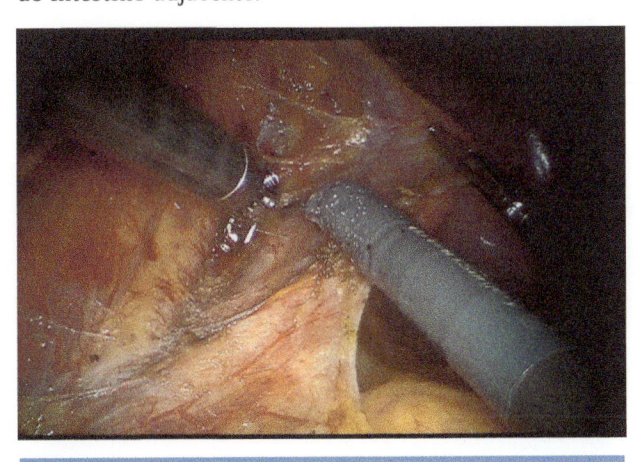

Figura 44.7. Exposição das extremidades das pinças no campo de visão.

Um terceiro meio de energia é a ultrassônica, com instrumentos de oscilação rápida, capazes de aquecer o tecido com fricção; esta tecnologia representa um grande avanço na tecnologia de energia. Um exemplo de sua aplicação é o dispositivo de tesoura de coagulação VLP (bisturi harmônico), que é capaz de coagular e dividir os vasos sanguíneos, primeiro ocluindo-os e, em seguida, fornecendo calor suficiente para soldar as paredes dos vasos sanguíneos juntas e para dividir o vaso (Figura 44.8). Este método não elétrico de coagulação e divisão de tecido com uma quantidade mínima de dano colateral facilitou a realização de vários procedimentos endocirúrgicos. É especialmente útil no controle de sangramento de vasos de tamanho médio, que são grandes demais para serem tratados com eletrocautério monopolar.[2,19,20] A capacidade de prender o tecido entre uma lâmina ativa e uma lâmina passiva permite o reconhecimento dos tecidos seguido de corte.

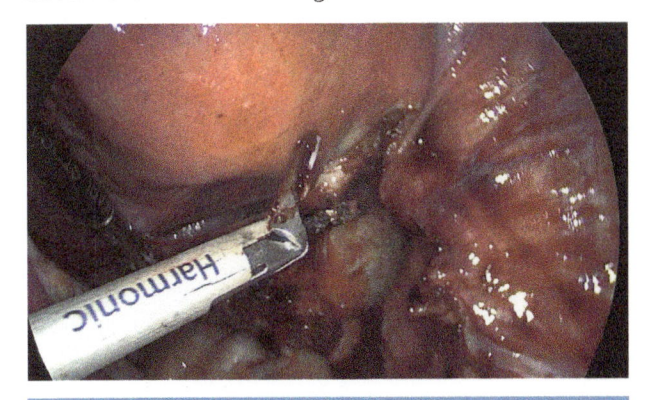

Figura 44.8. Bisturi harmônico ultrassônico.

Instrumentação

Os instrumentos manuais para VLP geralmente são duplicações de instrumentos cirúrgicos convencionais feitos mais longos, mais finos e menores na ponta. É importante lembrar que ao agarrar o tecido com instrumentos laparoscópicos, uma força maior é aplicada sobre uma área de superfície menor, o que aumenta o risco de perfuração ou lesão.

Certos instrumentos convencionais, como tesouras, são fáceis de reproduzir, com diâmetro de 3 a 5 mm e comprimento de 20 a 45 cm, mas outros instrumentos, como pinças, podem não fornecer a mesma habilidade à distância. Diferentes configurações de pinças foram desenvolvidas para substituir as várias configurações de pinças cirúrgicas. Os instrumentos manuais padrão têm 5 mm de diâmetro e 30 cm de comprimento[2]. Um instrumento manual laparoscópico exclusivo é o gancho elétrico monopolar. Este dispositivo geralmente é configurado com um aparelho de sucção e irrigação para eliminar a fumaça e o sangue do campo operatório. O gancho monopolar permite a formação de tendas de tecido sobre um fio de metal com coagulação e divisão subsequentes do tecido.

CONCLUSÃO

A fronteira final para a cirurgia aprimorada por computador é a promessa da telecirurgia, na qual o cirurgião fica a uma grande distância do paciente. Essa aplicação raramente tem sido utilizada, pois a segurança proporcionada por ter o cirurgião à beira do leito não pode ser sacrificada para comprovar o conceito. Avanços nas últimas décadas permitiram a expansão das indicações de aplicação da cirurgia minimamente invasiva nas diversas especialidades, proporcionando difusão do treinamento e habilitação de cirurgiões nas mais diversas localidades.

▶ REFERÊNCIAS BIBLIOGRÁFICAS

1. Neogi P, Kumar P, Kumar S. Low-pressure Pneumoperitoneum in Laparoscopic Cholecystectomy: A Randomized Controlled Trial. Surg Laparosc Endosc Percutaneous Tech [Internet]. 2020 Feb 1 [cited 2021 May 18];30(1):30-4. Disponível em: https://pubmed.ncbi.nlm.nih.gov/31425453/.
2. Himal HS. Minimally invasive (laparoscopic) surgery: The future of general surgery [Internet]. Vol. 16, Surgical Endoscopy and Other Interventional Techniques. Surg Endosc; 2002 [cited 2021 May 18]. p. 1647-52. Disponível em: https://pubmed.ncbi.nlm.nih.gov/12098024/.
3. Abreu P, Ferreira R, Mineli V, et al. Video-Assisted Jejunostomy Tube Placement With Two Portals: Surgical Technique in Ten Steps. Surg Innov [Internet]. 2021 [cited 2021 May 18]; Disponível em: https://pubmed.ncbi.nlm.nih.gov/33393426/.
4. Katzir A. Optical fibers in medicine. Sci Am [Internet]. 1989 [cited 2021 May 18];260(5):120-5. Disponível em: https://pubmed.ncbi.nlm.nih.gov/2717913/.
5. Hirschowitz BI. The development and application of fiberoptic endoscopy. Cancer. 1988;61(10):1935-41.
6. Lau WY, Leow CK, Li AKC. History of endoscopic and laparoscopic surgery. World J Surg. 1997;21(4):444-53.
7. Jarc AM, Shah SH, Adebar T, et al. Beyond 2D telestration: an evaluation of novel proctoring tools for robot-assisted minimally invasive surgery. J Robot Surg. 2016 Jun 1;10(2):103-9.
8. Wakabayashi G, Cherqui D, Geller DA, et al. Recommendations for laparoscopic liver resection: a report from the second international consensus conference held in Morioka. Ann Surg [Internet]. 2015 Apr 1 [cited 2020 Jun 10];261(4):619-29. Disponível em: https://www.ncbi.nlm.nih.gov/pubmed/25742461.
9. Naffouje SA, Salloum RH, Khalaf Z, Salti GI. Outcomes of Open Versus Minimally Invasive Ivor-Lewis Esophagectomy for Cancer: A Propensity-Score Matched Analysis of NSQIP Database. Ann Surg Oncol [Internet]. 2019/03/29. 2019; Disponível em: https://www.ncbi.nlm.nih.gov/pubmed/30927192.
10. Chadi SA, Guidolin K, Caycedo-Marulanda A, et al. Current Evidence for Minimally Invasive Surgery During the COVID-19 Pandemic and Risk Mitigation Strategies: A Narrative Review [Internet]. Vol. 272, Annals of surgery. NLM (Medline); 2020 [cited 2020 Oct 9]. p. e118-24. Disponível em: /pmc/articles/PMC7268822/?report=abstract.
11. Zenoni SA, Arnoletti JP, de la Fuente SG. Recent developments in surgery: minimally invasive approaches for patients requiring pancreaticoduodenectomy. JAMA Surg [Internet]. 2013 Dec 1 [cited 2018 Dec 31];148(12):1154-7. Disponível em: http://archsurg.jamanetwork.com/article.aspx?doi=10.1001/jamasurg.2013.366.
12. Marttos A, Kuchkarian FM, Palaios E, et al. Surgical telepresence: the usability of a robotic communication platform. World Journal of Emergency Surgery. 2012;7:S11.
13. Lum MJH, Rosen J, King H, et al. Teleoperation in surgical robotics - Network latency effects on surgical performance. In: Proceedings of the 31st Annual International Conference of the IEEE Engineering in Medicine and Biology Society: Engineering the Future of Biomedicine, EMBC 2009 [Internet]. IEEE Computer Society; 2009 [cited 2021 May 18]. p. 6860-3. Disponível em: https://pubmed.ncbi.nlm.nih.gov/19964184/.
14. Hemmerling TM, Terrasini N. Robotic anesthesia: Not the realm of science fiction any more. Current Opinion in Anaesthesiology. 2012;25:736-42.
15. Araujo RLC, Benevenuto DSá, Zilberstein B, et al. Overview and perspectives about the robotic surgical certification process in Brazil: The new statement and a national web-survey. Rev Col Bras Cir [Internet]. 2020 [cited 2021 May 18];47:1-8. Disponível em: https://pubmed.ncbi.nlm.nih.gov/33111834/.
16. Nacul MP, Melani AGF, Zilberstein B, et al. Educational note: Teaching and training in robotic surgery. an opinion of the minimally invasive and robotic surgery committee of the brazilian college of surgeons [Internet]. Vol. 47, Revista do Colegio Brasileiro de Cirurgioes. Colegio Brasileiro de Cirurgioes; 2020 [cited 2021 May 18]. p. 1-12. : https://pubmed.ncbi.nlm.nih.gov/32844912/.
17. Becattini C, Pace U, Rondelli F, et al. Rivaroxaban for extended antithrombotic prophylaxis after laparoscopic surgery for colorectal cancer. Design of the PRO-LAPS II STUDY. Eur J Intern Med [Internet]. 2020 Feb 1 [cited 2021 May 18];72:53-9. Disponível em: https://pubmed.ncbi.nlm.nih.gov/31818628/.
18. Chae MS, Kwak J, Roh K, et al. Pneumoperitoneum-induced pneumothorax during laparoscopic living donor hepatectomy: a case report. BMC Surg [Internet]. 2020 Sep 16 [cited 2021 May 18];20(1). Disponível em: https://pubmed.ncbi.nlm.nih.gov/32938455/.
19. Şahan A, Ozkaptan O, Cubuk A, et al. Fast, Easy, and Safe Establishment of Pneumoperitoneum in Laparoscopic Surgery: The Fingertip Technique. JSLS J Soc Laparoendosc Surg [Internet]. 2021 Jan 1 [cited 2021 May 18];25(1). Disponível em: https://pubmed.ncbi.nlm.nih.gov/33628003/.
20. Chong CC-N, Lee K-F, Chu C-M, et al. Laparoscopic Hepatectomy (with or without Robotic Assistance) versus Radiofrequency Ablation as a Minimally Invasive Treatment for Very Early-Stage or Early-Stage Hepatocellular Carcinoma. Dig Surg [Internet]. 2019 Mar 27 [cited 2019 Apr 4];1-7. Disponível em: http://www.ncbi.nlm.nih.gov/pubmed/30917378.

Cirurgia Bariátrica

45

Heládio Feitosa de Castro Filho

Marcio Valle Cortez

INTRODUÇÃO

A obesidade é uma enfermidade crônica, multifatorial, na maioria das vezes incurável, que pode ser ameaçadora à vida quando atinge níveis acentuados, sendo então chamada de mórbida ou grave. Em sua origem apresenta elementos sociais, comportamentais, ambientais, culturais, psicológicos, metabólicos e genéticos[1]. Caracteriza-se pelo acúmulo de gordura corporal resultante do desequilíbrio energético prolongado, que pode ser causado pelo excesso de consumo de calorias e/ou inatividade física. Os fatores genéticos desempenham papel importante na determinação da suscetibilidade do indivíduo para o ganho de peso, porém são os fatores ambientais e de estilo de vida, tais como hábitos alimentares inadequados e sedentarismo, que geralmente levam a um balanço energético positivo, favorecendo o surgimento da obesidade.

A prevalência de sobrepeso e obesidade vem aumentando rapidamente no mundo, sendo considerada um importante problema de saúde pública nos Estados Unidos e no mundo ocidental[2] Esse aumento é verificado mesmo em países em desenvolvimento, como o Brasil.

O grau de obesidade é mais convenientemente quantificado utilizando-se o índice de massa corporal (IMC), uma vez que é de fácil obtenção e apresenta uma correlação relativamente acurada com a quantidade de gordura corporal. O IMC representa a razão entre o peso e a área de superfície corporal, expressada pelo peso (em quilos) dividido pelo quadrado da altura (em metros quadrados). A obesidade mórbida é caracterizada pelo IMC $\geq$ 40 kg/m2 ou IMC $\geq$ 35 kg/m2 associado à comorbidades como hipertensão, diabetes tipo 2, aterosclerose, apneia do sono e osteoartrite[3] Além dessas comorbidades, a obesidade está associada a um maior risco de câncer (mama, cólon e útero) e de morte prematura, uma pior qualidade de vida e uma maior necessidade de terapias para perda de peso[4], gerando altos custos diretos e indiretos para os sistemas de saúde.

A obesidade caracteriza-se por um estado pró-inflamatório crônico, marcado por níveis elevados de leptina e diminuídos de adiponectina.[5] Em condições basais, obesos apresentam níveis elevados de citocinas pró-inflamatórias como IL-6, TNF-α e MCP-1.[6] Neste ambiente, quando ocorre uma exposição antigênica, observa-se uma menor ativação de macrófagos e consequentemente das citocinas estimuladas por estas células. Desta forma, o microambiente obesogênico leva a maior vulnerabilidade a infecções bacterianas e virais.[7]

Estudos recentes tem demonstrado que a obesidade representa importante fator isolado de pior prognóstico na vigência de infecção pelo SARS-COV-2[8] SIMONNETT et. al. relataram risco 7 vezes maior de evoluir para necessidade de ventilação mecânica entre obesos[9] LIGHTER et. al. destacam a importância da obesidade sobretudo em pacientes mais jovens, com idade menor que 60 anos. Neste grupo, a obesidade representou importante fator de risco para maior taxa de hospitalização e admissão em UTI [10]

Os resultados dos tratamentos não cirúrgicos (terapias médicas, comportamentais e dietas) da obesidade mórbida são ineficazes em longo prazo e estão fadados a falhar em mais de 95% dos casos. Para esses pacientes, o tratamento cirúrgico representa a terapia mais efetiva, com perda de peso significativa e sustentada, bem como resolução ou melhora das comorbidades[1.]

Em 1991, o National Institutes of Health3 estabeleceu os guidelines para o tratamento cirúrgico da obesidade mórbida, atualmente referido como cirurgia. bariátrica. Existem duas estratégias cirúrgicas para. induzir perda de peso em pacientes obesos mórbidos: restrição gástrica e disabsorção intestinal, sendo que alguns procedimentos combinam esses dois elementos básicos[5]. Os procedimentos restritivos causam. saciedade precoce por meio da criação de um pequeno reservatório gástrico e prolongam a saciedade por meio da confecção de uma estreita via de saída desse reservatório. Dentre eles estão às várias técnicas de gastroplastia e de banda gástrica[4] Os procedimentos puramente disabsortivos não são mais utilizados na atualidade devido ao alto índice de efeitos colaterais e disfunções de órgãos, e incluem os antigos by-pass jejuno ileiais e jejuno-colônicos. As técnicas combinadas. incluem a derivação biliopancreática, com ou sem duodenal switch, técnicas com maior tendência disabsortiva, e o bypass gástrico em Y-de-Roux, técnica com maior tendência restritiva, mas que pode ter o mecanismo disabsortivo aumentado de acordo com a extensão do intestino delgado transposto.

Os objetivos deste capítulo são:

- Definir as indicações cirúrgicas para o tratamento da obesidade;
- Descrever as principais técnicas cirúrgicas;
- Abordar as principais complicações delas decorrentes.

INDICAÇÕES CIRÚRGICAS

Desde o consenso do NIH de 19913, as indicações para o tratamento cirúrgico da obesidade foram estabelecidas, passando a ser adotadas gradativamente, de tal sorte que, atualmente, em todos os países onde se pratica esta modalidade de tratamento estas são as diretrizes seguidas, inclusive com a chancela da International Federation for the Surgery of Obesity – IFSO e de suas diversas Sociedade Nacionais afiliadas.

No Brasil, de acordo com a resolução número 2.131/2015 do Conselho Federal de Medicina que versa sobre as indicações para o tratamento cirúrgico da obesidade[11], são candidatos a cirurgia bariátrica pacientes que se enquadrem em uma das seguintes situações(Tabela 45.1):

- Pacientes com índice de massa corpórea (IMC) acima de 40kg/m^2
- Pacientes com IMC maior que 35kg/m2 e portadores de comorbidezes (doenças agravadas pela obesidade e que melhoram quando a mesma é tratada de forma

Tabela 45.1. Requisitos para indicação cirurgica. Da cirurgia bariátrica

Pacientes com índice de massa corpórea (IMC) acima de 40kg/m2
Pacientes com IMC maior que 35kg/m2 e portadores de comorbidezes (doenças agravadas pela obesidade e que melhoram quando a mesma é tratada de forma eficaz) tais como: diabetes, apnéia do sono, hipertensão arterial, dislipidemia, doenças cardiovasculares (doença arterial coronariana, infarto do miocárdio, angina, insuficiência cardíaca congestiva, acidente vascular cerebral, hipertensão, fibrilação atrial e cardiomiopatia dilatada) cor pulmonale, síndrome de hipoventilação, asma grave não controlada, osteoartroses, hérnias discais, doença do refluxo gastroesofágico com indicação cirúrgica, colecistopatia calculosa, pancreatites agudas de repetição, esteatose hepática, incontinência urinária de esforço na mulher, infertilidade masculina e feminina, disfunção erétil, síndrome dos ovários policísticos, veias varicosas, doença hemorroidária, Hipertensão intracraniana idiopática (pseudotumor cerebri) estigmatização social e depressão.

eficaz) tais como: diabetes, apnéia do sono, hipertensão arterial, dislipidemia, doenças cardiovasculares (doença arterial coronariana, infarto do miocárdio, angina, insuficiência cardíaca congestiva, acidente vascular cerebral, hipertensão, fibrilação atrial e cardiomiopatia dilatada) cor pulmonale, síndrome de hipoventilação, asma grave não controlada, osteoartroses, hérnias discais, doença do refluxo gastroesofágico com indicação cirúrgica, colecistopatia calculosa, pancreatites agudas de repetição, esteatose hepática, incontinência urinária de esforço na mulher, infertilidade masculina e feminina, disfunção erétil, síndrome dos ovários policísticos, veias varicosas, doença hemorroidária, Hipertensão intracraniana idiopática (pseudotumor cerebri) estigmatização social e depressão.

- Obesidade estabelecida conforme os critérios acima, com tratamento clínico prévio insatisfatório de, pelo menos, dois anos.

Em relação a idade, podem realizar a cirurgia pacientes maiores de 18 anos. Entretanto, adolescentes com 16 anos completos e menores de 18 anos poderão ser operados, respeitadas as condições acima, além das exigências legais, de ter a concordância dos pais ou responsáveis legais, a presença de pediatra na equipe multiprofissional, a consolidação das cartilagens das epífises de crescimento dos punhos e outras precauções especiais, com o risco-benefício devendo ser muito bem analisado.

PRECAUÇOES PARA INDICAÇAO DA CIRURGIA

- Não uso de drogas ilícitas ou alcoolismo.
- Ausência de quadros psicóticos ou demenciais graves ou moderados.
- Compreensão, por parte do paciente e familiares, dos riscos e mudanças de hábitos inerentes a uma cirurgia de grande porte sobre o tubo digestivo e da necessidade de acompanhamento pós-operatório com a equipe multidisciplinar, a longo prazo.

CIRURGIA METABÓLICA

O Conselho Federal de Medicina, por meio da resolição 2.172/2017, Reconhece a cirurgia metabólica para o tratamento de pacientes portadores de diabetes mellitustipo 2, com IMC entre 30 kg/m2 e 34,9 kg/m2, sem resposta ao tratamento clínico convencional[12]

São considerados critérios essenciais para indicação de cirurgia metabólica para tratamento de diabetes mellitus tipo 2, para pacientes com IMC entre 30 kg/m2 e 34,9 kg/m2 (o paciente deverá preencher todos os critérios abaixo):

1. pacientes com IMC entre 30 kg/m2 e 34,9 kg/m2;
2. idade mínima de 30 anos e máxima de 70 anos;
3. pacientes com diabetes mellitus tipo 2 (DM2) com menos de 10 anos de história da doença;
4. refratariedade ao tratamento clínico, caracterizada quando o paciente não obtiver controle metabólico após acompanhamento regular com endocrinologista por no mínimo dois anos, abrangendo mudanças no estilo de vida, com dieta e exercícios físicos, além do tratamento clínico com antidiabéticos orais e/ou injetáveis;
5. pacientes que não tenham contraindicações para o procedimento cirúrgico proposto.

REQUISITOS PARA INDICAÇÃO CIRÚRGICA

TÉCNICAS CIRÚRGICAS

Antes de discutirmos os vários procedimentos usados para o tratamento cirúrgico da obesidade devemos entender as razões da cirurgia bariátrica. Essencialmente, o que justifica a adoção de métodos cirúrgicos no tratamento desta doença, está apoiado nas seguintes observações:

- Taxas de mortalidade até 12 vezes maiores que em indivíduos de peso normal.
- Tratamento médico, dietas de baixa caloria e mudanças no estilo de vida, são ineficazes em longo prazo.
- Em grandes obesos (IMC > 40 kg/m²) o tratamento mais eficaz em determinar perda de peso em longo prazo é a cirurgia bariátrica (*National Institutes of Health (NIH) – Consensus Conference 1991*).

As cirurgias para o tratamento da obesidade podem ser classificadas, didaticamente, em três categorias, a saber: disabsortivas, mistas e restritivas.

Em linhas gerais, independente do tipo de operação, as metas a serem alcançadas são:

- Induzir e manter perda de peso excedente.
- Desaparecimento ou melhora das comorbidades.
- Conscientização dos pacientes.
- Aumentar a longevidade.
- Melhorar a qualidade de vida.

PRIMEIRAS OPERAÇÕES

Bypass Jejuno-Ileal e Jejuno-Cólico

A história da cirurgia bariátrica iniciou no século passado, na década de 50, baseada em experiências de cirurgiões gerais que haviam removido segmentos de intestino delgado de pacientes em decorrência de outras doenças e/ou necrose intestinal. Foi notado que os pacientes portadores de "síndrome do intestino curto", definida como a remoção de porção significativa do intestino delgado, perdiam peso após a cirurgia. Isto foi atribuído à diminuição da superfície absortiva total do intestino remanescente, que causava má-absorção Alimentar[13]

A maioria das pesquisas a respeito do papel do intestino delgado na digestão e na absorção alimentar, assim. como na cirurgia bariátrica, ocorreu na Universidade de Minnesota, onde no início dos anos 1950, o Dr. Richard L. Varco realizou um dos primeiros procedimentos de by--pass jejuno-ileal. Em 1954, Kremen e cols.[14] publicaram o primeiro artigo a respeito de cirurgia bariátrica, utilizando a técnica de bypass jejuno-ileal para induzir perda de peso. Em 1963, Payne e cols.[15] relataram a primeira série de 11 pacientes submetidos à bypass jejuno-cólico. Este shunt foi realizado com anastomose término-lateral dos 15 cm proximais do jejuno ao cólon transverso. Este procedimento acarretou perda de peso efetiva, à custa de efeitos nutricionais adversos significativos como desnutrição proteica calórica grave, deficiências vitamínicas, diarreia severa, desequilíbrio eletrolítico, falência hepática e alta mortalidade. O shunt jejuno-cólico foi condenado amplamente e finalmente abandonado[16]

Várias modificações foram realizadas à técnica de by--pass jejuno-cólico, incluindo a confecção de uma anastomose intestinal proximal à válvula ileocecal. Este bypass consistia de uma jejuno-ileostomia término lateral dos 35 cm proximais de jejuno (alça biliopancreática) ao íleo distal (canal comum), 10 cm proximal à válvula íleo-cecal[10]. Este by-pass jejuno-ileal foi muito popular durante 15 a 20 anos, mas no seguimento de longo prazo problemas mais sérios do que as deficiências nutricionais, desequilíbrio mineral e eletrolítico e diarreia começaram a aparecer, incluindo falência hepática aguda, cirrose e óbito. Devido a esses sérios efeitos colaterais, o by-pass jejuno-ileal não é mais recomendado como uma técnica de cirurgia bariátrica, sendo um procedimento proscrito pelo Conselho Federal de Medicina[11]

PROCEDIMENTOS DISABSORTIVOS

Derivação Biliopancreática (Scopinaro)

A derivação biliopancreática foi relatada pelo Dr. Nicola Scopinaro da Itália em 1979. Trata-se de uma variante do by-pass jejuno-ileal, mas com uma porção muito menor de intestino delgado não funcional, resultando em menor incidência de disfunções hepáticas.

É um procedimento misto com tendência disabsortiva que consiste em uma gastrectomia distal deixando um reservatório gástrico proximal de 200 a 500 ml com reconstrução em Y-de-Roux com alça longa. O delgado é dividido 250 cm da válvula ileocecal e uma entero-enteroanastomose é realizada a 50 cm da válvula ileocecal, criando uma alça alimentar de 200 cm e um canal comum de 50 cm. A perda de peso resulta inicialmente da redução no volume gástrico e a síndrome dumping, com apetite e capacidade de ingestão alimentares restaurados dentro de um ano após a cirurgia. Dos procedimentos para perda de peso disponíveis, a derivação biliopancreática é a mais complexa e induz o maior grau de disabsorção, o que conta para o seu sucesso na manutenção da perda de peso a longo prazo[14]

Derivação Biliopancreática com Switch Duodenal

Embora a derivação biliopancreática continue sendo um procedimento bariátrico de sucesso, produzindo perda de peso adequada na maioria das séries clínicas, várias complicações incluindo úlcera marginal, diarreia e desnutrição proteico calórica foram vistos mais comumente do que nos pacientes com by-pass gástrico. Uma modificação, a derivação biliopancreática com switch duodenal, consistindo de sleeve gastrectomia e uma duodeno-ileostomia, proposta por Hess e Marceau, parece reduzir a incidência destas complicações. Hess e cols. relataram resultados do duodenal switch em 440 pacientes. O canal comum era de 50 cm a 100 cm em comprimento, enquanto a alça alimentar media entre 225 cm a 350 cm[14]

PROCEDIMENTOS MISTOS
Bypass Gástrico em Y-de-Roux

O Dr. Edward Mason da Universidade de Iowa utilizou uma técnica diferente em 1966 e desenvolveu o que hoje em dia se tornou o by-pass gástrico em Y-de Roux. Neste procedimento tanto o tamanho do estômago e a via de saída da câmara gástrica reduzida são diminuídos. Isto reduz significativamente a quantidade de alimento que a pessoa é capaz de ingerir. O by-pass gástrico utiliza um menor grau de disabsorção, em que o novo estômago é conectado a um segmento de jejuno, transpondo o estômago distal, todo o duodeno e um segmento do jejuno proximal. As primeiras formas de by-pass gástrico eram referidas como by-pass gástrico em alça18 No entanto, esta alça acarretava refluxo biliar severo ao esôfago, com subsequente irritação e formação de úlceras. Em 1997 o Dr. Ward Griffen da Universidade de Kentucky resolveu este problema combinando o conceito de by-pass gástrico com o procedimento de Y-de-Roux, criando o by-pass gástrico em Y-de-Roux. O termo bypass gástrico utilizado atualmente se refere à técnica em Y-de-Roux, na qual o intestino delgado é reconfigurado em um Y com duas alças (Roux e biliopancreática) e um canal comum. O reservatório gástrico é construído com grampeadores logo abaixo do esôfago. O jejuno é dividido 150 cm abaixo do estômago e o reservatório gástrico é conectado à alça de Roux, também chamada de alça alimentar. O reservatório gástrico, o duodeno e a porção inicial do jejuno drenam por meio da alça biliopancreática, com os sucos digestivos entrando no canal comum distalmente. Esta modificação reduz ou elimina o problema da gastrite induzida pela bile observada nos by-pass gástricos em alça. Uma variante do by-pass gástrico em Y-de-Roux é o by-pass gástrico com alça longa, que utiliza um maior grau de disabsorção, com uma alça biliopancreática de pelo menos 150 cm e com consequências semelhantes à da derivação biliopancreática. A diferença é que o by-pass gástrico com alça longa utiliza o jejuno como trato alimentar, enquanto o íleo exerce esta função na derivação biliopancreática[19]

PROCEDIMENTOS RESTRITIVOS
Gastroplastia Vertical Com Banda

A gastroplastia vertical com banda foi descrita pela primeira vez por Mason, em 1982, na tentativa de eliminar os efeitos colaterais de longo-prazo da má absorção intestinal. Antes do advento do by-pass gástrico, esta técnica puramente restritiva era o procedimento bariátrico mais realizado nos Estados Unidos[20] Neste procedimento, uma janela circular é realizada através do estômago, poucos centímetros abaixo do esôfago. Um grampeador cirúrgico é usado para criar um pequeno reservatório gástrico vertical, posicionando os grampos da janela gástrica em direção ao ângulo de His. O reservatório é medido cuidadosamente para permitir cerca de 15 a 20 ml de alimento. Uma tela de polipropileno (banda) é posicionada através desta janela ao redor da via de saída do reservatório, e suturada a ela mesma. A banda controla o tamanho da via de saída e evita que ocorra o seu alargamento[6]. Trata-se de um procedimento puramente restritivo que acarreta a diminuição da ingestão alimentar e subsequente perda de peso. A grande vantagem da gastroplastia vertical com banda é a eliminação da disabsorção para a perda de peso[20]

Banda Gástrica Ajustável

O conceito de banda gástrica foi introduzido em meados dos anos 1980, quando Kuzmak e Forsell e cols., separadamente, descreveram técnicas que utilizavam diferentes tipos de bandas gástricas para induzir perda de peso em pacientes obesos mórbidos. A técnica originalmente descrita por Kuzmak consistia do posicionamento de uma banda gástrica não ajustável de silastic ao redor do estômago, logo abaixo da junção esofagogástrica, para criar um reservatório gástrico pequeno com estreita via de saída. Com o passar do tempo desenvolveu-se uma banda com uma porção ajustável para permitir alterações no diâmetro da via de saída e otimizar a perda de peso. A parte interna da banda consiste de um balão inflável, conectado a um pequeno reservatório posicionado no subcutâneo. O balão pode ser insuflado e desinsuflado adicionando ou removendo solução salina por meio de punção do portal no subcutâneo, o que permite o ajuste do diâmetro do orifício de saída do reservatório gástrico. Em 1993, Belachew e cols. realizaram a primeira colocação de banda gástrica ajustável por laparoscopia. Este é um procedimento puramente restritivo e o alimento passa por um processo digestivo normal. Com isso evitam-se problemas associados às técnicas disabsortivas como anemia, dumping e deficiências vitamínicas e minerais.

As vantagens da banda gástrica ajustável incluem o fato de ser um procedimento pouco invasivo, com baixa taxa de mortalidade, e reversível. Se a banda é removida, o estômago retorna ao seu formato normal em poucos dias. Além disso, existe a possibilidade de ajuste em longo prazo, o que ajuda a maximizar a perda de peso minimizando os efeitos adversos.

Gastectomia Vertical (Sleeve Gastrectomy)

É um procedimento cirúrgico não reversível, realizado por laparotomia ou por videolaparoscopia, que consiste na retirada de uma grande parte do estômago (fundo, corpo e antro gástrico), a uma distância de aproximadamente 6 cm a 8 cm da região pilórica. Tem indicação em pacientes que apresentam IMC > 60 kg/m² ou em pacientes com procedimentos associados como hepatomegalia e que utilizam medicamentos que não podem ter alteradas suas absorções intestinais e em situações especiais em que só temos a indicação do procedimento restritivo. Pode ser uma opção destes grandes obesos, no 1º estágio do procedimento misto.

Balão Intragástrico

O balão intragástrico é um método restritivo temporário que permite modesta perda de peso em pacientes obesos mórbidos e foi utilizado pela primeira vez em 1982 por Nieben e cols. Este dispositivo está indicado nos doentes com obesidade mórbida (IMC ≥ 40 kg/m2) como uma "ponte" para a cirurgia, tendo como objetivo obter alguma redução de peso que diminua os riscos da intervenção e facilite o procedimento cirúrgico. Também pode ser utilizado como terapêutica temporária e complementar da terapêutica médica, em doentes com obesidade mórbida altamente motivados, que não sejam candidatos cirúrgicos ou recusem a cirurgia. Nos doentes com IMC entre 30 e 39,9kg/m2 o balão poderá estar indicado se existirem comorbidades significativas que possam melhorar com a redução do peso. O balão é posicionado no interior da cavidade gástrica por endoscopia e acarreta redução da capacidade do reservatório gástrico, causando sensação prematura de saciedade com subsequente menor consumo alimentar. A técnica tem contraindicações absolutas como hérnias de hiato volumosas, anormalidades na faringe e esôfago, varizes esofágicas, uso de drogas anti-inflamatórias ou anticoagulantes, gravidez e transtornos psiquiátricos. As contraindicações relativas incluem esofagite, ulceração e lesões agudas da mucosa gástrica. O seguimento destes doentes deve ser rigoroso e com abordagens agressivas ao mínimo sinal de intolerância reforçando as medidas higieno-dietéticas e, se necessário, hospitalizando o doente para tentar corrigir o posicionamento do balão ou proceder à remoção do mesmo. É importante a utilização de inibidores da bomba de prótons durante todo o tempo de permanência do balão e proceder a remoção ao fim de 6 meses no máximo.

COMPLICAÇÕES DA CIRURGIA BARIÁTRICA

Em geral, pacientes submetidos à cirurgia bariátrica têm reserva fisiológica diminuída e, por causa do seu grande peso, não manifestam complicações da mesma maneira que pacientes de peso normal. Por exemplo, pacientes obesos com peritonite podem não ter febre, calafrios e dor abdominal ou leucocitose como se esperaria quando há sepse intra-abdominal. Pacientes obesos podem ter só taquicardia em face de significante complicação intra-abdominal. De todas as manifestações de sepse intra-abdominal, taquicardia com uma pulsação que excede 120 batimentos por minuto é o achado físico mais consistente e fidedigno[26] Por isso, quando no pós-operatório pacientes de cirurgia bariátrica apresentarem taquicardia, deve-se suspeitar de abscesso intra-abdominal ou vazamento anastomótico. Estudos de imagem nestes pacientes para confirmar um vazamento suspeitado ou abscesso, podem se mostrar inconclusivos ou falso-negativos por causa da grande obesidade. Como a reserva fisiológica está limitada nesta população de pacientes, qualquer demora no tratamento de uma complicação significante poderá resultar numa alta taxa de mortalidade.

A chave para bons resultados cirúrgicos está num alto índice de suspeição quando os pacientes não estão progredindo como esperado, para a operação realizada, e na reoperação precoce nestas situações. É melhor uma política de explorar os pacientes assim que seja clinicamente evidente uma potencial complicação em lugar de esperar que exames de laboratório ou de imagem confirmem o diagnostico. A melhor maneira de abordar uma complicação é preveni-la. Embora não haja consenso sobre que características clínicas contraindiquem cirurgia bariátrica, certas características predizem risco cirúrgico. Os dois fatores mais relacionados com o risco de complicações entre estudos que investigam este assunto são o sexo masculino e grau de obesidade.[28,29,30]. Os dois podem ser relacionados, porque os homens tendem a ser mais obesos que as mulheres e têm uma maior propensão para acumular gordura no compartimento abdominal, o que aumenta a dificuldade técnica. Por isso, muitos cirurgiões adotam a prática de submeter estes pacientes a perda de peso no pré-operatório, pois se verificou que reduções de 5% a 10% do peso inicial, resultam em significativa redução da gordura visceral com uma melhoria marcada na facilidade de qualquer procedimento bariátrico subsequente. Além do mais, a perda de peso no pré-operatório pode estabelecer a habilidade de um paciente para obedecer a regimes dietéticos pós-operatórios e pode servir como um indicador para sucesso em longo prazo das operações. A idade tem sido relatada como um fator de risco significante para complicações[3] Embora os pacientes mais velhos possam estar sujeitos a maior taxa de complicação ou maior mortalidade quando complicações acontecem, vários estudos mostraram que podem ser executados com segurança procedimentos cirúrgicos bariátricos em indivíduos mais velhos [30]

Para fins didáticos abordaremos as complicações de acordo com a classificação das operações, estabelecendo três grupos: mal absortivas, mistas e restritivas.

Procedimentos Disabsortivos

Scopinaro e cols.[32] publicou sua experiência de 20 anos com o BPD. Várias anormalidades nutricionais associadas com este procedimento foram identificadas. A deficiência de cálcio pode ser profunda e conduzir à desmineralização óssea. Anemia secundária à absorção reduzida de ferro e atividade diminuída de fator intrínseco gástrico também foi relatada. Deficiência de tiamina que conduziu a complicações neurológicas foi mostrada. Suplementação pós-operatória com cálcio, ferro, folato, tiamina, vitamina B12 e vitaminas lipossolúveis normalmente são necessárias. A desnutrição proteica foi descrita por vários investigadores que executam o BPD. Há uma reconhecida relação entre volume gástrico e a severidade do quadro. Volumes gástricos maiores foram associados com tempos de trânsito mais lentos e maior absorção de proteína; porém, construindo reservatórios gástricos maiores, a perda de peso pode ser reduzida. Alterações do tamanho da alça alimentar para aumentar absorção de nutrientes resultaram em diminuição incidência da desnutrição proteica[31]

Resultados de estudos de autores que usam BPD com ou sem DS foram mostrados em várias séries[32] As taxas de mortalidade foram baixas, variando de 0%. a 1.9%. As complicações cirúrgicas mais prevalentes incluem hérnia incisional (18%) e úlcera anastomótica (6.3% a 10.6%). Índices semelhantes de complicações foram demonstrados quando a via laparoscópica foi comparada com a aberta. Num estudo comparativo retrospectivo feito por Kim e cols.[33] em 2003 com 54 superobesos submetidos a BPD/DS laparoscópico ou aberto, os investigadores concluíram que a morbidade e a mortalidade foram semelhantes.

Procedimentos Mistos

Várias séries com grande número de casos têm mostrado os resultados do by-pass gástrico em Y de Roux (RYGB). Em uma recente análise que examinou mais de 3000 casos de 17 diferentes estudos[34], as complicações da ferida cirúrgica (hérnias incisionais e infecções de ferida) são mais prevalentes nos procedimentos realizados por laparotomia. Vazamentos anastomóticos (1,68%) e embolia pulmonar (0,78%), embora infrequentes, também são relatados. As vias laparotômica e laparoscópica mostraram igualdade em termos de segurança. Variações na técnica de gastrojejunostomia, passagem da alça do Y de Roux (antecólica/retrocólica), e posicionando da gastrojejunostomia (antegástrica/retrogástrica) foram analisados[35,36,37] Em uma revisão de 20 anos de experiência com 3000 RYGB, aberto e laparoscópico, a incidência de vazamento anastomótico foi de 2,3% no grupo aberto e de 4,2% no grupo laparoscópico[38] Kellum e cols.[39] informou 1,2% de vazamento anastomótico. Outros estudos documentaram taxa de vazamento muito baixa, na ordem de 0,1%[37] Usando sutura totalmente manual na gastrojejunostomia, Higa e cols.[40] executou um grande número de cirurgias sem vazamento anastómotico. Estes estudos também sugerem que a taxa de vazamentos anastomóticos diminui com o nível de experiência do cirurgião.

Embolia pulmonar, uma das complicações mais devastadoras em cirurgia bariátrica, apesar dos cuidados preventivos como heparinização profilática e o uso de compressão pneumática no transoperatório, permanece como um evento potencialmente mortal. A abordagem laparoscópica teoricamente aumentaria o potencial de incidência de eventos tromboembólicos, explicados pela permanência do paciente em Trendelenburg inverso (proclive) por períodos longos de tempo e pelo pneumoperitonio com pressão em torno de 15 mmHg, fatores que dificultariam o retorno venoso. No entanto, a embolia pulmonar é informada como uma complicação com uma incidência semelhante na abordagem laparoscópica e nas técnicas abertas [40,41,42]

Nguyen e cols.[41] revisou as complicações comparando dados prospectivos de pacientes que foram submetidos a RYGB laparoscópico com dados retrospectivos de pacientes que foram operados por via aberta. Taxas de morbidez semelhantes foram notadas nas duas abordagens, inclusive vazamentos anastomóticos e embolia pulmonar. Hérnia incisional teve incidência significativamente maior no grupo aberto que no grupo laparoscópico. Em um recente estudo prospectivo randomizado entre as duas abordagens, achados semelhantes foram relatados. Lujan e cols.[42] achou taxas semelhantes de complicações precoces (22,6% contra 29,4%) entre as vias laparoscópica e a aberta. Complicações tardias, principalmente hérnias incisionais foram maiores no grupo aberto (11% contra 24%). A incidência de úlcera marginal e estenose de anastomose foram mais frequentes na laparoscópica[38] Também, obstruções de intestino quer precoces quer tardias, parecem ter uma maior incidência na abordagem por laparoscopia[41]

Ao aumento do uso da via laparoscópica e à pouca experiência dos cirurgiões foi imputado um aumento nas taxas de algumas complicações como vazamento anastomótico, infecções de ferida e obstrução de intestino, secundária a hérnia interna[43,44] Cuidados no fechamento preciso de todos os espaços mesentérios, principalmente o espaço de Petersen, embora não defendido por alguns investigadores[45], demonstrou claramente a diminuição da incidência de obstrução do intestino delgado secundária à hérnia interna[46,47]

A passagem da alça do Y de Roux em uma posição antecólica também pode evitar estreitamento da abertura do mesocólon transverso quando da passagem Retrocólica[46]

Procedimentos Restritivos

Na Europa e Austrália, onde as casuísticas são maiores, dados de longo prazo mostraram que muitas das complicações da banda gástrica parecem estar associadas com a curva de aprendizagem, podendo ser significantes mesmo nas mãos de cirurgiões laparoscópicos experientes[48]. Complicações precoces da banda gástrica ajustável laparoscópica incluem infecções de ferida e/portal, slippage e perfuração gástrica [49,50] Slippage foi achado em 21% a 36% de casos [49,50,51], frequentemente determinando reoperação. Aprimoramento nas técnicas de colocação da banda reduziu a incidência de slippage, diminuiu a taxa de reoperação e melhorou perda de peso[52] Erosão da banda varia 0,2% a 2% de casos [49,50] Uma variedade de fatores foi sugerida como podendo causar erosão da banda dentre as quais, uma banda muito apertada, sutura inadvertida da banda ao estômago e infecção local. Vazamentos do portal subcutâneo também têm sido descritos. Perfuração gástrica, não identificada durante a cirurgia, também pode ocorrer[53] Adicionalmente, alguns pacientes (29%) desenvolvem esofagite.

Várias reoperações em pacientes que receberam banda gástrica foram relatadas, principalmente por causa de esofagites severa, refluxo gastresofágico e slippage[54]

▶ REFERÊNCIAS BIBLIOGRÁFICAS

1. Regan JP, Inabnet WB, Gagner M, Pomp A. Early experience with two-stage laparoscopic Roux-en-Y gastric bypass as an alternative in the super-super obese patient. Obes Surg. 2003;13(6):861-4.;
2. Health implications of obesity. National Institutes of Health, Consesus Develompment Conference Statemente. 1985;5
3. Almogy G, Crookes PF, Anthone GJ. Longitudinal gastrectomy as a treatment for the high-risk super-obese patient.Obes Surg. 2004;14(4):492-7.
4. Milone L, Strong V, Gagner M. Laparoscopic sleeve gastrectomy is superior to endoscopic intragastric balloon as a first stage procedure for super-obese patients (BMI > or =50). Obes Surg. 2005;15(5):612-
5. Schmidt, F.M.; Weschenfelder, J.; Sander, C.; Minkwitz, J.; Thormann, J.; Chittka, T.; Mergl, R.; Kirkby, K.C.; Faßhauer, M.; Stumvoll, M. Inflammatory cytokines in general and central obesity anmodulating effects of physical activity. PLoS ONE 2015, 10, e0121971.
6. Caër, C.; Rouault, C.; Le Roy, T.; Poitou, C.; Aron-Wisnewsky, J.; Torcivia, A.; Bichet, J.-C.; Clément, K.;Guerre-Millo, M.; André, S. Immune cell-derived cytokines contribute to obesity-related inflammation,fibrogenesisand metabolic deregulation in human adipose tissue. Sci. Rep. 2017, 7, 1–11.
7. Amany M. B.; Helal F. H.; Diaa E. H.; Abdullah A. S.; Christian C. U.; Nallely R.; Adrian Z. , Muhammad A. , Tapan B. and Gaber E.-S. B. Factors Associated with Increased Morbidity and Mortality of Obese and Overweight COVID-19 Patients. Biology 2020, 9, 280; doi:10.3390/biology9090280
8. Mehra, M.R.; Desai, S.S.; Ruschitzka, F.; Patel, A.N. Hydroxychloroquine or chloroquine with or without a macrolide for treatment of COVID-19: A multinational registry analysis. Lancet 2020.
9. Simonnet, A.; Chetboun, M.; Poissy, J.; Raverdy, V.; Noulette, J.; Duhamel, A.; Labreuche, J.; Mathieu, D.; Pattou, F.; Jourdain, M. High prevalence of obesity in severe acute respiratory syndrome coronavirus-2 (SARS-CoV-2) requiring invasive mechanical ventilation. Obesity 2020.
10. Lighter, J.; Phillips, M.; Hochman, S.; Sterling, S.; Johnson, D.; Francois, F.; Stachel, A. Obesity in patients younger than 60 years is a risk factor for Covid-19 hospital admission. Clin. Infect. Dis. 2020.
11. CONSELHO FEDERAL DE MEDICINA (Brasília). Resolução nº 2.131/2015, de 12 de novembro de 2015. Regulamenta as indicações para o tratamento cirúrgico da obesidade mórbida. Diário Oficial da União: seção 1, p. 66, 13 jan. 2016.
12. CONSELHO FEDERAL DE MEDICINA (Brasília). Resolução nº 2.172/2017, de 22 de novembro de 2017. Normatiza o tratamento cirúrgico para pacientes portadores de diabetes mellitus tipo 2 (DM2), com IMC entre 30 kg/m2 e 34,9 kg/m2;. Diário Oficial da União: seção 1, p. 205, 27 dez. 2017.
13. Mognol P, Chosidow D, Marmuse JP. Laparoscopic sleeve gastrectomy as an initial bariatric operation for high-risk patients: initial results in 10 patients. Obes Surg. 2005 Aug;15(7):1030-3.
14. Baltasar A, Serra C, Perez N, Bou R, Bengochea M, Ferri L. Laparoscopic sleeve gastrectomy: a multi-purpose bariatric operation. Obes. Surg. 2005;15(8):1124-8.
15. Moon Han S, Kim WW, Oh JH. Results of laparoscopic sleeve gastrectomy (LSG) at 1 year in morbidly obese Korean patients. Obes Surg. 2005;15(10):1469-75.
16. Consten EC, Gagner M, Pomp A, Inabnet WB. Decreased bleeding after laparoscopic sleeve gastrectomy with or without duodenal switch for morbid obesity using a stapled buttressed absorbable polymermembrane. Obes Surg. 2004;14(10):1360-6.
17. Langer FB, Bohdjalian A, Felberbauer FX, Fleischmann E, Reza Hoda MA, Ludvik B, et al. Does gastric dilatation limit the success of sleeve gastrectomy as a sole operation for morbid obesity? Obes Surg. 2006;16(2):166-71.
18. O'Brien PE, Dixon JB, Laurie C, Anderson M. A prospective randomized trial of placement of the laparoscopic adjustable gastric band: comparison of the perigastric and pars flaccida pathways. Obes Surg. 2005;15(6):820-6.
19. Fobi MAL, Lee H, Fleming AW. The surgical technique of the banded Roux-en-Y gastric bypass. J Obes Weight Regul. 1989;8:(2) 99-102.
20. Capella RF, Capella JF, Mandec H, Nath P. Vertical Banded Gastroplasty- Gastric Bypass: preliminary report.Obes Surg. 1991;1(4):389-95
21. Wittgrove AC, Clark GW, Tremblay LJ. Laparoscopic Gastric Bypass, Roux-en- Y: Preliminary Report of Five Cases. Obes Surg. 1994;4(4):353-7.
22. 22. Fobi MAL, Lee H, Igwe D, Felahy B, Stanczyk M, Tambi J – Transected Silastic Ring Vertical Gastric Bypass with Jejunal Interposition, a Gastrostomy and a Gastrostomy site marker (Fobi pouch operation for obesity). In: Deitel M, Cowan GSM Jr, editor.

22. Update: Surgery for the morbidly obese patient. Toronto: FD Communications; 2000.
23. Capella JF, Capella RF. The weight reduction operation of choice: vertical banded gastroplasty or gastric bypass? Am J Surg. 1996;171(1):74-9.
24. Garrido T, Elias AA, Gabriele D, Lobato N, Garrido Jr AB – Endoscopic Removal of Eroded Silicone Ring After Fobi-Capella Procedures: Follow up of 27 Patients. Obes Surg. 2005; 15: 725.
25. Buchwald H, Williams SE. Bariatric surgery worldwide 2003. Obes Surg. 2004 Oct;14(9):1157-64. Garrido Júnior AB einstein. 2006; Supl 1: S148-S150
26. Livingston, EH, Complications of Bariatric Surgery. Surg Clin N Am 2005;85:853–868.
27. Nguyen NT, Paya M, Stevens CM, et al. The relationship between hospital volume and outcome in bariatric surgery at academic medical centers. Ann Surg 2004;240:586–93.
28. Livingston EH, Huerta S, Arthur D, et al. Male gender is a predictor of morbidity and age a predictor of mortality for patients undergoing gastric bypass surgery. Ann Surg 2002;236:576–82.
29. Fernandez AZ Jr, DeMaria EJ, Tichansky DS, et al. Multivariate analysis of risk factors for death following gastric bypass for treatment of morbid obesity. Ann Surg 2004;239:698–702.
30. Papasavas PK, Gagne DJ, Kelly J, et al. Laparoscopic Roux-En-Y gastric bypass is a safe and effective operation for the treatment of morbid obesity in patients older than 55 years. Obes Surg 2004;14:1056–61.
31. Scopinaro N, Adami G, Marinari G, et al. Biliopancreatic diversion World J Surg 1998;22:936–46.
32. Van Hee HGG. Biliopancreatic diversion in the surgical treatment of morbid obesity. World J Surg 2004;28:435–44.
33. Woo-Woo K, Gagner M, Kini S, et al. Laparoscopic vs. open biliopancreatic. diversion with duodenal switch: a comparative study. J Gastrointest Surg 2003;7(4):552–7.
34. Podnos Y, Jimenez J, Wilson S, et al. Complications after laparoscopic gastric bypass: a review of 3464 cases. Arch Surg 2003;138:957–61.
35. Wittgrove A, Clark G. Laparoscopic gastric bypass, Roux en-Y 500 patients: technique and results, with 3–60 month follow-up. Obes Surg 2000;10:233–239.
36. Abdel-Galil E, Sabry A. Laparoscopic Roux-en-Y gastric bypass-evaluation of three different techniques. Obes Surg 2002;12:639–42.
37. Carrasquilla C, English W, Esposito P, et al. Total stapled, total intra-abdominal laparoscopic Roux-en-Y gastric bypass: one leak in 1,000 cases. Obes Surg 2004;14:613–7.
38. Fernandez A, DeMaria E, Tichansky D, et al. Experience with over 3,000 open and laparoscopic bariatric procedures: multivariate. analysis of factors related to leak and resultant mortality. Surg Endosc. 2004;18:193–7.
39. Kellum J, DeMaria E, Sugerman H. The surgical treatment of morbid obesity. Curr Probl Surg 1998;35:791–858.
40. Higa K, Boone K, Ho T. Complications of the laparoscopic Roux-en-Y gastric bypass: 1,040 patients-what have we learned? Obes Surg 2000;10:509–13.
41. Nguyen N, Ho H, Palmer L, et al. A comparison study of laparoscopic versus open gastric bypass for morbid obesity. J Am Coll Surg 2000;191(2):149–55.
42. Lujan J, Frutos D, Hernandez Q, et al. Laparoscopic versus open gastric bypass in the treatment of morbid obesity: a randomized prospective study. Ann Surg 2004;4(239):433–7.
43. Schauer P, Ikramuddin S, Gourash W, et al. Outcomes after laparoscopic roux-en-y gastric bypass for morbid obesity. Ann Surg. 2000;232(4):515–29.
44. Schauer P, Ikramuddin S, Hamad G, et al. The learning curve for laparoscopic Roux-en-Y gastric bypass is 100 cases. Surg Endosc. 2003;17:212–5.
45. Champion J, Williams M. Small bowel obstruction and internal hernias after laparoscopic Roux-en-Y gastric bypass. Obes Surg 2003;13:596–600.
46. Felsher J, Brodsky J, Brody F. Small bowel obstruction after laparoscopic Roux-en-Y gastric bypass. Surgery 2003;134(3):501–5.
47. Higa K, Ho T, Boone K. Internal hernias after laparoscopic Roux-en--Y gastric bypass: incidence, treatment and prevention. Obes Surg. 2003;13:350–4.
48. Shapiro K, Patel S, Abdo Z, et al. Laparoscopic adjustable gastric banding. Surg Endosc 2004;18:48–50.
49. Weber M, Muller M, Bucher T, et al. Laparoscopic gastric bypass is superior to laparoscopic gastric banding for treatment of morbid. obesity. Ann Surg 2004;240(6):975–83.
50. Martikainen T, Pirenen E, Alhava E, et al. Long-term results, late complications and quality of life in a series of adjustable gastric banding. Obes Surg 2004;14:648–54.
51. DeMaria E. Laparoscopic adjustable silicone gastric-banding: complications. J Laparoendosc Adv Surg Tech A 2003;13(4):271–7.
52. Ren C, Fielding G. Laparoscopic adjustable gastric banding: surgical technique. J Laparoendosc Adv Surg Tech A 2003;13(4):257–63.
53. Ren C, Weiner M, Allen J. Favorable early results of gastric banding for morbid obesity. Surg Endosc 2004;18:543–6.
54. Morino M, Toppino M, Bonnet G, et al. Laparoscopic adjustable silicone gastric banding versus vertical banded gastroplasty in morbidly obese patients: a prospective randomized controlled clinical trial. Ann Surg 2003;238(6):835–42.

Cirurgia Metabólica

46

Leonardo Emílio da Silva

Luiz Gustavo de Oliveira e Silva

INTRODUÇÃO

A prevalência da obesidade, definida pela presença de um IMC ≥ 30 kg/m², cresceu exponencialmente no mundo, passando de 5% em 1975 para 13% em 2015[1]. A proporção de obesos na população com 20 anos ou mais de idade mais que dobrou no Brasil entre 2003 e 2019, passando de 12,2% para 26,8%. Nesse período, a obesidade feminina subiu de 14,5% para 30,2% enquanto a obesidade masculina passou de 9,6% para 22,8%.

A obesidade também é fator de risco para desenvolvimento de diabetes *mellitus* tipo 2 (DM2) e, consequentemente, foi observado neste mesmo período um crescimento significativo dos casos desta doença[1]. Atualmente, estima-se que 9% da população mundial sejam portadores de DM2 e em 2025 esse número deve chegar em torno de 12%[4]. O DM2 aumenta o risco de desenvolvimento de complicações microvasculares (retinopatia, nefropatia, neuropatia) e macrovasculares (doença coronariana, acidente vascular cerebral, doença vascular periférica), sendo responsável por uma mortalidade em torno de 7% relacionada a doença cardiovascular[1]. Segundo pesquisa do VIGITEL 2020 (UNA-SUS), entre 2006 e 2019 a prevalência de diabetes passou de 5,5% para 7,4% e a hipertensão arterial subiu de 22,6% para 24,5% (UNASUS, 2021).

O tratamento conservador da obesidade baseado em mudanças comportamentais apresenta resultados modestos, principalmente se avaliados em longo prazo[5]. Nas últimas décadas a cirurgia bariátrica surgiu como uma ferramenta muito efetiva no combate à obesidade, apresentando resultados expressivos e duradouros[6].

A partir das observações de Pories[7] e dos estudos de Rubino[8], foi postulado que a cirurgia bariátrica também teria um efeito marcante no controle do DM2, mesmo antes da perda significativa de peso inerente a este procedimento. Desde então, muitos estudos experimentais[5,9,10] e ensaios clínicos foram conduzidos e foi possível conhecer alguns mecanismos de ação da cirurgia responsáveis por esse bom controle glicêmico, superior ao encontrado nos tratamentos clínicos atuais[11].

Neste texto vamos abordar os principais procedimentos cirúrgicos metabólicos utilizados atualmente, destacando os mecanismos de ação de controle do diabetes e outras comorbidades, assim como os resultados conhecidos no momento.

DEFINIÇÃO DE CIRURGIA METABÓLICA

Cirurgia metabólica é o termo utilizado para denominar os procedimentos cirúrgicos que visam a melhora do risco cardiometabólico do paciente. Em geral, são os mesmos procedimentos conhecidos como cirurgia bariátrica, porém este termo (cirurgia bariátrica) é mais utilizado quando a operação tem como objetivo principal a perda de peso em pacientes com obesidade clinicamente grave. Já a cirurgia metabólica também pode ser realizada em indivíduos com obesidade leve que apresentam doenças metabólicas associadas de difícil controle clínico[5].

MECANISMOS DE FUNCIONAMENTO DA CIRURGIA METABÓLICA

Como ressaltado anteriormente, vários estudos evidenciaram que as alterações anatômicas realizadas pela cirurgia bariátrica sobre o tubo digestivo resultavam em uma melhora da condição metabólica dos pacientes mesmo antes de uma perda de peso efetiva[5,7,9,10]. As principais cirurgias realizadas são: derivação gástrica em Y de Roux (DGYR), gastrectomia vertical ou *sleeve* gástrico (GV) e derivação biliopancreática (DBP) – Scopinaro ou *switch* duodenal (Figura 46.1). Os fundamentos básicos dessas operações consistem em provocar algum grau de restrição à ingestão de alimentos e também uma disabsorção variável entre os procedimentos[5]. A partir dessas alterações, vários mecanismos foram identificados como fatores de ação preponderantes nessas alterações, descritos a seguir.

1. Restrição Gástrica, Calórica e Perda de Peso

Os pacientes submetidos à cirurgia bariátrica/metabólica são submetidos a uma dieta bastante restritiva e hipocalórica nas primeiras semanas após a cirurgia. Essa restrição da ingesta calórica, também imposta pela drástica redução de volume do estômago, sabidamente melhora a infiltração gordurosa hepática em cerca de 1 semana, também levando a uma melhora da sensibilidade à insulina, da função de célula beta e redução de citocinas inflamatórias circulantes[12]. Esses achados também são encontrados em indivíduos não operados submetidos a dietas com as mesmas características, evidenciando a importância da adequação dietética para obtenção de bons resultados metabólicos[12].

A manutenção da perda de peso obtida com a cirurgia é muito importante para sustentação dos resultados metabólicos em longo prazo. É possível observar que pacientes que reganham peso significativo após a cirurgia apresentam maiores chances de recidiva do diabetes.

2. Incretinas e Outros Hormônios Intestinais

As incretinas são hormônios produzidos por células intestinais e possuem duas características fundamentais: são secretadas em resposta à entrada de nutrientes no intestino, principalmente carboidratos, e estimulam a secreção de insulina em concentrações fisiológicas. Apenas dois hormônios preenchem esses critérios: o *glucose-dependent insulinotropic polypeptide* (GIP) e o *glucagon-like peptide-1* (GLP-1)[12]. O GIP é produzido pelas células K, localizadas principalmente no duodeno e jejuno proximal. O GLP-1 é secretado pelas células L, encontradas principalmente no íleo e cólon. Após sua secreção, estimulada pela entrada de nutrientes no intestino, esses peptídeos se ligam a receptores específicos e são rapidamente metabolizados pela enzima dipeptidil peptidase IV (DPP-IV)[12].

Ambas as incretinas estimulam a secreção de insulina e estudos *in vitro* mostraram que elas também estimulam a proliferação pancreática de células β. Esses hormônios facilitam a absorção de glicose pelo músculo e fígado e suprimem a secreção de glucagon pelas células α-pancreáticas, levando a uma redução da produção endógena de glicose[13].

O GLP-1, além do efeito no metabolismo da glicose, também produz um retardo no esvaziamento gástrico levando ao surgimento de saciedade e consequentemente perda de peso[5]. O efeito do GLP-1 sobre a secreção de insulina tem sido muito estudado e normalmente necessita de um estado hiperglicêmico, o que diminui as chances de hipoglicemia em sua infusão exógena[13]. Desta mesma maneira, a sua ação é efetiva em pacientes com DM2, o que levou ao surgimento de vários medicamentos baseados em análogos do GLP-1 e antagonistas da sua enzima degradadora (DPP-IV) para o tratamento destes indivíduos[13]. A Tabela 46.1 resume as ações do GIP e GLP-1.

Após a cirurgia bariátrica, principalmente em procedimentos com desvio intestinal, as incretinas apresentam circulação sanguínea elevada em resposta à ingesta de nutrientes, melhorando o estado hiperglicêmico de pacientes diabéticos[14]. Esta descoberta levou à suposição de dois mecanismos responsáveis por esta melhora no metabolismo da glicose: a do intestino proximal, onde a exclusão do duodeno do trânsito levaria à supressão da secreção de alguma substância anti-incretínica[8]; e a do intestino delgado distal, que a partir da chegada mais rápida de nutrientes a este local, haveria um maior e mais rápido estímulo à secreção de incretinas[14].

A grelina é um hormônio orexígeno produzido pelas células do fundo e corpo gástrico, que em situações de jejum gera fome e induz o consumo de alimentos[13]. Este hormônio apresenta níveis séricos reduzidos após os procedimentos bariátricos ou metabólicos com exclusão ou ressecção do fundo gástrico[14]. Alguns estudos também evidenciaram que a administração de grelina exógena reduz a secreção e resposta da insulina, mostrando que ela também possui efeitos sobre o metabolismo da glicose[15].

Outros hormônios secretados pelas células L intestinais, como o PYY e a oxintomodulina, também parecem atuar junto com o GLP-1, melhorando a homeostase da glicose e reduzindo o apetite. Estes hormônios também apresentam concentrações séricas elevadas após a DGYR e GV[14].

3. Sais Biliares e Microbiota Intestinal

Em situações de equilíbrio na homeostase da circulação êntero-hepática, os ácidos biliares conjugados primários são secretados no duodeno em resposta a refeições gordurosas, onde se misturam com ácidos graxos. Alguns são desidroxilados para sais biliares secundários por bactérias do trato intestinal distal. A maioria é reabsorvida no íleo e retorna ao fígado.

O nível de excreção biliar pós-prandial é diminuído em pacientes obesos, em comparação com pacientes magros. O teor de ácidos biliares sérico é maior na obesidade e diminui após a perda de peso.

No geral, os ácidos biliares séricos aumentam após DGYR, e esse aumento deve-se provavelmente ao fato de que os ácidos biliares excretados têm menos tempo para se misturar com os alimentos antes do trânsito através do íleo, deixando mais ácidos biliares livres para recaptação ileal.

Como discutido anteriormente, o aumento dos ácidos biliares ileais livres ativa o receptor de membrana TGR-5 em particular, o plexo do nervo submucoso dos intestinos delgado e grosso, levando ao aumento da produção de GLP-1. Um efeito separado da incretina da bile segue resumidamente: os ácidos biliares luminais ligam o receptor farnesoid X (FXR) no intestino, que ativa fator de crescimento de fibroblastos (FGF)-19; o FGF-19 então ativa o CYP7A1 no fígado, que produz ácido biliar do colesterol. FGF-19 é diminuído no diabetes; após DGYR, foi demonstrado que a expressão de FGF-19 e a produção de ácido biliar aumentam em maior grau em pacientes diabéticos, possivelmente contribuindo para o aumento dos níveis de ácido biliar e, portanto, o efeito incretina da DGYR.

O aumento dos ácidos biliares tem uma relação complexa com a microbiota intestinal. Um aumento nos ácidos biliares livres e pode estimular o crescimento excessivo de bactérias tolerantes à bile no filo Proteobacter (como *Bilophila wadsworthia*); ao mesmo tempo, uma mudança nas bactérias intestinais pode alterar o grau com que os ácidos biliares são metabolizados no intestino. Além disso, algumas evidências mostram que a microbiota intestinal regula diretamente a produção de ácidos biliares pela conjugação de ácidos biliares.

INDICAÇÕES CLÍNICAS E REGULAMENTAÇÕES PARA CIRURGIA METABÓLICA

O consenso realizado pelo NIH (*National Institute of Health* – EUA) em 1991[21] determinou os primeiros critérios para candidatos à cirurgia bariátrica, em que os indivíduos elegíveis deveriam apresentar índice de massa corporal (IMC) > 40 kg/m² ou IMC entre 35 e 40 kg/m² com comorbidades consideradas de alto risco como graves doenças cardiopulmonares (síndrome de Pickwick, apneia do sono, cardiomiopatia relacionada a obesidade) e diabetes *mellitus*. Também poderiam ser considerados elegíveis os pacientes com IMC 35-40 kg/m² portadores de problemas físicos induzidos pela obesidade que afetam a qualidade de vida, como doenças articulares importantes.

No Brasil, a primeira regulamentação a ser publicada foi uma Portaria do Ministério da Saúde (MS) em 26 de fevereiro de 2000[22]. Esta Portaria apresentava os critérios clínicos de indicação do tratamento cirúrgico da obesidade reconhecidos pelo MS e seguia o consenso do NIH de 1991.

Após esta Portaria, algumas outras foram publicadas pelo MS com o intuito de caracterizar a obesidade como doença de alta complexidade e organizar o fluxo de cuidado ao paciente obeso. Só em 2005 que o Conselho Federal de Medicina (CFM) publicou sua primeira resolução, estabelecendo normas para o tratamento cirúrgico da obesidade, suas indicações e procedimentos aceitos[23]. Nesta resolução as indicações cirúrgicas são basicamente as mesmas, apenas incluindo a possibilidade de realização de cirurgias em adolescentes (16 a 18 anos) e idosos, desde que se encontrem em boas condições clínicas. As cirurgias regulamentadas eram: banda gástrica ajustável, gastroplastia vertical de Mason, DGYR, derivação biliopancreática (*switch* duodenal e cirurgia de Scopinaro). Em 2010 o CFM publicou nova resolução incluindo a GV como cirurgia regulamentada[24].

A partir dos primeiros estudos que atentaram para o efeito benéfico da cirurgia bariátrica sobre o DM2, muito se discutiu sobre a ampliação dos critérios de indicação de cirurgia para o paciente diabético com um IMC < 35 kg/m². Vários estudos clínicos foram desenvolvidos nesses pacientes e os resultados eram animadores[6,9,10].

Diante desta situação, alguns encontros internacionais com a participação de vários especialistas e sociedades médicas envolvidas com o tratamento clínico ou cirúrgico do DM2 foram realizados para discutir a indicação cirúrgica no tratamento do DM2. O mais importante desses encontros foi o *Diabetes Surgery Summit* (DSS), que apresentou duas edições: a primeira realizada em Roma em 2007 (DSS-I), com um número restrito de especialistas, e a segunda em Londres em 2015 (DSS-II), com a presença de 48 sociedades internacionais, entre elas a Sociedade Brasileira de Diabetes (SBD) e a Sociedade Brasileira de Cirurgia Bariátrica e Metabólica (SBCBM).

O DSS-I reconheceu que a cirurgia gastrointestinal possui um importante papel no tratamento de pacientes portadores de DM2 inadequadamente controlados com manejo clínico e recomendou que a cirurgia metabólica deveria ser realizada em pacientes com obesidade grau I (IMC 30-35 kg/m²) em ensaios clínicos. Já o DSS-II concluiu que a cirurgia metabólica deve ser recomendada em pacientes portadores de DM2 com obesidade grau III (IMC > 40 kg/m²), independentemente da resposta ao tratamento clínico, e aos pacientes portadores de DM2 com obesidade grau II (IMC 35-40 kg/m²) e inadequado controle glicêmico, apesar do tratamento clínico. O encontro também concluiu que a cirurgia metabólica deve ser considerada em pacientes diabéticos tipo II com obesidade grau I (IMC 30-35 kg/m²) inadequadamente controlados, a despeito do melhor tratamento clínico disponível e oferecido. A Figura 46.2 apresenta um algoritmo resumindo as indicações cirúrgicas.

Após estes eventos, a cirurgia metabólica passou a ser muito discutida e estudada no Brasil, sendo criado um grupo de estudos no CFM para avaliar a possibilidade da implementação da cirurgia metabólica em obesos grau I no País. Como resultado deste grupo de estudos, o CFM publicou uma Resolução no final de 2017 regulamentando a cirurgia metabólica[25]. Nesta Resolução, o CFM considera elegíveis para cirurgia metabólica os pacientes portadores de DM2 com IMC 30-35 kg/m^2 que apresentem os seguintes critérios: 1- idade mínima de 30 e máxima de 70 anos; 2- pacientes com DM2 com menos de 10 anos de história da doença; 3- refratariedade ao tratamento clínico, caracterizada quando o paciente não obtiver controle metabólico após acompanhamento regular com endocrinologista por no mínimo 2 anos, abrangendo mudanças no estilo de vida, com dieta e exercícios físicos, além do tratamento clínico com antidiabéticos orais e/ou injetáveis; 4- pacientes que não apresentem contraindicações para o procedimento cirúrgico proposto.

Em relação às técnicas cirúrgicas reconhecidas, a Resolução coloca que a DGYR é a cirurgia de primeira escolha para o tratamento deste grupo de pacientes e a GV é a alternativa caso haja alguma contraindicação ou desvantagem da DGYR. Nenhuma outra técnica cirúrgica é reconhecida para o tratamento destes pacientes[25].

Desta forma, essa é a Resolução vigente no país que regulamenta a realização da cirurgia metabólica. Porém, cabe ressaltar que esta recomendação ainda não faz parte do último Rol de Procedimentos da Agência Nacional de Saúde (ANS), o que não obriga as seguradoras de saúde do país a cobrirem estes procedimentos para seus segurados que se incluem neste grupo de pacientes.

OPÇÕES DE TÉCNICAS CIRÚRGICAS

Como apresentado anteriormente, a Resolução do CFM sobre cirurgia metabólica só reconhece duas técnicas cirúrgicas: a DGYR e a GV[25]. Em relação aos ensaios clínicos e experimentais, também observamos estudos utilizando a DBP e algumas técnicas novas ainda sem regulamentação[5,26-29].

Quando falamos de resultados após cirurgia metabólica, a primeira condição que se busca é um bom controle glicêmico em longo prazo. Desta forma, observamos que as cirurgias que apresentam um maior poder disabsortivo são aquelas com melhores resultados. Nestes procedimentos os nutrientes atingem o íleo mais rapidamente, conseguindo desencadear uma resposta mais intensa de hormônios intestinais, como as incretinas. Esta ação hormonal provoca uma melhor secreção e ação da insulina, levando melhores níveis glicêmicos. Este fato foi comprovado no trabalho de Migrone e cols., onde a DBP atingiu 95% de remissão de DM2 após 2 anos de cirurgia e 63% após 5 anos. Já a DGYR conseguiu 75% remissão em 2 anos e 37% em 5 anos[26].

Apesar do potente efeito de controle glicêmico em longo prazo, a DBP possui um grande inconveniente que limita a indicação desse procedimento: a disabsorção intensa provocada pela extensa derivação intestinal. Os pacientes submetidos a estes procedimentos estão mais sujeitos a deficiências de vitaminas lipossolúveis, minerais e proteínas, podendo acarretar sérios problemas como anemia, osteoporose, alterações sensitivas e motoras e desnutrição proteico-calórica[26]. Este fato contribuiu para que a DBP não fosse incluída na resolução do CFM sobre cirurgia metabólica.

A operação mais conhecida e estudada, sem dúvida, é a DGYR. Através da criação de um reservatório gástrico pequeno (cerca de 30-50 mL) e de um desvio do duodeno e jejuno proximal, o procedimento consegue associar vários fatores que melhoram a secreção e a sensibilidade à insulina, como: restrição da ingesta calórica, elevação dos níveis de incretinas, outros hormônios intestinais e ácidos biliares[5]. Também é um procedimento que apresenta um baixo índice de complicações e uma perda de peso satisfatória e mantida em longo prazo[11]. Entre as principais deficiências após a DGYR estão: vitamina B1, B12, ferro, vitamina D, cálcio e cobre. Em geral, essas deficiências são leves e podem ser revertidas com reposição específica e orientação dietética, porém podem ser mais intensas caso não haja um manejo correto[30].

Outra operação que ganhou muito destaque nos últimos anos foi a GV[31]. Esse crescimento da GV pode ser justificado por tratar-se de um procedimento um pouco mais simples, sem desvio intestinal e anastomoses, com tempo cirúrgico reduzido e possivelmente com um índice menor de complicações em curto e longo prazos. Associado a isto, os resultados iniciais em relação à perda de peso e controle metabólico também são satisfatórios[11,31]. Inicialmente utilizada como um primeiro tempo cirúrgico para posterior complementação do *switch* duodenal em pacientes obesos de alto risco, a GV tornou-se a cirurgia bariátrica mais realizada nos EUA nos últimos anos. Alguns questionamentos a este procedimento são feitos em relação aos seus resultados em longo prazo. O surgimento de refluxo gastroesofagiano e esôfago de Barrett é expressivo em algumas séries, além de uma possível incidência maior de recidiva de obesidade e de um resultado inferior em relação ao controle metabólico do paciente[11,32].

Diante deste cenário, foram publicados vários trabalhos analisando os resultados dessas duas operações (DGYR e GV), quando realizadas em pacientes portadores de DM2 e obesidade leve. O estudo mais conhecido e divulgado é o STAMPEDE[11], que analisou pacientes portadores de DM2 entre 27 e 43 kg/m^2, randomizados entre DGYR, GV e tratamento medicamentoso intensivo. O objetivo principal do estudo era que os pacientes alcançassem uma hemoglobina glicada de 6,0% ou menos, com ou sem o uso de medicamentos antidiabéticos, e os resultados foram publicados com 1, 3 e após 5 anos de acompanhamento. Após 5 anos, apenas 5% dos pacientes submetidos ao tratamento medicamentoso alcançaram o objetivo primário, enquanto 29% dos indivíduos submetidos à DGYR e 23% dos submetidos à GV atingiram uma hemoglobina glicada de 6,0% ou menos. Houve significância estatística quando comparado o tratamento conservador ao cirúrgico, porém, apesar de um resultado superior dos pacientes submetidos a DGYR, não houve significância estatística quando comparados à GV[11]. Nesta mesma análise, quando se utiliza como objetivo uma hemoglobina glicada abaixo de 7,0%, observamos que 51% e 49% dos pacientes submetidos à DGYR e GV atingem essa meta, contra apenas 21% dos pacientes tratados clinicamente. Vale ressaltar que o STAMPEDE tinha como objetivo principal comparar o tratamento cirúrgico ao tratamento clínico do DM2 e não comparar DGYR à GV. Entretanto, o estudo conseguiu evidenciar, com significância estatística, que os pacientes do grupo DGYR estavam utilizando menos medicações hipoglicemiantes que os da GV após 5 anos. Este fato indica que a DGYR pode conseguir um melhor controle do DM2.

Outros dois trabalhos recentes compararam essas duas técnicas para avaliar os resultados de perda peso e controle de comorbidades após 5 anos: o Sleevepass[33] e o SM-Boss[34]. Os dois estudos observaram uma perda de excesso de peso maior na DGYR, porém sem significância estatística após 5 anos. Em relação ao controle do DM2, os dois trabalhos utilizaram os critérios da *American Diabetes Association* (ADA) de remissão completa (hemoglobina glicada < 6,0% e glicemia < 100 mg/dL sem uso de medicações hipoglicemiantes por pelo menos 1 ano) e parcial (hemoglobina glicada < 6,5% e glicemia entre 100-125 mg/dL). Após o quinto ano de acompanhamento, a DGYR evidenciou níveis mais baixos de hemoglobina glicada, porém, igual à perda de peso, os dois trabalhos não foram capazes de comprovar tal fato estatisticamente. Esses dados, associados a outros estudos semelhantes, sugerem que provavelmente em um tempo maior e em trabalhos com um n maior, a DGYR deve apresentar um melhor controle glicêmico. Outro dado importante comprovado pelas duas análises foi de que a incidência de refluxo gastroesofagiano no pós-operatório é estatisticamente superior no grupo da GV, confirmando que esta complicação é frequente e deve ser pesquisada nos pacientes submetidos a este procedimento[33,34].

Um dado importante foi obtido em um trabalho que utilizou o grupo de pacientes do STAMPEDE[11] com 2 anos de acompanhamento[35]. Este estudo analisou a alteração da função da célula β, através do índice de disposição, nos três grupos: tratamento clínico, DGYR e GV. Após 2 anos, o incremento na função da célula β foi expressivo e significante estatisticamente nos pacientes submetidos à DGYR, enquanto nos grupos de tratamento clínico e GV a melhora foi insignificante. Este resultado indica que a DGYR pode restaurar a função das células β em pacientes portadores de DM2 de forma mais efetiva que a GV[35].

NOVAS TÉCNICAS CIRÚRGICAS

Nos últimos anos, com o crescimento do estudo sobre cirurgia metabólica, surgiram algumas novas técnicas cirúrgicas com propostas de um bom controle do diabetes em longo prazo. Entre essas técnicas podemos citar: interposição ileal[27], *mini-gastric bypass*[28], a bipartição intestinal[29] e o SADI-S.

A interposição ileal consiste em uma gastrectomia vertical associada a uma derivação em Y de Roux utilizando um segmento de íleo anastomosado no duodeno como alça alimentar. Essa proposta visa um efeito incretínico maior e mais precoce através do rápido encontro dos nutrientes com o íleo interposto[27] (Figura 46.3). O *mini-gastric bypass* consiste na confecção de um reservatório gástrico vertical mais longo que o da DGYR com uma gastroenteroanastomose a BII a cerca de 200 cm do ângulo de Treitz, buscando, dessa forma, um rápido esvaziamento de nutrientes para o íleo[28] (Figura 46.4). Já a bipartição intestinal é realizada a partir de uma gastrectomia vertical com uma anastomose em Y de Roux do íleo com o antro gástrico. Desta forma, o estômago fica com duas saídas, uma pelo duodeno e outra direto para o íleo. Segundo os autores, o esvaziamento preferencial é para o íleo, obtendo assim um bom efeito incretínico, porém, a passagem, mesmo que menor de nutrientes pelo duodeno, reduz as complicações disabsortivas[29] (Figura 46.5). Outra técnica que vem sendo utilizada mais recentemente é o SADI-S (*Single Anastomosis Duodeno-Ileal bypass with Sleeve gastrectomy*) que consiste em uma gastrectomia vertical associada a uma anastomose duodenoileal a BII, após secção do duodeno[36] (Figura 46.6).

De forma geral, essas novas técnicas buscam obter um melhor resultado de controle do DM2 que a DGYR, semelhante à DBP, sem os inconvenientes nutricionais dessa técnica. Mas vale lembrar que essas técnicas não fazem parte da resolução do CFM sobre cirurgia metabólica e só podem ser realizadas em ambientes de pesquisa científica[25].

COMO AVALIAR O PACIENTE SUBMETIDO A CIRURGIA METABÓLICA NO PÓS-OPERATÓRIO

Logo após os primeiros trabalhos sobre cirurgia metabólica, os quais apresentavam resultados muito promissores, era comum observarmos o uso do termo "cura" para o DM2[37]. Naquele momento havia uma forte esperança de que a cirurgia metabólica poderia levar os pacientes a manterem permanentemente níveis glicêmicos controlados sem uso de medicamentos hipoglicemiantes. Com o passar do tempo observou-se que nem todos os pacientes diabéticos se beneficiavam com o procedimento cirúrgico e outros apresentavam recidiva da doença após alguns anos. Desta maneira, o termo "remissão" passou a ser mais utilizado, visto que por definição cura seria restauração completa do estado saudável e remissão, o desaparecimento dos sinais e sintomas de uma doença. Nesta última está implícita a possibilidade de recidiva[38]. Em geral, o termo cura é mais bem utilizado para patologias agudas, já para doenças crônicas como o diabetes, onde a recidiva após algum sucesso com um tratamento específico é sempre possível, o termo remissão é mais adequado[38].

Para avaliar os resultados obtidos após a cirurgia metabólica é necessário analisar várias condições do paciente, e não apenas o estado glicêmico. O mais importante é que haja uma redução do desenvolvimento de complicações micro e macrovasculares como retinopatia, nefropatia, neuropatia, infarto agudo do miocárdio, acidente vascular isquêmico e outros, que afetam a qualidade de vida e aumentam a mortalidade desse grupo de indivíduos. A seguir vamos discutir algumas dessas condições que devem ser avaliadas nos pacientes submetidos à cirurgia metabólica.

Controle Glicêmico

Sem dúvida, quando se fala em qualquer tratamento para diabetes, o principal parâmetro a ser analisado será o controle glicêmico. Mantendo os níveis séricos de glicose controlados o risco de desenvolvimento de complicações do diabetes reduz bastante e o paciente melhora sua qualidade de vida[38]. Os parâmetros que normalmente são utilizados para avaliar o controle glicêmico são a hemoglobina glicada (HbA1c), a glicemia de jejum e o teste de tolerância oral à glicose. Como a HbA1c consegue expor um histórico das glicemias das últimas semanas, acaba sendo o principal fator analisado[39].

Muitos trabalhos recentes[11,33,34] utilizam como objetivo principal atingir o estado não diabético, que seria uma HbA1c < 6,0%, com ou sem o uso de medicamentos. Porém, este objetivo deve ser avaliado com cautela, já que nesses mesmos artigos os indivíduos portadores de DM2 apresentam no pré-operatório uma doença de difícil controle, muitas vezes partindo de HbA1c médias acima de 9%, como é o caso do estudo STAMPEDE[11]. Este estudo apresentou resultados em torno de 30% de remissão do DM2 (HbA1c < 6%) com o tratamento cirúrgico, porém é importante observar que a redução dos níveis de HbA1c foi de cerca de 2 pontos percentuais (9-7%), chegando a níveis médios em torno de 7%. Esta redução sem dúvida é expressiva e pode ser suficiente para no mínimo prorrogar ou até impedir o surgimento de complicações micro e macrovasculares do DM2. Este dado é mais significativo ainda se comparado aos resultados obtidos com o grupo submetido ao tratamento clínico intensivo, que praticamente não apresentou melhora do controle glicêmico.

A *American Diabetes Association* (ADA) publicou recentemente alguns objetivos para controle glicêmico em pacientes portadores de DM2. Nesta recomendação a ADA indica como objetivo primário para um adulto diabético uma HbA1c < 7%, justificando que esta dosagem mantida seria suficiente para reduzir as chances de surgimento de complicações micro e macrovasculares. Também é colocado que níveis mais rígidos com < 6,5% podem ser exigidos em alguns casos, como pacientes jovens, com pouco tempo de diabetes, em controle apenas com metformina e mudanças do estilo de vida. Em contrapartida, em pacientes mais idosos, com diabetes de difícil controle, já com doença microvascular, dosagens de HbA1c < 8% podem ser mais realistas e aceitáveis[40].

A glicemia de jejum é menos utilizada para avaliações do resultado da cirurgia metabólica porque ela expressa apenas aquele dia em que foi colhida a amostra, já a HbA1c consegue evidenciar as dosagens de glicose dos últimos 3 a 4 meses, principalmente do último mês. A glicemia é mais importante nos pacientes em uso de medicações antidiabéticas para ajuste mais fidedigno das dosagens, mas de forma ideal ela deveria estar abaixo de 126 mg/dL[40].

Desta forma, quando formos avaliar o controle glicêmico de um paciente portador de DM2 submetido a cirurgia metabólica é importante uma análise individualizada, levando em consideração a idade, o tempo de diabetes, o uso de medicamentos hipoglicemiantes e principalmente a HbA1c pré-operatória.

Uso de Medicamentos Antidiabéticos

Outra condição muito importante que deve ser analisada junto ao controle glicêmico nestes pacientes é a necessidade do uso de medicações antidiabéticas como hipoglicemiantes orais, insulina, análogos do GLP-1, inibidores da DPP-IV etc. O ideal seria o paciente conseguir manter uma HbA1c dentro de níveis aceitáveis sem a necessidade do uso de medicações, porém, dependendo das particularidades de cada paciente, nem sempre isso é possível. Deve-se levar em consideração, novamente, a condição pré-operatória do paciente, identificando o número de medicações que eram necessárias e suas dosagens. Sem dúvida, após a cirurgia metabólica, o mais importante é manter dosagens de HbA1c pelo menos abaixo de 7%, mesmo que para isso seja necessário associar alguma medicação. Se para manter um controle glicêmico adequado o paciente estiver precisando de um número menor de medicações e dosagens destes também menores, já se considera que a cirurgia agregou vantagens para este indivíduo, reduzindo a possibilidade do desenvolvimento de complicações[5].

Os principais trabalhos randomizados realizados para avaliar a resposta metabólica após a cirurgia[11,26,36] observaram que esta apresenta um resultado superior ao tratamento clínico intensivo, com os pacientes precisando de um número menor de medicações do que usavam antes do procedimento para obter um controle glicêmico adequado. Entre as técnicas cirúrgicas, a derivação biliopancreática é a que apresenta um melhor resultado neste sentido, com os pacientes precisando usar pouco ou nenhum medicamento no pós-operatório. Em algumas análises, até 95% dos pacientes submetidos a esta técnica não necessitam usar medicamentos 5 anos após a cirurgia[26]. Já no comparativo entre as duas técnicas mais utilizadas (DGYR e GV), observamos que a DGYR apresenta uma tendência a obter um melhor resultado nesse sentido, sendo esta, a única variável entre todas analisadas no STAMPEDE em que houve vantagem significativa para a DGYR[11].

Hipertensão e Dislipidemia

A hipertensão arterial é sabidamente uma comorbidade associada à obesidade e ao DM2 que afeta de forma significativa a saúde desses pacientes[5]. Muitos destes indivíduos necessitam usar dois ou mais medicamentos para buscar um controle pressórico satisfatório e ainda assim alguns não o conseguem de forma efetiva[41].

O controle da hipertensão arterial após a cirurgia bariátrica sempre foi apresentado como parte de trabalhos que analisavam vários resultados em conjunto, porém, recentemente alguns estudos analisaram especificamente a resposta da hipertensão arterial a este procedimento[41,42].

Em um trabalho recente comparando um grupo de pacientes hipertensos de difícil controle submetidos a DGYR com outro grupo submetido a tratamento clinico intensivo, o objetivo primário de redução de 30% do número de medicamentos após 1 ano foi alcançado em 83% dos indivíduos operados contra 12% dos não operados. Além disso, 51% dos pacientes operados apresentaram remissão da hipertensão arterial (definida como pressão sistólica e diastólica < 140 mmHg e < 90 mmHg, respectivamente) após 12 meses e nenhum dos indivíduos submetidos ao tratamento clínico atingiu remissão. Neste mesmo trabalho, os indivíduos operados apresentaram após 12 meses dosagens significativamente mais baixas de colesterol LDL e triglicerídeos e mais altas de colesterol HDL em comparação com os pacientes submetidos ao tratamento médico[41].

Outro estudo randomizado comparando um grupo submetido a DGYR e outro a tratamento clínico utilizou como objetivo primário o controle tríplice: glicêmico (HbA1c < 7%), pressórico (pressão sistólica < 130 mmHg) e lipídico (colesterol LDL < 100 mg/dL) após 12 meses de análise. Nesse período apenas 19% dos pacientes submetidos ao tratamento clínico atingiram o controle tríplice contra 49% dos indivíduos operados[42]. Dessa forma, conseguimos observar que a cirurgia, além de ser efetiva sobre o controle glicêmico, foi importante também no controle da hipertensão arterial e da dislipidemia, contribuindo para reduzir a possibilidade de desenvolvimento de eventos adversos como infarto agudo do miocárdio, doença vascular periférica, acidente vascular cerebral e outros.

Perda de Peso

Como já discutido anteriormente nos mecanismos de funcionamento da cirurgia metabólica, a perda e o controle do peso são, sem dúvida, os fatores que contribuem para a obtenção um bom controle glicêmico em longo prazo. Apesar de o efeito da cirurgia sobre os níveis glicêmicos acontecer antes mesmo de uma perda de peso significativa[7,8], a manutenção de um peso adequado é muito importante para se manter níveis glicêmicos convenientes e regulares e evitar a recidiva do diabetes em longo prazo[5].

A cirurgia consegue atingir uma perda de peso média de 40% do peso absoluto ou 65-70% do excesso de peso após 12-24 meses[43]. Porém, o reganho de peso, ou recidiva da obesidade, é uma condição conhecida no pós-operatório destes indivíduos com incidência variável. Alguns trabalhos apresentam que cerca de 15-20% dos pacientes reganham mais de 15% do peso perdido[43]. Este reganho de peso está diretamente relacionado com o retorno de determinadas condições como DM2, hipertensão arterial e dislipidemia[43]. Desta forma, a atenção para a perda de peso e a manutenção deste peso perdido são fundamentais para manter os bons resultados adquiridos após a cirurgia metabólica.

Qualidade de Vida

Outra condição que é fundamental ser avaliada após a cirurgia é a qualidade de vida destes pacientes. Em geral, com o DM2 e outras doenças associadas controladas, e um peso adequado mantido, a tendência é que a qualidade de vida dessas pessoas melhore. Alguns estudos que avaliaram a resposta da cirurgia metabólica comprovaram através de questionários de qualidade de vida que alguns aspectos como dores corporais, fadiga e bem-estar apresentaram melhora significativa em relação ao grupo não operado[11,26]. No comparativo entre técnicas cirúrgicas, não houve diferença entre GV e DGYR na análise de qualidade de vida[11], porém a DGYR apresentou melhores resultados em relação ao bem-estar geral e mental quando comparada à DBP[26].

Doenças Micro e Macrovasculares

O tratamento do DM2 visa sempre obter um controle glicêmico satisfatório, porém, mais importante do que isso é reduzir a incidência de complicações microvasculares. O DM2 é a principal causa de nefropatia, doença renal avançada, cegueira e neuropatia, que em conjunto promovem um aumento significativo nos custos do tratamento e reduzem sensivelmente a qualidade de vida e a sobrevida desses indivíduos[44]. Sendo assim, o principal objetivo do tratamento do DM2 deve ser reduzir essas sequelas.

Em um estudo retrospectivo de pacientes portadores de DM2 publicado em 2018, foram analisados cerca de 4.000 pacientes submetidos à cirurgia metabólica e aproximadamente 11.000 não operados, por até 7 anos. O objetivo primário deste estudo era identificar o desenvolvimento de doença microvascular, mais objetivamente nefropatia, retinopatia e neuropatia. A incidência geral de desenvolvimento de doença microvascular nos pacientes submetidos à cirurgia em 1, 3, 5 e 7 anos foi, respectivamente: 6,0%, 11,8%, 16,9% e 22,5%, enquanto nos pacientes não operados foi: 11,2%, 24,3%, 34,7% e 44,2%. Quando analisadas separadamente, as três variáveis (neuropatia, nefropatia e retinopatia) apresentaram ao longo do período analisado incidências significativamente menores no grupo operado[44].

Seguindo esses resultados obtidos com a doença microvascular, também encontramos incidência menor de doença macrovascular em pacientes diabéticos submetidos à cirurgia bariátrica. Isto foi comprovado no estudo SOS (*Swedish Obese Subjects*), onde foi identificada uma redução de 32% no surgimento de doença macrovascular após 10 anos em pacientes portadores de DM2 submetidos à cirurgia bariátrica[45]. Neste mesmo acompanhamento, também foi observado um risco 34% menor de desenvolvimento de acidente vascular cerebral e 29% menor de infarto agudo do miocárdio nos pacientes diabéticos operados após 10 anos de acompanhamento[6].

Mortalidade

A mortalidade da cirurgia bariátrica/metabólica apresenta níveis próximos aos de uma videocolecistetomia, obviamente em serviços com completo suporte técnico e profissional para o procedimento. A mortalidade é de 0,15% com uma morbidade geral de 4,2% com 0,7% de complicações maiores como fístula digestiva (Aminian, et al., 2016).

Como observado anteriormente, o DM2 é responsável por cerca de 14,5% da mortalidade anual, sobretudo pelo desenvolvimento de complicações cardiovasculares, discutidas durante o texto[5]. Portanto, com o efeito benéfico da cirurgia bariátrica/metabólica reduzindo o desenvolvimento de complicações microvasculares, é de se esperar uma redução da mortalidade desses pacientes que é, sem dúvida, o grande objetivo de qualquer tratamento para o DM2.

Em uma revisão sistemática avaliando resultados em longo prazo da cirurgia metabólica nos pacientes portadores de DM2, foi observada uma mortalidade 79% menor nos pacientes operados após 5 anos[46]. Na análise do SOS, uma das mais longas até o momento, a redução da mortalidade no grupo de pacientes diabéticos operados foi de 29%.

CONCLUSÃO

O DM2 é uma doença crônica importante, com uma incidência que vem crescendo exponencialmente nos últimos anos, em paralelo à doença da obesidade, e é responsável por uma mortalidade cada vez maior. A adoção de medidas saudáveis como dieta balanceada e exercícios físicos deve ser sempre o ponto de partida para o tratamento dessa patologia. A introdução de medicamentos para controle glicêmico deve ser utilizada em paralelo a essas medidas, quando necessária, para não se queimar etapas. No momento existe uma grande variedade de medicamentos eficazes que podem ser utilizados no tratamento desses indivíduos. Porém, o custo, a difícil adesão do paciente e muitas vezes as falhas do tratamento conservador acabam levando à necessidade de outra abordagem terapêutica.

A cirurgia metabólica vem sendo cada vez mais utilizada nos últimos anos e apresenta resultados promissores para a condução de pacientes portadores de DM2. A sua utilização no momento deve ser indicada para pacientes com DM2 de difícil controle e obesidade graus II e III, e recomendada para diabéticos de difícil controle com obesidade grau I.

Os resultados de controle glicêmico, redução de doenças micro e macrovasculares, e de mortalidade são significativos e, por isto, a cirurgia deve ser lembrada como mais uma opção na condução terapêutica desses indivíduos. Os resultados são mais bem obtidos nos pacientes mais jovens, com diagnóstico de DM2 há poucos anos, sem uso de insulina e com boa reserva pancreática.

Por fim, deve-se entender a cirurgia metabólica com uma parte do tratamento de pacientes portadores de DM2 de difícil controle. O acompanhamento com nutricionista, psicólogos, além de medidas associadas como dieta, realização de exercícios físicos e eventualmente até a introdução de medicamentos antidiabéticos podem e devem ser utilizados nos pacientes operados, visando um bom resultado em longo prazo.

▶ BIBLIOGRAFIA CONSULTADA

Aminian A, Andalib A, Khorgami Z, et al. A nationwide safety analysis of bariatric surgery in nonseverely obese patients with type 2 diabetes. Surg Obes Relat Dis. 2016;6:1163-70. doi: 10.1016/j.soard.2016.05.007. Epub 2016 May 11. PMID: 27425840.

UNASUS. (2021). Disponível em: https://www.unasus.gov.br/noticia/diabetes-hipertensao-e-obesidade-avancam-entre-os-brasileiros. Acesso em: Brasilia, DF, Brasil.

▶ REFERÊNCIAS BIBLIOGRÁFICAS

1. Afshin A, Forouzanfar MH, Reitsma MB, et al.; GBD 2015 Obesity Collaborators. Health effects of overweight and obesity in 195 countries over 25 years. N Engl J Med. 2017;377:13-27.
2. Ogden CL, Carroll MD, Kit BK, Flegal KM. Prevalence of childhood and adult obesity in the United States, 2011-2012. JAMA. 2014;311:806-14.
3. Página eletrônica do Ministério da Saúde. Disponível em: http://portalarquivos.saude.gov.br/images/pdf/2017/abril/17/Vigitel.pdf. Acesso em:
4. NCD Risk Factor Collaboration (NCD-RisC). Worldwide trends in diabetes since 1980: a pooled analysis of 751 population-based studies with 4.4 million participants. Lancet. 2016;387:1513-30.
5. Pareek M, Schauer P, Kaplan L, et al. Metabolic Surgery: Weight Loss, Diabetes, and Beyond. JACC. 2018;71(6):670-87.
6. Sjöströn L. Review of the key results from the Swedish Obese Subjects (SOS) trial – a prospective controlled intervention study of bariatric surgery. J Intern Med. 2013;273:219-234.
7. Pories W, Swanson M, MacDonald K, et al. Who would have thought it? An operation proves to be the most effective therapy for adult-onset diabetes mellitus. Ann Surg. 1995;222(3):339-52.
8. Rubino F, Marescaux J. Effect of duodenal-jejunal exclusion in a non-obese animal model of type 2 diabetes. A new perspective for an old disease. Ann Surg. 2004;239:1-11.
9. Jahansouz C, Xu H, Hertzel A, et al. Bile acids increase independently from hypocaloric restriction after bariatric surgery. Ann Surg. 2016;264(6):1022-28.

10. Ryan K, Tremaroli V, Clemmensen C, et al. FXR is a molecular target for the effects of vertical sleeve gastrectomy. Nature. 2014;509(7499):183-8.
11. Schauer P, Bhatt D, Kirwan J, et al. Bariatric surgery versus intensive medical therapy for diabetes — 5-year outcomes. N Engl J Med. 2017;376(7):641-651.
12. Gault V, Lawrence RD. Lecture 2017 Incretins: the intelligent hormones in diabetes. Diabet Med. 2018;35(1):33-40.
13. Drucker D. The role of gut hormones in glucose homeostasis. J Clin Invest. 2007;117:24-32.
14. Madsbad S, Dirksen C, Holst J. Mechanisms of changes in glucose metabolism and bodyweight after bariatric surgery. Lancet Diabetes Endocrinol. 2014;2:152-64.
15. Dezaki, K, Hosoda H, Kakei M, et al. Endogenous ghrelin in pancreatic islets restricts insulin release by attenuating Ca2+ signaling in beta-cells: implication in the glycemic control in rodents. Diabetes. 2004;53:3142-3151.
16. Patti, M, Houten S, Bianco A, et al. Serum bile acids are higher in humans with prior gastric bypass: potential contribution to improved glucose and lipid metabolism. Obesity. 2009;17:1671-1677.
17. Ley R, Turnbaugh P, Klein S, et al. Microbial ecology: human gut microbes associated with obesity. Nature. 2006;444(7122):1022-3.
18. Ridaura V, Faith J, Rey F, et al. Gut microbiota from twins discordant for obesity modulate metabolism in mice. Science. 2013;341(6150):1241214.
19. Guo Y, Huang Z, Liu C, et al. Modulation of the gut microbiome: a systematic review of the effect of bariatric surgery. Eur J Endocrinol. 2018;178(1):43-56.
20. Carvalho B, Guadagnini D, Tsukumo D, et al. Modulation of gut microbiota by antibiotics improves insulin signalling in high-fat fed mice. Diabetologia. 2012;55:2823-2834.
21. Gastrointestinal Surgery for Severe Obesity. NIH Consensus Statement. 1991;9(1):1-20.
22. Portaria nº 196 do Ministério da Saúde. Diário Oficial da União de 29 de fevereiro de 2000: Alta complexidade: obesidade. 43-E. p. 1-4.
23. Resolução CFM N° 1.766/2005. Diário Oficial da União de 11 jul 2005, Seção I, p. 114.
24. Resolução CFM N° 1.942/2010. Diário Oficial da União de 12 de fevereiro de 2010, Seção I, p. 72.
25. Resolução CFM N° 2172/2017. Diário Oficial da União de 27 de dezembro de 2017, Seção I, p. 205.
26. Migrone G, Panunzi S, De Gaetano A, et al. Bariatric-metabolic surgery versus conventional medical treatment in obese patients with type 2 diabetes: 5 year follow-up of an open-label, single-centre, randomised controlled trial. Lancet. 2015;386:964-73.
27. De Paula A, Stival A, Macedo A, et al. Prospective randomized controlled trial comparing 2 versions of laparoscopic ileal interposition associated with sleeve gastrectomy for patients with type 2 diabetes with BMI 21-34 kg/m(2). Surg Obes Relat Dis. 2010;6(3):296-304.
28. Abou Ghazaleh R, Bruzzi M, Bertrand K, et al. Is Mini-Gastric Bypass a Rational Approach for Type-2 Diabetes? Curr Atheroscler Rep. 2017;19(12):51.
29. Santoro S, Castro L, Velhote M, et al. Sleeve gastrectomy with transit bipartition: a potent intervention for metabolic syndrome and obesity. Ann Surg. 2012;256(1):104-10.
30. Van der Beek E, Monpellier V, Eland I, et al. Nutritional deficiencies in gastric bypass patients; incidence, time of occurrence and implications for post-operative surveillance. Obes Surg. 2015;25(5):818-23.
31. Nedelcu M, Loureiro M, Skalli M, et al. Laparoscopic sleeve gastrectomy: Effect on long-term remission for morbidly obese patients with type 2 diabetes at 5-year follow up. Surgery. 2017;162(4):857-862.
32. Felsenreich D, Kefurt R, Schermann M, et al. Reflux, Sleeve Dilation, and Barrett's Esophagus after Laparoscopic Sleeve Gastrectomy: Long-Term Follow-Up. Obes Surg. 2017;27(12):3092-3101.
33. Salminen P, Helmiö M, Ovaska J, et al. Effect of Laparoscopic Sleeve Gastrectomy vs Laparoscopic Roux-en-Y Gastric Bypass on Weight Loss at 5 Years Among Patients With Morbid Obesity: The SLEEVEPASS Randomized Clinical Trial. JAMA. 2018;319(3):241-254.
34. Peterli R, Wölnerhanssen B, Peters T, et al. Effect of Laparoscopic Sleeve Gastrectomy vs Laparoscopic Roux-en-Y Gastric Bypass on Weight Loss in Patients with Morbid Obesity: The SM-BOSS Randomized Clinical Trial. JAMA. 2018;319(3):255-265.
35. Kashyap S, Bhatt D, Wolski K, et al. Metabolic effects of bariatric surgery in patients with moderate obesity and type 2 diabetes: analysis of a randomized control trial comparing surgery with intensive medical treatment. Diabetes Care. 2013;36(8):2175-82.
36. Sánchez-Pernaute A, Herrera M, Pérez-Aguirre M, et al. Single anastomosis duodeno-ileal bypass with sleeve gastrectomy (SADI-S). One to three-year follow-up. Obes Surg. 2010;20(12):1720-6. doi: 10.1007/s11695-010-0247-3.
37. Rubino F, Gagner M. Potential of surgery for curing type 2 diabetes mellitus. Ann Surg. 2002;236(5):554-9.
38. Buse J, Caprio S, Cefalu W, et al. How do we define cure of diabetes? Diabetes Care. 2009;32(11):2133-5.
39. Nathan D, Buse J, Davidson M, et al. Medical management of hyperglycemia in type 2 diabetes: a consensus algorithm for the initiation and adjustment of therapy: a consensus statement of the American Diabetes Association and the European Association for the Study of Diabetes. Diabetes Care. 2009;32(1):193-203.
40. American Diabetes Association. Glycemic Targets: Standards of Medical Care in Diabetes-2018. Diabetes Care. 2018;41(Suppl 1):S55-S64.
41. Schiavon C, Bersch-Ferreira A, Santucci E. Effects of Bariatric Surgery in Obese Patients With Hypertension: The GATEWAY Randomized Trial (Gastric Bypass to Treat Obese Patients With Steady Hypertension). Circulation. 2018;137(11):1132-1142.
42. Ikramuddin S, Korner J, Lee W. Roux-en-Y gastric bypass vs intensive medical management for the control of type 2 diabetes, hypertension, and hyperlipidemia: the Diabetes Surgery Study randomized clinical trial. JAMA. 2013;309(21):2240-9.
43. Shantavasinkul P, Omotosho P, Corsino L, et al. Predictors of weight regain in patients who underwent Roux-en-Y gastric bypass surgery. Surg Obes Relat Dis. 2016;12(9):1640-1645.
44. O'Brien R, Johnson E, Haneuse S, et al. Microvascular Outcomes in Patients With Diabetes After Bariatric Surgery Versus Usual Care: A Matched Cohort Study. Ann Intern Med. 2018;169(5):300-310.
45. Sjostrom L, Peltonen M, Jacobson P, et al. Association of bariatric surgery with long-term remission of type 2 diabetes and with microvascular and macrovascular complications. JAMA. 2014;311(22):2297-304.
46. Sheng B, Truong K, Spitler H. The Long-Term Effects of Bariatric Surgery on Type 2 Diabetes Remission, Microvascular and Macrovascular Complications, and Mortality: a Systematic Review and Meta-Analysis. Obes Surg. 2017;27(10):2724-2732.

A Formação do Cirurgião como Líder de Equipe

47

Luiz Carlos von Bahten

Jerônimo Lima

Este capítulo aborda o tema da liderança no contexto do mundo contemporâneo, especialmente no contexto da Medicina e da Cirurgia. A liderança em Cirurgia busca um comportamento cooperativo da equipe cirúrgica para que alcance sempre resultados melhores que o comportamento individual ou automotivado do cirurgião atuando isoladamente, por mais capacitado que ele seja. Nesse sentido, este estudo visa esclarecer o conceito de liderança sob ponto de vista do trabalho do cirurgião, bem como analisar as habilidades necessárias ao desenvolvimento eficaz da competência de liderança dos cirurgiões.

A cirurgia ocupa um lugar de destaque no complexo sistema de cuidados de saúde da maioria dos países. A prática cirúrgica evoluiu muito rapidamente nas 2 últimas décadas. As abordagens minimamente invasivas suplantaram a maioria das operações abertas. Os avanços científicos também mudaram as bases da prática cirúrgica. Os estudos sobre a estrutura e a função do genoma humano fizeram avançar a medicina personalizada, que em breve se juntará a uma terapia cirúrgica personalizada. A introdução do uso de robôs em cirurgias foi um grande passo em direção a procedimentos mais eficazes e menos invasivos, revertendo a lógica das cirurgias com grandes cortes que perdurou por anos, e os robôs manipulados pelos médicos garantem avanços no procedimento cirúrgico. A formação cirúrgica pós-universitária foi forçada a evoluir com novas oportunidades e desafios.

A literatura sobre gestão indica que há questões a serem pensadas em todos os âmbitos onde são necessários líderes[1]. É possível desenvolver líderes? Os esforços justificam os ganhos dessa tarefa? Os resultados desses esforços são medidos adequadamente? Os cirurgiões, enquanto líderes, são tão importantes como pensamos que são? E sobre os seguidores, ensiná-los bem, agora, não é tão importante quanto ensinar boa liderança aos cirurgiões? Estas são questões relevantes para se pensar, dadas as dificuldades dos cirurgiões no exercício da liderança. As respostas a essas questões podem indicar a criação de alternativas aos modelos existentes, e às maneiras de ensinar liderança, que levem em conta as circunstâncias do século XXI, em especial aos cirurgiões.

A palavra 'liderança' abrange tanto um conjunto de atributos pessoais como de comportamentos humanos. O objetivo principal de um líder e da prática da liderança é inspirar outros, considerados seguidores, a empenhar-se voluntariamente em conjunto para atingir objetivos. Assim entendida, a liderança é um processo e uma característica que ao longo do tempo tem assumido muitas formas em diferentes culturas e organizações. Os valiosos atributos humanos dos líderes e da liderança, no contexto da história, da sociedade e das organizações, são inexoravelmente moldados pelo tempo e pelo lugar.

A missão de um sistema de saúde acadêmico e também na práxis deve ser educar e formar as futuras gerações de prestadores de cuidados de saúde, e, no caso da cirurgia, de futuros médicos cirurgiões. Deve também tratar de expandir o conhecimento científico e a aplicação da ciência aos cuidados de saúde humana. Como com qualquer sistema complexo de desempenho humano, os nossos ambientes de saúde são tipicamente sobrecarregados por camadas de estruturas hierárquicas, contemplando muitos indivíduos com experiência em muitas disciplinas clínicas e administrativas, e outros fatores que criam desafios para a formação de médicos líderes e equipes de alto desempenho nos ecossistemas de cuidados de saúde. Encontrar os conhecimentos fundamentais partilhados entre as diversas populações que compõem a força de trabalho humana de um centro médico é um desafio.

CONCEITO DE LIDERANÇA E HABILIDADES DE LIDERANÇA PARA CIRURGIÕES

A liderança é uma competência comportamental crítica para os cirurgiões e é especialmente importante durante cirurgias complexas. É definida como "o processo de facilitação individual e esforços coletivos para alcançar objetivos comuns"[2] e tem sido consistentemente identificada como um componente-chave para o funcionamento bem-sucedido das equipes de trabalho. Falhas no estabelecimento e exercício da liderança geram subaproveitamento do trabalho de equipes e potencialmente contribuem para aumentar o risco para os pacientes.

Especificamente do ponto de vista do cirurgião, liderança é entendida como um atributo que envolve "a combinação de uma visão de futuro significativa com a capacidade de influenciar os outros por meios não coercitivos para agir de uma certa forma". Esses dois componentes da liderança são profundamente influenciados pelo contexto do ambiente, o tempo em que o evento em discussão ocorre, e as circunstâncias que estão presentes. Além disso, a liderança é ancorada por valores morais[3].

A capacidade de convencer ou influenciar seguidores por meios não coercitivos requer frequentemente o uso de inteligência emocional e o estabelecimento de uma ligação com os seguidores que se baseia na confiança, que surge quando uma pessoa é capaz de articular uma visão de tal forma que outros têm tendência para a seguir. No entanto, cada um desses esforços é complexo, o que leva à necessidade de diferentes níveis de liderança. Esse é um conceito importante ao se explorar os valores associados à prática da liderança em qualquer setor de atuação humana.

Tabela 47.1. Habilidades de liderança requeridas do cirurgião

Habilidades de Liderança	Definição	Comportamentos Observáveis
Orientação e Apoio	Perspectivas de ensino e treinamento envolvendo a equipe nas decisões e permitindo a contribuição dos membros da equipe	O cirurgião continua a ensinar através da prática de realização da cirurgia, dá atenção e apoio aos membros da equipe
Comunicação e Coordenação	Possibilitar a troca de informações e ajudar a equipe a atuar como uma unidade, em vez de como indivíduos; pedir e dar atualizações; capacidade de mudar dependendo de exigências situacionais	Cirurgião e anestesista discutem planos para anestesia em curso durante o caso; paciente está acordado
Gestão de Tarefas	Manter o foco no desempenho das tarefas, assegurando ao mesmo tempo o cumprimento dos prazos e a eficácia; manutenção de aspectos da tarefa, pedindo ajuda, quando necessário	A cirurgia está demorando mais tempo do que o previsto e o cirurgião informa para cancelar o próximo caso
Direcionamento e Capacitação	Promover a realização das tarefas e o alcance de objetivos interpessoais através dos membros da equipe, definindo expectativas, demonstrando confiança na sua própria capacidade	Cirurgião dá instruções, ao mesmo tempo que coordenada a equipe da sala de cirurgia
Cumprimento de Padrões	Comportamentos que reforçam o cumprimento das normas, de acordo com as regras e procedimentos estabelecidos	Cirurgião pede a um residente para usar óculos de proteção, usando, ele próprio, óculos de proteção
Tomada de Decisão	A capacidade de procurar informações apropriadas, sintetizá-las e fazer um julgamento informado e rápido, com base nas informações, situação e risco	Numa cirurgia laparoscópica, o cirurgião decide pelo procedimento cirúrgico convencional, com base na anatomia do paciente
Gestão de Recursos	Os recursos referem-se às pessoas na sala de cirurgia, equipamentos necessários para a cirurgia e a capacidade de alocar recursos em função da situação ou do contexto, ou seja, delegação	Cirurgião solicita à enfermeira circulante que providencie mais um funcionário de apoio para a sala de cirurgia

Fonte: Adaptado de Parker et al. 2011, p. 350.

A liderança é, assim, um atributo aplicável tanto a um presidente de uma grande rede hospitalar, a um diretor de uma unidade cirúrgica, a um gestor de um departamento universitário, a empregados de nível inferior na hierarquia de uma organização, e a um cirurgião coordenando uma equipe cirúrgica. Tudo o que é necessário para exercer a liderança é a presença de pelo menos dois indivíduos e a capacidade de um influenciar o outro.

Uma vasta gama de estilos de liderança pode ser encontrada dentro da sala de cirurgia. No que tange a aspectos de gestão, geralmente a liderança trata de comportamentos relacionados à realização eficaz das tarefas e ao apoio que se espera encontrar dos membros da equipe cirúrgica. Sob a ótica do trabalho do cirurgião, embora a liderança possa influenciar o desempenho durante todo o período perioperatório, entende-se que ela é mais bem observada durante a fase intraoperatória, porque é bem definida e observável dentro do bloco cirúrgico[4].

As equipes na sala de cirurgia normalmente compreendem a presença de três ou mais subequipes diferentes, envolvendo anestesia, enfermagem e cirúrgica. Sob a ótica do cirurgião e a atuação com a equipe da sala de cirurgia, pode-se categorizar um conjunto de habilidades que emergiram da revisão da literatura sobre modelos de liderança em cirurgia[5-7]. Essas habilidades de liderança estão alinhadas com modelos de liderança de equipes em outros setores de atividades e são semelhantes às consideradas em cuidados de saúde[8,9], conforme mostram as Tabelas 47.1 e 47.2.

Como se pode perceber, para se tornar um cirurgião líder eficaz é preciso compreender e praticar diferentes habilidades. Em conjunto, essas habilidades determinam diferentes estilos de liderança que indicam como implementá-las, dependendo do ambiente, da situação ou da necessidade do líder[10,11].

Os médicos, e mais especificamente os cirurgiões, são naturalmente líderes, pois estão habituados a tomar decisões rápidas e normalmente tendem a ser autoritários. Por esse motivo, a própria natureza do trabalho do cirurgião pode muitas vezes criar líderes com estilo de liderança autocrático, mas esse é um estilo que não conduz ao sucesso do cotidiano no ambiente de cirurgia, no médio prazo. Ao longo do tempo, à medida que ocorreram mudanças geracionais, o estilo tradicional de liderança autocrática, tão natural para os cirurgiões da Geração Silenciosa (os nascidos de 1920 a 1945), já não ressoa bem com a atual Geração X e os professores e estagiários de cirurgia da Geração Y.

O médico que é um bom líder é um indivíduo que se volta à centralidade do homem, com uma visão humanística e ética, buscando o bem-estar físico e mental. É necessário, antes de tudo, humildade de pensamentos e assertividade para enfrentar os problemas que afligem e elevam o sofrimento humano. Ao conversar com seus pacientes, ele deve deixar claro que a sua principal função é ajudar. Entender que muitas vezes o sofrimento não é a dor da carne, mas a dor da alma. Ter consciência desses aspectos de atuação o levam a ver e a tratar cada pessoa como um indivíduo único. O paciente precisa sentir no seu médico um amigo responsável, digno e justo para que eles, juntos, superem as dificuldades das doenças. A solidariedade para com o paciente não é apenas um comportamento a mais, não é uma caridade social, mas sim um valor social que o médico deve sempre perseguir. Por esses motivos, cirurgiões envolvidos tanto em tarefas como na manutenção de equipes devem trabalhar para desenvolver um clima positivo dentro da equipe, resolvendo problemas interpessoais, satisfazendo as necessidades da equipe e buscando a coesão do grupo.

Tabela 47.2. Habilidades de liderança e seus objetivos

Habilidades de Liderança	Objetivo
Orientação e Apoio	Ensinar a cirurgiões menos experientes aspectos técnicos dos procedimentos. Também podem ser direcionados para guiar ou apoiar um membro não cirúrgico da equipe, assegurando que compreendeu adequadamente os aspectos clínicos da cirurgia
Comunicação e Coordenação	Emitir breves atualizações para os membros da equipe cirúrgica
Gestão de Tarefas	Demonstrar comportamentos relacionados com a liderança de aspectos técnicos da cirurgia, assegurando a eficácia do procedimento e antecipando possíveis complicações
Direcionamento e Capacitação	Demonstrar habilidades de natureza mais fiscalizadora, definindo especificamente as expectativas para cada membro da equipe, e empenho em capacitar os membros
Cumprimento de Padrões	Aderência aos protocolos
Tomada de Decisão	Fazer escolhas considerando aspectos situacionais da cirurgia, com base no seu desenrolar e a necessidade de ações preventivas ou corretivas por parte do cirurgião
Gestão de Recursos	Organizar equipamentos ou envolver os membros da equipe para cumprir os objetivos da tarefa

LIDERANÇA EM CIRURGIA E INTELIGÊNCIA EMOCIONAL

No sistema moderno de saúde os líderes encontram-se intencionalmente colocados em posições de liderança por desejo profissional, ambição e pelo resultado de bom trabalho prévio. A liderança na construção profissional é atribuída ou recai sobre um indivíduo por seus méritos, escolha pelo seu grupo de trabalho ou mediante nomeação por autoridades de nível superior.

Há muito que se considera convencionalmente que a liderança nos sistemas de saúde é exercida por aqueles com funções de autoridade institucional, que têm controle de recursos e com capacidade de decisão relacionada com a política, contratação ou estratégia.

Contudo, nas 2 últimas décadas assistiu-se a um repensar dos atributos-chave dos líderes de sucesso. De fato, as características colaborativas, empáticas, relacionais e motivacionais são agora reconhecidas como qualidades essenciais de um líder bem-sucedido na área dos cuidados de saúde e em outros ambientes profissionais. Um líder eficaz é aquele que melhora o desempenho humano, inspirando outros a trabalharem em conjunto, potencializando os talentos de competências diversificadas para criar uma unidade de trabalho de prestação de cuidados de saúde. Os atuais líderes de sucesso na área dos cuidados de saúde exibem coletivamente os traços relacionados com a formação de ligações significativas entre as pessoas, entre eles próprios como líderes e aqueles que eles são cobrados para liderar. As qualidades de liderança que promovem a inclusão e o envolvimento são agora priorizadas como valores essenciais.

Para além dessas qualidades de ligação humana destinadas a permitir líderes eficazes, os atributos de sucesso dos líderes atuais incluem integridade, autenticidade, honestidade e justiça. Esses atributos devem ser intrinsecamente acompanhados pela competência de um líder na sua posição e um compromisso com o esforço coletivo da organização em que atua. Associar esses atributos a qualidades de energia positiva, otimismo orientado para o futuro e resiliência conduz a uma estrutura clara de um líder inspirador.

Uma das mais poderosas fontes de liderança é a humildade, característica que permite a um líder reconhecer suas próprias limitações, reconhecer os erros e respeitar a sabedoria dos outros. O bom líder é admirado pelas suas capacidades e atributos, e quando isso é associado à execução de uma liderança que proporcione uma visão convincente e uma missão desejável, fomenta o envolvimento dos seguidores na equipe. Coletivamente, esses atributos humanos, quando utilizados para o bem da organização, inspiram seguidores que de boa vontade trabalham energicamente em conjunto como equipes para cumprir sua missão.

Agrupados num construto operacional, esses atributos são muitas vezes descritos no âmbito da inteligência emocional, que diz respeito à interação humana eficaz, incluindo uma prática de reconhecimento da própria resposta a acontecimentos situacionais, um fenômeno conhecido como autoconscientização. Os indivíduos com forte inteligência emocional são conscientes de suas próprias reações aos acontecimentos da vida, particularmente quando isso se relaciona com as suas interações com outras pessoas. A inteligência emocional também engloba a capacidade de reconhecer o impacto de uma troca social humana sobre si próprio e observar e compreender o impacto sobre os outros. Um ponto especialmente crítico para a inteligência emocional é a capacidade de compreender os pensamentos e sentimentos dos outros e reconhecer com empatia o impacto dos acontecimentos ou interações nos outros. Ser capaz de compreender os sentimentos e perspectivas dos outros de uma forma solidária e empática permite a ligação humana e é a chave para o sucesso como líder no ambiente dos cuidados de saúde, um ambiente que depende de esforços coletivos de equipes de indivíduos para otimizar a prestação de cuidados de qualidade aos doentes.

São muitos os exemplos de indivíduos brilhantes e capazes que falharam como líderes, não devido à incompetência técnica, mas pelo fato de não terem obtido o apoio e a participação dos seus seguidores, pela sua incapacidade de compreender os sentimentos humanos e criar relacionamentos significativos. As capacidades de autoconscientização, empatia e autorregulação permitem que um líder exerça uma influência positiva sobre os outros de forma motivadora e justa. Aspira-se que o líder suscite a capacidade de resposta e o engajamento na sua equipe ou em seus seguidores, compreendendo os seus valores e objetivos de motivação.

LIDERANÇA E GESTÃO DE EQUIPES DE ALTO DESEMPENHO

Embora os comportamentos de orientação e apoio sejam observados com mais frequência, eles não são diretamente relacionados com a realização da tarefa cirúrgica. Do mesmo modo, os comportamentos de comunicação e coordenação são centrados em tarefas, em vez de concentrados na manutenção da equipe. Por conseguinte, em termos de liderança, os comportamentos demonstrados pelo cirurgião podem estar concentrados principalmente em realizar a tarefa cirúrgica de forma eficiente e eficaz. O cirurgião pode utilizar os comportamentos de liderança como um meio para alcançar fins técnicos cirúrgicos, em vez de deliberadamente como um mecanismo para assegurar um ótimo desempenho da equipe. Isso sugere que os modelos tradicionais de liderança podem não ser aplicáveis dentro desse ambiente de tarefas altamente focalizado tecnicamente, e que o modelo sugerido na Tabela 47.1 deve ser adaptado para ser mais aderente à liderança do cirurgião.

A revisão da literatura sobre liderança em cirurgia sugere que os líderes mais efetivos partilham características de personalidade comuns, que incluem qualidades tais como integridade, honestidade, assertividade, determinação, motivação, inovação, visão, inteligência e persuasão. Algumas dessas características são inatas e outras precisam ser desenvolvidas ao longo da carreira, portanto podem ser aprendidas e desenvolvidas por meio de formação e educação.

A liderança é um processo ativo. Abrangendo muitos domínios de ação, a responsabilidade mais fundamental da liderança é a de articular a visão para servir o propósito da organização que o líder serve. Acoplado com igual responsabilidade a esse está o estabelecimento de uma visão inspiradora e delinear a missão, ou seja, as ações necessárias para se alcançar esse objetivo visionário. Nos ambientes de cuidados com a saúde, a visão e a missão são fundamentalmente ligadas.

No entanto, os líderes dos cuidados de saúde de hoje também são obrigados a articular e cumprir essa missão no contexto moderno de limitações de recursos, equidade de acesso, primazia do paciente e inclusão intencional de diversos públicos, uma vez que trabalham em um ambiente de complexidade escalável, desde o encontro muito pessoal entre médicos e doentes até os sistemas de saúde multibilionários, onde praticam a liderança em contextos que refletem não momentos individuais, mas sim intercâmbios impulsionados pela população.

A prática eficaz da liderança é impactada pelas limitações dos recursos e do ambiente da organização em que os seguidores irão trabalhar. Enquanto em tempos de crise podem ser necessários estilos de liderança diretiva e autoritária, em momentos menos estressantes a liderança eficaz sabe estabelecer objetivos de missão, tanto em curto como em longo prazo, que possam ser alcançados com os recursos disponíveis e conforme os talentos dos membros da equipe.

A liderança é um processo de envolvimento, suscita vontade de trabalhar em conjunto para alcançar a missão, articulando o valor positivo das contribuições dos membros da equipe. Embora muitos incentivos possam facilitar o envolvimento dos membros da equipe no trabalho coletiva e individualmente para alcançar os objetivos, a compensação equitativa e justa é essencial. Os fatores financeiros exclusivos, a prevenção de consequências negativas e as promoções pessoais simbólicas raramente são motivadores suficientes e sustentáveis em organizações de alto desempenho. A liderança mais eficaz cria um sentido de propósito e valor, uma recompensa motivadora é mais do que o reconhecimento transacional de atingir uma meta. A recompensa é antes uma sensação de realização partilhada – um sentimento de realização – depois de ter-se completado uma missão que deu um impulso positivo.

Mas a noção de liderança baseada em valores para alcançar um bem louvável pode ser confusa. No mundo dos negócios, os valores partilhados podem refletir-se em termos financeiros, fatia de mercado, visibilidade. No setor da medicina e da cirurgia, a liderança baseada em valores requer maior clareza sobre a noção de 'o que é bom'. Nos atuais sistemas de cuidados de saúde com motores financeiros sintonizados com a prestação clínica de cuidados, essas importantes missões adicionais podem enfrentar desafios genuínos. O valor da boa administração é fundamental para a liderança em ambientes cirúrgicos. Segurança financeira, minimização de desperdício e redundância, eficiência e todos os fatores que conduzem a um valor financeiro positivo são aspectos do desempenho organizacional frequentemente vistos como irritantes numa equipe trabalho. Os líderes devem articular-se para persuadir suas equipes de que esses processos e objetivos são de fato elementos centrais de boa administração e liderança que asseguram que essas outras missões essenciais possam ser ampliadas e apoiadas.

A liderança deve estar a serviço dos outros, ou seja, os líderes são os destinatários de benefícios substanciais pela autoridade e responsabilidade que lhes são conferidas pelas suas funções organizacionais. As recompensas incluem benefícios financeiros, acesso à informação organizacional privilegiada, reconhecimento na comunidade e na própria profissão, e espera-se que haja respeito pelo próprio desempenho como líder. As vozes dos líderes são ouvidas e reconhecidas, por vezes justificadamente pelo conteúdo e pelas contribuições sensatas, mas por vezes simplesmente pela posição. Essas são as recompensas e o respeito que são dados aos líderes durante os seus mandatos. Espera-se que essas recompensas sejam justificáveis, bem merecidas, e de recompensa intrínseca para o líder. Mas, fundamentalmente, uma liderança que é eficaz e legitimamente privilegiada não se baseia na autoridade da posição, e sim na demonstração de empenho e capacidade enérgica para servir ao propósito da organização e facilitar o serviço prestado pelas equipes reunidas para atingir objetivos. O papel de um líder, no seu núcleo, é servir as necessidades dos outros.

A atual construção de um grupo operacional ideal em cuidados de saúde caracteriza uma equipe multidisciplinar. A equipe tem membros com responsabilidades funcionais distintas e talentos, e diversidade de perspectivas e capacidades. Equipes de alto desempenho trazem sinergicamente forças e talentos individuais para executar as ações do grupo e realizar a missão. Os bons líderes de equipes, de fato, reforçam os pontos fortes das equipes e melhoram o sentido de valor e propósito dos membros individuais, permitindo que vários membros assumam intrinsecamente a liderança. Respeito mútuo pelas capacidades, talentos e perspectivas dos membros da equipe é essencial para um elevado desempenho da equipe.

A liderança rotativa e o reconhecimento de competências distintas dentro de uma equipe podem não só construir confiança entre os membros da equipe, mas também melhorar os objetivos de entrega. Cuidados de saúde modernos, particularmente no contexto dos cirurgiões, requerem muitos tipos de perícia para cumprir a missão. Médicos e cirurgiões, enfermeiros, farmacêuticos, tecnólogos, assistentes sociais, analistas administrativos, executivos – cada um traz conhecimentos e expectativas de contribuições para a prestação de cuidados de qualidade aos doentes. No entanto, a voz do médico como líder tem um peso especial na maioria dos ambientes de cuidados de saúde. Os médicos têm, ou não, uma responsabilidade especial na criação do novo ambiente de liderança necessário no âmbito dos cuidados de saúde. Existe uma noção coletiva, partilhada na maioria dos cenários complexos de cuidados de saúde, da autoridade final para médicos em matéria de tomada de decisões clínicas e de criação de vias de tratamento. Embora por vezes não esteja claramente codificada, essa premissa é provavelmente a forma mais comum de liderança que os cirurgiões e médicos encontram no seu papel profissional: o líder assumido e valorizado no microcosmo clínico dos cuidados de saúde.

No entanto, não se ensina na universidade como cirurgiões e médicos podem se envolver como líderes em equipes multidisciplinares. Enquanto os recentes currículos de educação e pós-graduação médica introduziram currículos para melhorar o desempenho dos cirurgiões como membros eficazes da equipe (sim, por vezes para serem seguidores), como líderes, a longa prática da primazia do médico fomentou esse caminho de realização e condução individual, que é difícil de ultrapassar e raramente incorporado nas práticas diárias de formação[12,13].

Foram articuladas as melhores práticas para os líderes clínicos em equipes de microcosmos clínicos. Dada a sua oportunidade inerente de reconhecimento como líderes no microcosmo clínico, os médicos e cirurgiões têm uma capacidade excepcional de impacto nos processos de cuidados e estratégias numa equipe multidisciplinar. Embora muitas vezes sem título designado ou controle explícito dos recursos, líderes médicos nessas equipes claramente focadas na missão podem fornecer a visão orientadora e o valor para se alcançar importantes objetivos de cuidados aos doentes. A falta de participação dos médicos e mesmo de liderança na maioria dos esforços de mudança ou melhoria clínica quase sempre é falha. Os médicos e os cirurgiões podem demonstrar e manter poder na implementação de mudanças importantes no microcosmo simplesmente demonstrando comportamentos genuinamente empenhados – endosso do valor da missão, expressão de genuína curiosidade sobre a melhor estratégia e o envolvimento da equipe para alcançar o que pode ser uma formidável melhoria, o reconhecimento dos desafios enfrentados para alcançar o objetivo e o encargo de tempo imposto aos que se encontram no microcosmo para cumprirem o objetivo. A liderança eficaz nesses microcosmos clínicos é um novo modelo de liderança para cirurgiões que apelam a humildade, respeito e crença nos talentos dos outros, e energia positiva incessante para promover uma ação coletiva que quase certamente apela à cedência de papéis de liderança a outros membros da equipe em vários passos ao longo do caminho. A liderança dos cirurgiões praticada ao mais alto nível, dessa forma, permite a todos os membros da equipe participar da alegria de alcançar um objetivo e de contribuir para isso, inspirando energia e compromisso futuro para todos[14-16].

Novamente destacando: a liderança é uma forma de praticar a humildade. Em ambientes de atividade humana complexos e de alto desempenho, o erro de julgamento e execução por um líder é inevitável. Nem a visão é perfeita, mesmo em retrospectiva. Um bom líder é consciente e disposto a reconhecer os seus erros pessoais no julgamento ou no desempenho, e pedir desculpa conforme necessário, procurar aconselhamento para reparar danos e restaurar um rumo positivo para permitir que a organização avance com nova energia e direção. A um líder de confiança são dadas essas oportunidades de falhar e depois de recuperar.

LIDERAR E SER LIDERADO

Todos numa organização têm um chefe. O CEO tem o Conselho de Administração, os diretores têm o CEO, e assim se sucede em todos os níveis hierárquicos. Os líderes bem-sucedidos em cada nível reconhecem que para otimizar o seu desempenho como líderes dos grupos e de tarefas que lhes são atribuídos para orientar, a sua visão e missão devem ser razoavelmente concordantes com as da organização de cima para baixo. Para os cargos de liderança, a tarefa é duplamente complexa. Tal como posicionados na hierarquia da organização, eles não têm apenas funções de liderança no nível pessoal de cuidados ao paciente, seleção e desenvolvimento de corpo docente, compromisso de residente e de cirurgião médico, e muitas vezes como pesquisador, mas também como um administrador institucional de recursos valiosos e executores de objetivos organizacionais. Liderança para cima exige não só consciência e empenho na realização das missões institucionais, mas também consciência dos estilos e qualidades de liderança daqueles a quem se presta contas. Espera-se que criem um ambiente que permita a confiança e o investimento contínuo de líderes a quem se reportam, o zelo pelo compromisso e o desempenho positivo das muitas equipes que se criaram e a demonstração de sucesso como um líder respeitado e de confiança daqueles que são encarregados de guiar como líder. Líderes eficazes em organizações, a partir dos cirurgiões no microcosmo clínico, independentemente da sua posição hierárquica, lançam o olhar para o futuro, empenham-se na resolução criativa de soluções para servir as necessidades organizacionais e objetivos, e trabalhar no quadro da liderança da organização para fazer avançar coletivamente a instituição.

ESTILOS DE LIDERANÇA

Com o avanço da profissionalização dos negócios na área da saúde, muitos estilos de liderança diferentes nasceram das principais teorias de liderança usadas em

Administração. Esses diferentes estilos de liderança destacam-se em função dos comportamentos dos líderes em sua atuação em situações contingenciais e como utilizam sua fonte de poder e influência e a sua inteligência emocional.

Os mais citados estilos de liderança são: autocrático, democrático, burocrático, carismático, *laissez-faire*, orientado para pessoas, orientado para tarefas, servidor[17], transacional, transformacional[18] e adaptativo. Nenhum estilo de liderança é adequado para um líder em todas as situações, ou considerado como sendo o melhor a ser exercido o tempo todo. Contudo, os estudos sobre liderança nos cuidados com a saúde revelam que os líderes mais eficazes adotam mais frequentemente o estilo de liderança transformacional, que é um estilo muito popular no mundo dos negócios também. A síntese dos diferentes estilos de liderança com suas vantagens e desvantagens é mostrada na Tabela 47.3.

Nenhum estilo de liderança é totalmente adequado o tempo todo para todos os líderes. Por natureza, e devido à sua formação, cirurgiões tendem a adotar estilos de liderança autocráticos, orientados para tarefas e transacionais.

No entanto, há ocasiões em que os estilos democrático, burocrático, servidor e transformacional devem prevalecer. Por esse motivo, pode-se argumentar que a liderança situacional é a melhor teoria a ser adotada, uma vez que ela leva em conta as necessidades dos membros da equipe, da organização e das tarefas na determinação do melhor estilo de liderança que se adapte a essas necessidades. Por exemplo, na sala de cirurgia é necessária uma abordagem de equipe democrática entre anestesistas, pessoal de enfermagem e cirurgiões. No entanto, em tempos de crise, um estilo autocrático funciona claramente melhor. Da mesma forma, na clínica médica, é necessária uma abordagem democrática colaborativa entre os atendentes administrativos, enfermeiros e médicos. Mas, quando se trata de gerir uma doença ou complicação específica, o médico terá de assumir o comando e ser decisivo. Para um presidente de hospital ou um diretor de Departamento de Cirurgia de uma universidade, em função das necessidades da instituição e de uma eventual necessidade de gestão da mudança, um estilo de liderança transformacional pode funcionar melhor quando é necessário consenso. No entanto, os cirurgiões também ainda exigem alguma

Tabelas 47.3. Estilos de liderança: vantagens e desvantagens

Estilos de Liderança	Vantagens	Desvantagens
Autocrático	A liderança autocrática é caracterizada por um líder que toma decisões com muito pouca contribuição de outros. Os líderes autocráticos tendem a exercer muito poder sobre as pessoas que lideram. Um benefício desse tipo de liderança é que é muito eficiente em certas situações: é uma tática de liderança apropriada quando é necessário tomar decisões rápidas, quando não há necessidade de consenso ou quando não é necessário o consenso da equipe para que um resultado bem-sucedido seja alcançado. Esse tipo de liderança funciona bem, por exemplo, no ambiente militar, pois permite às tropas concentrar a sua atenção e energia na execução da missão. Também funciona bem em trabalhos que requerem tarefas de rotina ou envolvem tarefas não qualificadas, como trabalho de parto	Uma desvantagem desse tipo de liderança é que muitas pessoas se ressentem de não receber informações e não ter nenhum sentido de propriedade ou identidade no seu ambiente de trabalho. Isso pode resultar em níveis elevados de insatisfação e rotatividade de empregados
Democrático	Os líderes democráticos incluem os membros da equipe no processo de tomada de decisões, mas acabam por tomar eles próprios as decisões finais. Encorajam a criatividade, a participação e a contribuição dos membros da equipe. Como resultado, as pessoas sentem um maior sentido de propósito para o objetivo comum e tendem a estar muito envolvidas no projeto, trabalho e/ou decisão, e, portanto, são mais produtivas. Os benefícios da liderança democrática ainda incluem elevada satisfação profissional entre os membros da equipe e maior motivação, uma vez que esses membros têm um sentimento de inclusão, empoderamento e apropriação no âmbito do processo de tomada de decisão. Esse tipo de liderança também tende a resultar em um maior desenvolvimento das competências dos membros da equipe, apoiando ainda mais o seu empenho. É um estilo de liderança mais adequado para situações em que é necessário trabalhar em equipe e quando a qualidade é mais importante do que a produtividade ou eficiência	No entanto, uma desvantagem relevante desse tipo de liderança é que leva tempo para tomar e executar decisões, especialmente em comparação à liderança autocrática. Assim, pode dificultar a velocidade e a eficiência e não seria ideal em tempos de crise. Finalmente, esse tipo de liderança só funciona bem quando os membros da equipe têm os conhecimentos e/ou a perícia para contribuir de forma significativa para o processo de tomada de decisão

Burocrático	Os líderes burocráticos são seguidores das regras e trabalham segundo as normas. Eles asseguram que todos sigam as regras e procedimentos de forma rigorosa e precisa. As vantagens desse estilo de liderança são precisão, eficiência e produção previsível. Esse estilo de liderança funciona bem para tarefas que requerem um elevado grau de precisão e segurança e para atividades que são rotineiras, tais como fabricação	A desvantagem desse estilo de liderança é que a criatividade e a inovação são asfixiadas devido à rigidez e inflexibilidade. Também pode criar ressentimentos entre os membros da equipe se o líder obtém essa posição devido à conformidade às regras e não pelas qualificações ou perícia reconhecidas
Carismático	Os líderes carismáticos inspiram entusiasmo nos membros de sua equipe porque são cativantes e enérgicos, motivando assim outros a destacarem-se. A capacidade de criar sinergia e empenho entre os membros da equipe tem grandes benefícios. De certa forma, esse tipo de liderança pode assemelhar-se a uma liderança transformacional. No entanto, a principal distinção entre liderança carismática e liderança transformacional reside na intenção do líder. Os líderes transformacionais querem inspirar mudanças nos membros da sua equipe ou organização	Os líderes carismáticos são muitas vezes centrados interiormente e não querem necessariamente liderar mudanças. Isso pode ser uma desvantagem, pois podem estar mais interessados em si próprios do que nos membros de sua equipe ou organização. Os líderes carismáticos também têm um sentido de superioridade e muitas vezes não aceitam bem as críticas. Porém, devido à sua elevada autoestima, são muitas vezes vistos como bem-sucedidos pelos membros de sua equipe. Do ponto de vista organizacional, se um líder carismático sair da organização de repente, há frequentemente um grande risco de colapso do projeto, equipe ou organização, dado o foco que se tinha no líder e não na equipe ou organização
Laissez-Faire	Os líderes *laissez-faire*, também conhecidos como líderes passivos, normalmente não interferem no processo de tomada de decisão e permitem que os membros da equipe tomem a maioria das decisões. Normalmente permitem que os membros da equipe tenham total liberdade para fazer o seu trabalho quando e como quiserem, incluindo o estabelecimento de seus próprios prazos. Esse tipo de liderança funciona melhor quando as equipes são constituídas por pessoas altamente competentes, habilidosas, motivadas e capazes, exigindo muito pouca supervisão. Também funciona bem quando os líderes monitoram o desempenho e fornecem *feedback* regularmente. Uma das principais vantagens desse estilo de liderança é que os membros da equipe tendem a ter uma satisfação profissional muito elevada e produtividade, dada a autonomia que lhes é permitida	Uma desvantagem desse tipo de estilo de liderança é quando emerge mais por omissão ou por preguiça da parte do líder. Além disso, esse tipo de estilo de liderança falha se os membros da equipe não estiverem motivados internamente ou não tiverem a habilidade ou o conhecimento para fazer o seu trabalho. Finalmente, um líder *laissez-faire* pode minimizar as preocupações ou questões que a equipe possa estar sentindo e evitar conflitos ou mediações, adotando uma abordagem mais frouxa de liderança
Orientado para Pessoas	Os líderes orientados para pessoas são completamente concentrados em desenvolver, organizar e apoiar as pessoas da equipe. Esse estilo de liderança requer participação e trabalho de equipe, e tende a apoiar a criatividade e a colaboração. Orientados para as pessoas, esses líderes tendem a tratar todos os membros da equipe da mesma forma. São normalmente muito acessíveis a outros líderes amigos, e prestam muita atenção ao bem-estar de todos os membros da equipe. Esses líderes estão também prontamente disponíveis, em momentos de necessidade, para qualquer membro da equipe	Uma vantagem desse estilo de liderança é que as pessoas gostam de estar em equipes com líderes orientados para as pessoas. Os membros das equipes lideradas dessa forma tendem a ser produtivos e são mais dispostos a correr riscos porque sabem que o líder irá apoiá-los se precisarem. Esse estilo de liderança tende a ser o oposto da liderança orientada para tarefas. Uma desvantagem desse estilo de liderança é quando o líder vai demasiado longe e dá prioridade ao desenvolvimento da equipe acima da tarefa, projeto ou organização
Orientada para Tarefas	Os líderes orientados para tarefas concentram-se em realizar seus trabalhos. Esses líderes partilham alguns traços com líderes autocráticos e burocráticos. Os líderes orientados para as tarefas começam por definir o trabalho a ser feito e os papéis exigidos aos membros da equipe. Em seguida, criam uma estrutura para completar as tarefas, incluindo o planejamento e a organização de como o trabalho irá decorrer e, finalmente, controlar a execução. Esses líderes são excelentes na criação e manutenção de padrões de desempenho. Uma vantagem desse estilo de liderança é que as tarefas são frequentemente concluídas de forma cronogramada. Esse estilo é também útil para os membros da equipe que precisam de muita orientação e não gerem o seu tempo adequadamente	As desvantagens desse estilo de liderança são a baixa satisfação profissional e moral devido à falta de propriedade sobre os projetos, o que pode levar a uma elevada rotatividade com baixas taxas de retenção entre os membros da equipe

Servidor	Um líder servidor é alguém que lidera simplesmente satisfazendo as necessidades da equipe. Muitas vezes não se reconhecem como líderes e lideram através do exemplo. Os líderes servidores tendem a manter-se afastados dos holofotes e da glória de liderar. Preferem fazer o trabalho e ver a equipe recebendo o reconhecimento, não eles próprios como líderes. Dadas essas características, tendem a ter uma integridade e uma generosidade muito elevadas. A liderança servidora é uma forma de liderança democrática, uma vez que toda a equipe está envolvida na tomada de decisões. Esse tipo de liderança é útil para tarefas ou projetos que colocam ênfase em valores. De fato, os líderes servidores tendem a subir na hierarquia com base na prática obstinada de seus valores. São líderes que ganham poder devido aos seus valores, ideais e ética, para além do conhecimento, aptidões e perícia. A liderança servidora também tende a criar uma equipe positiva e atitude empresarial com elevado moral	Uma desvantagem da liderança servidora é o tempo necessário para dominar esse tipo de liderança e o tempo necessário para completar tarefas e projetos. À semelhança da liderança democrática, pode levar muito tempo para os membros da equipe tomarem decisões. Assim, esse estilo de liderança é menos propício para situações que requerem decisões rápidas ou têm prazos apertados. Outra desvantagem desse estilo de liderança relaciona-se com posições de liderança competitivas. Os líderes servidores tendem a seguir atrás de líderes que utilizam outros estilos mais assertivos em situações competitivas
Transacional	A liderança transacional implica que um membro da equipe seja pago ou compensado de alguma forma pelo seu produto ou serviço de trabalho (ou seja, uma transação). Se o trabalho não é feito, o líder tem o direito de ser punitivo. Assim, os membros da equipe são motivados por recompensas e punições, e a liderança transacional pode ser descrita como tendo dois componentes: recompensa contingente e gestão por exceção. Esse estilo de liderança é semelhante a ter o poder coercitivo como fonte de poder. Uma vantagem desse tipo de liderança é que os papéis e responsabilidades estão claramente delineados. Pessoas com grande ambição tendem a destacar-se com esse tipo de liderança, uma vez que o desempenho é avaliado unicamente com base nos resultados do indivíduo e não nos da equipe	Uma desvantagem desse estilo de liderança é o potencial de baixa satisfação no trabalho. Os membros da equipe pouco podem fazer para mudar a sua situação profissional, o que pode levar a uma alta rotatividade funcional. Esse tipo de liderança é típico dos cargos de direção. Não é propício a situações que exijam criatividade e inovação. Pode-se argumentar que isso não caracteriza de fato um estilo de liderança, uma vez que o foco está na conclusão das tarefas. No entanto, esse estilo de liderança é semelhante à liderança orientada para tarefas
Transformacional	Os líderes transformacionais inspiram os membros da equipe com uma visão partilhada do futuro. É uma visão normalmente ambiciosa, mas rica, inspiradora e alcançável. Os líderes transformacionais estabelecem objetivos claros, inspiram as pessoas a trabalhar para atingir esses objetivos, para atingir a visão compartilhada. Esses líderes também treinam e desenvolvem os membros da equipe, reconhecendo o potencial deles e envolvendo-os intelectualmente para atingir todo o seu potencial. Fornecem *feedback* regularmente e servem como bons mentores. Os líderes transformacionais também tendem a ter uma integridade muito elevada e excelente capacidade de comunicação. Tendo em conta todos esses atributos, a liderança transformacional tem sido descrita como sendo composta por influência idealizada, motivação inspiradora, estimulação intelectual e consideração individualizada. Atualmente, esse é o tipo de liderança mais bem-sucedido no mundo dos negócios. Uma vantagem desse tipo de liderança é que, porque esses líderes tendem a esperar o melhor das pessoas, os membros da equipe são altamente satisfeitos, produtivos e empenhados. Assim, a rotatividade nos postos de trabalho é menor em comparação com outros tipos de liderança	Uma desvantagem desse tipo de liderança está intrinsecamente ligada ao entusiasmo do líder – eles tendem a precisar do apoio das pessoas operacionais. É por isso que muitas vezes se observa que os líderes transformacionais são apoiados por líderes transacionais (ou seja, os gestores), sendo esses últimos os indivíduos que completam o trabalho
Adaptativo	Os líderes adaptativos empregam vários dos estilos de liderança dos anteriormente descritos. O papel de um líder adaptativo é orientar os membros da equipe na resolução de problemas. Os líderes adaptativos envolvem os membros da equipe, dão-lhes poder e motivam-nos a resolver problemas por si só. Esse processo requer uma direção ponderada sobre a parte do líder. Uma vantagem desse estilo de liderança é que qualquer mudança é mais provável de ser sustentável do que se fosse decretada a partir de um estilo de liderança autocrático. Esse tipo de estilo de liderança é bom para organizações que necessitam de mudança cultural	Uma desvantagem desse estilo de liderança é que pode levar tempo para que os membros da equipe resolvam o problema. Também requer que os membros da equipe tenham conhecimento especializado e perícia no problema que está sendo tratado. Essa estratégia pode ser útil no setor dos cuidados de saúde, quando médicos estão em cargos de administração e desejam uma mudança de cultura sustentável

forma de liderança transacional no sentido de recompensa e punições, eventualmente[19].

Muitos estudos têm sido conduzidos examinando estilos de liderança na área da saúde, e a maioria deles considera que a liderança transformacional é mais eficaz e resulta na maior satisfação e esforço dos membros da equipe.

LIDERANÇA TRANSFORMACIONAL

A liderança transformacional tem sido um dos focos de pesquisa no campo da liderança desde a década de 1980. Em comparação com os estilos tradicionais de liderança, a liderança transformacional pode desenvolver o potencial dos seguidores, mudar os seus valores e crenças e influenciá-los, ampliando e elevando os seus objetivos e proporcionando-lhes confiança para atuarem para além das suas expectativas.

De modo geral, a liderança transformacional pode ser vista quando líderes e seguidores promovem avanços para um nível mais elevado de moralidade e motivação. Através da força de sua visão e personalidade, os líderes transformacionais são capazes de inspirar os seguidores a mudar as suas expectativas, percepções e motivações a fim de trabalhar para objetivos comuns. Ao contrário do que acontece na abordagem transacional, a liderança transformacional não se baseia numa relação de "dar e receber", mas sobre os traços de personalidade do líder e a sua capacidade de fazer uma mudança através do exemplo, articulação de uma visão energizante e objetivos desafiantes. Os líderes transformacionais são idealizados no sentido de serem um exemplo moral de trabalho em prol do benefício da equipe, organização e/ou comunidade[21].

Com base nessas premissas, foram gerados vários modelos de liderança transformacional para avançar esse novo conceito de liderança. Diferente do conceito tradicional de liderança como uma relação de troca econômica que oferece recompensas ou compensações por um comportamento desejado, a nova teoria vê a liderança como um processo de mudança e explora os impactos do comportamento do líder sobre os valores, crenças e necessidades dos seguidores.

Dessa forma, a liderança transformacional pode ser entendida como comportamentos de liderança que estimulam e inspiram seguidores para alcançar resultados extraordinários, aumentando o nível de motivação e moralidade, tanto nos próprios líderes como de seus seguidores. Os líderes transformacionais são eficazes na promoção de compromisso organizacional, alinhando os objetivos e valores dos seguidores, do grupo, do líder, e da organização. Os efeitos fortes e positivos dessa liderança sobre os atributos dos seguidores e o empenho irão então motivá-los a atingir o seu potencial máximo e a exceder as expectativas de desempenho.

A liderança transformacional tem quatro componentes: influência idealizada, motivação inspiradora, estímulo intelectual e consideração individualizada. Cada um desses componentes ajuda a construir o compromisso dos seguidores em maneiras diferentes.

A influência idealizada, também chamada de carisma, descreve os líderes transformacionais que se comportam como modelos a seguir pelos seus seguidores. Os seguidores costumam perceber esses líderes como tendo extraordinária capacidade, persistência e determinação, bem como elevado padrão de conduta moral e ética. Eles admiram, respeitam e confiam profundamente nesses líderes, identificam-se com eles e querem imitá-los. Sob tais lideranças, os seguidores têm uma visão e um sentido de missão.

A motivação inspiracional ocorre quando os líderes motivam e inspiram aqueles à sua volta, proporcionando desafios e significado ao trabalho dos seguidores. Eles fornecem visões do que é possível e de como atingir esses objetivos. Mais especificamente, esses líderes envolvem os seus seguidores na visão do futuro, e depois promovem expectativas sobre o que precisa ser feito e demonstram compromisso com a visão partilhada. Com essa dimensão, os líderes são capazes de promover a emotividade dos seguidores, o empenho e motivação para uma missão.

A consideração individualizada implica na compreensão e partilha das preocupações dos outros e necessidades de desenvolvimento, e trata cada seguidor individualmente de forma única. Os líderes atuam como treinadores e conselheiros, para não só identificar e satisfazer cada seguidor em suas necessidades, mas também para tentar expandir e elevar as necessidades de modo a ajudar os seguidores a tornarem-se plenamente realizados. Ao enfatizar as necessidades dos seguidores e dar-lhes um sentido de maior competência para levar a cabo suas tarefas, os líderes podem reforçar ainda mais o compromisso dos seguidores.

A estimulação intelectual encoraja os seguidores a serem criativos e inovadores. Na prática, os líderes transformacionais ajudam os outros a pensar em problemas antigos sob novas formas, e a questionar e desenvolver continuamente suas próprias crenças, pressupostos e valores. Esses líderes também trabalham em conjunto com os seus seguidores para lidar com problemas de formas inovadoras. O orgulho nas ações de todos os envolvidos e o sucesso conjunto na superação de obstáculos reforçarão o compromisso organizacional dos seguidores.

Os líderes transformacionais são descritos como tendo expectativas positivas para os seguidores, acreditando que podem fazer o seu melhor. Como resultado eles inspiram, capacitam e estimulam seguidores para excederem os níveis normais de desempenho. Os líderes transformacionais também se concentram e preocupam-se com os seguidores e com as suas necessidades e desenvolvimentos pessoais. Líderes transformacionais são bem adaptados para liderar e trabalhar com grupos e organizações complexas que buscam um líder inspirador para ajudar a guiá-los através de um ambiente incerto. Essa abordagem de liderança motiva os seguidores e ajuda-os a tornarem-se leais e de alto desempenho.

No campo da educação, os líderes transformacionais perseguem três objetivos fundamentais:

1. Ajudar as pessoas a desenvolver e manter uma cultura educacional colaborativa e profissional. Isso significa que os membros falam, observam, criticam e planejam frequentemente em conjunto. Normas de responsabilidade coletiva e melhoria contínua encorajam-nos a ensinar uns aos outros. Os líderes transformacionais envolvem o pessoal na definição de objetivos de colaboração, reduzem o isolamento dos professores, utilizam mecanismos burocráticos para apoiar as mudanças culturais, partilham a liderança com outros pela delegação de poder, e comunicam ativamente as normas da escola e crenças.
2. Fomentar o desenvolvimento dos professores: a motivação dos professores para o desenvolvimento é melhorada quando internalizam objetivos de crescimento profissional. Este processo é facilitado quando estão fortemente comprometidos com uma missão educacional. Quando os líderes dão às pessoas um papel na resolução de problemas de rotina de melhoria da universidade, eles devem garantir que os objetivos são explícitos e ambiciosos, mas não irrealistas.
3. Ajudar os professores a resolver problemas de forma mais eficaz.

A liderança transformacional é valorizada porque estimula os professores a envolver-se em novas atividades e fazer esse esforço extra. Os líderes transformacionais utilizam práticas principalmente para ajudar o pessoal a trabalhar de forma mais inteligente, não mais difícil. Esses líderes partilham uma genuína crença de que o seu pessoal, como grupo, pode desenvolver melhores soluções que agindo individualmente. Por consequência, o rendimento estudantil pode ser notavelmente melhorado em decorrência da liderança transformacional.

LIDERANÇA CIENTÍFICA DO CIRURGIÃO

Como já observado, é necessária uma liderança em cirurgia eficaz para que a Cirurgia se mantenha relevante para a prática futura da Medicina, devendo ser orientada para o futuro, aplicando lições do passado para as circunstâncias ainda por vir. No seu melhor, a liderança em cirurgia envolve a criação de um futuro positivo através da comunicação da ideia de que o comportamento cooperativo alcança sempre mais do que o comportamento individual ou automotivado[22].

Entende-se que os líderes criam o futuro por desenvolverem uma visão convincente, comunicarem uma visão positiva das possibilidades futuras, procurarem o consenso em apoio a essa visão, desenvolverem os diversos talentos necessários para a persecução de realizações futuras, e demonstrarem empenho ao longo do tempo para a realização dessa visão. Como um primeiro passo para considerar a liderança cirúrgica, é importante estabelecer as atividades com as quais os cirurgiões estão envolvidos, e depois perguntar como essas tarefas promovem a liderança.

Os cirurgiões expressam a missão clínica no cuidado de pacientes individuais e os sistemas de saúde estão organizados para facilitar a prestação de cuidados operativos. A construção das instalações físicas nos blocos cirúrgicos, em todos os hospitais, é altamente regulamentada e excepcionalmente cara, tornando desproporcional as reclamações sobre capital investido e retorno dos investimentos. As necessidades de pessoal excedem as de outras áreas de operações hospitalares, ampliadas pela natureza 24/7 da atividade cirúrgica na maioria dos grandes hospitais. Além disso, as funções do bloco cirúrgico têm grandes exigências sobre outros serviços, incluindo radiologia, banco de sangue e patologia. Em muitos sistemas, clínicas ambulatoriais e salas de emergência são explicitamente concebidas para eficientemente canalizar doentes para prestadores de serviços cirúrgicos. Dentro desse sistema, os cirurgiões possuem graus únicos de profissionalismo, autonomia e flexibilidade. Anestesistas, enfermeiros e pessoal de apoio são afetados por um horário cirúrgico diário e estão empenhados na conclusão dos casos apresentados. Com muito menos restrições, os cirurgiões podem programar operações eletivas à sua discrição e de forma a maximizar o ganho profissional, minimizando, ao mesmo tempo, os conflitos pessoais.

Aos cirurgiões é permitido um maior grau de liberdade nos pedidos de equipamentos e suprimentos do que a outros médicos. Por exemplo, a maioria das salas cirúrgicas mantém uma extensa lista que esboça as necessidades de cada cirurgião para as operações habitualmente realizadas, e essas preferências muitas vezes são substancialmente diferentes para operações que em grande parte são semelhantes. Ainda que o pessoal da sala de operações seja altamente qualificado e caro, a cirurgia não começa até o cirurgião estar pronto. Como esses poucos exemplos ilustram, o bloco operatório é um ambiente altamente artificial, concebido para maximizar a produtividade dos cirurgiões. Infelizmente, esses aspectos hierárquicos dos cuidados cirúrgicos, parte longa da cultura cirúrgica, não conduzem ao desenvolvimento da liderança. Dessa forma autocrática de tratamento cirúrgico, a liderança, tão comum no passado, está desaparecendo rapidamente e, em vez disso, sendo substituída por uma cultura de colaboração baseada na comunicação aberta e no respeito mútuo. Dentro da sala de operações, a comunicação e o relacionamento interpessoal têm sido reconhecidos nos últimos anos pelos esforços de construção de equipes.

Os *checklists* de controle cirúrgico, os tempos de pré-incisão e o depoimento pós-operatório são expressões da mesma ideia incrivelmente simples, mas poderosa: cada membro de uma equipe cirúrgica tem conhecimentos únicos e o valor é obtido pelo compartilhamento de informação. Os cuidados cirúrgicos são agora cuidados multidisciplinares. Longo é o domínio dos oncologistas cirúrgicos e cirurgiões de transplante, clínicas multidisciplinares e conferências de casos dominam cada vez mais a cirurgia cardiovascular, a cirurgia bariátrica, a cirurgia pediátrica e muitas outras disciplinas. O sucesso em ambientes multidisciplinares exige que o praticante tenha conhecimento das disciplinas dos outros, que aprecie e respeite perspectivas alternativas para resolver ambiguidades clínicas e para se envolver em negociação. Esses atributos são precisamente as características requeridas para a negociação moderna em liderança cirúrgica. Os líderes cirúrgicos devem interpretar as exigências da cirurgia para os outros.

A provisão de cuidados cirúrgicos é intensiva em recursos e capital e pode entrar em conflito com os demais cuidados de saúde. Por exemplo, em hospitais com elevada ocupação, as admissões a partir da emergência podem concorrer com leitos dedicados a casos cirúrgicos eletivos. As alterações no reembolso hospitalar transferem progressivamente o risco financeiro para sistemas de saúde e pode converter serviços cirúrgicos de unidades geradoras de receitas para centros de custo. A adoção de sistemas de pagamento agrupados exigirá substanciais reajustamentos. As competências interpessoais exemplificadas pelos cuidados multidisciplinares são diretamente relevantes para a navegação nessas próximas alterações. Mais importante ainda, os líderes cirúrgicos devem imaginar e capacitar um futuro em que o tratamento da próxima geração de pacientes é melhor do que os cuidados contemporâneos.

Nos centros médicos acadêmicos, a inovação é a principal fonte de diferenciação e vantagem competitiva, e os cirurgiões devem empenhar-se ativamente na descoberta científica para continuar a ser relevante. Na pesquisa básica contemporânea, é reducionista e mecanicamente orientada. A ciência básica é agora e para sempre um esporte de equipe. Como tal, o sucesso nas técnicas básicas da ciência exige medidas iguais de talento analítico e de personalidade. Como a medicina clínica se tornou multidisciplinar, a Biologia também se tornou.

Mudanças semelhantes têm ocorrido na pesquisa clínica e dos serviços de saúde. A realização de uma cirurgia constitui uma transição clara nos cuidados. A ligação entre a cirurgia e o resultado tem sido a base intelectual da pesquisa dos serviços de saúde cirúrgicos. Até agora, a clareza dessa relação permitiu que a investigação sobre os serviços de saúde permanecesse em grande parte 'cirúrgica'. Mas essa situação não vai persistir: a criação de repositórios de dados nacionais e internacionais e a influência das ideias da economia, da investigação social e de análise de *big data* mudaram e enriqueceram essa área. Em breve não haverá pesquisa sobre serviços de saúde cirúrgicos em particular, apenas investigação dos serviços de saúde.

Existe uma tensão inevitável entre as exigências claras e recompensas tangíveis da cirurgia clínica e a incerteza da pesquisa. Há uma longa lista de pacientes do passado e um número aparentemente ilimitado de futuros pacientes confrontados com o cirurgião. As recompensas emocionais de uma operação bem conduzida são imediatas. Os resultados financeiros são óbvios. Em contraste, o romance e as ideias são passageiros e raros. Os líderes cirúrgicos podem moldar a missão de investigação através de realizações pessoais de investigação e bolsas de estudo. Também apoiam a investigação, demonstrando empenho intelectual, perseverança e curiosidade. Tal como com cuidados clínicos, os líderes cirúrgicos devem imaginar e financiar investigações futuras.

Cirurgiões envolvidos no ensino médico de graduação e pós-graduação são excepcionalmente privilegiados. Para além dos doentes que tratam diretamente, esses indivíduos influenciam a vida de milhares de outras pessoas, cuidadas por sua vez pelos seus residentes. O desenvolvimento cognitivo na formação cirúrgica não é diferente do associado a outras disciplinas médicas. Os princípios da educação de adultos aplicam-se igualmente a ambos os grupos de alunos. Em contrapartida, os aspectos técnicos da formação cirúrgica não têm paralelos em disciplinas não cirúrgicas. O ensino da cirurgia requer traços especiais do instrutor-paciente, a capacidade de incutir confiança noutra pessoa, a comunicação por meio de sinais verbais e não verbais, e o posicionamento necessário para ajudar os outros a ter sucesso.

A formação para ser um cirurgião pode ser emocionalmente tentadora, e não óbvia pelo motivo de que as horas podem ser longas e fisicamente fatigantes ou que as emergências cirúrgicas são estressantes. A cirurgia é difícil porque o compromisso de uma operação atribui ao cirurgião a responsabilidade pela vida de outra pessoa. Nem todos os pacientes podem ser curados e ocorrem complicações. As falhas são intrínsecas à prática da cirurgia. Os melhores professores de cirurgia são empáticos com os seus alunos e são capazes de orientar o amadurecimento emocional. Esses traços são certamente o substrato da liderança.

DESENVOLVIMENTO DE TALENTOS E PREPARAÇÃO DE NOVOS LÍDERES

Os líderes cirúrgicos são caçadores de talentos. A maioria dos médicos é, em última análise, atraída para os fundamentos intelectuais das disciplinas que escolhem, mas muitos são inicialmente atraídos para o campo pelo exemplo de um mentor mais sênior. Os jovens talentosos são estimulados por ambientes abertos, aceitando as diferenças e recompensando-as. Um pequeno projeto de pesquisa torna-se uma apresentação num simpósio, que gera um projeto maior, que floresce para uma carreira de pesquisador.

Para qualquer departamento de cirurgia, o sucesso deve-se ao talento, empenho e visão de futuro profissional. Um papel crucial da liderança cirúrgica é o de ajudar cada indivíduo a desenvolver todo o seu potencial. Isso inclui preparar cada cirurgião para alcançar a mais alta excelência em cuidados clínicos, pesquisa e educação; construir uma cultura diversificada e inclusiva na qual todos os indivíduos avancem e prosperem; recrutar os melhores e mais brilhantes clínicos e cientistas; criar estratégias inovadoras para um crescimento profissional e científico contínuos; mentoria de diversos tipos de alunos para aumentar a diversidade cognitiva e produtividade; desenvolver os líderes futuros mais talentosos e progressistas; e expandir o alcance e o serviço aos parceiros locais, regionais, nacionais e globais.

A criatividade floresce em ambientes abertos e inclusivos, locais de trabalho onde diversas faculdades estão habilitadas a alcançar o seu melhor, cenários que celebram o valor da diversidade. Para atingir esse objetivo, as organizações devem concentrar-se na definição de aspectos centrais da diversidade, examinando lacunas na diversidade e preconceitos sistemáticos, e implementando estratégias explícitas para melhorar a igualdade. Um esforço contínuo para melhorar a competência cultural é fundamental. A competência cultural é a capacidade de interagir eficazmente com as pessoas por meio de diferentes culturas. Os componentes da competência cultural são a consciência da sua própria visão do mundo cultural (e preconceitos), uma atitude positiva face às diferenças culturais, conhecimento das diferentes práticas culturais e capacidade de comunicação transcultural. Os preconceitos implícitos podem perpetuar as disparidades raciais e de gênero em áreas como o desenvolvimento de políticas, contratação e oportunidades de liderança.

Os preconceitos podem criar um ambiente em que nem todos estão ou se sentem incluídos. Pela implementação de estratégias coletivas para lidar com preconceitos implícitos, as organizações reforçam tanto os membros individuais como o grupo coletivo. Atingir a diversidade da mão de obra exige o recrutamento de grupos atualmente sub-representados em cirurgia. Os potenciais benefícios de aumentar a diversidade da faculdade de Medicina têm sido bem descritos. Apenas instituições capazes de recrutar e reter mulheres e grupos sub-representados será suscetível a manter os melhores professores e gestores.

Muitos cirurgiões já ouviram o chavão "ele é um líder nato" e, sem qualquer crítica, aceitaram esse truísmo. Considere uma declaração alternativa de que "ela é uma cirurgiã nata". Quase todos os cirurgiões rejeitariam essa noção fora de controle. Domínio cirúrgico requer uma vida inteira de trabalho focalizado. A formação cirúrgica consome anos após a escola de Medicina. Aptidões físicas refinadas requerem milhares de horas de intencionalidade prática para obter e refinar a formação, e o julgamento maduro é difícil de obter. De acordo com as pesquisas, os resultados cirúrgicos melhoram progressivamente à medida que os cirurgiões envelhecem, atingindo o seu auge na década entre 50 e 60 anos[20]. O domínio cirúrgico requer certamente talentos intrínsecos como destreza física, capacidade de pensar em três dimensões e concentração, mas a habilidade cirúrgica não é adquirida intrinsecamente. É por isso que é chamada de 'prática cirúrgica'. Assim também ocorre com a capacidade de liderança: os potenciais líderes precisam possuir talentos relevantes, incluindo confiança, altruísmo e capacidade analítica. As capacidades de liderança são construídas com base nessa fundação. Os aspirantes a líderes requerem uma preparação adicional para além dessas experiências a fim de atuar eficazmente no complexo sistema de cuidados de saúde. Para muitos, a inscrição num programa formal de desenvolvimento de lideranças é benéfica, em especial os que contemplam os seguintes temas essenciais: gestão de mudanças; formação e liderança de equipes; gestão da inovação; estratégia; finanças; *marketing* digital; gestão de operações; e políticas de cuidados de saúde.

CONSIDERAÇÕES FINAIS

O explosivo crescimento da 'indústria da liderança' baseia-se na crença de que liderar é um caminho para o poder e o dinheiro, um meio para a realização e um mecanismo para a criação de mudanças, em todas as áreas da atividade humana. Há, porém, outras verdades paralelas: a de que todos os tipos de líderes estão desacreditados, que o ensino incansável e muitas vezes superficial da liderança não tornou os líderes melhores, e de que os seguidores, em quase todos os lugares, estão, por um lado, desapontados e desiludidos; por outro, mais qualificados e audaciosos. Como consequência da evolução cultural e da revolução tecnológica, o equilíbrio de poder entre líderes e seguidores se alterou: os líderes tornaram-se mais fracos, e os seguidores, mais fortes.

Por analogia, faz-se necessário examinar como os cirurgiões veem o tema da liderança, um assunto sobre o qual os médicos, de modo geral, desconhecem ou têm dúvidas. Especialistas afirmam que os médicos seniores preveem um futuro desprovido de valores profissionais; um futuro em que a Medicina será 'apenas um trabalho'. Embora a perda de identidade profissional introduza novos riscos para doentes e médicos, as repercussões das atitudes mais egoístas dos médicos mais jovens são desconhecidas. A liderança médica atual tem uma abordagem desajeitada e limitada para garantir a formação de médicos e cirurgiões líderes.

Os eventos adversos na Medicina são frequentemente atribuídos a erros ou preocupações com a segurança do sistema. A literatura especializada tem provado que as medidas de segurança dos pacientes melhoram os cuidados globais aos pacientes. As crises no bloco cirúrgico estão tipicamente associadas a erros cognitivos ou a problemas de sistema, mas são frequentemente o resultado de ocorrências imprevistas internas ou externas. É evidente que a liderança da gestão de crises na sala de cirurgia deve progredir para além das atividades técnicas.

Os líderes cirúrgicos devem ser capazes de reconhecer como o erro humano contribui para e perpetua eventos adversos; compreender como as deficiências do sistema podem permitir que um simples erro progrida para uma catástrofe ou como o sistema pode estar preparado para mitigar um erro; compreender as funções cognitivas durante circunstâncias normais e anormais; e conduzir eficazmente a sua equipe, efetuando a gestão do risco e do processo cirúrgico.

Nesse sentido, a parte mais importante da competência de liderança do cirurgião está em proteger todos os pontos críticos, aqueles componentes de trabalho que são altamente importantes e que têm um impacto elevado se ocorrer uma falha – a sua perda faz uma grande diferença na recuperação da crise. É sabido que os pontos críticos mais comuns na Medicina – e nos negócios – são as suas melhores pessoas.

Os cirurgiões precisam entender que o seu paradigma de formação tem uma tendência para produzir um estilo de liderança autocrático, muito pouco eficaz na atualidade dos cuidados de saúde. Apesar de a maioria dos médicos concordar que os cirurgiões têm, no mínimo, uma afinidade pela liderança e vontade de assumir uma responsabilidade significativa, isso não se traduz automaticamente numa liderança eficaz. Tradicionalmente, os cirurgiões expressam um estilo de liderança autoritário que pode ter sido adotado mais naturalmente em função da sua formação. No entanto, a ênfase atual na liderança cirúrgica mudou dos estilos autocráticos e transacionais tradicionais para um modelo mais transformacional. Os estilos modernos de liderança para cirurgiões requerem agora formação adicional, desenvolvimento e melhoria da competência de liderança.

Embora as competências técnica e clínica sejam essenciais, os líderes cirurgiões bem-sucedidos devem ser um exemplo de profissionalismo (aderir e modelar princípios éticos), assumir a responsabilidade de ações, motivação (desejo e energia dirigidos para alcançar um objetivo), inovação (aberto a novas ideias, abraçar a mudança, exibir criatividade), resiliência (otimismo, capacidade de se recuperar de contratempos, forjar um novo rumo), trabalho em equipe (formar uma equipe eficaz, diversificada, com um objetivo comum partilhado com responsabilidade), comunicação (transmitir informação importante de modo que seja entendida por todos), perspicácia empresarial (competências essenciais de gestão e transparência), ensino eficaz (capacidade de ensinar conhecimentos, desenvolver equipe) e inteligência emocional[23-26].

Enquanto os cirurgiões podem possuir alguns ou todos os traços associados a essas habilidades da competência de liderança, os cirurgiões que precisam liderar devem investir o tempo necessário para se desenvolverem mais, bem como as pessoas sob a sua autoridade. A competência técnica está no centro da formação cirúrgica e alguns indivíduos podem ter capacidades inatas que facilitam o desenvolvimento dessas habilidades.

Uma constatação relevante é que, para qualquer estilo de liderança, sobressai a necessidade de inteligência emocional, que é a capacidade de compreender e gerir as emoções, bem como lidar com relações interpessoais com as pessoas à sua volta. Líderes com elevada inteligência emocional são capazes de permanecer calmos, controlar os seus temperamentos e gerir crises com eficácia. São capazes de reconhecer as suas próprias emoções, saber o que significam essas emoções, como essas emoções podem influenciar os outros, e são capazes de modular o seu estilo de liderança com base nessas informações. Ter inteligência emocional é essencial para um líder, o que, na prática, significa ter domínio sobre autoconhecimento, autorregulação, motivação, empatia e competências sociais. Quanto mais um líder é capaz de compreender como as suas emoções e ações têm impacto nos outros e é capaz de gerir cada um desses elementos, quanto maior será sua inteligência emocional. Quanto maior for sua inteligência emocional, mais bem-sucedido ele será como líder, pois será capaz de se relacionar e trabalhar de forma mais produtiva com os outros.

Os autores referenciados reconheceram a falta de investigação no desenvolvimento da competência de liderança dos cirurgiões e defendem sua maior exploração, uma vez que será essencial para o desenvolvimento de programas de treinamento cirúrgico eficazes. Ainda concluem que enquanto alguns indivíduos possuem capacidades inatas que os distinguem dos restantes, os melhores cirurgiões são feitos ao longo da carreira, e não nascem prontos. Não surpreendentemente, devido à falta de evidências para o equilíbrio certo entre formação técnica e humanística, muitos programas de Medicina e treinamento cirúrgico estão apenas agora começando a incorporar esses temas em seus currículos.

No entanto, há uma miríade de programas de desenvolvimento de líderes que abordam questões de necessidade de mentoria, *coaching*, trabalho em equipe e avaliações 360°, temas que apoiam a criação de um líder em outras áreas de atuação. Não há, nem haverá, consenso sobre a melhor forma de desenvolver a competência de liderança, uma vez que as necessidades de cada indivíduo são únicas. Isso indica que pela educação e formação sobre as várias teorias e estilos de liderança, um cirurgião pode ser bem orientado e posicionado para liderar. O desenvolvimento da liderança não deve ser apenas visto como uma teoria a abordar numa unidade curricular, mas como um modelo e um processo integrante da formação das futuras gerações de cirurgiões.

Especificamente sobre a liderança transformacional, que é o estilo de liderança mais apreciado no mundo dos negócios, sabe-se que os líderes transformacionais usam processos de influência melhores, quando comparados com os líderes transacionais. Os líderes transformacionais não se limitam a reagir aos problemas como os recebem, questionam-se de modo a contribuir para a construção de um objetivo coletivo. A influência dos líderes através do processo transformacional tem por objetivo mudar a forma como os subordinados se percepcionam, enfatizando as oportunidades e os desafios que o meio lhes coloca.

A liderança transformacional é uma espécie de liderança cujos líderes convertem valores, necessidades, expectativas e prioridades dos seguidores, encorajando-os a ir além de suas expectativas.

A liderança transformacional compreende os seguintes fatores:

- **influência idealizada (carisma):** traduz comportamentos que servem como modelo para os membros da equipe. A influência idealizada compreende dois aspectos representantes da interação dos comportamentos e das atribuições que os membros da equipe fazem do líder. Há uma vontade para assumir riscos e uma grande consistência nos comportamentos, demonstrando elevada conduta ética e moral;

- **motivação inspiracional:** refere-se aos líderes que encorajam a olhar para o futuro de forma otimista, suscitando o compromisso para com os objetivos. Levam os membros da equipe a alcançar objetivos ambiciosos, vistos como inalcançáveis, comunicando confiança, podendo conduzir às profecias de autorrealização (Efeito Pigmalião). Comportam-se de modo a motivar os que os cercam, fornecendo significado ao trabalho e desafio, estimulando o espírito individual e coletivo. É cultivado o espírito de equipe;

- **estimulação intelectual:** refere-se aos que estimulam a inovação e a criatividade, questionando os dados e o *status quo*. Incluem os membros da equipe no processo de tomada de decisão, reformulando os problemas pelo compartilhamento de diferentes perspectivas. Não há crítica em público quando individualmente são praticados erros, ou quando as ideias são diferentes das do líder, encorajando-se novas abordagens. O líder procura diferentes pontos de vista para a resolução de problemas e consegue que os outros olhem para os problemas de perspectivas diferentes;

- **consideração individualizada:** fornecem apoio socioemocional aos membros da equipe ao mesmo tempo que os desenvolvem e capacitam. Esse resultado é conseguido com ações de aconselhamento, mantendo um contato frequente e facilitando a autoatualização das pessoas. São reconhecidas as diferenças individuais e as necessidades de cada elemento. A delegação poderá ser a forma utilizada para desenvolver os subordinados. Leva-se em conta que os membros da equipe têm necessidades, capacidades e aspirações diferentes e que é necessário ajudar os membros do grupo a desenvolver as suas capacidades.

Os líderes transformacionais são vistos como indivíduos proativos: empenham-se em otimizar o desenvolvimento das pessoas, da equipe e da organização; não procuram apenas alcançar o desempenho esperado, convencem os membros da equipe a alcançar elevados níveis de desempenho, bem como elevados morais e éticos. A liderança transformacional, por meio da influência idealizada (carisma), da motivação inspiracional, da estimulação intelectual e da consideração individualizada permite que os membros da equipe ultrapassem os seus próprios interesses. Eleva os ideais e o nível de maturidade das pessoas, bem como as necessidades de realização, de autoatualização e o bem-estar dos indivíduos, da organização e da sociedade[27].

A liderança é, ao mesmo tempo, um processo assustador e gratificante. Boa liderança serve a um propósito moral comum para atingir objetivos louváveis, contando com a cooperação de seguidores empenhados. No sistema de cuidados de saúde acadêmico, uma boa liderança será positiva quando tem visão de futuro para otimizar a entrega da missão de cuidados de qualidade aos doentes, educação e pesquisa e cria um ambiente de *empowerment* para as equipes multidisciplinares, que são o tecido do sistema de saúde acadêmico. Para serem bem-sucedidos, os líderes devem inspirar as complexas equipes de desempenho humano nos nossos cuidados de saúde, incluindo os encarregados dos papéis menos habilitados para os participantes mais privilegiados – trabalhar coletivamente para realizar essas missões. Grandes líderes inspiram por qualidades de integridade pessoal, competência, honestidade e ligação humana com e a serviço daqueles que lideram e da missão que servem. Os líderes enfrentam decisões difíceis relativas à fixação de prioridades, e em tempos de mudança ou crise, mas a aderência a uma bússola moral associada a valores partilhados, respeito pelos outros e a humildade permitirá a um líder criar um caminho de otimismo que inspirará os demais a trabalhar em conjunto de forma positiva para alcançar objetivos comuns.

Em síntese, o processo de liderança deve integrar, por um lado, o sentido de autorrealização individual, bem como o sentido de eficácia coletiva, motivando os membros da equipe com vistas a alcançar o envolvimento e o compromisso com as tarefas. A liderança transformacional aponta para elevados níveis de identificação e compromisso com os objetivos do líder e da organização.

Uma nova geração de líderes cirúrgicos está emergindo. A sua forte liderança assegurará que a disciplina de Cirurgia permaneça na vanguarda da contemporaneidade da prática médica. Uma liderança imaginativa, empenhada com outras especialidades médicas, e aberta a novas ideias, tirará as melhores lições do passado para construir um futuro positivo. Essa forma de liderança, no seu melhor, motivará o começo de uma nova era para o cirurgião, estimulando novas aprendizagens e inspirando novas ações. A mudança está em todo lado e requer liderança criativa.

▶ REFERÊNCIAS BIBLIOGRÁFICAS

1. Kellerman B. O fim da liderança: como a liderança mudou e de que forma podemos resgatar sua importância. Rio de Janeiro: Elsevier; 2012.
2. Yukl G. Leadership in organizations. Upper Saddle River: Prentice Hall; 2002.
3. Kibbe MR, Chen H. Leadership in surgery. 2nd ed. London: Springer; 2019.
4. Parker SH, Yule S, Flin R, Mckinley A. Surgeons' leadership in the operating room: an observational study. The American Journal of Surgery. 2012;204:347-354.
5. Arnold J, Fleshman JW. Leadership setting of the operating room surgical team. Clinics in Colon and Rectal Surgery. 2020;33(4):191-194.
6. Funk G, Fleshman JW. Why is the surgical leader also a manager? Clinics in Colon and Rectal Surgery. 2020;33(4):212-216.
7. Peters W, Picchioni A, Fleishman JW. Surgical leadership. Clinics in Colon and Rectal Surgery. 2020;33(4):233-237.
8. Hornjak B. The project surgeon: a troubleshooter's guide to business crisis management. Phiiladelphia: PMI; 2001.
9. Jorm C. Reconstructing medical practice: engagement professionalism and critical relationships in health care. London: Routledge; 2012.
10. Goleman D. Liderança eficaz. São Paulo: Actual; 2020.
11. Goleman D. Liderança: a inteligência emocional na formação do líder de sucesso. Rio de Janeiro: Objetiva; 2012.
12. Bohmer RMJ. Leading clinicians and clinicians leading. New England Journal of Medicine. 2013;368(16):1468-1470.
13. Eddy K, Jordan Z, Stephenson M. Health professionals' experience of teamwork education in acute hospital settings: a systematic review of qualitative literature. JBI Database System Review. 2016;14:96-137.
14. Sadowski B, Cantrell S, Barelski A, O'Malley PG, Hartzell JD. Leadership training in graduate medical education: a systematic review. Journal of Graduate Medicine Education. 2018;10:134-148.
15. Steinert Y, Naismith L, Mann K. Faculty development initiatives designed to promote leadership in medical education. Med Teach. 2012;34:483-503.
16. Lee TH. Turning doctors into leaders. Harvard Business Review. 2010;88:50-58.
17. Autry JA. O líder servidor: como construir um time criativo desenvolver a motivação e melhorar o desempenho da sua equipe. Campinas: Verus; 2010.
18. Rodriguez RA, Green MT, Sun Y, Baggerly-Hinojosa B. Authentic leadership and transformational leadership: an incremental approach. Journal of Leadership Studies. 2017;11(1):20-35.
19. Hull J. Flex: O novo estilo de liderança para um mundo em transformação. São José dos Campos: Benvirá; 2019.
20. Waljee JF, Greenfield LJ, Dimick JB, Birkmeyer JD. Surgeon age and operative mortality in the United States. Annals of Surgery. 2006;244:353-362.
21. Ghasabeh MS, Soosay C, Reaiche C. The emerging role of transformational leadership. The Journal of Developing Areas. 2015;49(6):459-467.
22. Saravo B, Netzel J, Kiesewetter J. The need for strong clinical leaders: transformational and transactional leadership as a framework for resident leadership training. PLoS ONE. 2017;12(8):1-13.
23. Gewertz BL, Logan DC. The best medicine: a physician's guide to effective leadership. New York: Springer; 2015.
24. Kaye AD, Fox III CJ, Urman RD. Operating room leadership and management. Cambridge: Cambridge University Press; 2012.
25. Lipshy KA. Crisis management leadership in the operating room: prepare your team to survive any crisis. New York: Creative Team Publishing; 2013.
26. Parker SH, Yule S, Flin R, Mckinley A. Towards a model of surgeon's leadership in operational room. BMJ Quality & Safety. 2011;20(7):570-579.
27. Smith PO. Leadership in academic health centers: transactional and transformational leadership. Journal of Clinical Psychology in Medical Settings. 2015;22:228-231.

Índice Remissivo

Obs.: números em *itálico* indicam figuras; números em **negrito** indicam tabelas e figuras.

A

ABCDE da avaliação primária, 118
Abdome, 147

   agudo

      de etiologia vascular, 399
      hemorrágico, 281
      inflamatório, 279
      isquêmico, 286
      na mulher na menacne, causas, **477**
      não traumático, 277, 278, 279
      obstrutivo, 282
      perfurativo, 285

Abordagem de *watch and wait*, 129
Abscesso (s), 430

   anal, 411
   hepático, 281
   mamário, 242
   perianais, 411

Abuso

   de autoridade, 88
   no idoso, 205

Acalasia, 313
Acesso

   cirúrgico, extensão do, *57*
   laparoscópico, 500
   vascular

      pediátrico, 488
      projeções cutâneas das vias de, *458*

Acidente(s)

   Automobilíticos que envolvem idosos, 201
   de bicicleta, lesões possíveis, **186**

Ácido (s)

   conceito, 11
   forte, 11
   graxos de ômega-3, 20
   tranexâmico, 53

Acidose

   metabólica, 13
   respiratória, 12

Adenocarcinoma (s)

   do pâncreas, 431
   ductal de pâncreas

      possibilidade de cura, 361
      tomografia helicoidal de abdome superior em fase arterial de, *361*

   estadiamento do, **315**
   pancreáticos, classificação TNM para, *433*
   tratamento cirúrgico, 434

Adenoma tóxico, 220
Adrenalectomia, 235

   acesso, 235

Afecções operatórias

   divertículo de Meckel, 388
   doença de Crohn, 387
   isquemia mesentérica aguda, 386
   neoplasias, 389
   obstrução do intestino delgado, 385
   perfuração intestinal não traumática, 383
   perfuração intestinal traumática, 384

Água, 7

   perda pelo corpo, 7

AINEs(Anti-inflamatórios não esteroidais), 293
Alargamento do mediastino, 141
Alcalose, 12

   metabólica, 12
   respiratória, 12

Alterações

   esplênicas, **452**
   fibrocísticas, 240

Amilase, 444
AMPLA, história, **118**
Analgesia venosa, **107**
Anastomose(s)

   coloanais, 413

colorretal(is), 413

    saída de secreção fecaloide em, 417
    ultrabaixa, 414
    ultrabaixa manual, 415
    terminoterminal baixa, 414
    terminoterminal grampeada, 414

de Blumgart, *434*
terminolateral com dois pontos angulares de fixação, *459*
manual em plano único laterolateral jejunojejunal, *390*
pélvicas, 413
terminoterminal com dois pontos angulares de fixação, *458*
visceral com pontos separados em plano único extramucoso de polipropileno 3-0 ou 4-0, *407*

Anemia

    parâmetros para análise da, **35**
    por deficiência de ferro, 290
    rastreamento e tratamento da, 34
    tratamento, **35**

Anestesia

    local, marcação dos pontos na pele para início do procedimento com, *107*
    relação dos diferentes procedimentos realizados com, **110**

Aneurisma

    da aorta abdominal, 464
    da aorta abdominal justarrenal, ATC em reconstrução volumérica de, *465*
    da aorta torácica, *463*
    de aorta abdominal roto, *466*

        hemorragia retroperitoneal após evisceração, *466*

    do arco aórtico, *463*,
    toracoabdominais, *463*

Angioplastia, 462
Angiorressonância, 168
Angiotomografia, 168

    da crossa da aorta, *169*

Antibióticos, 43

    na sepse, recomendações ao uso, segundo o ILAS, **43**

Antibioticoterapia em cirurgia, 27
Antimicrobiano(s), 395

    indicações e contraindicações, 29
    racionalidade no uso de, 28

Aorta torácica

    angiotomografia da, *165*
    lesões associadas a, **165**

Apendicectoma de intervalo, 395

Apendicite aguda, 279, 394
Aponeurose dos músculos OE, OI e TA, *270*
Arteriotomia, 459
Ascite, tratamento cirúrgico da, 305
ATC (angiotomografia computadorizada), 462

    de estenose crítica da carótida interna direita, *462*
    em reconstrução volumérica de aneurisma da aorta abdominal justarrenal, *465*
    pré-operatória de volumoso AAA, *466*

Atendimento pré-hospitalar, informações do, **118**
ATLS(*Advanced T Trauma Life Support*), trauma de tórax e, 139
Atropelamento, lesões possíveis, **186**
Autonomia, 85
Avaliação primária ABCDE da, **118**

B

Baço

    anatomia do, 452
    apresentação de lesões abdominais no, 150
    cirurgia do, 451
    funções do, **452**
    ruptura não traumática de, 282

Balanço hídrico, 36
Balão

    de Sengstaken-Blakemore, 302
    dissector no espaço retromuscular na eTEP, *274*
    intragástrico, 509

Banda gástrica ajustável, 508
Base

    conceito, 11
    forte, 11

Beneficência, 86
Betabloqueador(es), 291

    adrenérgico não seletivo, 301

Bexiga

    apresentação de lesões abdominais na, 150
    traumatismo da, 179

Bioética, 85
Biomarcadores, 348
Biópsia

    cirúrgica excisional, 240
    percutânea assistida a vácuo, 240
    tipos de, 240

Bócio multinodular atóxico, 219, 220
Bridas de delgado com parede abdominal

    visão laparoscópica, *386*

Bypass

Índice Remissivo

gástrico em Y-de-Roux, 508
jejuno-cólico, 507
jejuno-ileal, 507

C

Cadeias linfonodais para linfonodectomia *standard* preconizada pela escola japonesa, 365
Caloremetria indireta, 4
Canal anal, diagrama representativo do canal, *411*
Câncer

    colorretal, 330, 420

        diagnóstico, 420
        estadiamento, 420
        fatores de risco, 420
        rastreamento, 420

    de cólon

        tratamento do, 421

    de mama, 243

        aconselhamento genético, 246
        diagnóstico e estadiamento, 244
        fatores de risco, prevenção e rastreamento, 243
        histopatologia e vias de disseminação, 244
        pesquisa, 246
        tratamento, 245

    de pâncreas, tratamento cirúrgico, 358
    de paratireoide, 224
    de vesícula biliar, classificação da American Joint Committee on Cancaer, *340*
    do canal anal, 419

        anatomia, 418
        apresentação clínica, 418
        diagnóstico, 418
        estadiamento, 419
        patologia, 418
        tratamento, 419

    pancreático

        exócrino, estdiamento do, 369
        modelo de progressão do, *432*

Cancerologia cirúrgica, princípios gerais, 71
Cancroide, tratamento preconizado pelo Ministério da Saúde, 424
CaO2(conteúdo arterial de oxigênio), fórmulas de, 39
Capacidade funcional, avliação da, **65**
Capotagem, lesões possíveis, **186**
Carcinogênse sequência proposta a partir da neoplasia intraepitelial pancreática até o adenocarcinoma ductal, *359*
Carcinoma(s)

    adrenocortical, 231
    da tireoide

        anaplásico, 222
        indiferenciado, 222

    epidermoide, estadiamento do, **315**
    folicular da tireoide, 220
    heptocelular, 322
    medular da tireoide, 221
    papilífero, 220

Cardiomiotomia Heller-Pinotti, *314*
Carótidas

    com estenose crítica, ecodoppler em cores de, *462*
    indicações de tratamento das, 461

Carrel, Alexis, 457
Catecolaminas. 229
Cavidade

    peritoneal, 147
    retroperitoneal, 147

Celulite, 473
Centro

    cirúrgico ambulatorial da Policlínica Piquet Carneiro

        adminissão no, *101*
        admissão pela enfermagem, 102
        área restrita, *102*
        sala de espera, *101*
        sala de observação, *102*

    de terapia intensiva

        competências a serem desenvolvidas pelos residentes no, **48**
        o cirurgião geral, residente de cirurgia e o, 47

Cesariana peri *mortem*, 198
Chlamydia spp., tratamento preconizado pelo Ministério da Saúde, 424
Choque, 39

    anafilático, tratamento específico, **44**
    cardiogênico, 41
    causas de, tratamento específico de, **44**
    distributivo, 41
    hipovolêmico, 41
    obstrutivo, 41
    séptico, tratamento específico, **44**

Cicatriz umbilital, *193*
Cicatrização

    de feridas

        fases e seus eventos, 23
        proesso de, 23

    tipos de, 24

Cinto de segurança, lesão em crianças com uso de, *187*
Cirurgia, 41

    ambulatorial, 99

contraindicações à, 104
critérios de alta na, 104
experiência da policlínica Piquet Carneiro, 101, **101**
experiência do Hospital Geral de Bonsucesso, 102

    variação por idade dos pacientes operados no programa do, *103*

fluxo de uma unidade de, *103*
mortalidade em, *105*

antibioticoterapia em, 27
bariátrica, 505

    ambulatorial, 110
complicações, 509
precauções para indicação da, 506
requisitos para indicação, **506**

bíliopancreática, 367
cervicofacial em regime ambulatorial, 108
colorretal, complicações pós-operatórias da, 416
da adrenal, 227

    histórico, 227

da mama, 237

    câncer de mama, 243
doenças benignas mais frequentes, 240
propedêutica, 238

das hérnias da parede abdominal, 265
das vias biliares, 333
de controle de danos no traumatismo torácico, 143

    coração, 143
esôfago, 144
pulmão, 144
vasos torácicos, 144

de hérnias inguinais, comparação entre anestesia local com peridural ou raqui, **106**
de Turnbull-Cutait, *414*
de um cisto branquial, *109*
do baço, 451
do esôfago, 311
do estômago, 373

    anatomia patológica, 374
apresentação clínica, 375
avaliação pré-tratamento, 375
classificação, 376
diagnóstico, 375
epidemiologia. 373
estadiamento, 376
fatores de risco, 373
tratamento adjuvante, 378
tratamento cirúrgico, 377
tratamento neoadjuvante, 378

do estômago, 373
do fígado, 320
do intestino, princípios técnicos de ressecção em, 390

do intestino delgado, 381

    afecções operatórias mais comuns, 383
desafios diagnósticos, 382
fisiologia, 382

do pâncreas, 431
endovascular

    histórico, 460
princípios, 460

geral, matriz de competência em, 48
infecções em, 27
metabólica, 507, 513

    indicações clínicas e regulamentações para, 515
mecanismos de fundamento da, 514
no pós-operatório, como avaliar o paciente submetido a, 517
novas técnicas cirúrgicas, 517
opções de técnicas cirúrgicas, 516

minimamente invasiva, 495
nutrição em, 15
orificial(is)

    proctológicas, 109
técnicas de anestesia local para, *110*

paliativa, 379
pediátrica

    princípios de, 487

        a criança como paciente, 487
acesso vascular pediátrico, 488
adequação da volemia em, 490
hipotermia, 488
intubação orotraqueal em crianças, 489

    situações de urgência e emergência comuns ou prioritárias em, 490

        escroto agudo, 493
gastrosquise, 490
hérnias inguinais em crianças, 492
invaginação intestinal, 492
volvo de intestino médio, 492

preparando o paciente para a

    rastreamento e tratamento da anemia, 34
rastreamento do diabetes *mellitus*, 34
rastreamento do tabagismo, 34

robótica minimamente invasiva, 497
segura, dez objetivos essenciais para a, **93**
torácica

    bases da, 249
procedimentos em, 249

treinamento em, 86
vascular

    bases da, 457
princípios, 460

regras básicas em, 457
tecnicas básicas em, 460
técnicas em, 457

videolaparoscópicas, 109

Cirurgião

como líder de equipe, formação do, 523
liderança científica do, 533

Cisto(s)

mucinosos, 354
ovariano, rotura de, 479
pancreáticos

indicações de ressecção cirúrgica dos, **357**
não ressecados, intervalo de seguimento para, **355**

Clampeamento vascular, 458
Classificação

AJCC/TNM para carcinomas diferenciados de tireoide, **220**
ASA, **68**
BI-RADS® (Breast Image Reporting and Data System), 240
da American Joint Committee on Cancer para câncer de vesícula biliar, 340
da Organização Mundial de Saúde para neoplasias endócrinas do trato gastrointestinal e órgãos hepato-biliopancreáticos, **350**
de Atlanta, **446**
de Bismuth-Colette para tumor de vias biliares, 338
de Child-Pugh, 81
de Frilling para ressecção de metástases hepáticas de tumores neuroendócrinos, **351**
de Hinchey para diverticulite aguda, **281**
de Lauren, 374
de Monif, **484**
de Nyhus, 265
de Rezende para megaesôfago, **314**
de Strasberg, 337
de Stweart-Way, 337
EHS, 266

das hérnias incisionais, 269
das hérnias primárias, 269

morfológica de Haggit, 426

Claudicação intermitente, queixa de, 64
Clipes, 426
Coágulo, 290
Coagulopatia, 291
Colangiocarcinoma, 320

intra-hepático e peri-hilar, classificação da American Joint Committee on Cancer para, **339**

Colangite, 336

aguda, critérios diagnósticos, **334**

Colecistectomia ampliada para tratamento de tumor de vesícula biliar estádio IIIA, 340
Colecistite aguda, 280, 333
Colectomia, videolaparoscopia e robótica, 421
Coledocolitíase, 335
Colisão

em geral, lesões possíveis, **186**
frontal, lesões possíveis, **186**
lateral, lesões possíveis, **186**
traseira, lesões possíveis, **186**

Colite

aguda grave, tratamento da, 428
isquêmica, 404

Cólon

apresentação de lesões abdominais no, 149
distensão de, 397

Colonoscopia terapêutica, 425
Coluna vertebral, anatomia da, 124
Complicação

da cirurgia barioátrica, 509
pós-operatórias, 109

Conformações pós-fundoplicatura, 313
Congelamento, 212
Consciência da situação, 116
Consentimento informado, processo de, 87
Conteúdo cístico pancreático, análise do, 355
Controle de danos, 59
Contusão vesicais, 180
Coração com uma saturação arterial próxima de 100%, 40
Cordão espermático, isolamento do, 266
Core biopsy, 240
Core Professionalism Education Program (COPEP), 89
Corpo estranho intrapleural, 143
Córtex adrenal, doenças do, 229
Corticoides, 43
Criança

como paciente, 487
comportamento, 185
considerações sobre a, 184
dados fundamentais para o acesso venoso em, **489**
intubação orotraqueal em, 489
lesões possíveis em cada tipo de acidente com, 185, **186**
modificações físicas na, 184
trauma na, 184

Criptas na superfície da mucosa, orifícios de abertura das, 425
Cristaloides isotônicos, restrição de, 52
Critérios

de gravidade de Balthazar, **446**
de Ranson, **445**

Cronificação de feridas, 24

Cuidado(s)
- a um paciente cirúrgico, 33
- no intra e pós-operatório
    - analgesia, 35
    - balanço hídrico, 36
    - profilaxia e tratamento de náuseas e vômitos, 37
- no intra-opertório, 35
- pós-operatórios, 33
- pré-operatórios, 33

D

Déficit de água livre, 9
Deiscências anastomóticas, 416
Delta PCO2, 40
Delta PCO2 CaO2 – CvO2, 41
Derivação biliopancreática, 507
- com Switch duodenal, 508

Derrame
- parapneumônico complicado
    - tratamento, 260
- pleural, 258
    - parapneumônico, 259
    - tratamento, 260
- pleural neoplásico, tratamento, 261

Desbridamento, 407
Descolamento do flap peritoneal na TAPP ventral, 274
Descompressão, 426
Desidratação, sinais de, 9
Diabetes
- checklist para investigação no paciente cirúrgico, **34**
- mellitus
    - marcadores laboratoriais do, **34**
    - rastreamento do, 34

Diafragma, apresentação de lesões abdominais no, 150
Dieta(s)
- artesanais, 17
- enteral com vários nutrientes, 20
- modulares, 17
- monoméricas, 17
- poliméricas, 17

Disfunção
- múltipla de órgãos, 44
    - manifestações de, **44**
- neurológica, 203

Dissecção aórtica, 467
Disseminação, 72

Distúrbio(s)
- do equilíbrio ácido-básico, **13**
- do metabolismo hidroeletrolítico, 11

Diverticulite aguda, 281, 401
- classificação de Hinchey para, **281**
- conduta preconizada para a, 402

Divertículo
- de Meckel, 388
- dos cólons, 400

Doença (s)
- aneurismáticas, 463
- arterial obstrutiva periférica, 469
    - isquemia do pé em paciente com, 469
- benignas da tireoide
    - adenoma tóxico, 220
    - bócio multinodular atóxico, 219
    - doença de Graves, 220
    - nódulo da tireoide, 217
- carotídea, quadro cínico, 461
- cerebrovascular de origem extracaraniana, 461
- da medual adrenal, 231
    - feocromocitoma, 231
    - feocromocitoma maligno, 233
- de Crohn, 387
- de Graves, 220
- de Plummer, 220
- diverticular complicada, 401
- diverticular não complicada, 400
- diverticular reorrente, 401
- do refluxo gastroesofágico, 311
- do refluxo gastroesofágico, comorbidades em pacientes com, 312
    - pHmetria intraesofágica ambulatorial de 24 horas, 312
    - sintomatologia, 312
    - tratamento, 312
- hepática crônica avançada compensada, 299
- inflamatória pélvica, 482
    - antibioticoterapia de escolha de tratamento da mulher com, **484**
    - critérios diagnósticos para, **483**
- metastática, 379
- metastática hepática, 351
- torácicas que o cirurgião geral deve conhecer
    - pneumotórax em paciente sob ventilação mecânica, 258
    - pneumotórax, 256
- ulcerosa péptica, 290

Doppler ultrassom de imagem, 168
Dor
   abdominal, 277
      causas operatórias, **278**
      no infarto agudo o miocárdio
         causas extra-abdominais, 378
         questionamentos práticos durante a avaliação da mulher com, 486
   extra mamária, 238
   pós-operatória, resposta dos pacientes do HGB ao questionário de avaliação de, 107
Drenagem
   aberta, 449
   pleural, 251
   sistema de, 252
Dreno
   retirada de, 254
   tipos de, 252
DRGE, ver Doença do refluxo gastroesofágico
Drogas
   inotrópicas, 42
   vasopressoras, 42
Duodeno, apresentação de lesões abdominais no, 149
Duodenopancreatectomia, 438
   por cistoadenocarcinoma mucinoso cefálico do pâncreas, 356

E

ECMO (oxigenação por membrana extracorpórea) 43
Embolia arterial, 468
Emergência(s)
   anorretais
      abscessos perianais, 411
      fissura, 410
      hemorroidas internas, 409
      trombose hemorroidária externa, 410
   em doenças inflamatórias intestinais, 428
   não traumáticas
      apendicite aguda, 394
      abdome agudo de etiologia vascular, 399
      apendicite aguda, 394
      hemorragia digestiva baixa, 404
      obstrução intestinal, 396
   neuroproteção na, 124
   traumáticas, ferimentos de intestino delgado e cólon, 406
Empiema, 259
   pleural, 258, 260
      neoplásico, 260
   tratamento, 260
Endarterectomia
   de carótida, 463
   placa retro-hemorrágica obtida por, 463
Enfisema
   do mediastino, 140
   do subcutâneo, 140
Enforcamento, 130
Entensão
   da gastrectomia, 377
   da linfadenectomia, 377
Envelhecimento
   alterações fisiológicas do, **201**
   comorbidades e, 200
   do sistema cardiovascular, 203
Equilíbrio
   ácido-base, 7, 11
      componentes respiratório e metabólico, 11
   hidroeletrolítico, 7
Erisipelas, 473
Escala
   de avaliação, status performance de Karnofsky, **105**
   de coma de Glasgow, **188**
   de Forrest, 290
   de Frankel, 126
Escleroterapia
   de variz esofágica, 300
   endoscópica, 301
Escore de Alvarado, 280, **395**
Escroto agudo, 493
Esôfago
   cirurgia do, 311
   neoplasia de, 314
Esplenectomia, 378
   indicações de, 453, **453**
   parcial
      com ressecção da área, 455
      com retirada de segmento, 455
   subtotal, 455
   total, 455
      por laparoscopia, 456
      por laparotomia, 456
Esquistossomose, prevenção da recidiva hemorrágica na,

304
Estadiamento, 72

    sobrevida média baseada no, **370**

Estado nutricional, classificação pelo índice de massa corporal para adultos e idosos, 104
Esteroides sexuais. 229
Estômago, apresentação de lesões abdominais no, 149
Estrangulamento, 130
Ética, 85

    e cirurgia, 86

Eventos embólicos e trombóticos, diferenças mais importantes entre, **468**
Eventos-sentinela, 91
Evolução pós-operatória, acompanhamento da, 48
Exame de sensibilidade, 125
Excesso de base, 12
Explosão solar, 354
Exposição vascular, *458*
Extravasamento

    contraste no ureter superior direito por ferimento penetrante, urografia excretora demonstrando, *178*
    de constraste intraperitoneal perivesical, *180*

Exudatos, causas, **259**

F

Falsa caloria, 343
Farmacocinética, 30
Fascite

    aguda ascendente, *474*
    necrosantes, *473*

FAST, locais de pesquisa de líquido livre no exame, *149*
Ferida(s)

    contaminadas, 28
    cronificação de, 24
    infectadas, 28
    limpas, 28
    limpas-contaminadas, 28

Ferimento(s)

    cervical em zona III, exploração cirúrgia em paciente com, *132*
    da transição toracoabdominal, 142
    perineal(is)

        aplicação da terapia de pressão negativa para, *160*
        classificação, **157**

    transfixante do mediastino, 143

Ferimentos abdominais

    exploração, 406
    penetrantes, 406

Fibroadenomas, 241
Fígado

    apresentação de lesões abdominais no, 150

Fissuras anais, 410

    crônicas, *411*

Fístula arteriovenosa, 473

    de longa duração, *168*

Flebotomia, 459
Força muscular, 125
Forrest, escala de, 290
Fratura(s), 126

    da bacia, em idosos, 205
    de arcos costais, 204
    de Chance, 152

        na transição toracolombar da coluna vertebral, *152*

    de ossos longos, alinhamento de, *56*

Fraturas-luxações, 126
Função motora, 125

    avaliação da, 125
    músculos selecionados para a valiação e níveis neurológicos correspondentes, 125

G

Ganho de linha média, *275*
Gastectomia vertical, 509
Gastrinoma peripancreático, supraduodenal

    PET_CT Scan Gálio 68 DOTATATE de, *350*

Gastroduodenopancreatectomia, 366
Gastroplastia vertical com banda, 508
Gastrosquise, 490, *491*
Gestação

    ectópica, 481

        investigação diagnóstica na, *482*

    valores laboratoriais

        na grávida, **194**
        na não grávida, **194**

    volume e composição do sangue na, 194

Gestante, trauma na 193

    abdominal na, 153

Gestão de equipes de alto desempenho, 526
Ginecomastia, 242
Glândulas

    adrenais, 227
    suprarrenais, 227

Glicocorticoides, 228

Glutamina, 20
Golden hour, 386
Gonorreia, tratamento preconizado pelo Ministério da Saúde, 424
Grampeador linear, 413
Grampeamento mecânico laterolateral jejunojejunal, visão laparoscópica de, *390*
Grávida

    alterações eletrocardiográficas, 195
    débito cardíaco, 195
    fatores hemodinâmicos, 195
    frequência cardíaca, 195
    pressão venosa central, 195

Gravidez

    alterações natômicas e fisiológicas da, 193
    ectópica rota, 282
    mecanismo do trauma na, 195

        incidência dos, **195**

    sistema gastrointestinal na, 195
    sistema músculo-esquelético na, 195
    sistema neurológico na, 195
    sistema respirtório na, 195
    sistema urinário na, 195
    trauma abdominal fechado e aberto na, incidência, **196**

H

Habilidadescomportamentais

    consciência da situação, 116
    gerenciamento de tarefas, 116
    tomada de decisão, 116
    trabalho em equipe, 116

Hematoma

    epidural, *123*
    subdural, *123*

Hematoquezia, 290
Hemocomponente, uso precoce de, 53
Hemólise, acesso para, *472*
Hemopneumotórax, indicações da videotoracoscopia, 142
Hemorragia

    classes segundo ATLS, 51
    de corpo lúteo, *480*
    digestiva, 289
    digestiva alta, 289
    digestiva baixa, 292, *404*
    digestiva varicosa, 299
    diverticular, *401*
    fisiopatologia, 52
    intraparenquimatosa, *123*
    subaracnoidel, *123*

Hemorroidas

    grau II, *409*
    internas, 409

Hemostasia, 51

    antes de começar, 54
    cirúrgica, 57
    controle de danos, 59
    por técnicas endovasculares, 60
    procedimentos básicos antes da operação, 55
    temporária, 144

Hemotórax, 139
Hemotransfusão, 43

    complicações das, **54**

Hepatectomias, 330
Hepaticojejunostomia periférica em Y de Roux no segumento III para tratamento de vesícula avançado, 340
Hepatocarcioma

    classificação, 323
    diagnóstico, 322
    fatores de risco, 322
    rastreamento, 322
    tratamento, 323

Hérnia(s)

    da parede abdominal, cirurgia das, 265
    glútea, *109*
    inguinais, 105, 265

        cirurgias de, compração entre anestesia local com peridural ou raqui, **106**
        em crianças, *492*
        estrangulada em lactente, *493*
        operadas em regime de cirurgia ambulatorial, percentual de, *106*
        técnicas das, 266

    perineal em homem de 55 anos, *108*
    ventrais, 269

        diagnóstico e avaliação pré-operatória, 270
        preparo pré-operatório, 271
        telas, posicionamento, 271
        tratamento cirúrgico das, 272

Herpes simples, tratamento preconizado pelo Ministério da Saúde, 424
Hiperaldosteronismo primário, 229
Hipercalcemia, 11
Hipercalemia, 10
Hipercloremia, 10
Hipercortisolismo, 229

    sinais e sintomas de, **230**

Hiperlactatemia, 39
Hipermetabolismo, características endocrinometálicas do, 4
Hipernatremia, 9
Hiperparatireoidismo primário, 222
Hipertensão portal, 297

causas, **298**
etiologia, 298
varizes gastroesofágicas na, 298

Hipervolemia, sinais de, 7
Hipocalcemia, 10
Hipocalemia, 9
Hiponatremia, 7

aguda, 8
crônica, 8
hipotônica, 8

Hipotensão

ortostática, 203
permissiva, 52

Hipotermia, 488

no paciente pediátrico, atitudes para profilaxia da, **488**
sistêmica, 213

Hipovolemia, sinais de, 7

I

Icterícia obstrutiva, 335
Idoso

abuso no, 205
maus tratos no, achados físiscos suspeitos, **206**
trauma no, 200

avaliação inicial com reanimação, 202
avaliação secundária, 204
circunstâncias especiais, 205
mecanismo de trauma, 200

acidentes automobilísticos, 201
lesões penetrantes, 202
quedas, 200
queimaduras, 202

Íleo

características entre, **382**
biliar, 396
paralítico, 284

Imobilização de pelve com lençol, 56
Impedanciometria intraluminar esofágica, 312
Incidentalomas, 233
Incisão de relaxamento de Gibson para fechamento completo da linha média, 275
Índice de avaliação de risco cirúrgico mais utilizados na prática clínica, **57**
Infarto agudo do miocárdio, tratamento específico, **44**
Infecção (ões)

pelo *H. pylori*, 373
sexualmente transmissíveis, 423

abordagem etiológica, 423
abordagem sindrômica, 424

Insuficiência

vascular cerebral, classificação de, **461**
venosa crônica, 472

classificação CEAP da, **472**
de origem extracraniana, conduta de investigação e tratamento, fluxograma, 463

Inteligência emocional, 526
Interconsulta

responder, 49
solicitadas, acompanhamento de, 49

Intestino

delgado, 381

apresentação de lesões abdominais no, 149
cirurgia do, 381
qutro camadas do lúmen, **382**

Invaginaçãointestinal, 492
Isquemia

antro-pilórica, 369
do pé em paciente com oclusão arterial aguda embólica, 469
mesentérica aguda, 386

J

Jejum prolongado, 16
Jejuno, características entre, **382**

L

Laceração de Mallory-Weiss, 289
Lactato, 39
Laparotomia

no paciente crítico, 150
no trauma, 150
técnica básica no paciente crítico, 150
xifopúbica para trauma, extensão da, esquema, *150*

Lesão (ões)

anorretais, tratamento, 160
cervicais, *185*
císticas do pâncreas, 353

características demográficas e clínicas das, **354**
classificação, 353t
indicações de ecoendoscopia nas, **355**

da árvore traqueobrônquica, 142
de cólon, 407

classificação conforme a AAST, **407**

de Dieulafoy, 290
de intestino delgado

conforme a AAST, **406**

tratamento operatório das, 407

de órgãos intra-abdominais, influência de várias forças nas, 186
do anel pélvico, 157
do ducto torácico, 142
do hilo pulmonar, 144
dos grandes vasos mediastinais, 142
esofágicas, 142

bases do tratamento, 134

esplênica, 191
genitourinárias, tratamento, 160
hemorrágica da artéria braquial decorrente de ferimento por arma branca, 167
hepática, 191
hepática complexa, 60
hepática grau III, 152
iatrogênica das vias biliares, 336
medulares sem anormalidades radiológicas, 126
não congelante, 212
penetrante em pacientes idosos, 202
perineal(ais)

complexa, 192
tratamento, 159

planas, 426
polipoides, 425
por congelamento, 212
por frio, 212
por trauma de coluna cervical, 185
produzidas por truamas de coluna, 126
pulmonar, 137
retais, 408
térmicas, 207

avaliação inicial, 208
avaliação secundária de pacientes queimados, 210
classificação, 207
fisiopatologia, 207
lesões por frio, 212
medidas de reanimação de doentes com queimaduras, 208
queimaduras elétricas, 211
queimaduras químicas, 212

traqueais, bases do tratamento, 134
vasculares

bases do tratamento da, 133
traumáticas, 475

Líder, preparação de novos, 534
Liderança

científica do, 533
de equipes de alto desempenho, 526
em cirurgia, 526
estilos de, 528

vantagens e desvantagens, **529-531**

habilidades e objeteivos, **525**
para cirurgiões, conceito de liderança e habilidades de, 524
requeridas do cirurgião, **524**
transformacional, 532

Liderar, 528
Ligadura

definitiva, 144
elástica, 300

de variz esofágica, 300

Linfagites, 473
Linfagranuloma venéreo, tratamento preconizado pelo Ministério da Saúde, 424
Linfoma, 390

primário da tireoide, 222

Lipase, 444
Lista de verificação de segurança cirúrgica, 94, 95-97

M

Mama, cirurgia da, 237
Mamotomia, 240
Manobras de redução, 396
Manometria esofágica, 313
Marcadores tumorais, 72
Máscara equimótica, 141

de Morestin, 141

Mastalgia cíclica e acíclica, 238
Mastite, 241

granulomatosa idiopática, 241
lactacional, 241
não lactacional, 241
periductal, 241

Mediastino, ferimento transfixante do, 143
Medula

adrenal, doenças da, 231
espinhal, 124

Megaesôfago, 313

classificação de Rezende para, **314**

Melena, 290
Mesorreto, excisão total do, 421
Metabolismo dos carboidratos, 40
Metástase(s)

coloretais, tratamento cirúrgico, 330
hepáticas de tumores neuroendócrinas

lassificação morfológica das, **326**

metacrônicas, 330
não colorretal, tratamento cirúrgico da, 331
não neuroendócrina, tratamento cirúrgico da, 331

neuroendócrinas, tratamento cirúrgico, 324
para as adrenais, 235
sincrônica, tratamento, 330

Método(s)

de anastomoses vasculares, 458
de diminuição do volume pélvico, 56
de reconstrução vascular aarterial, 459
endoscópicos, 379

Mineralocorticoides, 228
Modalidades cirúrgicas

citorredutora, 74
curativa, 73
paliativa, 73

N

Não maleficência, 86
Náuseas e vômitos, profilaxia e tratamento, 37
Necrose

Infectada, possibilidades de drenagem da, 448
pancreática infectada, etapas para tratamento da, 447

Neoangiogênese, 23
Neoplasia(s), 389

de esôfago, 314

estadiamento, 315
tratamento, 316

da vesícula biliar, 339
das vias biliares, 338
endócrinas do trato gastrointestinal

classificação da OMS para, **350**

mucinosas patológicas intraductais, 353

difuso, ressonância de abdome superior com ressonância de vias biliares de doente com, 354

Neuroproteção na emergência, 124
Neurossífilis recente, tratamento preconizado pelo Ministério da Saúde, 424
Nódulo(s)

da tireoide, 217

avaliação inicial, 219
classificação de Bethesda e conduta nos, 219

pulmonar

etiologia de, **261**
fatores de risco para malignidade dos, 261
indeterminado, 261

Nutrição, 72

em cirurgia

indicações de terapia nutricional, 16

pré-habilitação cirúrgica, 21
respostas ao jejum, 15
terapia nutricional perioperatória, 18
vias de administração, 17

enteral

complicações da, 18
soluções para uso em, 17
vias de administração, 17

parenteral, 18

complicações, 18

O

Obesity Paradox, 65
Obstrução

do intestino delgado, 385
intestinal, 396, 429
funcional, 284
mecânica, 283

Oclusão

arterial aguda

classificação de Rutherford de oclusão, **469**
os seis Ps da, **468**

vascular, 458

Oferta tecidual de oxigênio, 39

fórmulas de, 39

Omentectomia, 378
Onfacele, 491
Operabilidade, 73
Operação abreviada, 59
Osmolaridade plasmática, 8
Osteoporose, 204
Oxigenação tecidual

avaliação clínica, 39
avaliação laboratorial, 39

Oxigênio, determinantes da oferta tecidual de, 39

P

Paciente (s)

cirúrgico

jornada do, 33
prebióticos, pró-bióticos e simbióticos no, 20
segurança do, 91

com trauma vascular de extreidades, atendimento ao, 172
com trauma abdominal, avaliação do, 148
crítico, técnica básica da laparotomia no, 150
na Suíte Hemodinâmica, cuidados com, 461

pediátricos, adequação da volemia em, 490
pediátricos e adultos, difrenças de abordagem, **488**
que serão submetidos à cirurgia, algoritmo de conduta, *417*
queimados, medidas auxiliares

    antibioticoterapia, 211
    avaliação da circulação periférica, 211
    cuidados com a ferida, 211
    exames complementares, 210
    história detalhada e exame físico, 210
    imunização antitetânica, 211
    manejo da dor, 211
    sondagem gástrica, 211

Pâncreas

    adenocarcinoma do, 431
    apresentação de lesões abdominais no, 150
    cirurgia do, 431
    estadiamento do adenocarcinoma do, **433**
    lesões císticas do, 353
    neuroendócrinos do, 434
    tumores císticos do, 439
    tumores neuroendócrinos do, 348

Pancreatectomia

    cefálica com preservação duodenal

        reconstrução após, *345*

    distal, 438

Pancreatite

    aguda, 444
    autoimune, 343
    crônica

        diagnóstico, 343
        dor na, 343
        tratamento cirúrgico da, 342, 345
        tratamento clínico, 344

    crônica alcoólica com pseudocisto em cabeça pancreática

        tomografia computadorizada de abdome em doente com, *344*

    crônica com dilatação e tortuosidade dos ductos

        pancreatografia retrógrda endoscópica com diagnóstico de, *344*

    grave, tratamento, 446, 447
    leve, tratamento, 446

Paratireoide, 222

    ciurgia da, 217
    doença benignas da, 222

Pelve, 155

    óssea, 156

Perdas

    gastrointestinais, 9
    renais, 9

Perfuração

    intestinal não traumática, causas e condutas na, **384**
    intestinal não traumática, 383
    intestinal traumática, 384

Períneo, 156

    limites e trígonos do, *156*

Peristalse de luta, 396
Pescoço, zonas anatômicas do, *130*
pH, 11
pHmetria intraesofágica ambulatorial de 24 horas

    indicações, 312

Pinça vascular, posicionamento na aorta torácica, *58*
Placa retro-hemorrágica obtida por endarterectomia, *463*
Plaquetas, altas frações de, 53
Plasma

    altas frações de, 53
    de argônio, 426

Pneumoperitônio, efeitos fisiológicos do, **498**
Pneumotórax, 139, 256

    aberto, 141
    em paciente sob ventilação mecância, 258
    espontâneo secundário, causas, **256**
    hipertensivo, tratamento específico, **44**
    indicações da videotoracoscopia, 142
    profilaxia da recidiva do, 258

Politraumatizado, atendimento inicial, 115

    epidemiologia, 116
    habilidades comportamentais, 116
    habilidades técnicas, 117
    procedimento de pausa, 116

Potássio, 7

    corporal, remoção permanente do, 10
    influxo celular do, 9

Prebióticos no paciente curúrgico, 20
Pré-habilitação cirúrgica, 21
Pressão

    arterial média, 121
    de perfusão cerebral, 121
    de perfusão cerebral, pressão arterial média e pressão intracraniana, relação entre, **122**
    intracraniana, 121

Probióticos no paciente curúrgico, 20
Procedimento

    cirúrgico, atender chamados para realização de, 49
    de pausa, 116

em cirurgia torácica, 249

Profissionalismo, 88
Programa Cirrugias Seguras Salvam Vidas, **93**
Prolapso com trombose hemorroidária, *410*
Protocolo

    ATLS, 131
    de cirurgia segura, 91

Pseudocistos pós-necróticos, 346
Pseudoestrangulamento hemorroidário, 409
Pseudo-obstrução

    aguda, 398
    intestinal, 284, 285

Pseudotumor cefálico calcificado em doente com pancreatite crônica, tomografia computadorizada de abdome demonstra, *344*

    cefálico calcificado em doente com pancreatite

Pulso arterial das extemidades, locais anatômicos dos, *166*
Punção

    aspirativa por agulha fina, 240
    aspirativa por agulha grossa, 240
    pleural, 250

Q

Queda

    lesões possíveis, **186**
    o idoso, 200

Queimadura(s), 207

    com injúria profunda, 208
    de espessura parcial, 207
    de espessura total, 208
    de primeiro grau, 207
    de quarto grau, 208
    de segundo grau, 207
    de terceiro grau, 208
    elétricas, 211
    em idosos, 202
    extensão das, *208*
    interrupção do processo de, 208
    químicas, 212

Quimioterapia paliativa, 379

R

Radiografia no politraumatizado, indicações, 126
Radiologia invasiva e endovascular, papel da, 60
Radioterapia paliativa, 379
Reanimação

    com fluidos, 209
    de doentes com queimaduras, medidas de, 208

    controle da via aérea, 208
    interrupção do processo de queimadura, 208
    reanimação com fuidos, 209
    ventilação adequada, 209

    hemostática, 52
    na Unidade de terapia intensiva, 59

REBOA (*Ressuscitative Endovascular Ballon Oclusion of the Aorta*), 60
Recidiva hemorrágica

    prevenção na cirrose, 304
    prevenção na esquistossomose, 304

Recomendações nutricionais, **17**
Reconstrução

    após gastrectomias. 378
    após pancreatectomia cefálica com preservação duodenal, *345*
    do trânsito após duodenopancreatectomia com preservação do piloro, *366*

Reepitelização, 24
Regime ambulatorial, cirurgia cervicofacial em, 108
Regra dos nove, *210*
Relação

    cirurgião x paciente, 86
    staff x residente, 87

Reoperação programada, 60
Reparo(s)

    em ponte, 272
    inlay, 272
    onlay, 272
    onlay, 273
    pré-aponeuróticos, 272
    retromusculares, 272
    sublay, 272

Reposição

    com líquidos, 3
    hidroeletrolítica e transfusional, dados básicos para, **490**
    volêmica, 42, 169

Respiração paradoxal, 141
Resposta

    metabólica ao trauma

        diferenças da, **16**

    metabólica ao trauma, 16

Ressecabilidade, 73
Ressecabilidade x operabilidade, 73
Ressecção(ões)

    classificação das, 73
    de metástases hepáticas de tumores neuroendócrinos, classificação de Frilling para, **351**
    de segmento visceral, *407*

endoscópica, 377
Retardo do esvaziamento gástrico, classificação do, **368**
Retirada de dreno, 254
Reto, apresentação de lesões abdominais no, 149
Revascularização com enxertos e próteses vasculares, *459*
Rim(ins)

    apresentação de lesões abdominais nos, 150
    traumatismo do, 175

Risco

    cirúrgico

        avaliação do, 63
        escores de avaliação de, 66
        estratificação do, **64**
        índices de avaliação de, **67**

    perioperatório, fluxograma de avaliação de, 66

Rotura de cisto ovariano, 479,
Ruptura

    de aneurisma de aorta abdominal, 282
    não traumática de baço, 282
    traumática de aorta, 142
    traumática do diafragma, 142
    uterina, 197

S

Saco herniário

    após redução, colocação de cone preparao com pedaço de tela de Marlex, 108
    isolamento na hérnia dreta e na indireta, 106

Sangramento (s)

    controle do, 159
    de anastomoses colorretais, algoritmo de tratamento para, 416
    episódio agudo de, tratamento, 301
    maciços, 416
    por varizes gastrointestinais, 290
    pós-opertório exteriorizado pelo dreno abdominal, 56

Saturação venosa de oxigênio, 40
Sedação, **107**
Seguimento pós-polipectomia

    clipes, 426
    descompressão, 426
    plasma de argônio, 426
    stents, 426

Segurança do paciente cirúrgico, 91

    conceito, 94

Separação posterior de componentes, local de início da, 275
Ser liderado, 528

Shunt(s)

    arterial temporário, 144
    peritoniovenosos, 305
    portossistêmicos, 305

Sífilis recente, tratamento preconizado pelo Ministério da Saúde, 424
Simbiótico no paciente curúrgico, 20
Sinal(is)

    de "empilhamento de moedas", *397*
    de Corvoisier-Terrier, 338
    vitais

        adolescente, **187**
        criança, **187**
        escolar, **187**
        pré-escolar, **187**

Síndrome (s)

    anterior da medula, **126**
    central da medula, **126**
    da disfunção orgânica múltipla, 39
    de Brown-Séquard, **126**
    de Conn, 229
    de Cushing ACTH independent, 230
    de Cushing adrenal primária, 230
    de Cushing, 229
    de Marfan, 464
    de Mirizzi, 334
    de Ogilvie, 398
    de Perthes, 141
    extraesofágicas associadas a DRGE, 311
    hemorrágica, 167
    isquêmica, 166

        do membro superior esquerdo, *167*

    medulares, **126**
    tumoral, 167
    vascular oclusiva, 399

Sínfise púbica, *193*
Sistema

    de drenagem, 252

        cuidados com o, 254

    TI-RADS, *218*
    TNM (AJCC/UICC), **376**

Sleeve gastrectomy, 509
Sódio, *7*
Solução(ões)

    anestésica, 107
    para reposição volêmica utilizadas no paciente grave, composição das, **42**

Somatostatina, 302
Sonda de Foley, *57*
Sutura (s)

hemostática no couro cabeludo, 55
na técnica de Shouldice, tempos cirúrgicos do primeiro, segundo e terceiro plano de, 267
transversa, 407

T

Tabagismo, rastreamento do, 34
Tabela de pontuação para a alta, 105
Talento, desenvolvimento de, 534
Tamponamento

cardíaco, tratamento específico, **44**
com compressas, 59

Tarefas, gerenciamento de, 116
Tatuagem traumática por cinto de segurança, 152
Técnica(s)

cirúrgica convencional, 170

fios de saturação e fechamento, 171
identificação da lesão, 170
incisões, 170
reparos, 170
técnicas de restauração, 170

cirúrgica endovascular, 171
cirúrgicas de hepatectomias, 330
de anestesia local para cirurgia orificial, 110
de Chevrel para fechamento de linha média em casos difíceis, 275
de Gregori, 79
de Lichtenstein, 266

demonstrando isolamento do cordão spermático e saco herniário indireto, 266
início, 106

de Shouldice, 267
sem tela, 267
TAPP (transabdominal preperitoneal patch plasty), 268

visão interna de uma, 268

TEP (totally extraperitoneal), 268

Tela(s)

colocada no espaço retromuscular, 273
fixação de, 269
interoblíquo, sítio de colocação da, 267
não revestida, colocação de, 274
posicionamento em relação à parede abdominal, nomenclatura do, 271
relação com tempo e cicatrização/integração das, esquema, 272
revestida intraperitoneal na técnica IPOM, 273
técnicas sem tela, 267

Teoria dos tampões, 11
Terapia (s)

de pressão negativa, aplicação para ferimentos perineais, 160
específicas para o fígado, 326
nutricional

indicações, 16
perioperatória, 18, 19
vias de administração da, 18

nutricional perioperatória, 18
sistêmicas, 326

Terlipressina, 302
TIPS (derivação intra-hepática portossistêmica transjugular), 291, 303

uso de na ascite, 305

Tireoide, 217

câncer da, 220
ciurgia da, 217
carcinoma medular da, 221
doenças benignas da, 217

Tomada de decisão, 116
Tomografia

computadorizda, 322

da região cervical com fratura vertebral, **126**
de coluna cervical, 126
parapacientes com TCE leve, 124

evidenciando empilhamento dos moedas, 397

Toracotomia

de emergência, 143, 254
de urgência, 254
ressuscitativa de emergência, 254

Tórax instável, 142
Torção anexial, 478

abordagem cirúrgica na, 479

Trabalho em equipe, 116

quinze pontos em, **117**

Transição

cervicotorácica, 132
toracoabdominal, ferimento da, 142

Transplante, 77

cardíaco, 81

seleção dos doadores, 82
seleção dos receptores, 82
técnica cirúrgica, 82

doação, 78
hepático, 77, 80

cuidados pós-operatórios, 81
escolha do doador, 81
indicações, 80

        técnica cirúrgica, 81
    pulmonar, 79
    renal, 78
        cuidados pós-operatórios, 79
        escolha do doador, 79
        preparo do receptor, 78
        técnica cirúrgica, 79
    tipos de, 78
Transudatos, causas, **259**
Tratamento vascular periférico, 169
Trauma (s)
    abdominal, 147, 191
        avaliação do paciente com, 148
        cirurgia para controle dos danos, 151
        laparotomia do trauma, 150
        lesões abdominais, 149
        na criança, 191
        na gestante, 153
        no idoso, 204
        mecanismo do, 147
        situações específicas, 152
        tratamento não operatório, 151
    atendimento ao, 116
    cardíaco, 142
    cervical, 129
        abordagem, 131
        formas de apresentação, 130
        incisões que podem ser utilizadas isoladamente ou em conjunto no, 133
        mecanismos, 130
        tratamento das principais lesões, bases do, 133
        vias de acesso, 132
        zonas cervicais, 129
    contuso, 130, 147
    cranioencefálico, 127
        abordagem inicial do, 121
        achados tomográficos, **24**
        classificação, 122
        condutaas na avaliação primária, 122
        indicações de TC de crânio, 123
        leve, indicações de TC, **124**
        no idoso, 204
        propedêutica neurológica, 122
    da aorta torácica, 165
        achados aos Rx de tórax sugestivos de, **165**
    da bexiga, classificação, **180**
    da uretra, classficação do, **181**
    das extremidades, 166
    das vias urinárias, 175
        traumatismo da bexiga, 179
        traumatismo da uretra, 180
        traumatismo do rim, 175
        traumatismo do ureter, 178
    de tórax, 137
        cirurgia de controle de danos no, 143
        classificação, 137
        indicações da videotoracoscopia no, 142
        situações resultantes do
            alargamento do mediastino, 141
            asfixia traumática, 141
            enfisema do mediastino, 140
            enfisema do subcutâneo, 140
            hemotórax, 139
            lesões de órgãos específicos, 142
            máscara equimótica, 141
            pneumotórax, 139
            pneumotórax aberto, 141
            respiração paradoxal, 141
        situações mais frequentes resultadntes do, 139
    geriátrico, 200
    músculo-esquelético no idoso, 205
    na criança, 184
        avaliação na sala de emergência, 188
        sistemas de segurança, 187
    na gestante, 193
        avaliação e tratamento, 196
        avaliação secundária, 198
        cesariana "peri *mortem*", 198
        fechado, 196
        mecanismo do, 195
        penetrante, 196
        tratamento definitivo, 198
        violência doméstica, 198
    no idoso, 200
    pélvico, classificação, **157**
    pelviperineal complexo, 155
        conceito, 155
        diagnóstico, 158
        em vítima de acidente de bicicleta, 156
        epidemiologia, 156
        fisiopatologia, 156
        mecanismo, 156
        tratamento, 158
    penetrante, 130, 148
    por arma de fogo, 148
    raquemedular, 124
        anatomia da coluna vertebral, 124
        abordagem inicial do, 121
        tratamento, 127
    renal
        classificação por grau, 176
        classificação, **176**

condições para tratamento não operatório, **177**
investigação e manejo do, *177*

resposta metabólica ao, 3-5, 16

diferenças da, **16**

torácico, 190

na criança, 190

tratamento, 454
tratamento cirúrgico no, 454
tratamento conservador no, 454
uretral, classificação, **179**
vascular, 163

abdominal, 165
classificação de acordo com a fisiopatologia, 165
cranioencefálico, sinais e sintomas, **165**
das extremidades, **168**

atendimento ao paciente com, *172*

fisiopatologia, 165

Traumatismo

da bexiga, 179

diagnóstico, 180
tratamento, 180

da região cervical, 129
da uretra, 180

diagnóstico, 181
tratamento, 181

do rim, 175

diagnóstico, 176
tratamento, 176

do ureter, 178

diagnóstico, 178
tratamento, 179

torácico, 137

cirurgia de controle de danos no, 143

vasculares, 475

Treinamento cirúrgico, equilíbrio entre supervisão e independência no, 88
Trissigmentectomia direita com drenagem transparieto-hepática prévia de colangiocarcinoma peri-hilar Bismuth IIIA, 338
Tromboembolismo pulmonar, tratamento específico, **44**
Trombose

do seio cavernoso, 9
hemorroidária externa, 410, *410*
venosa profunda

dos membros inferiores, 470
fatores de risco para desenvolvimento de, 470
fluxograma do diagnóstico e manejo propostos para, *471*

venosa profunda dos membros inferiores, 470

Tumor (es)

císticos do pâncreas

classficação dos, **440**
perfil genético dos principais, **442**

císticos do pâncreas, 439
das adrenais, 233

incidentalomas, 233
metástases para as adrenais, 235

neuroendócrinos, 324, 389
neuroendócrinos do pâncreas, 348, 434

abordagem diagnóstica geral, 437
anatomopatológico, 349
apresentação clínica, 435
classificação dos, **435**
classificação, 435
classificação TNM, **350**
conduta, 350
diagnóstico, 348, 436
nomenclatura, 435
quadro clínico, **348**
tratamento cirúrgico dos, 437

neuroendócrinos funcionantes do pâncreas

tipos, **349**

produtores de hormônios sexuais, 231
residual, 73

Tumor board, 74

U

Ureter(es)

apresentação de lesões abdominais nos, 150
lesão e cuidos durante o ato cirúrgico, 484
traumatismo do, 178

Uretra, traumatismo da, 180
Urgência

e emergências ginecológicas para o cirurgião geral, 477
hipercalêmica, tratamento, 10

V

Variz (es)

de grosso calibre com manchas vermelhas, 299
esofágica(s), 298

escleroterapia de, *300*
fatores de risco de sangramento, **300**
ligadura elástica de, *300*

gastroesofágicas na hipertensão portal, 298

    medidas profiláticas do primeiro sangramento, 300

gastrointestinais, sangramento por, 290

Vasopressina associada a nitroglicerina, 302
Veia

cava inferior, filtro de, 471
do esôfago, 298
porta, 297

Ventilação mecânica, 43
Vesícula biliar, neoplasia da, 339
Via (s)

biliares

cirurgia das, 333
classificação de Bismuth-Colette para tumor de, *338*
drenagem pré-operatória da, 339
neoplasia das, 338
ressonância de, *335*

de acesso vasculares, projeções cutâneas das, *458*
de continuidade, 73
hematogênica, 72

linfática, 73
urinárias, trauma das, 175

Videotoracoscopia

no trauma de tórax, indicações, 142
quando indicar, 142

Violência doméstica, 198
Volvo de intestino médio, 492

W

Watch and wait, 129

Z

Zonas

anatômicas do pescoço, *130*
cervicais, 129

I, II e III, lesões na, 132
estruturas, **130**

de Faringer, *157*